Antje Scheler

Fehlhaber/Janetschke
Veterinärmedizinische Lebensmittelhygiene

Veterinärmedizinische Lebensmittelhygiene

Herausgeber
Prof. Dr. **Karsten Fehlhaber**
Prof. Dr. **Paul Janetschke**

Bearbeiter
**Dorothea Beutling, K. Fehlhaber, H.-G. Fink,
P. Janetschke, H.-A. Jungnitz, G. Krüger,
Johanna Scheer, E. Schiffner, Helga Schüppel,
Anita Seifert, K. Wilke**

Mit 174 Abbildungen und 115 Tabellen

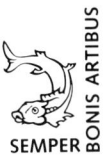

Gustav Fischer Verlag Jena · Stuttgart · 1992

Anschriften der Autoren

Prof. Dr. sc. med. vet. **Karsten Fehlhaber**
Prof. Dr. sc. med. vet. **Paul Janetschke**
Institut für Lebensmittelhygiene
Veterinärmedizinische Fakultät der Universität Leipzig
Margarete-Blank-Str. 4
O-7010 Leipzig

Die Deutsche Bibliothek – CIP-Einheitsaufnahme

Veterinärmedizinische Lebensmittelhygiene : mit 115 Tabellen /
Hrsg. Karsten Fehlhaber ; Paul Janetschke. Bearb. Dorothea
Beutling ... – Jena ; Stuttgart : Fischer, 1992
  ISBN 3-334-00381-7
NE: Fehlhaber, Karsten [Hrsg.]; Beutling, Dorothea

Geschützte Warennamen (Warenzeichen) wurden nicht besonders kenntlich gemacht. Das Fehlen eines solchen Hinweises bedeutet also nicht, daß es sich um einen freien Warennamen handelt.

© Gustav Fischer Verlag Jena, 1992
Villengang 2, O-6900 Jena (Deutschland)
Das Werk einschließlich aller seiner Teile ist urheberrechtlich geschützt. Jede Verwertung außerhalb der engen Grenzen des Urheberrechtsgesetzes ist ohne Zustimmung des Verlages unzulässig und strafbar. Das gilt insbesondere für Vervielfältigungen, Übersetzungen, Mikroverfilmungen und die Einspeicherung und Verarbeitung in elektronischen Systemen.
Lektor: Dr. Dr. Roland Itterheim
Einbandgestaltung: Lothar Jähnichen, Dornburg
Zeichnungen: Ernst Halwaß, Nossen, Gernot Tscherpel und Joachim Wolter, Leipzig
Printed in Germany

ISBN 3-334-00381-7

Autorenverzeichnis

Dozent Dr. sc. med. vet. Dorothea Beutling, Institut für Lebensmittelhygiene des Fachbereiches Veterinärmedizin der Humboldt-Universität zu Berlin

Prof. Dr. sc. med. vet. Karsten Fehlhaber, Institut für Lebensmittelhygiene der Veterinärmedizinischen Fakultät der Universität Leipzig

Dr. med. vet. Hans-Georg Fink, ehem. Zentralstelle für Tollwutepizootiologie und Wildhygiene, Berlin

Prof. Dr. sc. med. vet. Paul Janetschke, Institut für Lebensmittelhygiene der Veterinärmedizinischen Fakultät der Universität Leipzig

Dr. med. vet. Hans-Alfred Jungnitz, Veterinäramt Rostock

Dr. rer. nat. Günter Krüger, Institut für Lebensmittelhygiene der Veterinärmedizinischen Fakultät der Universität Leipzig

Dr. med. vet. Johanna Scheer, Veterinär- und Lebensmittelaufsichtsamt Königs Wusterhausen

Dr. med. vet. Eberhard Schiffner, Institut Dr. Nuß, Bad Kissingen

Dr. med. vet. Helga Schüppel, Institut für Lebensmittelhygiene der Veterinärmedizinischen Fakultät der Universität Leipzig

Dr. med. vet. Anita Seifert, Arbeitsgruppe Universitätsgeschichte der Universität Leipzig

Dr. med. vet. Klaus Wilke, Landwirtschaftsministerium Mecklenburg-Vorpommern, Schwerin

Vorwort

Das vorliegende Buch stellt einen großen Teil, aber bei weitem nicht das Gesamtgebiet der veterinärmedizinischen Lebensmittelhygiene dar. In der Ausbildung von Tierärzten hat es sich bewährt, allgemeine Gesetzmäßigkeiten und Tatsachen des sich auf die Lebensmittelhygiene beziehenden medizinisch-biologischen Wissens der speziellen Unterweisung voranzustellen. Auch, weil es auf diesem Gebiet in den letzten 20 Jahren einen erheblichen Erkenntniszuwachs gegeben hat, wurde ein relativ ausführlicher Allgemeiner Teil vorgesehen. Dafür konnte in der Darstellung der einzelnen Lebensmittel, im Speziellen Teil, auf Allgemeingültiges verzichtet werden, was wir auch aus didaktischer Sicht als Vorteil betrachten. Dennoch erwiesen sich einige geringfügige inhaltliche Überschneidungen als kaum vermeidbar. Da in dem Buch alle für die veterinärmedizinische Lebensmittelüberwachung wichtigen Lebensmittel abgehandelt werden sollten, konnte – um den vorgesehenen Rahmen nicht zu sprengen – vielfach nur das Wichtigste erfaßt werden. Dabei wurde der Schwerpunkt auf die hygienischen Probleme gelegt; Technologien werden, soweit zum Verständnis erforderlich, erläutert. Das Kapitel „Milch und Milchprodukte" ist im Verhältnis zu den erforderlichen speziellen Kenntnissen besonders knapp gehalten. Es gehört aber als wichtiges Lebensmittel tierischer Herkunft nach unserer Auffassung unbedingt in die Gesamtdarstellung hinein. Die Schlachttier- und Fleischuntersuchung bei den schlachtbaren Haustieren bedarf als umfangreiches Feld tierärztlichen Wirkens einer gesonderten Darstellung. Nur die Wildbretuntersuchung wurde ausführlicher berücksichtigt. Verzichtet wurde generell auch auf Kapitel zur Untersuchung der Lebensmittel, einschließlich der Labormethoden, sowie auf die ausführliche Beschreibung der Organisation, Leitung und Durchführung der praktischen Lebensmittelüberwachung. Im Interesse der Allgemeingültigkeit und der Betonung der naturwissenschaftlichen und veterinärmedizinischen Belange wurde auf Rechtsnormen nur dort, wo es unumgänglich erschien, Bezug genommen. Eine Berücksichtigung der vielfältigen Rechtsvorschriften hätte zu einer erheblichen Erweiterung des Buches geführt und wäre mit dem Nachteil einer begrenzten Aktualität des Inhalts verbunden gewesen.

Insgesamt hoffen wir, mit vorliegendem Buch eine Lücke in der veterinärmedizinischen Fachliteratur schließen zu können und vor allem den Studenten der Veterinärmedizin eine Hilfe beim Erlernen dieses Fachgebietes zu geben. Darüber hinaus soll das Buch den sich einarbeitenden oder langjährig tätigen Fachkollegen eine Möglichkeit zum Nachschlagen bieten. Einige Kapitel gehen über den Stoff des im Direktstudium Gebotenen hinaus, so daß manches sicherlich auch im Rahmen der postgradualen Weiterbildung mit Nutzen verwendet werden kann.

Die Herausgeber

Inhalt

Einleitung (K. Fehlhaber)

Allgemeiner Teil

1.	**Anforderungen an Lebensmittel** (K. Fehlhaber)	19
2.	**Ursachen von Gesundheitsschädigungen durch Lebensmittel** (K. Fehlhaber, P. Janetschke)	23
2.1.	*Mikroorganismen* (K. Fehlhaber)	24
2.1.1.	Grundlagen der Lebensmittelmikrobiologie	25
2.1.1.1.	Kontamination von Lebensmitteln	26
2.1.1.2.	Verhalten von Mikroorganismen unter Einflußfaktoren der Lebensmittel . . .	31
2.1.1.3.	Verhalten von Mikroorganismen in Lebensmitteln	41
2.1.1.4.	Bedeutung der mikrobiologischen Lebensmitteluntersuchung	44
2.1.1.5.	Virulenzeigenschaften	47
2.1.2.	Bakterielle Lebensmittelvergiftungen	50
2.1.2.1.	Allgemeines	50
2.1.2.2.	*Salmonella*	53
2.1.2.3.	*Shigella*	56
2.1.2.4.	*Staphylococcus aureus*	58
2.1.2.5.	*Clostridium perfringens*	60
2.1.2.6.	*Clostridium botulinum*	62
2.1.2.7.	*Bacillus cereus*	64
2.1.2.8.	*Campylobacter jejuni, Campylobacter coli*	65
2.1.2.9.	*Escherichia coli*	67
2.1.2.10.	*Yersinia enterocolitica*	69
2.1.2.11.	*Vibrio*	70
2.1.2.12.	Biogene Amine	72
2.1.2.13.	Sonstige Erreger	74
2.1.3.	Mykotoxikosen	77
2.1.4.	Viren	82
2.2.	*Parasiten und physiologische Gifte* (K. Fehlhaber)	83
2.3.	*Chemische Rückstände in Lebensmitteln* (P. Janetschke)	86
2.3.1.	Allgemeines	86
2.3.2.	Wege der Bildung von Rückständen	89
2.3.3.	Übergangsvorgänge im tierischen Organismus	92
2.3.4.	Gesundheitliche Schäden durch Rückstände	93
2.3.5.	Rückstände von Futtermittelzusatzstoffen	101
2.3.5.1.	Antibiotische Leistungsförderer	101
2.3.5.2.	Leistungsförderer nichtantibiotischer Herkunft	103
2.3.5.3.	Antioxydantien	103
2.3.6.	Rückstände von pharmakologisch wirksamen Stoffen	104
2.3.6.1.	Chemotherapeutika	104
2.3.6.2.	Tranquilizer	105
2.3.6.3.	Hormonal wirksame Stoffe	106
2.3.6.4.	Thyreostatika	107

2.3.7.	Rückstände von Pestiziden und polychlorierten Biphenylen	107
2.3.8.	Rückstände von toxischen Schwermetallen	111
2.3.9.	Rückstände von Radionukliden	113
2.3.9.1.	Quellen der radioaktiven Kontamination der Lebensmittel	113
2.3.9.2.	Lebensmittelhygienische Bedeutung der Radionuklide	117
2.3.9.3.	Dekontamination radioaktiv verunreinigter Lebensmittel	119
2.3.10.	Rückstände von Mykotoxinen	121
2.3.11.	Rückstände von Nitrit, Nitrosaminen und Benzo(a)pyren	123
3.	**Lebensmittelverderb** (K. Fehlhaber)	126
3.1.	*Allgemeines*	126
3.2.	*Mikrobieller Verderb*	126
3.3.	*Verderb durch originäre Enzyme*	130
3.4.	*Verderb durch physiologische Ursachen*	131
3.5.	*Verderb durch chemisch-physikalische Einflüsse*	132
3.6.	*Verderb durch Parasiten und Schädlinge*	133
4.	**Verfahren zur Haltbarmachung von Lebensmitteln** (P. Janetschke)	138
4.1.	*Allgemeines*	138
4.2.	*Physikalische Verfahren*	142
4.2.1.	Trocknen	142
4.2.1.1.	Trocknungsverfahren	142
4.2.1.2.	Veränderungen bei Trocknungsprodukten	145
4.2.2.	Kühlen	146
4.2.2.1.	Abkühlen	146
4.2.2.2.	Kühllagerung	150
4.2.2.3.	Veränderungen bei gekühlten Produkten	151
4.2.3.	Gefrieren	151
4.2.3.1.	Einfrieren	151
4.2.3.2.	Gefrierlagerung	152
4.2.3.3.	Auftauen	153
4.2.3.4.	Veränderungen bei Gefriererzeugnissen	153
4.2.4.	Erhitzen	154
4.2.4.1.	Erhitzungsverfahren	154
4.2.4.2.	Veränderungen bei erhitzten Lebensmitteln	155
4.2.5.	Bestrahlung	156
4.2.5.1.	Anwendung und Wirkung der Strahlen	156
4.2.5.2.	Veränderungen bei bestrahlten Lebensmitteln und Risiken	158
4.3.	*Chemische Verfahren*	159
4.3.1.	Salzen	159
4.3.2.	Pökeln	160
4.3.2.1.	Pökelverfahren	160
4.3.2.2.	Chemische und physikalische Vorgänge beim Pökeln	161
4.3.2.3.	Gesundheitliche Risiken	161
4.3.3.	Räuchern	162
4.3.3.1	Erzeugung und Wirkungen des Rauches	162
4.3.3.2.	Räucherverfahren	163
4.3.3.3.	Risiken durch Räucherrauch	165
4.3.4.	Konservierungsstoffe	166
4.4.	*Verpackung, Verpackungsstoffe, Verpackungsmittel*	167
5.	**Hygieneregime im Lebensmittelverkehr** (D. Beutling)	173
5.1.	*Grundsätze der Gestaltung des Produktionsprozesses*	173
5.2.	*Hygienische Anforderungen an Räume, Anlagen und Arbeitsgeräte*	177
5.3.	*Hygienische Anforderungen an Transportmittel*	179
5.4.	*Hygiene der Lebensmittelbehältnisse*	180
5.5.	*Reinigung*	181

5.6.	*Desinfektion*	183
5.7.	*Hygienische Probleme des Handels mit Lebensmitteln*	184
5.8.	*Hygienische Probleme der gesellschaftlichen Speisenwirtschaft*	186

Spezieller Teil

6.	**Fleisch** (D. BEUTLING)	191
6.1.	*Allgemeines*	191
6.2.	*Ernährungsphysiologische Bedeutung*	194
6.3.	*Hygienische Gewinnung von Fleisch*	200
6.3.1.	Anforderungen an Schlachttiere	200
6.3.2.	Grundsätze der Schlachthygiene	201
6.3.3.	Grundsätze der Fleischuntersuchung	202
6.4.	*Spezifische Beschaffenheit des Fleisches der wichtigsten Schlachttierarten*	204
6.4.1.	Bezeichnung der Schlachttierarten	204
6.4.2.	Feststellung des Fleischwertes am Schlachtkörper	205
6.5.	*Zerlegung*	206
6.5.1.	Zerlegungsprozesse während Schlachtung und Fleischuntersuchung	207
6.5.2.	Gewerbliche Zerlegung	207
6.5.3.	Grobzerlegung	207
6.5.4.	Feinzerlegung	208
6.5.5.	Maschinelle Entbeinung	211
6.6.	*Postmortale Prozesse im Fleisch*	212
6.6.1.	Physiologische und biochemische Prozesse nach der Entblutung	212
6.6.2.	Totenstarre	212
6.6.3.	Fleischreifung	214
6.6.4.	Mikrobenflora	216
6.7.	*Veränderungen des Fleisches*	217
6.7.1.	Fehlreifung	217
6.7.2.	Qualitätsveränderungen	220
6.7.3.	Veränderungen durch Mikroben	222
6.8.	*Ursachen der Gesundheitsschädigungen durch Fleisch*	223
6.8.1.	Mikroorganismen	223
6.8.2.	Parasiten	224
6.9.	*Täuschung*	228
6.10.	*Spezielle Verpackung von Fleisch*	230
6.11.	*Spezielle Verfahren der Haltbarmachung von Fleisch*	232
6.11.1.	Oberflächenbehandlung	232
6.11.2.	Kühlen	233
6.11.3.	Gefrieren	237
6.11.4.	Veränderungen von Fleisch durch Kühlen und Gefrieren	238
7.	**Tierische Fette** (G. KRÜGER)	242
7.1.	*Allgemeines*	242
7.2.	*Rohstoffe und Erzeugnisse der Fettverarbeitung*	242
7.3.	*Zusammensetzung und Eigenschaften der Fettinhaltsstoffe*	244
7.3.1.	Aufbau und Zusammensetzung der Triglyceride	245
7.3.2.	Chemische Reaktionsmöglichkeiten der Fettsäureester	245
7.3.3.	Fettkennzahlen	248
7.4.	*Gewinnung und Verarbeitung der Fette*	250
7.4.1.	Gewinnung und Verarbeitung der Schlachtfette	250
7.4.1.1.	Hygienische Gewinnung der rohen Schlachtfette	250
7.4.1.2.	Herstellung von Speckwaren	250
7.4.1.3.	Herstellung von Schmalz und Talg	253
7.4.2.	Gewinnung von Seetierölen	253
7.5.	*Lagerung und Haltbarkeit der Fette*	255

7.6.	*Fettveränderungen*	256
7.6.1.	Fettveränderungen prämortaler Genese	258
7.6.2.	Technologisch bedingte Fettveränderungen	258
7.6.3.	Lagerungsbedingte Fettveränderungen	258
7.6.4.	Täuschung	259
8.	**Fleischwaren** (E. Schiffner, K. Wilke)	261
8.1.	*Allgemeines*	261
8.2.	*Zusatzstoffe* (E. Schiffner)	261
8.2.1.	Vorwiegend technologisch wirkende Zusatzstoffe	262
8.2.2.	Zusatzstoffe aus Fremdeiweiß	266
8.2.3.	Mikroorganismen als Zusatzstoffe (Starterkulturen)	269
8.2.4.	Geschmacksbeeinflussende Zusatzstoffe	271
8.2.5.	Lebensmittelfarbstoffe	272
8.3.	*Gewürze* (E. Schiffner)	273
8.3.1.	Gewürzarten und Gewürzstoffe	273
8.3.2.	Technologische und ernährungsphysiologische Wirkung	277
8.4.	*Pökelwaren* (E. Schiffner)	279
8.4.1.	Pökelverfahren	280
8.4.2.	Fehler bei Pökelwaren	284
8.5.	*Räucherwaren* (E. Schiffner)	286
8.5.1.	Heißräucherwaren	286
8.5.1.1.	Herstellungsverfahren	288
8.5.1.2.	Fehler bei Heißräucherwaren	289
8.5.2.	Kalträucherwaren	290
8.5.2.1.	Halbdauerwaren	293
8.5.2.2.	Dauerwaren	294
8.5.2.3.	Fehler bei Kalträucherwaren	295
8.6.	*Hackfleisch* (K. Wilke)	297
8.6.1.	Grundsätze der Herstellung und Abgabe	298
8.6.2.	Hackfleischerzeugnisse und ihre Zusammensetzung	299
8.6.3.	Verderberscheinungen	300
8.6.4.	Täuschung	301
8.7.	*Wurstwaren* (K. Wilke)	302
8.7.1.	Wursthüllen	303
8.7.1.1.	Natürliche Wursthüllen	303
8.7.1.2.	Künstliche Wursthüllen	307
8.7.2.	Rohwurst	308
8.7.2.1.	Herstellungsverfahren	308
8.7.2.2.	Rohwurstarten	312
8.7.2.3.	Rohwurstfehler	314
8.7.3.	Kochwurst	317
8.7.3.1.	Herstellungsverfahren	317
8.7.3.2.	Kochwurstarten	319
8.7.3.3.	Kochwurstfehler	320
8.7.4.	Brühwurst	323
8.7.4.1.	Herstellungsverfahren	324
8.7.4.2.	Brühwurstarten	328
8.7.4.3.	Brühwurstfehler	328
8.8.	*Diätfleischwaren* (K. Wilke)	333
8.9.	*Tischfertige Fleisch-Soße-Speisen* (K. Wilke)	334
8.9.1.	Eßfertige Fleisch-Soße-Speisen	336
8.9.2.	Kühlkost	337
8.9.3.	Gefrierkonservierte Fleisch-Soße-Speisen	337
8.10.	*Fleischfeinkostwaren* (E. Schiffner)	338
8.10.1.	Sülzen und Aspikwaren	339
8.10.2.	Rouladen, Pasteten, Galantinen	341
8.10.3.	Fleischsalate	343

8.10.4.	Bratfeinkost	345
8.10.5.	Ragout fin	346

9. Geflügel und Geflügelfleischprodukte (K. Fehlhaber, außer 9.6.) . . . 347
9.1.	*Allgemeines*	347
9.2.	*Geflügelarten*	347
9.3.	*Schlachtung*	350
9.3.1.	Anlieferung der Schlachttiere	350
9.3.2.	Betäubung	351
9.3.3.	Entblutung	352
9.3.4.	Brühen	352
9.3.5.	Rupfen	353
9.3.6.	Ausschlachten	354
9.3.7.	Kühlen	355
9.3.8.	Klassifizierung	356
9.3.9.	Bearbeitung	356
9.4.	*Verpackung, Gefrieren, Lagerung*	356
9.5.	*Grundsätze der Geflügelfleischuntersuchung*	358
9.6.	*Krankheiten des Schlachtgeflügels und ihre Beurteilung* (J. Scheer)	359
9.7.	*Postmortale Veränderungen*	372
9.7.1.	Stickige Reifung	372
9.7.2.	Mikrobieller Verderb	372
9.7.3.	Veränderungen durch Gefrierlagerung	374
9.7.4.	Geruchs- und Geschmacksabweichungen, Farbveränderungen	375
9.8.	*Geflügelfleischprodukte*	375
9.8.1.	Rohware	376
9.8.2.	Produkte	377
9.8.3.	Veränderungen	378

10. Eier und Eiprodukte (K. Fehlhaber) . . . 380
10.1.	*Allgemeines*	380
10.2.	*Aufbau und Zusammensetzung des Eies*	381
10.3.	*Eibildung*	384
10.4.	*Qualitätsmerkmale des Eies*	385
10.5.	*Veränderungen an Eiern*	391
10.5.1.	Alterung	391
10.5.2.	Schalenmängel	392
10.5.3.	Verschmutzungen der Schalenoberfläche	395
10.5.4.	Feuchtigkeit auf der Schalenoberfläche	396
10.5.5.	Dotter- und Eiklarverfärbungen, Dotterflecken	396
10.5.6.	Bebrütete Eier	396
10.5.7.	Läufer	397
10.5.8.	Ungelegte Eier	397
10.5.9.	Geruchs- und Geschmacksabweichungen	398
10.5.10.	Konsistenzveränderungen	398
10.5.11.	Mikrobielle Verderbnis	398
10.5.12.	Kontamination mit pathogenen Erregern	400
10.5.13.	Täuschung	402
10.5.14.	Einfluß von Erkrankungen der Legehennen auf die Eiqualität	402
10.6.	*Lagerung, Konservierung, Verpackung*	403
10.7.	*Zubereitete Eier*	405
10.8.	*Eiprodukte*	406
10.9.	*Produkte mit Zusatz von Eiern*	409

11. Wild (H.-G. Fink) . . . 412
11.1.	*Allgemeines*	412
11.2.	*Wildarten*	412

11.2.1.	Einteilung der Wildarten	412
11.2.2.	Wildarten und Jagdzeiten	413
11.2.3.	Wild zur Wildbretgewinnung	418
11.2.4.	Altersstufen	420
11.2.5.	Körperteile	420
11.3.	*Gewinnung von Wildbret*	420
11.3.1.	Jagdmethoden	420
11.3.2.	Versorgung des erlegten Wildes	421
11.3.2.1.	Versorgung des Schalenwildes	421
11.3.2.2.	Versorgung des Niederwildes	428
11.3.3.	Aufbewahrung des Wildes	429
11.3.4.	Enthäuten des Wildes	430
11.3.5.	Verpackung des Wildbrets	430
11.3.6.	Befördern von Wildbret	430
11.3.7.	Lagerung von Wildbret	430
11.4.	*Einrichtung und Ausrüstung von Wildkammern und Betriebsräumen*	430
11.5.	*Fleischuntersuchung des Wildes*	431
11.5.1.	Allgemeines	431
11.5.2.	Schlachttier- und Fleischuntersuchung von Wild in der Bundesrepublik Deutschland	432
11.5.2.1.	Allgemeines	432
11.5.2.2.	Schlachttieruntersuchung	433
11.5.2.3.	Fleischuntersuchung des erlegten Haarwildes	434
11.5.2.4.	Anmeldung von erlegtem Haarwild zur Fleischuntersuchung	435
11.5.2.5.	Durchführung der Fleischuntersuchung	436
11.5.2.6.	Untersuchung von erlegtem Haarwild auf Trichinen	436
11.5.2.7.	Rückstandsuntersuchungen	437
11.5.2.8.	Bakteriologische Fleischuntersuchung und sonstige Untersuchungen	437
11.5.2.9.	Probennahme	437
11.5.2.10.	Beurteilung des erlegten Haarwildes	438
11.5.2.11.	Kennzeichnung	438
11.6.	*Ein- und Ausfuhr von erlegtem Haarwild*	438
11.7.	*Postmortale Veränderungen*	439
11.7.1.	Wildbret	439
11.7.2.	Reifung	439
11.7.3.	Stickige Reifung	440
11.7.4.	Fäulnis	440
11.8.	*Krankheiten des Wildes*	441
11.8.1.	Infektionsketten	441
11.8.2.	Zoonosen	441
11.8.3.	Nicht auf Menschen übertragbare Krankheiten	442
11.8.4.	Parasiten	443
11.8.4.1.	Auf den Menschen übertragbare Parasiten	443
11.8.4.2.	Nicht auf Menschen übertragbare Parasiten	443
11.9.	*Rückstandsbelastungen*	444
11.10.	*Mißbildungen und Geschwülste*	445
11.11.	*Verwechslung von Wildbret mit dem Fleisch anderer Tiere*	445
11.12.	*Farmwild*	445
11.12.1.	Allgemeines	445
11.12.2.	Versorgung von erlegtem Farmwild	446
11.12.3.	Fleischuntersuchung von erlegtem Farmwild	446
11.13.	*Wildverarbeitung*	446
11.13.1.	Allgemeines	446
11.13.2.	Anforderungen an das Grundmaterial	447
11.13.3.	Sortiment	447
12.	**Fische, Krebstiere und Muscheln** (H.-A. Jungnitz)	449
12.1.	*Allgemeines*	449
12.2.	*Besonderheiten der Anatomie und Physiologie der Fische*	449

12.3.	*Lebensmittelhygienisch wichtige Fischarten*	453
12.4.	*Fischfang und Fischproduktion*	476
12.5.	*Grundsätze der Behandlung der gefangenen Fische*	477
12.6.	*Lebensmittelhygienisch wichtige Fischkrankheiten*	480
12.7.	*Fischwaren, deren Veränderungen und Verfahren der Haltbarmachung*	486
12.7.1.	Frischfisch	486
12.7.2.	Gefrierfisch	489
12.7.3.	Küchenfertige Gefrierfischerzeugnisse	492
12.7.4.	Salzfisch	493
12.7.5.	Räucherfisch	497
12.7.6.	Marinaden	498
12.7.7.	Fisch und Fischfeinkost in Aspik (Kochfischwaren)	500
12.7.8.	Bratfischwaren	500
12.7.9.	Salzfischwaren in Öl (Ölpräserven)	501
12.7.10.	Fischkonserven	501
12.7.11.	Sonstige Erzeugnisse	503
12.8.	*Krebstiere, Muscheln und Tintenfische*	505
12.8.1.	Krebstiere	505
12.8.2.	Muscheln	510
12.8.3.	Tintenfische	510
13.	**Milch und Milchprodukte** (H. Schüppel)	513
13.1.	*Allgemeines*	513
13.2.	*Nährwert der Milch*	514
13.3.	*Inhaltsstoffe der Kuhmilch*	515
13.3.1.	Milcheiweiß	515
13.3.2.	Milchfett	519
13.3.3.	Kohlenhydrate	523
13.3.4.	Mineralstoffe	524
13.3.5.	Vitamine	525
13.3.6.	Weitere Inhaltsstoffe	526
13.4.	*Einflüsse auf Milchmenge und Milchinhaltsstoffe*	527
13.5.	*Qualitätsanforderungen an Rohmilch*	528
13.6.	*Hygiene der Rohmilchgewinnung und -behandlung*	530
13.7.	*Rohmilchveränderungen*	531
13.8.	*Be- und Verarbeitung von Rohmilch*	535
13.8.1.	Wärmebehandelte Milch	536
13.8.2.	Sauermilcherzeugnisse	538
13.8.3.	Dauermilcherzeugnisse	540
13.8.4.	Butter	541
13.8.5.	Käse	543
13.8.6.	Mikroflora in Milchprodukten	546
14.	**Konserven** (P. Janetschke)	549
14.1.	*Allgemeines*	549
14.2.	*Konservenbehältnisse*	550
14.3.	*Herstellung von Konserven*	551
14.4.	*Halbkonserven*	556
14.4.1.	Lagerung	556
14.4.2.	Veränderungen	557
14.5.	*Dreiviertelkonserven*	557
14.6.	*Vollkonserven*	558
14.6.1.	Lagerung	558
14.6.2.	Veränderungen der Behältnisse	558
14.6.2.1.	Marmorierung	558
14.6.2.2.	Lackveränderungen	559
14.6.2.3.	Korrosion	559

14.6.3.	Veränderungen des Füllgutes	560
14.6.3.1.	Bombagen	560
14.6.3.2.	Flat-sour-Verderb	562
14.6.3.3.	Lagerungsveränderungen	562
14.7.	*Tropenkonserven*	563

Historisches (A. Seifert) 565

Sachregister 572

Einleitung

Seit jeher befaßt sich die Menschheit damit, Schädigungen der Gesundheit, die mit der Lebensmittelaufnahme im Zusammenhang stehen, zu erkennen und Maßnahmen zu ihrer Vermeidung zu ergreifen. Diesem gesellschaftlichen Grundbedürfnis Rechnung tragend, hat sich im vergangenen, aber insbesondere in diesem Jahrhundert die Lebensmittelhygiene als eigenständige veterinärmedizinische Wissenschaftsdisziplin entwickelt. Sowohl die Erkenntnisse der Lebensmittelhygiene als auch ihr methodisches Rüstzeug fußen auf der Anwendung solcher veterinärmedizinischer Fachgebiete wie der Morphologie, Biochemie, Physiologie, Mikrobiologie, Pathologie, Parasitologie, Pharmakologie, Toxikologie, klinischen Veterinärmedizin und dem Veterinärrecht.

Die Kompetenz von Tierärzten für die Untersuchung und Beurteilung vom Tier stammender Lebensmittel basiert auf ihrer Ausbildung in diesen Disziplinen, die sie in die Lage versetzt, die gesamte Kette der landwirtschaftlichen Produktion von der Umwelt über Pflanze und Tier bis zum fertigen Lebensmittel aus hygienischer Sicht zu überschauen. Da der hygienische Zustand der Lebensmittel in allen Phasen dieser Kette Einflüssen unterliegen kann und Mängel nicht allein durch Kontrolle des Endproduktes zu erkennen und zu eliminieren sind, müssen lebensmittelhygienische Gesichtspunkte im gesamten Feld veterinärmedizinischer Tätigkeit berücksichtigt werden. Somit schließt Lebensmittelhygiene alle Maßnahmen ein, die erforderlich sind, die gesundheitliche Unbedenklichkeit und die sonstige einwandfreie Beschaffenheit von Lebensmitteln, beginnend in der landwirtschaftlichen Produktion und endend beim Verbraucher, zu gewährleisten. Die Wahrnahme lebensmittelhygienischer Aufgaben hat sich neben Tierseuchenschutz und klinisch-prophylaktischer bzw. -therapeutischer Arbeit zu einem Hauptgebiet veterinärmedizinischen Wirkens herausgebildet. Der enge Zusammenhang zur Humanmedizin ergibt sich daraus, daß die veterinärmedizinische Lebensmittelhygiene in erster Linie der Gesunderhaltung des Menschen zu dienen hat (nach der griechischen Mythologie war Hygieia die Göttin der Gesundheit, Tochter des Asklepios, Gott der Heilkunde). Den Tierärzten wird auf diesem Sektor ihrer Tätigkeit damit eine hohe Verantwortung für die Volksgesundheit zugewiesen, was in den meisten Ländern in weitreichenden, rechtlich fixierten Befugnissen zum Ausdruck kommt.

Daneben kommt dem Schutz des Verbrauchers vor Täuschung (wirtschaftlicher Übervorteilung) eine hochrangige Bedeutung zu. Weitere lebensmittelhygienische Aufgaben bestehen in der Verhinderung des Lebensmittelverderbs. Entscheidungen in Verbindung mit der Lösung dieser Aufgaben sind oftmals von erheblicher ökonomischer Tragweite. Auch daraus ergibt sich ein hoher Anspruch an die Sachkundigkeit des veterinärmedizinischen Lebensmittelhygienikers. Seine Zuständigkeit umfaßt folgende Lebensmittel tierischen Ursprungs: Fleisch, Geflügel, Kaninchen, Wildbret, Eier, Milch, Fische, Weich-, Schalen- und Krustentiere sowie daraus hergestellte Produkte. Für die Absicherung dieser umfangreichen Aufgaben der Kontrolle, Überwachung, Untersuchung und Beratung besteht in vielen Ländern ein gut entwickeltes System des Einsatzes veterinärmedizinischer Fachkräfte. Zu den wichtigsten Schwerpunkten gehören dabei die Schlachttier- und Fleischuntersuchung, die Geflügel-, Kaninchen- und Wildbretuntersuchung, Aufgaben der Hygiene der Milch-Erzeugung und -Verarbeitung, die Überwachung der Betriebe der Kühl- und

Lagerwirtschaft, der Verarbeitung verschiedenster tierischer Produkte zu Lebensmitteln, die Kontrolle von Handelseinrichtungen, die Überwachung des Im- und Exports von Lebensmitteln usw. Daneben ist abzusichern, daß leistungsfähige labordiagnostische Einrichtungen für die Lebensmitteluntersuchung bzw. Hygienekontrolle zur Verfügung stehen. Sie besitzen eine zunehmende Bedeutung im gesamten Überwachungssystem. Der Erfolg der lebensmittelhygienischen Tätigkeit ist weiterhin von einer kontinuierlichen Zusammenarbeit mit den humanmedizinischen Sachverständigen und Lebensmittelchemikern abhängig. Schließlich ist darauf hinzuweisen, daß die tägliche Umsetzung der auf die Hygiene gerichteten Maßnahmen vor allem in der Hand der im Lebensmittelverkehr tätigen Menschen liegt. Eine wirksame erzieherische Einflußnahme auf das Betriebspersonal in den Fragen der Hygiene ist deshalb eine unumgängliche Notwendigkeit. Auch für die Lösung dieser Aufgabe müssen ausreichende Rechtsmittel zur Verfügung stehen.

Trotz allgemein verbesserter hygienischer Bedingungen in den entwickelten Industriestaaten besitzt die Lebensmittelhygiene heute eine große, wenn nicht sogar zunehmende Bedeutung. Unter anderem ergibt sich diese Feststellung aus folgenden Entwicklungstendenzen:

— Die Ansprüche der Bevölkerung an die hygienische Beschaffenheit von Lebensmitteln steigen (wachsendes Gesundheitsbewußtsein).
— Lebensmittelbedingte Erkrankungen gehören nach WHO-Angaben weltweit zu den häufigsten Erkrankungen des Menschen. Auch in Ländern mit hohem Lebensstandard weisen diesbezügliche Morbiditätsziffern auf die Relevanz lebensmittelhygienischer Probleme hin.
— Der Anteil vom Tier stammender Produkte an der Ernährung der Bevölkerung liegt hoch und besitzt in vielen Ländern die Tendenz weiterer Zunahme.
— Neue Lebensmittelarten, Herstellungstechnologien, Handels- und Verpackungsformen sowie Verzehrsgewohnheiten werfen neue lebensmittelhygienische Fragen auf.
— Die Abgabe von Lebensmitteln im Bereich der Gemeinschaftsverpflegung und im Rahmen des Gaststättenwesens hat einen beträchtlichen Umfang angenommen.
— Der zunehmende grenzüberschreitende Verkehr mit Lebensmitteln erfordert eine höhere Intensität lebensmittelhygienischer Überwachung.
— Die Anforderungen an das Niveau der Lebensmitteluntersuchungen steigen mit wachsenden wissenschaftlichen Erkenntnissen über schädigende Noxen in Lebensmitteln und über den Zusammenhang von Umwelt und Nahrungskette. Insbesondere aus dem ausgedehnten Einsatz von Agrochemikalien und Tierarzneimitteln sowie aus der Umweltbelastung im weitesten Sinne erwachsen neue Aufgaben für die Lebensmittelüberwachung.

Allgemeiner Teil

1. Anforderungen an Lebensmittel

Lebensmittel sind „Stoffe, die dazu bestimmt sind, in unverändertem, zubereitetem oder verarbeitetem Zustand von Menschen verzehrt zu werden" (Lebensmittel- und Bedarfsgegenständegesetz, 1974). Mit dem Begriff Lebensmittel werden Nahrungs- und Genußmittel gleichermaßen erfaßt. Stoffe, die den Lebensmitteln hinzugefügt werden, um ihre Beschaffenheit zu beeinflussen oder spezielle Eigenschaften oder Wirkungen zu erzielen, werden als Zusatzstoffe bezeichnet. Ihr Einsatz ist nach Art und Menge streng reglementiert. Rohstoffe und Zwischenprodukte, die im Ergebnis ihrer weiteren Be- oder Verarbeitung als Lebensmittel vorgesehen sind, müssen den Anforderungen, die an Lebensmittel gestellt werden, entsprechen. Sie sind im Sinne der Rechtsnorm Lebensmittel. Generell unterliegen Erzeugnisse jedoch nur dann den lebensmittelrechtlichen Bestimmungen, wenn sie als Lebensmittel eingesetzt werden sollen; z. B. gelten tierische Fette oder Fische, die technisch bzw. zu Futtermitteln verwertet werden, nicht als Lebensmittel. Im Sinne des Lebensmittel- und Bedarfsgegenständegesetzes (1974) sind folgende Definitionen von Bedeutung:

„*Herstellen*: das Gewinnen, Herstellen, Zubereiten, Be- und Verarbeiten;

Inverkehrbringen: das Anbieten, Vorrätighalten zum Verkauf oder zu sonstiger Abgabe, Feilhalten und jedes Abgeben an andere;

Behandeln: das Wiegen, Messen, Um- und Abfüllen, Stempeln, Bedrucken, Verpacken, Kühlen, Lagern, Aufbewahren, Befördern sowie jede sonstige Tätigkeit, die nicht als Herstellen, Inverkehrbringen oder Verzehren anzusehen ist;

Verzehren: das Essen, Kauen, Trinken sowie jede sonstige Zufuhr von Stoffen in den Magen."

Neben der grundlegenden Anforderung an Lebensmittel, der Ernährung des Menschen zu dienen, gibt es eine Reihe weiterer, unabdingbarer, durch Rechtsvorschriften gesicherter Forderungen:

– Lebensmittel müssen bei bestimmungsgemäßem Verzehr **gesundheitlich unbedenklich** sein. Dieser Grundsatz gilt auch für die verwendeten Rohstoffe und alle Prozeßstufen der Gewinnungs-, Herstellungs-, Be- und Verarbeitungsverfahren. Für die Einführung neuer Technologien im Lebensmittelverkehr ist der Nachweis der gesundheitlichen Unbedenklichkeit erforderlich. Die Entscheidung über die gesundheitliche Unbedenklichkeit der Lebensmittel basiert auf gesicherten Erkenntnissen und Erfahrungen, die weitgehend in rechtlichen Bestimmungen fixiert sind. Nicht immer allerdings ist diese Frage wissenschaftlich ausreichend geklärt. Im Zweifelsfalle wird stets eindeutig im Sinne des Gesundheitsschutzes des Verbrauchers zu entscheiden sein, auch wenn wirtschaftliche Nachteile dadurch in Kauf genommen werden müssen. Die letztendliche Beurteilung möglicher gesundheitlicher Auswirkungen auf den Menschen obliegt der Humanmedizin.

Akzeptabel und nicht im Gegensatz zu diesen Prinzipien stehend ist das Inverkehrbringen solcher Lebensmittel, bei denen auf Grund ihrer besonderen Beschaffenheit normalerweise ein gewisses Gesundheitsrisiko vom Verbraucher zu tragen ist. Das betrifft z. B. den verbreiteten Genuß roher Lebensmittel tierischer Herkunft (Hackfleisch, Eier,

Muscheln usw.). Prinzipiell ist es ohnehin nicht möglich, völlig risikofreie Lebensmittel herzustellen. Die Vielzahl zufälliger Einflußgrößen auf dem oft langen Weg der Lebensmittelgewinnung vom Tier bis hin zum Konsumenten läßt sich nicht vollständig und bei jedem Einzelprodukt kontrollieren. Ein sog. „Restrisiko" verbleibt.

Um jedoch eine möglichst weitgehende und praktisch realisierbare Sicherheit der Lebensmittel zu gewährleisten, wird verbindlich vorgeschrieben, welche Herstellungsbedingungen und Produkteigenschaften zum Schutze der Gesundheit des Verbrauchers mindestens zu fordern sind.

— Lebensmittel dürfen **nicht verzehrsungeeignet** sein, d. h. sie dürfen keine so nachteiligen Veränderungen erlitten haben, daß ihr Verzehr nach allgemeiner Verkehrsauffassung ausgeschlossen ist. Sie dürfen z. B. **nicht verdorben** oder **ekelerregend** bzw. auf andere Weise hygienewidrig beschaffen sein. Diesem Prinzip ist auch bei Nichtvorliegen einer Gesundheitsgefährdung zu entsprechen. Der Begriff hygienewidrig ist nicht allein hinsichtlich einer nachteiligen Beeinflussung der Lebensmittelbeschaffenheit auszulegen (z. B. Erhöhung des Kontaminationsgrades), sondern er bezieht sich auch auf das durchschnittliche speiseästhetische Empfinden der Menschen. In dem Sinne darf ein Lebensmittel z. B. nicht ekelerregende Assoziationen beim Verbraucher hervorrufen. Auch Rohstoffe und Zwischenprodukte dürfen im Zuge ihrer Be- und Verarbeitung keine hygienewidrigen Zustände durchlaufen haben. Es ist beispielsweise verboten, Leber ohne vorheriges Entfernen vorhandener Parasitenherde in Konserven zu verarbeiten, obwohl eine Gesundheitsgefährdung nicht gegeben wäre und der Verbraucher die Unterlassung des Entfernens der Veränderungen nicht bemerken würde.

— Lebensmittel müssen in ihrer Herstellungstechnologie, Zusammensetzung und sonstigen Beschaffenheit sowie ihrer Angebotsform den **gültigen Rechtsnormen bzw. der allgemeinen Verkehrsauffassung entsprechen**. Andernfalls sind sie zum Lebensmittelverkehr nicht zugelassen.

— **Täuschungen** (Nachahmung, Schönung, Irreführung, Verfälschung bzw. abweichende Beschaffenheit) sind beim Inverkehrbringen von Lebensmitteln untersagt. *Nachmachen* ist die Nachbildung eines bereits bekannten Lebensmittels in der Weise, daß es diesem gleicht oder stark ähnelt, ohne aber inhaltlich gleichwertig zu sein. Nachgemachte Lebensmittel haben somit den Schein, nicht aber Wesen und Gehalt der echten Ware, da sie entweder völlig oder wesentlich aus anderen Stoffen als das echte Lebensmittel bestehen (SCHEIBNER, 1976). Bei legaler Herstellung nachgemachter Ware, z. B. Lachsscheiben aus gefärbtem Seelachs, muß dies in der Kennzeichnung zum Ausdruck kommen.

Ein Lebensmittel gilt als *verfälscht*, wenn es gegenüber seiner normalen Beschaffenheit bewußt verschlechtert wird oder ihm der Anschein einer besseren als seiner tatsächlichen Beschaffenheit gegeben wird. Die Verschlechterung kann durch Zusatz oder Nichtentzug geringwertiger, durch Entzug oder Weglassen wertbestimmender Stoffe oder durch besondere Manipulationen verursacht werden (SCHEIBNER, 1976). Einer *Täuschung* liegt eine bewußte Handlung zugrunde, die das Ziel verfolgt, den Käufer insofern zu betrügen, als die Ware nicht den Anforderungen entspricht, sondern schlechter beschaffen ist. Durch *irreführende* Bezeichnung, Aufmachung oder Abgabe von Lebensmitteln kann es ebenfalls zu einer nicht statthaften Übervorteilung von Verbrauchern kommen, z. B. durch den Verkauf von Bauernsalami als Salami oder die Abgabe von Kammfleisch anstelle von Schnitzelfleisch.

— Lebensmittel dürfen grundsätzlich **keine nichtzugelassenen Zusatzstoffe**, Pflanzenschutz- und sonstige Mittel und Substanzen mit pharmakologischer Wirkung enthalten.

Für eine bestimmte Anzahl solcher und weiterer aus der Umwelt stammender Stoffe sind durch Rechtsnormen Höchstmengen festgelegt worden.

– Lebensmittel sind zu **kennzeichnen**. Dabei sind bei Lebensmitteln in Fertigpackungen i. d. R. folgende Informationen zu geben: Verkehrsbezeichnung, Firma und Anschrift des Herstellers (bzw. Verpackers), Verzeichnis der Zutaten, Mindesthaltbarkeitsdatum und Mengenangabe. Auch Angaben zum Energie- und Nährstoffgehalt oder andere, besonders herauszustellende Eigenschaften können vorgesehen werden. In jedem Falle ist zu gewährleisten, daß die schriftlichen und bildlichen Darstellungen den Tatsachen entsprechen sowie unmißverständlich sind. Phantasiebezeichnungen bedürfen im Regelfall einer sachlichen Erläuterung.

Ausdruck für die Erfüllung aller an ein Lebensmittel zu stellenden Anforderungen ist die **Qualität**. Sie ergibt sich aus der Summe der Eigenschaften einer Ware, die den Grad der Eignung für einen vorgesehenen Verwendungszweck bestimmen. Faktoren, von denen die Qualität geprägt wird, lassen sich für Lebensmittel in drei Gruppen zusammenfassen: *technologisch, ernährungsphysiologisch-hygienisch* und *psychologisch* wichtige Qualitätsfaktoren. Aus technologischer Sicht sind z. B. die Wasserbindungsfähigkeit des Fleisches, die Konsistenz von Speck oder die Schlagfähigkeit von Sahne von besonderer Wichtigkeit. Unter ernährungsphysiologisch-hygienischem Aspekt interessieren u. a. der Nährstoffgehalt, das Freisein von pathogenen Erregern oder gesundheitsschädigenden Rückständen. Als psychologische Qualitätsfaktoren haben das äußere Erscheinungsbild, die Verpackung, Bequemlichkeit der Zubereitung sowie Geruch und Geschmack vorrangige Bedeutung. Die hygienisch bedeutsamen Anforderungen an Lebensmittel sind also Bestandteil aller, in dem Begriff Qualität zusammengefaßten Eigenschaften. Während das Fehlen oder die geringgradige Ausprägung mancher Qualitätseigenschaften die Zweckbestimmung des Lebensmittels nicht unbedingt in Frage stellen (z. B. geringe Wasserbindungsfähigkeit von Fleisch oder zu geringer Eiweißgehalt bei Milch), stellt die hygienische Unbedenklichkeit ein unabdingbares, selbstverständliches und stets zu erfüllendes Qualitätsmerkmal für Lebensmittel dar.

Da zur Erzeugung eines qualitativ hochwertigen Lebensmittels Sorgfalt, verantwortungsbewußtes Handeln, hygienisch einwandfreie Rohstoffe, ausreichend gute Herstellungsbedingungen und andere Voraussetzungen erforderlich sind, geht gute Qualität meist mit der Erfüllung auch der hygienischen Erfordernisse einher. Umgekehrt ist beim Vorliegen von Qualitätsmängeln relativ häufig zugleich mit hygienischen Problemen zu rechnen. Insofern gilt prinzipiell die These von der *Einheit zwischen Qualität und Hygiene*. Eine stabile Produktion hochwertiger Lebensmittel läßt sich nur unter guten hygienischen Bedingungen aufrechterhalten. Die **Bestimmung der Qualität** resultiert aus dem Vergleich des Lebensmittels mit einem Sollwert, der in Rechtsnormen beschrieben sein kann bzw. aus der allgemeinen Verkehrsauffassung herzuleiten ist (Gesetze, Verordnungen, Leitsätze des Deutschen Lebensmittelbuches, Gerichtsurteile). Voraussetzungen für eine objektive Qualitätsprüfung sind Sachkunde und Erfahrung. Davon zu unterscheiden sind Beliebtheitsprüfungen, die vom fachlich nicht geschulten, durchschnittlichen Verbraucher vorgenommen werden. Produkte von hoher Qualität müssen nicht zugleich auch sehr beliebt sein. Ebenso können einfache Produkte, z. B. Zwiebelleberwurst, eine ausgezeichnete Qualität besitzen, ohne hochrangig wertvoll zu sein.

In Rechtsvorschriften niedergelegte Qualitätsanforderungen bzw. die allgemeine Verkehrsauffassung ergeben sich aus der Berücksichtigung mehrerer Gesichtspunkte:

– daraus, was technologisch möglich und traditionell üblich ist (Gewerbeüblichkeit),
– aus der allgemeinen Verbrauchererwartung, die regionale Besonderheiten aufweisen kann (Ortsüblichkeit),

– aus ernährungsphysiologischen Gesichtspunkten, z. B. dem Trend zu energieärmeren Produkten,
– aus den ökonomischen Möglichkeiten und der von Land zu Land unterschiedlichen Notwendigkeit, möglichst viele geeignete tierische Produkte für die Lebensmittelgewinnung einzusetzen,
– aus hygienischen Erfordernissen.

Literatur

SCHEIBNER, G. (1976): Lebensmittelhygienische Produktionskontrolle. VEB Gustav Fischer Verlag, Jena.
SINELL, H.-J. (1985): Einführung in die Lebensmittelhygiene. 2. Aufl. Verlag Paul Parey, Berlin und Hamburg.
Lebensmittel- und Bedarfsgegenständegesetz (LMBG) vom 15. 8. 1974, BGBl. I, S. 1946.

2. Ursachen von Gesundheitsschädigungen durch Lebensmittel

Gesundheitliche Beeinträchtigungen des Menschen als Folge des Verzehrs von Lebensmitteln haben vielfältige Ursachen:

— *Fehlernährung:* Mangelernährung
  Unterernährung, Fehlen essentieller Nahrungsbestandteile
  Überernährung
  einseitige, der Tätigkeit nicht entsprechende Ernährung
  nicht bestimmungsgemäßer Verzehr, Genußmittelmißbrauch
— *Mikroorganismen:* Bakterien, Pilze, Viren bzw. von ihnen gebildete toxische Substanzen (s. Kap. 2.1.)
— *Parasiten;* physiologische *Gifte* in Pflanzen und Tieren (s. Kap. 2.2.)
— *Allergien, Anaphylaxien, Unverträglichkeiten*
— *Rückstände* biologischer, chemischer oder radioaktiver Substanzen bzw. Fremdstoffe in hohen Konzentrationen (Vergiftungsunfälle)
— *Fremdkörper:* Glassplitter, Knochensplitter, Metallteile usw.

Eine **Fehlernährung** kann u. a. auf Lebensmittelknappheit, Unkenntnis der Ernährungsanforderungen oder auf falsche Ernährungsgewohnheiten zurückzuführen sein, wobei die Lebensmittel an sich i. d. R. vollkommen normal beschaffen sind. Es handelt sich also vor allem um ein ernährungshygienisches und weniger um ein lebensmittelhygienisches Problem. Unter Berücksichtigung aller Folgeerscheinungen der Fehlernährung dürfte sie weltweit die häufigste Ursache von lebensmittelbedingten Gesundheitsschädigungen darstellen. Mikrobiell bedingte Erkrankungen durch Lebensmittelgenuß stehen eindeutig an der Spitze aller übrigen aufgeführten Ursachen. Vergleichsweise deutlich seltener sind im europäischen Raum oral-alimentäre **parasitäre Erkrankungen** sowie **Vergiftungen** durch natürliche biogene Toxine. Als ein immer bedeutsameres gesundheitliches Risiko sind **Reststoffe** (Schadstoffrückstände) verschiedenster Herkunft in Lebensmitteln zu betrachten (s. Kap. 2.3.). Infolge ihrer meist chronischen Wirkung (Langzeitwirkung) sind die Zusammenhänge zwischen ihrem Vorkommen und dem Auftreten von Gesundheitsschädigungen oft schwer erkennbar. Die Schädlichkeit vieler Substanzen kann vielfach nur vermutet werden. Manche ungeklärten Fragen bezüglich möglicher Summations- oder Kombinationseffekte bei Aufnahme nur sehr geringer Mengen von Schadstoffen machen umfangreiche prophylaktische Maßnahmen gegen solche Risiken notwendig.

Die Häufigkeit des Auftretens von **Lebensmittelallergien** ist nicht exakt bekannt. Ihre Entstehung basiert auf einer immunologischen Reaktion gegen Lebensmittelinhaltsstoffe oder auch Fremdstoffe. Die Identität vieler Lebensmittelallergene ist unerforscht. Proteine sind die am meisten bekannten Allergene, z. B. Proteine der Kuhmilch, des Eiklars, von Fischen, Krebstieren, Erdnüssen oder Kaffeebohnen. Manche Allergene sind hitzelabil, z. B. Allergene in Äpfeln, Kartoffeln oder Reis, andere hitzestabil, z. B. in Kuhmilch und Eiklar. Die allergische Reaktion kann generalisiert sein (anaphylaktischer Schock) oder sich auf gastrointestinale, die Haut oder den Respirationstrakt (Asthma, Rhinitis) betreffende Symptome beschränken.

Lebensmittelunverträglichkeiten (Intoleranzen) sind Sensibilitäten, die auf genetischen Defekten beruhen oder durch Arzneimittel induziert wurden, z. B. die Lactoseintoleranz, die auf dem Fehlen der intestinalen Lactase beruht. Arzneimittel, die Monoaminooxidasehemmer sind, induzieren z. B. eine Steigerung der Empfindlichkeit gegenüber biogenen Aminen.

2.1. Mikroorganismen

Tiere stellen Reservoire für viele Mikroorganismen dar, die beim Menschen Erkrankungen auslösen können. Bei vom Tier stammenden Lebensmitteln ist deshalb mit der Übertragungsmöglichkeit dieser Erreger auf den Menschen zu rechnen. Lebensmittelinfektionen können entstehen. Von besonderer Bedeutung sind dabei solche Erkrankungen, bei denen die Aufnahme der Erreger oder ihrer Toxine mit dem Lebensmittel erfolgt und zu klinischen Symptomen führt, die in einem engen zeitlichen Zusammenhang mit dem Lebensmittelgenuß stehen (Lebensmittelvergiftungen, s. Kap. 2.1.2.). Nicht jede über Lebensmittel zustande kommende Infektion verursacht jedoch eine Lebensmittelvergiftung. In Abhängigkeit vom Erreger kann es zu Erkrankungen auch erst nach längerer Inkubationszeit mit spezifischen Symptomen kommen, bei denen die häufig bei Lebensmittelvergiftungen beobachteten typischen Krankheitserscheinungen nicht vorhanden sind, z. B. Listeriose, Brucellose, Tuberkulose, Leptospirose, Q-Fieber. Im Umgang mit den Lebensmitteln können Erreger auch durch orale Schmutzinfektion oder durch Wundinfektion auf den Menschen übertragen werden, z. B. Erreger des Rotlaufes, des Milzbrandes, der Tollwut oder Mykosen.

Ein großer Teil der durch Lebensmittelinfektionen verbreiteten mikrobiell bedingten Erkrankungen sind *Zoonosen*, also Krankheiten, die zwischen Tier und Mensch übertragbar sind. Im Zusammenhang mit Lebensmitteln tierischer Herkunft – aber nicht in jedem Falle auf den oral-alimentären Infektionsweg begrenzt – zählen u. a. dazu:

Brucellose	Rotlauf
Salmonellose	Tollwut
Tuberkulose	Maul- und Klauenseuche
Listeriose	Ornithose
Milzbrand	Influenza-A-Infektion
Leptospirose	Botulismus
Yersiniose	Pseudotuberkulose
Campylobakteriose	Chlamydieninfektion
Q-Fieber	Trichophytie.

Grundsätzlich können Lebensmittel tierischen Ursprungs auch Erreger enthalten, die nicht vom Tier stammen, sondern aus der Umwelt oder vom Menschen herrühren. Vom Tier stammende Lebensmittel enthalten neben pathogenen Erregern oft ein breites Spektrum sog. „fakultativ-pathogener" Keime. Da Lebensmitteln neben der Vektorfunktion auch eine Bedeutung als Anreicherungsmedium zukommt, können solche Keime bzw. schwach virulente Keime im Falle ihrer starken Vermehrung zu einem weiteren mikrobiellen Gesundheitsrisiko werden. Dadurch verursachte Erkrankungen kommen häufig vor.

Die Erforschung der Grundlagen der Wechselbeziehungen zwischen Lebensmittel und dem Mikroorganismus ist Gegenstand der Lebensmittelmikrobiologie.

Literatur

BERGER, S. A. (1985): Diseases transmitted by food. An overview. in: C. HORWITZ, Advances in diet and nutrition. John Libbey, London, 278.
HORSCH, F. (1987): Allgemeine Mikrobiologie und Tierseuchenlehre, 2. Aufl. Gustav Fischer Verlag Jena.
TAYLOR, S. L. (1985): Food Allergies, Food Technol. **39** (2), 98.
TAYLOR, S. L. (1986): Food allergies and sensitivities. J. Am. Dietet. Assoc. **86**, 599.

2.1.1. Grundlagen der Lebensmittelmikrobiologie

Auf Grund der universellen Präsenz der Mikroorganismen in allen Sphären der Umwelt und wegen ihres Auftretens in oftmals hohen Konzentrationen sind Mikroorganismen Bestandteil der meisten Lebensmittel. Sie haben in zweierlei Hinsicht Bedeutung, als erwünschte und als unerwünschte *Keimflora* (Abb. 2.1.).

In einer Reihe von Lebensmitteln ist die Entwicklung einer bestimmten Keimflora und die dadurch erzielte Stoffwechselleistung der Mikroorganismen wichtiger Bestandteil der Herstellungstechnologie. Hierbei ist das Lebensmittel zugleich Nährsubstrat für die rasche Vermehrung der erwünschten Flora und Rohstoff, dessen Eigenschaften durch die mikrobiellen Leistungen gezielt verändert werden sollen. Solche Zielstellungen können durch gesteuerte Förderung der Vermehrung des erwünschten Teiles der natürlichen Keimflora des Lebensmittels erreicht werden, oder es werden Mikroorganismenkulturen in großen Mengen in den Herstellungsprozeß eingebracht (Starterkulturen). Dieser traditionelle Zweig der Lebensmittelmikrobiologie erfährt gegenwärtig durch die immer stärkere Nutzung biotechnologischer Arbeitsmethoden kräftige Wachstumsimpulse. Auch die mikrobielle Produktion von Lebensmittelinhaltsstoffen oder völlig neuen Lebensmittelarten wird durch die genetisch manipulierte Leistungsfähigkeit der Mikroorganismen stärker in den Vordergrund treten.

Aus lebensmittelhygienischer Sicht kommt den Wirkungen der unerwünschten Keime bzw. Keimflora, nämlich ihrer Potenz zur Gesundheitsschädigung des Menschen und zur Verursachung von Verderbnisprozessen, größte Bedeutung zu. Da Mikroben die Hauptur-

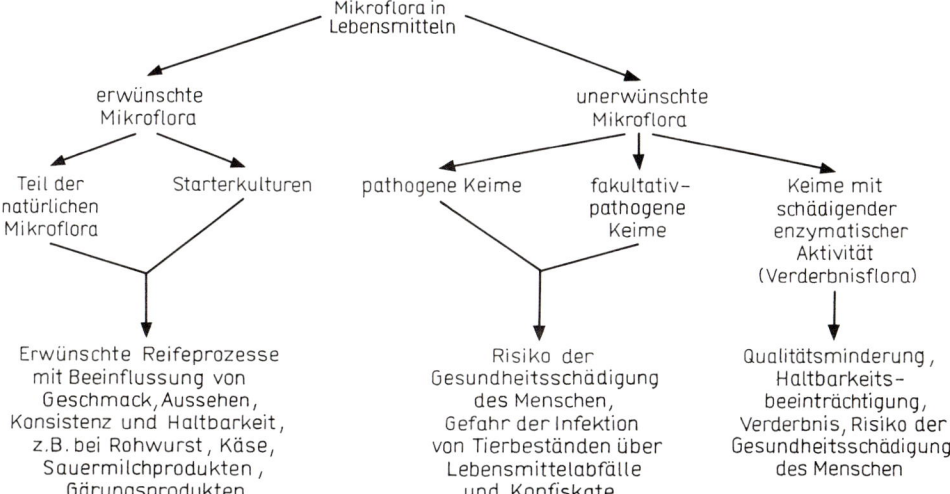

Abb. 2.1. Bestandteile der Mikroflora in Lebensmitteln.

sache für Hygienerisiken und Verderb bei Lebensmitteln tierischer Herkunft darstellen, ist die Lebensmittelmikrobiologie wesentliche Grundlage für das Verständnis lebensmittelhygienischer Probleme. Der größte Teil der hygienischen Maßnahmen im Lebensmittelverkehr ist direkt oder indirekt auf die Wechselbeziehung zwischen Lebensmittel und Mikroorganismen gerichtet. Dabei konzentriert sich das Interesse auf die Prozesse der Kontamination von Lebensmitteln, auf das Verhalten der Mikroorganismen in den Lebensmitteln und auf ihre lebensmittelhygienisch bedeutsamen Eigenschaften.

2.1.1.1. Kontamination von Lebensmitteln

Unter dem Begriff der **mikrobiellen Kontamination** von Lebensmitteln faßt man alle die Vorgänge zusammen, in deren Ergebnis es zur Anwesenheit von Mikroorganismen auf und/oder in Lebensmitteln kommt. Dabei kann es sich um erwünschte oder unerwünschte Kontaminanten handeln.

Auf Grund ihrer extremen Anpassungsfähigkeit besiedeln Mikroorganismen alle Lebensräume der Erde. Sie sind ein wichtiges Glied im Stoffkreislauf der Natur. Die Kontaminationsquellen für Lebensmittel sind dementsprechend sehr vielfältig. Grundsätzlich kommt dafür die gesamte Umwelt, einschließlich der Pflanzen, Tiere sowie des Menschen, in Betracht. Die Darstellung der Kontaminationsquellen muß deshalb vor allem das natürliche, normale Vorkommen der Mikroorganismen berücksichtigen.

Erdboden

Der Erdboden besitzt besonders in den oberen, an organischem Material reichen Schichten dichte Mikrobenpopulationen. Die Mikroben befinden sich bevorzugt in Mikroarealen, die aus mineralischen und organischen Anteilen bestehen und in Hohlräumen Luft und Wasser einschließen. Je g Erdboden können 10^8 bis 10^{10} Bakterien und 10^5 Pilzteile (Myzelteile und Sporen) vorhanden sein. In tieferen Schichten verringert sich die Keimzahl allmählich, so daß sie je nach Nährstoff- und Feuchtigkeitsgehalt sowie pH-Wert in 30 cm Tiefe 10^3 bis 10^5 je g beträgt. 4 m unter der Oberfläche werden Mikroben nur noch vereinzelt angetroffen. Der Keimreichtum des Bodens rekrutiert sich aus einer Vielzahl von Bakterien- und Pilzarten. Besonders häufig findet man aerobe und anaerobe Sporenbildner, Aktinomyzeten und viele Schimmelpilzarten. Mit zunehmender Tiefe steigt der Anteil von Anaerobiern. Der Boden wird als primärer Standort der Mikroorganismen angesehen, von dem aus die Weiterverbreitung auf alle anderen Biotope erfolgt. Für Lebensmittel stellt er eine bedeutende Kontaminationsquelle dar. Das betrifft nicht nur erdnah wachsende Pflanzenteile (z. B. Gewürze). Staub und Schmutz enthalten stets auch mikrobenbeladene Erdbodenteilchen, wodurch Mikroorganismen auf die Lebensmittel übertragen werden können.

Wasser

Mikroorganismen kommen in allen natürlichen Gewässern vor. Ihr Vorkommen und die Zusammensetzung der Keimflora werden vor allem vom Nährstoffgehalt (besonders organische Substanz, Stickstoff, Phosphor), von der Temperatur, der Jahreszeit, vom Lichteinfluß und von der Wassertiefe bestimmt. Auch in der Tiefsee können dem hohen Wasserdruck angepaßte Mikroorganismen leben (barophile Bakterien).

In sauberem, nährstoffarmem Quell- und Grundwasser ist der *Keimgehalt* gering (etwa bis 10^2/ml). Flüsse können in Abhängigkeit von der Schmutz- und Abwasserbelastung bis 10^4 Keime je ml enthalten. In Seen liegt der Keimgehalt oftmals noch darüber. Salzhaltige Gewässer (Meere, Ozeane) besitzen nur in den küstennahen Zonen bedeutende Keimmengen (10^4 bis 10^5/ml); auf offenem Meer ist der Keimgehalt meist sehr niedrig.

Die Mikroflora der natürlichen Gewässer ist wie die des Bodens durch großen Artenreichtum gekennzeichnet. Im Wasser befinden sich bevorzugt bewegliche, psychrotrophe Keimarten (Pseudomonaden, Vibrionen und andere gramnegative Bakterien). Pilze, darunter auch Hefen, kommen ebenfalls vor. Der Hauptanteil der Flora besteht jedoch aus Bakterien.

Für Trinkwasser beträgt der Richtwert 10^2 Keime je cm^3. Coliforme Keime dürfen in $100\,cm^3$ nicht enthalten sein. Da Trinkwasser nicht nur aus Grundwasser, sondern auch aus Oberflächengewässern gewonnen wird, kommt der ordnungsgemäßen Aufbereitung große lebensmittelhygienische Bedeutung zu. Wasser wird vielen Lebensmitteln zugesetzt bzw. kommt mit Lebensmitteln bei der Gewinnung und Herstellung in Kontakt. Nicht ausreichend gechlortes Trinkwasser oder durch Abwasser verseuchtes Brunnenwasser führten in der Vergangenheit häufig zur Übertragung pathogener Keime auf den Menschen.

Luft

Die Luft spielt als Ursache für die Lebensmittelkontamination eine untergeordnete Rolle. In Abhängigkeit vom Staubgehalt und von der Art des Staubes kommen etwa bis 10^5 Keime/m^3 Luft vor. Dort, wo sich Staub aus der Luft auf Oberflächen niederschlägt, die mit Lebensmitteln in Berührung kommen, kann er zu einer wichtigen Kontaminationsquelle werden, z. B. Stallstaub als Kontaminationsursache für Rohmilch oder Eier. Künstlich erzeugte Luftströme (bei Kühl- und Klimaanlagen) können Lebensmittel stärker kontaminieren, wenn der Luftstrom keimhaltig und feucht ist. Bei hoher Luftfeuchtigkeit können auf diesem Wege Schimmelpilzsporen Oberflächen permanent kontaminieren. Luft enthält relativ viele kokkenförmige Bakterien, die sich gut in der Schwebe halten. Auch Bildner von Pigmenten, die als Schutz gegen UV-Strahlung fungieren, sind häufig anzutreffen. In staubhaltiger Luft kommen bevorzugt aerobe Sporenbildner in vegetativer oder versporter Form, Schimmelpilzsporen und eine Reihe anderer Mikroorganismenarten vor.

Kleine Flüssigkeitströpfchen, die durch Niesen und Husten von Tieren oder Menschen abgegeben werden, können sich mit den darin enthaltenen Mikroben stundenlang in der Luft schwebend halten und über große Entfernungen mit der Luftbewegung transportiert werden.

Pflanzen

In Lebensmittel tierischer Herkunft, die Bestandteile von Pflanzen enthalten, z. B. Salate, Marinaden, gewürzte Fleisch-, Fisch- und Milchprodukte, bringen die Pflanzen mitunter einen beträchtlichen Keimgehalt mit ein.

Abgesehen von den durch Bodenteile auf Pflanzen gelangenden Mikroorganismen sind häufig Laktobazillen, aerobe Sporenbildner, Schimmelpilzsporen, anaerobe Sporenbildner, Mikrokokken, Flavobakterien und Hefen anzutreffen. Die Anzahl der Keime kann in Abhängigkeit von der Pflanzenart, dem Standort und dem Alter der Pflanzen stark variieren.

Milchsäurebildende Bakterien sind bedeutsam für die Säuerung von Futtermitteln und Gemüse (Silage, Sauerkraut, saure Gurken usw.). In solchen Produkten sind sie in großer Zahl enthalten. Pflanzen, die mit fäkal verunreinigtem Wasser in Kontakt kamen und roh verzehrt wurden, waren des öfteren Ursache von Erkrankungsausbrüchen beim Menschen.

Tiere

Mikroorganismen befinden sich normalerweise beim Tier überall dort, wo diese unmittelbaren Kontakt zur Umwelt besitzen: auf der Haut, auf den äußeren Schleimhäuten, im Atem- und Verdauungstrakt. Von besonderer Bedeutung ist die Tatsache, daß Tiere, die zur

Lebensmittelerzeugung dienen (Schlachttiere) oder Lebensmittel erzeugen (Milch, Eier), neben dem physiologischen Keimgehalt in der Regel eine hohe zusätzliche Keimbelastung auf den äußeren Oberflächen aufweisen. Je nach Haltungshygiene rekrutiert sich dieser Keimanteil aus Stallstaub und -schmutz sowie vor allem aus Kotpartikeln. Dementsprechend ähnelt das auf der Haut, dem Haarkleid oder den Federn anzutreffende Keimspektrum dem der unmittelbaren Umgebung im Stallbereich. Mikrokokken, Staphylokokken, Streptokokken, Sarzinen, Pseudomonaden und weitere gramnegative Bakterien, Hefen, aerobe Sporenbildner und viele andere Keime gehören zu dieser Mikroflora. Auf der Nasenschleimhaut überwiegen Streptokokken und Mikrokokken. Im Lungenparenchym gesunder Tiere sind höchstens vereinzelt Mikroben nachweisbar. Im Pansen ist eine große Anzahl ($> 10^9$ Keime/ml Pansensaft), die an die spezifischen Bedingungen des Pansens adaptiert ist, vorhanden. Der Magen monogastrischer Tiere ist keimarm, aber nicht keimfrei. Trotz des sauren pH-Wertes des Magensaftes halten sich in den Schleimhautnischen und in der Tiefe der Schleimschicht stets einige Laktobazillen, Streptokokken und Mikrokokken. Im Jejunum und besonders im Ileum steigt der Keimgehalt auf etwa 10^7 bis 10^8 je g Darminhalt. Die höchsten Werte werden mit 10^{10} bis 10^{12} im Kolon erreicht. Der Darminhalt stellt damit eine hochkonzentrierte Kontaminationsquelle dar; bereits kleinste Kotpartikel beeinflussen den Keimgehalt von Lebensmitteln beträchtlich. Zum überwiegenden Teil besteht die Keimflora der Fäzes aus streng anaeroben Bakterien, z. B. Arten von *Bacteroides, Fusobacterium, Eubacterium, Bifidobacterium* und Peptokokken. Auch Clostridien kommen vor – allerdings in relativ geringer Menge. In bedeutender Anzahl sind unter anderen folgende aerob wachsende Mikroben vertreten: Laktobazillen, Streptokokken, Staphylokokken, *Enterobacteriaceae*, darunter besonders *Escherichia coli*, sowie Hefen. Die Relationen der Keimgruppen untereinander unterscheiden sich zwischen den verschiedenen Verdauungs- und Ernährungstypen der Tiere.

Mensch

Der Mensch spielt eine bedeutende Rolle für die mikrobielle Kontamination von Lebensmitteln. Bei Berührung der Lebensmittel mit der Haut des Menschen (Hände, Arme), beim versehentlichen (unbemerkten) Übertragen von Sekrettröpfchen aus der Mund- oder Nasenhöhle oder bei fäkaler Verunreinigung durch Mängel in der persönlichen Hygiene werden stets Mikroorganismen an die Lebensmittel weitergegeben. Zur normalen Hautflora gehören Mikrokokken, Staphylokokken, Pseudomonaden, Anaerobier, *Acinetobacter*, Hefen u. a. Die Keimdichte ist je nach Körperregion verschieden. Je cm^2 beherbergt die Kopfhaut etwa 10^6, die Stirn 10^4, Arm und Handflächen 10^2 bis 10^3 Keime. In Abhängigkeit von der Art manueller Tätigkeit variieren Menge und Spektrum der Keime an den Händen erheblich. Auf den Handflächen der Schlachthofarbeiter können z. B. in deutlich erhöhter Anzahl *Escherichia-coli*-Keime gefunden werden. Das Waschen der Hände führt zu einer Verminderung der Keimzahl um ungefähr 1 bis 1,5 Zehnerpotenzen. Ohne Desinfektion ist jedoch ein Freisein von pathogenen Keimen nicht zu erreichen. Im Speichel befinden sich 10^7 bis 10^9 und im Nasensekret 10^3 bis 10^4 Keime/ml. Beide Sekrete enthalten wesentlich mehr Anaerobier als Aerobier. Die Mundhöhle beherbergt verschiedene Streptokokkenarten, Veillonellen, Corynebakterien, Mikrokokken, Staphylokokken, Peptokokken und viele andere Keimarten. Auf der Nasenschleimhaut sind u. a. Staphylokokken, Corynebakterien und Streptokokken angesiedelt. Die Darmflora des Menschen hat bezüglich ihres Keimspektrums Ähnlichkeiten mit der monogastrischer Tiere.

Ausgehend von diesen Lebensräumen sind Mikroorganismen stets auf den Oberflächen der unbelebten Umwelt anzutreffen. Das bezieht sich z. B. auf Flächen in Räumen, Oberflächen von Geräten, Maschinen und Einrichtungsgegenständen. Während offensichtlich verschmutzte Objekte im allgemeinen eindeutig als lebensmittelhygienisch suspekt betrachtet werden, unterschätzt nichtgeschultes Personal häufig den Keimgehalt auf optisch sauberen Flächen. So enthalten unbenutzte Verpackungsmittel aus Papier oder Holz oft viele Schimmelpilz- und Bakteriensporen. Untersuchungen von Papiergeld und Münzen aus einer Bank ergaben eine Keimkonzentration von 10^4 Keimen je cm^2; Geld aus einer Fleischerei besaß 10^5 bis 10^7 Keime je cm^2. Auch visuell saubere Flächen können stark keimbelastet sein, wenn sie mit Lappen gereinigt werden, die nur ausgespült werden. Solche Lappen beherbergen nicht selten 10^8 bis 10^{10} Keime je g.

Der Keimgehalt in Lebensmitteln, die vom Tier stammen, kann primärer oder sekundärer Herkunft sein. Eine **primäre Kontamination** liegt vor, wenn die vorhandenen Keime im tierischen Organismus bereits in die zu gewinnenden Produkte wie Fleisch, Milch, Eier usw. gelangten (originärer Keimgehalt). Beim gesunden Tier stellt dies eine Ausnahmeerscheinung dar. Der Organismus ist normalerweise in der Lage, Mikroorganismen in der Weise abzuwehren, daß sie im wesentlichen auf ihre natürlichen Standorte lokalisiert bleiben. Bei Gesundheitsstörungen, aber auch bei starken Belastungen kann dieses Erreger-Wirt-Gleichgewicht mitunter nicht aufrechterhalten werden, so daß z.B. Keime des Intestinums die sog. „Darmschranke" passieren und eine *Bakteriämie* zustande kommt. Diese Vorgänge haben eine besondere Bedeutung für Schlachttiere (Abb. 2.2.). Belastungen verschiedenster Art können zur Erschöpfung der Resistenz und damit zu einer begin-

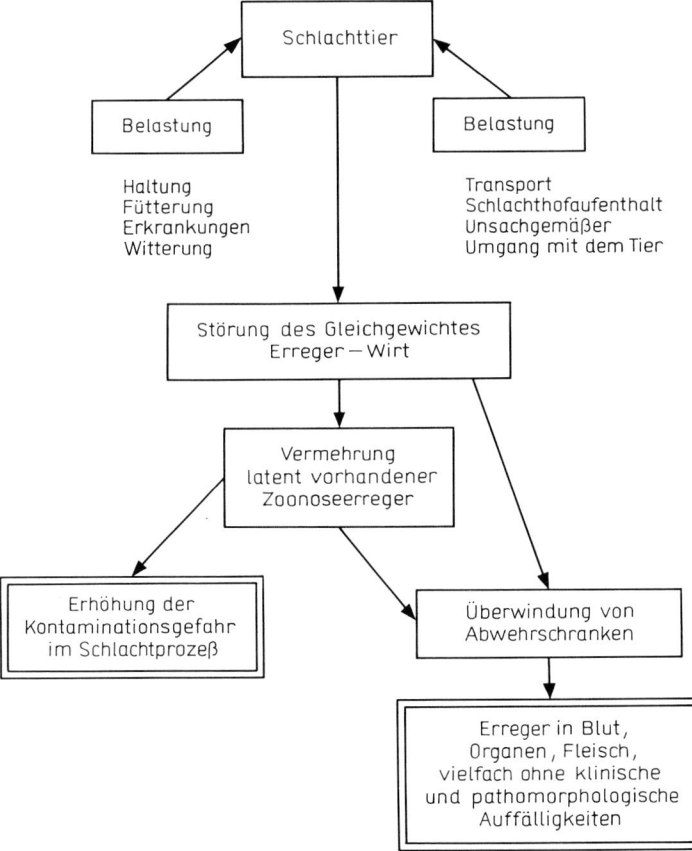

Abb. 2.2. Einfluß von Belastungen des Schlachttieres auf die primäre Kontamination des Fleisches.

nenden Bakteriämie innerhalb kurzer Zeiträume vor der Schlachtung führen. Da dies ohne klinisch erkennbare Veränderungen und ohne pathologisch-anatomische Korrelate verlaufen kann, besteht dabei das Risiko, daß in der Schlachttier- und Fleischuntersuchung kein feststellbarer Anlaß zur Beanstandung besteht. Handelt es sich bei solchen Keimen um Zoonoseerreger, die inapparent im Darminhalt vorkommen können, so entsteht damit eine Infektionsgefahr für den Verbraucher. Gesunde Tierbestände und schonender, belastungsarmer Umgang mit den Tieren sind somit wichtige Voraussetzungen zur Vermeidung der primären Kontamination.

Die bei weitem häufigste Form der Keimübertragung auf Lebensmittel ist die **sekundäre Kontamination**. Ihre Quellen sind sehr vielfältig. Sie umfaßt alle Kontaminationsmöglichkeiten, die außerhalb des lebenden tierischen Organismus bestehen, darunter vor allem folgende:

Mensch	Staub
Nutztier	Schmutz
Boden	Geräte
Wasser, Abwasser	Maschinen
Pflanzen	Flächen
Insekten	Lebensmittelzusatzstoffe
Nager	Verpackungsmittel.

Die Keimabgabe an Lebensmittel kann direkt oder indirekt erfolgen, z.B. auf dem Wege Mensch → Verpackungsmittel → Lebensmittel oder Schlachttier → Geräte, Maschinen → Fleisch usw. Mit dem Begriff der **Kreuzkontamination** wird eine sekundäre Kontamination bezeichnet, bei der von einem Lebensmittel Keime auf andere Lebensmittel (meist indirekt) übertragen werden. Dies geschieht z. B. bei der Geflügelschlachtung im gemeinsamen Brühbad. Das Brühwasser übernimmt hier die Vektorfunktion. Unter einer **Dekontamination** versteht man die Befreiung der Lebensmittel von Keimen bzw. einem Teil der Keimflora, vor allem durch technologische Prozesse. Wird ein Lebensmittel nach dekontaminierender Behandlung erneut kontaminiert, so bezeichnet man diesen Vorgang als **Rekontamination**.

Die Kontaminationsflora eines fertiggestellten Lebensmittels wird in qualitativer und quantitativer Hinsicht von vielen objektiv und subjektiv verursachten Zufälligkeiten bestimmt. Selbst gleiche Lebensmittelprodukte lassen sich deshalb hinsichtlich ihres Mikrobengehaltes nie völlig identisch produzieren – ausgenommen sterile Produkte. Da jedoch die Keimflora von der Herstellungstechnologie und den z. T. selektiv wirkenden Eigenschaften der Lebensmittel selbst meist ausschlaggebend beeinflußt wird, besitzen bestimmte Lebensmittelgruppen normalerweise eine für sie charakteristische Keimmenge und Keimartenzusammensetzung (Normalkeimflora). Wegen der erwähnten, nicht bis ins Detail zu steuernden Variabilität der Kontaminationsprozesse weist die Normalkeimflora stets eine Schwankungsbreite sowohl der Keimanzahl als auch des Spektrums der Keimarten auf. Aus der Kenntnis der technologischen Abläufe bei der Lebensmittelherstellung und -lagerung und der Kontamination der Rohstoffe läßt sich auf der Grundlage von Erfahrungswerten eine Voraussage über die im Endprodukt etwa zu erwartende Keimflora ableiten. Umgekehrt ist es möglich, aus einer am Lebensmittel durchgeführten mikrobiologischen Untersuchung Einblick in die technologisch und hygienisch ordnungsgemäße Herstellung zu gewinnen. Auf dieser Basis sind Normalkeimzahlen die Grundlage für die Festlegung mikrobiologischer Grenz- oder Richtwerte bei Lebensmitteln.

Die Kontamination der Lebensmittel steht in einem unmittelbaren Zusammenhang zur Haltbarkeit und zur Höhe des gesundheitlichen Risikos. Keimmenge und Keimspektrum sind bei der lebensmittelhygienischen Bewertung als Einheit zu betrachten. Ein hoher Gehalt an erwünschten Keimen bietet keinen Anlaß zu gesundheitlichen Bedenken (z. B. in

Rohwurst oder in manchen Milchprodukten). Bestimmte Lebensmittel lassen sich nur mit einem hohen Kontaminationsgrad herstellen („Risikolebensmittel", wie z. B. Hackfleisch, Salate), andere wieder besitzen eine gering ausgeprägte Kontaminationsflora, weil bestimmte technologische Maßnahmen eine dekontaminierende Wirkung ausüben.

Je weniger Mikroorganismen in den Lebensmittelherstellungsprozeß eingebracht werden, desto geringer kann die mikrobielle Belastung des Endproduktes sein. Viele der erwähnten Kontaminationsquellen sind zu beeinflussen, indem z. B. die Rohstoffe keimarm gewonnen werden, die Personalhygiene durchgesetzt wird usw. Dekontaminierende Prozesse lassen sich unter Berücksichtigung der zu erzielenden erwünschten Lebensmittelqualität nicht beliebig ausweiten, so daß vielfach ein Kompromiß zwischen Intensität der Erhitzung, der Säuerung u. a. Behandlungsverfahren und dem dekontaminierenden Effekt eingegangen werden muß. Für die Bewertung einer mikrobiellen Kontamination von Lebensmitteln ist es unerläßlich, die Potenz der Keime zur nachteiligen Veränderung der Lebensmittel (Verderbnis) und zur Gesundheitsschädigung einzuschätzen. Sowohl für verderbnisverursachende als auch für gesundheitsschädigende Prozesse ist Voraussetzung, daß die Keime unter den Bedingungen im Lebensmittel bzw. im technologischen Ablauf seiner Herstellung und Lagerung überleben oder sich vermehren können. Dementsprechend beinhalten lebensmittelhygienisch wichtige Eigenschaften von Mikroorganismen folgende Aspekte:

— Verhalten (Persistenz, Vermehrung, Inaktivierung) unter den Bedingungen der im Lebensmittel wirkenden Einflußfaktoren
— Eigenschaften, die zur Veränderung der Lebensmittel führen
— Virulenzeigenschaften.

2.1.1.2. Verhalten von Mikroorganismen unter Einflußfaktoren der Lebensmittel

Bei der Untersuchung von Verhaltenseigenschaften der Mikroorganismen wird deutlich, daß sie in ihrer qualitativen und quantitativen Ausprägung innerhalb einer Gattung und auch innerhalb einer Spezies mitunter einer hohen Variabilität unterliegen. Eine systematische Prüfung der Eigenschaften an einer repräsentativen Anzahl von Stämmen ist bislang nicht an allen wichtigen Spezies vorgenommen worden, so daß verallgemeinernde Aussagen über die Gattungen und Spezies meist nur als Richtwerte aufzufassen sind.[1])

Überleben und Vermehrung der Mikroorganismen unterliegen im Lebensmittel etlichen Einflußfaktoren. Dazu gehören:

— Nährstoffgehalt
— Struktur der Lebensmittel
— antimikrobielle Substanzen, z. B. Konservierungsmittel, Rauchbestandteile, bestimmte Gewürze, Eiklarbestandteile, organische Säuren, Lysozymgehalt der Milch usw.
— mikrobieller Antagonismus und Synergismus
— Temperatur, im Herstellungsprozeß, während der Lagerung und Zubereitung
— pH-Wert
— Kochsalz
— Nitrit

---

[1]) Die in nachfolgenden Tabellen enthaltenen Angaben zu verschiedenen Gattungen und Spezies sind aus einer Vielzahl verschiedener Literaturquellen zusammengestellt worden. Sie wurden mit unterschiedlicher Methodik gewonnen, was die Vergleichbarkeit untereinander beeinträchtigt.

- Wasser
- osmotischer Druck
- Sauerstoff.

Die Faktoren wirken auf die Mikroorganismen komplex ein. Aus dieser kombinierten Wirkung ergibt sich letztlich das Verhalten im Lebensmittel. Im folgenden werden einige Einzelfaktoren betrachtet.

Temperatur

Die Höhe der Temperatur bestimmt das Mikrobenwachstum entscheidend. Für die Vermehrung der Mikroorganismen gibt es einen minimalen, einen optimalen und einen maximalen Temperaturbereich. Bei der optimalen Temperatur ist mit der größten Teilungsrate bzw. der kürzesten Generationszeit zu rechnen (Zeit zwischen zwei Zellteilungen). Die maximalen Teilungsraten im Bereich der jeweiligen Temperaturoptima differieren zwischen den Mikrobenarten. Die Generationszeit liegt im Temperaturoptimum z. B. für *E. coli* oder *Salmonella* bei etwa 20 min, für *Clostridium perfringens* bei 8 bis 10 min, für *Bacillus cereus* bei 30 min, für psychrotrophe Pseudomonaden bei 35 bis 45 min. Schimmelpilze und Hefen haben generell eine geringere Vermehrungsgeschwindigkeit als Bakterien. Die Abhängigkeit zwischen Temperatur und Generationszeit veranschaulicht Tabelle 2.1.

Tabelle 2.1.: Generationszeiten von *E. coli* und einem psychrotrophen *Pseudomonas*-Stamm (INGRAHAM, 1958)

E. coli T °C	Generationszeit (min)	*Pseudomonas* T °C	Generationszeit (min)
47	–	35	–
46	32	34	180
44	22	32	34
40	21	28	45
38	22	24	51
34	28	20	77
30	35	16	100
26	56	12	130
22	96	8	240
18	260	4	440
14	400	0	1200

Nach MACKEY und KERRIDGE (1988) verdoppeln Salmonellen ihre Anzahl in Rinderhackfleisch (pH 5,4 bis 5,7) bei 10 °C alle 10 Stunden und bei 15 °C bereits alle 3 Stunden.

Die optimale Vermehrungstemperatur liegt gewöhnlich nur einige Grad unter der Maximaltemperatur. Eine thermische Schädigung (Inaktivierung) der vegetativen Mikrobenformen kann schon bei Temperaturen beginnen, die nur wenig über der maximalen Vermehrungstemperatur liegen. Es gibt Mikroorganismen, die extremen Temperaturen angepaßt sind. Einzelne Arten vermehren sich noch bei unter −10 °C bzw. bis 80 °C.

Die meisten der in Lebensmitteln vorkommenden Mikroben lassen sich folgenden Gruppen zuordnen (Tabelle 2.2.).

Die Angaben zu den Temperaturbereichen sind in der Literatur nicht einheitlich. Selten vorkommende Keime, deren Wachstumsspektrum noch unter dem der psychrotrophen (syn. psychrotoleranten) liegt, werden auch als *psychrophile Keime* bezeichnet.

Zu den typischen **psychrotrophen Bakterien** zählen vor allem *Pseudomonas-*, *Alcaligenes-*, *Aeromonas-*, *Acinetobacter-*, *Lactobacillus-* und Streptokokken-Arten, die Bestandteil

Tabelle 2.2.: Temperaturspektra für die Vermehrung psychrotropher, mesophiler und thermophiler Mikroben

Keim-Gruppe	Vermehrungstemperatur (°C)		
	Minimum	Optimum	Maximum
psychrotroph	−5 bis 3	20 bis 30	35 bis 40
mesophil	5 bis 10	30 bis 40	45 bis 47
thermophil	10 bis 15	40 bis 50	65

der Verderbnisflora tierischer Lebensmittel sind. Sie können auch bei Kühllagerung zu Veränderungen an Lebensmitteln führen. Nur wenige pathogene Bakterienarten verhalten sich psychrotroph, z. B. *Yersinia enterocolitica*, *Listeria monocytogenes* und *Clostridium-botulinum*-Stämme der Typen B, E und F. Aus der Familie *Enterobacteriaceae* enthalten neben *Yersinia* die Gattungen *Hafnia*, *Enterobacter*, *Serratia* und *Klebsiella* psychrotrophe Stämme. Einige Hefen und Schimmelpilze zeigen sogar noch bei Temperaturen um −12 °C langsames Wachstum.

Die Temperaturspektra für die Vermehrung der meisten pathogenen Bakterien liegen im **mesophilen Bereich**, so z. B. für *Salmonella*, *Shigella*, Staphylokokken, *Erysipelothrix*, *Pasteurella* sowie für viele Streptokokken- und *Clostridium*-Spezies. Werden Lebensmittel, die mit pathogenen Keimen kontaminiert sind, nur schwach gekühlt (zwischen 5 und 10 °C), besteht die Gefahr der allmählichen Anreicherung dieser Keime. Auch die meisten auf Lebensmitteln anzutreffenden Hefen und Schimmelpilze sind mesophil, wobei der Optimalbereich der Pilze unter dem der mesophilen Bakterien liegt, d. h. zwischen 25 und 35 °C.

Lebensmittelhygienisch bedeutsame **thermophile Bakterien** sind vor allem aerobe Sporenbildner, deren Vermehrung erst ab 10 bis 12 °C einsetzt. Lebensmittel, die nach Erhitzungsprozessen nur noch Sporen von sporenbildenden Bakterien enthalten, können somit durch Lagerungstemperaturen unter 10 °C vor dem Verderb geschützt werden. Zu beachten sind allerdings Beobachtungen der letzten Jahre, wonach Stämme einiger *Bacillus(B.)*-Spezies sich bereits bei 7 °C gut vermehrten, darunter *B. cereus*, *B. pumilus*, *B. badius* und *B. licheniformis* (MAGDOUB und Mitarb., 1983). An *B.-circulans*-Stämmen wurde Vermehrung bei 4 °C mit einer Generationszeit von 1 d festgestellt (FOEGEDING und STANLEY, 1987). Aerobe Sporenbildner können sich noch in Temperaturbereichen von 55 bis 65 °C vermehren und stellen ein besonderes Risiko für Lebensmittel dar, die längere Zeit warm gehalten werden.

Thermophile Hefe-und Schimmelpilzarten treten selten auf. Ihr Wachstumsmaximum liegt bei 55 bis 60 °C.

Tabelle 2.3. enthält Anhaltswerte zur minimalen und maximalen Vermehrungstemperatur von Mikroorganismen. Da auf die experimentelle Ermittlung solcher Werte die Versuchsbedingungen von großem Einfluß sind, gibt es in der Literatur teilweise unterschiedliche Angaben. So wird u. a. darauf verwiesen, daß einzelne Schimmelpilzstämme sich bei noch tieferen Temperaturen, als in der Tabelle ausgewiesen, vermehren. Eine Rolle spielen dabei u. a. die Einsaatmenge, Art des Nährmediums oder des Lebensmittels, Bebrütungsdauer und schließlich Unterschiede zwischen den Stämmen einer Spezies. Meistens wurden die Wachstumsspektra unter optimalen Nährbodenbedingungen, die in Lebensmitteln in der Regel nicht vorhanden sind, festgestellt. Bei der praktischen Anwendung dieser Daten ist zu berücksichtigen, daß viele Mikroben im minimalen Temperaturbereich oft mehrere Tage bis zum deutlichen Anwachsen benötigen.

Temperaturen unter dem Vermehrungsminimum führen zur Einstellung der Zellteilung von Mikroorganismen, jedoch nicht zur Inaktivierung. Eine Sonderstellung nehmen offenbar *Campylobacter jejuni* und *C. coli* ein, die bei 15 bis 25 °C in wenigen Tagen absterben,

Tabelle 2.3.: Richtwerte über minimale und maximale Vermehrungstemperaturen von Mikroorganismen (°C)

Mikroorganismen	Minimale Temperatur	Maximale Temperatur
Salmonella	6– 6,5	45–46
Shigella sonnei	6	46
Shigella flexneri	7– 8	44
Yersinia enterocolitica	0,5	42
Escherichia coli	5	44–46
Citrobacter	5	42–46
Proteus	5	42–46
Hafnia	3	42–44
Enterobacter	3– 5	–
Serratia	3– 5	40–42
Klebsiella	3– 5	42–44
Staphylococcus/Micrococcus	6– 8	44–45
Bacillus-Spezies	10–12	55–65
einzelne *Bacillus*-Stämme	4– 7	–
Lactobacillus	1–3	41–42
Brochothrix thermosphacta	1	30
Pseudomonas aeruginosa	9	–
psychrotrophe *Pseudomonas*-Spezies	–3– 0	33–38
Aeromonas hydrophila	0– 5	42
Enterococcus	3– 5	47–50
Clostridium perfringens	5	52
Clostridium botulium	10–12	47–50
Clostridium-botulinum-Stämme der Typen B, E, F	3	–
Campylobacter jejuni/coli	30	46
Aspergillus versicolor	4	40
Aspergillus flavus	4	50
einige Stämme von:		
Alternaria-Arten	–2	–
Cladosporium-Arten	–7	–
Fusarium-Arten	–3	–
Penicillium-Arten	–4	–

aber bei Kühl- und Gefriertemperaturen über längere Zeiträume am Leben bleiben. Als Ursache wird angenommen, daß die Keime gegenüber Oxiden und Peroxiden, die unter Lichteinfluß an Lebensmitteloberflächen entstehen, sehr sensibel sind. Die meisten Keime sind gegenüber der Einwirkung tiefer Temperaturen resistent. Sie werden bei Gefrierlagerung konserviert, so daß sie nach Erwärmen des Lebensmittels bis in den Bereich des Wachstumsspektrums wieder vermehrungsfähig sind. Insbesondere durch den Einfrier- und Auftauprozeß wird ein Teil der Mikroflora jedoch irreversibel geschädigt und stirbt ab. Dabei kann sich der Keimgehalt im Lebensmittel um 1 bis 2 Zehnerpotenzen reduzieren. Gramnegative Bakterien sind im allgemeinen empfindlicher als grampositive. Daneben kann die Kälteeinwirkung zu subletaler Schädigung von Mikroben führen. Solche Keime sind trotz optimaler Anzüchtungsbedingungen erst nach Revitalisierung wieder vermehrungsfähig. Sie entgehen zunächst der üblichen mikrobiologischen Diagnostik.

Eine Erhitzung von Lebensmitteln geht bei Überschreitung der maximalen Vermehrungstemperatur der Mikroben mit der Stagnation ihrer Anzahl einher. Je nach Thermoresistenz überstehen sie ein bestimmtes Maß weiterer Temperaturerhöhung; danach kommt es zur Inaktivierung durch Eiweißdenaturierung und Beschädigung der osmotischen Schranke. Angaben über die Thermoresistenz müssen stets neben der Temperatur die

Einwirkungsdauer berücksichtigen. Das Substrat hat erheblichen Einfluß auf den Effekt der Hitzeabtötung. Geringer Wassergehalt im Substrat, erhöhte Viskosität, Zucker und Salzzusatz sowie hoher Fett- und Eiweißgehalt erhöhen die Hitzeresistenz der Mikroorganismen. In starker Reproduktionstätigkeit befindliche Mikrobenzellen sind hitzeempfindlicher als ältere Zellen gleicher Art. Bei Sporenbildnern besitzen die Sporulationsbedingungen Einfluß auf die Hitzeresistenz der Sporen.

Vegetative Formen der Bakterien sind relativ thermolabil. Dabei sind grampositive im allgemeinen resistenter als gramnegative Bakterien, Kokken resistenter als Stäbchen. Zu den hitzempfindlichsten zählen *Enterobacteriaceae*. Bereits wenige Minuten Erhitzung auf 60 °C genügen z. B. zur Abtötung der meisten *Salmonella*-Stämme (Tabelle 2.4.). Eine stärkere Erhitzung vertragen u. a. Laktobazillen. Einzelne Stämme sind erst nach 5–10minütiger Einwirkung von 80 °C zu inaktivieren.

Die resistentesten nichtsporenbildenden Bakterien sind Streptokokken. Sie überstehen 65 °C für 30 min, manche Stämme von Enterokokken sogar 95 °C für 5 min. Die Hitzeresistenz von Bakteriensporen liegt wesentlich darüber, kann aber zwischen den Spezies und Stämmen variieren. Im allgemeinen überdauern sie Kochprozesse. Die Sterilisationstemperatur von 121 °C tötet die Sporen, bis auf wenige Ausnahmen, nach wenigen Minuten ab.

Bei milden Erhitzungsprozessen mit Temperaturen in der Nähe der Hitzeresistenzgrenzen ist bei Bakterien mit dem Auftreten reversibler Schädigungen zu rechnen. Durch Reaktivierung, die allmählich nach Abschluß des Erhitzungsprozesses einsetzt, können Keime wieder anzüchtbar sein, nachdem sie zuvor nicht vermehrbar waren (Tabelle 2.5.).

Hefezellen und Hefesporen werden durch Pasteurisierungs- und Kochprozesse sicher inaktiviert. 10- bis 15minütige Erhitzung auf 60 °C überstehen sie nicht. Bei etwa gleichen Bedingungen werden auch Schimmelpilze und Schimmelpilzsporen abgetötet. Die Sporen mancher Schimmelpilze sind jedoch deutlich widerstandsfähiger als das vegetative Myzelium. Sie überdauern kurzzeitige Erhitzung auf 100 °C. Bei trockener Hitzeeinwirkung überleben sie bei dieser Temperatur mitunter noch länger.

Tabelle 2.4.: Inaktivierungsbedingungen für 14 *Salmonella*-Serovare bei der Pasteurisierung von Vollei (STADELMANN und COTTERILL, 1977)

Temperatur (°C)	Zeit (min)
59	3,7
60	2,6
61	2,0
62	1,2
63	0,8
64	0,6
65	0,3

Tabelle 2.5.: Reaktivierung von 44 *Shigella*-Stämmen nach 2minütiger Hitzebehandlung in Nährbouillon bei 62 °C (FEHLHABER, 1982)

Zeitpunkt der Anzüchtung nach Hitzebehandlung	Anzahl der anzüchtbaren Stämme
sofort	25
2 h	36
4 h	38
1 d	42
2 d	42

Viren können hitzeresistenter sein als vegetative Bakterienzellen. Es wird angenommen, daß nach 30minütiger Einwirkung von 70 °C oder 5minütiger Einwirkung von 80 °C Viren in Lebensmitteln sicher abgetötet sind.

Wasser

Die Vermehrung der Mikroorganismen ist an das Vorhandensein von Wasser gebunden, wobei der Wasserbedarf unterschiedlich ist. Keime, deren natürlicher Lebensraum das Wasser darstellt, benötigen mehr Wasser als solche, die vorwiegend auf und in festen Substraten leben und ihren Wasserbedarf durch Feuchtigkeitsentzug aus den Lebensmitteln oder aus der Luft decken. Die Vermehrungsfähigkeit der Mikroben in Lebensmitteln kann entweder durch einen nicht ausreichenden Wassergehalt (z. B. in Fetten, Trockenprodukten, auf abgetrockneten Oberflächen) oder eine nicht ausreichende Verfügbarkeit vorhandenen Wassers limitiert sein. Ein mehr oder weniger großer Teil des Wassers ist im Lebensmittel durch osmotische Kräfte und Adsorption an ungelöste Inhaltsstoffe gebunden und für den Stoffwechsel der Mikroben nicht nutzbar. Die Unterdrückung der Keimvermehrung im gefrorenen Lebensmittel beruht mit auf dem Wasserentzug durch Auskristallisieren.

Da der chemisch bestimmbare Wassergehalt der Lebensmittel demzufolge nicht ausschlaggebend für die Abschätzung der Vermehrungspotenz von Mikroben ist, wurde der Begriff der Wasseraktivität (a_w-Wert) eingeführt. Der a_w-Wert ergibt sich aus dem Verhältnis des Wasserdampfdruckes des betreffenden Lebensmittels (p_L) zum Wasserdampfdruck von Wasser (p_{H_2O}) bei gleichen Temperaturbedingungen:

$$a_w = \frac{p_L}{p_{H_2O}}.$$

p_{H_2O} ist fast immer größer als p_L, so daß der a_w-Wert der Lebensmittel ≤ 1 ist. Je mehr freiverfügbares Wasser das Lebensmittel enthält, desto näher kommt der Wasserdampfdruck des Lebensmittels dem des Wassers, rückt also in die Nähe von 1. In Abhängigkeit von ihrer Zusammensetzung können Lebensmittel mit gleichem Wassergehalt unterschiedliche a_w-Werte und damit eine unterschiedliche mikrobiologische Stabilität aufweisen. Steigende Kochsalz- oder Zuckergehalte senken durch die osmotische Bindung von Wasser den a_w-Wert, ohne den Wassergehalt zu verändern. Welcher Wassergehalt eines speziellen Lebensmittels welchem a_w-Wert bei einer gegebenen Temperatur entspricht, läßt sich im Ergebnis von Berechnungen von sog. *Wassersorptionsisothermen* ablesen. Daraus leiten sich lebensmittelspezifische Angaben zum Wassergehalt her, bei deren Überschreitung die Gefahr der Keimvermehrung besteht (alarm water contents; MOSSEL, 1982). Die a_w-Werte liegen bei verschiedenen Lebensmitteln etwa in folgender Größenordnung (Tabelle 2.6.):

Tabelle 2.6.: a_w-Werte in verschiedenen Lebensmitteln

Lebensmittel	a_w-Wert
frisches Fleisch, Hackfleisch, frischer Fisch, Eiinhalt	0,98–0,99
Brühwürste, Kochschinken, Kochwürste	0,95–0,98
Obst, Gemüse	0,94–0,98
Räucherwaren (Rohschinken)	0,91–0,96
Rohwurst	0,92–0,96
Rohwurst, lange gereift	~0,80
Hartkäse	0,80–0,92
Trockenfleisch, Trockenmilch, Nudeln	0,2–0,6
Eine gesättigte Kochsalzlösung (26%ig) entspricht einem a_w-Wert von 0,75.	

Bakterien benötigen für ihre Vermehrung hohe a_w-Werte, wobei z. B. Pseudomonaden und *Enterobacteriaceae* einen höheren Bedarf als Mikrokokken oder Staphylokokken aufweisen. Geringere a_w-Wert-Anforderungen haben im allgemeinen Schimmelpilze und Hefen (Tabelle 2.7.). Wegen ihres hohen Sauerstoffbedarfs ist für ihre Vermehrung die Oberflächenfeuchtigkeit von Lebensmitteln von besonderer Bedeutung.

Tabelle 2.7.: Minimale a_w-Werte für die Vermehrung von Mikroorganismen

Mikroorganismen	a_w-Wert
Clostridium botulinum Typ E und C	0,97–0,98
Clostridium perfringens	0,97
Pseudomonas	0,95–0,98
Enterobacteriaceae, Clostridium botulinum Typ A, *Bacillus*-Arten	0,95
Brochothrix thermosphacta	0,94–0,96
Vibrio parahaemolyticus, Clostridium botulinum Typ B	0,94
Lactobacillus, Streptococcus	0,93
Micrococcus, Staphylococcus	0,86
Mehrzahl der Pilze	0,78–0,85
Halobacterium, Halococcus	0,75
osmophile Hefen	0,6

An wasserarme Bedingungen angepaßte Mikroorganismen werden als *Xerophile, Osmophile* oder *Halophile* bezeichnet, je nachdem, ob sie große Trockenheit bzw. hohe Zucker- oder Salzgehalte tolerieren. Besonders unter den Schimmelpilzen und vor allem den Hefen finden sich an extreme Trockenheit angepaßte Stämme. Osmotolerante Hefen können sich noch in Substraten mit Zuckergehalten von 50 bis 60% vermehren. Sie gelten deshalb als Verderber von Sirup, Honig, Marmeladen und Fruchtkonserven.

Im Gegensatz zu ihrem hohen Wasserbedarf für die Vermehrung sind viele Mikroorganismen in der Lage, unter wasserarmen Bedingungen längere Zeit zu überleben und nach Feuchtigkeitszufuhr (Rehydratation) ihre Vermehrung fortzusetzen. Das betrifft auch nichtsporenbildende Keime. So ist es von großer lebensmittelhygienischer Bedeutung, daß z. B. Salmonellen und Shigellen tage- oder wochenlang auf angetrocknetem Material (Kittel, Handtücher, Geschirr, trockenen Sand, Staub usw.) überleben können. Die meisten Viren sind durch trockene Umweltbedingungen ebenfalls nicht zu inaktivieren.

pH-Wert

Die Mikroorganismen vermehren sich nur innerhalb eines bestimmten pH-Wert-Spektrums. Der selektiv wirkende charakteristische pH-Wert eines Lebensmittels bestimmt somit die Zusammensetzung der normalen Keimflora wesentlich mit. Die meisten Lebensmittel tierischer Herkunft besitzen einen sauren oder schwach sauren pH-Wert. Eine Ausnahme bildet das Eiklar, dessen alkalischer pH-Wert (ca. 7,8 bis 8,8) zu den bakteriostatisch wirkenden Faktoren gezählt wird. Im schwach sauren Bereich vermehren sich bei sonst günstigen Bedingungen noch viele der pathogenen und Verderbnis verursachenden Mikroben, deren Optimum im Neutralbereich liegt (6,5 bis 7,5). Sie sind gegenüber weiterem Absinken des pH-Wertes empfindlich, so daß sie sich in sauren Produkten wie z. B. bestimmten Milchprodukten, Marinaden und Aspikwaren nicht anreichern. Auch in Fleischprodukten, die im Verlaufe der Reifung gut gesäuert sind (pH 5,0 bis 5,5), werden sie bereits deutlich in der Vermehrung gehemmt bzw. bei zugleich niedrigem a_w-Wert völlig unterdrückt. Gute Vermehrung zeigen in sauren Produkten *Lactobacillus*- und *Streptococcus*-Stämme. Auch Hefen und Schimmelpilze bevorzugen ein saures Milieu (Optimum für Schimmelpilze: pH-Wert 4,5 bis 6,0, für Hefen: pH-Wert 4,0 bis 4,5). Die Stoffwechselaktivität der Mikroflora auf und in Lebensmitteln kann zur pH-Wert-Verschiebung führen. Das geschieht desto rascher, je geringer die Pufferkapazität des Lebensmittels ist. Die eiweißreichen tierischen Lebensmittel verfügen über eine höhere Pufferkapazität als das kohlenhydratreiche Obst und Gemüse. Diese mikrobiologisch bedingte pH-Wert-Veränderung kann als erwünschter Prozeß zur produktspezifischen Beschaffenheit des Lebensmittels führen oder Verderbniserscheinungen bzw. Qualitätsminderungen bewirken. Neben dem pH-Wert hat die Art der Säure große Bedeutung für die Vermehrungshemmung der Mikroorganismen. Wenig dissoziierende, organische Säuren können das Mikrobenwachstum hemmen, ohne den pH-Wert deutlich zu senken. Sie durchdringen Zellmembranen leichter als stark dissoziierte Säuren und bewirken im Zellinneren metabolische und osmotische Funktionsstörungen. In Versuchen mit *Salmonella*-Bakterien wirkte Essigsäure bereits beim pH-Wert 6,0, Milch- und Salzsäure beim pH-Wert 4,5 bis 5,0 und Schwefelsäure erst beim pH-Wert 4,0 bakteriostatisch (SCHWERIN, 1962). Von bestimmten Mikroorganismen in Lebensmitteln produzierte organische Säuren wie z. B. Ameisensäure, Essigsäure oder Milchsäure können zur Unterdrückung eines Teiles der Konkurrenzflora führen und ihnen einen Selektionsvorteil verschaffen.

Tabelle 2.8. beinhaltet Angaben zum pH-Wert-Wachstumsspektrum für Mikroorganismen. Diese der Literatur entnommenen Werte sind als ungefähre Richtwerte aufzufassen, da vielfach nicht bekannt ist, unter welchen Versuchsbedingungen (z. B. Art der Säure im Medium) sie ermittelt wurden. Die minimalen pH-Werte gelten nur bei sonst optimalen Vermehrungsbedingungen, so daß sie in Lebensmitteln i. d. R. höher anzusetzen sind. Bei Einwirkung von pH-Werten, die unter den Minimalwerten liegen, kommt es meist zum

Tabelle 2.8.: pH-Wert-Spektra für die Vermehrung von Mikroorganismen

Mikroorganismen	minimaler pH-Wert	maximaler pH-Wert
E. coli	4,0–4,6	9,0
Citrobacter	4,2–4,8	–
Hafnia	4,2–4,6	–
Klebsiella	4,2–4,4	–
Proteus	4,0–4,8	–
Serratia	4,0–4,8	–
Salmonella typhi	4,5	8,0
Shigella sonnei	4,8	9,3
Shigella flexneri	5,0	9,2
Yersinia enterocolitica	5,0	–
Pseudomonas	4,4	–
Aeromonas hydrophila	4,5	9,0
Bacillus	4,2–5,0	8,5
Clostridium perfringens	4,8	–
Clostridium botulinum	4,6–5,0	–
Campylobacter jejuni	5,6	9,0
Staphylococcus aureus	4,5	8,5
Micrococcus	4,5	–
Sarcina	4,7	–
Lactobacillus	3,0	6,5
Schimmelpilze	1,5	9,3
Hefen	1,5	8,5

allmählichen Absterben der Keime. Besonders empfindlich sind z. B. Stämme von *Campylobacter jejuni*, die beim pH-Wert 5,0 nur wenige Stunden überleben. Die Empfindlichkeit von Viren gegenüber sauren pH-Werten ist sehr differenziert. Neben säurestabilen Arten, die erst bei pH-Werten unter 2 bis 3 inaktiviert werden, gibt es säureempfindliche, z. B. das MKS-Virus, das pH-Werte < 6 nicht übersteht.

Kochsalz

Bis auf wenige Ausnahmen liegt der für die optimale Mikrobenvermehrung benötigte NaCl-Gehalt zwischen 1 und 2%. In den Lebensmitteln wird durch Kochsalz Wasser gebunden, so daß eine Beeinträchtigung des Mikrobenwachstums durch NaCl über die Senkung des a_w-Wertes erfolgt. Folgende NaCl-Gehalte in Lebensmitteln entsprechen etwa folgenden a_w-Werten (Tabelle 2.9.):

Tabelle 2.9.: Beziehungen zwischen der NaCl-Konzentration und dem a_w-Wert

NaCl (%)	a_w-Wert
15	0,87–0,91
12	0,91–0,95
5	0,97
3,5	0,98

Dementsprechend gehen die Anforderungen der Mikroben an den a_w-Wert konform mit ihrer Fähigkeit, sich auch bei Kochsalzgehalten über dem für die Vermehrung optimalen Wert noch weiter anzureichern (Tabelle 2.10.). Bei *Bacillus*-Stämmen wird das Auskeimen der Sporen durch wesentlich geringere NaCl-Konzentrationen gehemmt als die Vermehrung der vegetativen Zellen. Während sich *Bacillus-cereus*-Stämme noch bei Kochsalzge-

Tabelle 2.10.: Maximal tolerierte Kochsalzgehalte für die Vermehrung von Mikroorganismen

Mikroorganismen	maximal tolerierter NaCl-Gehalt (%)
Pseudomonas	< 5
Salmonella	8
E. coli	7 – 8,8
Citrobacter	6,6– 8,8
Hafnia	6 – 7
Klebsiella	7,8– 8,8
Proteus	8,0– 8,8
Serratia	7,8– 8,6
Shigella sonnei	5,2
Shigella flexneri	3,8
Yersinia enterocolitica	7 – 8
Aeromonas hydrophila	4
Bacillus	10 –12
Clostridium perfringens	6 – 7
Micrococcus	8 –10
Staphylococcus	8 –10
Vibrio parahaemolyticus	10
Campylobacter jejuni	1 – 2
Aspergillus flavus	14

halten bis zu 12% langsam vermehren können, hemmen Kochsalzkonzentrationen über 5% das Keimvermögen bereits beträchtlich (HELMY und Mitarb., 1984). Die in tierischen Lebensmitteln häufig anzutreffende Verderbnisflora (*Enterobacteriaceae*, gramnegative psychrotrophe Keime) werden durch Kochsalz vergleichsweise leicht an der Vermehrung gehindert. Grampositive Keime, darunter Mikrokokken, Vibrionen und *Halobacterium*, sind kochsalztoleranter (halotolerante Keime). *Halophile* Bakterien, Hefen und Schimmelpilze sind so an hohe Kochsalzgehalte angepaßt, daß sie 10 bis 15% NaCl zum Wachstum benötigen und sich noch bei 20 bis 30% NaCl vermehren können (im Salzwasser lebende Arten). Über dem maximal tolerierten Wert liegende Kochsalzgehalte führen bei vielen lebensmittelhygienisch bedeutsamen Mikroben, darunter auch den Viren, nicht zur Abtötung. Sie werden konserviert. Trotz hohen Kochsalzgehaltes bleiben virulente Eigenschaften der Keime vielfach erhalten. Salmonellen überleben z.B. in gesalzenen Därmen (22% NaCl) oder Salzheringslake (25% NaCl) mehrere Wochen.

Sauerstoff

Der unterschiedliche Sauerstoffanspruch für die Vermehrung bzw. das Persistieren in Lebensmitteln zählt zu den Ursachen selektiven Vorkommens lebensmittelhygienisch wichtiger Keime. Entscheidend für die zum Mikrobenstoffwechsel zur Verfügung stehende Sauerstoffkapazität im Lebensmittel sind nicht allein die umgebende Gasatmosphäre und die im Lebensmittel gelöste O_2-Menge, sondern das sog. Oxydations-Reduktionspotential *(Redoxpotential)*. Die Höhe des Redoxpotentials wird von der Fähigkeit der Lebensmittelinhaltsstoffe bestimmt, oxydierend oder reduzierend zu wirken. Das bei Oxydation frei werdende bzw. das bei Reduktionsprozessen benötigte Energiepotential kann in Millivolt (mV) angegeben werden. Dementsprechend kann jedem Lebensmittel ein in mV gemessener positiver oder negativer Eh-Wert zugeordnet werden. Überwiegen reduzierende Substanzen (z.B. reduzierende Zucker, SH-Gruppen enthaltende Aminosäuren, Antioxydantien wie Ascorbinsäure), so entstehen gute Bedingungen für Anaerobier, auch wenn das betreffende Lebensmittel in normaler Luftatmosphäre lagert. Der Sauerstoffpartialdruck im Lebensmittel kann das von der chemischen Zusammensetzung abhängige Redoxpotential nicht kurzfristig verändern. Das Redoxpotential wird jedoch vom pH-Wert und von thermischer Behandlung des Lebensmittels mitbestimmt; es kann sich also unter dem Einfluß technologischer Prozesse verändern.

Zu den *aeroben Mikroorganismen*, deren Stoffwechsel an das Vorhandensein von molekularem Sauerstoff gebunden ist, gehören vor allem Schimmelpilze, Hefen, die meisten aeroben Sporenbildner und Pseudomonaden. Schimmelpilze und Hefen sind auf Grund ihres hohen O_2-Bedarfs nur auf den Oberflächen der Lebensmittel vermehrungsfähig. Aerobe Sporenbildner und Pseudomonaden können auch den in Lebensmitteln, besonders Flüssigkeiten, gelösten molekularen Sauerstoff nutzen, so daß sie sich zwar in erster Linie auf Oberflächen, aber auch in flüssigen Lebensmitteln (z.B. Milch, Lake) oder in geringer Tiefe (Oberflächennähe) fester Lebensmittel vermehren. **Obligate Anaerobier** sind nur bei O_2-Abwesenheit vermehrungsfähig. Sauerstoff wirkt toxisch auf die vegetativen Formen. Die Sauerstoffempfindlichkeit ist allerdings unterschiedlich stark ausgeprägt. So sind die Anforderungen der lebensmittelhygienisch wichtigen *Clostridium perfringens* und *Clostridium botulinum* an die Anaerobiose weniger konsequent als z.B. die Ansprüche der zur Darmflora gehörigen sporenlosen Anaerobier. Clostridien können sich deshalb in der Tiefe auch solcher Lebensmittel vermehren, die nicht luftdicht verpackt sind. Die meisten pathogenen Mikroorganismen und Verderbniserreger gehören zu den **fakultativ-anaerob wachsenden Keimen**, z.B. *Enterobacteriaceae*, Mikrokokken, Staphylokokken, einige aerobe Sporenbildner (darunter *Bacillus cereus* und *Bacillus coagulans*). Sie bevorzugen für die Vermehrung aerobe Verhältnisse, können sich aber auch unter anaeroben Bedingungen in Lebensmitteln anreichern.

Mikroaerophile Keime besitzen gegenüber anderen Mikroorganismen unter beträchtlich verminderter Sauerstoffkonzentration bzw. erhöhtem CO_2-Partialdruck einen Selektionsvorteil. Zu ihnen gehören Laktobazillen und *Brochothrix thermosphacta*, die sich z. B. in vakuumverpackten Fleischwaren zur dominierenden Verderbnisflora entwickeln können. Strikt an mikroaerophiles Milieu gebunden sind *Campylobacter jejuni* und *Campylobacter coli*. Eine Erhöhung des Sauerstoffanteils in ihrer Umgebung führt nicht nur zum Einstellen des Wachstums, sondern nach kurzer Zeit auch zum Absterben der Keime.

2.1.1.3. Verhalten von Mikroorganismen in Lebensmitteln

Voraussetzung für das Persistieren oder die Vermehrung von Mikroorganismen im Lebensmittel ist bei Oberflächenkontamination das Haften auf den Flächen. Gemessen an der Größe von Mikroorganismen, gibt es an Lebensmitteln, wie im übrigen auch an Einrichtungen und Gerätschaften, die mit Lebensmitteln in Berührung kommen, keine wirklich glatten Oberflächen, so daß die mehr oder weniger ausgeprägte Rauheit ein rein mechanisches Haften der Keime unterstützt. Bei vielen kokken- und stäbchenförmigen Bakterien konnte darüber hinaus die Ausbildung von Haftmechanismen festgestellt werden. Kurze Zeit nach der Kontamination können polymere fädige Strukturen gebildet werden, mit denen sich die Keime sowohl an der Oberfläche als auch untereinander verankern. Sie bestehen aus Mukopolysacchariden. Selbst durch intensive Waschprozesse können die Keime nach Ausbildung dieser Strukturen nicht mehr ausreichend entfernt werden. Das Vorhandensein von Haftpili (Fimbrien) und die Fähigkeit zur Schleimbildung können zum Haftvermögen der Mikroben beitragen.

Die weitere Verbreitung der Keime vom Kontaminationsort kann auf der Oberfläche und/oder in die Tiefe des Lebensmittels erfolgen. Ein Flächenwachstum ist auf trockenen Oberflächen kaum zu erwarten. Hier kann es höchstens zur Keimvermehrung (Kolonisierung) am Ort der Kontamination kommen. Feuchte Oberflächen fördern eine oftmals sehr rasche Verbreitung der sich vermehrenden Keime auf der gesamten Fläche. Dem Penetrieren von Mikroben in das Lebensmittel hinein stehen morphologische Barrieren entgegen. Ein sehr wirksamer Schutz gegen die mikrobielle Besiedlung sind z. B. die Schwarte auf Schweineschlachtkörpern und dicke Fett- oder Talgschichten. Auch Faszien, bindegewebige Organkapseln und Umhüllungen der Muskelfaserbündel bieten über bestimmte Zeiträume Widerstand gegen die Kontaminationsflora. Die intakte Schale von Eiern vermag den Eiinhalt in Abhängigkeit von Temperatur und Feuchtigkeit vor Mikrobenbefall viele Tage zu bewahren. Unter für Mikroben günstigen Lebensbedingungen und vor allem bei massiver Kontamination können diese Strukturen keinen dauerhaften Schutz gewährleisten. Auch manche Verpackungsmittel werden von Mikroben durchdrungen, z. B. feuchtes Papier oder durchfeuchtete Pappe. Die Ursachen für das Penetrationsvermögen von Mikroorganismen in Lebensmittel sind nicht ausreichend bekannt. Beweglichkeit und enzymatische Leistungen der Keime dürften nicht die alleinigen Gründe darstellen, da offenbar auch unbewegliche und nicht enzymaktive Mikroben zur Penetration befähigt sind. Zerkleinerungsvorgänge an Lebensmitteln führen dazu, daß die Keime der Oberflächen das Produkt im Innern kontaminieren, wobei keineswegs eine völlig homogene Verteilung der Mikroben zu erwarten ist. Selbst in feinzerkleinertem Material können Keime an bestimmten Stellen konzentrierter auftreten („Nesterbildung") als im übrigen Produkt.

Für das Schicksal der Kontaminationsflora bestehen im Lebensmittel drei prinzipielle Möglichkeiten:

– Inaktivierung
– Überleben (Persistieren)
– Vermehrung (Anreicherung).

Diese Alternativen beziehen sich entweder auf die gesamte Keimflora oder nur auf bestimmte Keimgruppen. Überlebende Keime können subletal geschädigt sein, so daß sie nur unter optimalen Bedingungen wieder zur Zellteilung angeregt werden können (Revitalisierung). Oftmals aber sind überlebende Keime nach Befriedigung minimaler Ansprüche wieder normal vermehrungsfähig, denn Mikroorganismen verfügen über die Fähigkeit, sich bei eintretenden Limitationen von einer Vermehrungsstrategie auf eine Überlebensstrategie rasch umzustellen und umgekehrt. Das geschieht nicht nur über die Sporenbildung, sondern allgemein über eine Stoffwechseldrosselung.

Bei vielen Lebensmittelarten ändern sich die äußeren und inneren Bedingungen, die Einfluß auf das Verhalten der Mikroorganismen ausüben, im Verlaufe der Herstellung und Lagerung. Die Keimflora verbleibt hierbei nicht in einem konstanten Status, sondern sie unterliegt einer entsprechenden Dynamik, die sich der allgemein bekannten, idealen Wachstumskurve (Abb. 2.3.) nicht immer anpaßt. So kann z. B. auf eine stationäre Phase eine Phase beschleunigten Wachstums folgen bzw. sich an eine Wachstumsphase unmittelbar eine Absterbephase anschließen usw.

Von besonderem lebensmittelhygienischem Interesse ist es, ob auf oder in Lebensmittel gelangte Keime sich anreichern können und welchen Zeitraum die Anpassungsphase einnimmt. Während der Anpassungsphase findet ein Größenwachstum der Zellen, aber noch keine Vermehrung statt. In dieser Zeit bleibt das Lebensmittel demzufolge mikrobiologisch stabil, ohne Maßnahmen zur Unterdrückung der Keimanreicherung ergreifen zu müssen. So kommt es z. B. unmittelbar nach der Kontamination von Hackfleisch oder Eimasse, die gute Bakteriennährböden sind, in den ersten 2 h auch ohne Kühlung zu keiner

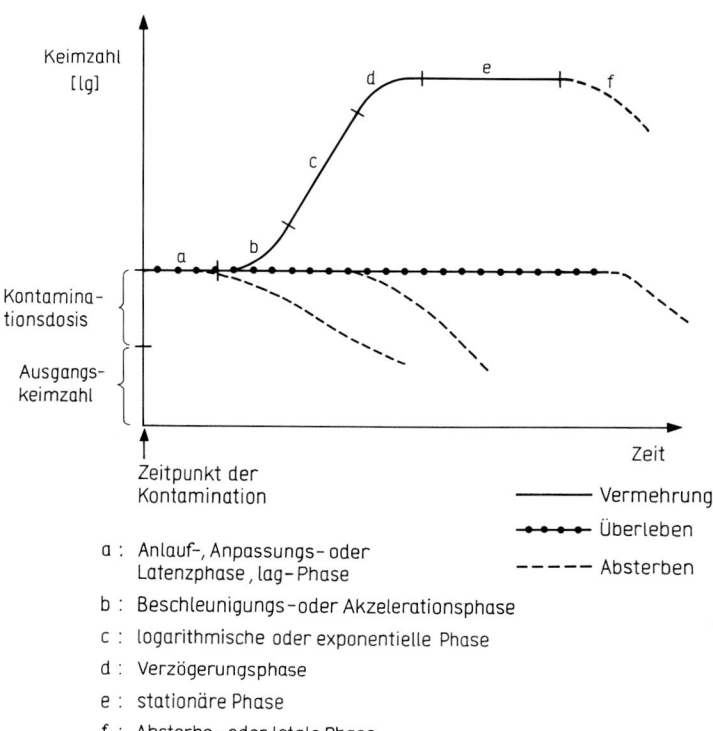

Abb. 2.3. Möglichkeiten des Verhaltens mikrobieller Kontaminanten in Lebensmitteln.

nennenswerten Vermehrung der Kontaminanten. Die Länge der Anpassungsphase wird in Lebensmitteln von folgenden Parametern bestimmt:

- **Kontaminationsdosis.** Je größer diese ist, desto kürzer ist die lag-Phase. Umgekehrt kann es bei sehr geringen Kontaminationsdosen trotz sonst günstiger Vermehrungsbedingungen mitunter nicht zur Anreicherung sondern sogar zum Absterben kommen. Würde jegliche geringgradige Kontamination der Lebensmittel mit pathogenen Keimen zu einer Vermehrung der Erreger führen, wäre das Gesundheitsrisiko beim Lebensmittelgenuß für den Verbraucher wesentlich höher.

- **Keimgattung bzw. -art und Wachstumsphase.** Keime mit kurzer Generationszeit (s. Kapitel 2.1.1.2.) beginnen sich rascher zu vermehren. Die Anpassungsphase ist kürzer, wenn Keime, die sich in der logarithmischen Wachstumsphase befinden, übertragen werden.

- **Keimflora des Lebensmittels.** Kontaminanten können sich in der Regel desto schwerer durchsetzen, je ausgeprägter die Keimflora des betreffenden Lebensmittels ist. Antagonistische Wirkungen gegenüber den zur Keimflora hinzutretenden Mikroben können z. B. durch Nährstoffkonkurrenz oder die Bildung antimikrobieller Substanzen entstehen. Die normale Keimflora kann also eine Schutzfunktion gegenüber unerwünschten Kontaminanten ausüben. Allerdings sollte ihre Wirksamkeit nicht überschätzt werden, wenn sie nicht durch weitere Faktoren (z. B. sauren pH-Wert oder niedrigen a_w-Wert) ergänzt wird. Dekontaminierte Lebensmittel bieten gegenüber einer Kontamination (Rekontamination) weniger Widerstand als Lebensmittel mit ausgeprägter Mikroflora. Die lag-Phase ist für Kontaminanten z. B. bei erhitzten Lebensmitteln wesentlich kürzer. Eine weitere Gefahr besteht darin, daß sich in solchen Lebensmitteln auch rascher Reinkulturen pathogener Keime entwickeln können. Das Hygienerisiko unzureichend dekontaminierter Lebensmittel besteht darin, daß ein Teil der ursprünglichen Keimflora überlebt und sich bei ansonsten günstigen Bedingungen besonders rasch entwickeln kann.

- **Einflußfaktoren der Lebensmittel.** Die im Kapitel 2.1.1.2. beschriebenen Einflußfaktoren (Temperatur, Nährstoffgehalt, pH-Wert usw.) bestimmen letztlich, ob und mit welcher Geschwindigkeit Mikroorganismen aus der lag- in die Beschleunigungs- und exponentielle Wachstumsphase gelangen bzw. ob es zu ihrem Absterben kommt.

Das komplexe Einwirken dieser Faktoren ist dabei ausschlaggebend. In der Kombination können Faktoren bereits zur Vermehrungshemmung führen, die allein nicht dazu imstande wären (Tabellen 2.11. und 2.12.).

Bei Vorhandensein eines limitierenden Faktors vermehren sich Mikroorganismen im Lebensmittel auch bei sonst optimal ausgebildeten Milieubedingungen nicht. Die mikro-

Tabelle 2.11.: Beispiel für kombinierte Wirkung vermehrungshemmender Faktoren (GIBSON und ROBERTS, 1986)

Bedingungen	Salmonellenvermehrung
10 °C	+
pH 5,6	+
100 ppm Nitrit	+
kombiniert:	
10 °C, pH 5,6, 100 ppm Nitrit	−

Tabelle 2.12.: Kombinierte Wirkungen von Nitrit, pH-Wert und Kochsalz, die zur Vermehrungshemmung von *Yersinia enterocolitica* führen (STRITZL, 1982)

Nitrit (ppm)	pH-Wert	NaCl (%)
0	5,0	3
	5,5	5
	6,0	6
100	5,0	0,5
	7,0	6
300	5,0	0,5
	7,0	5
500	5,0	0,5
	6,0	3
	7,0	5

biologische Stabilität vieler Lebensmittel ergibt sich jedoch meist aus dem Summationseffekt mehrerer suboptimaler Faktoren. In dem „Hürdenkonzept" von LEISTNER und RÖDEL (1976) werden die Temperatur, der a_w-Wert, pH-Wert, Eh-Wert und das Vorhandensein konservierender Stoffe als „Hürden" bezeichnet, die von den Mikroorganismen überwunden werden müssen, wenn es zu ihrer Vermehrung kommen soll. Nach diesem anschaulichen Prinzip können die „Hürden" in der Lebensmittelherstellung bewußt so gestaltet werden, daß ein stabiles Produkt entsteht. Selbst bei guter Kenntnis des Verhaltens der Mikroorganismen gegenüber den einzelnen „Hürden" läßt sich eine genaue Voraussage über die Wirksamkeit des Kombinationseffektes nicht immer ableiten. Dazu sind die insgesamt beteiligten Faktoren zu vielfältig. In Zweifelsfällen ist es deshalb erforderlich, das Verhalten der Keime im betreffenden Lebensmittel einer Untersuchung zu unterziehen. Das empfiehlt sich besonders bei neuen Produkten, Zubereitungsformen, Verpackungsarten oder Herstellungsverfahren.

Angaben zum Überleben einiger pathogener Bakterien in verschiedenen Lebensmitteln sind dem Kapitel 2.1.2. zu entnehmen.

2.1.1.4. Bedeutung der mikrobiologischen Lebensmitteluntersuchung

Die Ergebnisse mikrobiologischer Untersuchungen von Lebensmitteln sind grundsätzlich als wichtige objektive Parameter für die Einschätzung

- der gesundheitlichen Unbedenklichkeit
- der Ursachen bei aufgetretenen Gesundheitsschädigungen
- der Hygiene der Herstellung, der Lagerung und des Transportes
- der Voraussage über die Haltbarkeit
- des Frischegrades bzw. des Verderbnisgrades und
- der technologisch ordnungsgemäßen Herstellung

zu betrachten.

Von der Zielstellung der Untersuchung wird bestimmt, ob pathogene bzw. fakultativ pathogene Keime, Indikatorkeime, verderbnisverursachende Keime (Proteolyten und Lipolyten) oder ob die Gesamtanzahl von Keimen festgestellt werden soll.

Bei der Bewertung der Ergebnisse ist zu beachten, daß die Objektivität der Aussage mikrobiologischer Untersuchungen von methodischen Fehlern, inhomogener Verteilung der Keime im Untersuchungsgut und vielen Zufälligkeiten im vorausgegangenen Kontaminationsprozeß, die zu erheblicher Streuung von Einzelwerten führen, beeinträchtigt werden kann. Die Verallgemeinerungsfähigkeit der Ergebnisse einer Stichprobenuntersuchung für die Bewertung größerer Lebensmittelpartien wird dadurch eingeschränkt. Das Freisein von pathogenen Keimen kann mit hoher Sicherheit nur dann garantiert werden, wenn ein hoher Stichprobenumfang vorliegt. Die Ursache liegt in dem meist relativ seltenen Vorkommen pathogener Erreger, so daß selbst bei intensiver Untersuchungstätigkeit die Trefferwahrscheinlichkeit gering ist. Untersuchungsaufwand und Ergebnis stehen dann in einem sehr ungünstigen Verhältnis. Die Ergebnisse der Untersuchung von Stichproben, die jeweils eine Lebensmittelcharge repräsentieren, lassen sich mit höherer Zuverlässigkeit für diese Charge verallgemeinern. Innerhalb einer Charge sind nämlich die Bedingungen, von denen Umfang und Zusammensetzung der Mikroflora bestimmt werden (Rohstoffe, technologischer Prozeß), nahezu identisch. In flüssigen Substraten wie Milch, Eimasse oder Wasser sind die Mikroorganismen im allgemeinen homogener verteilt als in festen, so daß hier die Repräsentanz des Ergebnisses besser gewährleistet ist.

Eine prophylaktische Untersuchung im Sinne der Verhinderung von Gesundheitsschädigungen durch den Lebensmittelgenuß ist nicht allein durch das erwähnte Stichprobenproblem, sondern auch durch die Untersuchungsdauer erschwert. Derartige Untersuchungen sind deshalb nur bei solchen Lebensmitteln sinnvoll, die erst nach Vorliegen des Ergebnisses an den Verbraucher gelangen. Einfacher und wirksamer ist es deshalb in vielen Fällen, die Hygiene der Herstellung ständig zu kontrollieren. Bei dieser **Prozeßkontrolle** konzentriert man sich auf die sog. *kritischen Kontrollpunkte*. Das sind die Punkte im technologischen Prozeß, die mit einer Erhöhung der Keimbelastung durch Kontaminationen einhergehen können und/oder an denen es zur Vermehrung der vorhandenen Mikroflora kommen kann bzw. die entscheidend für Dekontaminationen oder die Schaffung einer mikrobiologischen Stabilität sind. Dazu zählt z. B. die Überwachung ausreichender Erhitzung, die Kontrolle der pH-Werte, der NaCl-Konzentrationen oder der Lagerungstemperaturen usw. Die kritischen Kontrollpunkte werden durch Erarbeitung einer Risikoanalyse des gesamten Produktionsprozesses gefunden. Mit der Realisierung dieses HACCP-Konzepts (Hazard Analysis and Critical Control Point) läßt sich die Lebensmittelhygiene wirksamer gewährleisten als durch die vorrangige oder alleinige Untersuchung der Endprodukte.

Ergebnisse, die erst nach Abgabe der untersuchten Lebensmittel an den Verbraucher vorliegen, können als Hinweise für die Bewertung der Herstellungshygiene verwendet werden. Sie besitzen damit eine Signalfunktion und sind als Regulativ für die hygienische Gestaltung nachfolgender Herstellungsprozesse anwendbar.

Neben der Feststellung spezifischer Mikroorganismen spielt die Bestimmung der **Gesamtkeimzahl** in der Lebensmittelüberwachung seit jeher eine wichtige Rolle. In der Regel werden bei der Ermittlung der Gesamtkeimzahl die Anaerobier nicht erfaßt, so daß die Angabe der Gesamtkeimzahl meist nur die Anzahl aerob wachsender Keime umfaßt. Sofern es sich nicht um eine erwünschte Mikroflora handelt, wird prinzipiell für die Lebensmittel ein möglichst geringer Keimgehalt angestrebt. Dem liegen folgende grundsätzliche Zusammenhänge zugrunde:

— Mit steigender Gesamtkeimzahl erhöht sich die Wahrscheinlichkeit des Vorkommens pathogener oder fakultativ pathogener Keime und des Vorliegens toxischer mikrobieller Stoffwechselprodukte.
— Je höher die Gesamtkeimzahl ist, desto größer ist das Risiko mikrobiellen Verderbs.
— Hohe Gesamtkeimzahlen bedingen einen erhöhten Aufwand für Dekontaminationsprozesse. So erhöht sich dabei z. B. die Gefahr unzureichender Pasteurisierung und Sterilisierung.

– Bei Vorliegen erhöhter Gesamtkeimzahlen besteht der Verdacht des Vorliegens hygienewidriger Zustände in der Lebensmittelherstellung, beginnend bei der Verwendung sehr keimreicher Rohstoffe bis zu subjektiv bedingter mangelnder Sorgfalt.

Die lebensmittelhygienische Beurteilung der Gesamtkeimzahl kann nicht losgelöst von der Art des Lebensmittels erfolgen. Sie muß sich an Normalwerten (Referenzwerten) orientieren, die entsprechend der Herkunft der Rohstoffe und der Herstellungstechnologie sehr differenziert sind. Bei bestimmten Lebensmitteln wie Rohwurst, Salaten, Hackfleisch, nicht pasteurisierter Eimasse und manchen Milchprodukten gelten relativ hohe Keimgehalte (etwa 10^5 bis 10^7 je g) durchaus als normal, während sie z. B. in manchen erhitzten Produkten als bedenklich anzusehen sind.

Es gibt keine absolute Keimzahl, die losgelöst von der Lebensmittelart als gesundheitsschädigend oder hygienewidrig anzusehen ist. Allein aus der Anzahl der vom Menschen aufgenommenen Keime lassen sich keine Rückschlüsse auf zu erwartende Gesundheitsschädigungen ableiten.

Die Festlegung von Gesamtkeimzahlen als Grenzkeimzahlen, deren Überschreitung zur Untauglichkeitserklärung des Lebensmittels führt, ist für die meisten festen Lebensmittel tierischer Herkunft nicht gerechtfertigt, denn:

– Der Gesamtkeimgehalt kann bei vielen Lebensmitteln auf Grund der Eigenart ihrer Herstellung und der Vielfalt der Kontaminationsmöglichkeiten normalerweise in sehr weiten Grenzen schwanken. Ein exakter Normalwert kann nicht angegeben werden.
– Die Bewertung der Gesamtkeimzahl ohne Berücksichtigung des Keimspektrums kann zu Fehlentscheidungen führen. Es ist z. B. für die Haltbarkeitsvoraussage eines Lebensmittels neben der Gesamtkeimzahl entscheidend, wie hoch der Anteil proteolytischer und lipolytischer Keime ist.

Vielfach erscheint es zweckmäßiger, die Gesamtkeimzahlen nicht als Grenzwerte, sondern als Richtwerte bzw. Warnwerte zu handhaben. Sie dienen der Erkennung und Beseitigung hygienischer Mängel bei der Herstellung und Lagerung der Lebensmittel.

Durch die Anwendung eines Drei-Klassen-Planes läßt sich das Risiko von Fehlentscheidungen bei der Interpretation ermittelter Gesamtkeimzahlen senken, indem der normalen Variabilität des Keimgehaltes verstärkt Rechnung getragen wird. Hierbei geht man von der Untersuchung nicht einer, sondern einer definierten höheren Probenanzahl aus. Festgelegt werden:

– die geforderte Normalkeimzahl m, bei deren Einhaltung das Lebensmittel ohne Einschränkung akzeptiert wird,
– die maximal zu tolerierende Keimzahl M, die nicht überschritten werden darf und
– die Anzahl c der Proben, deren Keimzahl im Toleranzbereich zwischen m und M liegen darf.

Eine solche quantitative Bewertung wird bei verschiedenen Lebensmitteln auch für bestimmte Keimgattungen oder -arten fixiert, z. B. für *Staphylococcus aureus*, *E. coli*, Clostridien, Hefen und Schimmelpilze.

Bei der Festlegung des Toleranzbereiches (m → M) muß die mikrobiologische Stabilität des Lebensmittels berücksichtigt werden. So ist es z. B. möglich, in Rohwurst mehr *Staphylococcus-aureus*-Keime zu tolerieren als in Eimasse, die gute Voraussetzungen für die Vermehrung dieser Keime bietet.

Der qualitative und quantitative Nachweis bestimmter Keime kann dem Untersucher spezielle, hygienisch bedeutsame Sachverhalte anzeigen. Solche Keime werden als **Indikatorkeime** (Marker-Keime) bezeichnet. *E. coli* oder Enterokokken sind Indikatoren für das

Vorliegen einer fäkalen Kontamination als Ausdruck unzureichender Herstellungshygiene. Vegetative Keimformen zeigen bei thermisch behandelten Produkten, wie z. B. Koch- und Brühwurst, eine unzureichende Erhitzung an. Die Indikatorfunktion eines Keimes gilt nur für die jeweils festgelegte Lebensmittelart. Enterokokken besitzen z. B. als Bestandteil der normalen Keimflora in Käse oder Rohwurst keine Indikatorfunktion. Indikatorkeime, deren Nachweis ein Hinweis für die mögliche Anwesenheit pathogener Bakterien ökologisch gleicher Herkunft darstellt, werden auch als *Index-Keime* benannt.

Insgesamt ist hervorzuheben, daß die Wertung von Ergebnissen mikrobiologischer Lebensmitteluntersuchungen in die Hand des erfahrenen Fachmanns gehört. Schematisches Herangehen muß vermieden werden, weil nur durch die Anwendung von Kenntnissen der Mikrobenökologie, der Herstellungstechnologie der Lebensmittel, des Verhaltens der Mikroben in dem Lebensmittel sowie ihrer pathogenen und enzymatischen Eigenschaften wissenschaftlich fundierte Entscheidungen getroffen werden können.

2.1.1.5. Virulenzeigenschaften

Mikroorganismen werden in großen Mengen mit den Lebensmitteln regelmäßig aufgenommen. Der weitaus größte Teil der Mikroflora unserer Umwelt und der Lebensmittel ist für den Menschen völlig harmlos. Nur Keime, die Virulenzeigenschaften besitzen, können Gesundheitsstörungen bewirken, wobei meist eine Mindestdosis virulenter Keime für das Entstehen klinisch sichtbarer Krankheitserscheinungen notwendig ist. Unter Virulenzeigenschaften versteht man Fähigkeiten der Mikroorganismen, die im Wirtsorganismus schädigende Wirkungen verursachen. Die Kenntnis der Virulenzeigenschaften ist die Voraussetzung für das Verständnis der Pathogenese infektiös bedingter Erkrankungen. Trotz erheblicher Erkenntnisfortschritte der letzten Jahre auf diesem Gebiet sind die pathogenetischen Ursachen mancher Lebensmittelvergiftungen noch nicht ausreichend geklärt.

Aus lebensmittelhygienischer Sicht interessieren vor allem die auf oralem Wege wirksamen Virulenzeigenschaften. Dazu gehören:

- **Adhärenzeigenschaften:** Haften der Mikroorganismen an Darmepithelzellen als Grundlage für eine weitere Vermehrung (Kolonisierung). Die Ausprägung filamentöser Organellen an der Bakterienzellwand (Fimbrien, Haftpili) bzw. das Vorhandensein nichtfilamentöser spezifischer Oberflächenrezeptoren sind Voraussetzung für die Adhärenz.
- **Invasionsvermögen:** Eindringen der Mikroorganismen in Epithelzellen, Vermehrung in den Zellen und dadurch Verursachung von Schleimhautschäden.
- **Penetrationsvermögen:** Eindringen der Mikroorganismen durch die Epithelschichten in die Mukosa entweder infolge „Schleusung" durch die Epithelzelle (dabei bleibt die Mikrobenzelle in der Epithelzelle von einer Membran umgeben) oder interzelluläres Durchdringen.
- **Phagozytose-Schutzmechanismen:** z. B. die Bildung von Leukozidin und Aggressinen als Bestandteil der Schleimkapsel mancher Bakterienarten.
- **Toxinbildung:** Bildung extrazellulär abgegebener Stoffwechselprodukte mit verschiedenen toxischen Wirkungen (Ektotoxine). Bildungsort ist entweder das Lebensmittel (Präformierung) oder der Darm des Menschen. Voraussetzung für die Entstehung einer wirksamen Toxinkonzentration im Darm ist i. d. R. die Adhärenz der Keime an der Darmwand. Die orale Aufnahme von Lipopolysacchariden der gramnegativen Keime (= Endotoxin) führt nicht zu Gesundheitsschädigungen.
- **Bildung toxischer Produkte aus Lebensmittelbestandteilen:** Dazu gehören einige Amine. Nicht genügend geklärt ist, ob weitere Metabolite, die durch den mikrobiellen Eiweißabbau und bei der Fettverderbnis entstehen, toxische Wirkungen entfalten können.

Tabelle 2.13.: Lebensmittelhygienisch wichtige mikrobielle Toxine

Toxine	Präformierung in Lebensmitteln	Hitzestabilität
Botulinum-Toxin	+	−
Staphylococcus-aureus-ET	+	+
Clostridium-perfringens-ET	?	−
Bacillus-cereus-ET („Diarrhoe-Typ")	−	−
Bacillus-cereus-ET („Erbrechen-Typ")	+	+
Clostridium-difficile-ET	−	−
Escherichia-coli-ET (LT)	−	−
Escherichia-coli-ET (ST)	?	+
Yersinia-enterocolitica-ET	−	+
Aeromonas-hydrophila-ET	?	−
Salmonella-enteritidis-ET	−	−
Salmonella-typhimurium-ET	−	−
Vibrio-cholerae-ET	−	−
Vibrio-parahaemolyticus-k-Hämolysin	−	+
Campylobacter-jejuni-ET	−	−
Pseudomonas-aeruginosa-ET	−	−
biogene Amine	+	+
Mykotoxine	+	meist +

ET = Enterotoxin;
? = Toxinpräformierung gilt noch nicht als gesichert.

Tabelle 2.13. gibt eine Übersicht über lebensmittelhygienisch bedeutsame Mikroorganismentoxine. Die Bakterientoxine sind Proteine. Mykotoxine gehören unterschiedlichen chemischen Stoffgruppen an. Ihr Wirkungsmechanismus ist sehr verschieden in bezug auf den Angriffspunkt, die Wirkungsintensität und die klinischen Erscheinungen. Zum Teil besitzen sie Enzymcharakter. Manche Toxine verursachen neben rein funktionellen Störungen (z. B. Enterosorptionswirkung) morphologisch nachweisbare Schädigungen (z. B. zytotoxische Wirkung). Im Darmtrakt aktive Bakterientoxine werden zum großen Teil einheitlich als Enterotoxine bezeichnet. Dennoch gibt es zwischen den meisten Enterotoxinen Unterschiede in der Eiweißzusammensetzung, im Molekulargewicht und anderen Eigenschaften. Die Enterotoxine einiger Bakterienspezies haben immunologische Ähnlichkeiten.

Aus Tabelle 2.13. ist zu entnehmen, welche Toxine in Lebensmitteln gebildet werden. Ihre Thermostabilität ist mit aufgeführt, da dies für präformierte Toxine von besonderer lebensmittelhygienischer Bedeutung ist.

Nicht für alle gesundheitlich bedenklichen Mikrobenarten ist die Frage nach der pathogenetischen Bedeutung festgestellter Virulenzeigenschaften eindeutig geklärt. So wird es zwar als wahrscheinlich angenommen, daß im Labortest nachgewiesenes Enterotoxinbildungsvermögen eines Bakterienstammes eine pathogene Bedeutung besitzt. Ob es in vivo tatsächlich zur Toxinbildung kommt, ist damit nicht erwiesen. Das trifft z. B. für Enterotoxine zu, die von Stämmen der Gattungen *Proteus, Hafnia, Klebsiella, Citrobacter, Serratia, Enterobacter* und *Edwardsiella* gebildet werden. Virulenzeigenschaften sind in der Regel nicht bei allen Stämmen einer Spezies anzutreffen. Sie können zwischen verschiedenen Stämmen auch quantitativ unterschiedlich ausgeprägt sein. Unter enterotoxigenen *E.-coli*-Stämmen gibt es z. B. starke und schwache Toxinbildner. Durch Plasmide können plasmidkodierte Virulenzeigenschaften auf avirulente Stämme anderer Spezies übertragen werden. Daraus resultiert, daß die Spezies- bzw. Serovarbestimmung bei der Ursachenklärung von Lebensmittelvergiftungen allein mitunter keine sichere Aussage ermöglicht, wenn sie nicht durch den Nachweis der Virulenzeigenschaften ergänzt wird. Aus diesem Grunde bereitet die lebensmittelhygienische Bewertung „fakultativ-pathogener" Keime Schwierigkeiten, wenn nur die Spezies bestimmt werden kann.

Die speziellen Virulenzeigenschaften der Mikroorganismen, die als Lebensmittelvergifter eine Rolle spielen, sind im Kapitel 2.1.2. aufgeführt.

Literatur

Becker, Waltraud (1986): Die Bedeutung der Gattung Bacillus als Lebensmittelvergifter und ihr Verhalten gegenüber verschiedenen NaCl-Konzentrationen und pH-Werten. Vet.-med. Diss., Gießen.

Danner, K., und Mayr, A. (1980): Viruspersistenz bei der Verarbeitung vom Tier stammender Lebensmittel. Schlachten und Vermarkten **80**, 271.

Fehlhaber, K. (1982): Untersuchungen zur Bedeutung von Shigellen aus der Sicht der tierärztlichen Lebensmittelhygiene. Vet.-med. Diss. B, Berlin.

Foegeding, P. M., and Stanley, N. W. (1987): Growth and inactivation of microorganisms isolated from ultrapasteurized egg. J. Food Sci. **52**, 1219, 1227.

Gibson, A. M., and Roberts, T. A. (1986): The effect of pH, sodium chloride, sodium nitrite and storage temperature on the growth of Clostridium perfringens and faecal streptococci in laboratory media. Int. J. Food Microbiol. **3**, 195.

Hayes, P. R. (1985): Food Microbiology and Hygiene. Elsevier Applied Science Publishers, London, New York.

Heide, Juliane (1986): Untersuchungen über den Einfluß lebensmittelhygienisch wichtiger Faktoren auf die Vermehrung ausgewählter Stämme einiger Enterobakteriengattungen. Vet.-med. Diss., Berlin.

Heim, F., Fehlhaber, K., und Scheibner, G. (1984): Untersuchungen über das Verhalten von Yersinia enterocolitica bei unterschiedlichen Temperaturen und verschiedenen Pökelsalzkonzentrationen. Arch. exper. Vet. med. **38**, 729.

Helmy, Z. A., Abd-el-Barkey, A. und Mohamed, E. I. (1984): Die Keimung und des Wachstum von Bacillus-cereus-Sporen beeinflussende Faktoren. Zbl. Mikrobiol. **159**, 135.

Horsch, F. (1987): Allgemeine Mikrobiologie und Tierseuchenlehre. 2. Aufl. Fischer, Jena.

Hungerer, K. D., und Robbel, L. (1986): Gemeinsamkeiten und Unterschiede in Struktur und Wirkweise bakterieller, sekretogener Enterotoxine. Z. Gastroenterologie (Suppl. 3) **24**, 19.

Ingraham, J. L. (1958): Growth of psychrophilic bacteria. J. Bact. **76**, 75.

Knoke, M., und Bernhardt, Hannelore (1985): Mikroökologie des Menschen. Akademie-Verlag, Berlin.

Kraft, Karin (1984): Untersuchungen zur Bewertung des Vorkommens von Enterokokken in Milch und Erzeugnissen aus Milch. Vet.-med. Diss., Gießen

Leistner, L., and Rödel, W. (1976): The stability of intermediate moisture foods with respect to microorganisms. In: Intermediate moisture foods. (Eds.: Davies, R., Birch, G. G., Parker, K. J.). Applied Science Publ., London, p. 120.

Leistner, L. (1986): Hürden-Technologie für die Herstellung stabiler Fleischerzeugnisse. Fleischwirtschaft **66**, 10.

Mackey, B. M., and Kerridge, A. L. (1988): The effect of incubation temperature and inoculum size on growth of salmonellae in minced beef. Int. J. Food Microbiol. **6**, 67.

Magdoub, M. N., Shehata, A. E., El-Samragy, Y. A., und Hassan, A. A. (1983): Wachstumsparameter psychrotropher Bacillus-Arten, die aus Rohmilch isoliert wurden. Asian. J. dairy Res. 2, publ. 1984, 2, S. 97. ref. in: Nahrung u. Ernährung des Menschen **16** (1986), S. 89.

Mohs, J. (1974): Nachweis von Schimmelpilzen und Hefen als Lebensmittelverderber. Fleischwirtschaft **54**, 1164.

Mossel, D. A. A. (1982): Microbiology of foods. The University of Utrecht, Utrecht.

Notermans, S., und Kampelmacher, E. H. (1983): Haften von Bakterien bei der Fleischverarbeitung. Fleischwirtschaft **63**, 83.

Palumbo, S. A., Morgan, D. R., and Buchanan, R. L. (1985): Influence of temperature, NaCl, and pH on the growth of Aeromonas hydrophila. J. Food Sci. **50**, 1417.

Reiss, J. (1986): Schimmelpilze. Springer Verlag, Berlin, Heidelberg, New York, Tokyo.

Rödel, W. (1975): Einstufung von Fleischerzeugnissen in leichtverderbliche, verderbliche und lagerfähige Produkte auf Grund des pH-Wertes und a_w-Wertes. Vet.-med. Diss., FU Berlin.

Scheibner, G. (1965): Untersuchungen über das Wachstumsspektrum lebensmittelhygienisch wichtiger Bakterienarten. Fleischermeister **19**, 312.
Schmidt-Lorenz, W., und Spillmann, H. (1988): Kritische Überlegungen zum Aussagewert von E. coli, Coliformen und Enterobacteriaceen in Lebensmitteln. Arch. Lebensmittelhyg. **39**, 3.
Schwerin, K.-O. (1962): Untersuchungen über das Verhalten von Lebensmittelvergiftern in Fischpräserven und Fischölen. Arch. Lebensmittelhyg. **13**, 156.
Sinell, H.-J. (1985): Einführung in die Lebensmittelhygiene, 2. Aufl. Verlag Paul Parey, Berlin, Hamburg.
Snyder, jr., O. P. (1986): Microbiological quality assurance in foodservice operations. Food Technol. **40**, 122.
Stadelman, W., and Cotterill, O. J. (1977): Egg science and technology. 2nd ed. Avi Publ. Co., New York.
Stritzl, Sylvia (1982): Modelluntersuchungen über die kombinierte Wirkung von pH-Wert, Kochsalz und Nitrit auf das Verhalten von Yersinia enterocolitica. Vet.-med. Dipl.-Arbeit, Berlin.
Weide, H., und Aurich, H. (1979): Allgemeine Mikrobiologie. Gustav Fischer Verlag, Jena.

2.1.2. Bakterielle Lebensmittelvergiftungen

2.1.2.1. Allgemeines

Bakterielle Lebensmittelvergiftungen sind akute, nach dem Verzehr von Lebensmitteln auftretende Erkrankungen des Menschen und werden durch Bakterien, ihre Toxine oder durch bakteriell gebildete Abbauprodukte von Lebensmittelbestandteilen verursacht. Sie gehören damit zur Gruppe der Erkrankungen, deren Erreger über Lebensmittel auf den Menschen übertragen werden, den sog. Lebensmittelinfektionen (s. Kapitel 2.1.). Unter den Lebensmittelvergiftungen insgesamt stehen die bakteriell verursachten hinsichtlich der Häufigkeit mit Abstand an erster Stelle. Sie werden mitunter in Erkrankungen des infektiösen Typs und Erkrankungen des Toxin-Typs (Lebensmittelintoxikationen) untergliedert. Vielfach werden zu den Lebensmittelintoxikationen die Lebensmittelvergiftungen gezählt, deren krankheitsauslösende Ursache Toxine sind, unabhängig davon, ob die Toxine in Lebensmitteln präformiert oder erst im Darm des Menschen produziert werden. Exakter ist es, als Lebensmittelintoxikationen nur die Lebensmittelvergiftungen zu bezeichnen, bei denen Toxine mit dem Lebensmittel aufgenommen werden, z. B. die durch *Staphylococcus aureus*, *Clostridium botulinum* bzw. biogene Amine hervorgerufenen Erkrankungen. Die anderen, durch Toxine ausgelösten Erkrankungen werden auch als Lebensmitteltoxiinfektionen bezeichnet. Eine Einteilung in „spezifische" und „unspezifische" Lebensmittelvergiftungen berücksichtigt das klinische Erscheinungsbild. Als „spezifische" Lebensmittelvergiftungen werden solche gesehen, deren Symptomatik so typisch ist, daß bereits ohne diagnostische Untersuchung mit sehr hoher Wahrscheinlichkeit auf die Ursache geschlossen werden kann (z. B. Botulismus, Histaminvergiftung). Charakteristisch für Lebensmittelvergiftungen ist der relativ enge zeitliche Zusammenhang zwischen der Aufnahme des Lebensmittels und dem Auftreten von Krankheitserscheinungen. Die Inkubationszeit kann in Abhängigkeit vor allem von der Bakterienspezies wenige Minuten bis einige Tage betragen. Bei Aufnahme bereits im Lebensmittel gebildeter Toxine ist die Inkubationszeit i. d. R. kurz (Ausnahme: Botulismus). Der Verlauf der Erkrankungen kann sehr verschieden sein. Wenn auch bei den meisten Lebensmittelvergiftungen Störungen im Enterum (Erbrechen, Durchfall, Leibschmerzen) im Vordergrund stehen, so kann auch eine Reihe anderer Organsysteme durch die Erkrankung beeinträchtigt sein. Ein großer Teil der bakteriellen Lebensmittelvergiftungen ist von kurzer Dauer und klingt von selbst ab. Nicht zu unterschätzen sind jedoch die Möglichkeiten des Auftretens schwerer klinischer Bilder und des tödlichen Ausgangs. Das Vorkommen ernster Komplikationen im

Gefolge einer banal erscheinenden Lebensmittelvergiftung verdient eine zunehmende Beachtung. Dazu zählen z. B. dramatisch verlaufende Septikämien, Meningitis, Abszeßbildung, rheumatische und andere Erkrankungen. Auch das Zustandekommen des Ausscheidertums vor allem nach überstandener Salmonellose ist sowohl für die Betroffenen als auch die Umwelt ein belastender Zustand.

Durch den gleichen Erreger hervorgerufene Lebensmittelvergiftungen können unterschiedlich ausgeprägte Krankheitsbilder hervorrufen. Die Schwere der Erkrankung ist abhängig von:

– der Erregervirulenz,
– der Menge des aufgenommenen Lebensmittels und damit der Keim- bzw. Toxinmenge und dem Toxintyp sowie
– der Empfindlichkeit der Personen.

Selbst bei bedeutenden Ausbrüchen erkranken deshalb niemals alle Personen, die von den inkriminierten Lebensmitteln gegessen hatten. Häufiger und schwerer erkranken Kinder, vor allem Kleinkinder, alte Menschen, unterernährte oder mangelhaft ernährte Menschen sowie nichtgesunde Personen. Prädisponiert sind z. B. Personen mit geschwächter Immunabwehr und mit Störungen im Magen-Darm-Bereich, z. B. dysbiotischen Zuständen der Darmflora oder Anazidität des Magensaftes. Auch Diätfehler können der Erkrankung Vorschub leisten. Die Aufnahme großer Flüssigkeitsmengen kann die bakterizide Wirkung des Magensaftes durch Erhöhung des pH-Wertes zeitweilig einschränken. Ebenso kann ein hoher Fettanteil im Lebensmittel die Mikroorganismen vor der Magensafteinwirkung schützen. Bei Aufnahme geringer Mengen flüssiger oder fester Nahrung zwischen den Mahlzeiten passiert diese sehr rasch den Magen und gelangt unmittelbar ins Duodenum, ohne der Wirkung des Magensaftes längere Zeit ausgesetzt zu sein. Auf diese Weise ist es denkbar, daß auch niedrige Infektionsdosen zu Erkrankungen führen. Im allgemeinen ist für das Zustandekommen einer Erkrankung die Aufnahme einer hohen Anzahl an Erregern erforderlich, um die Infektionsabwehr des Organismus zu überwinden.

Wichtige Abwehrmechanismen sind:

– der saure pH-Wert des Magensaftes
– die schleimhauteigene Mikroflora des Darmes
– der Darmschleim, der bakterizide und abschwemmende Funktionen ausübt
– die intensive Flimmerbewegung des Bürstensaumes der Darmepithelzellen
– die Darmperistaltik
– die Desquamation des Schleimhautepithels
– Abwehrzellen (Phagozyten)
– Muko- und Koproantikörper.

Die Bedeutung der bakteriellen Lebensmittelvergiftungen beruht besonders auf der Häufigkeit ihres Vorkommens. Sie treten auch in den entwickelten Industrieländern relativ häufig auf. Nach Angaben der Weltgesundheitsorganisation zählen Durchfallerkrankungen weltweit zu den hervorragenden Gesundheitsproblemen. Ein bedeutender Teil dieser Erkrankungen wird durch bakteriell kontaminierte Lebensmittel verursacht. Viele durch Lebensmittel hervorgerufene Erkrankungen gelangen wegen ihres leichten Verlaufes oder ihres begrenzten Umfanges nicht zur Meldung. Nach Schätzungen werden nur 1 bis 5% der tatsächlichen Fälle gemeldet. Diese hohe Dunkelziffer und die noch nicht ausreichend erforschte Ätiologie bedingen, daß ein großer Teil der Erkrankungen ungeklärt bleibt.

Lebensmittelvergiftungen können als Einzel- oder Gruppenerkrankungen oder in Form umfangreicher Ausbrüche zustande kommen. Werden mit hochvirulenten Erregern kontaminierte Lebensmittel von einer großen Anzahl Menschen aufgenommen, kann es zu einer plötzlich entstehenden *Explosivepidemie* kommen. Auch eine sich langsam entwickelnde *Tardivepidemie* kann durch Lebensmittel verursacht sein. Von besonderer epidemiologischer Bedeutung sind solche Lebensmittelvergiftungen, bei denen die Erreger vom erkrankten Menschen durch Schmutz- und Schmierinfektion auf weitere Personen übertragen werden können (z. B. Salmonellose, Shigellose). Bei anderen Erkrankungen enden die Infektketten bei den Personen, die von dem kontaminierten Lebensmittel gegessen hatten (z. B. Erkrankungen durch *Staphylococcus aureus, Clostridium perfringens, Bacillus cereus*). Das Vorhandensein der in Frage kommenden Bakterien in den Lebensmitteln ist unabdingbare Voraussetzung für das Zustandekommen von Lebensmittelvergiftungen. Auslösendes Moment ist jedoch fast immer die massive Vermehrung (Anreicherung) der Erreger im Lebensmittel. Sie kommt oft durch unsachgemäße Behandlung der Lebensmittel während des Transportes, der Lagerung und der Zubereitung (küchentechnische Fehler) zustande. Folgende fehlerhafte Verfahrensweisen sind nicht selten nachzuweisen:

- unzureichende Erhitzung, Säuerung, Salzung, Pökelung von Lebensmitteln
- Rekontamination keimfreier (keimarmer) Lebensmittel durch Mensch, Gerätschaften, Umwelt
- Aufbewahrung vorgekochter bzw. vorgebratener Lebensmittel unter zu geringer Kühlung (Zimmertemperatur)
- nicht genügende Kühlung nach Zubereitung bzw. nicht ausreichend hohe Aufbewahrungstemperatur
- Unterbrechung der Kühlkette
- unzureichende Reerhitzung vor dem Verzehr
- fehlende Trennung „reiner" und „unreiner" Seite bei der Lebensmittelzubereitung in der Küche (Kreuzkontamination).

Die nicht ausreichende Kühlung spielt unter den prädisponierenden Faktoren des Entstehens von Lebensmittelvergiftungen die Hauptrolle. Werden küchentechnische Fehler in der Gemeinschaftsverpflegung oder generell bei der zentralen Herstellung großer Lebensmittelmengen, die eine breite Verteilung erfahren, begangen, so kann ein großer Personenkreis von den Lebensmittelvergiftungen erfaßt werden. Der Trend einer immer weitergehenden Vorfertigung von Lebensmitteln mit höherem Grad einer küchentechnischen Vorbereitung für den individuellen Verbraucher verlängert den Zeitraum von der Gewinnung der Rohware bis zum Verbrauch. Viele Lebensmittel werden auf Vorrat produziert. Damit entstehen insgesamt erweiterte Möglichkeiten nachteiliger Beeinflussung der Lebensmittel, falls hygienische Mängel toleriert werden. Lebensmittel, von denen eine vergleichsweise hohe potentielle Gesundheitsgefährdung des Konsumenten ausgeht („Risiko-Lebensmittel") sind auch relativ häufig Ursache bakterieller Lebensmittelvergiftungen. Sie besitzen eine bedeutende Kontaminationsflora und werden vor dem Verzehr keinen oder keinen wirksamen keimmindernden Prozessen unterzogen. Allgemein zählen roh genossene Lebensmittel (z. B. rohes Fleisch, rohe Eier, roher Fisch) und aus kontaminierten Anteilen heterogen zusammengesetzte Lebensmittel (z. B. Salate) dazu.

Bestimmte Lebensmittelvergiftungen treten vorzugsweise in Verbindung mit speziellen Lebensmittelarten auf (z. B. Botulismus bei Rohschinken, *Vibrio parahaemolyticus* bei Fischen, *Bacillus cereus* bei hitzebehandelten Lebensmitteln). Ursache dafür ist entweder in den speziellen, von den Lebensmitteln gebotenen Vermehrungsbedingungen für die Keime oder im bevorzugten Vorkommen der Erreger in der Rohware zu sehen. Entsprechend den Verzehrsgewohnheiten können demzufolge bestimmte Lebensmittelvergiftungen regional gehäuft registriert werden.

Eine verallgemeinerungsfähige Aussage über die Rangfolge der Bedeutung verschiedener Bakteriengattungen bzw. -arten als Ursache von Lebensmittelvergiftungen ist kaum zu treffen. Diagnostik und statistische Erfassung dieser Erkrankungen sind in verschiedenen

Ländern der Welt schwer vergleichbar. Hinzu kommt, daß die pathogene Bedeutung einiger Keimarten bislang als unzureichend geklärt anzusehen und, wie erwähnt, die Aufklärungsrate der Lebensmittelvergiftungen relativ gering ist. Nach dem gegenwärtigen Wissensstand dürften jedoch Salmonellen mit Sicherheit die häufigste Ursache von Lebensmittelvergiftungen sein. Sehr häufig sind *Staphylococcus aureus*, *Clostridium perfringens* und Shigellen festzustellen. Weitere Ursachen sind *Clostridium botulinum*, *Bacillus cereus*, *E. coli*, *Yersinia enterocolitica*, *Vibrio parahaemolyticus*, biogene Amine und andere. In den letzten Jahren ist *Campylobacter jejuni* in manchen Ländern nahezu ebenso häufig wie Salmonella als Ursache von Darminfektionen des Menschen isoliert worden. Die Übertragung durch Lebensmittel wird als ein wesentlicher Infektionsweg vermutet.

2.1.2.2. Salmonella

Durch Bakterien der Gattung *Salmonella (S.)*, Fam. *Enterobacteriaceae*, hervorgerufene Erkrankungen zählen weltweit zu den häufigsten Zoonosen und den „klassischen" Lebensmittelvergiftungen. Auf Grund ihrer antigenen Eigenschaften können heute über 2000 Serovare (S.-Spezies) unterschieden werden. Sie alle werden grundsätzlich als pathogen für den Menschen betrachtet, obwohl es erhebliche Virulenzunterschiede zwischen ihnen gibt. Nicht als Zoonose anzusehen sind beim Menschen auftretende septische Allgemeinerkrankungen, die durch *S. typhi* und *S. paratyphi* hervorgerufen werden. Wenn auch beim Typhus gastroenteritische Erscheinungen eine Rolle spielen können, so sind Typhuserkrankungen dennoch von den sog. „Enteritis-Salmonellosen" abzugrenzen. Sie führen nicht zu Lebensmittelvergiftungen, werden aber in der Regel durch Lebensmittel und Trinkwasser auf dem Wege Mensch → Lebensmittel, Wasser → Mensch verbreitet. Enteritiden verursachende Salmonellen werden meist durch Lebensmittel auf den Menschen übertragen und führen zum Bild einer Lebensmittelvergiftung. Nicht immer allerdings sind Lebensmittel die Ursache der *Salmonella*-Übertragung; auch Schmier- und Schmutzinfektionen (Mensch → Mensch oder Mensch → Gegenstände → Mensch) haben Bedeutung.

Zur weiten Verbreitung der Salmonellen trägt zweifellos die Vielzahl der Faktoren bei, aus denen sich die Infektkette zusammensetzen kann. Einige für die Entstehung von Lebensmittelvergiftungen wichtige Infektionswege sind der Abb. 2.4. zu entnehmen. Sal-

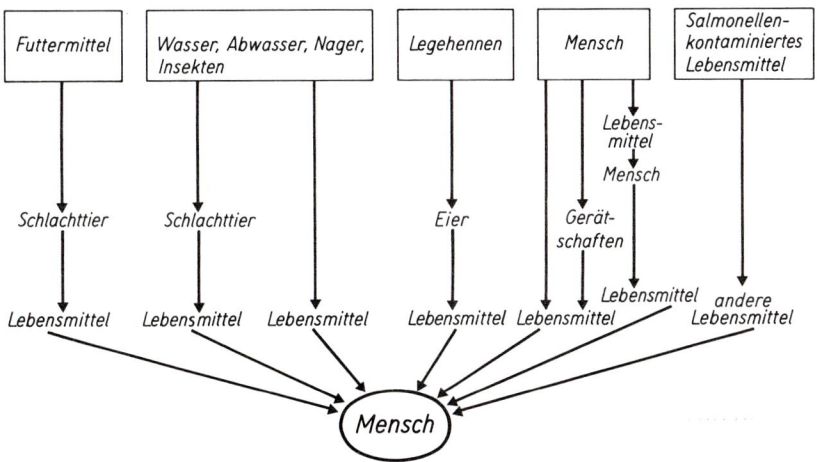

Abb. 2.4. Kontaminationsmöglichkeiten für Lebensmittel durch Salmonellen.

monellen können auf oder in fast allen vom Tier stammenden Lebensmittelarten vorkommen. Insofern ist der früher als Synonym für Salmonellen geprägte Begriff „Fleischvergifter" nicht exakt – zumal über Fleisch auch Lebensmittelvergiftungen anderer Ätiologie zustande kommen können. Das Fleisch der Schlachttiere kann primär kontaminiert sein. Da klinisch oder pathologisch-anatomisch erkennbare Salmonellosen in den Tierbeständen selten geworden sind, spielen die häufig vorkommenden symptomlosen Ausscheider eine besondere Rolle. Der Prozentsatz gesunder Ausscheider liegt beim Schwein und Geflügel höher als beim Rind. Durch Belastungen der Tiere während des Transportes und unmittelbar vor der Schlachtung kann sich die *Salmonella*-Anzahl im Darm erhöhen und können bakteriämische Prozesse beginnen. Dadurch ist es möglich, daß salmonellahaltige Schlachttierkörper unerkannt die Fleischuntersuchung passieren. Vielfach werden vom Tier stammende Lebensmittel auch sekundär im Verlaufe des Herstellungsprozesses mit Salmonellen kontaminiert. Dabei hat auch der Mensch als Erregerquelle – vor allem als nicht erkannter Dauerausscheider dieser Keime – für das Zustandekommen der Lebensmittelvergiftung Bedeutung. Die Erkennung des Ausscheidertums wird erschwert, wenn die in Frage kommende Person nicht oder nur sehr leicht an einer Salmonellose erkrankt war.

Roh verzehrte Lebensmittel tierischer Herkunft beinhalten allgemein ein relativ höheres *Salmonella*-Risiko für den Verbraucher als thermisch behandelte. Deshalb kommen *Salmonella*-Lebensmittelvergiftungen durch Geflügelgenuß seltener vor als durch Genuß des Fleisches der schlachtbaren Haussäugetiere, obwohl die Befallsquote des Geflügels mit Salmonellen sehr hoch ist. Geflügelfleisch wird i. d. R. erhitzt genossen. Andererseits gibt es nicht selten durch Hühnereier, die im allgemeinen bei weitem geringer mit Salmonellen kontaminiert sind, verursachte Ausbrüche. Ursache sind hier meistens Eier oder Eimasse, die im Zuge der Verarbeitung nicht erhitzt oder auf große Partien von Lebensmitteln verteilt werden, in denen sie sich anreichern konnten (z. B. Cremes).

Weil Salmonellen keine exogenen Proteasen und Lipasen bilden, verändern sie die sensorisch wahrnehmbaren Eigenschaften der Lebensmittel auch dann nicht, wenn sie sich in hoher Anzahl darin befinden. Der Verbraucher wird dadurch vor dem bestehenden Risiko nicht gewarnt. Die Kontamination von Lebensmitteln in Küche und Zubereitungsräumen durch rohe, noch nicht zubereitete tierische Lebensmittel spielt bei der Entstehung der *Salmonella*-Lebensmittelvergiftungen eine Rolle. Als Ursache von Salmonellose-Ausbrüchen kommen neben rohem Fleisch, Geflügel, Eiern und Eiprodukten u. a. in Frage: Fleischwaren (vor allem Hackfleisch, Rohwurst), Milchprodukte, verschiedene Salate, cremehaltige Backwaren, Desserts, Speiseeis, Fischprodukte. Bei der Ursachenfindung ist aber auch an Lebensmittel zu denken, die den Erregern zwar keine Vermehrung erlauben, ein Überleben über bestimmte Zeiträume aber gestatten, z. B. Fischpaste, Mayonnaise, Eierlikör (Tabelle 2.14.). Durch Salmonellen verursachte Lebensmittelvergiftungen können zu großen Ausbrüchen mit Beteiligung mehrerer Hundert Personen führen. Infolge Kontakt mit den Erkrankten oder kontaminierten Gegenständen kann sich die Epidemie sekundär über ein größeres Territorium ausdehnen. Häufiger allerdings dürften Erkrankungsausbrüche vorkommen, die sich auf Mitglieder eines Haushalts beschränken.

Da die völlige Eliminierung der Salmonellen aus den Tierbeständen, den sonstigen Keimträgern und der Umwelt nicht erreichbar ist, liegt der Schwerpunkt der Prophylaxe von *Salmonella*-Lebensmittelvergiftungen auf allen Maßnahmen der Verhinderung der Keimanreicherung und auf der wirksamen Keimabtötung, z. B. der Durchführung ordnungsgemäßer Erhitzungsprozesse.

Tieradaptierte *Salmonella*-Spezies, z. B. *S. choleraesuis*, *S. dublin*, *S. gallinarum* und *S. pullorum*, sind sehr selten die Ursache für Erkrankungen des Menschen. Sie vermögen aber in Einzelfällen zu ernsthaften septikämischen Erkrankungen zu führen. Landwirtschaftliche Nutztiere können eine breite Palette an *Salmonella*-Spezies beherbergen, ohne zu erkranken. Entsprechend mannigfaltig sind die Ursachen durch *Salmonella* bedingter

Tabelle 2.14.: Richtwerte zur Überlebensfähigkeit von Salmonellen

Material	Überlebensdauer
Erdboden	> 1 Jahr
Jauchegrube	> 1 Jahr
Speiseöl	mehrere Wochen
Quark	> 2 Wochen
Oberflächen verschiedener Käsesorten	3–4 Wochen
gekühlte Butter	> 15 Wochen
Mayonnaise (pH 4,0)	maximal 10 d
Selter	30–70 d
Likör (20%ig)	1–2 Wochen
alkoholische Getränke (35–40%ig)	wenige Minuten bis Stunden
Speiseöl	6 Monate
gesalzene Därme (22% NaCl)	11–17 Wochen
Salzheringslake (25% NaCl)	5 Wochen
Heringspaste (12,5% NaCl)	> 6 Wochen
Rohwurst	Tage bis Wochen
Pökelfleisch	mehrere Wochen
Fleischsalat (pH 5,0)	> 5 Wochen

Erkrankungen, die von tierischen Lebensmitteln ausgingen. Häufig isolierte Spezies sind u. a.:

S. enteritidis
S. agona
S. St. Paul
S. panama
S. manhattan
S. heidelberg
S. newport.

S. typhimurium nimmt eine epizootiologisch und epidemiologisch besondere Stellung ein. Im Gegensatz zu anderen Spezies, die sich nach ihrer Einschleppung in einem bestimmten Territorium ausbreiten und nach unterschiedlicher Zeitdauer wieder verschwinden, kann S. typhimurium seine vorherrschende Rolle beibehalten und bei verschiedenen Tierarten und daraus folgend beim Menschen sehr gehäuft auftreten. Ihre gesonderte internationale epidemiologische Überwachung ist deshalb eine Notwendigkeit. Seit einigen Jahren ist S. enteritidis die bei Erkrankungen des Menschen am häufigsten isolierte Spezies.

Pathogenese: Die Bedeutung einzelner Virulenzfaktoren für das Entstehen einer Salmonellose gilt als noch nicht ausreichend geklärt. Bei Stämmen einiger Spezies (z. B. S. typhimurium und S. enteritidis) wurde die Fähigkeit zur Enterotoxinbildung nachgewiesen. Salmonellen können durch die Epithelzellschicht des Dünndarmes in die Lamina propria der Mukosa eindringen. Das Freisetzen großer Mengen Endotoxin nach massenhafter Lysis der Bakterien infolge Phagozytenwirkung führt zu den Krankheitserscheinungen.

Infektionsdosis: Im allgemeinen ist die Aufnahme von 10^5 bis 10^6 Salmonella-Keimen je g Lebensmittel erforderlich. Es gibt in jüngerer Zeit Hinweise, daß auch geringere Zellzahlen von 10^2 bis 10^3 je g Salmonellosen ausgelöst haben sollen.

Inkubationszeit: 6 bis 48 h.

Symptome: Nausea, Bauchschmerz, Durchfall, Erbrechen und Fieber bis maximal 39 °C treten oft auf. Der Stuhl ist wäßrig, eventuell grünlich und manchmal blutverschmiert. Ein schwerer Verlauf ist von Dehydratation begleitet; Koma und Tod können eintreten. Die Mortalitätsrate ist jedoch gering (< 1%). Besonders empfänglich sind Säuglinge < 1 Jahr. Aber auch gesunde Erwachsene können manchmal sehr schwer erkranken. Die Erkrankungsdauer beläuft sich durchschnittlich auf 2 bis 7 d. Bei vielen Patienten schließt sich eine Phase der *Salmonella*-Ausscheidung mit dem Stuhl an, die nach etwa 4 bis 8 Wochen beendet ist. Die intermittierende Erregerausscheidung bleibt bei einzelnen Personen jedoch für längere Zeiträume (bis zu vielen Jahren) erhalten. Die Erreger sind oft in der Gallenblase lokalisiert.

2.1.2.3. Shigella

Shigellosen (bakterielle Ruhr, Dysenterie) sind nach wie vor zu den häufigen Darmerkrankungen des Menschen zu zählen. Ausbrüche der bakteriell verursachten Ruhr sind auch in entwickelten Ländern mit hohem Hygieneniveau heute immer noch eine Realität. Die Mehrzahl der Ruhrerkrankungen besteht aus Einzelfällen und kleinen Gruppenerkrankungen in Kinderkollektiven. Daß es jedoch unter ungünstigen Umständen auch zu großen Epidemien, die besonders durch Lebensmittel vermittelt werden, kommen kann, steht außer Zweifel. Shigellosen stehen bezüglich des möglichen Ausmaßes (Anzahl der Erkrankten je Ausbruch) an der Spitze aller Lebensmittelvergiftungen.

In der zur Familie *Enterobacteriaceae* gehörigen Gattung *Shigella (S.)* werden folgende vier Spezies unterschieden:

S. sonnei
S. flexneri
S. boydii
S. dysenteriae.

Sie kommen regional unterschiedlich häufig als Ruhrerreger in Frage. In Gebieten mit gemäßigtem Klima, z. B. in Mittel- und Westeuropa, treten in erster Linie *S.-sonnei*-Infektionen (sog. E-Ruhr) auf, während der Anteil an *S.-flexneri*-Erkrankungen in Ost- und Südosteuropa wesentlich höher liegt. *S. boydii* kommt häufig in heißen Zonen vor; *S. dysenteriae* ist in den verschiedenen Erdteilen in kleinen Herden anzutreffen.

Als Reservoir für den Erreger gilt der erkrankte oder symptomlos erregerausscheidende Mensch. Ausnahmen, die kaum ins Gewicht fallen dürften, sind die vereinzelt auftretenden natürlichen Infektionen bei Tieren. Sie haben keine epidemiologische Relevanz. Der fäkal-orale Infektionsweg steht im Vordergrund. Ruhrerkrankte Menschen setzen besonders in den ersten Tagen der Erkrankung sehr große Mengen an Shigellen frei. Viele Erkrankungen sind das Ergebnis des direkten Person-zu-Person-Kontaktes, der auch indirekt über kontaminierte Gegenstände und vor allem häufig über Lebensmittel und Wasser zustande kommen kann (Abb. 2.5.). Die Erregerübertragung durch Insekten von shigellenhaltigem

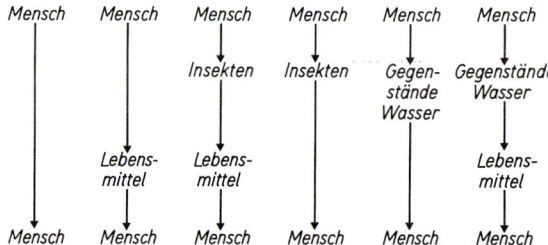

Abb. 2.5. Infektionswege der Shigellosen.

Kot auf Lebensmittel spielt ebenfalls eine Rolle. Massenerkrankungen durch mit Shigellen kontaminierte Lebensmittel können sich entweder explosionsartig oder in Form einer Tardivepidemie über einen längeren Zeitraum entwickeln. Lebensmittel tierischen Ursprungs sind oft als Ursache von Shigellosen beschrieben worden. Häufig waren es erregerbehaftete Milch, Milchprodukte (Käse, Sauermilchprodukte, Quark, Butter), Speiseeis und Salatzubereitungen. Milch-, stärke- und eihaltige Lebensmittel bieten offenbar gute Bedingungen für die Haltbarkeit bzw. Vermehrung von Shigellen.

Über Ruhrerkrankungen, die durch Fleischwaren verbreitet wurden, gibt es nur vereinzelte Hinweise. Prinzipiell können aber auch diese, wenn sie nach der Kontamination nicht mehr erhitzt werden, als Erregervektoren dienen. Kontaminiertes Obst, Gemüse sowie insbesondere Trinkwasser kommen auch als Infektionsquellen in Frage. Tabelle 2.15. enthält Angaben zur Überlebensdauer von Shigellen in der Umwelt oder auf bzw. in Lebensmitteln.

Pathogenese: Als wichtigstes Virulenzmerkmal der Shigellen wird das Vermögen der Keime, in die Epithelzellen des Dickdarmes einzudringen, betrachtet. Die Vermehrung der Keime in den Epithelzellen führt zu Schleimhautschädigungen (hämorrhagische Läsionen). Eine unterschiedliche Ausprägung des Invasionsvermögens und das unterschiedliche Vermögen der Keime, sich den intrazellulären Bedingungen anzupassen, bedingen wahrscheinlich die mitunter erheblichen Virulenzunterschiede. Im allgemeinen ist die Virulenz von *S.-sonnei*-Stämmen geringer als die von *S. flexneri*. *S. dysenteriae* kann ein hitzestabiles neurotoxisches Exotoxin (Shiga-Toxin) produzieren. Auch Enterotoxinbildung wurde beschrieben; die pathogenetische Bedeutung des Enterotoxins ist jedoch nicht geklärt.

Infektionsdosis: Bei hochvirulenten *Shigella*-Stämmen führen bereits sehr geringe Keimmengen zur Entstehung der Erkrankung (100 bis 200 Zellen). Darin ist eine Ursache für die oftmals hohe Kontagiosität der Ruhr, die eine besonders rasche Ausbreitungsgeschwindigkeit bewirken kann, zu sehen.

Inkubationszeit: 7 bis 50 h.

Tabelle 2.15.: Richtwerte zur Überlebensfähigkeit von Shigellen

Material	Überlebensdauer
angetrocknet auf Textilien, Papier und Holz	Tage bis Wochen
auf Papiergeld	1–5 d
in trockenem Sand	12 d
in Gartenerde	150–190 d
Leitungswasser	2–4 Wochen
bei direkter Sonneneinstrahlung	6–10 min
gekühlte Trinkmilch	>10 d
gekühlte Butter	60–>150 d
gefrorerene Butter	>10 Monate
gekühlte Sahne	>40 d
Quark	einige d
Oberfläche gekühlten Fleisches	8–11 d
auf Brot	mehrere d
gekühlte Selter	>63 d
gekühlter Eierlikör	21–>63 d
Korn (40%ig)	2 h
Mayonnaise (pH 3,9)	1–2 d
gekühltes Hackfleisch	>3 d
gefrorenes Hackfleisch	>3 Monate
Rohwurst	Tage bis Wochen
gefrorene Eimasse	>1 Jahr

Symptome: Das klassische Bild des Dysenterie-Syndroms umfaßt wäßrigen Durchfall mit blutig-schleimigen Beimengungen, Fieber, Tenesmen, später Wasserverlust und Kreislaufschäden, die zur Erschöpfung und Apathie des Erkrankten führen können. Besonders ernst und dramatisch können durch *S. dysenteriae* verursachte Erkrankungen verlaufen. Todesfälle treten auch heute noch auf, jedoch wesentlich seltener als noch vor Jahrzehnten.

Die anderen *S.*-Spezies führen oft zu milder verlaufenden Erkrankungen. Neben dem akuten Bild ist mit subakuten und chronischen Formen zu rechnen. Nicht selten, besonders bei Shigellosen durch *S. sonnei*, verläuft die Erkrankung in Abweichung von den klassischen Symptomen als uncharakteristischer, leichter Durchfall. Ulzeröse Veränderungen können im Dickdarm auftreten. Besonders bei Kindern sind manchmal auch nervale Symptome festzustellen. Bakteriämien entstehen sehr selten. Manifestationen in Gelenken und anderen Organsystemen kommen vor. Nach überstandener Erkrankung können die Erreger im Dickdarm lokalisiert bleiben. Im Gegensatz zu den Salmonellosen hält die Ausscheidung selten länger als 3 bis 4 Wochen an. In Einzelfällen werden aber auch Ruhrbakterien über viele Monate und Jahre symptomlos ausgeschieden. Solche Ausscheider stellen, wenn sie unerkannt bleiben, eine ständige potentielle Gefahr für Lebensmittelkontaminationen dar.

2.1.2.4. Staphylococcus aureus

Die von *Staphylococcus (S.) aureus* hervorgerufene Lebensmittelvergiftung ist eine typische Lebensmittelintoxikation. Sie beruht auf der Fähigkeit von Stämmen dieser Spezies, in Lebensmitteln Enterotoxine zu produzieren. Durch die Aufnahme enterotoxinhaltiger Lebensmittel kommt es beim Menschen zu den Erscheinungsformen einer Lebensmittelvergiftung. Die *S.-aureus*-Intoxikation zählt zu den sehr häufig und weltweit vorkommenden Lebensmittelvergiftungen. In Statistiken verschiedener Länder ist sie oft an zweiter Stelle nach den Salmonellosen zu finden. Wegen der relativ kurzen Erkrankungsdauer bei meist schneller Gesundung gelangen sehr viele Fälle nicht zur Meldung, so daß besonders bei dieser Erkrankung eine hohe Dunkelziffer vermutet wird.

Innerhalb der zur Familie der *Micrococcaceae* gehörigen Gattung *Staphylococcus* ist allein *S. aureus* als potentieller Lebensmittelvergifter zu betrachten. Die anderen Spezies sind zur Enterotoxinbildung nicht in der Lage. Pathogene Eigenschaften von *S. aureus*, die als Ursache für Wund- oder Allgemeininfektionen bei Mensch und Tier gelten, sind für die Auslösung von Lebensmittelvergiftungen ohne Bedeutung (z. B. Hyaluronidase- und Hämolysinbildung). Nur ein bestimmter Anteil an *S. aureus*-Stämmen ist Enterotoxinbildner. Dazu gibt es sehr unterschiedliche Angaben, die für die vom Menschen stammenden Isolate (Standortvarietät *hominis*) zwischen 20 und 50% liegen. Enterotoxinbildner werden auch bei Tieren vorkommenden Standortvarietäten von *S. aureus* gefunden, allerdings weniger häufig als in der Varietät *hominis*.

Die Enterotoxine sind Proteine (Polypeptidketten) mit einem Molekulargewicht von 30 000 bis 35 000. Entsprechend ihrer antigenen Eigenschaften unterscheidet man 6 verschiedene Toxine: A, B, C_1, C_2, D und E. Das zuletzt entdeckte Toxin Typ F kann beim Menschen ein septisch-toxisches Syndrom hervorrufen, aber keine Lebensmittelvergiftungen. Die Eigenschaften der einzelnen Toxine weisen Unterschiede auf. *S.-aureus*-Intoxikationen werden am häufigsten vom Enterotoxin Typ A verursacht, mit großem Abstand gefolgt vom Typ D und den anderen. In den meisten Fällen wird von einem Stamm nur ein Toxintyp produziert. Es werden aber auch zwei oder sogar drei Toxintypen in unterschiedlicher Kombination von einem Stamm gebildet. Toxinogene *S.-aureus*-Stämme können unter gleichen Bedingungen sehr unterschiedliche Toxinmengen des gleichen Typs erzeugen. Die Bildung der Enterotoxine erfolgt in den Lebensmitteln im allgemeinen unter all den Bedingungen, die eine Vermehrung der Erreger erlauben. Dies trifft in besonderem Maße für das Enterotoxin A zu. Unter optimalen Wachstumsbedingungen kann eine größtmögliche Toxinmenge erzeugt werden. Am stabilsten wird bei suboptimalen Verhältnissen die Produktion des Enterotoxins A aufrechterhalten. Daraus erklärt sich, daß ca. 80% der S.-aureus-Intoxikationen durch den Typ A hervorgerufen werden. Entscheidend für eine Toxinbildung im Lebensmittel ist die kombinierte Wirkung aller der Faktoren, die auch die Keimvermehrung beeinflussen. Bei sonst optimalen Bedingungen konnte Enterotoxin-A-Bildung bis zu einem a_w-Wert von 0,90 beobachtet werden. Auch im sauren Bereich (pH 4,6 und wahrscheinlich noch darunter) ist eine Enterotoxinbildung bei hohem a_w-Wert (0,99) nicht auszuschließen. Kochsalzgehalte in Lebensmitteln über 3% scheinen die Toxinproduktion deutlich zu beeinträchtigen. Der Nitritanteil des Pökelsalzes hat in der üblichen Anwendungskonzentration keinen Einfluß auf die Unterdrückung der Toxinbildung. Nach langer Lagerungsdauer wurde Toxinbildung in Fleisch festgestellt, das bei 10 °C gekühlt wurde. Sauerstoffabschluß führt zwar nicht zur Unterdrückung der Vermehrung von S. aureus, wohl aber zur weitgehenden Reduzierung der Toxinproduktion.

Enterotoxin A wird hauptsächlich in der exponentiellen Wachstumsphase der Staphylokokken erzeugt. Die Bildung größerer Mengen Enterotoxin B setzt erst am Ende der exponentiellen Phase ein und nimmt in der stationären Phase zu, während das Zellwachstum schon stagniert.

Eine Staphylokokkenvermehrung und Toxinbildung wird erfahrungsgemäß in solchen Lebensmitteln begünstigt, die eiweiß- und kohlenhydratreich sind, bestimmte Fettsäuren vermehrt enthalten und eine halbflüssige Konsistenz besitzen. Das Vorhandensein einer Begleitkeimflora kann in Lebensmitteln die Toxinbildung beeinträchtigen. Das gilt mitunter auch dann, wenn das Staphylokokkenwachstum nur wenig eingeschränkt ist. Deshalb werden S.-aureus-Lebensmittelvergiftungen häufig durch Lebensmittel verursacht, die nach Hitzebehandlung mit Staphylokokken rekontaminiert wurden und in denen sich die Erreger ungehindert anreichern konnten.

Die gebildeten Enterotoxine weisen eine geringe Säureempfindlichkeit auf und sind gegenüber der Wirkung proteolytischer Enzyme weitgehend resistent. Kühl- und Gefriertemperaturen reduzieren ihre biologische Aktivität nur unwesentlich. Lebensmittelhygienisch bedeutsam ist die Thermostabilität der S.-Enterotoxine. Sie ist unterschiedlich ausgeprägt; Enterotoxin B ist am stabilsten. Selbst Kochprozesse von 20 bis 30 min Dauer führen häufig nur zu einer geringfügigen Toxininaktivierung. Sterilkonserven sind jedoch praktisch frei von biologisch aktivem Toxin. Lebensmittel, in denen Staphylokokken Toxine präformiert haben, können somit nach anschließender Hitzebehandlung frei von anzüchtbaren Keimen sein – jedoch noch biologisch aktives Toxin enthalten.

Staphylokokken gehören zur Normalkeimflora von Mensch und Tier. Als wichtigstes Reservoir enterotoxigener Staphylokokken ist für die Lebensmittelkontamination der Mensch anzusehen. Auch bei gesunden Personen sind solche Stämme nahezu regelmäßig an den Händen und im Nasen-Rachen-Raum nachzuweisen. Sogar im Haar kommen sie relativ häufig vor. Auf Grund ihrer hohen Tenazität sind sie daneben in der Umwelt anzutreffen. In erheblicher Konzentration können sie z. B. im Stallstaub gefunden werden. Eine besondere Kontaminationsgefahr besteht bei den Lebensmitteln, die im Verlaufe ihrer Herstellung direkten oder indirekten Kontakt mit dem Menschen haben. Viele Lebensmittel enthalten deshalb relativ häufig S.-aureus-Keime; in geringer Anzahl sind sie als zur Normalkeimflora gehörig zu rechnen (Rohwurst, Hackfleisch, nichtpasteurisierte Eimasse, Geflügelschlachtkörper, Salate u. a.). Massive Kontaminationen von Lebensmitteln kommen besonders über im Lebensmittelverkehr beschäftigte Personen mit akuten Erkältungskrankheiten (Nasen- und Rachensekrete) und eitrigen Hautwunden zustande. In der Prophylaxe dieser Lebensmittelvergiftung spielt die Personalhygiene demzufolge eine hervorragende Rolle. Die Erreger können aber auch aus den Tierbeständen stammen. Die Staphylokokken, die auf Schlachtgeflügel, Hühnereiern oder in der Rohmilch nachweisbar sind, sind oftmals bereits im Stall auf oder in die Lebensmittel gelangt.

Das Spektrum der Lebensmittel, die S.-aureus-Intoxikationen hervorgerufen haben, ist sehr breit; häufig waren es Milchprodukte, Cremes, Weichkäse, Waren mit Ölaufguß (z. B. Fischpräserven), Salate (z. B. Geflügelfleischsalat, Kartoffelsalat), Pasteten, gekochter und roher Schinken, Eiprodukte, Aspikwaren, Hackfleisch, Trockenmilch und Speiseeis.

Pathogenese: Voraussetzung für die Auslösung der Erscheinungen einer Intoxikation ist die Aufnahme ausreichender Toxinmengen (im μg-Bereich). Zum Erreichen entsprechender Toxinkonzentrationen im Lebensmittel müssen im allgemeinen mindestens 10^5 bis 10^6 S.-aureus-Keime je g Lebensmittel vorhanden sein. Das Vorkommen weniger S.-aureus-Keime in Lebensmitteln, in denen diese sich nicht vermehren können, z. B. in normal gereifter Rohwurst, ist deshalb lebensmittelhygienisch unbedenklich. Das pathogenetische Prinzip der Toxinwirkung ist unzureichend bekannt. Offensichtlich greift das Toxin zentral an, wobei es vorwiegend zur Reizung des Brech- und Kreislaufzentrums kommt.

Inkubationszeit: ½ bis 7 h nach Aufnahme des Lebensmittels. Die sehr kurze Inkubationszeit gibt zusammen mit dem klinischen Bild spezifische Hinweise auf die Ätiologie.

Symptome: Die Erkrankung beginnt mit Nausea, Kopf- und Leibschmerzen, Schweißausbruch und verstärktem Speichelfluß. Hauptsymptom ist das mehr oder weniger heftige Erbrechen. Durchfall tritt selten auf. Die Körpertemperatur ist normal bis subnormal. Häufige Begleiterscheinungen sind Kreislaufsymptome. Sie reichen je nach individueller Empfindlichkeit von Schwindelgefühlen bis hin zum Kreislaufkollaps. Schwere Durchfälle können zur Dehydratation führen. Todesfälle sind sehr selten. Nach 1 bis 2 Tagen tritt vollständige Genesung ein, Nachwirkungen sind nicht bekannt.

2.1.2.5. Clostridium perfringens

Durch *Clostridium (C.) perfringens* verursachte Lebensmittelvergiftungen stehen in bezug auf die Häufigkeit ihres Auftretens in der Statistik meist an zweiter oder dritter Position. *C. perfringens* ist eine Spezies der anaerob wachsenden, sporenbildenden Bakteriengattung *Clostridium*. Stämme dieser Spezies können während ihrer logarithmischen Wachstumsphase zwölf verschiedene Ektotoxine bilden, auf deren Grundlage sie in fünf unterschiedliche *C.-perfringens*-Typen eingeteilt werden (Typen A–E). Die typspezifischen Toxine stehen nicht im Zusammenhang mit der Pathogenese der Lebensmittelvergiftung. Einige Stämme der *C.-perfringens*-Typen A und C bilden während ihrer Versporung ein als Enterotoxin bezeichnetes Toxin. Es ruft die klinischen Erscheinungen einer Lebensmittelvergiftung beim Menschen hervor. Der Anteil enterotoxinbildender *C.-perfringens*-Stämme an den in der natürlichen Umwelt vorkommenden Stämmen liegt wahrscheinlich bei unter 1%.

Unter den *C.-perfringens*-Lebensmittelvergiftungen tritt Typ C gelegentlich als Ursache auf, die Hauptbedeutung kommt jedoch dem Typ A zu. Typ C bewirkt die als Enteritis necroticans bekannte, meist schwer verlaufende Darminfektion des Menschen.

C. perfringens bzw. seine Sporen sind ubiquitär in der Umwelt verbreitet. Sie lassen sich regelmäßig im Darminhalt von Mensch und Tier, auf dem Boden, im Schmutz und im Staub nachweisen. Aus diesem Grunde treten sie in einer Vielzahl von Lebensmitteln als normale Kontaminanten auf. Ihr Vorkommen in Lebensmitteln, die nicht sterilisiert sind, darf demzufolge lebensmittelhygienisch nicht überbewertet werden. In Fleischprodukten, Fisch, Fischprodukten, Schlachtgeflügel, Milchprodukten und anderen Lebensmitteln ist *C. perfringens* häufig in geringer Anzahl anzutreffen. Das Fleisch von Tieren, die vor der Schlachtung hohen Belastungen ausgesetzt waren, kann ebenfalls infolge Durchbrechens der Darmschranke *C. perfringens* enthalten – allerdings in der Regel in sehr geringer Keimzahl. Die Gefahr einer Lebensmittelvergiftung entsteht erst als Folge der Aufnahme hoher *C.-perfringens*-Keimzahlen mit dem Lebensmittel (mindestens 10^5 bis 10^6 Keime je g Lebensmittel). Voraussetzung dafür ist die massive Vermehrung der Erreger in den Lebensmitteln. Da die Sporen der meisten Stämme von *C. perfringens* Typ A Kochprozesse überstehen können und die vegetative Mikrobenflora des Lebensmittels durch die Erhitzung eliminiert wird, können bei nachfolgend zu langsamer Abkühlung oder bei unzureichender Kühlhaltung (mehr als 12–15 °C) die Sporen auskeimen und sich ungehemmt vermehren. Das diesbezügliche Risiko ist bei zubereiteten großen Fleischstücken, z. B. ganzen Roastbeefs, Rollbraten, großen Puten, oder bei Suppen in großen Behältnissen besonders gegeben. Der Abkühlungsprozeß nimmt hier vielfach mehrere Stunden in Anspruch, so daß im Innern dieser Lebensmittel eine ausreichend hohe Vermehrungstemperatur über einen längeren Zeitraum vorhanden ist. Eine Zerteilung der Lebensmittel bzw. Abfüllung in kleine Behältnisse zur Beschleunigung des Abkühlungsprozesses sollte als prophylaktische Maßnahme vorgesehen werden. Desgleichen birgt ein sich an den Kochprozeß anschließendes Heißhalten des Lebensmittels die Vermehrungsgefahr von *C. perfringens* in sich, wenn eine Temperatur von 65 °C über längere Zeit unterschritten wird. Auch wenn nur wenige Sporen den Erhitzungsprozeß überstehen, können diese nach dem Auskeimen zu vegetativen Zellen zum Ausgangspunkt einer starken Keimanreicherung werden. Eine besonders intensive Kontamination des Lebensmittels mit *C. perfringens* ist also in solchen Fällen nicht Bedingung für das Zustandekommen der Erkrankung.

Erhitzung fördert die Schaffung anaerober Verhältnisse in den Lebensmitteln, indem der Sauerstoff ausgetrieben wird. Besonders beim Entstehen von Bratkrusten auf Fleischoberflächen bleibt das entstandene anaerobe Milieu als begünstigendes Moment der Keimanreicherung längere Zeit bestehen. Wegen der unter optimalen Vermehrungsbedingungen (bei etwa 33 bis 49 °C) sehr kurzen Generationszeit bei *C. perfringens* von nur 8–10 min ist es möglich, daß bereits innerhalb von 2–4 h sehr hohe Keimzahl im Lebensmittel entstehen. Küchentechnisch zu beachten ist, daß Reerhitzungen von Lebensmitteln *C.-perfringens*-Sporen zum Auskeimen stimulieren. Nach der Reerhitzung sollte sich deshalb ohne längere Verzögerung der Verbrauch des Lebensmittels anschließen. *C. perfringens* ist nicht so sensibel gegenüber Sauerstoff wie viele andere anaerob wachsende Bakterien. Viele Stämme benötigen kein streng anaerobes Milieu zur Vermehrung. Sie reichern sich jedoch umso besser an, je geringer das Redoxpotential im Lebensmittel ist (z. B. durch Lebergehalt in Fleischwaren).

C.-perfringens-Lebensmittelvergiftungen werden häufig durch thermisch behandelte Zubereitungen und seltener durch Rohprodukte verursacht. Im Vordergrund stehen dabei Fleischgerichte, wie z. B. Braten, Pasteten, aber auch Fleisch-Soße-Gerichte, Soßen, Suppen u. a. m. Oft treten die Erkrankungen im Rahmen der Gemeinschaftsverpflegung auf, so daß die Anzahl der je Ausbruch betroffenen Personen durchschnittlich höher liegt als bei den meisten anderen Verursachern von Lebensmittelvergiftungen.

Pathogenese: Mit der aufgenommenen Nahrung gelangen die Erreger in den Dünndarm, wo sie sich weiter vermehren können und schließlich sporulieren. Das Enterotoxin wird während der Sporenbildung produziert. Es wird zunächst im Innern der sporulierenden Zelle gespeichert und bei Lysis des Sporangiums zum Zeitpunkt der Sporenfreisetzung ins Darmlumen abgegeben.

Neuere Beobachtungen führten zu der Annahme, daß auch eine *C.-perfringens*-Enterotoxin-Bildung in Lebensmitteln möglich ist. Die Aufnahme des präformierten Toxins verursacht die Lebensmittelvergiftung. Welche Bedeutung diesem pathogenetischen Prinzip zukommt, ist nicht ausreichend geklärt. Aus früheren Untersuchungen ist bekannt, daß die vegetativen *C.-perfringens*-Formen in Lebensmitteln offensichtlich nur schwer sporulieren. Eine Sporulation in Fleischprodukten ist jedoch mehrfach beschrieben worden. Die Sporulation ist gegenüber den Umweltbedingungen wesentlich empfindlicher als die Vermehrung der vegetativen Zellen.

Das Enterotoxin ist ein Eiweiß mit einem Molekulargewicht von etwa 36 000; es besitzt antigene Eigenschaften und hat einen isoelektrischen Punkt von 4,3. Durch Erhitzung auf 60 °C läßt es sich innerhalb 10 min inaktivieren.

Im Dünndarm, besonders im Jejunum und Ileum, wird es durch Rezeptoren der Epithelzellen spezifisch gebunden und induziert innerhalb weniger Minuten die verstärkte Abgabe von Wasser, Natrium- und Chlorionen in das Darmlumen. Das Enterotoxin wirkt dabei nicht über eine Stoffwechselbeeinflussung der Epithelzellen, wie z. B. das *E.-coli*-Enterotoxin, sondern durch eine Schädigung der Zellmembranstruktur. Im Gegensatz zu Enterotoxinen anderer Bakterienspezies kann es zu morphologisch erfaßbaren Veränderungen am Bürstensaum der Epithelzellen kommen. Der Bürstensaum scheint der Hauptangriffspunkt der Enterotoxinwirkung zu sein.

Sekundär tritt eine Störung der Eiweiß- und Nukleinsäuresynthese, der Glucoseaufnahme und damit des Energiestoffwechsels auf, die schließlich zur Epithelzellzerstörung führen, wobei auch die Lamina propria der Darmschleimhaut einbezogen sein kann.

Inkubationszeit: 8 bis 22 h. Bei den vereinzelt beschriebenen Intoxikationen durch Aufnahme des präformierten Toxins betrugen die Inkubationszeiten nur 1 bis 2 h.

Symptome: Abdominale Krämpfe, verbunden mit heftigen Leibschmerzen, und profuse Durchfälle sind die wichtigsten Symptome. Nausea und Erbrechen sind selten zu beobachten; Kopfschmerz, Kreislaufsymptome und Fieber treten gewöhnlich nicht auf. Die Erkrankung dauert nicht länger als 24 h. Schwächezustände können länger anhalten. Komplikationen sind eine seltene Ausnahme.

2.1.2.6. Clostridium botulinum

Clostridium (C.) botulinum ist Verursacher der bei Mensch und Tier vorkommenden, als Botulismus bezeichneten Erkrankung. Es handelt sich um eine „klassische" Intoxikation, bei der das präformierte Botulinum-Toxin mit dem Lebensmittel aufgenommen wird und auf diesem Wege zur Lebensmittelvergiftung führt. Der Botulismus ist als Erkrankung seit Jahrhunderten bekannt. Seine Symptome wurden nach dem Genuß verdorbener Wurstwaren beobachtet. Abgeleitet von botulus (lat. = Wurst) wurde der Begriff Botulismus geprägt.

Erkrankungsfälle treten vergleichsweise selten auf; aus den europäischen Ländern wird je Jahr über einige wenige Botulinum-Erkrankungen berichtet. Die große Bedeutung des Botulismus besteht jedoch darin, daß wegen der Verbreitung des Erregers in der Umwelt stets mit dem Vorhandensein von *C. botulinum* bzw. seiner Sporen in Lebensmitteln gerechnet werden muß und außerdem sehr schwere Erkrankungsbilder zustandekommen. Die Mortalität kann bis über 50% der Fälle betragen. Der Botulismus ist als die gefährlichste bakteriell bedingte Lebensmittelvergiftung anzusehen. Rechtzeitige Diagnose und entsprechende Behandlung bewirken eine deutlich geringere Anzahl von Todesfällen.

Der Erreger, vor allem in versporter Form, ist ubiquitär, aber meist in geringen Konzentrationen vorhanden. Bevorzugt kann er aus dem Erdboden isoliert werden. Er ist aber auch in Süß- und Seewasser nachweisbar, hier besonders in sauerstoffarmen Gewässerzonen. Die Kontaminationsquelle für Lebensmittel ist meist terrestischer Natur. Von *C. botulinum* können 8 serologisch unterscheidbare Toxine gebildet und extrazellulär abgegeben werden. Man unterscheidet die Typen A, B, C_1, C_2, D, E, F und G. Stämme der Typen A, B, E und F verursachen die Erkrankung vorrangig beim Menschen, während die Typen C und D bei Tieren eine Rolle spielen. Typ C ist jedoch auch schon bei Erkrankungsausbrüchen des Menschen beobachtet worden. Typ A kommt als Erkrankungsursache vor allem in den USA in Frage. In den europäischen Ländern ist Typ B am weitesten verbreitet, wobei in Skandinavien Typ E vorzuherrschen scheint. Die Stämme der verschiedenen Typen weisen unterschiedliche physiologische Eigenschaften auf. Es gibt proteolytische und nichtproteolytische Stämme. Eine Gefährdung entsteht für den Verbraucher erst, wenn eine ausreichende Toxinmenge im Lebensmittel gebildet wurde. Dazu ist es erforderlich, daß sich die Erreger, die meist in geringer Anzahl im kontaminierten Lebensmittel vorkommen, stark vermehren. Dies geschieht bei einer Temperatur von etwa 10 bis 12 °C beginnend bis maximal 47 bis 50 °C. Stämme der Typen B, E und F besitzen psychrotrophe Eigenschaften. Sie vermehren sich ab etwa 3 °C. Eine für die Vergiftung notwendige Toxinmenge kann bei kühler Lagerung über einen Zeitraum von 4 bis 5 Wochen von solchen Stämmen im Lebensmittel erzeugt werden. In Lebensmitteln mit pH-Werten <4,5 und a_w-Werten <0,93 ist eine lebensmittelhygienisch bedeutsame Vermehrung und Toxinbildung durch *C. botulinum* nicht zu erwarten. Eine Nitritmenge von etwa 150 mg je kg vermag bei gleichzeitigem Kochsalzgehalt von 2,5 bis 3% im pH-Wert-Bereich von 6 bis 6,5 die Vermehrung des Erregers in gepökelten Fleischwaren zu unterdrücken.

Insgesamt gesehen ist die Toxinbildung somit in schwach sauren, nicht gesalzenen, feuchten Lebensmitteln gut möglich. Wichtige Voraussetzung der Anreicherung der Erreger in Lebensmitteln ist das Vorhandensein anaerober Verhältnisse. Diese Bedingungen treffen für luftdicht verpackte Erzeugnisse in verschiedensten Behältnissen (Konserven) zu. Ein Luftentzug vor dem Verschluß (z.B. vakuumverpackte, in Folien eingeschweißte Lebensmittel bzw. Verpackung in modifizierter Gasatmosphäre können zur Verstärkung der Anaerobiose beitragen. Aber auch unverpackte, großvolumige Lebensmittel erlauben im Inneren die *C.-botulinum*-Vermehrung.

In gekochten Lebensmitteln werden die Sporen nicht inaktiviert. Sporen der Typen A und B überdauern das Kochen bis zu 6 h; weniger resistent sind die Sporen des Typs E, die bereits bei 80 °C in 15 min abgetötet werden können. Nichtsterilisierte Konserven (Gemüsekonserven, hausgemachte Wurst, „eingeweckte" Fleischgerichte) sind deshalb sehr häufige Ursache für Botulismus. Erdnahe Produkte wie Gemüse oder Gewürze bzw. reichlich mit diesen Gewürzen versehene Zubereitungen (z. B. Blutwurst) sind naturgemäß häufiger mit *C. botulinum* kontaminiert. Aber auch große Schinken (Landschinken) und Wurst kommen als Vergiftungsursache in Frage. In neuerer Zeit sind häufig Fälle von Botulismus, Toxintyp E, durch vakuumverpackten Fisch (Räucherfisch, ungenügend gesalzener marinierter Fisch, Rohfisch) bekannt geworden. Die suspekten, toxinhaltigen Lebensmitel sind in der Regel sensorisch nicht verändert. Durch *C. botulinum* verursachte Epidemien stellen Ausnahmefälle dar. Überwiegend kommen Einzelerkrankungen oder kleine Gruppenerkrankungen vor.

Pathogenese: Das mit dem Lebensmittel aufgenommene Botulinum-Toxin wird im Dünndarm resorbiert und gelangt ins Blut. Es ist ein Neurotoxin, das aber auch Gefäßzellen und andere Gewebszellen schädigt. An den cholinergischen Nervenendfasern verhindert es über einen nicht bekannten Mechanismus die Freisetzung des Acetylcholins. Damit wird die Übertragung des nervalen Reizes an den Synapsen unterbunden, Lähmungserscheinungen sind die Folge. Je nach Erfolgsorgan treten verschiedene klinisch erkennbare Paralysen auf. Ob neben der Intoxikation außerdem ein Infektionsvorgang eine Rolle spielt, ist nicht erwiesen. Dementsprechende Vermutungen wurden aus der Beobachtung abgeleitet, daß in Einzelfällen Botulinum-Toxin noch 14 bis 26 Tage nach Aufnahme der vergifteten Lebensmittel im Patientenserum nachgewiesen wurde. Die Botulinum-Toxine sind hochmolekulare Eiweiße mit einem Molekulargewicht von 200 000 bis 900 000. Sie gehören zu den biologisch hochwirksamsten Toxinen; bereits 10^{-8} g des Toxins Typ A ist für den Menschen eine tödliche Dosis. Durch Erhitzen werden sie inaktiviert. Für die Toxine der Typen A und B genügen dazu 80 °C über einen Zeitraum von 10 min. Das Toxin E ist bereits durch 5 minutiges Erhitzen auf 60 °C zu inaktivieren. Kurzes Aufkochen inaktiviert mit Sicherheit eventuell vorhandenes Botulinum-Toxin. Dementsprechende Reerhitzung von Lebensmitteln kann also dem Botulismus wirksam vorbeugen. Eine andere Pathogenese liegt bei der im Jahr 1976 als „Säuglings-Botulismus" (infant-botulism) bekanntgewordenen Erkrankungsform vor. Betroffen sind Kinder im Alter von 1 Woche bis 9 Monaten. *C. botulinum* kolonisiert, vermehrt sich und produziert Toxin im Kolon der Kinder. Nervale Symptome treten auf. Es wird angenommen, daß die Erreger sich wegen der bei Neugeborenen noch weitgehend fehlenden Normalkeimflora im Darm behaupten können. Bislang beschränkt sich diese Infektion auf wenige Einzelfälle.

Inkubationszeit: Sie beträgt durchschnittlich 18 bis 36 h, kann aber individuell viel länger sein. Auch Fälle mit einer nur wenige h betragenden Inkubationszeit sind ausnahmsweise beobachtet worden.

Symptome: Die Erkrankung kann mit unspezifischen Erscheinungen einer Lebensmittelvergiftung beginnen. Unwohlsein und selten auch Erbrechen, Durchfall sowie Kopfschmerzen sind erste Symptome. Fieber tritt nicht auf, eher subnormale Körpertemperatur. Alsdann werden Trockenheit im Mund und Rachen, Heiserkeit, Schluckbeschwerden und auch eine persistierende Verstopfung beobachtet. Als typische Folgen der Lähmungsvorgänge kommt es zu Akkommodationsstörungen mit Sehstörungen, Sprechschwierigkeiten bis zu paralytischen Erscheinungen an der Skelettmuskulatur. Lähmungen der Atem- und Herzmuskulatur können schließlich zum Tode führen. Er tritt oft am 3. bis 6. Tag der Erkrankung ein, kann aber auch bereits nach 24 h eintreten. Die Schwere der Erkrankung ist von der aufgenommenen Toxinmenge und vom Toxintyp abhängig. Im allgemeinen verursacht Typ A die schwersten Symptome, gefolgt von Typ B. Typ E bewirkt die mildeste Erkrankungsform, jedoch auch dieses Toxin kann den Tod des Erkrankten verursachen.

Die Erholungsphase ist relativ langdauernd. Lebensbedrohlichen Zuständen kann wirksam durch künstliche Sauerstoffzufuhr begegnet werden. Zur Behandlung werden antitoxische Seren eingesetzt.

2.1.2.7. Bacillus cereus

Stämme der zur Gattung *Bacillus* gehörenden Spezies *Bacillus (B.) cereus* können über den Lebensmittelgenuß zu Erkrankungen führen, die in den Statistiken vieler Länder vielfach als vierthäufigste Form von Lebensmittelvergiftungen angegeben wird. Neben Massenerkrankungen mit z. T. über 100 betroffenen Personen kommen kleine Gruppenerkrankungen und sporadische Einzelfälle vor. Die Erkrankungen sind durch einen relativ milden Verlauf charakterisiert. *B. cereus* ist ein sporenbildender, aerob wachsender Keim, der in der Umwelt, besonders im Erdboden, Schmutz und Staub, weit verbreitet ist. Er ist deshalb als Kontaminant relativ häufig in verschiedenen Lebensmitteln anzutreffen. Isoliert wurde der Keim z. B. aus Milch, Milchprodukten, getrockneten Lebensmitteln, Gewürzen, Fleisch, Fleischprodukten, Rohwurst, Brühwurst, Kochwurst, Salaten, stärkehaltigen Soßen und Suppen. Seine Sporen sind weniger hitzeresistent als die von *C. perfringens*. 5- bis 30minütiges Kochen zerstört die Sporen mancher *B.-cereus*-Stämme bereits. Dennoch sind keimfähige Sporen auch in vielen hitzebehandelten, nicht sterilisierten Produkten anzutreffen. Hier entwickeln sie vegetative Formen und vermehren sich vor allem bei Fehlen der Konkurrenzflora unter sonst günstigen Bedingungen rasch. Die langsame Vermehrung beginnt bei einigen Stämmen bereits bei 5 bis 10 °C. Bei einer Temperatur zwischen 40 und 45 °C erfolgt die Vermehrung am raschesten. pH-Werte <4,6 bis 5 verhindern die Anreicherung im Lebensmittel. Ähnlich wie bei den durch *C. perfringens* verursachten Lebensmittelvergiftungen kommt es oft zu Erkrankungen durch Genuß solcher Lebensmittel, die nach Zubereitung nicht ausreichend rasch abgekühlt werden, so daß wenige *B.-cereus*-Sporen auskeimen und sich vermehren können. Bei Lebensmittelvergiftungen konnten in dem Lebensmittel durchschnittlich etwa 10^5 bis 10^8 *B.-cereus*-Keime je g gefunden werden.

Eine breite Palette verschiedener Lebensmittelarten war an *B.-cereus*-Lebensmittelvergiftungen beteiligt, u. a. Puddings, Cremegebäck, Suppen, Nudeln, Bratensoßen, Reis, Klopse, Leberwurst, Bockwurst, Brathuhn, Hackfleisch und Schnitzel. Von *B. cereus* können zwei völlig unterschiedlich verlaufende Lebensmittelvergiftungen ausgelöst werden. Nach dem klinischen Bild unterscheidet man den Erkrankungstyp, bei dem Erbrechen im Vordergrund steht („Erbrechentyp"), von dem besonders durch Durchfall gekennzeichneten Erkrankungstyp („Diarrhoetyp").

Pathogenese: Als gesichert gilt, daß nicht alle *B.-cereus*-Stämme Lebensmittelvergiftungen hervorrufen. Nur Enterotoxin produzierende Stämme kommen als Ursache in Frage. Zwei unterschiedliche Enterotoxine können gebildet werden. Vergiftungen durch den „Erbrechentyp" kommen durch Aufnahme des im Lebensmittel präformierten Toxins zustande. Es handelt sich also um eine Intoxikation. Die Erkrankung tritt fast ausschließlich nach dem Genuß von gekochtem oder gebratenem Reis, der längere Zeit warmgehalten wurde, auf. Experimentelle Untersuchungen belegten, daß sich die Erbrechen verursachenden B.-cereus-Stämme im Reis auch noch bei 45 °C wesentlich rascher vermehrten als in anderen Medien und auch rascher als nichttoxigene Stämme. Reis sollte deshalb in der Küche nicht länger als 2 h nach dem Kochen aufbewahrt werden. Die Heißhaltetemperatur muß mindestens 65 °C betragen. Das Toxin besitzt ein Molekulargewicht von < 5000, ist stabil gegenüber Erhitzung (erst bei 90minütiger Erhitzung auf 126 °C wird es zerstört) und gegenüber extremen pH-Werten (pH 2 bis 11). Durch Trypsin wird es nicht inaktiviert. Der Wirkungsmechanismus ist nicht geklärt.

Der wesentlich häufiger auftretende „Diarrhoetyp" der Erkrankung wird von einem Enterotoxin, das von den Erregern im Darm gebildet wird, hervorgerufen. Voraussetzung ist i. d. R. eine hohe B.-cereus-Keimzahl im Lebensmittel (10^5 je g und mehr). Das Toxin ist ein Protein. Sein Molekulargewicht beträgt 55000 bis 60000; es ist antigen wirksam, hitzelabil (20minütige Erhitzung auf 60 °C zerstört es) und verliert durch die Einwirkung saurer pH-Werte < 4,0 sowie durch Trypsin seine biologische Aktivität. In den Epithelzellen der Darmschleimhaut kommt es auf dem Wege der Aktivierung der Adenylcyclase zur Flüssigkeitsansammlung im Darmlumen und dadurch zum klinischen Bild der Diarrhoe.

Inkubationszeit: Sie beträgt beim „Erbrechentyp" durchschnittlich 1 bis 5 h, kann jedoch zwischen den Extremen 15 min bis 11 h liegen. Erste Krankheitserscheinungen treten beim „Diarrhoetyp" 6 bis 12 h nach Aufnahme des erregerhaltigen Lebensmittels auf.

Symptome: Die Symptome des „Erbrechentyps" sind vor allem durch Übelkeit, abdominale Krämpfe und Erbrechen gekennzeichnet. Durchfall tritt nur in etwa 25% der Fälle auf. Nach 6 bis 24 h sind die Krankheitserscheinungen vorüber.

Das klinische Bild des „Diarrhoetyps" ähnelt dem des C.-perfringens-Lebensmittelvergiftung. Neben abdominalen Schmerzen, Übelkeit und Tenesmen wird vor allem profuser, wäßriger Durchfall beobachtet. Fieber und Erbrechen treten selten auf. Die Symptome klingen meist nach 24 h völlig ab.

2.1.2.8. Campylobacter jejuni, Campylobacter coli

Während Erreger des Genus *Campylobacter* in der Veterinärmedizin seit Jahrzehnten als Krankheitserreger bekannt sind, wurden sie als Enteritiserreger beim Menschen erst vor wenigen Jahren erkannt. Mit der Entwicklung selektiver Anzüchtungsmethoden unter verringertem O_2- und erhöhtem CO_2-Druck wurden sie als Ursache von Enteritiden in zum Teil erheblicher Häufigkeit festgestellt. In bezug auf die Isolierungsrate aus Stuhlproben Erkrankter erlangte die Erkrankung in manchen Ländern eine Bedeutung, die der der Salmonellose entspricht. Als Enteritiserreger für den Menschen besitzen die zur Gruppe der thermophilen *Campylobacter* gehörigen *Campylobacter (C.) jejuni* und *C. coli* Bedeutung. Ein wichtiges Erregerreservoir stellt der Darminhalt verschiedener Tiere dar. Die Campylobakteriose ist eine Zoonose. *Campylobacter* scheint – gemessen an der Häufigkeit des Nachweises – zur normalen Darmflora von Haus- und Wildtieren zu gehören. Besonders häufig kommen *Campylobacter*-Keime im Intestinaltrakt des Geflügels vor. Auch bei Rindern, Schafen, Schweinen und Wildtieren wird er als Darmbewohner gefunden. Dementsprechend wurden die Erreger darüber hinaus überall dort nachgewiesen, wo mit fäkalen Verschmutzungen zu rechnen ist: u. a. auf Schlachttierkörpern, in Rohmilch, im Abwasser, in Oberflächenwasser oder im Boden. Da nur der erkrankte Mensch den Erreger ausscheidet und eine symptomlose Ausscheidung offenbar selten ist, dürfte dem Menschen als Erregerquelle keine vorrangige Bedeutung zukommen. In den letzten Jahren konnten *C. jejuni* und *C. coli* aus verschiedenen vom Tier stammenden Lebensmitteln oft in hohen Prozentsätzen isoliert werden, so z. B. aus Broilerfleisch, Geflügelleber, Fleisch vom

Schwein und Schaf, Hackfleisch vom Rind und Schwein sowie Rohmilch. Die Epidemiologie der *Campylobacter*-Enteritis ist noch nicht ausreichend geklärt.

Neben dem direkten Kontakt zwischen Mensch und Tier spielt vor allem die Übertragung der Erreger über Lebensmittel auf den Menschen eine Rolle. *Campylobacter*-Keime können somit Ursache von Lebensmittelvergiftungen sein. Der Genuß kontaminierten rohen oder unzureichend erhitzten Fleisches, insbesondere von Geflügel, aber auch von Rind, Schwein und Schaf sowie unpasteurisierter Milch sind mehrfach beschriebene pathogenetische Wege. Mehrere Lebensmittelvergiftungen, die mit der Aufnahme verunreinigten Trinkwassers oder nicht aufbereiteten Wassers im Zusammenhang standen, sind ebenfalls bekanntgeworden. Rohe, vom Tier stammende Lebensmittel können in Küchen eine Kontaminationsquelle für andere Lebensmittel sein. Schließlich besteht auch eine Infektionsgefahr bei den Menschen, die mit tierischen Produkten beruflich zu tun haben (z. B. Fleischer). *Campylobacter*-Lebensmittelvergiftungen treten sowohl als sporadische Einzelfälle als auch in Form von Massenausbrüchen mit über 100 Erkrankten auf. Der Anteil Erkrankter unter den Personen, die von den mit *Campylobacter* kontaminierten Lebensmitteln gegessen hatten, kann gering oder relativ hoch sein (15 bis über 90%). Wie auch experimentell gezeigt wurde, können bereits geringe Infektionsdosen von unter 10^3 Keimen zur Erkrankung führen, so daß eine weitere Anreicherung der Erreger in Lebensmitteln nicht als Voraussetzung für das Entstehen von Lebensmittelvergiftungen erforderlich ist. Auf Grund einiger besonderer Eigenschaften der Keime ist mit ihrer Vermehrung in Lebensmitteln ohnehin nicht zu rechnen. In dieser Hinsicht nehmen *C. jejuni* und *C. coli* eine gewisse Sonderstellung unter den Lebensmittelvergiftern ein. Sie vermehren sich in Lebensmitteln nur in dem schmalen Temperaturbereich von 30 bis 46 °C. Die optimale Vermehrungstemperatur liegt bei 42 °C. Gegenüber Kochsalz sind sie extrem sensitiv. Bereits 1–2% Kochsalz kann die Vermehrung hemmen. Sehr empfindlich sind sie gegenüber Austrocknung, Desinfektionsmittel und Hitze. Auf trockenen Oberflächen und bei schwach sauren pH-Werten sterben sie rasch ab, z. T. bereits nach wenigen Stunden. In Lebensmitteln oder in Trinkwasser halten sie sich im Temperaturbereich zwischen 15 und 22 °C nur wenige Tage. Im gekühlten (+4 °C) oder gefrorenen Zustand (−20 °C) können sie längere Zeit (bis mehrere Wochen) überleben. *Campylobacter*-Keime können in Rohwürsten und unzureichend erhitzten Brühwürsten einige Tage überdauern. Während sie sich im Eigelb und Vollei halten, werden sie in Eiklar rasch eliminiert. Die Beachtung hygienischer Grundsätze beim Umgang mit rohen Lebensmitteln kann dem Auftreten der Erkrankung am besten vorbeugen.

Pathogenese: Der pathogene Mechanismus für das Entstehen der *Campylobacter*-Enteritis ist nicht aufgeklärt. In Tierversuchen konnte beobachtet werden, daß sich *Campylobacter*-Keime massenhaft an der Schleimhaut des Dünndarmes anhefteten (im Darmschleim, den Epithelzellen, in Krypten). Auch invasive Eigenschaften konnten festgestellt werden. Bei vielen *Campylobacter*-Stämmen wurde ein zytotoxisches Stoffwechselprodukt, das immunologische Ähnlichkeit mit dem Cholera-Enterotoxin aufweist, nachgewiesen. Es besitzt ein Molekulargewicht von 70 000. Seine pathogenetische Bedeutung ist umstritten. Es wird vermutet, daß es für die Entstehung beobachteter enterotoxischer Wirkungen (wäßrigen Durchfall) verantwortlich ist. Die Erkrankung beginnt gewöhnlich im Dünndarm, dehnt sich aber bis ins Kolon aus, so daß eine Enterocolitis vorliegt.

Inkubationszeit: 3 bis 5 d.

Symptome: Die Symptome stellen sich häufig plötzlich ein. Meist sind die ersten Krankheitserscheinungen Bauchschmerz und Durchfall. Bei einem Drittel der Patienten sind zuvor Fieber und unspezifische Symptome (Kopfschmerz, Schüttelfrost, Muskelschmerzen), die gewöhnlich nicht länger als einen Tag anhalten, zu beobachten. Ein- bis zweimaliges Erbrechen kann vorkommen. Es besteht die Tendenz, daß Patienten mit solchen, der Diarrhoe vorangehenden Beschwerden ein schwereres Krankenbild entwickeln als die, bei denen die Erkrankung mit Durchfall beginnt. Der Durchfall, der nicht in allen Fällen auftritt, ist durch dickflüssigen, gallegefärbten, schleimigen und in schweren Fällen wäßrigen Stuhl gekennzeichnet. Nach dem zweiten Erkrankungstag sind besonders bei Kindern auch Blutbeimengungen festzustellen. Die kolikartigen starken Leibschmerzen können relativ lange anhalten (durchschnittlich 3 d). Nach etwa 5 d klingt die Erkrankung ab. Es kann aber über noch längere Zeit mit sich wieder einstellenden Krankheitserscheinungen gerechnet werden. Nach der Genesung dauert die symptomlose Keimausscheidung höchstens 3 Monate an. Dauerausscheidung ist nicht bekannt geworden. Vereinzelt vorkommende Komplikationen der Campylobakteriose müssen in Betracht gezogen werden, z. B. Cholezystitis, Hepatitis, Pankreatitis, Arthritis oder Erythema nodosum.

Verglichen mit der Salmonellose oder mit Shigellosen, ist die *Campylobacter*-Enteritis eine Erkrankung mit geringer Tendenz zur Ausbreitung. Sie muß aber wegen der Häufigkeit ihres Auftretens und der mitunter schweren Erkrankungsbilder verstärkte Beachtung finden.

2.1.2.9. Escherichia coli

Escherichia (E.) coli ist ein normaler Darmbewohner bei Mensch und Tier. In Faeces ist er in Größenordnungen von über 10^6 Keimen je g enthalten und dient deswegen und wegen seiner einfachen Anzüchtbarkeit als Indikatorkeim für das Vorliegen einer fäkalen Kontamination. Die meisten Stämme sind apathogene, harmlose Kommensalen. Von Mensch, Tier oder aus der kontaminierten Umwelt stammende *E.-coli*-Keime können auf den verschiedensten Lebensmitteln anzutreffen sein. Nicht nur auf oder in vom Tier stammenden Lebensmitteln, sondern auch bei pflanzlichen Lebensmitteln wie z. B. Gemüse, Obst und daraus hergestellten rohen Salaten können diese Keime vorkommen. Wegen seiner Thermolabilität sind lebende *E.-coli*-Keime in gekochten, gebrühten oder pasteurisierten Produkten nicht enthalten, falls keine sekundäre Kontamination erfolgt war. Häufig, nahezu regelmäßig, ist *E. coli* Bestandteil der normalen Mikroflora, z. B. der Oberfläche rohen Fleisches, von Hackfleisch, Geflügel, Rohmilch und Eimasse. Neben apathogenen Stämmen gibt es *E.-coli*-Stämme, die pathogene Eigenschaften besitzen und Erreger verschiedener Erkrankungen der Tiere und des Menschen sein können. Als Lebensmittelvergifter werden sie in Mitteleuropa relativ selten festgestellt, in Entwicklungsländern hingegen bedeutend häufiger. Hier gehören sie zu den Hauptursachen der Lebensmittelvergiftungen. Bedeutende Massenausbrüche können auftreten. Vor allem unzureichende hygienische Bedingungen und mangelhafte Einhaltung hygienischer Prinzipien werden vielfach als Ursache für die fäkale Verunreinigung der Lebensmittel und das Zustandekommen der Erkrankungen betrachtet. Solche Lebensmittelvergiftungen gingen u. a. von Fleisch, Hackfleisch, Milch, Milchprodukten wie z. B. Weichkäse oder Camembert, Cremes und kontaminiertem Trinkwasser bzw. damit gewaschenen Lebensmitteln aus.

Da in der Routinediagnostik die Virulenzeigenschaften isolierter *E.-coli*-Stämme meist nicht untersucht werden, sind der Erkennung von pathogenen *E.-coli*-Stämmen Grenzen gesetzt. Zu vermuten ist, daß *E. coli* in vielen Fällen nicht aufgeklärter Ursachen von Darmerkrankungen des Menschen im Zusammenhang mit Lebensmittelgenuß als Lebensmittelvergifter nicht erkannt wird. Die Einschätzung der Bedeutung von *E. coli* ist insofern mit Unsicherheiten verbunden.

Pathogenese: Die Virulenzeigenschaften der Spezies *E. coli* sind gut erforscht. Bezüglich der pathogenen Mechanismen unterscheidet man die folgenden Gruppen von *E.-coli*-Stämmen:

– *Enteropathogene E. coli* (EPEC): Bestimmte Serovare rufen vor allem bei Kindern in den ersten 4 Lebensmonaten Diarrhoe hervor (Coli- oder Säuglingsdyspepsie). Die Infektion erfolgt durch Schmierinfektion, seltener durch die Nahrung. Ein Teil dieser Stämme besitzt nach neueren Feststellungen einen sog. EPEC-Adhärenz-Faktor, der durch ein plasmidkodiertes Protein mit einem Molekulargewicht von 94000 repräsentiert wird.

– *Enterotoxigene E. coli* (ETEC): Diese Erreger rufen Darmerkrankungen bei Kindern und Erwachsenen hervor. Sie sind auch die häufigste Ursache der als Reisediarrhoe (travellers disease) bezeichneten Erkrankung. Mit der Nahrung oder dem Trinkwasser aufgenommene Erreger können im Dünndarm auf Grund der Ausprägung von Haftpili kolonisieren. Dies geschieht desto sicherer, je mehr Keime in den Darmtrakt gelangen – also bei hoher Keimkonzentration im Lebensmittel. Im Darm vermehren sie sich und bilden ein hitzelabiles (LT) und/oder ein hitzestabiles Enterotoxin (ST). Die Häufigkeit des Vorkommens enterotoxigener *E.-coli*-Stämme liegt wahrscheinlich etwa bei 1 bis 5% der aus Lebensmitteln isolierten *E.-coli*-Stämme. Sie kommen auch beim Tier vor. Die Erkrankung kann als Zoonose bezeichnet werden. Da die Virulenzeigenschaft der Enterotoxinbildung plasmiddeterminiert ist, korrespondiert sie bei vielen Stämmen nicht mit einem als pathogen bekannten *E.-coli*-Serovar. Die Serotypisierung läßt demzufolge keine sichere Aussage über die Pathogenität eines vorliegenden Stammes zu.

Wie aus einer Trinkwasserepidemie abzuleiten war, kann offensichtlich eine Toxinpräformation als pathogenetisches Prinzip eine Rolle spielen.

Das LT besitzt ein Molekulargewicht von etwa 91 000, ist empfindlich gegenüber pH-Werten unter 5,5 und ähnelt immunologisch und bzgl. seines Wirkungsmechanismus dem Cholera-Enterotoxin. Ein schweinespezifisches (LT_p) und ein humanspezifisches LT (LT_h) sind bekannt; sie erzeugen Durchfallerscheinungen nur beim Schwein bzw. nur beim Menschen. LT aktiviert in den Darmepithelzellen die Adenylcyclase, die zur Freisetzung des zyklischen Adenosinmonophosphates (cAMP) führt. cAMP stimuliert die aktive Sezernierung von Chlor- und Hydrogencarbonat-Ionen ins Darmlumen unter Verhinderung der Natriumresorption. Der dadurch entstehende Flüssigkeitsverlust in das Darmlumen (Enterosorptionswirkung) äußert sich in dem klinischen Bild der Diarrhoe.

Das ST hat ein Molekulargewicht von etwa 4000, ist gegenüber pH-Werten von 1 bis 10 stabil und wirkt nur schwach immunogen. Man unterscheidet ein methanollösliches ST a von einem methanolunlöslichen ST b. Der Wirkungsmechanismus des ST b konnte bisher nicht geklärt werden. Wie das LT kann das ST a in ein schweine- und ein humanspezifisches Toxin differenziert werden. Das menschenspezifische ST kann nur beim Menschen, das schweinespezifische beim Schwein und Menschen pathogen wirken. Nach Bindung des Toxins an der Enterozytenmembran im Bürstensaum kommt es zur Aktivierung der Guanylatcyclase, was eine Kumulation von cGMP in der Darmzelle zur Folge hat. Die Enterosorptionswirkung kommt auf dem beim LT beschriebenen Wege zustande.

– *Enteroinvasive E. coli* (EIEC): Sie besitzen die Fähigkeit zur Invasion in Epithelzellen mit nachfolgender Proliferation. Die Epithelzellen können daraufhin absterben. Bei diesen, auch als „shigella-like *E. coli*" bezeichneten Stämmen wird durch ein Plasmid die Produktion verschiedener Außenwandproteine, die die Invasion ermöglichen, kodiert. Immunologisch gleichen diese Proteine den von Shigellen erzeugten.

– *Enterohämorrhagische E. coli* (EHEC): Als Virulenzfaktoren wurden verschiedene Zytotoxine gefunden. Eines der Toxine scheint identisch mit dem Neurotoxin von *Shigella dysenteriae* Typ 1 (Shiga-Toxin) zu sein.

Infektionsdosis: Zur Höhe der Infektionsdosis gibt es keine einheitlichen Angaben. Im allgemeinen scheinen hohe Dosen ($> 10^5$ Keime) erforderlich zu sein.

Inkubationszeit: 6 h bis über 2 d; bei EHEC 3 bis 4 d.

Symptome: Die Enterotoxine von *E. coli* rufen vor allem wäßrigen Durchfall, abdominale Krämpfe, Nausea und Kopfschmerz hervor. Fieber und Erbrechen treten in den meisten Fällen nicht auf. Der Durchfall hält meist mehrere Tage an. Enteroinvasive

Stämme erzeugen beim Menschen schwerere Erkrankungsbilder. Sie gehen mit Fieber, Bauchkrämpfen, Apathie und Toxämie einher. Wäßrigen Durchfällen folgt eine Dysenterie mit wenig Stuhl, der Blut und Schleim enthält. Das Bild gleicht dem der Shigellosen. Die durch EHEC hervorgerufene Erkrankung ist durch Diarrhoe mit viel Stuhl und reichlichen Blutbeimengungen gekennzeichnet. Fieber tritt nicht auf. Die Krankheit dauert 2 bis 9 d. Blinddarm und Kolon werden besiedelt. Es besteht eine hämorrhagische Kolitis, die mit einem urämischen Syndrom gekoppelt sein kann. Erkrankungsursache ist häufig das Serovar *E. coli* 0157:H7.

2.1.2.10. Yersinia enterocolitica

Die zur Gattung *Yersinia*, Familie *Enterobacteriaceae*, gehörige Bakterienspezies *Yersinia (Y.) enterocolitica* ist in den vergangenen 10 bis 15 Jahren als häufige Ursache von Erkrankungen des Menschen bekannt geworden. *Y.-enterocolitica*-Infektionen sind in der Welt weit verbreitet. Als pathogene Serovare kommen in Europa 0:3 und 0:9, in den USA außerdem 0:8 häufig vor. In 80 bis 90% der Erkrankungsfälle liegt eine Enteritis bzw. Enterokolitis vor.

Die Infektionswege sind noch nicht ausreichend aufgeklärt. Hinsichtlich der Häufigkeit der *Y.-enterocolitica*-Funde beim Tier steht das Schwein an erster Stelle (Kotproben, Rachenabstriche). Auch beim Rind, Schaf, Geflügel sowie anderen Haus- und Wildtierarten wird der Erreger nachgewiesen. In den meisten Fällen besteht keine klinisch erfaßbare Erkrankung beim Tier. Über das Vorkommen von *Y. enterocolitica* in Lebensmitteln tierischer Herkunft gibt es zahlreiche Hinweise. Der Erreger wurde u.a. in Fleisch von Schweinen, Rindern, Schafen und Geflügel sowie in Fleischprodukten, Eimasse, Rohmilch und Milchprodukten gefunden. Für den Nachweis ist in der Regel eine Anreicherung erforderlich, was für eine relativ geringe *Y.-enterocolitica*-Keimzahl in den untersuchten Proben spricht. Auf pflanzlichen Lebensmitteln, z.B. Möhren, Tomaten, in Rohkostsalaten, in Wasser und Trinkwasser, bei Schadnagern, Fliegen und Fischen kommt *Y. enterocolitica* ebenfalls vor. Die beim Tier und in der Umwelt isolierten Stämme gehören nur selten den für den Menschen pathogenen Serovaren an. Wenn auch insbesondere das Schwein, bei dem häufiger als bei anderen Tierarten das Serovar 0:3 festgestellt werden konnte, als ein Erregerreservoir für den Menschen angesehen wird, so bestehen dennoch Zweifel daran, ob es sich bei der Yersiniose um eine Zoonose handelt. Der Hauptinfektionsweg dürfte der von Mensch zu Mensch sein. Die oral-alimentäre Infektion durch kontaminierte Lebensmittel ist, wie einige beschriebene Fälle zeigen, möglich. *Y. enterocolitica* zählt somit zu den Ursachen von Lebensmittelvergiftungen. Allerdings gelang es bisher selten, den ursächlichen Zusammenhang zwischen der Erkrankung des Menschen und dem aufgenommenen Lebensmittel nachzuweisen. Auch konnte meist die Kontaminationsquelle bei den zahlreichen Funden des Erregers in Lebensmitteln nicht exakt ermittelt werden. Unabhängig von der Herkunft der Erreger stellen jedoch die mit *Y. enterocolitica* kontaminierten Lebensmittel eine potentielle Gefahr für den Konsumenten dar. Besonders zu beachten ist das Vermögen dieser Keime, sich noch bei Temperaturen um 0,5 bis 1 °C zu vermehren, so daß sie sich auch bei Kühllagerung in Lebensmitteln anreichern können. Erhitzungsprozesse führen zu ihrer raschen Inaktivierung. Sie können relativ lange in tierischen Lebensmitteln, die unerhitzt bleiben, persistieren (Tabelle 2.16).

Neben Erkrankungen von Einzelpersonen und kleinen Gruppen sind auch einige größere Ausbrüche beschrieben, bei denen die Erregerübertragung über Lebensmittel vermutet wurde. Über die Inkubationszeit bei *Y.-enterocolitica*-Lebensmittelvergiftungen ist eine exakte Angabe auf Grund mangelnder Erfahrungen nicht möglich. Bei direkter Übertragung vom Menschen auf den Menschen oder vom Tier auf den Menschen beträgt sie etwa 7 bis 10 d.

Pathogenese: *Y. enterocolitica* wird als pathogener Keim betrachtet. Vielfach wird ihm

Tabelle 2.16.: Richtwerte zur Überlebensfähigkeit von Yersinia enterocolitica

Material	Überlebensdauer
gefrorenes Schlachtgeflügel	> 90 d
gefrorene Eimasse	> 70 d
gefrorenes Hackfleisch	> 7 Wochen
auf Schale gekühlter Eier	mehrere Monate
Rohwurst	> 3 Wochen
Weißkäse	4 Wochen
Mayonnaise (pH 3,8)	1–2 d
Trinkwasser	35 d

jedoch eine geringe Kontagiosität zugeschrieben. Zwischen verschiedenen Stämmen können deutliche Virulenzunterschiede festgestellt werden. Welchem Virulenzkriterium für die Pathogenese besondere Bedeutung zukommt, ist noch unzureichend geklärt. Y.-enterocolitica-Keime können bei Temperaturen unter 30 °C – nicht bei 37 °C – ein hitzestabiles Enterotoxin bilden. Es besitzt Ähnlichkeit mit dem ST von E. coli und führt über die Stimulierung der Guanylatcyclase an den Darmepithelzellen zur Wassersekretion. Weil die Toxinbildung nicht bei Körpertemperatur erfolgen kann, ist die Bedeutung dieses Pathogenitätskriteriums fraglich. Bei klinisch relevanten Stämmen wurde oft die Fähigkeit zur Zellinvasivität festgestellt. Auch der Adhäsinbildung und der Phagozytoseresistenz wird eine Funktion im pathogenen Mechanismus beigemessen. Besonders die plasmidkodierte Fähigkeit zur Bildung eines Oberflächenproteins (outer membrane protein = OMP) trägt zur Resistenz gegenüber Körperabwehrzellen bei. Pathohistologisch können nach Infektionen am Dünndarm invasive Prozesse beobachtet werden. Lokal begrenzte Entzündungen sind zunächst die Folge. Nach Eindringen in die Blutbahn kann ein septikämisches Erkrankungsbild entstehen.

Symptome: Die meisten Erkrankungen kommen bei Kindern der Altersgruppen 1 bis 3 Jahre vor; es können aber Personen aller Altersgruppen erkranken. Die enteritische Erkrankungsform ist durch krampfartige Bauchschmerzen, Diarrhoe mit wäßrigem bis breiig-schleimigem Stuhl gekennzeichnet. Blutbeimengungen sind selten. Fieber kann auftreten. Vor allem bei Kindern sind diese Symptome häufig von Rachenrötung (Pharyngitis) und grippeähnlichen Erscheinungen begleitet („Darmgrippe"). Erbrechen und Kopfschmerz sind keine regelmäßigen Begleitsymptome. Spezifische Hinweise auf eine Yersiniose gibt es also nicht. Die enteritischen Erscheinungen können bei chronischem Verlauf mehrere Wochen anhalten. Nach Genesung besteht die Möglichkeit der Erregerausscheidung über einige Wochen. Symptomlose Ausscheidung wird aber auch bei nicht erkrankt gewesenen Personen festgestellt.

Durch im rechten Unterbauch auftretende Schmerzen, verbunden mit Fieber und Leukozytose wird manchmal eine „Pseudoappendizitis" hervorgerufen. Die Appendix erweist sich meist als unverändert; stattdessen liegt mitunter eine akute terminale Ileitis vor. Septische Formen können sich bei bestehenden Grundkrankheiten, die zur Resistenzschwäche führten, entwickeln. Als Komplikationen einer enteralen Yersiniose kann u. a. mit *Appendicitis acuta* oder *chronica*, Arthritiden (rheumatische Verlaufsformen), respiratorischen Erkrankungen und dermatologischen Formen, z. B. *Erythema nodosum*, gerechnet werden.

2.1.2.11. Vibrio

Pathogene Bedeutung für den Menschen besitzen die Spezies *Vibrio (V.) parahaemolyticus* und *V. cholerae*.

- **V. parahaemolyticus**

Dieser Erreger hat als Lebensmittelvergifter nur in Gegenden eine große Bedeutung, in denen Fisch, Muscheln, Krebse oder Fischprodukte roh bzw. halbgar genossen werden. In Japan ist der Erreger die Hauptursache von Lebensmittelvergiftungen. Große Ausbrüche können zustande kommen. Das Auftreten sporadischer Einzelfälle ist allerdings auch im europäischen Raum nicht völlig auszuschließen. Kreuzkontaminationen von rohem Fisch auf andere Lebensmittel sind vor allem im Küchenbereich zu bedenken. *V. parahaemolyticus* ist normaler Bestandteil der Keimflora küstennaher Meeresgewässer. Die Isolierung gelingt in warmen Klimazonen nur im Sommer. Aus Meerwasser, Meeresbodenschlamm, Meerpflanzen, Plankton und Meerestieren ist er zu isolieren. Auch einzelne Funde aus Süßwasser und Süßwasserfischen sind bekannt geworden. Die Übertragung auf den Menschen erfolgt fast ausschließlich über Lebensmittel aus dem Meer. Da der Erreger sehr hitzeempfindlich ist, kann eine Lebensmittelvergiftung durch erhitzte Produkte nicht entstehen. *V. parahaemolyticus* gilt als halophil. Er kann sich noch bei Kochsalzgehalten von 8–10% vermehren. Infolge einer sehr kurzen Generationszeit von 10 bis 12 min reichert er sich im optimalen Temperaturbereich (30 bis 35 °C) in Lebensmitteln rasch an.

Pathogenese: Die Enteropathogenität von *V. parahaemolyticus* ist offenbar an die Wirkung zweier toxischer Substanzen gebunden: eines hitzestabilen, sogenannten K-Hämolysins (Kanagawa-Hämolysin) und eines enterotoxischen, noch nicht näher bestimmten Faktors. Das Hämolysin entfaltet neben der hämolytischen auch eine zytotoxische, mukosaschädigende Wirkung. Es besteht eine enge Korrelation zwischen dem Vorhandensein dieses Hämolysins und der Virulenz von Stämmen, d. h., nicht alle *V.-parahaemolyticus*-Stämme können Lebensmittelvergiftungen verursachen. Zum Auslösen der Erkrankung ist eine Infektionsdosis von 10^5 bis 10^7 Keimen erforderlich.

Inkubationszeit: 10 bis 18 h, aber auch bis zu 2 d.

Symptome: Die Erkrankung geht stets mit Durchfall einher. Leibkrämpfe, Schwindelanfälle, Erbrechen, Kopfschmerz und Fieber (unter 39 °C) sind weitere Symptome. Gewöhnlich ist der Verlauf mild. Nach 3 d gehen die klinischen Erscheinungen vorüber. Bei seltenen, schweren Erkrankungsfällen ist verstärkt Blut im Stuhl vorhanden; starker Wasserverlust und Blutdruckabfall treten auf. Für eine symptomlose Erregerausscheidung gibt es keine Hinweise.

- **V. cholerae**

V. cholerae ist der Erreger der als Cholera bekannten Seuche, die in früheren Zeiten als sehr gefürchtete, mit hoher Mortalitätsrate sich rasch verbreitende Erkrankung auch in Europa große Bedeutung besaß. Über eine Vielzahl von Epidemien und Pandemien wurde in der Literatur berichtet. Bedeutende Choleraausbrüche gibt es heute in den warmen Zonen, vor allem auf dem Indischen Subkontinent, im Mittleren Osten, in Südamerika und in Afrika, so daß mit der Einschleppung des Erregers durch den internationalen Transport- und Reiseverkehr gerechnet werden kann. Wichtigste Übertragungswege sind der Mensch-Mensch-Kontakt sowie die Infektion durch kontaminiertes Trinkwasser, so daß die Erkrankung nicht in erster Linie als Lebensmittelvergiftung zu betrachten ist. Über kontaminiertes Wasser kann der Erreger auch auf Lebensmittel gelangen, z. B. auf Fische, Muscheln, Obst und Gemüse. Durch Erhitzungsprozesse bei der Lebensmittelzubereitung wird *V. cholerae* inaktiviert.

Pathogenese: Die pathogene Wirkung wird durch ein hitzelabiles Cholera-Enterotoxin hervorgerufen. Es ist chromosomal kodiert und besteht aus der Untereinheit A (Molekulargewicht 28 000) und 5mal der Untereinheit B (Molekulargewicht 11 000). Das Toxin bindet sich mit seiner Untereinheit B an die Enterozytenmembran und ermöglicht die Passage der Untereinheit A durch die Membran. Über eine Stimulierung der Adenylcyclase kommt es zur Enterosorptionswirkung. Wahrscheinlich spielt auch eine durch das Enterotoxin induzierte Ausschüttung von Serotonin in den Ileumzellen eine Rolle, in deren Folge es über nervale Bahnen zu einer aktiven Flüssigkeitssekretion kommt.

Inkubationszeit: 6 h bis 3 d.
Symptome: Im Vordergrund steht der anhaltende Durchfall. Der Stuhl ist sehr wäßrig („Reiswasserstuhl") und enthält Blut- und Schleimbeimengungen. Rapider Wasserverlust und die schwere Entzündung des Intestinaltraktes können in kurzer Zeit zum Tode führen, wenn keine Behandlung einsetzt. Die Symptome treten desto rascher und heftiger auf, je mehr Keime aufgenommen worden sind.

2.1.2.12. Biogene Amine

Bei den durch biogene Amine verursachten Lebensmittelvergiftungen handelt es sich um Intoxikationen. Die biogenen Amine werden im Lebensmittel vor allem durch mikrobiellen Stoffwechsel gebildet und mit dem Lebensmittel aufgenommen. Bei ausreichender Konzentration der Amine kommt es beim Menschen zu Vergiftungserscheinungen. Solche biologisch aktiven Amine sind das Histamin, Tyramin und Tryptamin. Sie entstehen durch die mikrobielle Decarboxylierung aus den in tierischen Lebensmitteln vorhandenen Aminosäuren Histidin, Tyrosin bzw. Tryptophan.

- **Histaminvergiftung**

Sie ist die wichtigste Vergiftung durch biogene Amine und tritt sporadisch als Erkrankung von Einzelpersonen und Familien oder in größeren Gruppen vor allem in der Gemeinschaftsverpflegung auf. Als ursächliches Lebensmittel kommen meist Fischwaren aus Makrelen, Sardinen oder Thunfischen in Frage. In den USA wird die durch solche Fische hervorgerufene Vergiftung als „scombroid fish poisoning" (Scombrotoxismus) bezeichnet. Dabei wird angenommen, daß Histamin die hauptsächliche Ursache dieser Fischvergiftung ist.

Voraussetzungen für das Entstehen toxischer Histaminkonzentrationen in Lebensmitteln sind relativ hohe Histidingehalte, das Vorhandensein von Mikroben, die zur Bildung der Histidindecarboxylase in der Lage sind sowie günstige Bedingungen für die Enzymwirkung.

Außer in den erwähnten Fischen kommt Histidin in vielen tierischen Lebensmitteln, so in anderen Fischarten, Warmblüterfleisch, Rohwurst oder Käse vor, allerdings in geringerer Konzentration. Einen besonders hohen Histidingehalt hat Hämoglobin, so daß darin die Ursache für den besonders hohen Histidingehalt des dunklen Fleisches von thun- und makrelenartigen Fischen gesehen wird.

Histaminbildungsvermögen wurde bei vielen, häufig in Lebensmitteln anzutreffenden Bakteriengattungen bzw. -arten nachgewiesen, z. B. in den meisten Gattungen der *Enterobacteriaceae*, bei Pseudomonaden, Mikrokokken, Aeromonaden, aeroben Sporenbildnern, Laktobazillen und anaeroben Sporenbildnern. Dabei ist die Fähigkeit zur Decarboxylasebildung keine Spezieseigenschaft, d. h., sie kann bei Stämmen einer Spezies sehr unterschiedlich ausgeprägt sein bzw. sogar ganz fehlen. Das Wirkungsoptimum der mikrobiellen Histidindecarboxylasen liegt im sauren bis schwach sauren Bereich. Eine Vermehrung der decarboxylierenden Mikroorganismen verstärkt die Gefahr der Histaminbildung. Die Kühl- oder Gefrierlagerung von Fisch und Fischprodukten beugt deshalb der Histaminbildung vor. Allerdings wurde auch schon bei kühlgelagertem Fisch (4–6 °C) eine Histaminanreicherung beobachtet. Histamin kann daneben im Prozeß der Erhitzung oder Autolyse entstehen. Den dabei zustande kommenden Konzentrationen wird keine ätiologische Bedeutung für die Histaminvergiftung zugemessen.

Zu den Lebensmitteln, die relativ häufig überdurchschnittlich hohe Histaminkonzentrationen aufweisen, zählen Fische, Fischwaren, Käse, bestimmte Wurstwaren (vor allem Rohwurst), Wein und Bier. Offensichtlich entstehen biogene Amine besonders in Lebensmitteln, die leichtverderbliches Eiweiß enthalten und bei deren Herstellung mikrobielle Prozesse beteiligt sind. Hohe Histaminkonzentrationen gehen jedoch nicht zwangsläufig mit sensorisch wahrnehmbaren Veränderungen des Lebensmittels einher. Histamin ist hitzestabil. [nicht!] Koch-, Brat- und Sterilisationsprozesse werden überstanden.

Pathogenese: Bereits Histaminkonzentrationen von 5 bis 10 mg% können bei oraler Aufnahme für empfindliche Personen toxisch wirken. Dosen über 100 mg% sind hoch toxisch. Im Darm werden geringe Histaminmengen durch Mono- oder Diaminooxidasen inaktiviert. Werden Monoaminooxidaseblocker in Form von Arzneimitteln angewandt, können bei diesen Personen bereits geringe Histaminmengen toxisch wirken. Die physiologische Wirkung des Histamins besteht u. a. in der Erweiterung der Blutkapillaren, der Förderung der Durchblutung, der Erhöhung der Permeabilität an Gefäßwänden und der Kontraktion glatter Muskulatur. Bei der Vergiftung kommt es zur übermäßigen Steigerung dieser Reaktionen.

Inkubationszeit: Für die Histaminvergiftung ist eine außerordentlich kurze Inkubationszeit von durchschnittlich 30 min charakteristisch. Die Ausprägung der Symptome ist von der aufgenommenen Histaminmenge abhängig.

Symptome: Es treten Kopfschmerzen, Brechreiz, Übelkeit und Durchfall auf. Dazu kommen typische Erscheinungen einer heftigen allergischen Reaktion wie fleckige Hautrötungen, Juckreiz an Händen und Fußsohlen, Hitzewallungen, Schwellungen der Lippen und Lider sowie Angstgefühl.

Das rasche Auftreten dieser sehr deutlichen klinischen Erscheinungen lassen das Ereignis insbesondere bei Gruppenerkrankungen recht dramatisch erscheinen. Der Verlauf ist jedoch gutartig. Nach 5 bis 8 h klingen die Symptome ohne Folgeerscheinungen wieder ab. In Ausnahmefällen können bei besonders heftiger Erkrankung starke Leibschmerzen, Erbrechen und schleimig-blutige Durchfälle einige Tage andauern.

- **Tyraminvergiftung**

Diese tritt vergleichsweise wesentlich seltener auf und wird vorrangig bei Einzelpersonen beobachtet. Auch Tyramin ist hitzestabil. Lebensmittel mit relativ hohem Tyramingehalt können u. a. sein: Fische, Rohwürste, verschiedene Käsesorten, Früchte (Bananen, Weintrauben, Tomaten), bestimmte Weine. Tyramin besitzt eine blutdrucksteigernde Wirkung. Vielfach wird das Erkrankungsbild der Migräne mit einer Tyraminaufnahme in Zusammenhang gebracht. Die toxische Dosis liegt bei 250 mg. Empfindliche Personen reagieren jedoch bereits bei wesentlich geringerer Konzentration.

Inkubationszeit: Sie entspricht der einer Histaminvergiftung.

Symptome: Die Symptome sind vor allem kreislaufbedingt. Es kommt zu Schwindelgefühl, Sehstörungen, Übelkeit, Erbrechen, Durchfall und heftigem, oft einseitigem Kopfschmerz. In seltenen Einzelfällen kann es durch die Blutdrucksteigerung zu lebensbedrohlichen Kapillarrupturen im Gehirn kommen. Letale Verläufe sind bekannt geworden.

- **Tryptaminvergiftung**

Die Bedeutung von Tryptaminlebensmittelvergiftungen ist noch nicht ausreichend geklärt. Tryptamin besitzt neben anderen biologischen Eigenschaften eine blutdrucksteigernde Wirkung. Vor allem in Käse, z. B. Camembert und anderen Schimmelkäsesorten, kann Tryptamin in höheren Konzentrationen vorkommen. Auch in frischem Rind- und Schweinefleisch, Rohwurst, Fleischprodukten und verschiedenen Früchten (Tomaten, Bananen, Orangen) konnte dieses Amin gefunden werden. Beim mikrobiellen Verderb von Fleisch entsteht neben anderen Aminen auch vermehrt Tryptamin. Vergiftungen durch Tryptaminaufnahme mit dem Lebensmittel sind bisher nicht beobachtet worden. Wegen der deutlichen bioaktiven Wirkung dieses Amins ist dies jedoch nicht auszuschließen. Daneben wird angenommen, daß ätiologisch ungeklärte Migräneerscheinungen, wie Kopfschmerz und Unwohlsein, durch den Verzehr tryptaminreicher Lebensmittel entstehen können.

2.1.2.13. Sonstige Erreger

Lebensmittelvergiftungen werden durch eine Reihe weiterer bakterieller Erreger verursacht, für die folgende gemeinsame Merkmale zutreffen können:

– sie treten selten bzw. scheinbar selten auf, weil sie in der Diagnostik wenig oder nicht berücksichtigt werden;
– ihre Bedeutung als Lebensmittelvergifter ist unzureichend geklärt;
– pathogene Eigenschaften werden oft nicht festgestellt;
– es gibt innerhalb der betreffenden Spezies nur relativ selten virulente Stämme („fakultativ-pathogene Erreger").

Vielfach liegen nach der Untersuchung von Lebensmitteln, die zu Vergiftungen führten, lediglich Vermutungen über die Ursache der Erkrankung vor, die daraus abgeleitet werden, daß nur eine Keimart überhaupt isoliert wurde bzw. eine Keimart in relativ hoher Anzahl im Lebensmittel gefunden wurde. Als wahrscheinliche, also nicht mit Sicherheit zu ermittelnde Ursache wird ein Erreger betrachtet, wenn er in dem betreffenden Lebensmittel nahezu in Reinkultur in Größenordnungen von $> 10^5$ bis 10^6 je g vorkommt.

- **Enterobacteriaceae**

Außer den in vorhergehenden Kapiteln bereits beschriebenen Gattungen zählen zu den „fakultativ-pathogenen" *Enterobacteriaceae* Keime der Gattung *Proteus*, *Hafnia*, *Klebsiella*, *Citrobacter*, *Serratia*, *Enterobacter* und *Edwardsiella*. Sie werden nicht selten als Ursache von Darmerkrankungen des Menschen isoliert. Die Krankheitssymptome sind im allgemeinen unspezifisch. Durchfall steht im Vordergrund. *Citrobacter* kann akute (Brech-)Durchfälle von meist kurzer Dauer, aber auch schwere Erkrankungsformen verursachen. Durch *Hafnia* hervorgerufene Durchfallerkrankungen gehen manchmal mit ruhrähnlichen Symptomen einher. *Proteus*, vor allem *Proteus morganii*, wurde mehrfach als Ursache heftig verlaufender Lebensmittelvergiftungen beschrieben. Bei einzelnen Stämmen fast aller Gattungen konnte ein Enterotoxinbildungsvermögen nachgewiesen werden. Die pathogenetische Bedeutung der Enterotoxinbildung ist nicht geklärt.

- **Pseudomonas aeruginosa**

Es wird angenommen, daß *Pseudomonas (P.) aeruginosa* die einzige Spezies der Gattung *Pseudomonas* ist, die enteropathogene Erscheinungen hervorrufen kann. Als Ursache kommen wahrscheinlich nur die Stämme in Frage, die das hitzelabile Enterotoxin produzieren. Obwohl *P. aeruginosa* weit verbreitet ist, kommen Lebensmittelvergiftungen relativ selten vor. Das wird mit der hohen Mindestinfektionsdosis und der gegenüber Proteasen hohen Empfindlichkeit des Enterotoxins erklärt.

- **Aeromonas hydrophila**

In den letzten Jahren wird *Aeromonas (A.) hydrophila* (Fam. *Vibrionaceae*) immer häufiger als Krankheitserreger des Menschen und auch als Erreger von Lebensmittelvergiftungen beschrieben. *A. hydrophila* ist in der Umwelt weit verbreitet. Der Keim kommt in stehendem oder fließendem Oberflächenwasser, Abwasser, Darminhalt von Mensch und Tier sowie auch in tierischen Lebensmitteln (Fisch, Fischprodukten, Schlachtgeflügel, Salaten u. a.) vor. Das Hauptreservoir dürfte nichtfäkales Abwasser mit hohem Gehalt an organischen Substanzen sein. Seit langem ist *A. hydrophila* als Erreger von bedeutsamen Infektionskrankheiten bei Kaltblütern, u. a. bei Süßwasserfischen, bekannt. Beim Menschen werden Infektionen mit sehr unterschiedlichen klinischen Manifestationen beobachtet; am häufigsten sind Darmerkrankungen. Außer zu kurzdauernden akuten, selbst abklingenden Durchfällen kann es in einzelnen Fällen zu schweren Gastroenteritiden kommen. Meist sind Kinder betroffen. Zu den Symptomen gehören Bauchschmerz und mitunter Erbrechen. *A. hydrophila* wird wahrscheinlich deswegen oft nicht als Ursache von Darmerkrankungen erkannt, weil der Erreger in der Standarddiagnostik keine Beachtung findet. Bei Lebensmittelvergiftungen kann *A. hydrophila* in der Regel in sehr hohen Keimzahlen aus dem Lebensmittel isoliert werden. Ein großer Anteil der isolierten Stämme besitzt Haftpili und ist in der Lage, ein in Tierversuchen sehr wirksames hitzelabiles Enterotoxin zu bilden.

- **Plesiomonas shigelloides**

Dieser auch zur Familie *Vibrionaceae* gehörige Erreger kann über Wasser und Lebensmittel zu Erkrankungen beim Menschen führen. Die Gastroenteritiden sind durch Diarrhoe, Bauchschmerz, Nausea, Fieber und Erbrechen gekennzeichnet. Große Ausbrüche mit z. T. mehreren Hundert Betroffenen nach Genuß von Fischwaren und unerhitzten Austern sind aus Japan und den USA bekannt geworden.

- **Vibrio vulnificus**

Der Erreger gelangt vor allem mit der Aufnahme rohen Fisches oder roher Muscheln in den Gastrointestinaltrakt des Menschen. Bei immungeschwächten oder leberkranken Personen können sich Septikämien rasch entwickeln. Diarrhoe tritt nicht regelmäßig auf. Eine Enterotoxinbildung konnte bei klinisch bedeutsamen Stämmen festgestellt werden. Die Mortalitätsrate ist hoch.

- **Clostridium bifermentans, Clostridium difficile**

Clostridium (C.) bifermentans konnte aus Lebensmitteln, die Erkrankungen im Sinne von Lebensmittelvergiftungen hervorriefen, isoliert werden. Die Bedeutung des Erregers als Lebensmittelvergifter ist jedoch nicht ausreichend geklärt. Er kann in Fleischerzeugnissen häufig nachgewiesen werden.

Stämme von *C. difficile* bilden zwei hitzelabile Enterotoxine, die eine pseudomembranöse Kolitis verursachen. Diese Erkrankung tritt als Komplikation einer Antibiotikatherapie auf. Es wird angenommen, daß die antibiotikaverursachte Zurückdrängung der normalen Darmflora die pathogene Wirkung von *C. difficile* begünstigt. Inwiefern Lebensmittel für die Erregerübertragung bedeutsam sind, ist ebenso wie die Häufigkeit des Vorkommens des Erregers nicht genügend untersucht.

- **Aerobe Sporenbildner**

Im allgemeinen wird unter den *Bacillus*-Spezies nur *Bacillus (B.) cereus* als potentieller Lebensmittelvergifter betrachtet. Die übrigen Spezies, außer *B. anthracis*, besitzen Bedeutung als Verderbnisverursacher und gelten als gesundheitlich unbedenklich. Dennoch ist zu beachten, daß in wenigen Einzelfällen auch folgende *Bacillus*-Arten als wahrscheinliche Ursache von meist mild verlaufenden Lebensmittelvergiftungen festgestellt wurden: *B. subtilis, B. alvei, B. laterosporus, B. firmus, B. licheniformis* und *B. sphaericus*.

- **Enterokokken**

Die Enterokokken gehören in die serologische Gruppe D nach Lancefield (D-Streptokokken). Zu ihnen zählen die Arten *Streptococcus (S.) faecalis* (var. *faecalis*, var. *liquefaciens* und var. *zymogenes*), *S. faecium* und *S. durans*.

Enterokokken bilden den Hauptanteil der Streptokokkenflora der menschlichen Faeces. Haustiere einschließlich Geflügel enthalten ebenfalls in großen Mengen Enterokokken im Kot. Auch auf der Haut der Tiere sind sie anzutreffen. Es ist deshalb folgerichtig, daß sie in tierischen Lebensmitteln in unterschiedlichen Mengen enthalten sind, z. B. in der Rohmilch, in pasteurisierter Milch, Käse, Salaten, Hackfleisch, Rohwurst, Eiern und Eimasse. Eine weite Verbreitung finden sie auf Pflanzen. Mit Gemüse, Zwiebeln und anderen pflanzlichen Erzeugnissen gelangen sie zusätzlich in tierische Produkte. Wegen ihrer oftmals hohen Widerstandsfähigkeit gegenüber Erhitzungsprozessen überleben sie vielfach als einzige vegetative Keimform in Brühwürsten oder Dosenschinken. In reifenden Produkten wie bestimmten Käsesorten, rohem Schinken, Rohwurst und Sauergemüse gehören sie auf Grund ihrer biologischen Eigenschaften zum Hauptbestandteil der erwünschten Normalkeimflora.

Enterokokken konnten mehrfach in großen Mengen aus Lebensmitteln isoliert werden, deren Genuß beim Menschen Erbrechen, Abdominalschmerzen und Durchfall hervorgerufen hatte. Die Inkubationszeit betrug 2 bis 20 h. Als ursächliche Lebensmittel kommen Käse, Kochschinken, Brühwürste, Geflügelprodukte u. a. in Frage. Trotz dieser Beobachtungen gibt es Zweifel daran, daß Enterokokken tatsächlich Ursache von Lebensmittelvergiftungen sein können. Dagegen sprechen folgende Gesichtspunkte:

— Enterokokken werden mit verschiedenen Lebensmitteln sehr häufig und in großer Anzahl aufgenommen, ohne zu Erkrankungen zu führen;
— pathogene Eigenschaften konnten bei Enterokokken nicht nachgewiesen werden;
— in Versuchen an Freiwilligen mit massiven Dosen konnten die Symptome nicht reproduziert werden.

Literatur

BECKER, WALTRAUD (1986): Die Bedeutung der Gattung Bacillus als Lebensmittelvergifter und ihr Verhalten gegenüber verschiedenen NaCl-Konzentrationen und pH-Werten. Vet.-med. Diss., Gießen.
BERGANN, T. (1986): Untersuchungen über die Bildung von Tryptamin durch lebensmittelhygienisch bedeutsame Mikroben. Vet.-med. Diss., Berlin.
CLARK, A. G., and BUESCHKENS, D. H. (1986): Survival and growth of Campylobacter jejuni in egg yolk and albumen. J. Food Protect. **49**, 135.
CRAVEN, S. E. (1980): Growth and sporulation of Clostridium perfringens in foods. Food Technol. **34**, 80.
D'AOUST, J. Y. (1985): Infective dose of Salmonella typhimurium in Cheddar cheese. Amer. J. Epidem. **122**, 717.
DRÄGER, H. (1971): Salmonellosen. Akademie-Verlag, Berlin.
FEHLHABER, K. (1982): Untersuchungen zur Bedeutung von Shigellen aus der Sicht der tierärztlichen Lebensmittelhygiene. Vet.-med. Diss. (B), Berlin.
FEHLHABER, K., SCHEIBNER, G., BERGMANN, V., LITZKE, L.-F., und NIETIEDT, EDDA (1985): Virulenzuntersuchungen an Aeromonas-hydrophila-Stämmen. Mh. Vet.-Med. **40**, 829.
FOSTER, E. M. (1986): New bacteria in the news. Clostridium botulinum. Food Technol. **40**, 18.
HAYES, P. R. (1985): Food microbiology and hygiene. Elsevier Applied Science Publishers, London, New York.
HEIM, DORIS, und HEIM, F. (1982): Untersuchungen zum Vorkommen, zu lebensmittelhygienisch bedeutsamen Eigenschaften und zum Verhalten von Yersinia enterocolitica in Lebensmitteln tierischer Herkunft. Vet.-med. Diss., Berlin.
HEIM, DORIS, FEHLHABER, K., und SCHEIBNER, G. (1985): Untersuchungen über das Verhalten von Yersinia enterocolitica in Lebensmitteln tierischer Herkunft. Mh. Vet.-Med. **40**, 95.
JANZ, I. (1982): Die lebensmittelhygienische Bedeutung des Histamins unter besonderer Berücksichtigung seines Abbaus durch Mikroben. Vet.-med. Diss., Berlin.
JANZ, I., SCHEIBNER, G., und BEUTLING, DOROTHEA (1983): Die lebensmittelhygienische Bedeutung von Histamin und Tyramin (Übersichtsreferat). Mh. Vet.-Med. **38**, 701.
JOHNSON, K. M., NELSON, C. L., and BUSTA, F. F. (1983): Influence of temperature on germination and growth of spores of emetic and diarrheal strains of Bacillus cereus in a broth medium and in rice. J. Food Sci. **48**, 286.
KÄFERSTEIN, F. K. (1985): Das globale Problem nahrungsmittelbedingter Infektionen und Intoxikationen. Zbl. Bakt. Hyg. I. Abt. Orig. **B 180**, 335.
KÉTYI, I. (1985): Toxins as virulence factors of bacterial enteric pathogens (a review). Acta Microbiol. Hungarica **32**, 279.

Kraft, K. (1984): Untersuchungen zur Bewertung des Vorkommens von Enterokokken in Milch und Erzeugnissen aus Milch. Vet.-med. Diss., Gießen.

McDonel, J. L. (1980): Mechanism of action of Clostridium perfringens enterotoxin. Food Technol. **34**, 91.

Miller, M. L., and Koburger, J. A. (1985): Plesiomonas shigelloides: An opportunistic food and waterborne pathogen. J. Food Protect. **48**, 449.

Mochmann, H., Köhler, B., und Richter, Ursula (1985): Zur Epidemiologie und Epizootiologie der durch Campylobacter jejuni und Campylobacter coli hervorgerufenen Enteritis. Mh. Vet.-Med. **40**, 505.

Mossel, D. A. A. (1982): Microbiology of foods, 3. Ed. University of Utrecht, Faculty of Veterinary Medicine.

Mossel, D. A. A. (1986): Wirksamer Schutz des Verbrauchers gegen durch Lebensmittel ausgelöste Krankheiten mikrobieller Ätiologie. Arch. Lebensmittelhyg. **37**, 57.

Nattermann, H., Diesterweg, Ingrid, Horsch, F., Jung, G., Kieswalter J., und Rinka, E. (1982): Die Bedeutung der Yersinia-enterocolitica-Infektion für die Veterinärmedizin. Dt. Gesundh.-Wesen **37**, 1993.

Notermans, S., and Heuvelman, C. J. (1983): Combined effect of water activity, pH and sub-optimal temperature on growth and enterotoxin production of Staphylococcus aureus. J. Food Sci. **48**, 1832.

Pietzsch, O. (1985): Möglichkeiten der Salmonellose-Bekämpfung. Zbl. Bakt. Hyg. I. Abt. Orig. **B 180**, 282.

Rosin, H. (1973): Zur Pathogenese des Botulismus. Tierärztl. Praxis **1**, 241.

Schau, H.-P. (1979): Clostridium perfringens als Lebensmittelvergifter – Empfehlungen für die bakteriologische Untersuchung von Lebensmittelproben auf Clostridium perfringens. Z. ges. Hyg. **25**, 521.

Scheibner, G., Fehlhaber, K., und Schramm, Edeltraud (1976): Staphylococcus aureus und seine lebensmitteltoxikologische Bedeutung. Mh. Vet.-Med. **31**, 589.

Siegmund, Ingeborg (1960): Untersuchungen über die Lebensdauer von Salmonellen und Shigellen in verschiedenartigen Lebensmitteln. Arch. Hyg. **144**, 550.

Sinell, H.-J. (1985): Einführung in die Lebensmittelhygiene. 2. Aufl. Paul Parey, Berlin, Hamburg.

Skirrow, M. B. (1984): Campylobacter infections of man. Med. Microbiol. **4**, 105.

Turnbull, P. C. B., Kramer, J. M., Jorgensen, K., Gilbert, R. J., and Melling, J. (1979): Properties and production characteristics of vomiting, diarrheal, and necrotizing toxins of Bacillus cereus. Amer. J. clin. Nutrition **32**, 219.

Walther, G. (1968): In: Infektionskrankheiten (Hrsg: O. Gsell und W. Mohr), Bd. 2. Springer Verlag, Berlin, Heidelberg, New York.

Wundt, W., Kutscher, A., und Kasper, G. (1985): Untersuchungen zum Verhalten von Campylobacter jejuni in verschiedenen Lebensmitteln. Zbl. Bakt. Hyg., I. Abt. Orig. **B 180**, 528.

2.1.3. Mykotoxikosen

Nach oraler Aufnahme von Mykotoxinen kann es beim Menschen und beim Tier zu akuten, meist aber chronischen Erkrankungen kommen. Solche Erkrankungen werden als Mykotoxikosen bezeichnet. **Mykotoxine** sind sekundäre Stoffwechselprodukte von Schimmelpilzen. Auf folgenden Wegen können sie in Lebensmittel gelangen:

– Toxigene Schimmelpilze wachsen auf den Lebensmitteln und reichern das Mykotoxin im Lebensmittel an.
– Schimmelpilzbefallene, mykotoxinhaltige Lebensmittelrohstoffe werden verarbeitet, so daß die Veränderungen am Endprodukt nicht mehr erkennbar sind.
– Tiere nehmen mykotoxinhaltige Futtermittel auf, in dessen Folge die Toxine mit der Milch oder mit Eiern ausgeschieden werden bzw. in Organen, Muskulatur und Körperfett gespeichert werden (Carry-over-Effekt).

Schimmelpilzwachstum kann auf fast allen vom Tier stammenden Lebensmitteln beobachtet werden. Die Schimmelpilze bzw. ihre Sporen gelangen aus der Umwelt, in der sie weit verbreitet sind, häufig mit dem Staub oder mit Schmutz auf die Lebensmittel. Auch Nager und Insekten sind an der Verbreitung der Schimmelpilze beteiligt. Es sind etwa 120 verschiedene Mykotoxine bekannt. Ungefähr 240 Schimmelpilzarten besitzen die Fähigkeit zur Mykotoxinbildung. Wie bei vielen Bakterienarten ist die Toxinbildung auch bei Pilzen eine Stammeigenschaft, d. h., neben toxinbildenden Stämmen einer Art gibt es nichttoxigene Stämme. Zwischen den toxigenen Stämmen bestehen Unterschiede bezüglich der Intensität der Mykotoxinbildung (starke bzw. schwache Toxinbildner). Mehrere Schimmelpilzarten sind in der Lage, unterschiedliche toxische Produkte zu erzeugen. Über die Häufigkeit des Vorkommens toxigener Stämme bei einer Spezies ist das Wissen noch unvollkommen. Der Prozentsatz kann relativ hoch liegen (bei *Aspergillus flavus* z. B. 70%). Weil aus morphologischen Kriterien von Schimmelpilzkolonien und auch aus der Speziesbestimmung keine sichere Aussage über eine stattgefundene Mykotoxinbildung abzuleiten ist, muß bei verschimmelten Lebensmitteln stets mit der Möglichkeit des Vorhandenseins von Mykotoxinen gerechnet werden. Da sich der Schimmelpilzbefall mitunter aus verschiedenen Pilzarten rekrutiert, können in Lebensmitteln auch verschiedene Mykotoxine nebeneinander vorhanden sein. Schimmelpilze, die als Starterkulturen z. B. für die Rohwurst- oder Käsereifung verwendet werden, müssen sich vor der Anwendung als nichttoxigen erwiesen haben.

Die Mykotoxinbildung erfolgt im allgemeinen gegen Ende der exponentiellen und zu Beginn der stationären Wachstumsphase der Schimmelpilze. Das Wachstum ist zwar selbstverständliche Voraussetzung für die Toxinbildung, die Optima bzgl. Temperatur und Feuchtigkeit können jedoch zwischen Vermehrung der Pilze und ihrer Toxinbildung differieren. Daneben ist davon auszugehen, daß die Toxinbildung bei Mangelbedingungen für das Pilzwachstum wahrscheinlich nicht in jedem Falle zum Erliegen kommt. Auch aus diesen Gründen darf aus der Stärke des Schimmelpilzbefalls nicht automatisch auf das Vorliegen einer entsprechenden Mykotoxinmenge geschlossen werden.

Die Mykotoxine gehören sehr unterschiedlichen chemischen Stoffgruppen an. Zu den wichtigsten zählen:

– Cumarinabkömmlinge
– zyklische Peptide
– Anthrachinone
– Pyrone
– Steroide
– Scirpenderivate
– Nonadrine.

Bei aller Vielfalt des chemischen Aufbaus stimmen die Mykotoxine darin überein, daß sie ein relativ geringes Mokekulargewicht besitzen. Daraus erklären sich zwei lebensmittelhygienisch wichtige Eigenschaften der meisten Mykotoxine:
 – Sie besitzen eine erhebliche Thermostabilität. In der Lebensmittelherstellung übliche Temperaturen inaktivieren sie größtenteils nicht. Auch niedrige pH-Werte führen nicht zur Neutralisierung der toxischen Wirkung. Ein technologisch anwendbares Verfahren zur Eliminierung vorhandener Mykotoxine steht in der Lebensmittelerzeugung nicht zur Verfügung.
 – Mykotoxine verfügen über die Eigenschaft, in das Lebensmittel hineinzudiffundieren. Das betrifft besonders gut wasserlösliche Toxine. Bei relativ trockenen Lebensmitteln, wie z. B. Rohwurst oder Rohschinken, ist diese Gefahr kaum gegeben. Sie erhöht sich bei feuchten Lagerungsbedingungen. Bei verschimmeltem Speck können Mykotoxine noch einige mm unter der Oberfläche vorhanden sein. Im Innern länger gelagerter, stark verschimmelter Schnittkäse kann das Vorkommen von Mykotoxinen nicht ausgeschlossen werden. In halbfeste oder flüssige Lebensmittel dringen die Toxine leicht bis in die Tiefe

vor. Hier würde ein Entfernen der Pilzkolonien die gesundheitliche Unbedenklichkeit solcher Lebensmittel nicht wiederherstellen können.

Die toxischen Wirkungen der Mykotoxine können verschieden sein. Manche entfalten mehrere unterschiedliche toxische Aktivitäten. Zu den wichtigsten pathogenen Wirkungen zählen:

Leberschädigungen, Nierenschädigungen, Karzinogenität, Teratogenität, neurotoxische Wirkungen, allergene Effekte, Schleimhautreizungen, Photosensibilisierung der Haut.

Tabelle 2.17.: Ausgewählte Mykotoxine, Mykotoxinbildner und toxische Wirkungen

Mykotoxin	Mykotoxinbildner	toxische Wirkung
Aflatoxine	*Aspergillus (A.) flavus*, *A. parasiticus*	hepatotoxisch, hepatokarzinogen, Hämorrhagien in Lunge und Niere
Ochratoxine	*A.*- und *Penicillium (P.)*-Arten, insbesondere *A. ochraceus* und *P. viridicatum*	nephro- und hepatotoxisch, teratogen, immunsuppressiv, kanzerogen
Citrinin	*P. viridicatum*, *P. citrinum*, *P. citreoviride* u. a. *P.*-Arten	nephrotoxisch, karzinogen
Rugulosin	*P. cyclopium*, *P. rugulosum*, *P. islandicum* u. a. *P.*-Arten	hepato- und phototoxisch
Luteoskyrin	*P. islandicum*	hepatotoxisch, karzinogen
Citreoviridin	*P. citreoviride*, *P. citrinum*, *P. toxicarium* u. a. *P.*-Arten	neurotoxisch
Sterigmatocystine	*A. versicolor*, *A. nidulans*, *P. luteum* u. a.	hepato- und nephrotoxisch, karzinogen
Patulin (Clavatin)	*P. patulum*, *P. expansum*, *A. clavatus*, *A. terreus*, *Byssochlamys nivea*	karzinogen
Penicillinsäure	verschiedene *P.*- und *A.*-Arten	karzinogen
Trichothecene, T-2-Toxin	*Cephalosporium crotocinigenum*, *Trichothecium roseum*, *Stachybotrys*-Arten, *Fusarium (F.) poae*, *F. sporotrichoides*	zytotoxisch, immunsuppressiv
Nivalenol	*F. nivale*	toxisch für Blutbildungsorgane
Diacetoxyscirpenol	*F. roseum*	dermatotoxisch, immunsuppressiv
Zearalenon	*F. graminearum*, *F. oxysporum*, *F. sporotrichoides*, *F. moniliforme*	hyperöstrogen, zytotoxisch, mutagen, karzinogen
Islanditoxin, Cyclochlorotin	*P. islandicum*	hepatotoxisch, karzinogen

Tabelle 2.17. enthält eine Auswahl von Mykotoxinen, Mykotoxinbildnern sowie ihrer toxischen Wirkung. Viele der bislang beschriebenen toxischen Effekte beruhen auf Beobachtungen bei Haus- oder Versuchstieren. Insbesondere die chronische Wirkung von Toxinen auf den Menschen ist noch nicht ausreichend bekannt. Insofern kann die Bedeutung und das Ausmaß der Erkrankungen durch Mykotoxinaufnahme mit Lebensmitteln gegenwärtig nicht exakt eingeschätzt werden.

Für akute Mykotoxin-Vergiftungen des Menschen scheinen nur die **Aflatoxine** von Bedeutung zu sein. Aus lebensmittelhygienischer Sicht verdienen sie besondere Aufmerksamkeit. Man unterscheidet Aflatoxin B_1, B_2, G_1 und G_2. Nach Verfütterung aflatoxinhaltigen Futters an Milchkühe treten die Aflatoxine M_1 und M_2 in der Milch auf. Aflatoxin B_1 besitzt die höchste akute Toxizität. Es zählt zu den stärksten Kanzerogenen, so daß die Aufnahme aflatoxinhaltiger Lebensmittel ein potentielles Krebsrisiko für den Menschen darstellt. Anzunehmen ist, daß insbesondere eine häufige Zufuhr geringer Aflatoxinmengen (im Bereich von ng/kg Körpermasse) gefahrvoll ist. Bei den beschriebenen Fällen akuter Aflatoxinvergiftungen steht die Hepatitis im Vordergrund des Erkrankungsbildes beim Menschen. Akute Erkrankungen durch Aflatoxine dürften in gemäßigten Klimazonen eine seltene Ausnahme darstellen.

Werden Aflatoxine an Tiere mit dem Futter verabreicht, so sind sie in sinkender Konzentration in der Leber, Niere, Muskulatur und im Blut der geschlachteten Tiere nachweisbar. Bei sehr hohem Aflatoxingehalt im Futter für Legehennen kann das Toxin auch in den Eiern wiedergefunden werden.

Etwa 1 bis 3% des an Milchkühe verfütterten Aflatoxins B_1 erscheint nach 12 bis 24 h als Aflatoxin M_1 in der Milch und gelangt auf diesem Wege unter Konzentrationsverminderung auch in die Milchprodukte.

Sowohl für die Prophylaxe der Mykotoxinbildung als auch für die Einschätzung möglicher Mykotoxinbildung auf Lebensmitteln sind Kenntnisse über die Bedingungen der Toxinbildung zu berücksichtigen. Dabei sind verallgemeinernde, für alle Mykotoxinbildner zutreffende Aussagen nicht möglich. Vielfach beruht das Wissen auf Beobachtungen an wenigen Pilzstämmen. Es handelt sich bei den nachfolgenden Angaben demzufolge um Anhaltswerte.

Von Bedeutung für das Ausmaß der Toxinbildung sind u. a. die verfügbaren Nährstoffquellen, die Temperatur, der a_w-Wert und der pH-Wert im Substrat. Die Aflatoxinbildung erfolgt bevorzugt auf pflanzlichen Lebensmitteln; tierische Produkte sind als Substrate für die Toxinbildung weniger gut geeignet. Manche den Lebensmitteln zugesetzte Gewürze können eine Mykotoxinbildung hemmen. Dazu zählen Zimt, Nelken, Thymian und Pfeffer. Glucose, Fructose und Saccharose stimulieren die Aflatoxinbildung, Lactose hemmt sie. Ein hoher Proteingehalt fördert zwar das Wachstum von Patulin- und Penicillinsäurebildnern, unterdrückt offenbar aber die Toxinbildung. Ölhaltige, eiweißreiche pflanzliche Produkte stellen ein günstiges Substrat für Vermehrung und Toxinbildung von Aflatoxinbildnern dar. Aflatoxinbildung erfolgt auch auf Medien mit hohem osmotischem Wert, z. B. bei Saccharosegehalten von 50%. Der Spurenelementgehalt im Substrat spielt eine große Rolle für die Toxinbildung. Das ausreichende Vorhandensein von Zink ist für die Aflatoxinbildung unerläßlich. Aflatoxinbildende Schimmelpilze wachsen im Temperaturbereich von 10 bis 42 °C, einzelne Stämme noch bei 4 °C bzw. bei 50 °C. Die untere Grenze für die Aflatoxinbildung liegt bei 5 bis 12 °C, die obere bei 37 bis 40 °C. Für *Aspergillus flavus* liegt die optimale Wachstumstemperatur zwischen 36 und 38 °C, das Optimum der Aflatoxinbildung liegt bei 24 bis 30 °C. Es wurde nachgewiesen, daß Aflatoxine im Temperaturbereich von 20 bis 25 °C auch auf Fleischwaren gebildet wurden.

Sterigmatocystin wird von Schimmelpilzen zwischen 15 und 30 °C gebildet. Patulin- und Luteoscyrinbildner sind psychrotolerant und können das Toxin im Bereich von 3 bis 42 °C bilden. Auf Früchten vermehren sie sich noch bei −3 °C und produzieren das Toxin sogar noch bei 0 °C. Eine optimale Citrininbildung vollzieht sich bei 25 bis 35 °C; bei 10 °C erfolgt trotz guten Pilzwachstums nur noch sehr schwache Toxinbildung durch *Penicillium viridicatum*. *Aspergillus ochraceus* bildet Penicillinsäure nicht unter 12 °C. Viele *Fusarium*-Arten können ihre Toxine noch bei niedrigen Temperaturen erzeugen. Die günstigste Temperatur für die Bildung des T-2-Toxins liegt bei 8 °C. Wegen der unterschiedlichen Temperaturoptima werden Fusariumtoxine als Toxine des gemäßigten Klimas und Aflatoxine als Toxine der Subtropen und Tropen bezeichnet.

Viele Schimmelpilze bevorzugen für die optimale Toxinbildung ein saures bzw. schwach saures Milieu. *Aspergillus-flavus*-Stämme können im pH-Wert-Bereich von 1,7 bis 9,3 Toxine bilden. Der pH-Wert 4,6 ist am günstigsten. Citrininbildung wird bei pH-Werten zwischen 6 und 7 am stärksten gefördert. Bei pH 2 kann trotz schwachen Wachstums kein Toxin mehr gebildet werden. Patulin wurde in Obstprodukten im pH-Wert-Bereich von 3 bis 6,5 gebildet. Sterigmatocystinbildung erfolgt optimal bei pH 8,0, während der pH-Wert für das Wachstum von *Aspergillus versicolor* bei 5,0 liegt.

Feuchtigkeit, insbesonder die Oberflächenfeuchtigkeit eines Lebensmittels, begünstigt die Vermehrung und Toxinbildung von Schimmelpilzen. Im Vergleich zu Bakterien können sie jedoch ihren Stoffwechsel noch bei relativ geringem a_w-Wert aufrechterhalten und Toxine produzieren. Der minimale Feuchtigkeitsbedarf für die Toxinbildung liegt im allgemeinen etwas höher als der Bedarf für das Wachstum. Aflatoxinbildung erfolgt beim a_w-Wert 0,83 nicht mehr, eine Vermehrung von Aspergillus flavus jedoch noch beim a_w-Wert 0,78. Die minimalen a_w-Werte für die Patulin-Bildung liegen viel höher. Sie betragen 0,99, 0,95 bzw. 0,99 für *Penicillium expansum, Penicillium patulum* bzw. *Aspergillus clavatus*. Für die Vermehrung betragen die minimalen a_w-Werte 0,83 bis 0,85. Generell sind die Ansprüche an die a_w-Werte sehr stark von der Zusammensetzung der Substrate abhängig.

Die Mykotoxinbildung kann durch Verringerung des Sauerstoffanteils und Erhöhung des CO_2-Gehaltes in der Atmosphäre eingeschränkt werden. Eine völlige Einstellung der Mykotoxinbildung erfolgt erst bei einem O_2-Gehalt der Atmosphäre unter 1%.

Literatur

BULLERMANN, L. B., SCHROEDER, L. L., and KIM-YOUNG, P. (1984): Formation and control of mycotoxins in food. J. Food Protect. **47**, 637.

ECKSTEIN, B. (1984): Einfluß des C/N-Verhältnisses im Kulturmedium auf das Wachstum ausgewählter Schimmelpilze und auf die Anhäufung toxischer und nichttoxischer Stoffwechselprodukte. Diss., Hohenheim.

FINK-GREMMELS, JOHANNA, AMR ABD EL-BAMA, und LEISTNER, L. (1988): Entwicklung von Schimmelpilzstarterkulturen für Fleischerzeugnisse. Fleischwirtschaft **68**, 24.

FRANK, H. K. (1973): Einführung in die Problematik der Mykotoxine. Z. Lebensm. Unters.-Forsch. **151**, 225.

KIERMEIER, F. (1973): Mykotoxine in Milch und Milchprodukten. Z. Lebensm. Unters.-Forsch. **151**, 237.

LEISTNER, L., und MINTZLAFF, H.-J. (1973): Mykotoxine in Fleischwaren. Z. Lebensm.-Unters.-Forsch. **151**, 241.

ORTH, R. (1973): Bildungsbedingungen einiger karzinogener Mykotoxine. Z. Lebensm. Unters.-Forsch. **151**, 267.

REISS, J. (1986): Schimmelpilze. Springer Verlag, Berlin, Heidelberg, New York, Tokyo.

SCHULTZ, J. (1987): Allgemeine Mykologie. In: Allgemeine Mikrobiologie und Tierseuchenlehre (Hrsg.: F. HORSCH). 2. Aufl. Gustav Fischer Verlag, Jena.

TEUSCHER, E., und LINDEQUIST, ULRIKE (1988): Biogene Gifte. Akademie-Verlag, Berlin.

2.1.4. Viren

Die Bedeutung der Lebensmittel für die Übertragung von menschenpathogenen Viren ist schwer abzuschätzen. Einerseits werden Lebensmittel nach Auftreten von Erkrankungsfällen routinemäßig nicht auf das Vorhandensein von Viren untersucht, so daß die Kenntnisse über ihr Vorkommen in Lebensmitteln spärlich sind. Wegen oft längerer Inkubationszeiten als bei bakteriell verursachten Lebensmittelvergiftungen steht vielfach das verdächtigte Lebensmittel zudem nicht mehr für die Untersuchung zur Verfügung. Da bakteriologische Untersuchungen von Lebensmitteln nach Erkrankungsausbrüchen in vielen Fällen nicht zur Ursachenermittlung führen, ist andererseits nicht auszuschließen, daß virusbedingte Lebensmittelinfektionen vielleicht häufiger vorkommen, als bislang nachgewiesen.

Viren können sich in Lebensmitteln nicht vermehren, wohl aber über lebensmittelhygienisch bedeutsame Zeiträume infektiös erhalten (s. Kapitel 2.1.1.2.). Lebensmittel können also als Vehikel für die Virusübertragung dienen. Da Viren im allgemeinen hitzeempfindlich sind, geht besondere Gefahr von rohen Lebensmitteln oder solchen, die nach der Erhitzung kontaminiert wurden, aus. Der hauptsächliche Infektionsweg dürfte vom Menschen direkt oder indirekt (z. B. über Abwasser) auf das Lebensmittel und von dort zum Menschen führen. Über vom Tier stammende Viren, die durch das tierische Lebensmittel auf den Menschen übertragen werden und auf oralem Wege zu Erkrankungen führten, gibt es keine gesicherten Erkenntnisse. Im Gegensatz zu vielen Bakterienarten sind Viren konsequenter wirtsspezifisch.

Die häufigste lebensmittelassoziierte Viruserkrankung ist die *Hepatitis infectiosa*, verursacht durch ein Picornavirus, Hepatitis-Virus Typ A. Eine Infektion des Menschen wurde u. a. durch verunreinigtes Wasser, durch Obst und Gemüse, das mit kontaminiertem Wasser gewaschen wurde, sowie durch rohes Fleisch und unerhitzt verzehrte Muscheln, die in abwasserverunreinigten Küstenzonen gewonnen wurden, vermittelt. Die fäkale Verunreinigung von Lebensmitteln durch unzureichende Personalhygiene kommt ebenfalls als Ursache in Betracht. Ein größerer Ausbruch ereignete sich z. B. 1983 in den USA durch einen Lebensmittelhändler, der Virusausscheider war. 203 Personen erkrankten. Die Inkubationszeit beträgt 2 bis 6 Wochen. Zunächst werden unspezifische Symptome beobachtet wie Fieber, Kopfschmerz, Appetitlosigkeit, Ermattung und Leibschmerz, gefolgt von Bilirubinurie und oft langandauerndem Ikterus.

Auch die Übertragung des *Norwalk-Virus*, ein Calicivirus, über Lebensmittel gilt als erwiesen. Es kann größere Ausbrüche an Gastroenteritiden verursachen. Die Erkrankungsrate liegt bei Masseninfektionen mit durchschnittlich 60% relativ hoch. Nahezu 2000 Personen erkrankten 1982 in Minnesota nach Verzehr verschiedener Salate, die von einer an dieser Virusgastroenteritis erkrankten Person zubereitet worden waren. Bei anderen Erkrankungen war der Verzehr roher Austern die Ursache. Die Erkrankung verläuft relativ mild. Nach 24 bis 48 h Inkubationszeit dauert die akute Phase der Gastroenteritis ungefähr 1 bis 2 d an. Viele Erkrankte leiden noch etwa eine Woche danach an allgemeinem Unwohlsein.

Der Erreger der *Poliomyelitis* des Menschen wird meistens auf dem Wege über kontaminierte Lebensmittel übertragen. Des weiteren wird vermutet, daß eine Reihe anderer Viren, die als Erreger von Gastroenteritiden bekannt sind, durch Lebensmittel verbreitet werden können. Dazu gehören Enteroviren, Adenoviren und Rotaviren. Personalhygiene und vor allem ausreichende Erhitzung der Lebensmittel vor dem Verzehr sind die wichtigsten prophylaktischen Maßnahmen.

Ungeklärt ist die Frage, ob über tierische Lebensmittel kanzerogen wirksame Viren auf den Menschen übertragen werden und sie eine Gefahr für den Verbraucher darstellen.

Literatur

BLACKWELL, J. H., CLIVER, D. O., CALLIS, J. J., HEIDELBAUGH, N. D., LARKIN, E. P., McKERCHER, P. D., and THAYER, D. W. (1985): Foodborne Viruses: Their importance and need for research. J. Food. Protect. **48**, 717.

CLIVER, D.O. (1981): Gefahren einer Virusinfektion durch Fleisch. Fleischwirtschaft **61**, 432.

DANNER, D., und MAYR, A. (1980): Viruspersistenz bei der Verarbeitung vom Tier stammender Lebensmittel. Schlachten und Vermarkten **80**, 271.

EYLES, M. J. (1986): Transmission of viral disease by food: an update. Food Technol. Austral. **38**, 239.

MAYR, A. (1978): Tatsachen und Spekulationen über Viren in Lebensmitteln. Fleischwirtschaft **58**, 1977.

WEINHOLD, E. (1973): Bedeutung von Viren in Lebensmitteln vom Tier. Arch. Lebensmittelhyg. **24**, 237.

2.2. Parasiten und physiologische Gifte

Durch Lebensmittelgenuß auftretende **Parasiteninfektionen** des Menschen kommen in erster Linie als Folge des Verzehrs rohen oder nicht durchgegarten Fleisches von Warmblütern oder Fischen zustande. Viele Parasiten können im Gegensatz zu Mikroorganismen durch Gefrierprozesse im Lebensmittel abgetötet werden.

Einen Überblick über einige wichtige oral-alimentäre Parasiteninfektionen, die beim Menschen zu Erkrankungen führen können, enthält Tabelle 2.18. Der Krankheitswert der Sarkosporidien für den Menschen ist noch nicht vollständig geklärt. Insbesondere für *Sarcocystis suihominis* gibt es Hinweise auf eine mögliche menschenpathogene Bedeutung. Die Schweinefinne *(Cysticercus cellulosae)* konnte in Mitteleuropa durch konsequente fleischbeschauliche Maßnahmen getilgt werden. Trotz äußerst seltener Funde muß im europäischen Raum mit dem Vorkommen von *Trichinella spiralis* stets gerechnet werden, so daß auf die Trichinenuntersuchung nicht verzichtet werden kann. In den mitteleuropäischen Ländern besitzen die *Taenia-saginata*-Infektion und die Toxoplasmose unter den alimentären Parasiteninfektionen die größte Bedeutung. Die Amöbenruhr und die Giardiasis sind häufige Erkrankungen der warmen Klimazonen der Erde. Durch Fischgenuß entstehende parasitäre Erkrankungen spielen in Ländern eine Rolle, in denen Fische und Fischzubereitungen roh verzehrt werden, vor allem im asiatischen Raum. Allerdings traten auch in Europa nach dem Genuß sehr mild gesalzener oder unzureichend marinierter Fische einzelne Anisakiasis-Fälle auf.

Weitere Hinweise zu den Parasiten sind den speziellen Kapiteln zu entnehmen.

Der Verzehr bestimmter Süßwasser- und Meerestiere kann beim Menschen zu Vergiftungen führen, deren Ursache nicht in Verderbniserscheinungen oder Kontaminationen mit mikrobiellen Lebensmittelvergiftern, sondern in der Wirkung physiologischer Gifte besteht. Dabei können die Tiere entweder das Toxin selbst produzieren (natürliche oder primäre Toxizität), oder es reichert sich in ihnen durch Aufnahme verschiedener Organismen mit der Nahrung an (sekundäre Toxizität).

- **Pufferfischvergiftung (Kugelfischvergiftung)**

Eine Vielzahl von Arten der Pufferfische und Igelfische bilden vor allem während der Laichzeit **Tetrodotoxin** (Polyhydroxyperhydro-2-imino-chinazolin), das sich in den Organen, aber auch in der Muskulatur anreichert. Diese Fische sind in den warmen Ozeanen weit verbreitet. Sie werden besonders an den ostasiatischen Küsten (Japan, China, Indonesien) als Spezialität roh gegessen. *Fugu* zählt zu den bekanntesten Gattungen. Das Tetrodotoxin ist ein hochwirksames Gift, das die nervale Impulsübertragung blockiert. Es übersteht den Kochprozeß mindestens 10 min.

Tabelle 2.18.: Oral-alimentäre Parasiteninfektionen des Menschen

Infektiöse Lebensmittel	Erreger	Erkrankung des Menschen	Krankheitsbild
Rindfleisch	Cysticercus bovis	Taeniose (*Taenia saginata*, Rinderfinnenbandwurm)	meist symptomlos, Übelkeit, Erbrechen, Leibschmerzen, Durchfall oder Verstopfung
Schweinefleisch	Cysticercus cellulosae	Taeniose (*Taenia solium*, Schweinefinnenbandwurm)	s. Rinderfinnenbandwurmbefall
	Sarcocystis	Sarkosporidiose	Übelkeit, Bauchschmerz, Brechreiz
Schweinefleisch, Schaffleisch	Toxoplasma gondii	Toxoplasmose	sehr unterschiedlich, u. a. Durchfall, Appetitlosigkeit, nervöse Störungen, bei intrauteriner Infektion Mißbildungen möglich
Schweinefleisch, Fleisch von fleischfressenden Tieren	Trichinella spiralis	Trichinellose	1. Übelkeit, Bauchschmerz, Durchfall evtl. Erbrechen 2. Muskelschmerzen, Augenschmerzen, Heiserkeit, Ödeme der Lider und im Gesicht
Käse, Schinken u. a.	Piophila-casei-Larven	intestinale Myiasis	Magen-Darm-Störungen
verunreinigtes Wasser, fäkal kontaminierte Früchte	Entamoeba histolytica	Amöben-Ruhr (Amöben-Dysenterie)	schleimig-blutiger Durchfall, in schweren Fällen Ulzerationen im Kolon
	Giardia lamblia	Giardiasis	Durchfall, Bauchschmerz, Völlegefühl, Appetitlosigkeit, Erbrechen
Süßwasserfisch	Diphyllobothrium latum	Diphyllobothriose (Grubenkopfbandwurmbefall)	Magen-Darm-Beschwerden, nervöse Störungen, Anämie
	Opisthorchis felinus	Opisthorchose (Befall mit Katzenleberegel)	Leberbeschwerden, Gallenblasenentzündung
	Clonorchis sinensis	Clonorchose (Befall mit Chinesischem Leberegel)	Leberbeschwerden, Gallenblasenentzündung
	Capillaria philippinensis	Capillariasis	schwere Durchfälle mit Wasser- und Elektrolytverlust
Seefisch (bevorzugt Hering)	Anisakis spp.	Anisakiasis (Heringswurmlarvenbefall)	akute abdominale Beschwerden, Magenulzera

Nach einer kurzen Inkubationszeit von 5 bis 30 min entwickeln sich folgende Symptome: Nausea, Schwindelgefühl, Lichtempfindlichkeit, Parästhesien im Gesicht und an Extremitäten, Durchfall, epigastrischer Schmerz, Blutdruckabfall, Zyanose, Arrythmie, fortschreitende Paralyse. Die Mortalitätsrate ist erheblich (60%). Wegen der Gefährlichkeit dieser Erkrankung unterliegt die gastronomische Abgabe solcher Fische in Japan einer besonderen Überwachung.

● **Ichthyoototoxismus, Ichthyohämotoxismus**

Hierbei handelt es sich um Vergiftungen, die in warmen Zonen ebenfalls weit verbreitet sind und ähnliche Symptome wie die Pufferfischvergiftung hervorrufen. Die Paralyse verläuft weniger schwer, und die Mortalitätsrate ist geringer.

Ichthyoototoxische Fische (Barben, wahrscheinlich auch Hechte) bilden Tetrodotoxine vor allem in den Gonaden, so daß der Genuß des Rogens zur Laichzeit zu Erkrankungen führen kann (Barbencholera). Es treten Übelkeit, Erbrechen, Atembeschwerden und Lähmungserscheinungen auf.

Bei Flußaalen, Mittelmeer-Muränen und anderen ichthyohämotoxischen Fischen können Tetrodotoxine im Blut vorkommen, so daß nach Aufnahme des Blutes dieser Tiere die genannten Vergiftungserscheinungen auftreten können. Eine Erhitzung der Fische führt zur teilweisen Inaktivierung der Gifte.

● **Muschelvergiftungen**
   (paralytic shellfish poisoning = PSP, diarrhetic shellfish poisoning = DSP, neurotic shellfish poisoning = NSP)

PSP: An den Küstenregionen des Atlantiks und Pazifiks vorkommende Dinoflagellaten, z.B. die Spezies *Gonyaulax tamarensis* und *Gonyaulax catenella*, die zur Klasse der Feueralgen gehören, bilden Toxine, die von Muscheln und Krabben gespeichert werden können. Auch bestimmte Rot- und Blaualgen sind als Giftbildner erkannt worden. Das bekannteste Gift ist das Saxitoxin; daneben kommen andere wie die Gonyautoxine I bis VI und das Neosaxitoxin vor.

Die Algenvermehrung erfolgt verstärkt bei Temperaturen über 14 °C und starker organischer Wasserverschmutzung. Eine massenhafte Vermehrung bewirkt eine braune bis rote Verfärbung des Meerwassers (Wasserblüte, rote Flut, „red tide").

Von den Muscheln und Krabben wird das Gift im Verdauungstrakt angereichert, ohne daß Veränderungen an diesen Tieren sichtbar sind. Werden sie als Lebensmittel verwendet, kommt es zu Vergiftungserscheinungen beim Menschen. Eine thermische Zubereitung inaktiviert die Toxine nur unvollständig. Selbst in Vollkonserven können noch unzerstörte Toxinreste nachgewiesen werden.

Muschelvergiftungen treten überall, auch in Europa, auf. Die Schwere der Erkrankung hängt von der aufgenommenen Toxindosis und offensichtlich auch von der individuellen Empfindlichkeit ab. Saxitoxin wirkt neurotoxisch. Durch eine ausgeprägte Cholinesterasehemmung blockiert es die Übertragung neuromuskulärer Reize. Nach kurzer Inkubationszeit (30 bis 60 min) setzen Kribbeln und Taubheitsgefühl in Fingern und Zehen oder im Mundbereich ein, gefolgt von Gefühllosigkeit in Extremitäten, Schwindel, Müdigkeit, Koordinierungsstörungen. Im allgemeinen ist der kritische Punkt der Vergiftung nach 16 bis 18 h überschritten. Darauf folgt eine rasche Erholungsphase. In schweren Fällen kommt es auch zu halluzinogenen Wirkungen. Die Lähmung der Atemmuskulatur führt zum Tod, der wenige Stunden nach Verzehr der Muscheln oder Krabben eintreten kann.

DSP: Ursache dieser Muschelvergiftung sind Dinoflagellaten der zu den Feueralgen gehörigen Gattung *Dinophysis*, die das aus mehreren Komponenten bestehende Dinophysis-Toxin produzieren. Etwa 30 min nach Aufnahme toxinhaltiger roher oder gekochter Muscheln setzen Durchfall, Erbrechen und Bauchschmerz ein. Die Erkrankung ist nach 2 Tagen abgeklungen.

NSP: Von der Feueralge *Gymnodinium breve*, die in den Küstengewässern von Mittelamerika vorkommt, wird das Brevetoxin B produziert. Neben Fisch- und Seevögelmassensterben ruft das Toxin eine Muschelvergiftung hervor. Es wirkt hämo- und neurotoxisch. Nach 3 h Inkubationszeit äußert sich die Erkrankung durch Erbrechen, Durchfall und nervöse Störungen (z. B. Ataxie).

● **Ciguatera-Vergiftung**

Diese Vergiftung kommt durch ernährungsbedingte Toxinspeicherung in Speisefischen zustande. Verschiedene Algen, darunter auch Blaualgen, die einer ganzen Reihe von Fischarten als Nahrung dienen, sind die Ursache für die Toxinanreicherung in den Fischen. Man nimmt an, daß außer dem lipophilen Ciguatoxin und dem wasserlöslichen Maitotoxin noch andere Toxine von Bedeutung sind. Die Algen vermehren sich besonders in Warmwasserzonen in Küstennähe, z. B. Korallenriffen. Sie sind in Gebieten zwischen 35° nördlicher und südlicher Breite anzutreffen. Nur wenn Fische sich in solchen algenangereicherten Gebieten befinden, kann es zur Toxinspeicherung kommen. Speicherorgane sind die Leber und das Intestinum.

Als vergiftungsauslösende Fische sind u. a. beschrieben: Doktorfische, Papageienfische, Schnapper, Barracuda, Zackenbarsche, Spanische Makrelen. In tropischen Gebieten kommt die Ciguatera-Vergiftung häufig vor. Meist verläuft sie mild. Das thermostabile Ciguatoxin wirkt als Cholinesterasehemmer. Maitotoxin wirkt kontrahierend auf glatte Muskulatur. Die Inkubationszeit beträgt 30 min bis 4 h. Anzeichen der Vergiftung sind Erbrechen, Durchfall, Fieber sowie Kopf- und Muskelschmerzen als Ausdruck eines Blutdruckanstiegs. In vereinzelten schweren Fällen kommt es innerhalb 24 h zum Tod durch Atemlähmung oder Herzstillstand. Die Mortalitätsrate beträgt 2 bis 7%.

Literatur

HAYES, P. R. (1985): Food Microbiology and Hygiene. Elsevier Applied Science Publishers, London and New York.
HELLWIG, E., und PETUELY, F. (1980): Bestimmung von Saxitoxin in Muschelkonserven. Z. Lebensm. Unters. Forsch. **171**, 165.
HIGASHI, G. I. (1985): Foodborne parasits transmitted to man from fish and other aquatic foods. Food Technol. **30** (3), 69.
SCHULZE, K. (1985): Muschelvergiftung durch Algentoxine. Berlin. Münch. Tierärztl. Wschr. **98**, 383.
SINELL, H.-J. (1985): Einführung in die Lebensmittelhygiene. 2. Aufl. Paul Parey, Berlin und Hamburg.
TEUSCHER, E., und LINDEQUIST, ULRIKE (1988): Biogene Gifte. Akademie-Verlag, Berlin.

2.3. Chemische Rückstände in Lebensmitteln

2.3.1. Allgemeines

Unter Rückständen versteht man im weitesten Sinne das Vorhandensein von unerwünschten Fremdstoffen in Lebensmitteln. Solche Substanzen – auch Schadstoffrückstände genannt – sind unter bestimmten Voraussetzungen in der Lage, die menschliche Gesundheit auf vielfältige Art und Weise nachteilig zu beeinflussen.

Chemische Rückstände gab es bereits in früherer Zeit, können jedoch in der jetzigen Entwicklungsepoche durch Emissionen der hochentwickelten Industrie und des Verkehrs verstärkt in die Umwelt und zum Nutztier gelangen, sich durch falsche Lagerung der Futtermittel anreichern, über die modernen agrarwissenschaftlichen Praktiken in die Nahrungskette eingeschleust und damit in Lebensmittel eingebracht werden, durch die medikamentelle Behandlung der Nutztiere oder auch erst durch bestimmte lebensmitteltechnologische Verfahren bei der Verarbeitung tierischer Rohstoffe entstehen.

Rückstände beispielsweise an toxischen Schwermetallen hat es zu allen Zeiten in Lebensmitteln gegeben. Man denke nur an die Quecksilbergehalte in Museumsfischen, über die in diesem Zusammenhang schon viel diskutiert wurde, oder an alte Berichte über Erkrankungen von Rindern in Bleiabbaugebieten, die deutlich die Symptome von Bleivergiftungen bei den Tieren schildern. Aufgrund der damals noch nicht vorhandenen Möglichkeiten, solche Rückstände in Lebensmitteln zu bestimmen oder auch aus Unkenntnis der durch sie verursachten potentiellen Schäden, hat man früher dem Rückstandsproblem wenig Bedeutung geschenkt oder schenken können.

Die in den letzten Jahrzehnten erfolgte Entwicklung der Analysentechnik mit immer empfindlicheren, selektiveren und genaueren Methoden hat schließlich dazu geführt, daß zusammen mit den Fortschritten der Erkenntnisse auf den Gebieten der Physiologie, Biochemie und Toxikologie und dem weltweiten Austausch von Informationen immer neue Gruppen und Arten von chemischen Rückständen nachgewiesen und in ihrem gesundheitsgefährdenden Potential eingeschätzt werden konnten.

Die Herkunft der chemischen Rückstände in Lebensmitteln ist recht unterschiedlich (Abb. 2.6.). Als Quellen sind zunächst mit Umweltkontaminanten und Pestiziden belastete Futtermittel, weiterhin Futtermittelzusatzstoffe mit nutritiver Wirkung und Arzneimittel, aber bei unsachgemäßer Handhabung auch Reinigungs- und Desinfektionsmittel sowie Mykotoxine, Nitrosamine und Benzo(a)pyrene zu bedenken, die während der Produktion und Verarbeitung die Lebensmittel kontaminieren können.

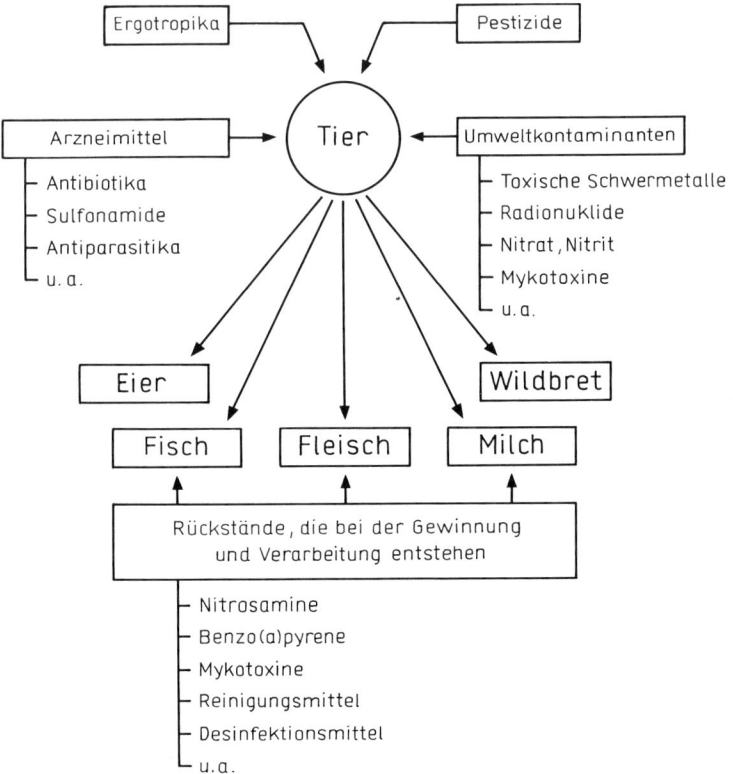

Abb. 2.6. Quellen der Rückstände in Lebensmitteln tierischer Herkunft.

Die veterinärmedizinische Lebensmittelhygiene hat zu gewährleisten, daß die Lebensmittel keine Stoffe enthalten, die den Verbraucher gesundheitlich gefährden. Im Gegensatz zu der durch mikrobielle Ursachen gegebenen akuten Gefahr ist die durch chemische Rückstände bedingte eine mehr potentielle. Doch ist es angesichts der unabsehbaren Schäden, die durch chemisch-toxische Effekte, aber insbesondere durch mutagene, teratogene und kanzerogene Langzeitwirkungen verschiedener Schadstoffe befürchtet werden müssen, verständlich und notwendig, daß gerade diesem Gegenstand die gebührende Aufmerksamkeit entgegengebracht wird. Fortwährend sind deshalb die Situation zu überwachen und geeignete Maßnahmen zum Schutz der Nahrung des Menschen zu treffen. Da dieses Thema von internationaler Bedeutung ist, hat sich die Weltgesundheitsorganisation seiner besonders angenommen. Auf ihren Empfehlungen basieren weltweit in den einzelnen Ländern zahlreiche gesetzliche Regelungen, die für eine ganze Reihe von Stoffen gesundheitlich unbedenkliche Höchstmengen bzw. maximal zulässige Rückstandsmengen (Toleranzwerte) in Lebensmitteln vorschreiben.

Der **Toleranzwert** ist die erlaubte maximale Konzentration eines Fremdstoffrückstandes, die zum Zeitpunkt des Verzehrs im Lebensmittel vorhanden sein darf. Die Konzentrationsangabe erfolgt gewöhnlich in ppm.

Die Grundlage für die Ermittlung des Toleranzwertes sind umfangreiche toxikologische Prüfungen. Dabei wird zunächst die unwirksame Höchstdosis für Versuchstiere *(No Effect Level)* ermittelt. Von dieser Dosis wird der hundertste Teil als höchste annehmbare Tagesdosis für den Menschen *(Acceptable Daily Intake)* festgelegt. Unter dem Begriff Acceptable Daily Intake (ADI) ist daher diejenige Fremdstoffmenge in mg zu verstehen, die der Mensch je kg Körpermasse auf Lebenszeit ohne Gefährdung seiner Gesundheit täglich aufnehmen kann. Aus der ADI wird die der durchschnittlichen Körpermasse und den täglichen Verzehrgewohnheiten des Landes entsprechende maximal duldbare Rückstandsmenge im Lebensmittel *(Permissible Level)* abgeleitet. Berücksichtigt man nun noch die tatsächliche Rückstandsmenge bei praktischer Anwendung des Stoffes, die Anwendungsbreite und die für die Praxis zumutbare Anwendungseinschränkung, so ergibt sich schließlich der Toleranzwert für einen bestimmten chemischen Stoff.

Einige Schwierigkeiten ergeben sich bei der Festlegung von **Nulltoleranzen**. Die Nulltoleranz besagt, daß kein Rückstand vorhanden sein darf. Nach erfolgter Behandlung mit chemischen Stoffen ist das Vorhandensein wenigstens kleinster Rückstandsmengen sehr wahrscheinlich. In vielen Fällen ist auch die Aufnahme von Substanzspuren aus der Umwelt nicht auszuschließen. Es ist also stets zu definieren, unter welchen Bedingungen die Nulltoleranz als eingehalten gilt. So ist eine Aussage über die Einhaltung auch abhängig von der Empfindlichkeit des angewendeten Analysenverfahrens. Die Anforderungen leiten sich aus medizinischen und lebensmittelhygienischen Gesichtspunkten ab.

Um zu sichern, daß nach Anwendung von Arzneimitteln oder Chemikalien auftretende Rückstände in Lebensmitteln auf den Toleranz- bzw. Nulltoleranzwert absinken, wurde die **Karenzzeit** (Sperrfrist, Wartezeit) eingeführt. Darunter wird die Wartezeit bzw. Sperrfrist verstanden, die zwischen letzter Anwendung der Chemotherapeutika und der Schlachtung sowie der Gewinnung von Milch und Eiern für die menschliche Ernährung bzw. der Zuführung eines Produktes zu seiner Zweckbestimmung als Lebensmittel verstreichen muß. Die Karenzzeit muß stets im Zusammenhang mit dem chemischen Präparat und seiner Anwendungsvorschrift gesehen werden. Die Sperrfristen für Milch, Eier und Honig sowie die Wartezeiten für Schlachttiere gelten ab der letzten Behandlung. Während der Behandlung enthalten Milch, Eier, Muskulatur und Organe bereits Rückstände der applizierten Wirkstoffe und unterliegen daher bereits einer Sperrfrist bzw. Wartezeit. Sie sind tierart- und dosisabhängig und in der Regel bedeutend länger als die therapeutische Wirkungsdauer.

Der Sperrfrist für Milch liegt ein zweimaliges tägliches Ausmelken (erstes Ausmelken 12 Stunden nach letzter Behandlung) zugrunde. Eine Verkürzung dieser Sperrfrist durch täglich mehrmaliges Ausmelken ist nicht möglich. Selbst wenn nur ein Euterviertel behandelt wurde, unterliegt das gesamte Gemelk der Kuh dieser Sperrfrist.

Die Festlegung wissenschaftlich fundierter Toleranzwerte ist nicht frei von Schwierigkeiten, vor allem, wenn es sich um toxikologische Langzeitwirkungen handelt. Nulltoleranzen vorzuschreiben, wäre zwar einfach, aber vielfach unrealistisch. Rückstandsfreie Lebensmittel gibt es nirgendwo auf der Welt und wird es aller Voraussicht nach niemals geben. So muß man zwischen dem Wünschenswerten und dem Möglichen abwägen und schließlich einen Kompromiß finden, der dem Verbraucher jenes Maß an Sicherheit gewährt, das am neuesten Stand der wissenschaftlichen Erkenntnis orientiert ist. Das Bemühen um rückstandsfreie Lebensmittel bzw. um Lebensmittel mit tolerierbaren Rückständen, d.h. um gesundheitlich unbedenkliche Lebensmittel, muß grundsätzlich in der Produktionsfolge ganz am Anfang, bereits bei der Entwicklung rückstandstoxikologisch nicht oder nur wenig relevanter Chemikalien oder pharmakologisch wirksamer Stoffe beginnen.

Grundsätzlich haben lebensmitteltoxikologische bzw. rückstandsrelevante Rechtsvorschriften zu berücksichtigen, daß Stoffgruppen mit Bedeutung für die Rückstandsbildung in Lebensmitteln tierischer Herkunft teils absichtlich in den Tierkörper und in das Lebensmittel verbracht werden oder aus der kontaminierten Umwelt stammen und unabsichtlich in den Tierkörper, in und auf Lebensmittel gelangen. Daraus ergeben sich auch prinzipielle Unterschiede in der Wertung und Lösung der Rückstandsfragen.

Bei Rückständen von Tierarzneimitteln und Futterchemikalien – Stoffe, die dem Tier absichtlich verabreicht werden – wird mit Recht gefordert, keine Rückstände zu tolerieren, da diese Stoffe gezielt und steuerbar an das Tier verabreicht werden. Bei Substanzen, die dagegen ohne Absicht aus der kontaminierten Umwelt über Futter, Wasser oder Luft in den tierischen Organismus gelangen (z.B. Pflanzenschutzmittel, toxische Metalle, Radionuklide) wäre es unrealistisch, ebenfalls grundsätzlich Rückstandsfreiheit zu fordern. Hier kommt es vielmehr darauf an, den Rückstandsgehalt möglichst niedrig zu halten und Toleranzwerte festzulegen, die einerseits toxikologisch unbedenklich sind, andererseits in der Praxis auch eingehalten werden können.

Rückstände aus der Be- und Verarbeitung von Lebensmitteln könnten durch Verbot der betreffenden Verfahren vermieden werden. Man muß jedoch etwaige weittragende ökonomische Konsequenzen beachten und prüfen, ob dadurch nicht neue gesundheitliche Probleme entstehen. Das würde zum Beispiel für das Pökeln mit Natriumnitrit zutreffen, das die Frage nach der Anreicherung kanzerogener Nitrosamine, aber andererseits auch nach der Verhinderung der Vermehrung einiger gesundheitsgefährdender Mikroorganismen (z.B. *Clostridium botulinum*) aufwirft. Auch bei solchen technologischen Verfahren werden zweckmäßig toxikologisch vertretbare Höchstwerte festgelegt und der Bearbeitungsprozeß optimiert. Die Herabsetzung von Natriumnitrit von 0,5 bis 0,6 auf 0,4 bis 0,5% im Nitritpökelsalz ist ein Beispiel dafür, wie neue wissenschaftliche Erkenntnisse unverzüglich zur Neufassung von Rechtsvorschriften führen.

Die Möglichkeiten, den Belangen der Rückstandstoxikologie durch Änderungen in der Verfahrenstechnologie zu entsprechen, müssen prinzipiell gründlich geprüft und häufiger genutzt werden. So läßt sich beispielsweise beim Räuchern durch niedrige Glimmtemperaturen, durch Abkühlung und Vorwäsche des Räucherrauches der Gehalt an kanzerogenen polyzyklischen Kohlenwasserstoffen um 25 bis 30% reduzieren. Eine Filtration des Rauches ergibt eine über 90%ige, die Herstellung von Flüssigrauch sogar eine weitgehende Eliminierung derartiger Stoffe.

2.3.2. Wege der Bildung von Rückständen

Die Wege und Möglichkeiten der Kontamination von Lebensmitteln mit chemischen Stoffen sind vielgestaltig (Abb. 2.7.). Solche Stoffe können bereits das lebende Tier belasten

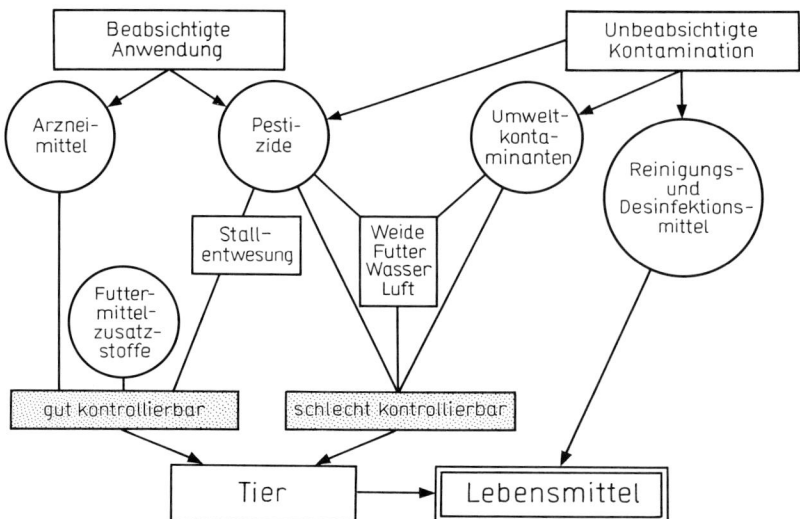

Abb. 2.7. Kontaminationswege von Rückständen in Lebensmitteln tierischer Herkunft (nach KERN, 1964; WENZEL, 1972; SINELL, 1985; GROSSKLAUS, 1989).

oder erst in das vom Nutztier gewonnene Lebensmittel gelangen und eine Rückstandsbildung herbeiführen. Dabei sind bestimmte Stoffgruppen gut unter Kontrolle zu halten, weil sie zielgerichtet und mit einer konkreten Absicht eingesetzt werden (Arzneimittel, nutritive Wirkstoffe, Pestizide bei direkter Anwendung). Die Belastung durch die Umweltkontaminanten ist dagegen weitgehend nicht kontrollierbar, zumindest für den Tierhalter bzw. für den Erzeuger von Lebensmitteln.

Bei der Bildung von Rückständen sind die sogenannten **Nahrungsketten** (Kontaminationspfade) zu berücksichtigen, d. h., es sind „Carry-over-Vorgänge" zwischengeschaltet, bis die Schadstoffe schließlich in die für den Menschen bestimmten, vom Tier stammenden Lebensmittel gelangen.

Unter **Carry-over** versteht man im weitesten Sinne Schadstoffübergänge in Lebenszyklen der Biosphäre.

Bei der Erzeugung von Lebensmitteln tierischer Herkunft gibt es im wesentlichen drei Carry-over-Wege:

— Aufnahme aus der Luft über die Atemwege mit anschließender Resorption in der Lunge *(pulmonale Resorption)*,
— Aufnahme mit dem Futter durch anschließende Resorption im Magen-Darm-Trakt *(intestinale Resorption)*,
— Aufnahme aus dem Wasser oder direkt über die Haut mit direktem Übergang in den Blutkreislauf *(Hautresorption)*.

Diese dritte Möglichkeit tritt bei auf dem Lande lebenden Tieren nur bei Anwendung bestimmter Pestizide und Medikamente auf. Bei Fischen spielt sie unter Umständen eine erhebliche Rolle. Die Aufnahme von Schadstoffen über das Trinkwasser wird zur intestinalen Resorption gezählt.

Der **aerogene Carry-over-Weg** ist für die toxischen Metalle weniger zutreffend. Bei Pestiziden und bestimmten Organochlorverbindungen kann er unter Umständen eine große Bedeutung haben.

Die pulmonale Resorption hängt von einer Reihe von Bedingungen ab, z. B. von der Teilchengröße, von der chemischen Struktur der Schadstoffe, von der Teilchenform und von der Tierart (Umweltanpassung). Damit die pulmonale Resorption überhaupt erfolgen kann, müssen die Partikel, an denen die Schadstoffe haften bzw. aus denen sie bestehen, in die Lungenbläschen gelangen und dort abgelagert werden.

Bei aufgenommenen Schadstoffen ist die Resorptionsrate relativ hoch; sie liegt in der Größenordnung zwischen 20 und 60% und kann sogar in Einzelfällen noch höher sein. Trotz dieser beachtlichen Resorptionsraten spielt aber in den meisten Fällen, sogar in Immissionsgebieten, die intestinale Resorption eine weitaus größere Rolle.

Der **intestinale Carry-over-Weg** beginnt bei den belasteten Futterpflanzen, Futtermitteln und Trinkwasserquellen. Die Futterpflanzen können aus der Luft durch Immissions- und Ablagerungsvorgänge und aus dem Boden über ihre Wurzeln belastet werden. Außerdem sind Rückstände von Pflanzenschutzmitteln durchaus möglich. Weiterhin ist eine Sekundärkontamination bei der Ernte, bei der Verarbeitung und Lagerung der Futtermittel zu bedenken.

Bei der Produktion von Futtermitteln haben sich in den letzten Jahren Veränderungen vollzogen, die durch die Intensivierung der pflanzlichen Produktion und durch die nach Art und Menge zunehmende industrielle Fertigung von Spezialfuttermitteln bedingt sind. Auch hat die Agrochemie in der Technologie der Ausbringung und Anwendung, dem Sortiment der mineralischen und organischen Düngemittel, der Pflanzenschutz- und Schädlingsbekämpfungsmittel, der Mittel zur biologischen Prozeßsteuerung sowie der für die Futtermittel wichtigen Konservierungsmittel eine sprunghafte Entwicklung erfahren.

Außerdem sind in diesem Zusammenhang die Vielzahl der Umweltkontaminanten zu berücksichtigen. Hierdurch bedingt, haben sich auch die Kontaminationsmöglichkeiten der Hauptfuttermittel verändert.

Wenn dadurch den Futtermitteln besondere Aufmerksamkeit zugebilligt werden soll, dann hauptsächlich deshalb, weil diese im Rahmen der Nahrungskette für die Kontamination der Lebensmittel tierischer Herkunft eine nicht zu unterschätzende Bedeutung haben.

Die Handelsfuttermittel sind oft aus einer Reihe von Komponenten zusammengemischt. Es existieren im wesentlichen drei Ursachen für ihre Belastung:

- die Ausgangsstoffe (Hauptkomponenten des Futters) können bereits mit Schadstoffen belastet sein,
- durch die Zusatzstoffe und hier vor allem durch die Mineralstoffträger kann die Belastung der Mischfuttermittel erheblich erhöht werden, da diese Substanzen in der Regel höhere Schwermetallkontaminationen aufweisen, und
- es kann auch zu einer Sekundärkontamination kommen, vorwiegend bei der Verarbeitung durch Abrieb von Maschinen oder auch durch chemische Reaktionen einzelner Bestandteile des Futtermittels mit Vorratsbehälterwandungen.

Diese in den Futtermitteln vorhandenen Schadstoffe bzw. Kontaminanten tragen wesentlich zur Rückstandsbildung in den Lebensmitteln tierischer Herkunft bei.

Die intestinale Resorption findet im Magen-Darm-Trakt statt und ist von den dort herrschenden biochemischen Verhältnissen und auch von der Bindungsart der Schadstoffe abhängig. Es besteht z. B. bezüglich der Höhe der Resorptionsraten ein sehr großer Unterschied darin, ob ein toxisches Metall in organisch oder anorganisch gebundener Form vorliegt oder ob der betreffende Stoff in verdünnter Säure leicht löslich ist oder nicht. Generell läßt sich sagen, daß organisch gebundene Schadmetalle deutlich stärker resorbiert werden als anorganisch gebundene. Zwischen den einzelnen Tierarten bestehen auch sehr unterschiedliche intestinale Resorptionsraten für den gleichen Schadstoff. Omnivoren haben für die meisten Schadstoffe eine höhere Resorptionsrate als Wiederkäuer, die aber wiederum gegen die Schadstoffe nicht unempfindlich sind. Die Resorptionsraten bei Vögeln können die von Omnivoren noch übertreffen.

Eine weitere Einflußgröße auf die intestinale Resorption ist das Alter der Tiere. Hierbei spielt neben dem Mineralstoffbedarf des Organismus zusätzlich die höhere Stoffwechselaktivität jüngerer Tiere eine Rolle. Dies führt dazu, daß junge Tiere vor allem für toxische Metalle immer höhere Resorptionsraten aufweisen als ältere ausgewachsene Tiere.

Eine erhebliche Rolle spielt auch die Nahrungszusammensetzung. Bei Mangel- oder Überversorgung mit synergistisch bzw. antagonistisch auf die Resorption des betreffenden Schadstoffes wirkenden Futterinhaltsstoffen kann es zu veränderten Resorptionsmustern kommen. Meist werden hierbei die Resorptionsraten deutlich erhöht. Ganz wesentlich für die Resorption von toxischen Schwermetallen sind die Ausgewogenheit der Calcium-Phosphor-Versorgung sowie eine ausreichende Zink-, Kupfer- und Selen-Versorgung.

Von Bedeutung für die intestinalen Resorptionsraten ist schließlich auch der Gesundheitszustand der Tiere. Geschwächte und erkrankte Tiere resorbieren die Schadstoffe im allgemeinen stärker als gesunde Tiere. Dies dürfte physiologische und biochemische Ursachen haben. Bei Erkrankung werden bestimmte biologische, biochemische Schranken durchlässiger oder brechen ganz zusammen, was dann zwangsläufig zu höheren Resorptionsraten führt.

2.3.3. Übergangsvorgänge im tierischen Organismus

Nach Aufnahme der Schadstoffe erfolgt ihre teilweise Resorption; ein Teil wird nicht resorbiert und direkt wieder ausgeschieden.

Sowohl bei pulmonaler als auch bei intestinaler Resorption gelangen die Schadstoffe zunächst in den Blutkreislauf. Über den Blutkreislauf erfolgt dann die Verteilung, die Rückstandsbildung oder auch die Ausscheidung (Abb. 2.8.).

Die Ablagerung erfolgt für viele Schadstoffe in den Organen, die die Hauptlast des Stoffwechsels und der Ausscheidung zu tragen haben. Das betrifft vor allem die Leber und die Nieren. Außerdem kann je nach Art des Schadstoffes eine Langzeitdeponie entweder in den Knochen (z. B. Blei), im Fettgewebe (z. B. für lipophile Pestizide) oder auch in der Muskulatur, dort meist aber in weitaus geringerem Maße, stattfinden.

Remobilisierungserscheinungen, z. B. unter Streßeinwirkung, sind möglich und führen die abgelagerten Schadstoffe dann plötzlich in den Blutkreislauf zurück. Als Ausscheidungsmechanismus kommen folgende Wege in Frage:

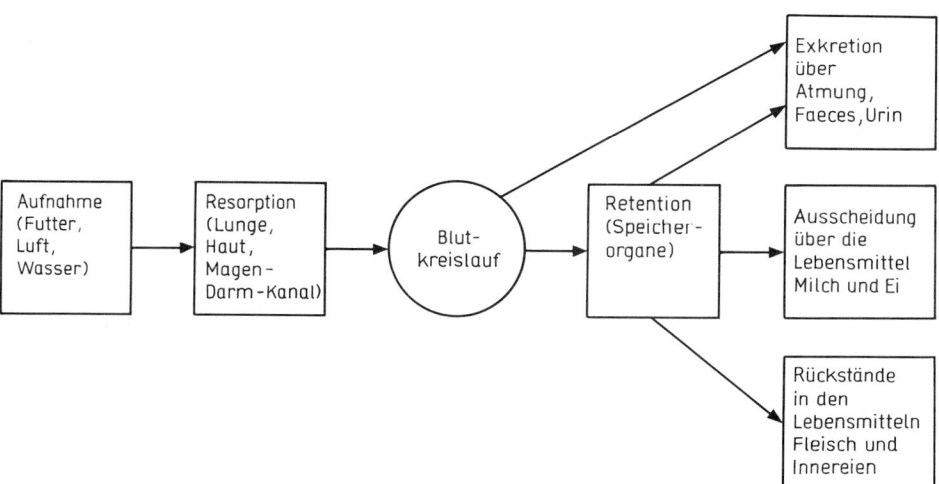

Abb. 2.8. Übergangsvorgänge im tierischen Organismus (nach HECHT, 1984).

– über den Urin,
– über den Kot, hier unter Umständen unter Einschaltung des Gallenzyklus,
– über die Haare oder Federn,
– bei bestimmten Pestiziden oder unerwünschten Stoffen (z. B. Perchlorethylen) auch über die Atemluft und
– über die Lebensmittel Milch, Eier und Honig.

Weibliche Tiere haben also noch die Möglichkeit, die Schadstoffe über die Milch und die Eier auszuscheiden. Die Speicherung der Schadstoffe führt bei Schlachttieren zu den Rückständen in den Lebensmitteln Muskelfleisch, Fett und Innereien.

Über die Verweildauer resorbierter Schadstoffe in den verschiedenen Körperdepots können keine generellen Aussagen gemacht werden. Sie ist sehr unterschiedlich und von mehreren Begleitumständen abhängig. Außerdem sind die Ausscheidungs- oder Verstoffwechslungsmechanismen für die einzelnen Schadstoffe sehr verschieden.

Pestizide werden meist metabolisiert, wobei vielfach nicht alle aus einem bestimmten Pestizid gebildeten Metabolite (Abbauprodukte) bekannt sind und die metabolisierte Form, in der der Schadstoff dann endgültig wieder ausgeschieden wird, nicht genau festzustellen ist. Dieser Umstand erschwert natürlich auch die exakte toxikologische Bewertung von Rückständen solcher Art erheblich.

2.3.4. Gesundheitliche Schäden durch Rückstände

Für die Gesundheit des Menschen ergeben sich in Abhängigkeit von der Konzentration der Rückstände im Lebensmittel zwei unterschiedlich zu beurteilende Situationen (RIPKE, 1983):

- die akute Gefährdung der Gesundheit durch hohe Rückstandskonzentrationen im Lebensmittel. Diese Möglichkeit ist nach den Erfahrungen in der Lebensmittelüberwachung vorwiegend im Einzelfall gegeben.
- Die chronische Gefährdung der Gesundheit durch langfristige Aufnahme geringer Schadstoffkonzentrationen mit unterschiedlichen, jedoch oftmals gleichbelasteten Lebensmitteln. Ihr kommt die weit größere Bedeutung zu. Hierbei ist auch zu bedenken, daß möglicherweise mehrere Schadstoffe gleichzeitig das Lebensmittel kontaminieren und somit auch komplexe, insbesondere beim Auftreten synergistischer Effekte, tiefgreifende Schadwirkungen verursachen können.

Rückstandsbedingte **Schadwirkungen** können in drei Gruppen zusammengefaßt werden:

– Im Vordergrund steht die Möglichkeit der Gesundheitsschädigung beim Menschen durch toxisch wirkende Rückstände. Dabei ist vor allem an chemisch-toxische Effekte zu denken. Kanzerogenität, Teratogenität und Mutagenität können das Ergebnis der Langzeitwirkungen sein.

  Besondere Bedeutung kommt solchen Stoffen zu, die im menschlichen Körper gespeichert werden, wie chlorierte Kohlenwasserstoffe, Dithiocarbamate, polychlorierte Biphenyle und einige Schwermetalle aus Emissionen. Die Gefährdung kann in Störungen bestimmter Stoffwechselfunktionen bestehen, beispielsweise in der Beeinflussung von körpereigenen Enzymen oder in Imbalanzen des Hormonhaushaltes durch unnatürliche Konzentrationen von hormonalen Substanzen und Thyreostatika in Lebensmitteln. Durch langfristige Aufnahme von Lebensmitteln mit Hemmstoffrückständen kann es zu Antibiotika-Allergien und zur Entwicklung resistenter Keime kommen (Abb. 2.9.).

94 Ursachen von Gesundheitsschädigungen durch Lebensmittel

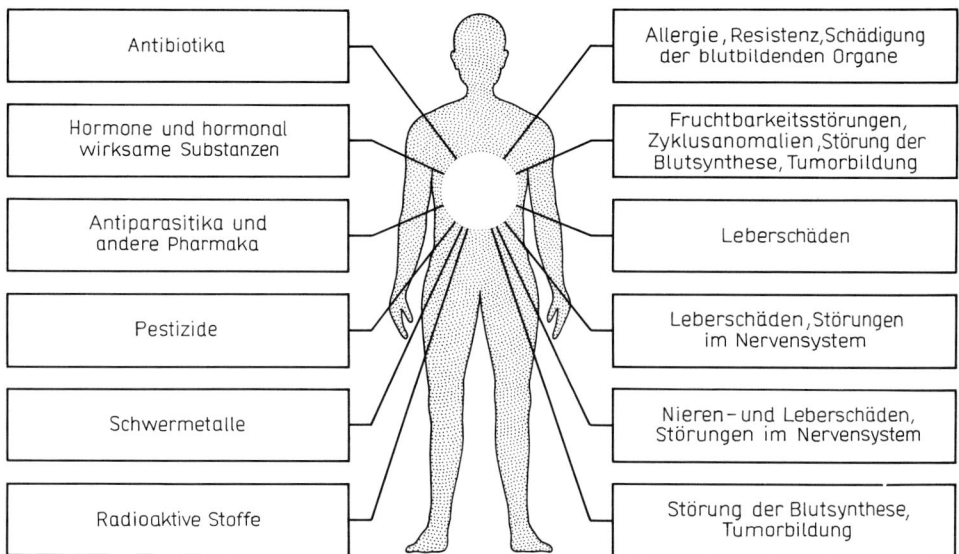

Abb. 2.9. Mögliche gesundheitliche Gefährdung des Menschen durch Rückstände in Lebensmitteln tierischer Herkunft (GROSSKLAUS, 1989).

— Rückstände können auch die sensorisch feststellbaren Qualitätskriterien der Lebensmittel beeinträchtigen bzw. nachteilig beeinflussen. Dabei sind die üblichen Verarbeitungs- und Lagerbedingungen zu beachten. So verursachen beispielsweise Rückstände bestimmter Antioxydantien, die Futtermitteln zugesetzt worden waren, Farbveränderungen von Depotfetten bei Schlachttieren.
— Schließlich vermögen Rückstände technologische Prozesse bei der Be- und Verarbeitung von Lebensmitteln zu stören. Ein typisches Beispiel dafür ist die bekannte Wirkung von Antibiotikarückständen in der Rohmilch auf die für die Herstellung von Sauermilchprodukten erforderliche Keimflora. Bestimmte Chemikalien stören die Aktivität von Enzymen, beispielsweise DDT die für postmortale Prozesse (Fleischreifung) im Fleisch bedeutsame Adenosintriphosphatase.

Ebenfalls ist zu bedenken, daß insbesondere Hemmstoffrückstände Erreger von Lebensmittelvergiftungen maskieren und infolgedessen die Ergebnisse der bakteriologischen Fleischuntersuchung verfälschen können.

Die Rückstandssituation hat in der Milchhygiene, aber auch in der Fleischhygiene eine nicht zu unterschätzende Bedeutung und zwingt zu Konsequenzen. Die Schlachttier- und Fleischuntersuchung ist den sich aus den Rückstandsproblemen ergebenden Fragen flexibel anzupassen. In die modernen Methoden einer der Zeit gerecht werdenden Milch- und Fleischuntersuchung muß zur Sicherung der Gesundheit des Verbrauchers ein entsprechendes Monitoringsystem eingebaut werden, das bei der Beurteilung von Milch und Fleisch mit Rückständen gleichzeitig ein Warnsystem für die Tierproduktion und den Umweltschutz sein muß. Im Zusammenhang mit rückstandsbedingten Schadwirkungen sind Stoffkombinationen zu berücksichtigen. Unbeabsichtigte bzw. unwissentliche Kombinationen ergeben sich häufig mit anderen Fremdstoffen. Hier sind lebensmitteltechnologische Stoffe und Umweltkontaminanten zu nennen, aber auch Genußmittel (beispielsweise Alkohol und Tabak) und bestimmte Nahrungsbestandteile zu bedenken, die isoliert gewöhnlich unterschwellig bleiben, jedoch in Kombinationen untereinander oder mit Arzneimitteln dann zu unerwarteten Wirkungen bzw. Verstärkungen oder Abschwächungen führen. Dabei können die Wirkungen gleichgerichtet sein, häufig kommt jedoch der Effekt nur einer Komponente unerwartet stark zum Ausdruck.

Mit Zahl und Menge der vom Menschen im Zuge des Fortschreitens der Zivilisation aufgenommenen Fremdstoffe erhöht sich die Zahl der Möglichkeiten von gesundheitlich nachteiligen Wirkungsüberschneidungen; zugleich vermindert sich die Chance zur Aufklärung der zugrunde liegenden Mechanismen.

Bei der Bewertung der Problematik unerwünschter Stoffe in Lebensmitteln tierischer Herkunft steht einer erfolgreichen Entwicklung empfindlicher und routinemäßig durchführbarer Analyseverfahren für Rückstände eine wissenschaftliche Unsicherheit in der Bewertung des gesundheitlichen Risikos gegenüber. Außer beurteilungsfähigen Wirkungen mit linearer Dosis-Wirkungs-Beziehung gibt es bei der Rückstandsbewertung Effekte, die keiner mathematisch definierten Dosis-Wirkungs-Beziehung folgen und daher die Definition eines Grenzwertes (Höchstmenge) nicht erlauben. Hierzu gehören beispielsweise die Resistenzinduktion bei Stoffen mit antibakterieller Wirkung, kanzerogene Eigenschaften sowie nachgewiesene Effekte auf das Immunsystem und nicht zuletzt allergene Wirkungen.

Da der Gesamtorganismus einer Vielzahl von endogenen und exogenen Schadstoffen ausgesetzt ist, muß bei einer Einzelbewertung eines Stoffes berücksichtigt werden, daß durch Interaktionsmechanismen ein Schwellenwert früher (d. h. in geringerer Dosis als der experimentell ermittelte Grenzwert) erreicht werden kann. Andererseits verdeutlicht gerade die große Zahl der möglichen Schadstoffe in der natürlichen Umgebung des Menschen die hohe Kapazität der natürlichen Reparaturmechanismen des Organismus.

Als Versuch einer Objektivierung der Rückstandssituation wurde von FINK-GREMMELS und LEISTNER (1986) ein auf toxikologischen Meßparametern beruhendes Bewertungsschema entwickelt, das die wahrscheinliche Bedeutung der möglichen Rückstände erkennen lassen soll (Tabelle 2.19.).

In diesem Schema werden mit Hilfe von Multiplikationsfaktoren die primäre Toxizität, die mögliche Kumulation im tierischen Organismus und die daraus resultierende Expositionshäufigkeit für den Konsumenten ebenso einbezogen wie das nicht uneingeschränkt quantitativ definierbare Risiko durch mutagene, kanzerogene, immunsuppressive und allergene Eigenschaften minimaler Rückstandsmengen.

Für diesen der Orientierung dienenden Vergleich zwischen den einzelnen Substanzgruppen wurden folgende Bewertungsfaktoren herangezogen:

– *Akute Toxizität*
  gemäß der Giftklasseneinteilung mit den Graduierungen 1 bis 6

– *Kumulationstendenz im tierischen Organismus*
   1: nicht kumulierend
   5: lange biologische Halbwertszeit
   10: ubiquitär vorkommende Stoffe mit nachgewiesenem Carry-over

– *Expositionshäufigkeit*
   2: akzidentielle Aufnahme
   5: Vorkommen in Einzelnahrungsmitteln
   10: regelmäßiges Vorkommen in verschiedenen Nahrungsmitteln

– *Mutagenität*
   1: geprüfte, nichtmutagene Substanzen
   2: fraglich; Einzelstoffe der Gruppe positiv
   5: nachgewiesen

Ursachen von Gesundheitsschädigungen durch Lebensmittel

Tabelle 2.19.: Bewertungsschema ausgewählter Stoffe, die als Rückstände in Lebensmitteln tierischer Herkunft vorkommen können (nach FINK-GREMMELS und LEISTNER, 1986)

Stoffgruppe/ Substanzbeispiele	akute Toxizität	Kumulation, Persistenz	Expositionshäufigkeit	Mutagenität	Kanzerogenität	Resistenzinduktion	Immunsuppression	Allergiepotential	Gesamtbefund
Schwermetalle As, Pb, Hg, Cd, Tl	2–5	10	10	2	50	2	2–5	1	***
Chlorierte Kohlenwasserstoffe DDT, Lindan, Chlordiene	4–5	10	10	2	50–100	1	2–5	1	***
Polychlorierte Biphenyle (PCB)	2–5	10	10	1	50	1	2	1	***
Insektizide Alkylalamine, Dithiocarbamate, Alkylphosphate	3–5	1	2	2	1–50	1	2	1	**
Antibiotika Penicilline, Aminoglycoside, Tetracycline	2–4	1–5	2	1–2	1	5	1	5	**
Chloramphenicol	1–2	1	2	2	50	1–5	5	1–5	***
Chemotherapeutika Nitrofurane	3–4	1–2	2	5	1–100	2	2	2–5	***
Sulfonamide	3–5	1–2	2	2	1	2–5	2	1	*
Leistungsförderer Chinoxalin-di-N-oxide	2–5	1	2	2	1–100	1–5	1	1	**
Antibiotika (Bacitracin, Virginiamycin u.a.)	2	1	2	1	1	2	1	1	*
Anabolika natürliche Steroide	2	1	2	2	1–50	1	1	1	*
DES	2	1	2	1	100	1	1	1	*
Trenbolon, Zeranol	2	1	2	1	1–50	1	1	1	*
Thyreostatika	3–4	1–5	2	2	1–100	1	2	1	**

Chemische Rückstände in Lebensmitteln 97

Substanz							Risiko
Antiparasitika							
Benzimidazole, Imidazothiazole	2–5	1	2	1	2	2–5	1	*
Kokzidiostatika							
Sulfonamide, Pyrimidine, Quinolone	2–5	1	2	1	2	2	1	*
Sedativa, Analgetika, Antiphlogistika							
Promazine, Pyrazolone, Aniline, Salicylate, Indolderivate, Corticoide	2–5	1	2	1	1–2	2	1	*
Technologische Hilfsstoffe/Prozeßtechnik							
Nitrat/Nitrit	2–5	10	1	1	1	1	1	*
Nitrosamine	2–4	10	5	100	1	2	1	***
PAK aus Räucherrauch	5–5	10	2–5	50–100	1	2–5	1	***
Zusatzstoffe/Gewürze	2–4	10	1	1	1	1	1	*
Migrationsstoffe (Vinyle)	2–5	2	5	100	1	2	2	***
Biogene Stoffe							
Mykotoxine (Aflatoxin, OTA)	5–6	10	2–5	100	1	2–5	1	***
Biogene Amine	2–3	1	2	1	1	1	5	*

*** hohes potentielles Risiko; ** mäßiges potentielles Risiko; * geringes potentielles Risiko

- *Kanzerogenität*
    - 1: geprüfte, nichtkanzerogene Stoffe
    - 50: Tumorpromotoren und Co-Kanzerogene
    - 100: tierexperimentell nachgewiesene Kanzerogene

- *Resistenzinduktion*
    - 1: Resistenzinduktion unbedeutend
    - 2: fraglich; für Einzelstoffe der Gruppe nachgewiesen
    - 5: Resistenzinduktion nachgewiesen

- *Immunsuppression*
    - 1: unbedeutend
    - 2: fraglich; für Einzelstoffe der Gruppe nachgewiesen
    - 5: nachgewiesen

- *Sensibilisierung*
    - 1: unbedeutend
    - 2: fraglich; für Einzelstoffe der Gruppe nachgewiesen
    - 5: bekannte Allergene.

Bei der toxikologischen Bewertung der in Lebensmitteln tierischer Herkunft möglichen Rückstände gelten prinzipiell folgende Gesetzmäßigkeiten: Leber und Niere sind als Stoffwechsel- und Exkretionsorgan in der Regel höher belastet als die Muskulatur. Das trifft auch für Milch und Eier zu. Speichergewebe wie Fett weisen nur lipophile Stoffe oder Metabolite auf, die jedoch eine lange Verweildauer (Kumulationstendenz) besitzen. Infolge der Lipophilie und der Persistenz beispielsweise von aromatischen Organochlorverbindungen ist mit einer hohen Konzentration solcher Stoffe in der Frauenmilch als Endglied der Nahrungskette zu rechnen (Abb. 2.10.). Die Menge in der Frauenmilch ist direkt abhängig von der Konzentration im Fettgewebe des mütterlichen Organismus, und diese ist wie-

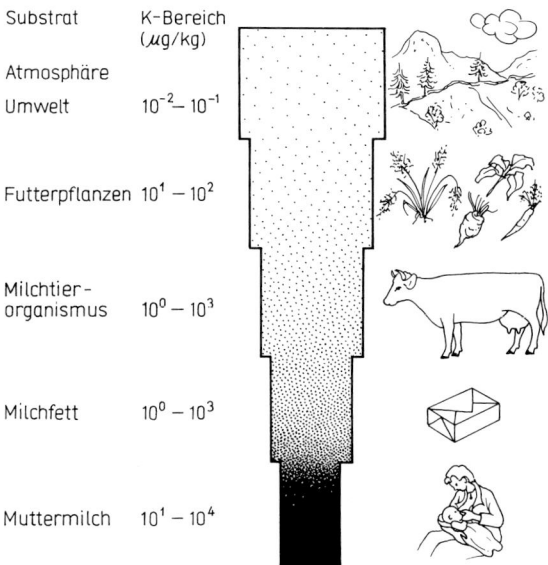

Abb. 2.10. Akkumulation von Organochlorverbindungen in der Nahrungskette (HAPKE, 1988).

derum abhängig von der Menge in der Nahrung (z. B. Kuhmilch-Fett) bzw. generell in der Umwelt des Konsumenten.

Während die laktierende Kuh vergleichsweise jung ist und insofern nur eine kurze Zeit zur Akkumulation der Organochlorverbindungen in ihrem Fettgewebe durchlaufen hat, ist das Alter der laktierenden Frau sehr viel höher, so daß eine längere Zeit für die Ansammlung dieser Stoffe in ihrem Fettgewebe verfügbar war. Dies erklärt auch die höchsten Konzentrationen solcher Schadstoffe in der Frauenmilch. Es ist zu bedenken, daß sie gewöhnlich die einzige Nahrung für den Säugling darstellt.

Fast allen Arzneimitteln sind nicht nur die für die Therapie erwarteten Wirkungen eigen, sondern sie können auch eine Reihe von meist unerwünschten Effekten, sogenannte Nebenwirkungen, hervorrufen. Wie aus klinischen Untersuchungen hervorgeht, ist für verschiedene Arzneimittelgruppen etwa mit folgender Nebenwirkungshäufigkeit zu rechnen: Zytostatika 50%, Steroidhormone 25% und Antibiotika 10%.

Die mit Eiern, Milch und Fleisch aufgenommenen Arzneimittelrückstände können **unerwünschte Arzneimittelwirkungen** hervorrufen.

Definition: Eine unerwünschte Arzneimittelwirkung ist eine Reaktion, die dem Menschen schadet und unbeabsichtigt ausgelöst wird. Sie kann harmlos oder schwerwiegend, voraussehbar oder nicht voraussehbar, dosisabhängig oder nicht dosisabhängig sein.

Die unerwünschten Arzneimittelwirkungen hängen in hohem Maß vom Lebensalter ab. Besonderheiten bieten vor allem das Neugeborene und der Säugling in den ersten 3 bis 6 Monaten sowie der alte Mensch. Das Neugeborene ist weder zur Biotransplantation noch zur renalen Exkretion im gleichen Maße wie der Erwachsene in der Lage. Die Eliminationshalbwertszeit von Arzneimitteln bei Neugeborenen kann die bei der Mutter um das Mehrfache überschreiten.

Das hohe Lebensalter bringt ebenfalls ein besonders hohes Risiko. Mit zunehmendem Alter nimmt durch sehr wahrscheinlich abnehmende Kapazitäten für bestimmte Biotransformationsreaktionen, abnehmende glomeruläre Filtration und tubuläre Sekretion unter anderem die Eliminierungshalbwertszeit wieder zu.

Unter Berücksichtigung rückstandstoxikologischer Aspekte lassen sich die unerwünschten Arzneimittelwirkungen als mögliche Erscheinungsformen in vier Problemkreise zusammenfassen:

— toxische Effekte,
— Idiosynkrasien,
— allergische Reaktionen,
— Arzneimittelwechselwirkungen.

Die **toxischen Effekte** wurden nach Kuemmerle und Goossens (1984) in direkt toxische Wirkungen, die mit der Eigenschaft der Substanz verbunden sind, und in relativ toxische Wirkungen, die durch eine besondere Empfindlichkeit des Menschen auf das betreffende Arzneimittel hervorgerufen werden, eingeteilt. Relativ toxische Wirkungen können genetisch (z. B. enzymatische Anomalien), physiologisch (z. B. Alter, Gesundheitszustand, Schwangerschaft), chemisch (Wechselwirkungen mit anderen körperfremden Substanzen) oder pathologisch (z. B. durch bestehende Erkrankungen der Ausscheidungsorgane) bedingt sein. Toxische Wirkungen sind dosisabhängig. Rückstandstoxikologisch ist zu berücksichtigen, daß vor allem bei Menschen, die chemotherapeutisch behandelt werden und gleichzeitig arzneimittelhaltige Lebensmittel (z. B. Milch) verzehren, eine Dosisüberschreitung und infolgedessen unerwünschte Arzneimittelwirkungen auftreten können. Beim Vorliegen einer Sensibilisierung reichen geringe Dosen aus, wie sie als Rückstände in Lebensmitteln vorhanden sind, um Gesundheitsschädigungen auszulösen.

Entsprechend der Vielzahl der Arzneistoffe kann es zu den verschiedenartigsten toxischen Wirkungen kommen. Sie können als zentralnervale Störungen, Magen-Darm-

Beschwerden, Leber- und Nierenparenchymschäden, Anämien, Agranulozytosen, aber auch als teratogene und kanzerogene Wirkungen in Erscheinung treten.

Bei den **Idiosynkrasien** kommt es zu einer Reaktion auf bestimmte Stoffe bereits beim ersten Kontakt und nicht erst nach Sensibilisierung wie bei der Allergie. Histaminfreisetzung wie auch gewisse genetisch bedingte Effekte gehören dazu. Die Ursache für eine derartige unerwünschte Arzneimittelwirkung kann ein Enzymmangel sein.

Die **allergischen Reaktionen** sind aus rückstandstoxikologischer Sicht besonders relevant, weil sie dosisunabhängig sind. Zahlreiche Arznei- und Fremdstoffe können, obwohl sie keine Eiweißkörper darstellen, zu allergischen Reaktionen führen. Sie verhalten sich deshalb zunächst fast ausnahmslos immunologisch als Halbantigene (Haptene), d. h., sie können selbst keine Antikörperbildung auslösen, wohl aber mit vorhandenen Antikörpern reagieren. Bevor sie also sensibilisieren können, müssen sie zu einem Vollantigen umgewandelt werden. Die Komplettierung erfolgt in der Regel durch eine irreversible chemische Bindung an Eiweißkörper.

Die klinischen Erscheinungen der Arzneimittelallergie sind äußerst vielfältig. Kombinierte Allergien sind möglich und durchaus nicht selten. Typische Manifestationen der Allergie vom Frühtyp sind der anaphylaktische Schock, die Serumkrankheit, Asthma bronchale, Rhinitis und Urtikaria. Zum Formenkreis der Allergie vom zellgebundenen Typ gehört das Ekzem.

Penicillin als bedeutsamstes Allergen hat insgesamt einen sensibilisatorischen Index von 2 bis 5%. Bereits 1961 wiesen BORRIE und BARRETT auf einige Fälle hin, in denen aus Mastitis-Behandlung herrührende Penicillinrückstände in Milch bei sensibilisierten Personen allergische Erscheinungen ausgelöst haben.

Die **Arzneimittelwechselwirkungen** können auch unerwünscht sein und zu schweren Schädigungen beim Menschen führen. Prinzipiell sind zwei Arten von Arzneimittelinteraktionen zu unterscheiden: die pharmakodynamischen und die pharmakokinetischen Interaktionen. Bei den *pharmakodynamischen Interaktionen* addieren, potenzieren oder antagonisieren sich die pharmakologischen Wirkungen von Arzneimitteln durch Wechselwirkung am Rezeptor, bei spezifischen Transport- und Aufnahmemechanismen, Effektuierungsprozessen oder durch Beeinflussung übergeordneter Regulations- und Koordinierungssysteme.

Bei den *pharmakokinetischen Wechselwirkungen* werden lediglich die Wirkungen einer Substanz durch Anwesenheit der anderen modifiziert. Die dabei beobachteten Veränderungen sind quantitativer Art, d. h., die Intensität der verschiedenen Wirkungen einer Substanz wird entweder verstärkt (Potenzierung) oder herabgesetzt (Antagonismus). Demgegenüber entfaltet die andere potenzierende oder antagonistische Substanz dieselben Wirkungen wie bei alleiniger Gabe. In der Kombination bewirkt sie aber außerdem eine Veränderung des Metabolismus der ersten Substanz und zieht somit eine quantitative Veränderung ihrer Wirkungen nach sich. Pharmakokinetische Wechselwirkungen können in jeder Phase des Abbaues eines Arzneimittels auftreten. Ein Medikament vermag also die Resorption, Verteilung, Umwandlung oder Ausscheidung eines anderen Arzneimittels zu verändern.

Man spricht von einfachen Interaktionen, wenn nur eine Abbauphase modifiziert wird, von multiplen Interaktionen, wenn mehrere Phasen gleichzeitig verändert werden.

Möglicherweise können solche Arzneimittelwechselwirkungen auftreten, wenn antibiotisch behandelte Menschen außerdem unbewußt durch den Verzehr von Milch oder anderen Lebensmitteln gleichzeitig noch Arzneimittelrückstände aufnehmen.

Das Auftreten von unerwünschten Arzneimittelwirkungen beim Menschen weist darauf hin und belegt unmißverständlich, daß Rückstände von pharmakologisch wirksamen Substanzen in Lebensmitteln tierischer Herkunft ein hohes Risiko für die menschliche Gesundheit bedeuten und die Forderung von Nulltoleranzen gerechtfertigt und notwendig ist.

Bei der Erörterung der möglichen Schädigung der Gesundheit des Menschen durch

Rückstände in Lebensmitteln erhebt sich die Frage nach dem Zusammenhang zwischen Ernährung und Risiko. Wie sicher sind unsere Lebensmittel? Abb. 2.11. gibt als Antwort eine gewisse Einschätzung.

An der Spitze des Ernährungsrisikos stehen die Über- und Fehlernährung. Ein wesentlich geringeres Risiko stellen die Kontaminationen durch pathogene Mikroorganismen und natürliche Giftstoffe dar. Die chemischen Rückstände werden als mehr oder weniger minimales Risiko diskutiert.

2.3.5. Rückstände von Futtermittelzusatzstoffen

2.3.5.1. Antibiotische Leistungsförderer

Neben der therapeutischen Anwendung haben antibiotisch wirkende Substanzen in den nichtmedizinischen Bereichen eine gewisse Bedeutung. Bestimmte Antibiotika, die gezielt in den Nukleinsäurestoffwechsel oder in die Proteinsynthese einzugreifen vermögen, sind als Biochemikalien wichtige Arbeitsmittel in der Molekularbiologie.

Unter Nutzung der keimhemmenden Eigenschaften sind verschiedene Antibiotika zeitweise zur Konservierung bzw. Präservierung von Futter- und Lebensmitteln eingesetzt worden, was jedoch heute wegen berechtigter hygienischer Bedenken in den meisten Ländern wieder verboten ist.

Das wichtigste und umfangreichste nichtmedizinische Einsatzgebiet antibiotischer Substanzen ist deren Verwendung als Ergotropika bzw. Leistungsförderer in der Tierernährung. Ergotropika sind Substanzen, die nicht lebensnotwendig sind, aber die Leistung der Tiere erhöhen und stabilisieren, die Futterqualität erhalten und die Qualität der tierischen Produkte verbessern (JEROCH, 1980; HENNIG, 1982). Zu den Ergotropika gehören außer Antibiotika auch Leistungsförderer nichtantibiotischer Herkunft, Pansenstabilisatoren und Pansenfermoregulatoren, Antioxydantien, Anabolika, Tranquillantien u. a.

Der ergotropen Wirkung liegen unterschiedliche Angriffspunkte und biochemische Mechanismen zugrunde. Als allgemeine Wirkprinzipien sind der positive Einfluß auf die Futteraufnahme, die Verbesserung und Stabilisierung der Verdauung, die Förderung der Nährstoffresorption und die Stimulierung intermediärer Prozesse hinsichtlich einer günstigeren Energie- und Eiweißverwertung zu nennen.

Durch Antibiotikazusätze zum Tierfutter sollen höhere Massezunahmen und eine Senkung des Futteraufwandes erzielt werden. Die Verbesserung der Lebendmassezunahme bzw. des Futteraufwandes von 3 bis 5% durch Antibiotika ist in der modernen Tierproduktion insbesondere bei wachsenden Tieren ökonomisch bedeutsam. In Tabelle 2.20. werden Einsatzgebiete wichtiger Antibiotika genannt.

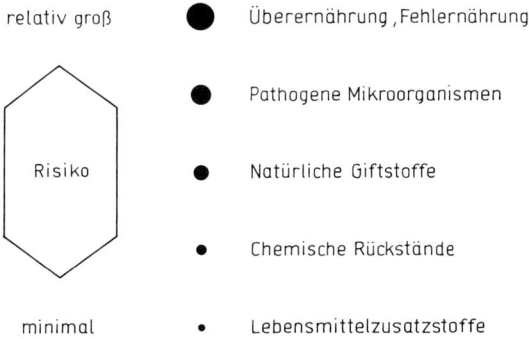

Abb. 2.11. Ernährung und Risiko (AEBI, 1983).

Tabelle 2.20.: Einsatzgebiete wichtiger Antibiotika (HENNIG, 1982)

Antibiotika	Einsatzgebiete
Tetracycline	
– Tetracyclin	Human- und Veterinärmedizin
– Chlortetracyclin	Human- und Veterinärmedizin
– Oxytetracyclin	Tierernährung
Makrolid-Antibiotika	
– Erythromycin	Human- und Veterinärmedizin
– Spiramycin	Tierernährung
– Oleandomycin	
– Tylosin	Veterinärmedizin, Tierernährung
Polyetherantibiotika	
– Salinomycin	Tierernährung
– Monensin	
– Lasalozid	Veterinärmedizin und
– Narasin	Tierernährung
Fütterungsantibiotika	
– Hygromycin B	
– Virginiamycin	Veterinärmedizin und
– Lincomycin	Tierernährung
– Spectinomycin	
– Moenomycin	
– Bacitracin	Tierernährung
– Avoparcin	
– Kormogrisin	

Zur Zeit werden in einigen deutschen Bundesländern die Antibiotika Kormogrisin, Flavomycin und Nourseothricin als Futtermittelzusatz für die Aufzucht und Mast eingesetzt. Mit dem Streptothricin-Antibiotikum Nourseothricin steht für die industrielle Tierproduktion ein neuer Futtermittelzusatz zur Verfügung, der das früher verwendete Oxytetracyclin-nutritiv® ersetzt. Es bildet keine Rückstände im Schlachtkörper. In Broilermastversuchen wurde der günstige Effekt mit 40 mg Nourseothricin/kg Futter mit einer Lebendmassesteigerung von 8% und einer Futteraufwandsenkung von 2% in praxisüblichen Rationen im Mittel des Prüfzeitraumes von 8 Jahren erreicht (HOFFMANN und Mitarb., 1987). Kormogrisin ist ebenfalls ein Streptothricin-Antibiotikum, ein Präparat aus der Sowjetunion.

Der Einsatz von Antibiotika als Futtermittelzusatz darf keineswegs die Qualität der tierischen Produkte beeinträchtigen und die Gesundheit des Menschen als Verbraucher der Lebensmittel tierischer Herkunft gefährden. Die Zulassung des Einsatzes unterliegt deshalb einer sehr strengen Kontrolle, die auf nationalen und internationalen Richtlinien und Rechtsvorschriften basiert.

Bei der Prüfung und Zulassung von Antibiotika als Futtermittelzusatz sind zunächst folgende Forderungen zu berücksichtigen und zu erfüllen:

– Um die Gesundheit des Menschen nicht zu gefährden, sollten als Ergotropika nur solche Antibiotika Berücksichtigung finden, die in der Humanmedizin nicht verordnet werden.
– In diesem Zusammenhang muß ausgeschlossen sein, daß Fütterungsantibiotika die Wirkung anderer Therapeutika beeinträchtigen bzw. Kreuzresistenz auftritt.
– Es sollten nur im Darmtrakt wirksame Antibiotika Verwendung finden (z. B. Flavomycin), d. h. die intestinal nicht resorbiert werden und infolgedessen keine Rückstandsbildung herbeiführen.

Durch Überdosierung an der vorgesehenen Zieltierart, durch Nichtbeachtung der vorgeschriebenen Absatzfrist oder durch Verfütterung rückstandsbildender Mischfuttermittel mit Antibiotikagehalt an nicht vorgesehene Tierarten oder Altersgruppen können sich jedoch Rückstände bilden bzw. kann es zu Rückständen in den Lebensmitteln tierischer Herkunft kommen.

2.3.5.2. Leistungsförderer nichtantibiotischer Herkunft

Neben den Antibiotika werden in zunehmendem Umfang chemosynthetisch erzeugte Stoffe als Futterzusatz verwendet. Diese Entwicklung wurde durch die Ende der 60er Jahre entfachte Diskussion gegen einen Einsatz der Antibiotika als Futterzusatz gefördert. Die bedeutsamsten Stoffe dieser Gruppe aus der Sicht der Leistungssteigerung und des Einsatzes sind das Furanderivat Nitrovin und mehrere Chinoxalinderivate (Carbadox, Olaquindox, Cyadox u. a.) sowie das Kupfersulfat. Nach dem bisherigen Erkenntnisstand entwickeln diese Leistungsförderer keine bakterielle Resistenz und keine Kreuzresistenz.

Die Resorption von *Nitrovin* im Darm beträgt ungefähr nur 1% der verabfolgten Menge. Über die Galle erfolgt eine außerordentlich schnelle Exkretion dieses geringen resorbierten Anteils.

Auch die *Chinoxalinderivate* werden enteral resorbiert. Eine relativ schnelle Exkretion der Stoffwechselmetabolite ist jedoch vorhanden. Im Falle des Carbadox unterliegen die beiden Hauptkomponenten des Moleküls, die ringförmige Chinoxalin-Gruppe und die Methylcarbazet-Seitenkette, einem getrennten Abbau- und Ausscheidungsmechanismus. Die Halbwertszeiten betragen für die Metabolite beider Carbadox-Komponenten in der Leber 2 bis 4 Tage.

Die Anwendung von Olaquindox in der Kälberaufzucht führt nicht zur Rückstandsbildung. Deshalb war für Kälber die Festlegung einer Karenzzeit nicht erforderlich. Beim Schwein hingegen kommt es zur Rückstandsbildung, so daß eine Absetzfrist von 14 Tagen festgelegt werden mußte. Für die Spanferkelproduktion ist Bisergon nicht zugelassen.

2.3.5.3. Antioxydantien

Die Futtermittel enthalten neben einem geringen Anteil an freien Fettsäuren hauptsächlich Triglyceride. Diese Ester können in Gegenwart von Wasser und Licht hydrolysiert werden. Die Reaktion verläuft schnell, wenn sie von Lipasen katalysiert wird. Die hydrolytische Spaltung führt zum Verwerfen der Futtermittel, wenn Fette niedrigmolekulare Fettsäuren mit unangenehmen Geruchs- und Geschmackseigenschaften enthalten.

Die durch den Abbau der Triglyceride freigesetzten Fettsäuren und die durch die Autoxydation der ungesättigten Fettsäuren entstehenden Ketone, Aldehyde und Säuren bewirken die Ranzigkeit des Fettes. Bevor der Abbau der Fettsäuren im Futter einsetzt, wird durch Tocopherole und andere natürliche Antioxydantien eine latente Stabilitätsphase aufrechterhalten. Den Futtermitteln zugesetzte synthetische Antioxydantien verlängern diese Stabilitätsphase besonders bei tocopherolarmen und fettreichen Futtermitteln. Eine beliebige Ausdehnung der Stabilitätsphase kann aber auch durch synthetische Antioxydantien nicht erreicht werden, weil die dem Futter zugesetzte Menge begrenzt ist und beim Überschreiten der antioxydans-spezifischen Zulage eine prooxydative Wirkung eintritt.

Nachfolgend sind die bekanntesten synthetischen Antioxydantien aufgeführt (HENNIG, 1982):
- AS   Ascorbinsäure
- AP   Ascorbylpalmitat
- EMQ   6-Ethoxy-2,2,4-trimethyl- 1,2-dihydrochinolin (Ethoxychinolin)
- BHA   2-(und 3)-Tertiärbutyl-4-hydroxy-1-methoxybenzen (Anisol)
- BHT   3,5-Ditertiärbutyl-4-hydroxy-toluen
- DPPD   N,N-Diphenyl-p-phenylendiamin

NDGA 1,4-(2,3-Dimethylbutan-dipyrocatechol) (Nordihydroguajaretsäure)
PG Propylgallat
TBHQ 2-Tertiärbutylhydrochinon
XAX-M 6,6-Ethyliden-bis-(2,2,4-trimethyl- 1,2-dihydrochinon)

Ein Zusatz von Antioxydantien erfolgt insbesondere bei Fischmehl und Futterfetten.

Die synthetischen Antioxydantien können unter Umständen als Rückstände in Lebensmitteln die Gesundheit des Menschen gefährden. Außer der hepatotoxischen Wirkung, die für alle Antioxydantien belegt ist, hat das BHT noch eine spezifische Wirkung auf die Lunge. Es kommt zur Aktivierung verschiedener Enzyme. Die Entgiftung von BHT und anderen exogenen Verbindungen verursacht einen erhöhten Verbrauch der Vitamin-A-Reserve der Leber.

2.3.6. Rückstände von pharmakologisch wirksamen Stoffen

2.3.6.1. Chemotherapeutika

Bei der medikamentellen Bekämpfung von Krankheiten landwirtschaftlicher Nutztiere, wobei Antibiotika, Sulfonamide, Antiparasitika und andere Chemotherapeutika eingesetzt werden, besteht immer das Risiko, daß die Produkte dieser Tiere (Milch, Fleisch, Eier) Rückstände des angewandten Arzneimittels oder daraus entstehende Stoffwechselprodukte enthalten. Die Arzneimittelart und die Applikationsform haben wesentlichen Einfluß auf Ort, Menge und Dauer des Vorkommens von Rückständen in tierischen Geweben bzw. in Lebensmitteln tierischer Herkunft.

In der Milch treten Rückstände relativ kurzfristig auf. Beim Ei ist hingegen die Dauer der Eibildung zu berücksichtigen. Außer Antibiotika und Sulfonamiden werden zur Verhinderung wirtschaftlicher Verluste auch Antiparasitika in der Tierproduktion eingesetzt. Kokzidiostatika hemmen die Entwicklung oder zerstören die Teilungsprodukte der Kokzidien. Anthelminthika werden in großem Umfang in der Leberegelbekämpfung eingesetzt. Sie werden dann auch durch die Milch ausgeschieden. Das kann bei der saisonal und flächenmäßig durchzuführenden Behandlung zu beachtlicher Rückstandsbildung führen. Mit der Milch werden jedoch nur 0,01 bis 2% der applizierten Dosis ausgeschieden (SINELL, 1985).

Antibiotika und Sulfonamide sind auch in der intensiven Fischproduktion zur Bekämpfung von Infektionskrankheiten unentbehrlich geworden. Die Aquakultur stellt eine Form einer effektiven Intensivhaltung von Nutzfischen dar. In dieser Haltungsform werden Besatzdichten bis zu 1 kg Fisch auf 10 Liter Wasser mit sehr viel kürzeren Mastzeiten und günstigerer Futterverwertung als in der konventionellen Beckenhaltung erreicht.

Da nun gerade das Medium Wasser ein ideales Milieu zur Entwicklung und Übertragung von Krankheitserregern darstellt, sind bei derartigen Anlagen beispielsweise Furunkulose bei Forellen und andere Erkrankungen stets möglich. Ohne die gegebene Möglichkeit einer Behandlung mit Antibiotika und anderen Chemotherapeutika sind Kreislaufanlagen dieser Art nicht wirtschaftlich zu führen. Dabei ist auch zu berücksichtigen, daß die Eliminierungsdauer der Rückstände bei Fischen je nach der Umgebungstemperatur länger ist als bei Warmblütern.

Durch die zunehmende Entwicklung der Gatterhaltung von Nutzwild und den damit verbundenen notwendigen Einsatz von Chemotherapeutika sind Rückstände auch im Wildbret zu erwarten.

Auf die möglichen Schädigungen der Gesundheit des Menschen und auf weitere Risiken durch Chemotherapeutika-Rückstände in Lebensmitteln ist im Kapitel 2.3.4. hingewiesen worden. Aus dem Gesamtbefund geht hervor, daß vor allem Chloramphenicol- und Nitrofuran-Rückstände ein hohes potentielles Risiko darstellen. Nicht in allen Ländern gilt die Festlegung, daß die Lebensmittel tierischer Herkunft frei von Chemotherapeutika-Rückständen sein müssen. In den USA sind maximal zulässige Mengen für Antibiotika in Fleisch und Organen festgelegt worden (Tabelle 2.21.).

Gemäß geltender Rechtsvorschriften sind Sperrfristen bzw. Wartezeiten nach Anwendung von Tierarzneimitteln für die Gewinnung von Milch, Eiern, Honig und Schlachtprodukten vorgeschrieben. Ihre wissenschaftlich begründete Festlegung ist eine Voraussetzung für die Zulassung eines Arzneimittels.

Die Sperr- und Wartefristen sind tierart-, arzneimittel- und dosisabhängig und in der Regel bedeutend länger als die therapeutische Wirkungsdauer. Innerhalb dieser Fristen, in denen die Inaktivierung bzw. Ausscheidung des Chemotherapeutikums erfolgt, dürfen die Lebensmittel nicht für den Verzehr verwendet werden.

Bei einigen Medikamenten gilt für Tierkörper gesamt bzw. Tierkörper ohne innere Organe eine unterschiedlich lange Wartefrist, d. h. die Zeit nach letzter Behandlung bis zur Schlachtung. Diese Regelung trifft jedoch nicht für Geflügelschlachtkörper zu. Hier gibt es nur eine Wartezeit für Tierkörper gesamt.

Die Sperrfrist für Milch wird nicht in Tagen, sondern in Gemelken angegeben.

Lebensmittel, in denen Tierarzneimittelrückstände nachgewiesen wurden, werden nach den geltenden Rechtsvorschriften beurteilt (Fleischhygiene-Verordnung vom 30. 10. 1986, Verordnung über Stoffe mit pharmakologischer Wirkung vom 11. 3. 1988).

Zum Nachweis von Chemotherapeutika-Rückständen stehen der mikrobiologische Hemmstofftest, aber auch hochempfindliche chemisch-physikalische und serologische Verfahren zur Verfügung. Der RIA und der ELISA eignen sich hervorragend, um beispielsweise Chloramphenicol im Eidotter und Vollei bis zu einer Konzentration von 0,5 µg/kg sicher nachzuweisen (BECK und Mitarb., 1987).

2.3.6.2. Tranquilizer

Die Tranquilizer haben auf Grund ihrer psychopharmakologischen Wirkung eine Bedeutung für den Einsatz in der Tierproduktion sowohl als Ergotropika als auch aus veterinärmedizinischer Indikation. Der ergotrope Effekt dieser Gruppe der Psychopharmaka ist vornehmlich in der Wiederkäuermast nachgewiesen. In Abhängigkeit von der Dosis können sowohl ergotrope als auch beruhigende Effekte erzielt werden. Letztere sind besonders von Bedeutung für die Weidemast von Bullen, beim Umsetzen von Tierbestän-

Tabelle 2.21.: Maximal zulässige Mengen für Antibiotika in Fleisch und Organen in den USA (GRACEY, 1986)

Antibiotika	Fleisch/Organe	mg/kg
Penicillin	Rind, Kalb	0,05
Penicillin	andere Tiere	0,00
Streptomycin	Schwein	0,00
Tetracyclin	Kalb, Schaf, Ziege, Schwein	0,25
Tylosin	Rind, Kalb, Schwein	0,20
Erythromycin	Rind, Kalb	0,00
Erythromycin	Schwein	0,10
Neomycin	Kalb	0,25
Oxytetracyclin	Kalb, Rind, Schwein	0,10
Chlortetracyclin	Rind	0,10
Chlortetracyclin	Leber und Niere vom Kalb, Schweineniere	4,00
Chlortetracyclin	Kalb- und Schweinemuskulatur	1,00
Chlortetracyclin	Schweineleber	2,00
Lincomycin	Schwein	0,10

den, für den Tiertransport, zur Beseitigung von Rangkämpfen, zur Unterdrückung von Kannibalismus, zur Dämpfung von leistungsbeeinflussenden Erregungszuständen sowie in der veterinärmedizinischen Praxis.

Aus der Vielzahl der bisher in wissenschaftlichen Untersuchungen für den ergotropen Einsatz geprüften Substanzen haben im internationalen Maßstab nur wenige eine praktische Nutzanwendung in der tierischen Produktion gefunden (Tabelle 2.22.).

In den Organen und in der Muskulatur, an den Injektionsstellen unter Umständen noch nach längerer Zeit, finden sich Rückstände der verabreichten Stoffe je nach Präparat 16 bis 24 h lang (SINELL, 1985). Tranquilizerrückstände in Lebensmitteln sind allerdings nur ein mehr oder weniger geringes potentielles Risiko für die Gesundheit des Menschen.

2.3.6.3. Hormonal wirksame Stoffe

Die steigende Nachfrage nach veredelten, eiweißreichen Lebensmitteln hat zu starkem quantitativem Wachstum der Tierbestände geführt. Diese Entwicklung erweiterte die Möglichkeit, hochwirksame Bioregulatoren nicht nur als Therapeutika zum Ausgleich hormonaler Imbalanzen oder zur Korrektur endokriner Dysregulationen einzusetzen, sondern sich ihrer auch zur planmäßigen Steuerung fortpflanzungsphysiologischer Prozesse zu bedienen. Außerdem werden hormonale Substanzen auch als anabole Stoffe zur Erhöhung des Proteinansatzes den Tieren appliziert.

Bedeutsam sind im wesentlichen Implantate mit langfristig wirkenden Depotpräparaten. Die Anwendung sexualhormon-wirksamer Verbindungen zur Beeinflussung der Mastleistung hat weltweit Eingang in die tierische Produktion gefunden. Der Einsatz erfolgt in erster Linie bei der Tierart Rind in der Kälber- und Ochsenmast, wo über Steigerungen der täglichen Körpergewichtszunahme von 20 bis zu 40% berichtet wird (WEILER und HOFFMANN, 1987). Die verbesserte Gewichtszunahme geht einher mit einer durch eine erhöhte Stickstoffretention charakterisierten vermehrten Proteinsynthese sowie einer besseren Ausbildung der Schlachtkörperqualität bei nach derzeitigem Kenntnisstand gleichbleibender Fleischqualität.

Folgende hormonale Substanzen haben den gewünschten anabolen Effekt gezeigt: Testosteron, Östradiol, Melengestrolacetat, Progesteron, Zeranol, Trenbolonacetat und die Stilbene Diäthylstilböstrol, Hexöstrol und Dienöstrol (GRACEY, 1986), neuerdings auch Clenbuterol u. a.

Auf Grund der wirtschaftlichen Ergebnisse werden in manchen Ländern, wo der Einsatz aller sexualhormon-wirksamen Stoffe zu Mastzwecken verboten ist, diese illegal in der

Tabelle 2.22.: Für die Tierproduktion geprüfte Tranquilizer (HENNIG, 1982)

Land	Präparat	Tierart/Anwendung
DDR	Hydroxyzin (Saginax vet)	Mastbullen
USA	Hydroxyzin	Mastbullen
	Promazin-Hydrochlorid	Schafe
	Reserpin	Geflügel
ČSFR	Hydroxyzin	Mastbullen
	Chlorprothixen-Hydrochlorid	Mastbullen
Ungarn	Trioxazin (Galloxazin)	Geflügel (Kannibalismus)
UdSSR	Aminasin	Rinder-, Schweine-, Geflügelmast
	Reserpin	Pelztiere
BRD und andere EG-Länder	Azaperon (Stresnil)	Schweine

Rinder- und Kälbermast eingesetzt. Auch in der Schweinemast kann durch den Einsatz solcher Substanzen ein anaboler Effekt erzielt werden, der vor allem mit einer Verminderung der Rückenspeckdicke verbunden ist. WEILER (1986) wies durch Untersuchungen in Importschlachthöfen nach, daß nicht nur beim Rind, sondern offensichtlich auch beim Schwein Stilbene illegal eingesetzt wurden und auch hier eine Rückstandskontrolle unerläßlich erscheint.

Unter den oral wirksamen Präparaten hat die verbotswidrige Anwendung des kanzerogenen Diäthylstilböstrol (DES) bei der Kälbermast die Öffentlichkeit besonders beunruhigt. Das weltweite Verbot der Anwendung der Stilben-Östrogene begründet sich durch die Rückstandsbildung in Lebensmitteln tierischer Herkunft und durch die mögliche genotoxische Wirkung.

Im Kapitel 2.3.4. sind weitere Hinweise hierzu enthalten. Zum Nachweis der illegalen Anwendung hormonaler Stoffe zu Mastzwecken stehen den Kontrollorganen hochempfindliche Untersuchungsverfahren zur Verfügung. Es ist möglich, Rückstände solcher Masthilfsmittel im Nano- bzw. Picogrammbereich nachzuweisen.

In Deutschland ist die Anwendung von Hormonen als Anabolika untersagt.

2.3.6.4. Thyreostatika

Als Masthilfsmittel senken die Thyreostatika durch Hemmung der Schilddrüsenfunktion den Grundumsatz. Die vermeintlich verbesserte Gewichtszunahme der Tiere ist zumindest zum Teil auf einen vermehrten Füllungszustand des Magen-Darm-Traktes und erhöhte Wassergehalte der Muskulatur zurückzuführen.

Wegen einer daraus resultierenden mangelhaften Fleisch- und Lebensmittelqualität, vor allem aber wegen der möglichen Schädigung der Gesundheit des Menschen durch Thyreostatika-Rückstände in Lebensmitteln, wurde die Anwendung solcher Masthilfsmittel in Deutschland und in vielen anderen Ländern verboten.

Es ist sicher nachgewiesen, daß die Thyreostatika unerwünschte Wirkungen entfalten; die schwerste ist die Agranulozytose. Häufiger sind jedoch geringgradige, sich langsam entwickelnde Leukopenien. Allergische Reaktionen sind ebenfalls nicht selten. So kann es zu Erythemen oder Urtikaria kommen. Seltener sind Fieber, Gelenkschwellungen und Ödeme anzutreffen. Gelegentlich treten auch Kopfschmerzen, Schwindel oder gastrointestinale Beschwerden auf. Extrem seltene Wirkungen sind Hepatitis und Nephritis.

Da die Thyreostatika die Plazenta passieren und auch mit der Milch ausgeschieden werden, können sie insbesondere während der Schwangerschaft und in der Laktationsperiode gravierende Schadwirkungen verursachen. Bei Kindern kann es infolgedessen zur Entwicklung eines Kretinismus oder einer Struma kommen.

Lebensmittel tierischer Herkunft, die zu Mastzwecken applizierte Thyreostatika-Rückstände enthalten, werden als untauglich für den menschlichen Verzehr beurteilt.

2.3.7. Rückstände von Pestiziden und polychlorierten Biphenylen

Als **Pestizide** werden alle Pflanzenschutz- und Schädlingsbekämpfungsmittel zusammengefaßt, die in der Bekämpfung von Krankheiten und Schädlingen, die die Nutzpflanzen, Futtervorräte und Nutztiere gefährden und sie dadurch der Verwertung durch das Nutztier oder den Menschen entziehen oder unbrauchbar machen, eingesetzt werden.

Um wirtschaftliche Schäden durch Schädlinge zu vermeiden, ist der Einsatz von Pestiziden in der Landwirtschaft, in der Forstwirtschaft und im Weinbau, aber auch in der Parasitenbekämpfung bei Tieren oder zur Bekämpfung von Hygieneschädlingen in den Tierstallungen und weiterhin in der Nahrungsgüterwirtschaft zur Zeit unerläßlich und durch keine andere Maßnahme zu ersetzen.

Zu den Pestiziden gehören:

– *Insektizide* (Mittel gegen Insekten),
– *Herbizide* (Mittel zur Unkrautbekämpfung),
– *Fungizide* (Mittel gegen Schimmelpilze),
– *Akarizide* (Mittel gegen Milben),
– *Nematizide* (Mittel gegen Bodennematoden),
– *Molluskizide* (Mittel gegen Schnecken),
– *Rodentizide* (Mittel gegen Nagetiere).

Hinsichtlich des Ausmaßes der Anwendung stehen die Herbizide, die Fungizide und die Insektizide an erster Stelle.

Vom toxikologischen Standpunkt haben die Insektizide die größte Bedeutung (Hapke, 1988). Zu ihnen gehören die chlorierten Kohlenwasserstoffe (DDT und verwandte Verbindungen, Hexachlorcyclohexan und Derivate, Dienstoffe, Indene und Terpene), organische Phosphorverbindungen, Carbamate und die Nitroverbindungen.

Alle Stoffe können in fester (als Beiz-, Streu- und Ködermittel), flüssiger (Nebel-, Sprüh-, Gieß- oder Beizmittel) oder flüchtiger bzw. gasförmiger (Aerosol, Nebel, Rauch, Gas) Anwendungsform benutzt werden.

Die meisten Stoffe werden vom Nutztier per os mit dem Futter oder der Tränke aufgenommen. Ebenfalls sind Aufnahmen der Insektizide durch Inhalation und durch perkutane Resorption möglich. Die Schnelligkeit und Vollständigkeit der enteralen sowie der eventuellen pulmonalen oder perkutanen Resorption hängen von den chemisch-physikalischen Eigenschaften der verwendeten Insektizide, in hohem Maße aber auch von den Lösungsmitteln ab.

Diese Wege der Kontamination der Nutztiere treffen mehr oder weniger ebenfalls für die anderen Pestizide, aber auch für die **polychlorierten Biphenyle** zu, die zwar nicht im Pflanzenschutz eingesetzt werden, jedoch aufgrund ihres Wirkungsspektrums und ihres Akkumulationsvermögens in diesem Zusammenhang mit den anderen genannten persistierenden Organochlorverbindungen kurz abgehandelt werden sollen.

Polychlorierte Biphenyle werden als Industriechemikalien (Schmiermittel, Weichmacher, Imprägnierungsmittel, Farbenzusätze, als Schweröl u. a.) verwendet. Nachdem sie auf Umwegen in die Nahrungskette eingedrungen sind, reichern sie sich aufgrund der hohen Persistenz, der sehr geringen Metabolisierungsrate und der großen Affinität zu Körperfetten langfristig im Nutztier an und treten dann darin als Rückstände in Lebensmitteln tierischer Herkunft auf.

Auch die **Kohlenwasserstoffe** können Flüsse und Seen als phenolische Verunreinigungen belasten, in die Nahrungskette eindringen und die Fische kontaminieren.

Die weite Verbreitung der Pestizide auf der Basis eben dieser Organochlorverbindungen (chlorierte zyklische Kohlenwasserstoffe), organischer Phosphor- und Carbaminsäureester (Carbamate) sowie deren Metabolite stellen für die Gesundheit des Menschen ein Risiko dar. Nach dem Verzehr rückstandshaltiger Lebensmittel reichern sich die Organochlorverbindungen vorzugsweise im Fettgewebe an. Als Nervengifte können sie in Extremfällen Krämpfe und Lähmungen verursachen. Durch größere Rückstandsmengen treten Leber-, Milz- und Nierenschäden auf.

Die organischen Phosphorsäureester werden ebenfalls im Körper gespeichert, sind jedoch toxischer als die Organochlorverbindungen und auch Nervengifte. Sie hemmen die Acetylcholinesterase und verursachen mannigfaltige klinische Erscheinungen wie Speichelfluß, Dyspnoe und Durchfall sowie Tremor, Krämpfe und Lähmungen.

Die polychlorierten Biphenyle können wie die Organochlorverbindungen Parenchymschäden auslösen. Außerdem stehen sie im Verdacht, kanzerogen und einige Verbindungen sogar genotoxisch zu wirken. In Butterfett und Muttermilch sind sie häufig anzutreffen. In

Japan wurden Vergiftungen durch polychlorierte Biphenyle als Yusho-Krankheit bezeichnet.

Um die Gesundheit des Menschen zu schützen, wurden in der Pflanzenschutzmittel-Höchstmengen-Verordnung maximal zulässige Rückstandsmengen festgelegt. Nach dieser Verordnung dürfen Lebensmittel tierischer Herkunft nur in den Verkehr gegeben werden, wenn sie nicht mehr als die festgelegten maximal zulässigen Rückstandsmengen von Wirkstoffen enthalten (Tabelle 2.23.).

Beim Vorhandensein mehrerer Wirkstoffe mit gleichem toxikologischen Wirkprinzip dürfen von jedem einzelnen Wirkstoff nur soviel Prozent der maximal zulässigen Rückstandsmenge enthalten sein, daß die Summe dieser Prozente 100 nicht überschreitet.

Tabelle 2.23.: Maximal zulässige Rückstandsmenge (MZR) von Wirkstoffen in Lebensmitteln tierischer Herkunft (Pflanzenschutzmittel-Höchstmengen-Verordnung, 1988)

Wirkstoff	MZR (mg/kg)	Lebensmittel
Aldrin, Dieldrin	0,2[1]	Fleisch, Fleischerzeugnisse, tierische Speisefette
	1,0[1]	Aal, Lachs und Stör sowie daraus hergestellte Erzeugnisse, Fischleber-, Fischrogenerzeugnisse
	0,5[1]	sonstige Fische und andere wechselwarme Tiere, Krusten-, Schalen-, Weichtiere sowie daraus hergestellte Erzeugnisse (außer Fischleber-, Fischrogenerzeugnisse)
	0,15[1]	Milch, Milcherzeugnisse
	0,1[2]	Eier (ohne Schale), Eiprodukte
Endrin, Delta-Ketoendrin	0,1[2]	Eier (ohne Schale), Eiprodukte
	0,05[1]	Fleisch, Fleischerzeugnisse, tierische Speisefette
	0,02[1]	Milch, Milcherzeugnisse
	0,01	andere Lebensmittel tierischer Herkunft
HCH-Isomere (Hexachlorcyclohexan)	0,5[1]	Fische und andere wechselwarme Tiere, Krusten-, Schalen-, Weichtiere und daraus hergestellte Erzeugnisse
	0,1[2]	Eier (ohne Schale), Eiprodukte
α-HCH	0,2[1]	Fleisch, Fleischerzeugnisse, tierische Speisefette
	0,1[1]	Milch, Milcherzeugnisse
β-HCH	0,1[1]	Fleisch, Fleischerzeugnisse, tierische Speisefette
	0,075[1]	Milch, Milcherzeugnisse
Hexachlorbenzen (HCB)	0,2[1]	Fleisch, Fleischerzeugnisse, tierische Speisefette
	0,5[1]	Fische und andere wechselwarme Tiere, Krusten-, Schalen-, Weichtiere sowie daraus hergestellte Erzeugnisse
	0,25[1]	Milch, Milcherzeugnisse
	0,3[2]	Eier (ohne Schale), Eiprodukte
Lindan	2,0[1]	Schaffleisch, Schaffleischerzeugnisse, Schafsfett, Fische und andere wechselwarme Tiere, Krusten-, Schalen-, Weichtiere sowie daraus hergestellte Erzeugnisse
	1,0[1]	sonstiges Fleisch, sonstige Fleischerzeugnisse, sonstige tierische Speisefette
	0,2[1]	Milch, Milcherzeugnisse
	0,1[2]	Eier (ohne Schale), Eiprodukte
Polychlorterpene	0,4[1]	Fleisch, Fleischerzeugnisse, tierische Speisefette, Milch, Milcherzeugnisse

[1] Die angegebenen Höchstmengen gelten für den Stoffgehalt des im Lebensmittel enthaltenen Fettes.
[2] Bezogen auf das Frischgewicht des Lebensmittels.

110 Ursachen von Gesundheitsschädigungen durch Lebensmittel

Die Festlegungen der maximal zulässigen Rückstandsmengen von Wirkstoffen in Lebensmitteln sowie die Einstufung der Wirkstoffe in Toxizitätsgruppen werden durch den Staat vorgenommen. Grundlage hierfür sind hygienisch-toxikologische Dokumentationen, aus denen eine annehmbare tägliche Aufnahme ableitbar sein muß. Der Umfang der Dokumentationen ist in den hygienisch-toxikologischen Anforderungen für die Zulassung von Pflanzenschutzmitteln geregelt.

In der Schadstoff-Höchstmengen-Verordnung wurden die zulässigen Höchstmengen von polychlorierten Biphenylen festgelegt (Tabelle 2.24.).

Tabelle 2.24.: Zulässige Höchstmengen an Biphenylen und Quecksilber in Lebensmitteln tierischer Herkunft (Schadstoff-Höchstmengen-Verordnung, 1988)

Schadstoff	Höchstmengen in mg/kg	Lebensmittel
Trichlorbiphenyl Tetrachlorbiphenyl Pentachlorbiphenyl Heptachlorbiphenyl jeweils	0,008[2]	Fleisch vom Kalb, Pferd und Kaninchen, Fleisch von Hähnchen, Puten sowie auch Federwild und Haarwild mit Ausnahme von Wildschweinen, sonstiges Fleisch von warmblütigen Schlachttieren und Wildschweinen mit einem Fettgehalt bis zu 10 Gramm je 100 Gramm Fleischerzeugnisse mit einem Fettgehalt bis zu 10 Gramm je 100 Gramm
	0,08[3]	Fleisch von warmblütigen Schlachttieren, ausgenommen Kalb, Pferd, Kaninchen, Hähnchen, Puten sowie auch Federwild und Haarwild, und von Wildschweinen mit einem Fettgehalt von mehr als 10 Gramm je 100 Gramm Lebensmittel, Fleischerzeugnisse mit einem Fettgehalt von mehr als 10 Gramm je 100 Gramm, tierische Speisefette außer Milchfett
	0,2[4]	Süßwasserfische und daraus hergestellte Erzeugnisse
	0,4	Dorschleber und daraus hergestellte Erzeugnisse
	0,08[4]	Seefische und daraus hergestellte Erzeugnisse
	0,08[4]	Krusten-, Schalen- und Weichtiere sowie wechselwarme Tiere außer Fischen und daraus hergestellte Erzeugnisse
	0,04[3]	Milch aller Tierarten und daraus hergestellte Erzeugnisse
	0,02[8]	Eier, Eiprodukte
Hexachlorbiphenyl	0,01[2]	Fleisch vom Kalb, Pferd und Kaninchen, Fleisch von Hähnchen, Puten sowie auch Federwild und Haarwild mit Ausnahme von Wildschweinen, sonstiges Fleisch von warmblütigen Schlachttieren und Wildschweinen mit einem Fettgehalt bis zu 10 Gramm je 100 Gramm Fleischerzeugnisse mit einem Fettgehalt bis zu 10 Gramm je 100 Gramm
	0,1[3]	Fleisch von warmblütigen Schlachttieren, ausgenommen Kalb, Pferd, Kaninchen, Hähnchen, Puten sowie auch Federwild und Haarwild, und von Wildschweinen mit einem Fettgehalt von mehr als 10 Gramm Fett je 100 Gramm Lebensmittel Fleischerzeugnisse mit einem Fettgehalt von mehr als 10 Gramm je 100 Gramm tierische Speisefette außer Milchfett

Schadstoff	Höchstmengen in mg/kg	Lebensmittel
	0,3[4]	Süßwasserfische[5] und daraus hergestellte Erzeugnisse
	0,6	Dorschleber und daraus hergestellte Erzeugnisse
	0,1[4]	Seefische[5,6] und daraus hergestellte Erzeugnisse außer Dorschleber und daraus hergestellte Erzeugnisse
	0,1[4]	Krusten-[5], Schalen und Weichtiere sowie wechselwarme Tiere außer Fischen und daraus hergestellte Erzeugnisse
	0,05[3]	Milch aller Tierarten und daraus hergestellte Erzeugnisse
	0,02[8]	Eier, Eiprodukte
Quecksilber und Quecksilberverbindungen	1,0[4]	Aal, Hecht, Zander, Blauleng, Eishai, Heringshai, Katfisch, Rotbarsch, Schwertfisch, Stör, weißer Heilbutt und daraus hergestellte Erzeugnisse,
	0,5[4]	sonstige Fische, Krusten-, Schalen- und Weichtiere und daraus hergestellte Erzeugnisse

[2] Die angegebenen Höchstmengen beziehen sich auf das Gesamtgewicht der Lebensmittel ohne Knochen.
[3] Die angegebenen Höchstmengen gelten für das im Lebensmittel enthaltene Fett.
[4] Die angegebenen Höchstmengen beziehen sich auf das Frischgewicht der eßbaren Teile der Tiere.
[8] Die angegebenen Höchstmengen beziehen sich auf das Gewicht der verwendeten Eier ohne Schale.

2.3.8. Rückstände von toxischen Schwermetallen

Zu den Schwermetallen, die eine toxikologische Bedeutung haben, gehören vor allem Blei und Cadmium, Quecksilber und Arsen. Aber auch Chrom und Thallium, Nickel und Zink, Eisen und Kupfer sowie Cobalt, Mangan, Molybdän und Bismut stellen mehr oder weniger potentiell toxische Elemente dar.

Die toxischen Schwermetalle gelangen direkt oder über die Nahrungskette zum Nutztier, Wild und Fisch, in denen sie sich anreichern und infolgedessen dann als Rückstände in den Lebensmitteln tierischer Herkunft in Erscheinung treten (Abb. 2.12.).

Die direkte Aufnahme von toxischen Schwermetallen über die Atemluft spielt dann eine Rolle, wenn die Tiere an vielbefahrenen Straßen oder im engsten Umkreis einer schlecht

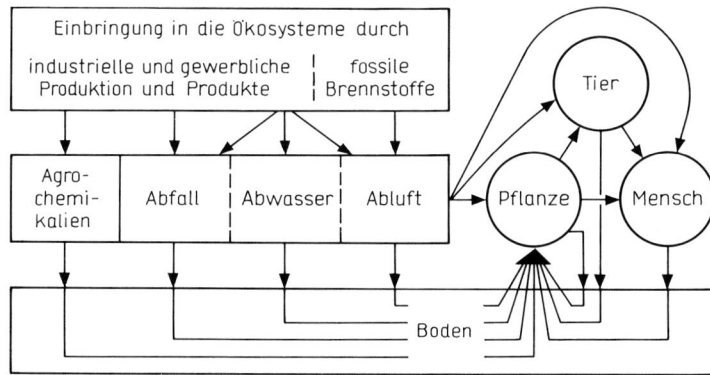

Abb. 2.12. Carry-over-Wege der toxischen Schwermetalle (KLOKE, 1981).

geführten Industrieanlage gehalten werden. Durch Tränken aus Bächen oder Teichen in der Nähe von Abraumhalden, Schutthalden, Klärschlamm- oder Flußsedimentdeponien oder in unmittelbarer Nähe von Straßen können mitunter erhöhte Schwermetallkonzentrationen dem Tier zugeführt werden. Die Zufuhr von toxischen Schwermetallen über die Futtermittel spielt im allgemeinen die wichtigste Rolle.

Blei kommt in Spuren ubiquitär vor. Es wird technisch weltweit in der Industrie verwendet. Durch industrielle Emissionen gelangt es in die Biosphäre. Hüttenrauch enthält 1% Blei. Während der normale Bleigehalt in der Vegetation höchstens 10 mg/kg in der Trockensubstanz beträgt, enthält die Vegetation an den Autostraßen 50, 100 und sogar bis 300 mg/kg. Über das Vorkommen von Blei in der Umwelt gibt Tabelle 2.25. Auskunft.

Lebensmittelhygienisch bedeutsam ist die Tatsache, daß sich Blei besonders in der Leber und in den Nieren anreichert. In der Muskulatur und in der Milch ist die Konzentration von Blei selbst bei chronischer Bleivergiftung der Tiere nur unwesentlich erhöht.

Cadmium wird in der metallverarbeitenden Industrie verwendet. Insbesondere in der Nähe von Zinkbergwerken und Zinkhütten sammelt sich Cadmium in der Vegetation durch Staubniederschläge an. Selbst Phosphatdünger enthält dieses Schwermetall in Konzentrationen zwischen 0,1 bis 5 mg/kg.

Die auf mit Klärschlamm gedüngten Böden wachsenden Pflanzen können bis zu 10 mg/kg Trockenmasse anreichern, ebenso Pflanzen auf solchen Böden, die mit cadmiumhaltigen Phosphatdünger behandelt wurden. Cadmium reichert sich vor allem in der Niere und in der Leber an. Lebensmittel tierischer Herkunft enthalten 0,005 (Muskulatur) bis 0,5 (Niere) mg/kg Frischsubstanz.

Quecksilber kommt als Metall (auch in Dampfform) sowie als organische und anorganische Substanz ubiquitär vor und wird nach technischer Verwendung in verschiedenen Industriezweigen wieder in die Natur entlassen. Über das Vorkommen von Quecksilber in der Umwelt gibt Tabelle 2.26. Auskunft.

Tabelle 2.25.: Vorkommen von Blei in der Umwelt (HAPKE, 1988)

Futtermittel und pflanzliche Lebensmittel	0,1–5 mg/kg (je nach Entfernung von der Emissionsquelle)
Luft	0,03–0,5 µg/m^3
Wasser	0,01–0,1 mg/l
Boden (je nach geologischer Formation)	5–100 mg/kg
Pflanzen	0,1–2 mg/kg Frischsubstanz
von Tieren stammende Lebensmittel	0,05–0,5 mg/kg
Rinderblut	0,1–0,5 mg/l
Rinderleber	0,1–1,0 mg/kg
Rindermilch	0,02–0,05 mg/l

Tabelle 2.26.: Vorkommen von Quecksilber in der Umwelt (HAPKE, 1988)

Luft	0,02 µg/m^3
Wasser natürlichen Ursprungs	0,01–0,10 µg/l
Nordsee	0,03 µg/l
Regenwasser	0,05 µg/l
normales Grundwasser	0,01–0,07 µg/l
normales Fluß- und Seewasser	0,08–0,12 µg/l
normaler Boden	0,05 mg/kg
Eruptivgestein	0,01–0,1 mg/kg
Fische	0,1–1,0 mg/kg
Skelettmuskulatur	0,05 mg/kg
Leber und Niere	0,05 mg/kg

Das mit dem Abwasser in Flüsse getragene Quecksilber sammelt sich durch die aquatische Nahrungskette in Meeresbewohnern langsam an und ist in älteren Raubfischen in hoher Konzentration (bis 5 mg/kg) nachzuweisen.

Quecksilberhaltige Fungizide werden als Beizmittel für Saatgetreide verwendet. Die Verfütterung von gebeiztem Getreide ist wegen der Quecksilberbelastung der Tiere und der Lebensmittel nicht statthaft.

Nach der Aufnahme verteilen sich die einzelnen Quecksilberverbindungen unterschiedlich im Organismus. Die organischen Verbindungen lagern sich aufgrund ihrer guten Lipoidlöslichkeit im Gehirn ab, die anorganischen vorwiegend (aber nicht ausschießlich) in der Leber und den Nieren.

Die Schädigung der Gesundheit des Menschen durch toxische Schwermetalle wird in der Literatur immer häufiger beschrieben. Die Rolle, die dabei den Rückständen in Lebensmitteln tierischer Herkunft zukommt, ist nicht exakt einzuschätzen. In stark belasteten Gebieten ist die Beteiligung der Nahrungskette Boden – Pflanze – Tier – Mensch nicht auszuschließen.

Als Enzymgift kann Blei die Hämoglobinbildung beeinträchtigen. Bei sehr starker Exposition werden Muskelschwäche und Lähmungen sowie Leber- und Nierenschädigungen angenommen. Die häufig chronisch verlaufenden Bleivergiftungen zeigen sich nicht selten durch das Auftreten von Anämien, verbunden mit Appetitlosigkeit, Verdauungsstörungen und Erbrechen. Oral aufgenommenes Blei wird im Magen-Darm-Trakt nur zu etwa 8% resorbiert.

Cadmium gelangt über kontaminierte Lebensmittel pflanzlicher und tierischer Herkunft zum Menschen. Über den Magen-Darm-Kanal aufgenommenes Cadmium wird nur bis zu 10% resorbiert, davon werden jedoch 90% im Gewebe gespeichert. Es kann Nierenfunktionsstörungen verursachen. Auch über Lungenschäden, Osteomalazie und über ein karzinogenes Risiko wurde berichtet. Bereits in den vierziger Jahren traten in Japan nach dem Verzehr von cadmiumhaltigem Reis Erkrankungen auf. Aufgrund der neurotoxischen Wirkungen und des mit Schmerzen einhergehenden klinischen Bildes wurde diese Krankheit Itai-Itai genannt.

Quecksilberverbindungen zeichnen sich durch hohe Lipoidlöslichkeit und gute Resorbierbarkeit im Magen und Darm aus. Akute Vergiftungen haben Magen- und Darmstörungen und Nierenschäden, die chronischen Intoxikationen Störungen des Zentralnervensystems zur Folge. 1956 trat in Minamata (Japan) eine Massenvergiftung mit zentralnervalen Folgen und Todesfällen nach dem Verzehr von quecksilberhaltigem Fisch auf. Hier war Quecksilber über Industrieabwasser in die Nahrungskette Plankton – Fisch – Mensch eingedrungen.

Zum Schutz der Gesundheit des Menschen wurden zulässige Höchstmengen bzw. Richtwerte in Lebensmitteln tierischer Herkunft festgelegt, die gesundheitlich unbedenklich sind und die Lebensmittel nicht nachteilig beeinflussen (s. Tabelle 2.24.).

Für die Kontrolluntersuchungen stehen den Überwachungsorganen hochempfindliche Geräte (Atomabsorptionsspektrometrie) zur Verfügung.

2.3.9. Rückstände von Radionukliden

2.3.9.1. Quellen der radioaktiven Kontamination der Lebensmittel

Die Kontamination der Lebensmittel mit Radionukliden kann grundsätzlich durch natürliche und künstliche Quellen erfolgen.

Von den etwa 340 Isotopen der Erdrinde sind rund 70 radioaktiv, die in die Nahrungsketten eintreten und somit lebensmittelhygienische Bedeutung erlangen können. Außer den natürlichen radioaktiven Nukliden, die in der Umwelt vorkommen, muß noch auf diejenigen Radionuklide hingewiesen werden, die sich im Ergebnis natürlicher Kernreaktion unter Einwirkung kosmischer Strahlung und der Strahlung natürlicher radioaktiver Nuklide bilden. Die kosmische Strahlung ist an den Erdpolen 10–20% höher als am Äquator.

Die Entdeckung der Atomkernspaltung im Jahre 1938 und der 1942 geführte Nachweis einer gesteuerten Kernkettenreaktion schufen die Möglichkeit zu friedlicher Anwendung (Atomreaktor, Kernenergiegewinnung) und militärischem Einsatz (Atombomben) und damit auch die Voraussetzungen für die weltweite Verbreitung eines neuen Schadfaktors in unserer Umwelt: die **künstliche Radioaktivität**. Austauschvorgänge zwischen Stratosphäre und Troposphäre sorgen zusammen mit Zirkulationsprozessen und Niederschlagsmechanismen in letzterer Schicht für die weltweite Verbreitung und Rückkehr der Radionuklide auf die Erdoberfläche, wo wir sie als *Fallout* registrieren.

Der signifikante Anstieg der Radionuklide in der Biosphäre und in den Lebensmitteln zu Zeiten zahlreicher Kernwaffentests in den fünfziger und sechziger Jahren wurde besorgniserregend, da die international festgelegten Grenzwerte durch Falloutprodukte überschritten wurden. Die Schädigung der Gesundheit des Menschen war gegeben (Abb. 2.13.).

Aus diesem Grunde beschäftigte sich die UNO mit dieser weltweiten Umweltkontamination und beauftragte ein wissenschaftliches Komitee mit der Ermittlung und Auswertung der bis dahin bekannten Fakten über die Wirkungen dieses Geschehens. Im Ergebnis der Tätigkeit dieses Komitees legte die UNO-Vollversammlung 1958 der Weltöffentlichkeit den umfangreichen UNSCEAR-Report vor, der u. a. die ersten umfassenden Berichte über die globale Umweltkontamination durch ^{90}Sr und ^{137}Cs enthält. Ein Schlußpunkt unter die Kernwaffentests wurde durch den Vertrag über das Verbot der Kernwaffenversuche in der Atmosphäre, im kosmischen Raum und unter Wasser 1963 in Moskau gesetzt, den die UdSSR und die USA abschlossen und damit wesentlich zur Reduzierung der durch Kernwaffenversuche hervorgerufenen Strahlenbelastung der Umwelt und des Menschen beitrugen.

Mit der folgenden stetigen Abnahme der globalen Umweltkontamination nach der Einstellung der oberirdischen Kernwaffentests verlor jedoch der Schadfaktor künstliche Radioaktivität keinesfalls an Aktualität. Die zunehmende Anzahl von Kernanlagen stellt insbesondere im Störfalle eine Quelle radioaktiven Auswurfs dar.

Zwei Beispiele sollen diese potentielle Gefahr untersetzen.

Reaktorunfall in Windscale (Großbritannien). Durch einen Betriebsunfall am 10. Oktober 1957 konnten Radionuklide, insbesondere gasförmiges ^{131}I, die Filteranlagen des Abluftschornsteins der

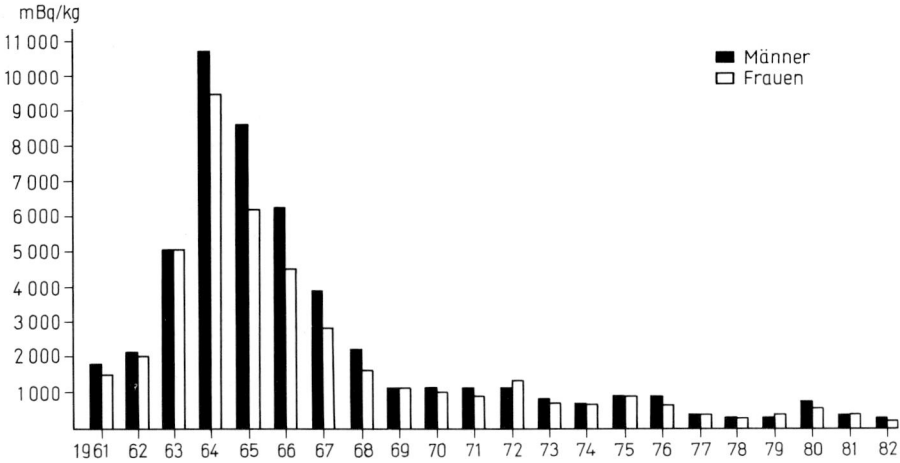

Abb. 2.13. ^{137}Cäsium-Gehalt des Menschen in den Jahren 1961–1982 (WIRTH und KAUL, 1989).

Reaktoranlage durchschlagen und in die freie Atmosphäre gelangen. Es mußte angenommen werden, daß sich ein Teil des entwichenen Radioiods entsprechend der herrschenden Windrichtung auf den Weiden des benachbarten Gebietes abgelagert, von den Weidetieren aufgenommen und mit der Milch wieder ausgeschieden wurde. Die ersten Milchanalysen am 12.10. 1957 morgens enthielten nur Spuren von ^{131}I (0,148 kBq pro Liter Milch), eine zweite Probe um 13.00 Uhr des gleichen Tages zeigte 17,76 kBq/l und die dritte Probe um 15.00 Uhr dann 29,6 kBq/l. Wegen der Überschreitung der maximal zulässigen Konzentration wurde die Milch nicht in den Verkehr gegeben. Dieses Gebiet umfaßte einen Küstenstreifen von 48 km Länge, 16 km Breite im Süden und 9,6 km im Norden.

Reaktorunfall in Tschernobyl (Sowjetunion). Am 26. April 1986, 1.23 Uhr Ortszeit, ereignete sich im Kernkraftwerk Tschernobyl, etwa 120 km von Kiew entfernt, ein schwerer Reaktorunfall. Als Ursache wurde ein plötzlicher Leistungsanstieg im Reaktorkern genannt. Dadurch kam es zu einem starken Anstieg der Dampfproduktion und zu einem mechanischen Versagen von Druckrohren. Radioaktives Material wurde aus dem Reaktor geschleudert. Im weiteren Verlauf des Unfalls kam es partiell zum Kernschmelzen, es ereigneten sich Explosionen und Brände, schließlich geriet der Graphit-Moderator des Reaktors in Brand und brannte mehrere Tage. Als Folge davon wurden größere Mengen radioaktiver Stoffe in die Umgebung freigesetzt und bis in eine Höhe von etwa 1500 m getragen.

Die radioaktiven Stoffe, die am 16.4. 1986 freigesetzt wurden, gelangten vorwiegend in den skandinavischen Raum. Die Emissionen der ersten Tageshälfte des 27.4. 1986 zogen zunächst über Polen in Richtung Ostsee, wo sie, bedingt durch ein Zwischenhoch, in südwestliche Richtung umgelenkt wurden. Dadurch lagerten sich radioaktive Stoffe vor allem in den Regionen Cottbus und Schwerin sowie in den südlichen und westlichen Territorien der Bundesrepublik Deutschland ab.

In der Luft und in Umweltproben wurden Radioisotope des Iods (^{131}I, ^{132}I, ^{133}I), des Cäsiums (^{134}Cs, ^{136}Cs, ^{137}Cs), des Strontiums und andere nachgewiesen. Die gemessenen Aktivitätskonzentrationen machen deutlich, daß ^{131}I und den beiden Cäsiumisotopen ^{134}Cs und ^{137}Cs sowohl aufgrund ihres relativen Anteils an der Gesamtaktivität als auch wegen ihrer radiologischen Bedeutung eine besondere Stellung zukommt. Als Folge der Kontamination der Biosphäre durch Fallout von Tschernobyl wurden Lebensmittel direkt (z. B. Freilandgemüse) oder indirekt (z. B. Milch, Fleisch, Wildbret, Eier, Fisch) mit radioaktiven Stoffen belastet:

- In der Bundesrepublik Deutschland war Rindfleisch regional sehr unterschiedlich kontaminiert, Mitte Mai überwiegend unter 100 Bq ^{137}Cs pro kg, gebietsweise jedoch bis zu 500 Bq/kg, und im Juli bis zu 800 Bq ^{137}Cs pro kg. Höchste Fleischkontaminationen traten beim Wildbret (Reh) auf: Anfang bis Mitte Mai bis zu 700 Bq ^{131}I pro kg bzw. 2000 Bq ^{137}Cs pro kg, im Juni vereinzelt bis zu 3500 Bq ^{137}Cs pro kg. Die Kontaminationswerte lagen im Mai für Fische aus Teichen bei maximal 50 Bq ^{137}Cs pro kg, für Fische aus Seen bei maximal 400 Bq ^{137}Cs pro kg und für Fische aus Flüssen bei maximal 35 Bq ^{137}Cs pro kg. Der Anteil der Milchproben, der den Richtwert der Strahlenschutzkommission von 500 Bq/l ^{131}I überstieg, lag um den 5.5. 1986 in Bayern bei 40%.
- Weiterhin wurden vor allem in der Region Cottbus im Mai 1986 bis 710 Bq ^{131}I und bis 170 Bq ^{137}Cs pro Liter Milch nachgewiesen. Abb. 2.14. veranschaulicht diese Kontaminationswerte und vor allem das Absinken in den folgenden Monaten. Die Kontamination des Gemüses betrug bis 2700 Bq/kg für ^{131}I und bis 250 Bq/kg für ^{137}Cs. Eine sehr hohe Kontamination, sogar bis 7800 Bq/kg, wiesen Speisepilze auf. Ende September waren noch Durchschnittswerte von 800 Bq/kg vorhanden. Fische waren mit ^{134}Cs- und ^{137}Cs-Werten in Höhe von 3 bis 314 Bq/kg, Raubfische sogar von 17 bis 5600 Bq/kg kontaminiert.

Der Reaktorunfall von Tschernobyl bringt zum Ausdruck, daß eine solche Havarie unter Umständen auch ganze Erdteile mit Radionukliden kontaminieren kann.

Die in der Biosphäre vorhandenen natürlichen und künstlichen radioaktiven Stoffe können in die biologischen Kreisläufe eintreten und die sogenannten Nahrungsketten durchwandern. Die Nahrungskette Pflanze – Mensch ist kurz, so daß z. B. beim Verzehr von Frischgemüse ein großer Teil der darauf abgelagerten radioaktiven Stoffe vom Menschen aufgenommen wird. Die Nahrungskette Wasser – Fisch – Mensch weist bereits auf mehrschichtige Übertragungsvorgänge in der Hydrosphäre hin. Dagegen ist die Nahrungskette Boden – Pflanze – Tier – Milch, Fleisch, Eier, Wildbret – Mensch lang.

Bereits in der aquatischen, aber insbesondere innerhalb dieser langen terrestrischen Nahrungskette greifen die verschiedensten meteorologischen, chemischen, physikalischen und biologischen Vorgänge ein, die zur Anreicherung, aber in der Regel zur Abnahme der Radionuklide oder sogar zum gänzlichen Ausscheiden einzelner radioaktiver Stoffe führen.

Haupt- und Nebenwege der Verbreitung von ^{131}Iod sind aus Abb. 2.15. zu ersehen. In Abb. 2.16. sind wichtige Stufen der Passage von Radiocäsium und Radiostrontium durch die Nahrungskette zum Menschen wiedergegeben.

Als ökologisch besonders interessante Standorte gelten die arktischen Gebiete. Die langfristige oberflächliche Ablagerung von Fallout-Radionukliden (z. B. von ^{137}Cs) auf Moosen und Flechten, deren lange Vegetationszeiten und deren ausschließlicher Verzehr durch das Rentier während der Winterperiode führten zu einer signifikanten Kontamination des Menschen durch Verzehr des Fleisches als Endglied der Nahrungskette.

Nach Aufnahme der lebensmittelhygienisch bedeutsamen Radionuklide durch das Nutztier reichern sich ^{131}I in der Schilddrüse, ^{137}Cs in der Muskulatur und ^{90}Sr sowie ^{89}Sr im

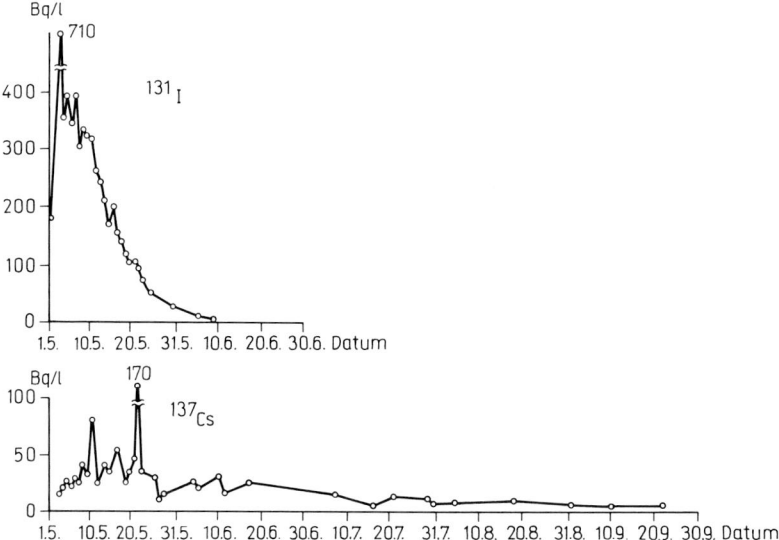

Abb. 2.14. ^{131}I- und ^{137}Cs-Konzentrationswerte in der Milch, tägliche Mittelwerte für die Region Cottbus (Report SAAS-349, 1987).

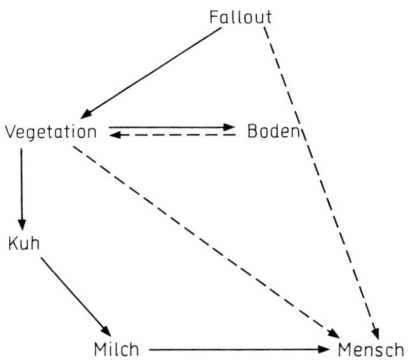

Abb. 2.15. Verbreitung von ^{131}I (BEHR, 1977). —— Hauptroute, - - - Nebenroute.

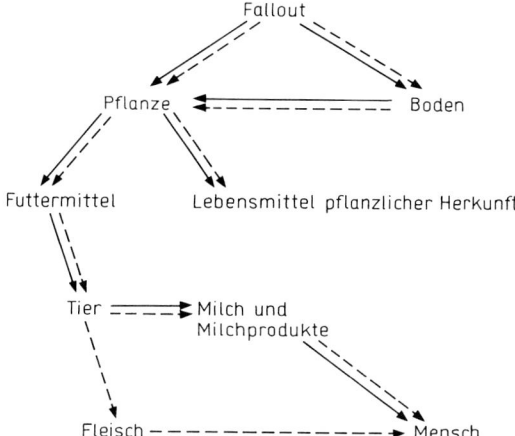

Abb. 2.16. ^{90}Sr und ^{137}Cs in der Nahrungskette zum Menschen (ZIESAK und Mitarb., 1978). —— Sr in der Nahrungskette, – – – Cs in der Nahrungskette.

Skelett besonders stark an oder werden mit der Milch und mit den Eiern ausgeschieden. Die Radiostrontium-Verteilung im Ei verläuft zum Calciumgehalt parallel: es findet sich in der Schale bedeutend mehr Strontium als im Dotter und dort mehr als im Eiweiß, wo sich bevorzugt ^{137}Cs ansammelt. Die Konzentration von Radiocäsium im Eiweiß und im Eigelb beträgt entsprechend 1,6 bis 2,4% und 0,3 bis 0,5%. Bedeutend weniger finden sich im Eiweiß Radioiod, ^{89}Sr und ^{90}Sr. Im Eigelb reichert sich ^{131}I an, dessen Konzentration hier 20- bis 50mal größer ist als im Eiweiß und in der Eischale. Außerdem enthält das Eigelb kleine Mengen Radiostrontium und Radiocäsium.

2.3.9.2. Lebensmittelhygienische Bedeutung der Radionuklide

Der in der Biosphäre lebende Mensch kommt mit radioaktiven Stoffen natürlich und zivilisatorisch bedingter Herkunft in Berührung und ist somit ständig einer äußeren und inneren Bestrahlung ausgesetzt. Seit der Existenz der künstlichen Radioaktivität wirken bedeutend größere Dosen auf ihn ein.

Radioaktive Stoffe sind physikalische Gifte (Strahlungsgifte), für deren toxikologische Beurteilung die Art des Zerfalls in Alpha-, Beta- und Gammastrahlen, die Energie und die Halbwertszeit maßgebend sind (Tabelle 2.27.). Die Gefährdung der Gesundheit des Menschen ist weitgehend davon abhängig, ob die radioaktive Substanz sich außerhalb des menschlichen Organismus befindet, die Strahlung also in erster Linie die Haut trifft, oder ob sie nach Aufnahme durch Inhalation oder Ingestion von innen her wirkt (WIRTH und GLOXHUBER, 1981).

Tabelle 2.27.: Biologisch bedeutsame Radionuklide (FISCHER, 1979)

Radioaktiver Stoff	Kritisches Organ	Halbwertszeit		
		physikalische	biologische (im Organ)	effektive (für den Menschen)
^{89}Strontium	Knochen	50,5 Tage	50 Jahre	50,4 Tage
^{90}Strontium	Knochen	19,9 Jahre	50 Jahre	18 Jahre
^{131}Iod	Schilddrüse	8 Tage	138 Tage	7,5 Tage
^{137}Cäsium	Muskeln	33 Jahre	70 Tage	138 Tage

Die Lebensmittel führen dem Körper den Hauptanteil an radioaktiven Stoffen zu. Die Kontamination von Lebensmitteln durch Radionuklide kann direkt durch oberflächliche Ablagerung (Oberflächen- und Randschichtkontamination, bei flüssigen Lebensmitteln auch Totalkontamination) und/oder indirekt durch Inkorporation durch landwirtschaftliche Nutztiere, Nutzwild, Fische, Schalen- und Krustentiere (Totalkontamination) zustande kommen.

Jene Lebensmittel, die den größten Beitrag zur Zufuhr von radioaktiven Stoffen leisten, werden als *kritische Lebensmittel* oder *Problemlebensmittel* bezeichnet (RUSSEL, 1966).

Zur ^{90}Sr-Ingestion tragen vor allem Getreideprodukte, Kartoffeln, Milch und Milchprodukte sowie Gemüse bei. Knochen, das eigentliche Speicherorgan für Radiostrontium, können in dem Zusammenhang unerwähnt bleiben, da sie in dem Sinne nicht als Lebensmittel gelten. ^{131}Iod gelangt insbesondere durch Frischmilch, Frischeier und Frischgemüse in den menschlichen Körper.

Die ^{137}Cs-Aufnahme durch den Menschen erfolgt durch Milch und Milchprodukte, Fleisch und Fleischwaren sowie Getreide und Kartoffeln. Es ist zu beachten, daß das Fleisch von Wildschweinen und Rotwild zehnfach höhere ^{137}Cs-Gehalte als Rindfleisch hat und Rentierfleisch einen sehr hohen ^{137}Cs-Gehalt aufweist.

Die mit Lebensmitteln aufgenommenen radioaktiven Stoffe verbleiben bis zu 36 Stunden im Verdauungskanal. In die Blutbahn treten nur die biologisch bedeutsamen Radionuklide ein. Für sie ist kennzeichnend, daß sie zu einem hohen Prozentsatz im Magen-Darm-Kanal resorbiert werden. Sie werden in bestimmten Organen, den sog. *kritischen Organen*, inkorporiert (s. Tabelle 2.27.). Die inkorporierten Radionuklide können zu einem gesundheitlichen Risiko werden, wenn die Dosis genügend groß ist. Die empfindlichen Schleimhäute von Magen und Darm absorbieren insbesondere die gesamte Betastrahlung, so daß es zu Entzündungen und bei hohen Dosen zu Blutungen im Darmbereich kommen kann. Die Schädigung der Schleimhäute hat eine verstärkte Infektionsanfälligkeit zur Folge. Unter den biologisch bedeutsamen Radionukliden verdient ^{131}Iod die größte Beachtung. Es kann die Schilddrüse, die bei der Steuerung des Wachstums und anderer Vorgänge mitwirkt, schädigen. Radioiod kann auch diaplazentar transferiert und bei höheren Dosen als 1 rem Feten gefährden. ^{90}Sr ist als knochensuchender, langlebiger und relativ harter β-Strahler, der durch das Knochengewebe hindurch auch das hämatopoetische System des Knochenmarks bestrahlt, vor allem bei Kleinkindern äußerst gefährlich. Es verursacht Knochengeschwüre, Osteosarkome und Leukose. Die Latenzzeit kann 5 bis 10 Jahre und mehr betragen.

Die Schadwirkung von Radiocäsium entspricht aufgrund der Speicherung in der Muskulatur Wirkungen, wie sie von Ganzkörperbestrahlungen ausgehen, d.h. auch Gonaden und Knochenmark betreffen können.

Für die Festlegung der zulässigen Dosiswerte ist es wichtig, die Wahrscheinlichkeit des Auftretens der einzelnen Wirkungen in Abhängigkeit von der Strahlendosis zu kennen. Zwei Grundtypen der **Dosis-Wirkungs-Beziehung** werden erwogen (BENES, 1981):

– Bei steigender Dosis kann man in einer Gesamtheit von Individuen mit gegebener Belastung bis zu bestimmten Schwellenwerten kein erhöhtes Auftreten der verfolgten Wirkung nachweisen. Man erklärt dies damit, daß für niedere Dosiswerte die Strahlenschädigung durch die Reparationsmechanismen des Organismus voll kompensiert wird. Im weiteren Bereich ist dann die Wirkung direkt proportional der Strahlendosis.

– Der schwellenlose Typ der Dosis-Wirkungs-Beziehung, bei dem jedem Dosiswert eine bestimmte Wirkung zukommt, geht von der Voraussetzung aus, daß im gesamten Umfang der Dosen keine Schädigung durch die Reparationsmechanismen voll kompensiert wird. Dieser Typ der Dosis-Wirkungs-Beziehung wurde experimentell für späte somatische wie auch für genetische Auswirkungen beobachtet.

Diese Erkenntnisse zur Dosis-Wirkungs-Beziehung radioaktiver Stoffe begründen erforderliche Maßnahmen zum Schutz der Gesundheit des Menschen. Weltweit wird deshalb die Konzeption für den Schutz vor ionisierender Strahlung verwendet, die in der Empfehlung der International Commission on Radiological Protection (ICRP) Nr. 9 aus dem Jahre 1966 enthalten ist. Der Schutz wird darin durch Festlegung von maximal zulässigen Konzentrationen (MZK) radioaktiver Stoffe in der Biosphäre reguliert. Darunter versteht man die Aktivitätskonzentration in Lebensmitteln, die innerhalb bestimmter Verbrauchszeiten keine Schäden für die Gesundheit des Menschen nach sich zieht. Die MZK wird in Bq/kg bzw. Bq/l angegeben.

In den Rechtsnormen (Verordnung EURATOM Nr. 3954/87 des Rates zur Festlegung von Höchstwerten an Radioaktivität in Nahrungsmitteln und Futtermitteln im Falle eines nuklearen Unfalls oder einer anderen radiologischen Notstandssituation vom 22. Dezember 1987; Verordnung EWG Nr. 737/90 des Rates über die Einfuhrbedingungen für landwirtschaftliche Erzeugnisse mit Ursprung in Drittländern nach dem Unfall im Kernkraftwerk Tschernobyl vom 22. März 1990) wurden Höchstwerte an Radioaktivität in Nahrungsmitteln und Futtermitteln festgelegt. Die maximale kumulierte Radioaktivität von beispielsweise ^{134}Cs und ^{137}Cs darf folgende Werte nicht überschreiten:
- 370 Bq/kg für Milch und Milcherzeugnisse sowie für Lebensmittel für die Ernährung speziell von Kleinkindern während der vier bis sechs ersten Lebensmonate, die für sich genommen dem Nahrungsbedarf dieses Personenkreises genügen und in Packungen für den Einzelhandel dargeboten werden, die eindeutig als Zubereitungen für Kleinkinder gekennzeichnet und ettikettiert sind.
- 600 Bq/kg für alle anderen betroffenen Erzeugnisse.

Zur Feststellung einer Kontamination der Lebensmittel mit Radionukliden wird sowohl die Aktivitätsmessung mit tragbaren Meßgeräten als auch die radiometrische Laboruntersuchung herangezogen. Eine sensorische und mikrobiologische Untersuchung solcher Lebensmittel ist ebenfalls zu berücksichtigen. Die Beurteilung der Lebensmittel richtet sich nach dem Untersuchungsergebnis. Werden die maximal zulässigen Konzentrationen überschritten, so ist eine sofortige unbeschränkte Verwendung nicht möglich. Infolgedessen sind Mengenbeschränkungen, eine Lagerdauer unter Berücksichtigung der Halbwertszeit sowie besondere Maßnahmen für die Weiterverwendung festzulegen. Hierbei spielen die Möglichkeiten der Dekontamination eine große Rolle.

2.3.9.3. Dekontamination radioaktiv verunreinigter Lebensmittel

Dekontamination ist die Entfernung von Radionukliden aus bzw. von Lebensmitteln. Bereits durch eine längere Aufbewahrung der Lebensmittel kann durch Ausnutzung des radioaktiven Zerfalls eine Dekontamination erreicht werden.

Grundsätzlich werden vier Dekontaminationsmöglichkeiten unterschieden:

- *Dekorporation* (bei landwirtschaftlichen Nutztieren),
- *Oberflächendekontamination* (bei Oberflächenkontamination),
- *Randschichtdekontamination* (bei Randschichtkontamination),
- *Totaldekontamination* (bei Totalkontamination).

Die Wahl des Dekontaminationsverfahrens richtet sich nach der Art des Lebensmittels, der Verpackung, den Lagerungsbedingungen sowie nach der Art und dem Grad der vorliegenden radioaktiven Kontamination.

- **Dekontamination der Milch**

Bei der Dekontamination der Milch ist davon auszugehen, daß gewöhnlich eine Totalkontamination vorliegt. Wegen der besonderen Bedeutung der Milch als Lebensmittel hat die Frage der Entfernung der Radionuklide aus der Milch zur Entwicklung mehrerer Verfahren geführt.

Molkereitechnische Verarbeitung. Durch die molkereitechnische Verarbeitung können die ernährungsphysiologisch bedeutsamsten Milchbestandteile Eiweiß und Fett derart abgetrennt werden, daß sie nur noch geringe Mengen an Radionukliden enthalten. Einzelheiten sind der Abb. 2.17. zu entnehmen.

Bei der Ausfällung des Eiweißes ist diesbezüglich zwischen der Säure- und der Labfällung zu unterscheiden, weil bei der *Säuregerinnung*, die bei der Frischkäseherstellung Anwendung findet, dem Casein-Kalk-Komplex das Calcium unter Bildung entsprechender Salze entzogen wird, während bei der *Labgerinnung* das Calcium an das ausfallende Paracasein gebunden bleibt. So ist es erklärlich, daß Labcasein noch 84,7% der ursprünglich in der Milch enthaltenen Menge ^{90}Sr enthält, das Säurecasein dagegen nur noch 6,3%.

Zur Kontamination der Milch mit ^{131}I ist zu bemerken, daß im Falle einer Havarie bei Erreichen des Gefahrenpegels unter Ausnutzung der kurzen Halbwertszeit auf Dauermilcherzeugnisse ausgewichen werden kann.

Ionenaustauschverfahren. Als Ionenaustauscher gelten alle Substanzen, die die Fähigkeit besitzen, in einer Lösung vorhandene Ionen aufzunehmen und gegen andere auszutauschen. Ionenaustauscher sind feste, unlösliche, hochmolekulare Polyelektrolyte, die ihre gebundenen Ionen gegen Ionen gleicher Ladung aus dem umgebenden Medium austauschen können. Als Ionenaustauscher werden vorzugsweise Polystyrolharze verwendet. Mit synthetischen Ionenaustauscher-Harzen ist es möglich, 90 bis 99% von ^{131}I, ^{137}Cs und Radiostrontium zu eliminieren. Es werden Ionenaustauscher-Anlagen mit einer Leistung von 8600 l/h beschrieben.

Elektrodialyseverfahren. Bei der Elektrodialyse einer Lösung wandern unter Einwirkung eines elektrischen Feldes Ionen durch selektiv permeable Membranen in eine andere Lösung. Kationendurchlässige Membranen bestehen aus Kationen-Austauscherharzen in Folienform, anionendurchlässige Membranen entsprechend aus Anionen-Austauscherharzen.

Der Dekontaminationsprozeß der Milch verläuft in zwei Phasen: Zunächst werden die Kationen wie ^{90}Sr, ^{137}Cs, aber auch Ca, K, Na, Mg u. a. im elektrischen Feld der Milch entzogen. Darauf wandern in einem umgekehrten Feld aus einer sogenannten „Make-up"-Lösung dosiert die üblicherweise in der Milch vorhandenen Kationen Ca, K, Na und Mg wieder in die Milch. Bei der Elektrodialyse von radioaktiven Anionen wird entsprechend verfahren.

Auch das Elektrodialyseverfahren erreicht mit etwa 60% einen beachtlichen Dekontaminationseffekt.

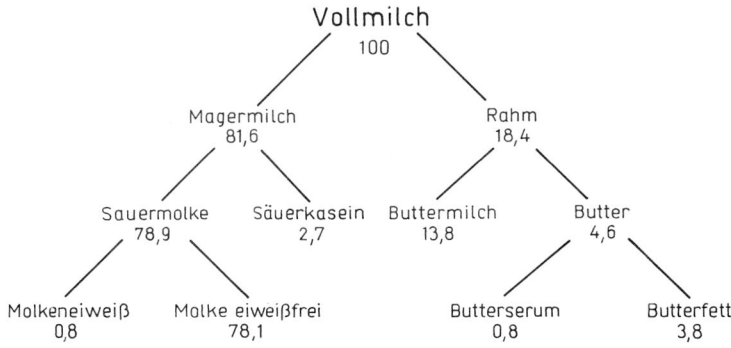

Abb. 2.17. Verbleib der Radionuklide ^{90}Sr, ^{137}Cs und ^{131}I bei der üblichen molkereitechnischen Verarbeitung der Vollmilch (in Prozent; WEGENER, 1966).

- **Dekontamination von Fleisch, Fisch und Wildbret**

Beim Vorliegen einer Oberflächen- bzw. Randschichtkontamination ist durch die Anwendung von mechanischen Methoden wie Abbürsten, Abspülen, Abwaschen, Abtragen einer äußeren Schicht von 0,5 bis 1 cm sowie Ersatz oder Abwaschen von Verpackungsmaterial ein Dekontaminationseffekt erreichbar. Würste sind zunächst feucht abzuwischen. Danach wird die Wursthülle vorsichtig entfernt. Die Dekontamination von Fleisch, Fleischwaren, Wildbret und Fisch, bei denen eine Totalkontamination vorliegt, kann durch Lagerung, Verarbeitung zu Konserven, Wässern, Kochen, Pökeln und Beizen erreicht werden.

Lagerung. Durch die Gefrierlagerung und die Verarbeitung zu Konserven wird die natürliche Entaktivierung berücksichtigt. Da sich in den Knochen vorwiegend Radionuklide mit sehr langen Halbwertszeiten ablagern, ist vor dem Einlagern der Tierkörper das Fleisch von den Knochen zu trennen, und letztere sind zu beseitigen.

Wässern. Aus Fleisch kann durch ausgiebiges Wässern Radiocaesium weitgehend entfernt werden, in 12 Stunden etwa 81%. Die Dekontamination durch Wässern ist im wesentlichen auf den Ausgleich und Austausch der Konzentration von Ionen zwischen Muskelgewebe und Flüssigkeit zurückzuführen. Durch den semipermeablen Charakter der Zellwände kann auch intrazellulär vorliegendes Radiocäsium entfernt werden.

Kochen. Auch durch Kochen ist eine akzeptable Dekontaminationswirkung zu erzielen. Bei einem Fleisch/Wasser-Verhältnis von 1:2 beträgt der Dekontaminationseffekt nach einstündigem Kochen etwa 65%. Im Verlaufe des Kochprozesses kommt es zur Koagulation des Eiweißes und damit zum Einschluß von Radionukliden in das Koagulat. Derart gebundene Ionen können dann kaum noch mit der sie umgebenden Flüssigkeit in Wechselwirkung treten. Daraus läßt sich ableiten, daß durch Kochen kleiner Fleischstücke in großen Flüssigkeitsvolumina mehr Radiocäsium aus dem Fleisch entfernt werden kann, als es beim Braten oder Schmoren der Fall ist.

Pökeln. Durch Pökeln ist ebenfalls eine Dekontamination möglich. Dazu ist das Fleisch in ca. 10 cm starke Scheiben zu zerlegen. Beim Pökelprozeß treten die in der Lake gelösten Salze in das Fleisch ein, und die fleischeigenen Mineralsalze – mit ihnen auch die Radionuklide, insbesondere das ^{137}Cs – gehen in die Pökellake über. Durch das Pökeln ist ein Dekontaminationseffekt bis zu 50% möglich.

Beizen. Untersuchungen zur Dekontamination radioaktiv belasteten Wildbrets mittels Beizverfahren ergaben, daß die gebräuchlichsten Beizen unterschiedliche Dekontaminationswirkungen haben (HECHT, 1987). Die besten Dekontaminationseffekte konnten mit Essigbeize bei einem Beizgut/Beizflüssigkeit-Verhältnis von 1:3 und 12 °C Beiztemperatur sowie zwei- bis viertägiger Dauer erzielt werden, wobei über 90% der Cäsiumisotope aus dem Fleisch in die Beizflüssigkeit übertraten.

- **Dekontamination von Eiern**

Oberflächlich aktivierte Eier werden mit sauberem Wasser oder mit einer Waschmittellösung gründlich abgewaschen. Die radioaktiven Stoffe durchdringen nur in geringem Maße die unverletzte Eischale. Die Dekontamination von Eiern, bei denen eine Totalkontamination vorliegt, hat die Halbwertszeit und den Ablagerungsort der Radionuklide zu berücksichtigen. Radiostrontium lagert sich bevorzugt in der Schale ab, während sich ^{131}I im Eigelb und Radiocäsium im Eiweiß anreichern. Die Eier sind bis zum Abklingen der Aktivität einzulagern. Die Herstellung von Eipulver oder Gefrierei ist zweckmäßig, weil diese Produkte sich besser und länger lagern lassen.

2.3.10. Rückstände von Mykotoxinen

Die Mykotoxine (Aflatoxine, Ochratoxine u.a.) sind intermediäre Stoffwechselprodukte bestimmter Schimmelpilze (*Aspergillus, Penicillium, Fusarium* u.a.). Sie werden unter günstigen Wachstumsbedingungen (Wärme, Feuchtigkeit) gebildet und entweder in den Pilzmyzelien und Fruktifikationsorganen gespeichert oder an das befallene Futtermittel bzw. Lebensmittel abgegeben.

Die von landwirtschaftlichen Nutztieren, Nutzwild und Fischen mit dem Futter aufgenommenen Mykotoxine erscheinen als Rückstände in den Lebensmitteln. Etwa 1–3% der mit dem Futter aufgenommenen Menge an *Aflatoxin B_1*, das in der Leber in Aflatoxin M_1 umgewandelt wird, findet sich bereits nach 12 bis 24 Stunden in der Milch. Da Aflatoxine eine hohe Temperaturresistenz besitzen, bieten Pasteurisierung und Sterilisierung keine Sicherheit. In Produkten, die aus kontaminierter Milch hergestellt werden, sind deshalb ebenfalls Mykotoxine anzutreffen. Bei Herstellung von Trockenmilch ist sogar eine 7- bis 8fache Konzentrierung vorhanden.

Der Übergang von Aflatoxin B_1 aus dem Futter in die Organe und das Fleisch der Nutztiere ist weniger ausgeprägt als bei der Milch. Am ehesten sind Rückstände in der Leber zu erwarten. In Fleisch und in die Eier ist der Übergang noch geringer.

Aufgrund des multitoxischen Wirkungsspektrums von *Ochratoxin A* untersuchten BAUER und GAREIS (1987) Probenmaterial pflanzlicher, tierischer und menschlicher Herkunft, um Daten über die Bedeutung dieses Mykotoxins in der Nahrungskette gewinnen und eine potentielle Gefährdung des Menschen aufzeigen zu können. Die Untersuchungsergebnisse zum Vorkommen von Ochratoxin A in der Nahrungskette bis hin zur Muttermilch zeigen, daß diesem Mykotoxin aus futtermittel- und lebensmittelhygienischer Sicht eine Bedeutung zukommt, die durchaus der von Aflatoxinen vergleichbar ist.

SCHEUER und LEISTNER (1986) gelang der Nachweis von Ochratoxin A in Wurstwaren, bei deren Herstellung Blut, Blutplasma oder Innereien Verwendung fanden. Bereits 1,2 ng Ochratoxin A pro Kilogramm Fleisch sind unter Berücksichtigung der Verzehrsgewohnheiten als gefährlich anzusehen (FINK-GREMMELS, 1986).

Die Gefährdung der Gesundheit des Menschen durch den Verzehr von Mykotoxinrückstände enthaltenden Lebensmitteln, insbesondere pflanzlicher, aber auch tierischer Herkunft, ist durchaus möglich. Eine hepato-, nephro- und neurotoxische, aber auch eine hämo-, dermo- und enterotoxische sowie karzinogene Wirkung der Mykotoxine ist festgestellt bzw. im biologischen Modell nachgewiesen worden.

Aflatoxin B_1 gehört zu den stärksten bekannten biologischen Zellgiften. Bereits geringe Dosen (0,01 µg/Tag und Langzeitversuch bei der Ratte) können kanzerogen wirken und Leberkrebs verursachen. Bereits 2 ppm Mykotoxine in der Trockensubstanz lösen nach ihrer Aufnahme mit dem Futter bei fast allen Tieren eine schädigende Wirkung aus (ULBRICH und HOFFMANN, 1987). Epidemiologische Untersuchungen in Afrika und Südostasien haben eine sehr enge Korrelation zwischen dem Verzehr von verschimmelten Lebensmitteln und der Häufigkeit von Leberkrebs in bestimmten Bevölkerungsgruppen nachgewiesen. In Ghana wurde bei 20 Kindern, die an Kwashiorkor verstorben waren, ein Aflatoxin-B_1-Gehalt von 62 bis 4409 pg/g in der Leber festgestellt (APEAGYEI und Mitarb., 1986).

Zum Schutz der Gesundheit des Menschen sind international in Futter- und Lebensmitteln Mykotoxin-Höchstmengen legalisiert worden. In der Bundesrepublik Deutschland wurde der Höchstgehalt in Ergänzungsfuttermitteln für Milchtiere auf 10 µg Aflatoxin B_1/kg Futtermittel festgelegt. In Dänemark werden Nieren von Schlachtschweinen bei der Fleischuntersuchung verworfen, wenn der Ochratoxingehalt über 20 µg/kg Niere liegt. Die Schweiz hat einen Aflatoxin-M_1-Gehalt von 0,010 µg/kg in Milch und Milchprodukten festgelegt. Die Verhinderung von Mykotoxin-Rückständen in Lebensmitteln tierischer Herkunft ist primär eine Aufgabe der Futtermittelüberwachung; sie ist aber auch eine Aufgabe lebensmittelhygienischer Kontrolltätigkeit.

Grundlagen und weitere Ausführungen zu Mykotoxikosen finden sich in Kapitel 2.1.3.

2.3.11. Rückstände von Nitrit, Nitrosaminen und Benzo(a)pyren

Nitrat und Nitrit haben nicht nur als Lebensmittelzusatzstoffe bzw. Pökelhilfsstoffe Bedeutung, sondern können in der Umwelt auch natürlichen Ursprungs sein. Dazu kommt, daß der natürliche Gehalt des Bodens, des Trinkwassers und pflanzlicher Produkte an Nitrat durch einen erhöhten Einsatz von Stickstoffdünger zur Erzielung hoher Erträge in der Landwirtschaft erheblich angestiegen ist.

Wirksam ist in jedem Fall nur das **Nitrit**, das Nitrat erlangt erst nach seiner Reduktion zu Nitrit technologische und toxikologische Bedeutung. Eine Reduktion von Nitrat zu Nitrit ist in allen Medien leicht möglich. In Lebensmitteln erfolgt sie unter Einwirkung bakterieller Nitratreduktasen, in Pflanzen und Tieren durch ähnliche Enzyme. Nitrit kann sich mit sekundären Aminen bzw. Amiden zu N-Nitrosoverbindungen umsetzen. Dadurch ist die Kausalkette Nitratvorkommen-Nitritbildung-Nitrosaminentstehung gegeben.

Während Nitrat nur eine geringe Toxizität besitzt, ist Nitrit wesentlich toxischer. Die toxische Wirkung des Nitrits beruht auf der Oxydation des Hämoglobins zu Methämoglobin, wodurch der Sauerstofftransport im Blut gestört wird. **Nitrosamine** bzw. **Nitrosamide** gelten als hochtoxisch. Die N-Nitrosoverbindungen gehören zu den stärksten heute bekannten chemischen Kanzerogenen. Von mehr als 300 tierexperimentell getesteten Nitrosaminen sind 90% krebserregend.

Um eine gesundheitliche Gefährdung des Menschen zu verhindern, darf nur Nitritpökelsalz, das aus einem gleichmäßigen Gemisch von Speisesalz mit 0,4 bis 0,5 Masseprozent Nitrit besteht, als Pökelstoff verwendet werden. Dadurch sind das Vorhandensein von Restnitrit und infolgedessen die Bildung von Nitrosaminen eingeschränkt.

Das **Benzo(a)pyren** stellt einen polyzyklischen aromatischen Kohlenwasserstoff (PAK) dar. Die PAK entstehen durch unvollständige Verbrennung oder Pyrolyse organischer Verbindungen und können auch im Räucherrauch vorhanden sein. Sie werden im Gastrointestinaltrakt durch passive Diffusion resorbiert und nach Übergang in den Blutstrom innerhalb von Minuten schnell verteilt. Benzo(a)pyren wirkt kanzerogen und, weil es die Plazentaschranke durchbricht, auch embryotoxisch.

Für Kanzerogene wie PAK in Lebensmitteln ist eine Aufstellung von wissenschaftlich begründeten Toleranzwerten, die ein Risiko für den Menschen ausschließen, außerordentlich schwierig und zur Zeit noch nicht möglich. Das Expertenkomitee der FAO/WHO und das WHO-Komitee für Krebsprophylaxe lehnen deshalb die Aufstellung von zulässigen Grenzdosen für Kanzerogene ab. Die Forderung nach Nulltoleranzen ist für viele Kanzerogene unrealistisch und nicht erfüllbar, da eine vollständige Eliminierung aller Kanzerogene aus Lebensmitteln praktisch unmöglich ist.

Durch technologische Maßnahmen, z. B. die Herstellung und Verwendung von Flüssigrauch, sind Benzo(a)pyren-Rückstände in den Lebensmitteln weitgehend zu verhindern.

Literatur

Aebi, H. (1983): Ist es möglich, sich gesund zu ernähren? In: Wie sicher sind unsere Lebensmittel? Wiss. Symposium des Bundes für Lebensmittelrecht und Lebensmittelkunde e. V., Schriftenreihe des BLL. Heft **102**, 323–345, B. Behrs Verlag, Hamburg.

Anonym (1988): Wachstumshormone ab 1988 verboten. Rundschau für Fleischhygiene u. Lebensmittelüberwachung **40**, 6.

Apeagyei, F., Lamplugh, S. M., Hendrickse, R. G., Affram, K., and Lucas, S. (1986): Aflatoxin in the liver from children with kwashiorkor in Ghana. Trop. and Geogr. Med. **38**, 273.

Bartík, M., and Piškáč, A. (1981): Veterinary Toxicology. Elsevier Scientific Publishing Company, Amsterdam/Oxford/New York.

Bauer, J., und Gareis, M. (1987): Ochratoxin A in der Nahrungsmittelkette. Zbl. Vet. Med. B **34**, 613.

Beck, M., Märtlbauer, E., und Terplan, G. (1987): Untersuchungen von Eiern auf Chloramphenikol-

Rückstände: Vergleich eines Radioimmunoassays (RIA) mit einem enzymimmunologischen Verfahren (ELISA). Arch. Lebensmittelhyg. **38**, 99.

BEHR, B. (1977): Zum Stoffwechselverhalten einiger Radionuklide bei Säugetieren. Eine Literaturstudie unter besonderer Berücksichtigung haustierartlicher Unterschiede am Beispiel von Jod, Cäsium, Strontium sowie von Transuranen. Vet.-med. Diss., München.

BENES, J. (1981): Radioaktive Kontamination der Biosphäre. Gustav Fischer Verlag, Jena.

BERG, H. W., DIEHL, J. F., und FRANK, H. (1978): Rückstände und Verunreinigungen in Lebensmitteln. Dr. Dietrich Steinkopff Verlag, Darmstadt.

BORRIE, P., and BARRETT, J. (1961): Dermatitis caused by penicillin in bulked milk supplies. Brit. Med. J. **II/2**, 1267.

FINK-GREMMELS, J., und LEISTNER, L. (1986): Toxikologische Bewertung der bei Fleisch und Fleischerzeugnissen möglichen Rückstände. Fleischwirtschaft **66**, 1590.

FINK-GREMMELS, J. (1986): Toxikologische Bewertung von Ochratoxin A-Rückständen. 8. Mykotoxin-Workshop, Karlsruhe.

FISCHER, E. (1979): Grundlagen des Strahlenschutzes in der Land- und Nahrungsgüterwirtschaft. Bundesministerium für Ernährung, Landwirtschaft u. Forsten, Bonn.

GRACEY, J. F. (1986): Meat hygiene. Baillière Tindall, London.

GROSSKLAUS, D. (1989): Rückstände in von Tieren stammenden Lebensmitteln. Paul Parey, Berlin und Hamburg.

HAPKE, H.-J. (1988): Zur Problematik der Ansammlung von Fremdstoffen in der Nahrungskette bis zur Frauenmilch. Mh. Vet.-Med. **43**, 783.

HECHT, H. (1984): „Carry-over-Vorgänge" bei der Erzeugung vom Tier stammender Lebensmittel. Fleischwirtschaft **64**, 1204.

HECHT, H. (1987): Dekontamination radioaktiv belasteten Wildbrets mittels Beizverfahren. Fleischwirtschaft **67**, 250.

HENNIG, A. (1982): Ergotropika. VEB Deutscher Landwirtschaftsverlag, Berlin.

HOFFMANN, H., BOCKER, H., SCHNEIDER, J. D., und CONRADI, J. (1987): Nourseothricin®, ein neues Antibiotikum für ergotrope Zwecke. Mh. Vet.-Med. **42**, 229.

HUNDER, G. (1988): Potentielle Risiken der Rückstandsbildung aus toxikologischer Sicht. Arch. Lebensmittelhyg. **39**, 90.

JANETSCHKE, P., und DALLAS, N. (1984): Schadstoffrückstände beim Fisch und ihre lebensmittelhygienische Bedeutung. Mh. Vet.-Med. **39**, 229.

JEROCH, H. (1980): Biostimulatoren und Futterzusätze. Gustav Fischer Verlag, Jena.

KAUL, A. (1986): Reaktorunfall von Tschernobyl. Fakten, Maßnahmen, Konsequenzen. Fleischwirtschaft **66**, 1486.

KERN, R. (1964): Zum Problem der Insektizidrückstände in tierischen Lebensmitteln. Dtsch. Molkerei-Ztg., **85**, 1763, 1807.

KLOKE, A. (1981): Kontamination durch Schwermetalle. In: Ullmanns Enzyklopädie der technischen Chemie, Bd. **6**, 502–506, Verlag Chemie, Weinheim.

KOEMMERLE, H. P., und GOOSSENS, N. (1984): Klinik und Therapie der Nebenwirkungen. Georg Thieme, Stuttgart/New York.

LAUE, W., und SCHEIBNER, G. (1974): Rückstände chemischer und biologischer Substanzen in Lebensmitteln tierischer Herkunft – Bedeutung und Rechtsnormen zur Verhütung. Mh. Vet.-Med. **32**, 926.

MACHOLZ, R., und LEWERENZ, H.-J. (1989): Lebensmittel-Toxikologie. Akademie-Verlag, Berlin.

MEHLHORN, G. (1964): Grundlagen der Nuklearmedizin für Tierärzte. Gustav Fischer Verlag, Jena.

RIPKE, E. (1983): Strategie der Lebensmittelüberwachung. Rundschau für Fleischuntersuchung u. Lebensmittelüberwachung **35**, 92.

RUSSEL, R. S. (1966): Radioactivity and human diet. Pergamon Press, Oxford.

SIMON, A. D. (1980): Entaktivierung, Dekontamination. Militärverlag Berlin.

SINELL, H.-J. (1985): Einführung in die Lebensmittelhygiene. Paul Parey, Berlin und Hamburg.

TEMPEL, K.-H. (1983): Radiologie für Veterinärmediziner. Ferdinand Enke Verlag, Stuttgart.

ULBRICH, M., und HOFFMANN, M. (1987): Fütterungsregime und Tiergesundheit. Gustav Fischer Verlag, Jena.

WEGENER, K. H. (1966): Radioaktivität und Veterinärmedizin. Paul Parey, Berlin und Hamburg.

WEILER, S., und HOFFMANN, B. (1987): Untersuchungen zum Rückstandsverhalten von Diäthylstilböstrol (DES) und Dienöstrol (DIEN) beim Schwein. Arch. Lebensmittelhyg. **38**, 151.

WEILER, S. (1986): Verfahren zur Bestimmung von Stilbenrückständen – speziell Diäthylstilböstrol und

Dienöstrol – beim Schwein und deren Anwendung unter praktischen Bedingungen. Vet.-med. Diss., Gießen.

WENZEL, S. (1972): Tierärztliche Lebensmittelkunde und Fleischhygiene in ihrer Bedeutung für den Umweltschutz. Dtsch. tierärztl. Wschr. **79**, 152.

WIRTH, W., und GLOXHUBER, Ch. (1981): Toxikologie für Ärzte, Naturwissenschaftler und Apotheker. Georg Thieme, Stuttgart/New York.

WIRTH, E., und KAUL, A. (1989): Kontamination tierischer Produkte mit Radionukliden. In: GROSSKLAUS, D. (1989): Rückstände in von Tieren stammenden Lebensmitteln. Paul Parey, Berlin und Hamburg.

WORSECK, M., NIEPEL, J., und KRÜGER, J. (1970): Dekontamination von Fleisch. Mh. Vet.-Med. **25**, 439.

ZIESAK, H., KUNERT, M., und KUNERT, J. (1978): Abschätzung der Aufnahme von Sr-90 und Cs-137 mit der Nahrung durch die Bevölkerung der DDR. Staatliches Amt für Atomsicherheit und Strahlenschutz, Report SAAS-241.

Verordnung über Höchstmengen an Pflanzenschutz- und sonstigen Mitteln sowie anderen Schädlingsbekämpfungsmitteln in oder auf Lebensmitteln und Tabakerzeugnissen – Pflanzenschutzmittel-Höchstmengen-Verordnung (PHmV) – vom 25. April 1988, BGBl. I, S. 563.

Verordnung (EURATOM) Nr. 3954/87 des Rates zur Festlegung von Höchstwerten an Radioaktivität in Nahrungsmitteln und Futtermitteln im Falle eines nuklearen Unfalls oder einer anderen radiologischen Notstandssituation vom 22. Dezember 1987 (ABl. Nr. L 371/11) i.d.F. der Verordnung (EWG) Nr. 2218/89 vom 18. Juli 1989 (ABl. Nr. L 211/1).

Verordnung (EWG) Nr. 737/90 des Rates über die Einfuhrbedingungen für landwirtschaftliche Erzeugnisse mit Ursprung in Drittländern nach dem Unfall im Kernkraftwerk Tschernobyl vom 22. März 1990 (ABl. Nr. L 82/1).

Verordnung über Höchstmengen an Schadstoffen in Lebensmitteln (Schadstoff-Höchstmengenverordnung – SHmV) vom 23. März 1988, BGBl. I S. 422.

3. Lebensmittelverderb

3.1. Allgemeines

Nachteilige Veränderungen am Lebensmittel, die dazu führen, daß das Lebensmittel für den menschlichen Verzehr unbrauchbar wird, werden als **Verderb** bezeichnet. Verderb kann das Ergebnis einer Vielzahl von Ursachen sein. Meistens, aber nicht immer, ist der Verderb mit der Veränderung substantieller Eigenschaften verbunden, so daß die Beschaffenheit des Lebensmittels in irgendeiner Weise verändert erscheint. Beginnende Verderbniserscheinungen führen in der Regel noch nicht zur Genußuntauglichkeit, sondern zunächst nur zu Qualitätsverschlechterungen. Wenn die Veränderungen so weit fortgeschritten sind, daß die Lebensmittel für den Konsumenten auch unter Wertminderung (Preisnachlaß) nicht mehr annehmbar sind, gelten sie als verdorben. Abgesehen von der Notwendigkeit, daß bei individuellem Verbrauch von Lebensmitteln im Haushalt jeder über den Zustand des jeweiligen Lebensmittels oft selbst entscheiden muß, bedarf die Entscheidung, ob ein Lebensmittel bereits verdorben ist oder nicht, im Lebensmittelverkehr nicht selten eines hohen Maßes an Sachkundigkeit.

Der Zustand des Verdorbenseins wird nicht immer augenfällig, denn auch Lebensmittel, die ekelerregenden Einflüssen unterlagen oder sonstwie hygienewidrig hergestellt oder behandelt werden, sind als verdorben und damit als verzehrsungeeignet zu betrachten. Gesundheitsschädigende Eigenschaften müssen mit der Entwicklung von Verderbnisprozessen nicht einhergehen. Verdorbene Lebensmittel können demzufolge trotz Nichteignung zum Verzehr gesundheitlich unbedenklich sein.

Unzureichende materielle Bedingungen bei der Herstellung, Lagerung und dem Transport von Lebensmitteln sowie fehlerhafter Umgang mit ihnen führen weltweit dazu, daß ein erheblicher Teil der aufwendig produzierten tierischen Lebensmittel durch Verderb der menschlichen Ernährung verlorengeht.

Als Verderbnisursachen kommen in Frage: Mikroorganismen, originäre Enzyme der Lebensmittel, physiologische Ursachen, chemisch-physikalische Einflüsse, Parasiten und Schädlinge.

3.2. Mikrobieller Verderb

Sichtbare Veränderungen an Lebensmitteln können allein durch die Anwesenheit großer Mikroorganismenmengen zustande kommen, ohne daß Lebensmittelbestandteile verändert werden. Derartigen Veränderungen geht eine starke Keimvermehrung voraus. Es handelt sich z. B. um:

– Bildung sichtbarer Kolonien von Bakterien, Hefen oder Schimmelpilzen auf Oberflächen;
– klebrige, schmierige Oberflächen durch flächige Ausbreitung massenhaft vermehrter Mikroorganismen;
– Trübungen klarer Flüssigkeiten;

- Verfärbungen als Folge der Farbstoffbildung von Mikroorganismen; Bedeutung besitzen dabei u. a.

Pseudomonas fluorescens	– gelbgrünlich fluoreszierend (Pyofluorescein), z. B. in Kühlhauseiern
Pseudomonas aeruginosa	– blaugrün (Pyocyanin)
Pseudomonas putida u. a.	– rot (Pyorubin)
einzelne *Aeromonas*-Stämme	– bräunlich
Serratia marcescens	– rot, z. B. Rotfäule bei Eiern, auf feuchtem Brot
manche halophile Bakterien	– rot, z. B. „roter Hund" bei eingesalzenen Därmen
Hefen	– oft weiß, z. B. auf Fleischwaren, Räucherfisch
Schimmelpilze	– sehr verschieden hinsichtlich Farbton und -intensität;

- Eigengeruch bestimmter Mikroorganismen, z. B. dumpfschimmelig, hefig, unangenehm fruchtig *(Pseudomonas fluorescens).*

Die meisten mikrobiell bedingten Verderbnisvorgänge sind jedoch stoffliche Umsetzungen von Lebensmittelbestandteilen. Auch die schon erwähnten Veränderungen kommen meist kombiniert mit Veränderungen an den Lebensmittelinhaltsstoffen vor. Entscheidende Bedeutung kommt dabei den extrazellulär produzierten mikrobiellen Enzymen zu. Zur sog. **Verderbnisflora** zählt man deshalb die enzymaktiven Mikroorganismen. Eine hohe Anzahl von Mikroben in Lebensmitteln muß demzufolge nicht zwangsläufig Verderbnisprozesse verursachen – wichtig ist allein die Anzahl der Enzymbildner. Bei Lebensmitteln mit normalerweise heterogenem und hohem Keimgehalt ist damit zu rechnen, daß stets auch Verderbniskeime zur Normalkeimflora gehören. Die Variabilität in der Haltbarkeitsdauer gleicher Lebensmittel unterschiedlicher Herstellungschargen erklärt sich aus den zufälligen Unterschieden in der Zusammensetzung der Kontaminationsflora. Voraussetzung für das Entstehen wahrnehmbarer Veränderungen am Lebensmittel sind eine ausreichend hohe Konzentration extrazellulärer mikrobieller Enzyme als Folge vorangegangener Keimvermehrung und das Vorhandensein günstiger Wirkungsbedingungen für die Enzyme. Je nach Zusammensetzung der Lebensmittel und Enzymbesatz der Mikroflora kommt es zu unterschiedlichen, aber für bestimmte Lebensmittelgruppen meist typischen Veränderungen. Bildung und Wirksamkeit der mikrobiellen Exoenzyme sind – ähnlich wie die Mikrobenvermehrung auch – abhängig von den Milieubedingungen im Lebensmittel. Bestimmte Enzyme werden nur produziert, wenn das entsprechende Substrat im Medium vorhanden ist und dadurch die Bildung induziert (Enzyminduktion).

Die wichtigsten am Verderb beteiligten mikrobiellen Enzyme sind extrazelluläre Proteasen, Lipasen, Oxidoreduktasen und Carbohydrasen. In Mikrobenzellen enthaltene Enzyme (Endoenzyme) können nach Abtöten und Zerstören der Zelle voll wirksam bleiben und unabhängig von der lebenden Zelle reagieren. Sie spielen aber für die Verderbnisvorgänge eine untergeordnete Rolle.

- **Proteasen**

Proteasen katalysieren die Hydrolyse der Eiweiße und Peptide. Für den Eiweißstoffwechsel der Mikroben sind sie unentbehrlich. Sie kommen als Endoenzyme (intrazelluläre Proteasen) deshalb bei allen Mikroorganismen vor. Die für den Verderb wichtigen extrazellulär abgegebenen Proteasen nutzen die Keime dazu, komplexe Proteine in ihrer Umgebung aufzuspalten und verwertbar zu machen. Von Bedeutung sind vor allem solche Proteolyten, die Proteasen rasch und in großer Menge bilden können. Die Fähigkeit zur Proteolyse kann von Spezies zu Spezies einer Gattung bzw. von Stamm zu Stamm einer Spezies sehr unterschiedlich ausgeprägt sein. In Tabelle 3.1. sind proteolytische Mikroorganismen aufgeführt. Die lebensmittelhygienisch bedeutsamsten gehören zu den Gattungen *Bacillus*, *Clostridium*, *Pseudomonas* und *Proteus*. Wegen der Substratspezifität der Proteasen können jeweils nur bestimmte Eiweiße, z.B. Fleischeiweiße, Casein oder Gelatine, abgebaut werden. Viele Proteolyten verfügen jedoch über die Fähigkeit, verschiedene Proteasen zu bilden, z.B. Elastasen, Kollagenasen, Gelatinasen. Das Wirkprinzip der Proteasen beruht auf der hydrolytischen Spaltung der Peptidbindung. Es entstehen Peptide, die bei weiterer Aufspaltung bis zu Aminosäuren zerlegt werden. Im allgemeinen wird unter Proteolyse auch noch die Umsetzung der Aminosäuren zu verschiedenen Endprodukten verstanden (Beispiele in Abb. 3.1.). Durch das stufenweise Angreifen verschiedener mikrobieller Enzymsysteme entsteht eine Reihe von Produkten, durch die eine mikrobielle Eiweißzersetzung besonders bei Fäulnisprozessen auch sensorisch wahrnehmbar wird (z.B. Schwefelwasserstoff, Mercaptane, Amine, Indol, Skatol, Kohlendioxid, Ammoniak). Nicht alle Endprodukte entstehen erst nach Zerlegung der Eiweiße zu Aminosäuren. So können H_2S

Tabelle 3.1.: Proteolytische und lipolytische Mikroorganismen

Proteolyten	Lipolyten
Bacillus	*Micrococcus*
Clostridium	*Staphylococcus*
Pseudomonas	*Pseudomonas*
Proteus	*Bacillus*
Aeromonas	*Clostridium*
Acinetobacter	*Proteus*
Alcaligenes	*Aeromonas*
Serratia	*Acinetobacter*
einzelne Stämme weiterer *Enterobacteriaceae*-Gattungen	*Alcaligenes*
Flavobacterium	Hefen
Actinomyces	Schimmelpilze
Schimmelpilze	

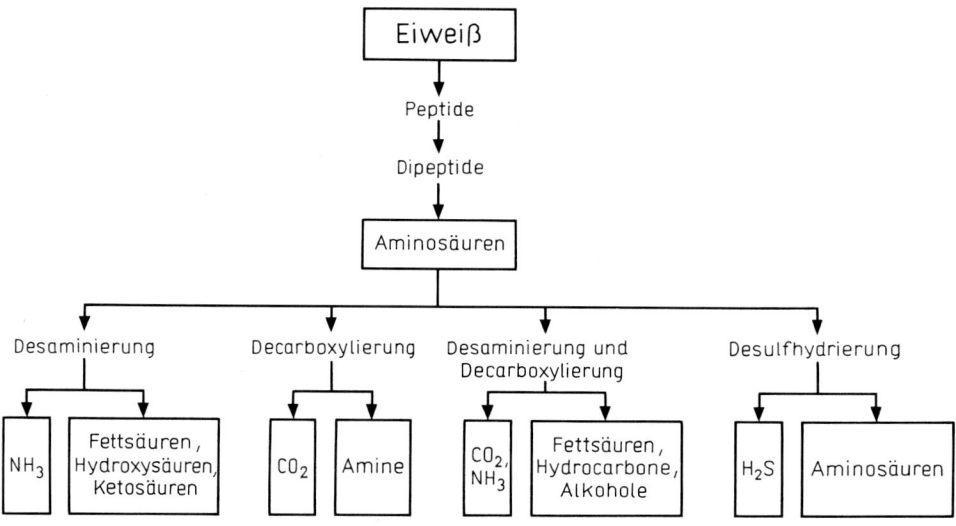

Abb. 3.1. Mikrobielle Eiweißabbauwege.

oder NH_3 bereits aus höhermolekularen Eiweißen freigesetzt werden. Desgleichen können CO_2 und Amine schon im Anfangsstadium des Eiweißabbaues entstehen, wobei sensorisch feststellbare Veränderungen noch nicht vorliegen bzw. gar nicht zustande kommen. Eine Anhäufung von Peptiden kann Ursache eines Bittergeschmacks sein. Die optimalen Bedingungen für die Vermehrung proteolytischer Mikroben sowie für die Bildung und Wirkung der Proteasen sind meist nicht dieselben. Allgemein gilt, daß die Keimvermehrung der Proteasenbildung vorausgeht. Der Bildungsbereich der Proteasen ist enger begrenzt als der Wachstumsbereich der Proteolyten. Die gebildeten Proteasen haben hingegen oft einen sehr großen Temperaturbereich, in dem sie wirksam sein können. Im Experiment erwiesen sich z. B. Proteasen aerober Sporenbildner im Temperaturbereich von 0 bis 70 °C als wirksam (SCHÖNBERG und KÖNEKAMP, 1962). Im Temperaturbereich von 50 bis 70 °C verlieren Enzyme durch Denaturierung ihre katalytischen Eigenschaften. Die Proteasen mancher thermophiler, aber auch psychrotropher Bakterien zeichnen sich jedoch durch eine erhebliche Hitzeresistenz aus. Sie können 85 °C mehrere Minuten tolerieren und besitzen vielfach noch Restaktivitäten nach Erhitzung bei Temperaturen, die darüber liegen. Auch die Möglichkeit der Reaktivierung von Enzymen einige Zeit nach Abschluß eines Erhitzungsprozesses gilt es zu bedenken. Es besteht somit in Einzelfällen die Möglichkeit, daß bei hitzebehandelten Lebensmitteln, die zwar frei von lebenden vegetativen Keimformen sind, eine Eiweißzersetzung durch nicht inaktivierte oder freigesetzte endozelluläre Proteasen in Gang gesetzt werden kann. Das pH-Wert-Optimum für die Wirkung vieler eiweißabbauender mikrobieller Enzyme liegt im neutralen bis schwach alkalischen Bereich.

Bei den verschiedenen Lebensmitteln ist das Erscheinungsbild des mikrobiellen Eiweißabbaus unterschiedlich (s. spezielle Kapitel). Die Verderbnisvorgänge sind komplex und beschränken sich meist nicht auf das Eiweiß, so daß im Zusammenwirken mit anderen Enzymen ein sehr variables Bild entsteht. Typisch für die Eiweißzersetzung sind deutliche Geruchsabweichungen, schmierig-klebrige, mattglänzende Oberflächen, Erweichungen bis Verflüssigungen, Gasbildung, Koagulationen und Farbveränderungen.

- **Lipasen**

Durch Lipasen kommt es zur Zerlegung der Fette in Glycerol und freie Fettsäuren. Die entstandenen Fettsäuren erfahren dann meist weitere Veränderungen durch Oxydation, Reduktion oder Polymerisation, in deren Folge wahrnehmbare Fettveränderungen entstehen können. Auch Fettsäuredehydrogenasen, die gesättigte in ungesättigte und durch Lipoxidasen leicht oxydierbar gemachte Fettsäuren umwandeln, spielen dabei eine Rolle. Viele der aktivsten lipolytischen Mikroben (s. Tabelle 3.1.) sind in der Lage, auch Oxydationsreaktionen im Fett in Gang zu setzen. Bezüglich der entstehenden Fettveränderungen kann auf die Darlegung zum Fettverderb durch Eigenenzyme verwiesen werden, da die ablaufenden Prozesse nur unwesentlich voneinander abweichen. Auch ein Zusammenwirken mikrobieller und originärer fettverändernder Enzyme kann für bestimmte Lebensmittel von Bedeutung sein. In reinem Fett (Rohfette, Speisefette) können wegen der stark eingeschränkten Vermehrungsmöglichkeit der Mikroben (geringer a_w-Wert) Lipasen in nur wenig bedeutender Menge gebildet werden. In Lebensmitteln, in denen Fette verteilt vorkommen, sind mikrobielle Lipasen am Fettverderb stärker beteiligt. Je feiner ein Fett dispergiert ist, desto besser ist es der Lipasewirkung zugänglich. Die Lipasen sind substratspezifisch, so daß von den Lipolyten nicht alle Fettarten gleichermaßen angegriffen werden. Die optimale Lipaseproduktion erfolgt bei vielen Mikroben in Temperaturbereichen, die unter dem Vermehrungsoptimum liegen. Vor allem für Lipasen psychrophiler Keime ist charakteristisch, daß sie auch noch bei Temperaturen unter 0 °C Aktivitäten entfalten.

• Oxidoreduktasen

Mikroorganismen, die oxydierende und reduzierende Enzyme bilden, können Lebensmittel nachteilig beeinflussen. Hierzu gehören Dehydrogenasen (Reduktasen), die Farbstoffe wie Methylenblau, Safranin und Resazurin durch Anlagerung von Wasserstoff in die entsprechenden farblosen Leukoverbindungen umwandeln können. Eine diesbezügliche Veränderung von Lebensmitteln ist z. B. die Entfärbung von gefärbten Seelachsschnitzeln in Öl. Neben Entfärbungen kann es auch zu Färbungen kommen. Oxidasen sind u. a. an der Fettverderbnis beteiligt. Durch die Oxydation ungesättigter Fettsäuren entstehen Aldehyde und Ketone, die zum ranzigen Geruch und Geschmack des Fettes beitragen. Zu den Oxidasen werden auch die Peroxidase und Katalase gerechnet; beide zerlegen Wasserstoffperoxid in Sauerstoff und Wasser, wobei die Peroxidase den Sauerstoff auf eine oxydierbare Substanz überträgt. Die mikrobielle Cytochromoxidase bildet durch Übertragung von Wasserstoff auf Sauerstoff Wasserstoffperoxid. In ungenügend erhitzten Brühwürsten können wasserstoffperoxidbildende Laktobazillen überleben. Fleischeigene Peroxidase baut das Wasserstoffperoxid ab und oxydiert dabei den Blut- und Muskelfarbstoff des Wurstbräts; es entsteht u. a. grünliches, gesundheitsunschädliches Choleglobin, wodurch die Wurst graugrün verfärbt wird und damit wegen ekelerregenden Aussehens als verdorben anzusehen ist. Auch das Braunwerden von Rohwurst kann durch peroxidbildende Laktobazillen verursacht werden, indem das Myoglobin in Met-Myoglobin umgewandelt wird. Die bei der Fleischfäulnis zu beobachtenden grünlichen Farbveränderungen sind ebenfalls größtenteils Oxydationsprodukte des Hämoglobins und Myoglobins.

• Carbohydrasen

Diese Enzyme katalysieren die hydrolytische Spaltung von Kohlenhydraten. Stärke oder Zucker enthaltende Lebensmittel können unter Bildung von Milchsäure, Essigsäure, Propionsäure, Buttersäure u. a. verändert werden. Dabei können aus Kohlenhydraten auch schleimige, fadenziehende Substanzen (Dextrane, Levane) entstehen. Die mikrobielle Säuerung ist bei bestimmten Produktgruppen (reifende Rohwürste, Milchprodukte) erwünscht. Gärungsvorgänge sind außer durch Säuerung auch durch Gasbildung (CO_2) gekennzeichnet. Normalerweise säuerliche Produkte erhalten durch Gärung meist einen unangenehmen stechend-sauren Geruch und Geschmack.

3.3. Verderb durch originäre Enzyme

Ein großer Teil der in lebenden Zellen vorhandenen originären Enzyme (Eigenenzyme) bleibt nach dem Absterben der Organismen (Schlachttiere) bzw. in Eiern nach dem Legen oder in Milch nach dem Milchentzug zunächst funktionsfähig. In nicht denaturierten von Pflanzen oder Tieren stammenden Lebensmitteln ist deshalb mit dem Vorhandensein einer Vielfalt von Enzymen zu rechnen. Neben erwünschten Veränderungen (z. B. postmortale Fleischreifung, Reifung marinierter Fischerzeugnisse) rufen sie bei ungehinderter Wirkung Verderbniserscheinungen an den Lebensmitteln hervor. Geschwindigkeit und Grad der Veränderungen werden weitgehend von den Bedingungen im Lebensmittel bestimmt, z. B. von Temperatur, pH-Wert, Salzgehalt, Feuchtigkeit, Möglichkeit des Sauerstoff- und Lichtzutrittes, Struktur und der Anwesenheit von Katalysatoren (Metallionen katalysieren beispielsweise die Lipasewirkung). Eine Bedeutung besitzt dabei auch der bei verschiedenen Gewebearten unterschiedliche Enzymgehalt. Sehr enzymreich sind die stoffwechselaktiven Parenchyme (Leber, Niere), innersekretorische Drüsen und das Blut. Hier werden die enzymatisch bedingten autolytischen Vorgänge besonders rasch deutlich. Blutreste fördern Veränderungen auch in anderen Geweben (Muskulatur, Fette). Die Verderbnis kann je nach Lebensmittelart durch Eigenenzyme allein oder im Zusammenwirken mit mikrobiellen Enzymen erfolgen (s. 3.2.).

Für Fettveränderungen besitzen die originären Enzyme die hauptsächliche Bedeutung. Selbst bei Gefrierlagerung bewirken diese Lipasen allmähliche, stetig fortschreitende Qualitätsminderungen. Sie sind die Ursache für hydrolytische, desmolytische und oxydative Veränderungen, als deren Folge vielfältige Formen der Verderbnis zustande kommen können (Näheres in Kapitel 7.). Für fetthaltige, mikrobiologisch stabile Lebensmittel (Rohwurst, Gefrierfleisch, Gefrierfisch) zählen derartige Fettveränderungen zu den wichtigsten lagerungsbegrenzenden Faktoren.

Durch oxydierende originäre Enzyme können Blut- und Muskelfarbstoffe umgewandelt werden und bei Fleisch und Fleischwaren Farbveränderungen hervorrufen (s. auch 3.2.). Lagert sich an das hellrote Myoglobin des Muskelfleisches Sauerstoff an, entsteht das ziegelrote Oxy-Myoglobin (keine echte Oxydation; das Eisen im Myoglobin bleibt zweiwertig). Durch Oxydation (Wandlung in dreiwertiges Eisen) entsteht graugelbliches, bräunliches Met-Myoglobin. Wenn etwa 60% des Myoglobins zu Met-Myoglobin oxydiert sind, erscheint das Fleisch braun verfärbt. Die Met-Myoglobin-Bildung erfolgt rascher aus Myoglobin als aus Oxy-Myoglobin. Daraus erklärt sich z. B., daß bei längere Zeit stehendem Schabefleisch im Innern bereits vergrauende Zonen (Met-Myoglobin) entstehen, während es oberflächig noch kräftig rot (Oxy-Myoglobin) erscheint. Beim weiteren Abbau des Met-Myoglobins entstehen grünliche Farbstoffe (Sulfmyoglobin, Cholemyoglobin). Eigenenzyme sind auch die Ursache für die „Stickigkeit" von Rohfetten, „stickige Reifung" des Fleisches und für Alterungs- und Verderbnisvorgänge bei Eiern (s. spezielle Kapitel).

3.4. Verderb durch physiologische Ursachen

Bestimmte, beim lebenden Tier auf physiologischem Wege entstehende Normabweichungen, die am Lebensmittel zu Veränderungen führen, werden von der Mehrheit der Verbraucher nicht akzeptiert. So wird der Geschlechtsgeruch des Fleisches und Fettes männlicher Schweine als ekelerregend abgelehnt. Diese Schlachtkörper sind bei erheblichen Abweichungen als ungeeignet zum Verzehr zu bewerten. Gleiches gilt für Ziegenböcke, deren Fleisch beim Schlachten durch Kontakt mit Produkten der Hautdrüsen einen unangenehm penetranten Geruch und Geschmack erhält. Ausnahmsweise kommt dies auch bei Bullen vor.

Auch Abweichungen am Fett, Fleisch, an Eiern und Milch, die durch die Fütterung entstehen, können Verderbnisursachen sein. Zu lange bebrütete Eier werden, ohne gesundheitsschädlich zu sein, als verdorben betrachtet.

Zu beachten ist, daß das Auftreten physiologisch bedingter Veränderungen je nach Lebensmittelart und allgemein üblicher Verbrauchergewohnheit nicht einheitlich bewertet wird. So wird z. B. die Gelbfärbung des Fettes als Folge der Aufnahme von Carotinoiden mit dem Futter nicht reglementiert. Ein schwach modriger Geruch bei Karpfen oder der Geschlechtsgeruch von Keilern werden toleriert. Desgleichen nicht zu beanstanden ist ein leichter H_2S-Geruch, der gerade geöffneten Schweinefleischkonserven entströmt. Schweinefleisch enthält stets einen relativ hohen Anteil schwefelhaltiger Aminosäuren, aus denen bei der Sterilisation H_2S freigesetzt wird. Vom wenig erfahrenen Untersucher dürfen mitunter nicht bekannte physiologische Besonderheiten, wie die grüne Farbe der Gräten vom Hornhecht *(Belone belone)* oder der NH_3-Geruch bei Rochen und Haifischen, nicht versehentlich als Abweichungen vom Normalzustand gewertet werden.

3.5. Verderb durch chemisch-physikalische Einflüsse

In diese bedeutsame Gruppe von Ursachen für Verderbnisprozesse läßt sich eine Vielzahl verschiedener Einflüsse einordnen.

Dazu gehören:

- Rückstandsbildung (Umweltkontaminanten, Tierarzneimittel u. a., s. Kapitel 2.3.)
- Übertragung von Fremdgeruch bzw. -geschmack
- technologisch bedingte Fehler
  u. a. zu intensive Erhitzung (Brennigkeit, Bitterkeit, Dunkelfärbung bis Verkohlung)
  zu starke Räucherung (Dunkelfärbung, Austrocknung)
  falsche Konzentration von Zusatzstoffen (Übersalzen, Salzausschlag, Konsistenzverschlechterung)
  Austrocknung (Konsistenzmängel, schrumpfige und dunkle Oberflächen)
  Entmischung von Emulsionen (Ölabsatz in Tunken, Mayonnaisen)
- mechanische Einwirkungen (Quetschen, Drücken, Platzen, Verpackungsbeschädigungen, Eischalenschäden)
- Vorhandensein von Fremdkörpern, Schmutz, Staub.

Oftmals zieht das Einwirken einer der angeführten Ursachen mehrere im Zusammenhang stehende Veränderungen am Lebensmittel nach sich. Verpackungsschäden können z. B. zu unästhetischem Aussehen, zur Verschmutzung, zu eingeschränkter Haltbarkeit und Austrocknungserscheinungen zugleich führen. Während sich manche Auswirkungen chemisch-physikalischer Einflüsse bei geringgradiger Ausprägung beseitigen lassen, sind andere als irreversibel zu betrachten. Dazu gehört die Ausbildung des *Gefrierbrandes*, eine bei Gefrierlagerung entstehende extreme Austrocknung. Vor allem an defekten Stellen von Verpackungsmitteln entsteht im Gewebe (oft bei Fleisch, Geflügel, Fisch) durch Sublimation des gefrorenen Wassers eine meist rundlich begrenzte, flächig ausgebreitete Veränderung von strohiger und trockener Beschaffenheit, die nach dem Auftauen nicht rehydratisierbar ist.

Die Verunreinigung von Lebensmitteln ist stets als hygienewidrig anzusehen. Neben Nachteilen durch äußerlich sichtbare Veränderungen ist zu berücksichtigen, daß Schmutz

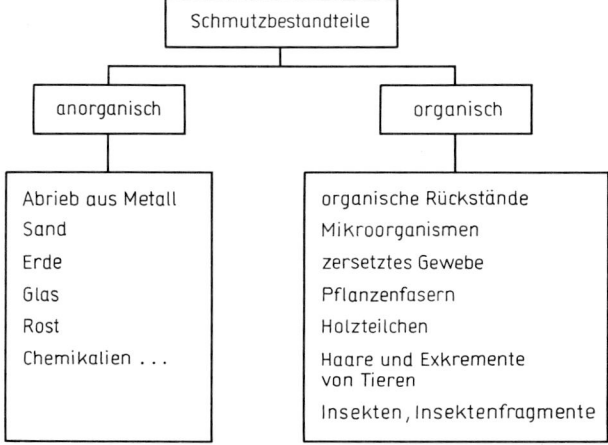

Abb. 3.2. Mögliche Schmutzbestandteile (nach KIERMEIER, 1981).

sehr heterogen zusammengesetzt sein und gesundheitsschädigende Bestandteile enthalten kann (Abb. 3.2.). Lassen sich Verunreinigungen nicht gründlich entfernen, wie das z. B. durch Beschneiden bei Lebensmitteln fester Konsistenz möglich ist, gelten diese als verdorben.

3.6. Verderb durch Parasiten und Schädlinge

Parasiten können über Lebensmittel auf den Menschen übertragen werden und zu Erkrankungen führen. Daneben sind sie die Ursache für Veränderungen an Lebensmitteln, die auch ohne Bestehen einer Gefährdung für die menschliche Gesundheit nicht zu tolerieren sind. Diese Verderbnisform ist entweder allein durch das Vorhandensein der Parasiten gegeben, oder sie entsteht durch parasitenbedingte Veränderungen am Lebensmittel. Werden z. B. *Anisakis*-Larven vom Verbraucher in geräucherten Fischen gefunden, so gilt der Fisch als verdorben, selbst wenn durch die abgetöteten Parasiten keine Infektionsgefahr besteht und die Fische ansonsten völlig unverändert erscheinen. Durch Parasiten hervorgerufene Veränderungen an Fleisch und Organen von Schlachttieren sind ebenfalls als nicht genußtauglich zu bewerten. Hohe ökonomische Schäden werden u. a. durch das häufige Vorkommen von für den Menschen gesundheitsunschädlichen Leberparasiten beim Schwein verursacht. Allerdings ist es nicht völlig vermeidbar, daß makroskopisch nicht feststellbare Parasitenformen in Fleisch und Organen unerkannt vorhanden sind, z. B. Sarkosporidien, Toxoplasmen oder Wanderstadien von Nematoden. Desgleichen müssen bei schwachfinnigen Rindern die durch Kältebehandlung abgetöteten Finnen im Fleisch in Kauf genommen werden.

Die sehr heterogen zusammengesetzte, als **Schädlinge** bezeichnete Gruppe von Tieren kann an Lebensmitteln zu Veränderungen und Schäden beträchtlichen Ausmaßes führen. Schädlinge beeinträchtigen Lebensmittel durch Fressen, Nagen, Bohren und Verschmutzen (Kot, Eier, Gespinste, Puppen, Schleimspuren, Tierleichen, bei der Häutung abgeworfene Hüllen). Dabei ist der Schaden durch die gefressenen Lebensmittelmengen meist geringer als durch die entstehenden hygienewidrigen, ekelerregenden Zustände. Viele Schädlinge übertragen zudem pathogene Keime, aber auch Fäulniserreger auf Lebensmittel und die Umgebung. Sogar technische Störungen können in Lebensmittelbetrieben als Folge des Verstopfens von Rohrleitungen (z. B. durch Gespinste der Mehlmotte) oder des Zernagens von Leitungen, Isolierungen oder Verpackungsmitteln entstehen.

Auf die wichtigsten Schädlinge wird im folgenden verwiesen (Abb. 3.3.–3.5.). Eine umfassende Darstellung muß der Spezialliteratur vorbehalten bleiben.

● **Fliegen**

Sie gelten als Lästlinge, Vorratsschädlinge und Überträger von Mikroorganismen. Die Kontamination der Lebensmittel geschieht durch Abstreifen der Keime von der Körperoberfläche, Kotabsetzen oder Regurgitation. Vom Tier stammende Lebensmittel stellen wegen ihres Proteinreichtums in erster Linie das Medium für die Entwicklung der Fliegenlarven (Maden) dar. Ein Wassergehalt von 50 bis 70% muß dazu im Lebensmittel vorhanden sein. Breiartige, strukturlose Medien sind als Lebensraum für die Larven ungeeignet. Fliegen werden vor allem durch Gerüche angezogen. Die weitverbreitete Stubenfliege *(Musca domestica)* ist zwar auch auf Lebensmitteln tierischer Herkunft anzutreffen, legt ihre Eier aber vorrangig auf kohlenhydratreichen, in Zersetzung befindlichen organischen Stoffen ab. Sie ist die typische Stallfliege.

Charakteristische, auf Fleisch sowie Fleisch- und Wurstwaren vorkommende Fliegen sind die Schmeißfliegen („Brummer", *Calliphora vicinia, Calliphora erythrocephala*). Die stahlblauen bis schwarzen Fliegen mit stark beborstetem Hinterleib legen, angelockt von

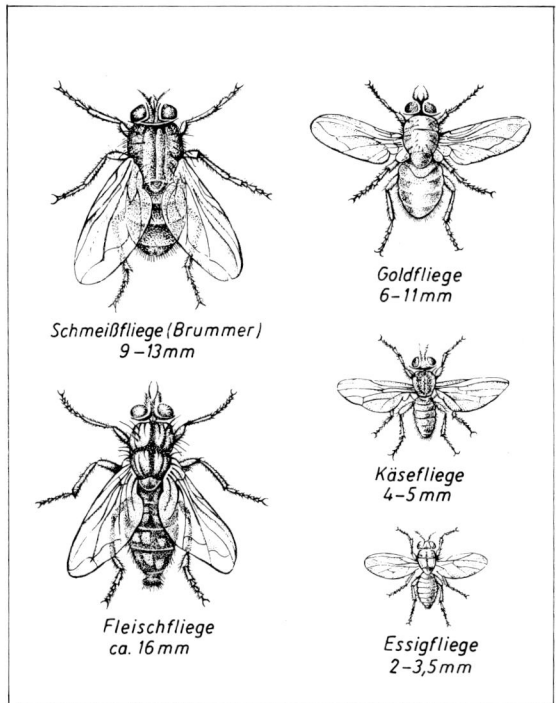

Abb. 3.3. Lebensmittelhygienisch bedeutsame Schädlinge I.

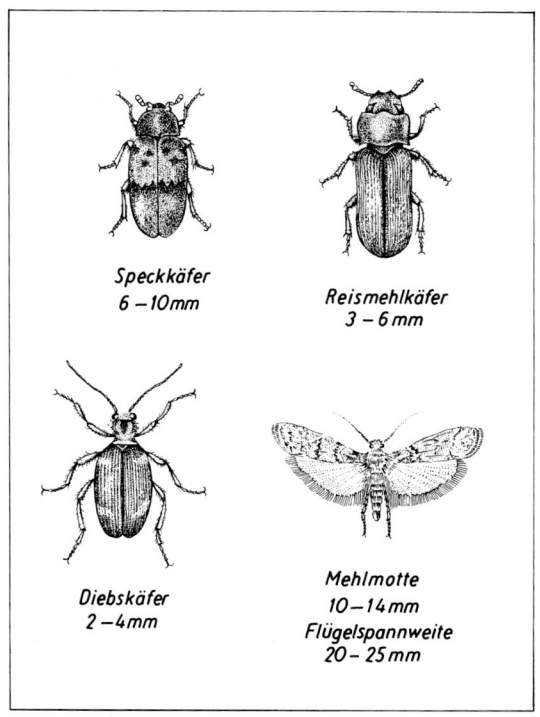

Abb. 3.4. Lebensmittelhygienisch bedeutsame Schädlinge II.

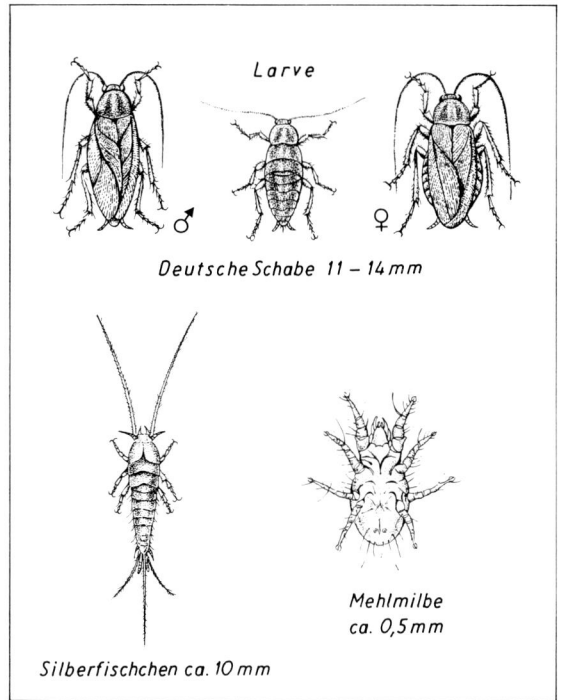

Abb. 3.5. Lebensmittelhygienisch bedeutsame Schädlinge III.

Eiweißzersetzungsprodukten, ihre Eier bevorzugt auf Fleisch ab. Nach 12 bis 72 Stunden schlüpfen die Larven. Die Maden dringen in das Brutsubstrat ein und finden sich oft zu sog. „Freßgemeinschaften" zusammen. Zur Verpuppung wandern die nun fetten Maden in die trockene Umgebung aus. Ebenfalls sehr häufig befinden sich auf Fleisch Gold- und Glanzfliegen (*Lucilia*-Arten). Sie sind etwas kleiner und glänzen goldgrün oder stahlblau metallisch.

Relativ größer und länglicher aussehend ist die Fleischfliege (Gattung *Sarcophaga*), die u. a. auch auf Fischprodukten anzutreffen ist. Sie besitzt eine graue Färbung. Ihre Bedeutung besteht vorrangig in der Übertragung pathogener Bakterien, da sie sich sowohl auf Abfall und Fäkalien als auch auf Fleisch niederläßt.

Die Larven der kleinen, braun bis gelblich aussehenden Essig- oder Fruchtfliegen (*Drosophila*) entwickeln sich bevorzugt in faulendem Obst, Marmeladen, Säften oder Tomatenmark und sind damit besonders Verderber in Vorratsräumen, wo solche Produkte in größerer Menge lagern.

In Lebensmittel fester Konsistenz, z. B. Hartkäse und Schinken, legt die schwarzblau glänzende Käsefliege (*Piophila casei*) ihre Eier. Die Larven fressen tiefe Gänge. Sie sind gegenüber Kälte und Hitze resistent. In kühlen Räumen kann ihre Entwicklung Monate dauern. Mit dem Lebensmittel aufgenommene Larven überleben die Magen-Darm-Passage. Wenn sie die Schleimhäute anbohren, kann es zu schweren Störungen kommen.

- **Käfer**

Schinkenkäfer (*Nicrobia*-Arten) und ihre Larven ernähren sich bevorzugt von lebenden Insektenlarven, aber fressen auch Speck, Fleisch- und Wurstwaren, Käse, Fischmehl oder Eipulver. Der Schaden ist groß, wo sie in Massen auftreten. Auch die verpuppte Form ist in Lebensmitteln anzutreffen.

Speckkäfer (*Dermestes*-Arten) vergreifen sich an ähnlichen Substraten. Die Larve ist besonders gefräßig. Vor der Verpuppung können sie sich auch in sehr feste Materialien wie Holz oder Mörtel einbohren und zu entsprechenden Schäden führen.

Reismehlkäfer (*Tribolium*-Arten) rufen in Lägern, in denen Getreideprodukte, Gewürze, Teigwaren oder Milchpulver gelagert werden, Schäden hervor. Charakteristisch ist der von ihnen verbreitete phenolartige Geruch.

Diebskäfer (*Ptinus*-Arten) greifen ebenfalls eine breite Palette trockener Lebensmittel an. Ihre Larven sind mehrere Zentimeter tief darin eingebohrt und entwickeln dort ihre Kokons. Auch Verpackungsmittel wie Säcke oder Kartons werden von ihnen zerfressen.

- **Milben**

Die Mehlmilbe (*Acarus siro*) gilt als Schädling in Mehl und Getreideprodukten. Sie entwickelt sich dort vor allem bei feuchten Lagerungsbedingungen.

Käsemilben *(Tyroglyphus casei)* leben auf Käse, Schinken und Rohwürsten. An feuchten Stellen und bei Temperaturen über 12 °C entwickeln sie sich bevorzugt. Besonders gern ernähren sie sich von Schimmelpilzen, so daß sie auf schimmelpilzgereiften Fleischwaren zum Problem werden können. Wegen ihrer geringen Größe, ca. 0,5 mm, fallen die weiß aussehenden Milben meist erst auf, wenn sie in großer Anzahl vorhanden sind. Sie sind als weiße, sich langsam bewegende Punkte makroskopisch erkennbar. Der Schaden ergibt sich aus dem ekelerregenden Aussehen der befallenen Produkte.

- **Schaben**

Diese auch als „Kakerlaken" bezeichneten Tiere sind durch lange, fädige Fühler, kräftige, stark behaarte Beine und einen flachen, gelblich-braunen Körper gekennzeichnet. Überwiegend kommt in Mitteleuropa die Deutsche Schabe (Hausschabe, *Blattella germanica*) vor. Die größere Orientalische Schabe oder Küchenschabe (*Blatta orientalis*) ist seltener anzutreffen. Tagsüber sind Schaben nur zu sehen, wenn sie in großen Mengen vorhanden sind. Nachts verlassen sie ihre Verstecke und ernähren sich wahllos von Abfällen und Lebensmitteln. Durch ihren ausgeprägten Erkundungstrieb kontaminieren sie beim Laufen Gegenstände und Flächen mit pathogenen Erregern und Verderbniskeimen. Außerdem wird ihre unverhoffte Entdeckung als ausgesprochen abstoßend und hygienewidrig empfunden. Wo warme Bedingungen und ausreichend Verstecke (Ritzen, Spalten usw.) vorhanden sind, kann sich vor allem die Deutsche Schabe stark vermehren. Sie ist sehr weit verbreitet und stellt in vielen Küchen und Lebensmittelbetrieben ein ernstzunehmendes, schwierig zu lösendes Hygieneproblem dar.

- **Silberfischchen**

Das Auftauchen von Silberfischchen (*Lepisma saccharina*) wird durch andauernde Feuchtigkeit und Unsauberkeit in Räumen gefördert. Besonders in Lebensmittelbetrieben müssen sie bekämpft werden, weil sie Lebensmittel verschmutzen können und als ekelerregend gelten. Die Eier werden auch in Lebensmittel abgelegt.

- **Mehlmotte**

Wo Trockenprodukte wie Mehl, Grieß, Paniermehl oder Trockenobst gelagert werden, kann sich die Mehlmotte *(Ephestia kuehniella)* entwickeln. Die bis 2 cm lange Larve ernährt sich von diesen Produkten. Sie entwickelt eine enorme Spinntätigkeit und lebt in diesen Gespinsten, die als wichtigste Anzeichen für das Vorhandensein dieses Schädlings anzusehen sind. In dem trockenen Material führen die Gespinste zu Verklumpungen. Große Mengen Lebensmittel können auf diese Weise verdorben werden.

• **Ratten, Mäuse und andere Schädlinge**

Besonders bedeutsam ist die Wanderratte *(Rattus norvegicus)*, wesentlich seltener kommt die kleinere Hausratte *(Rattus rattus)* vor. Durch Fraß- und Nagetätigkeit entstehen Schäden an Lebensmitteln. Aber auch wegen der Übertragung von Krankheitserregern ist die Ratte von Lebensmitteln fernzuhalten. Ähnliche Probleme bereiten Hausmäuse *(Mus musculus)*, die oft auch gut verpackte Lebensmittelvorräte anfressen und beschmutzen. Ein typischer Harngeruch weist auf ihre Anwesenheit hin. Sie sind anpassungsfähig und entwickeln sich sogar bei Gefrierraumtemperaturen.

Verwilderte Haustauben, Möwen und Katzen können für Lebensmittelbetriebe zu einer erheblichen Plage werden. Neben einem Störfaktor im Sinne einer Belästigung sind sie und ihre Kotverschmutzungen als Reservoire für pathogene Keime und Ungeziefer und damit als potentielles Hygienerisiko zu betrachten.

Literatur

FEHLHABER, K. (1972): Entwicklung eines polytropen Nährbodens für den kombinierten Nachweis mikrobieller Proteasen und Lipasen. Vet.-med. Diss., Berlin.

KEMPER, H. (1950): Die Haus- und Gesundheitsschädlinge und ihre Bekämpfung. 2. Aufl. Duncker u. Humblot, Berlin.

KIERMEIER, F. (1981): Zum Vorkommen von Schmutz in Lebensmitteln. Zschr. Lebensm. Unters. Forsch. **173**, 121.

KRAUS, H. (1959): Die Proteolyten in der Lebensmittelhygiene. 1. Mitt. Arch. Lebensmittelhyg. **10**, 276.

KRAUS, H. (1960): Die Proteolyten in der Lebensmittelhygiene. 2. und 3. Mitt. Arch. Lebensmittelhyg. **11**, 33, 90.

LAUFER, B. (1987): Vergleich verschiedener Nährböden zum Nachweis von Proteolyten in Rohmilch sowie Säuglings- und Kleinkindernahrung. Vet.-med. Diss., München.

MOSSEL, D. A. A. (1982): Microbiology of Foods. 3. Aufl. University of Utrecht, Faculty of Veterinary Medicine.

SCHEIBNER, G. (1960): Über die Grünverfärbung der Brühwurst. Mh. Vet.-Med. **15**, 694.

SCHMIDT, U., und CREMMLING, K. (1975): Bekämpfung des Milbenbefalls bei Fleischerzeugnissen. Fleischwirtschaft **55**, 823.

SCHÖNBERG, F., und KÖNEKAMP, R. (1962): Zur Temperaturabhängigkeit der von aeroben Bazillen, insbesondere von Bacillus cereus und Bacillus subtilis, verursachten Proteolyse in Fleisch, Fleischwaren, Fischwaren und Milch. Zugleich ein Beitrag zur Entstehung der sog. unspezifischen Lebensmittelvergiftung (Fäulnisintoxikation). Arch. Lebensmittelhyg. **13**, 58.

SOMMER, S. (1986): Plagegeister. Bedeutung, Lebensweise und Bekämpfung von Gesundheitsschädlingen des Menschen. VEB Verlag Volk und Welt, Berlin.

WEIDNER, H. (1982): Bestimmungstabellen der Vorratsschädlinge und des Hausungeziefers Mitteleuropas. 4. Aufl. Gustav Fischer Verlag, Stuttgart, New York.

4. Verfahren zur Haltbarmachung von Lebensmitteln

4.1. Allgemeines

Die Haltbarmachung von Lebensmitteln (Lebensmittelkonservierung) umfaßt die Gesamtheit aller Maßnahmen, Lebensmittel in einen Zustand zu bringen, in dem äußere und innere Verderbnisursachen beseitigt werden oder der Prozeß des Verderbs extrem verlangsamt und damit eine Vorratshaltung möglich wird. Hierzu stehen grundsätzlich chemische und physikalische Verfahren zur Verfügung (Abb. 4.1.).

Die Abtötung aller Mikroorganismen ist nicht durch jedes Verfahren möglich und auch nicht in jedem Fall unbedingt notwendig. Es genügt vielmehr häufig, Bedingungen herbeizuführen, daß die vorhandenen Mikroorganismen keinen Verderb des Lebensmittels bewirken können und daß Lebensmittelvergiftungen verhindert werden.

Die einzelnen Verfahren zur Haltbarmachung sind recht unterschiedlicher Art.

– **Chemische Konservierung:** reduziert beträchtlich die Gefahr mikrobiologischer Lebensmittelvergiftungen sowie auf andere Weise schlecht beherrschbarer mikrobiologischer Schäden.
– **Trocknung:** vermeidet durch Entzug von Wasser mikrobiologischen Verderb, vermindert enzymatische und nichtenzymatische Verderbsreaktionen.
– **Kaltlagerung:** reduziert physikalische, mikrobiologische und chemische Veränderungen sowie Stoffwechselvorgänge durch eine Temperatursenkung um 15 bis 20 °C.
– **Gefrieren:** vermeidet den mikrobiologischen Verderb und verzögert wesentlich enzymatische und nichtenzymatische Verderbreaktionen infolge der Temperatursenkung um ca. 40 °C.
– **Pasteurisieren:** tötet alle pathogenen vegetativen Keime ab und vermindert die Anzahl der Verderbniserreger erheblich; eine Kombination mit Kaltlagerung ist sinnvoll.
– **Hitzesterilisierung:** tötet alle Mikroorganismen ab und inaktiviert Enzyme.

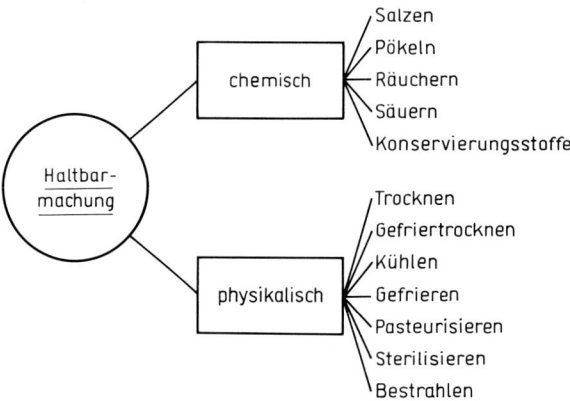

Abb. 4.1. Möglichkeiten der Haltbarmachung von Lebensmitteln (nach SINELL, 1985).

– **Ionisierende Strahlung:** tötet Schadinsekten ab, hemmt Stoffwechselvorgänge und das Auskeimen bei pflanzlichen Lebensmitteln (Zwiebeln, Kartoffeln u. a.), verringert die Gefahr mikrobiologischer Lebensmittelvergiftungen; eventuell in Kombination mit anderen physikalischen Verfahren.

Diese verschiedenen Konservierungsverfahren sind auf Grund des Vorhandenseins unterschiedlicher Lebensmittel unbedingt erforderlich. Manche Lebensmittel sind durch bestimmte Verfahren nicht konservierbar. Beispielsweise sind Milch und Frischeier zum Gefrieren sowie starker fetthaltige Lebensmittel zum Bestrahlen ungeeignet, weil die dadurch verursachten Veränderungen die Beschaffenheit und Qualität sehr nachteilig beeinflussen würden. Oft lassen nur bestimmte Konservierungsverfahren optimale Qualitäten erwarten. Bei der Wahl des Verfahrens ist die weitgehende Erhaltung des Nähr- und Genußwertes von großer Bedeutung.

Die **Geschichte der Lebensmittelkonservierung** läßt sich bis in die Neusteinzeit zurückverfolgen. Als der Mensch noch Sammler und Jäger war, also im wahrsten Sinne des Wortes von der Hand in den Mund lebte, brauchte er keine Lebensmittelkonservierung zu betreiben. Eine längere Haltbarkeit von Lebensmitteln war nicht erforderlich, weil die Natur die Nahrungsquellen jederzeit und in ausreichenden Mengen lieferte. Erst mit der neolithischen Revolution vor etwa zehntausend Jahren, im Zeitalter der Neusteinzeit, begann der Mensch seßhaft zu werden. Anstelle des Sammelns und Jagens traten die Bebauung der Erde und die Domestikation der Tiere. Dadurch war der Mensch mehr und mehr gezwungen, Vorräte anzulegen.

Zunächst bestimmten das Salzen, Räuchern und Trocknen die Konservierungstechnik. Aus alten Berichten geht hervor, daß die Kost der Seefahrer oder die Winterkost der Landbevölkerung, die zumindest in der gemäßigten Zone ganz oder weitgehend auf konservierte Lebensmittel angewiesen war, mehr oder weniger aus getrocknetem oder eingesalzenem Fleisch und aus gesalzenem oder ungesalzenem Trockenfisch bestand.

Im Laufe der Zeit vergrößerte sich die Anzahl der verwendeten Konservierungsstoffe und Haltbarmachungsverfahren (Tabelle 4.1.). Auch die Fortschritte der Chemie wurden der Konservierungstechnik nutzbar gemacht.

Eine Wende in der Lebensmittelkonservierung zeichnete sich vor allem mit dem Beginn der Industrialisierung ab. Die Notwendigkeit einer umfangreichen und vielfältigen Vorratswirtschaft vergrößerte sich zunehmend; weitere, insbesondere auch physikalische Konservierungsverfahren wurden entwickelt und fanden Anwendung.

Die gegenwärtige Situation weist auf die Notwendigkeit der weiteren **Optimierung der Lebensmittelhaltbarmachung** hin. Obwohl sie zumindest in den entwickelten Ländern bereits einen hohen Stand erreicht hat, verderben doch noch erstaunliche Lebensmittelmengen, die zur Beseitigung des Hungers auf der Welt dringend benötigt werden. Man schätzt, daß 20% der erzeugten Nahrungsgüter in den hochindustrialisierten Ländern nicht den Tisch des Verbrauchers erreichen, weil sie zuvor Nagetieren, Insekten oder Mikroorganismen anheimfallen (LÜCK, 1985). In den tropischen Entwicklungsländern beträgt der auf diese Art für die menschliche Ernährung verlorene Anteil sogar zwischen 25 und 40% (HEISS und EICHNER, 1984).

Bei der Haltbarmachung von Lebensmitteln ist die strikte Beachtung der möglichen Einflußfaktoren, die eine teilweise oder vollständige Vermehrungshemmung oder gar Abtötung der Mikroorganismen bewirken, von ausschlaggebender Bedeutung. Im Kapitel 2.1.1.2. werden aus der Sicht des Verhaltens von Mikroorganismen in Lebensmitteln hierzu Grundlagen dargestellt.

Folgende **Einflußmöglichkeiten** sind **bei der Haltbarmachung** besonders zu berücksichtigen:

- Zugabe von mikrobenhemmenden Stoffen
- Einfluß der Temperatur
- Senkung des Anfangskeimgehaltes
- Erniedrigung des pH-Wertes
- Erniedrigung des a_w-Wertes
- sauerstofffreie Lagerung.

Tabelle 4.1.: Geschichtliche Entwicklung der chemischen Lebensmittelkonservierung (LÜCK, 1985)

Urzeit	Kochsalz, Rauch
altes Ägypten	Essig, Öl, Honig
vor 1400	Erfindung des Pökelns durch BEUKELS
1775	Empfehlung von Borax durch HÖFER
1810	Empfehlung von schwefliger Säure zur Fleischkonservierung
1813	Empfehlung von Kreosot zur Fleischkonservierung durch v. REICHENBACH
1858	Entdeckung der antimikrobiellen Wirkung der Borsäure durch JAQUES
1859	Isolierung der Sorbinsäure aus Vogelbeeröl durch HOFMANN
1865	Entdeckung der antimikrobiellen Wirkung der Ameisensäure durch JODIN
1874	Entdeckung der antimikrobiellen Wirkung der Salicylsäure durch KOLBE und THIERSCH
1875	Entdeckung der antimikrobiellen Wirkung der Benzoesäure durch FLECK
1907	Empfehlung von Formaldehyd und Wasserstoffperoxid zur Milchkonservierung durch v. BEHRING
1908	Zulassung von Benzoesäure für Lebensmittel in den USA
1913	Entdeckung der antimikrobiellen Wirkung der p-Chlorbenzoesäure durch MARGOLINS
1923	Entdeckung der antimikrobiellen Wirkung der p-Hydroxybenzoesäure durch SABALITSCHKA
1938	Empfehlung von Propionsäure zur Backwarenkonservierung durch HOFFMANN, DALLY und SCHWEITZER
1939	Entdeckung der antimikrobiellen Wirkung der Sorbinsäure durch MÜLLER
ab 1950	weltweite Revision der Zulassung neuer Konservierungstoffe
1954	Beginn der technischen Herstellung von Sorbinsäure

Bei mehreren Haltbarmachungsverfahren erfolgt die **Zugabe von mikrobenhemmenden Stoffen**. Hierzu gehören Kochsalz, Nitrit, Räucherrauch und eine Vielzahl weiterer chemischer Konservierungsstoffe. Sie bewirken vor allem eine Hemmung von Stoffwechselenzymen, zerstören Zellmembranen oder führen zu einer Eiweißdenaturierung im Zellinnern der Mikroorganismen.

Die einzelnen Konservierungsstoffe wirken nicht gleich stark gegen Schimmelpilze, Hefen und Bakterien; sie besitzen kein komplettes Wirkungsspektrum gegen sämtliche Verderbniserreger. Je stärker und vielgestaltiger die mikrobielle Kontamination der Lebensmittel ist, desto größere Mengen an Konservierungsstoffen können erforderlich sein. Daraus resultiert die Notwendigkeit einer Kombination von Konservierungsmitteln untereinander oder mit physikalischen Verfahren, wie der Pasteurisierung und der Kühlung. Beispielsweise läßt sich bei Fischen durch Heißräuchern die zur Vermeidung des Wachstums von *Clostridium botulinum* Typ E erforderliche Kochsalzkonzentration verringern.

Der **Einfluß der Temperatur** findet bei den thermischen Haltbarmachungsverfahren Anwendung. Die wichtigste Möglichkeit zur Einschränkung oder Einstellung des Wachstums der Mikroorganismen ist die Herabsetzung der Temperatur. Dabei ist zu beachten, daß jede Mikrobenart innerhalb eines bestimmten Temperaturbereiches wächst. Aufgrund der Wachstumstemperaturen wurden die Mikroben in vier Klassen eingeteilt (psychrophile, psychrotrophe, mesophile und thermophile Mikroorganismen).

Die **psychrophilen Bakterien** wachsen noch bei 0 °C und sogar darunter. Ein Wachstum unterhalb des Gefrierpunktes ist wegen der Erniedrigung des Gefrierpunktes durch Salze möglich.

Als **psychrotroph** wird die Mehrzahl der saprophytären Bakterien, Hefen und Schimmelpilze bezeichnet. Schimmelpilze und halophile Bakterien sind besonders kältetolerant. Einige wachsen nach langen Verweilzeiten auch noch bei −7 °C bis −9 °C. Die untere Vermehrungsgrenze der meisten Hefen liegt um 0 °C. Völlig sicher ist aber bei psychrophilen Hefen erst eine Lagerung unter −10 °C.

Die **mesophilen Bakterien** vermehren sich gewöhnlich zwischen 5–10 °C und 40–45 °C. Zu ihnen gehören die Lebensmittelvergifter. Die untere Wachstumsgrenze für Salmonellen, *Clostridium perfringens*, *Staphylococcus aureus* und proteolytische *Clostridium-botulinum*-Stämme liegt bei +6 °C. Die nicht-proteolytischen *Clostridium-botulinum*-Stämme bilden noch bei tieferen Temperaturen Toxine; vor allem wächst Typ E, wenn auch langsam, noch bei +3,3 °C. Dieser Typ kommt auf Fischen vor.

Die **thermophilen Bakterien** zeigen bei Temperaturen zwischen 40 °C und 50 °C ein optimales Wachstum. Zu den thermophilen Bakterien gehört beispielsweise *Bacillus stearothermophilus*, ein Lebensmittelverderber, der wegen seiner hohen Wachstumstemperatur vor allem in den Tropen eine Rolle spielt.

Die **Senkung des Anfangskeimgehaltes** durch eine streng hygienische Gewinnung und Verarbeitung von Lebensmitteln wirkt sich vorteilhaft auf die Haltbarkeitsdauer aus. Je tiefer die Temperatur ist, desto geringer wird der Einfluß des Anfangskeimgehaltes auf die Haltbarkeit von Lebensmitteln, da hierbei die Generationszeiten sehr lang werden.

Eine **Erniedrigung des pH-Wertes**, d. h. eine Unterschreitung des Grenz-pH-Wertes, hemmt das Bakterienwachstum und erhöht die Haltbarkeitsdauer der Lebensmittel beträchtlich. Dies ist insofern von Bedeutung, weil die Lebensmittel tierischer Herkunft eben neutrale bis lediglich schwach saure Produkte sind. Die pH-Wachstumsbereiche der Mikroorganismen sind recht unterschiedlich. Bei Schimmelpilzen ist das ein pH-Wert von 1,5 bis 9,0, bei Hefen von 1,5 bis 8,5, bei Bazillen von 4,5 bis 8,5 und bei Milchsäurebakterien von 3,0 bis 7,0. *Staphylococcus aureus* kann bei einem pH-Wert von 4,6 noch Toxin bilden. Das Marinieren beruht auf dem Effekt einer gezielten Senkung des pH-Wertes.

Auch die **Erniedrigung des a_w-Wertes** ist für die Haltbarkeit von Lebensmitteln von Bedeutung.

Fleisch, Fisch, Geflügel und Milch haben hohe a_w-Werte, während Salami und Speck schon wesentlich niedrigere a_w-Werte aufweisen. Die bakteriellen Lebensmittelverderber und Lebensmittelvergifter vermögen unter einem a_w-Wert von 0,90 nicht mehr zu wachsen. Eine Ausnahme macht *Staphylococcus aureus*, der noch bei einem a_w-Wert von 0,86 wächst. Hefen können noch bei a_w-Werten unterhalb der Wachstumsgrenze der meisten Bakterien wachsen, während die untere Wachstumsgrenze der meisten Schimmelpilze noch tiefer liegt.

Wenn Mikroorganismen infolge eines zu tiefen a_w-Wertes nicht mehr wachsen können, so bedeutet das nicht, daß auch die Tätigkeit von Enzymen eingestellt wird. Bei niedrigen, a_w-Werten kann eine beträchtliche lipolytische Aktivität vorhanden sein.

Der a_w-Wert kann nicht nur durch Trocknen, sondern auch durch Salzen gesenkt und dadurch eine Haltbarkeitsverlängerung erzielt werden.

Die **sauerstofffreie Lagerung** ist im Zusammenhang mit der Vakuumverpackung zu sehen. Im Kapitel 4.4. sind hierzu weitergehende Ausführungen vorhanden.

4.2. Physikalische Verfahren

4.2.1. Trocknen

Die Lebensmitteltrocknung beruht darauf, daß durch Zufuhr von Wärme die Feuchtigkeit in Dampfform überführt und der entstehende Dampf in geeigneter Weise abgeleitet wird. Dabei muß der Wassergehalt der Rohstoffe bis auf einen Endwassergehalt erniedrigt werden, bei dem eine ausreichende mikrobiologische und chemische Stabilität der Trokkenprodukte gewährleistet ist.

Trocknung ist gleichbedeutend mit einer a_w-Wert-Senkung. Trockenprodukte mit einem a_w-Wert von $< 0{,}70$ bedürfen für eine risikofreie Lagerung keiner Kühlung. Ein a_w-Wert von 0,70 und 20°C entspricht bei Volleipulver, Magerfleisch und Magerfisch einem Wassergehalt von 10%.

Die Lebensmittel stellen besondere Anforderungen an die Trocknungsführung, da sie in hohem Maße durch thermisch bedingte Qualitätsveränderungen gefährdet sind. Diese müssen durch die Führung des Trocknungsprozesses so weit wie möglich vermieden werden.

Trocknen führt generell nicht zur Abtötung der Mikroorganismen. Es ist zu berücksichtigen, daß sie durch schonende Trocknung sogar langfristig konserviert werden können.

4.2.1.1. Trocknungsverfahren

Grundsätzlich unterscheidet man folgende Trocknungsverfahren:

– konventionelles Trocknen
– Sprühtrocknung
– Kontakttrocknung
– Schaum-Matten-Trocknung
– Gefriertrocknung
– Trocknung in Klimakammern.

• Konventionelles Trocknen

Die Herstellung von Trockenfleisch, das teils nur an der Sonne getrocknet, teils über Holzfeuer geräuchert und teils auch mit bestimmten Zusatzstoffen versehen wird, erfolgt heute noch weltweit. Zu erwähnen ist Barbare-Fleisch in Äthiopien, Gid-deed in Libyen, Pastirma in Ägypten, Beef Jerky in Nordamerika, Carne de Sol in Südamerika, K'lich in Nordafrika, Klundi in Westafrika, Quanta in Ostafrika und Biltong in Ost- und Südafrika.

Die Skelettmuskulatur von Rind und auch von Wildtieren wird von Fett befreit und in Streifen von einigen Zentimetern Breite und 30 bis 40 cm Länge geschnitten und auf hölzerne Gestelle zum Trocknen an der Sonne in freier Luft aufgehängt. Zum Schutz gegen Kontamination durch Vögel und Insekten werden die Gestelle häufig mit Gaze abgedeckt. Der Trockenprozeß des auf diese Art und Weise hergestellten Biltong ist nach ein bis zwei Wochen abgeschlossen. Häufig wird die erforderliche Verminderung der Wasseraktivität noch durch Salzen beschleunigt. Gelegentlich zugesetzte Pökelstoffe verstärken den keimhemmenden Effekt der Trocknung und dienen auch der Farb- und Geschmacksgebung. Dem Biltong ähnliche Produkte sind Charque (Brasilien), Tassajo (Uruguay) und Dendang (Malaien-Inseln). Trockenfleisch hat maximal 13% Wasser.

In China wird Rohwurst, die Lup Cheong oder La Zang genannt wird, nach einer ganz anderen Technologie als in Europa hergestellt. Man trocknet schnell bei ungewöhnlich hoher Temperatur (48°C) und erreicht eine Konservierung von Rohwurst ohne Fermentation. Auf diese einfache Weise können ohne Klimaanlage stabile Rohwürste hergestellt werden. Ebenso verbreitet wie Lup Cheong sind in China mehrere Sorten von Trockenfleisch (Tsuson-gan, Sousong und andere). Diese Produkte liegen als Scheiben, Stücke und

Flocken vor, sind erstaunlich keimarm und bei ausreichender Trocknung (a_w-Wert unter 0,69) auch ohne Verpackung und Kühlung monatelang in einwandfreiem Zustand lagerfähig. Zur Konservierung wird nicht nur Salz, sondern auch reichlich Zucker zugesetzt, weshalb derartiges Trockenfleisch recht süß schmeckt.

Als weiteres Trockenprodukt ist Trockenfisch zu erwähnen, der unter natürlichen Bedingungen als Stockfisch an der Luft getrocknet wird. Trockenfisch hat einen durchschnittlichen Wassergehalt von 12 bis 15%.

- **Sprühtrocknung**

Die Sprühtrocknung ist ein Verfahren zur Trocknung von flüssigen Lebensmitteln oder auch von flüssigen Extrakten aus Lebensmitteln.

Die Flüssigkeiten werden durch Düsen in einen Sprühturm eingeblasen (Abb. 4.2.). Bei diesem Vorgang bilden sich feinste Tröpfchen, die ihr Wasser an die im Gegenstrom vorbeigeleitete trockene erhitzte Luft abgeben. Wegen der relativ zum Volumen großen Oberfläche der Tröpfchen erfolgt die Wasserabgabe des zu trocknenden Materials sehr rasch. Das trockene Produkt wird im unteren Teil des Turmes abgeführt.

Durch Sprühtrocknung werden vorzugsweise Milch, Eimasse, aber auch Fleischextrakte und Blutplasma getrocknet.

- **Kontakttrocknung**

Das Kontakttrocknen wird für Milch und Eier angewendet. Die Abb. 4.3. demonstriert einen Zweiwalzentrockner. Nachteilig ist hierbei die hohe Temperatur bei der Endtrocknung, die zu Bräunung, Denaturierung und zum Ankleben an den Walzen führen kann.

- **Schaum-Matten-Trocknung**

Von den speziellen Trocknungsmethoden ist die Schaum-Matten-Trocknung zu nennen. Hierbei wird ein flüssiges Lebensmittel (z. B. Eiklar, Fleischextrakt, Milchkonzentrat) mit 0,01 bis 5% eines Verschäumungsmittels (Sojaeiweiß, Glycerolmonostearat, Propylenglycolmonostearat, Saccharosepalmitat u. a.) versetzt, und es wird Luft oder Inertgas mecha-

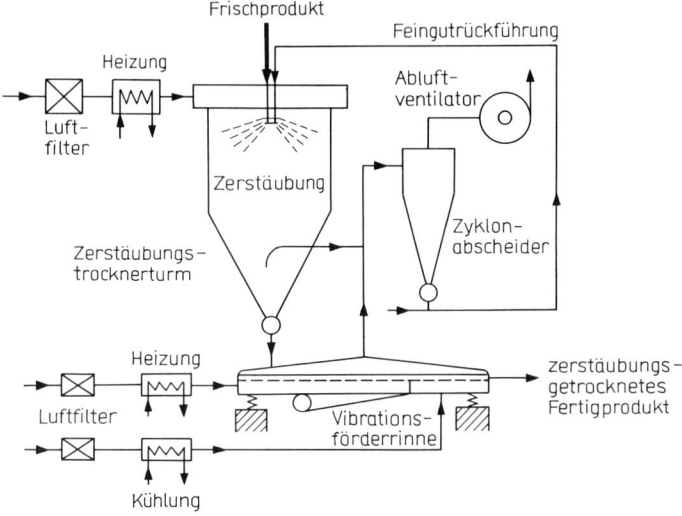

Abb. 4.2. Fließbild einer Zerstäubungstrocknungsanlage mit nachgeschaltetem Wirbelschichttrockner bzw. -kühler (KESSLER, 1977).

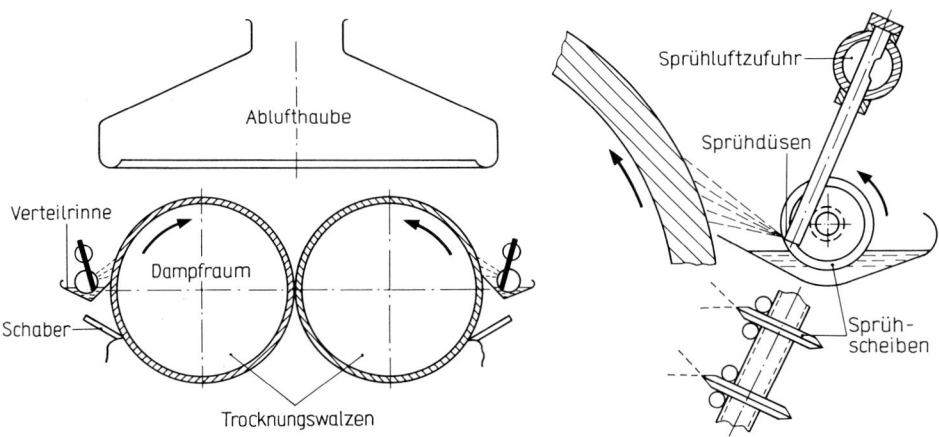

Abb. 4.3. Zweiwalzentrockner mit Sprühauftrag (nach HEISS und EICHNER, 1984).

nisch eingeschlagen oder eingedüst. Der fließfähige und formbeständige Schaum mit einer Dichte von 0,4 bis 0,5 g/cm^3 wird in dünner Schicht (ca. 5 mm) auf einem perforierten Band ausgebreitet und in einem Tunnelsystem mit erhitzter Luft getrocknet. Die Trocknungszeit liegt bei 10 bis 12 min.

- **Gefriertrocknung**

Die Gefriertrocknung verdient wegen der weitgehenden Erhaltung der Lebensmittelqualität besondere Beachtung. Dieses Verfahren schafft die Möglichkeit, ohne Gefährdung durch die Maillard-Reaktion sowie mit verringerten Aromaverlusten zu trocknen. Auch die Farbe, Vitamine und das Quellungsvermögen bleiben weitgehend erhalten. Das Gefriertrocknen von Quark, Krabben- und Hühnerfleisch sowie von anderen Lebensmitteln – sogar die Herstellung von Astronautenverpflegung – wird aus diesem Grunde durchgeführt.

Die Gefriertrocknung ist eine Sublimationstrocknung, bei der das Wasser aus dem festen Zustand (Eis) in den gasförmigen Zustand überführt wird. Die Gefriertrocknung verläuft so, daß man das Fleisch zunächst einfriert und anschließend in Vakuumkammern bei einem Druck von ca. 13,3 Pa trocknet. Dabei ist eine Wärmezuführung unerläßlich. Für die Gefriertrocknung von Fleisch werden Kammertemperaturen zwischen +40 und +50 °C angestrebt, weil bei diesen Temperaturen noch keine sensorischen Einflüsse auf die Qualität der gefriergetrockneten Produkte feststellbar sind. Geringe geschmackliche Veränderungen treten auf, wenn die Trocknungstemperaturen Werte von etwa 55 °C erreichen. Mit zunehmender Temperatur werden diese Geschmacksabweichungen intensiver.

Die Gefriertrocknung von Fleisch wird in der Regel nur dann angewendet, wenn das Fleisch bis auf geringste Rest-Wassergehalte (in der Regel < 1%) getrocknet werden soll. Für die Gefriertrocknung von Fleisch haben POTTHAST und HAMM (1975, 1977, 1979) ein Verfahren entwickelt, das die guten Wasserbindungs- und Verarbeitungseigenschaften des schlachtfrischen Fleisches unmittelbar nach der Schlachtung konserviert. Nach diesem Verfahren hergestelltes gefriergetrocknetes Fleisch kann für alle Brüh- und Rohwurstarten ebenso wie für küchenmäßige Zubereitung von zerkleinertem Fleisch verwendet werden. Gefriergetrocknetes Fleisch hat neben hervorragenden Verarbeitungseigenschaften aber auch den Vorteil, ohne Kühlung nahezu unbegrenzt haltbar zu sein, vorausgesetzt, es wurde zum Schutz gegen den oxydativen Einfluß von Luftsauerstoff in luftundurchlässigen Packungen unter Stickstoff oder im Vakuum verpackt.

- **Trocknung in Klimakammern**

Die Trocknung von Lebensmitteln in modernen Klimakammern hat mit der Gefriertrocknung gemeinsam, daß die Regelung der in den Klimakammern herrschenden Luftfeuchtigkeit durch Kühlfallen (Kondensatoren) erfolgt. Während des Trocknungsprozesses werden in den Kühlfallen niedrigere Temperaturen als in den Trocknungskammern gefahren. Die über die Kondensatoren in die Kammern eintretende Luft ist infolgedessen weniger feucht, als sie der relativen Luftfeuchtigkeit über dem zu trocknenden Lebensmittel entspricht. Die Folge ist eine stetige Verdampfung von Wasser aus dem Lebensmittel, solange nicht ein Trocknungsgrad erreicht wird, der mit der relativen Luftfeuchtigkeit über dem zu trocknenden Lebensmittel bzw. mit der relativen Luftfeuchtigkeit im Kondensator übereinstimmt.

Die Trocknung in Klimakammern ist für die Herstellung von Fleischerzeugnissen von besonderer Bedeutung. Das trifft vor allem für die Rohwurstherstellung zu. Die Produkte müssen auf einen Wassergehalt getrocknet werden, der den lebensmittelrechtlichen Vorschriften genügt.

4.2.1.2. Veränderungen bei Trocknungsprodukten

Den Vorteilen einer Haltbarmachung und Gewichtsverminderung im Verhältnis von 10:1 steht die Gefahr gegenüber, daß je nach der Art des Lebensmittels Textur- und Farbveränderungen, Wirkstoffverluste, Aromaverluste und qualitätsmindernde geschmackliche Veränderungen auftreten. Die beim Trocknen von Lebensmitteln sich ergebenden Veränderungen können vielfältiger Natur sein. Sie sind vom Trocknungsverfahren, aber vor allem von der Führung des Trocknungsprozesses abhängig.

Bei kompakten Lebensmitteln kann die Wiedererlangung der ursprünglichen **Textur** Schwierigkeiten bereiten. Selten kann die Schwindung nach einer Lufttrocknung durch Quellung voll rückgängig gemacht werden. Bei Lebensmitteln tierischer Herkunft ergeben sich Zartheitseinbußen als Folge der Aggregation und des Denaturierens von Muskelproteinen, vor allem der Actomyosinfraktion.

Ferner können Reaktionen zwischen Proteinen und Lipiden bzw. Kohlenhydraten eintreten; letztere führen zu Umsetzungen vom Typ der **Maillard-Reaktion** und treten besonders störend in Erscheinung. Die kombinierten Einflüsse einer Wassergehaltsabsenkung und einer Temperaturerhöhung wirken sich hierauf beschleunigend aus. Auch die Anwesenheit von Sauerstoff kann zu einer Beschleunigung der Maillard-Reaktion führen.

Generell sind die durch Gefriertrocknung bedingten **Vitaminverluste** – Vitamin B_1 und andere wasserlösliche Vitamine – kleiner als 10%. Durch Sauerstoffeinwirkung beim Trocknungsprozeß können je nach Erzeugnis die Vitamin-A- und -C-Verluste zwischen 5 und 40% betragen.

Für eine Qualitätseinbuße als Folge des Trocknens sind neben dem **Aromaverlust** auch Aromaveränderungen entscheidend, die chemisch bedingt sind und sich sensorisch auswirken. Durch oxydative Einflüsse können bei der Lagerung auch die Lipidfraktionen sowie natürliche Farbstoffe betroffen sein.

Durch Sprühtrocknung hergestelltes Trockenblutplasma weist häufig einen brandigen Geschmack auf, der sich vor allem auf die Qualität der damit hergestellten Fleischerzeugnisse nachteilig auswirkt. Entscheidend für diese sensorischen Veränderungen sind Schädigungen der relativ hitzelabilen Plasmaproteine.

Bei der Trocknung z. B. von Rohwurst in Klimakammern darf die Wasserabgabe nicht zu rasch erfolgen, weil sich sonst ein **Trockenrand** bildet, der sich nachteilig auf den gesamten Reifungsprozeß der Rohwurst auswirken kann. Um Trocknungsfehler während der Rohwurstreifung zu vermeiden, ist es daher erforderlich, die Trocknung bei relativen Luftfeuchtigkeiten zu beginnen, die sich mit dem a_w-Wert der Rohwurst im Gleichgewicht befinden. Durch langsame Erniedrigung des a_w-Wertes wird erreicht, daß in dem Maße, wie Wasser aus der Oberfläche der Wurst verdampft, Wasser aus dem Innern der Wurst nach außen gelangt. Die gleichmäßige Abgabe von Wasser über den ganzen Querschnitt der Wurst verhindert die Trockenrandbildung.

4.2.2. Kühlen

4.2.2.1. Abkühlen

Zur Erzielung einer befristeten Haltbarkeit, vor allem zur Hemmung des mikrobiellen Verderbs, genügt es zunächst, lediglich möglichst nahe an den Gefrierpunkt der Lebensmittel heranzugehen. Dabei ist zu gewährleisten, den Temperaturbereich eines raschen Wachstums von Mikroorganismen möglichst schnell zu unterschreiten. Weiterhin ist abzusichern, daß die Klimabedingungen möglichst konstant gehalten werden.

Ein rasches Abkühlen einer kompakten, größeren Masse ist problematisch, weil der Wärmeleitwiderstand des Produktes die Abkühlgeschwindigkeit bestimmt und damit die Verringerung des Wärmeübergangswiderstandes von sekundärer Bedeutung wird. Zur Verringerung des Wärmeübergangswiderstandes beim Abkühlen stückiger Produkte bedient man sich folgender Möglichkeiten:

– kalte Luft höherer Geschwindigkeit im Zwangsumlauf in einem Tunnel, z. B. bei Schlachttierkörpern oder Schlachttierkörperteilen;
– Kühlung im Eiswasser, z. B. bei Geflügel;
– Kühlung durch Scherbeneis, z. B. bei Fischen;
– Nutzung der Verdampfungswärme des Wassers im Vakuum für Lebensmittel mit hoher spezifischer Oberfläche.

Die schlachtwarmen Tierkörper sind schnellstmöglich einer Kühlung zuzuführen, wobei vor allem folgende Kriterien zu beachten sind:

– das Abtrocknen des Tierkörpers an der Fleischoberfläche,
– das Erreichen einer Kerntemperatur von 7 °C im Hinterschinken,
– optimale Abkühlzeiten,
– geringstmögliche Gewichtsverluste,
– einwandfreie Eigenschaften des Fleisches (Farbe, Struktur).

Um diese Vorgaben zu erreichen, werden in der Praxis im Prinzip drei Methoden zur Fleischabkühlung eingesetzt: die Schnellkühlung, die Schockkühlung und die Intensiv-Schnellst-Kühlung.

● **Schnellkühlung**

Die Schnellkühlung kommt sowohl bei Schweinen als auch bei Rindern zur Anwendung.

In Rinderschnellkühlräumen sind Hochbahnen installiert, die eine Rohrbahnhöhe von 3,40 m aufweisen, hinzu kommt noch die sogenannte Konstruktionshöhe von ca. 0,30 m, so daß die Gesamthöhe der Rohrbahn rund 3,70 m beträgt. Als Belegung für die Rohrbahn werden 1,5 Rinder/m Rohrbahn vorausgesetzt. Die Schnellkühlräume für Schweine sind mit Niederbahnen ausgestattet. Die Nennhöhe beträgt 2,40 m, die Gesamthöhe liegt bei 2,70 m. Die Belegung ist mit 2,5 Schweinen/m Rohrbahn üblich. Die Beschickungszeit liegt in der Regel zwischen 2 und 4 Stunden. Nach abgeschlossener Beschickung werden die Kühlraumtüren geschlossen und die Kälteanlage bzw. die Verdampfer auf Schnellkühlbetrieb geschaltet.

Von Bedeutung ist, daß während der ersten 3 bis 4 Stunden die Verdampfungstemperatur

(z. B. −10 °C) bei der hohen Belastung konstant bleibt. Bei der anfänglich auf 10 °C gestiegenen Raumtemperatur ergibt sich nun eine Temperaturdifferenz von ca. 20 °C. Ist die Fleischwärme gänzlich abgeführt, also die Kerntemperatur von +7 °C erreicht, wird der zweite Ventilator abgeschaltet, so daß zur Temperaturhaltung die Luftmenge und analog die Kälteleistung auf ca. 33% reduziert ist. Dieser Betriebszustand wird üblicherweise Lagerbetrieb genannt.

Zur Übertragung der Kälteleistung an das Fleisch sind Ventilator-Verdampfer erforderlich. Wichtig ist, daß die Luftverteilung im Raum möglichst gleichmäßig ist, deshalb sollen mehrere Verdampfer (Luftkühler) im Raum installiert werden. Die gekühlte Luft soll gleichmäßig das Fleisch umströmen, deshalb ist auch bei Beschickung des Raumes darauf zu achten, daß die Tierkörper nicht zu dicht an der Rohrbahn hängen.

Grundsätzlich unterscheidet man zwischen folgenden Verdampferbauarten:

— *Gehäuse-Verdampfer:* Diese Verdampfer werden in der Regel an der Längswand des Raumes unterhalb der Decke installiert und blasen quer zu den Rohrbahnen. Die Luft wird zwischen Decke und Rohrbahn geführt. Nachteilig ist, daß der Hauptluftstrom um das Fleisch geführt wird, d. h., das zu kühlende Fleisch wird nur im geringen Maße mit der Kaltluft umspült. Das gleiche trifft ungefähr für die sogenannten Wandverdampfer zu.

— *Wand-Verdampfer:* Diese Verdampfer werden meist an den Stirnwänden der Kühlräume angeordnet (Abb. 4.4.). Die Ventilatoren blasen die Luft ebenfalls mehr um das zu kühlende Fleisch, aber parallel zur Rohrbahn.

— *Decken-Verdampfer:* Diese Geräte (Abb. 4.5.) werden zwischen der Decke und der Rohrbahn eingebaut. Die Ventilatoren saugen die Luft zweiseitig seitlich an und blasen

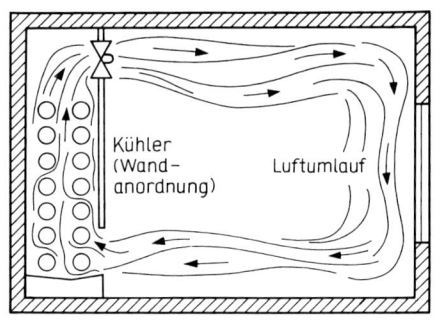

Abb. 4.4. Luftumlauf beim Wand-Verdampfer (nach HEISS und EICHNER, 1984).

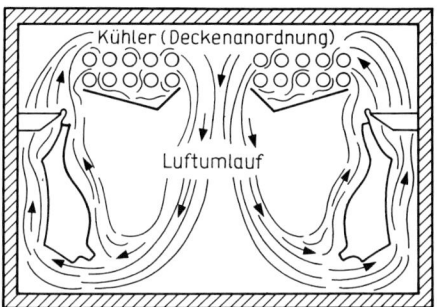

Abb. 4.5. Luftumlauf beim Decken-Verdampfer (nach HEISS und EICHNER, 1984).

nach unten aus. Der Vorteil dieser Verdampferbauart ist, daß das Fleisch durch den nach unten gerichteten Luftstrom besser mit Luft umströmt wird, so daß die Kühlwirkung intensiver ist. Alternativ ist auch eine umgekehrte Luftführung möglich, d. h., die Verdampfer saugen von unten an und blasen zweiflutig seitlich aus. Die Verdampfer werden zumeist parallel zur Längsachse des Raumes angeordnet.

Bei der Kühlung von schlachtwarmem Fleisch ergeben sich Gewichtsverluste. Sie betragen beim Schwein 1,8% und beim Rind 1,6% nach Erreichen der Kerntemperatur von 7 °C. Dies ist bei Schweinen nach 12 h und bei Rindern nach 18 h der Fall.

- **Schockkühlung**

Die Schockkühlung besteht im Prinzip aus zwei Kühlabschnitten, d. h. zum einen aus der eigentlichen Schockkühlung, zum anderen aus der Nachkühlung. Die Schockkühlung, man spricht auch von der abgebrochenen Kühlung, ist zur Vorkühlung von Schweine- und Rinderschlachtkörpern geeignet.

Bei Schweinen beträgt die Durchlaufzeit 1,5 h bei einer Raumtemperatur von −6 bis −10 °C (in der Regel −8 °C). Die entsprechenden Zahlen für Rinder lauten 3 h bei Raumtemperaturen von −4 bis 0 °C (in der Regel −2 °C).

Die Gewichtsverluste betragen bei der Schock- und Nachkühlung im Schockkühltunnel etwa 0,9 bis 1,0% und bei der Nachkühlung 0,4%. Bei Schweinen und Rindern ist ein Gewichtsverlust von insgesamt 1,3 bis 1,4% real. Zudem kommt als Vorteil noch hinzu, daß die Abkühlzeit insgesamt um ca. 2 bis 3 h gegenüber der Schnellkühlung reduziert werden kann.

- **Intensiv-Schnellstkühlung**

Der wesentliche Unterschied zu der beschriebenen Schockkühlung besteht darin, daß diese Kühlmethode ausschließlich für Schweine und nicht für Rinder eingesetzt wird und die Tunneltemperaturen auf −25 °C bis −30 °C herabgesetzt werden.

Die Kühlung erfolgt hauptsächlich im Kühltunnel, wobei die schlachtwarmen Schweine bei minimal −30 °C etwa 1,2 bis 1,5 h Durchlaufzeit benötigen. Bei dieser intensiven Kühlung mit den tiefen Temperaturen wird das Fleisch an der Oberfläche bis zu einer Tiefe von ca. 5 mm gefroren. Im Anschluß an die Tunnelkühlung wird das Fleisch in sogenannte Ausgleichsräume gebracht. Die Temperatur in diesen Räumen wird bei ca. 4 bis 6 °C gehalten. Die Ausgleichszeit beträgt mindestens 8 h. Die Gewichtsverluste betragen nach dem Tunnel etwa 0,75% und nach dem Ausgleichsraum 0,15 bis 0,25%. Der Gesamt-Gewichtsverlust liegt somit in einer Größenordnung von 0,9 bis 1,0%.

Zum Abkühlen von Geflügel, Fisch und Milch werden auch andere Verfahren eingesetzt.

Das **Abkühlen von Geflügel** kann im Eiswasser, durch Wasserberieselung oder – zur Verringerung von Salmonellenkontaminationen – durch Wasser im Gegenstrom bei < 4 °C erfolgen. Im Fall einer Luftkühlung wird das aufgehängte Geflügel horizontal durch Kaltlufttunnel geführt.

Das **Abkühlen von Fisch** geschieht in der Weise, daß die ausgenommenen Fische in Lagen von kleinkörnigem Eis (Eis : Fisch ca. 1 : 2 bis 1 : 4) verpackt werden. Die Querschotten sollen nur geringe Abstände aufweisen und das Schmelzwasser, gemischt mit Schleim und Blut, soll seitlich abfließen. So behandelt, ist Seefisch ca. 10 bis 12 Tage haltbar. Bei Heringen, die nicht ausgenommen werden, liegt die Haltbarkeit nur bei 3 Tagen, bei hohem Fettgehalt. Durch die Einführung der 200-Meilen-Zone werden jedoch die Fanggründe immer schwerer erreichbar. So hat für die Hochseefischerei der Frischfischbetrieb nur doch beschränkte Aussichten. Deshalb setzt sich bei Umschlagszeiten > 12 Tage zwangsläufig das Gefrieren der Fische an Bord immer stärker durch.

Das **Abkühlen der Milch** kann mittels Leitungs- oder Brunnenwasser sowie mittels maschinell erzeugter Kälte erfolgen. Die einfachste Form der Kühlung der Milch besteht darin, daß man die Milchkannen in kaltes Wasser stellt (Trogkühlung). Dabei muß die

Milch ausreichend gerührt werden. Bei dieser Form der Kühlung erfolgt das Abkühlen nur langsam. Dennoch ist innerhalb von 7 h eine Abkühlung der Milch auf eine Temperatur möglich, die 5 °C über der Wassertemperatur liegt.

Auch bei der Kannenkühlung mit Kühlring muß die Milch ständig gerührt und ein relativ hoher Wasserverbrauch in Kauf genommen werden. Der Kannenaufsatzkühler (Abb. 4.6.) ist ein mit einem Rührsystem kombinierter Berieselungskühler. Das Rühren erfolgt entweder durch einen Propellerrührer oder eine Kühlschleife (Listerkühler), durch die Kühlwasser geleitet wird. Innerhalb von drei Stunden kann mit dem Kannenaufsatzkühler eine Milchtemperatur erreicht werden, die 2 °C über der Wassertemperatur liegt.

Weitere Möglichkeiten für die Verwendung von Leitungs- und Brunnenwasser sind Flächenkühler, bei denen die zu kühlende Milch über eine doppelwandige, gewellte Metallfläche geleitet wird, in deren Innenraum im Gegenstrom das Kühlmittel geführt wird, sowie Plattenkühler im Gegenstromverfahren, wie sie im Prinzip auch bei der Kühlung der Milch in Molkereien zur Anwendung kommen. Diese Kühler zeichnen sich durch eine gute und schnelle Kühlwirkung aus. Der Flächenkühler führt zwar zu einer guten Entgasung der Milch, ermöglicht aber eine Kontamination mit Luftkeimen und eine Sauerstoffanreicherung.

Die übliche lange Lagerung der Milch in den Erzeugerbetrieben, die hohen Wasserkosten und nicht zuletzt die bakteriologischen Anforderungen an die Anlieferungsmilch führten dazu, daß die Milchkühlung überwiegend unter Verwendung maschinell erzeugter Kälte erfolgt. Hierbei ist zu unterscheiden zwischen Kühlverfahren mit und ohne Kälteträger:

— Bei *Kühlverfahren mit Kälteträger* dient als Kälteträger in der Regel Eiswasser *(Eiswasserkühlung)*, das von Kältemaschinen zum Ort der Kühlung geführt wird. Der Einsatz von Eiswasser erlaubt die Anwendung der bei der Brunnenwasserkühlung beschriebenen Verfahren. Weitverbreitet ist die Eiswasserbeckenkühlung (Trogkühlung) mit Umwälzung des Eiswassers auch in Kombination mit einem Kannenaufsatzkühler.

    Bei der Wannenkühlung mit Eiswasser wird in der Wand einer Kühlwanne Eiswasser geführt, wobei dieses solange umgewälzt werden muß, bis die notwendige Kühltemperatur erreicht wird.

— Die *Kühlverfahren ohne Kälteträger (Direktverdampfung)* haben sich weitgehend durchgesetzt, und zwar in der Form von Eintauchkühlern für Betriebe mit einem kleineren Milchanfall, während in größeren Betrieben die Milch in Kühlwannen oder Kühltanks gelagert wird. Bei einer solchen Kühlung kann die Milch innerhalb kurzer Zeit (40 bis 60 min) heruntergekühlt werden. Um ein Angefrieren der Milch am Kühler bzw. an den

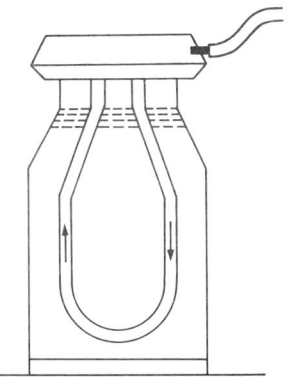

Abb. 4.6. Kannenaufsatzkühler (KIELWEIN, 1985).

Wandungen der Gefäße zu verhindern, ist während des Kühlvorganges ein ständiges Rühren mittels eines Rührwerkes notwendig.

4.2.2.2. Kühllagerung

Die Haltbarkeitsdauer von Kühlfleisch ist abhängig von den klimatischen Verhältnissen im Kühllagerraum (Lufttemperatur, Luftfeuchtigkeit, Luftbewegung) sowie von dem hygienischen Zustand des Fleisches bei Beginn der Lagerung. Voraussetzung für eine gute Haltbarkeit des Fleisches ist ein geringer Anfangskeimgehalt auf der Fleischoberfläche.

Die Kühllagerung des Fleisches erfolgt normal bei Temperaturen um 0 °C und bei 85 bis 90% relativer Luftfeuchtigkeit. Die Luftbewegung wird mit 0,1 bis 0,2 m/s^{-1} möglichst klein gehalten. Die Ventilatoren werden lediglich mit der Kälteanlage thermostatisch eingeschaltet und sollen bezwecken, daß es im Lagerraum keine Ecken mit stagnierender Luft gibt. Sowohl die Lufttemperatur als auch die Luftfeuchtigkeit sollen im gesamten Kühllagerraum möglichst gleichmäßig sein. Das kann aber nur erreicht werden, wenn auch das zur Kühllagerung eingebrachte Fleisch gleichmäßig abgekühlt worden ist.

Im Kühllagerraum sollen die Tierkörper so aufgehängt werden, daß sich das Fleisch nicht berührt, damit es von allen Seiten von der kalten Luft umspült werden kann. Je 1 m^2 Kühlraumfläche wird im Mittel mit einer Belegung von 200 kg Tierkörpermasse gerechnet.

In Tabelle 4.2. sind Lagerfristen in Abhängigkeit von der Lagertemperatur und der relativen Luftfeuchtigkeit dargestellt. Diese Angaben sind jedoch nur grobe Orientierungswerte, die im Einzelfall erheblich unter- bzw. überschritten werden können. Art und Sorgfalt der Vorbehandlung, offene oder verpackte Lagerung und die Qualität der Packstoffe spielen hierbei eine entscheidende Rolle.

Tabelle 4.2.: Lagerfristen von Lebensmitteln bei verschiedenen Temperaturen (nach SCHEIBNER, 1976; SINELL, 1985)

Art des Lebensmittels	Lagertemperatur °C		Relative Luftfeuchtigkeit %		Lagerzeit
	von	bis	von	bis	
Rindfleisch	− 1	+ 1	85	90	1 Woche
Schweinefleisch	− 2	0	85	90	1 Woche
Hammelfleisch	− 1	+ 1	80	85	1 Woche
Kalbfleisch	− 1	+ 1	85	90	1 Woche
Innereien	− 1	0	75	80	5 Tage
Kaninchen	− 1	0	85	90	1 Woche
Geflügel	− 1	0	80	85	4 Tage
Wild	− 2	0	80	85	3 Wochen
Rohfette	− 1	0	80	85	3 Tage
Schmalz	− 1	0	60	80	6 Monate
Eier	− 1	0	75	85	6 Monate
Eipulver	0	+ 2	< 75		4–6 Monate
Brühwurst, verpackt	0	+ 2			2–3 Wochen
Kochwurst, verpackt	+ 4	+ 6			10–14 Tage
Teewurst, Mettwurst	+12	+15			3 Wochen
Kochschinken, verpackt	+ 4	+ 6			8–12 Tage
Frischfisch	0	+ 2			24–48 h
Räucherfisch (heißgeräuchert)	+ 4	+ 6			5–10 Tage

4.2.2.3. Veränderungen bei gekühlten Produkten

Bei unverpackten Lebensmitteln sind es zunächst die **Gewichtsverluste**. Je nach Fleisch- bzw. Lebensmittelart, Kühltechnik und Klimabedingungen betragen sie mindestens 0,9 bis 2,0%.

Während der Kühllagerung kann es oberflächlich auch zur **Farbabdunklung** des Fleisches infolge Met-Myoglobin-Bildung kommen. Dieses Met-Myoglobin, das durch die Überführung des Eisens von der zweiwertigen in die dreiwertige Form entsteht und keinen Sauerstoff mehr zu binden vermag, verleiht dem Fleisch ein unansehnliches, braunes Aussehen. Die Neigung zur Met-Myoglobin-Bildung nimmt mit sinkendem pH-Wert, also im Verlauf der Lagerung zu. Bei Hackfleisch erfolgt der Farbumschlag besonders schnell.

Der **mikrobielle Verderb** wird vielfach durch Schimmelpilze, sonst bevorzugt durch gramnegative Mikroorganismen verursacht. Entscheidend für die Haltbarkeitsdauer ist die Temperatur. Bei 6°C verdirbt Fleisch etwa 3mal schneller als bei 0°C, bei 10°C 5mal und bei 20°C 10mal schneller. Die Einhaltung der Kühlkette ist von großer Wichtigkeit. Weitergehende Ausführungen hierzu finden sich im Kapitel 6.11.

4.2.3. Gefrieren

4.2.3.1. Einfrieren

Für die Erhaltung der Qualität und Struktur ist ein möglichst schnelles Gefrieren bei tiefen Temperaturen entscheidend. Man bezeichnet als schnelles Gefrieren 5 bis 10 cm/h, als mittelmäßig schnelles Gefrieren 1 bis 5 cm/h und als langsames Gefrieren 0,1 bis 1 cm/h. Wesentlich ist, daß der Temperaturbereich zwischen -1 und $-5\,°C$ rasch durchschritten wird, weil in diesem Bereich der Hauptanteil des Wassers auskristallisiert. Nur ein geringer Teil des Wassers ist nicht ausfrierbar. Ungefähr 0,4 g H_2O je g Eiweißtrockenmasse ist fest gebunden.

Der Gefriervorgang hängt auch von der Zusammensetzung der Gewebsflüssigkeit ab, die den Gefrierpunkt bestimmt. Jedes Lebensmittel weist einen unterschiedlichen Gefrierpunkt auf: Fleisch $-0,6$ bis $-1,2\,°C$, Fisch $-0,6$ bis $-2\,°C$, Milch $-0,5\,°C$, Eiklar $-0,05\,°C$ und Eigelb $-0,65\,°C$.

Die Gefriergeschwindigkeit hat entscheidenden Einfluß auf die Größe der sich bildenden Eiskristalle. Daraus resultierte auch die Einführung der Schnellgefrierverfahren, weil dadurch die Bildung kleiner Eiskristalle gewährleistet ist.

Außerdem ist noch wichtig, wo sich die Eiskristalle bilden. Da bei Muskelgewebe die Lösungskonzentration außerhalb des Sarkolemms niedriger ist als innerhalb, beginnen sich beim langsamen Gefrieren große Kristalle zunächst außerhalb zu bilden. Durch die extrazelluläre Eiskristallbildung steigt die Konzentration der Restlösung und sinkt deren Dampfdruck. Da unter diesen Bedingungen die Eiskristalle nicht durch das Sarkolemm wachsen können, bleibt die intrazelluläre Flüssigkeit zunächst im unterkühlten Zustand, und ihr Dampfdruck überschreitet bei der jeweiligen Temperatur den des extrazellulären Eis-Konzentrat-Gemisches, was einen pseudoosmotischen Stofftransport in die Zwischenräume und ein weiteres Wachsen der extrazellulären Kristalle sowie ein Schrumpfen der Muskelfasern zur Folge hat (Abb. 4.7.).

Beim Gefrieren sind all diese Gesichtspunkte zu berücksichtigen. Zum Einfrieren dienen folgende Verfahren:

– Für unregelmäßig geformte Güter (Tierkörper, Packungen unterschiedlicher Größe) wird das **Gefrieren im kalten Luftstrom** mit Temperaturen von -30 bis $-40\,°C$ (teilweise noch niedriger) und Luftgeschwindigkeiten von 3 bis 6 m/s^{-1} angewendet.
– Gleichmäßig geformte Güter, auch unverpackt, friert man dagegen im sog. **Kontaktge-**

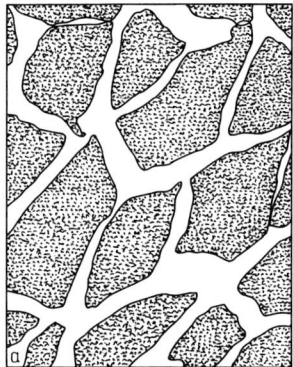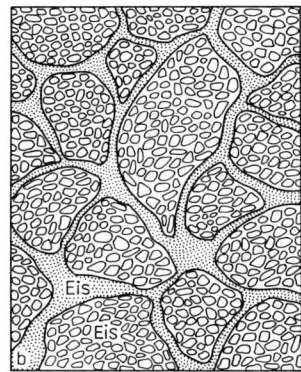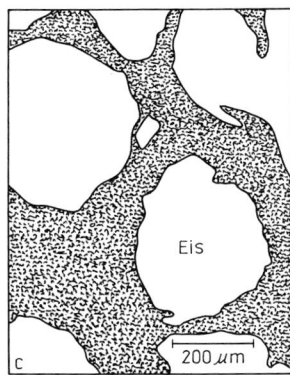

Abb. 4.7. Einfluß der Gefriergeschwindigkeit auf die Lage der Eiskristalle in Kabeljau nach der Totenstarre (nach Love und Haraldson, 1961).
a ungefroren, b schnellgefroren, c langsam gefroren.

frierverfahren zwischen Metallplatten, die im Innern mit verdampfenden Kältemitteln kontinuierlich gekühlt werden. Zwischen den Platten befindet sich mit ihnen im engen Kontakt das Gefriergut, das in Packungen oder auch offen in planparallele Form gebracht sein muß, um einen möglichst breitflächigen Übergang der Kälte zu gewährleisten.

— Auch im direkten Kontakt mit **Gefrierlösungen** arbeiten einige Verfahren, die jedoch nur geringere Verbreitung gefunden haben. Sie sind als Tauch-, Berieselungs- und Solezerstäubungsverfahren angelegt und haben beim Gefrieren von Ganzfisch einige Bedeutung erlangt. Die unmittelbare Einwirkung von Gefrierflüssigkeiten auf das Lebensmittel birgt aber verschiedene Probleme, besonders in hygienischer Sicht. Auch ändert sich die Zusammensetzung der Flüssigkeiten bei wiederholtem Gebrauch, so daß sie ergänzt oder bald erneuert werden müssen.

4.2.3.2. Gefrierlagerung

Gefrorene Erzeugnisse müssen bei Temperaturen unter $-18\,°C$ aufbewahrt werden, da nur bei diesen Temperaturen das Sistieren mikrobiologischer Prozesse und die weitgehende Einschränkung enzymatischer Aktivitäten gewährleistet ist.

Bei der Gefrierlagerung ist der zu beachtende Zusammenhang von Temperatur, relativer Luftfeuchtigkeit und Luftbewegung für die Erhaltung der Qualität und hygienischen Sicherheit des Gefriergutes von ausschlaggebender Bedeutung. In Gefrierräumen, wo Tierkörper gelagert werden, sind beispielsweise bei einer Lagertemperatur von $-18\,°C$ ungefähr eine relative Luftfeuchtigkeit von 95 bis 98% und eine Luftbewegung von 0,1 m/s^{-1} einzuhalten.

Tabelle 4.3. weist in Abhängigkeit von der Temperatur auf die Gefrierlagerfähigkeit von Lebensmitteln hin.

Die strikte Einhaltung der Kühlkette ist bei der Gefrierlagerung und beim Transport von Gefriererzeugnissen unerläßlich. Schwankungen der Temperatur führen nicht nur zur Kristall- und Reifbildung, lokaler Austrocknung, sondern sie setzen zudem mikrobiologische Prozesse in Gang, sobald auch nur zeitweilig die Temperaturen über $-12\,°C$ ansteigen. Schwarzfleckigkeit und Schimmelbildung (z. B. durch *Cladosporium herbarum*) bei Gefrierfleisch und Gefriergeflügel sind dann die Folge.

Tabelle 4.3.: Gefrierlagerfähigkeit von Lebensmitteln (TSCHEUCHNER, 1986)

Produktart	Lagerdatum in Monaten bei		
	$-18\,°C$	$-25\,°C$	$-30\,°C$
Rinderviertel	14	18	24
Schweinehälften	10	12	15
Geflügel, verpackt	9	12	18
Gebratenes Rindfleisch, verpackt	12	18	24
Volleimasse	12	24	24
Fettfisch	3	8	12
Magerfisch	5	18	24
Muscheln	4	10	12
Butter	6	8	15

4.2.3.3. Auftauen

Die Qualität des Gefriererzeugnisses ist nicht nur vom Zustand des Fleisches nach der Schlachtung bzw. des Lebensmittels nach der Gewinnung und Verarbeitung, vom Gefrierverfahren und von den klimatischen Bedingungen während der Lagerung sowie deren Dauer abhängig, sondern auch in starkem Maße vom Auftauverfahren. Wenn das Auftauen technologisch nicht einwandfrei durchgeführt wird, werden die Vorteile einer guten Kältebehandlung zum großen Teil wieder aufgehoben.

Das Gefrieren von Fleisch muß schnell, das Auftauen langsam erfolgen, sonst treten überhöhte Masseverluste auf.

Kennzeichnend für den Qualitätszustand des aufgetauten Fleisches ist u. a. der Saftverlust, der vom Grad der erzielten Umkehrung des Gefrierprozesses abhängig ist. Je vollkommener diese Umkehrbarkeit ist, um so besser ist die Wiederaufnahme des aufgetauten Fleischsaftes von den Zellen des Muskelgewebes oder um so geringer ist der Saftverlust. Bei einem langsamen Auftauen der Tierkörper wird eine weitgehende Resorption des Zellwassers erreicht, während bei schnell aufgetauten Tierkörpern ein stärkerer Austritt des Saftes aus dem Fleisch erfolgt. Mit diesem Fleischsaft gehen wertvolle Mineral- und Geschmacksstoffe verloren, so daß das schnell aufgetaute Fleisch fade schmeckt und eine trockene Konsistenz hat.

4.2.3.4. Veränderungen bei Gefriererzeugnissen

Während der Gefrierlagerung können Veränderungen eintreten, die die Qualität nachteilig beeinflussen.

Durch das Ausfrieren des reinen Wassers konzentriert sich die Restlösung mehr und mehr, die eine Denaturierung von Proteinen verursachen kann, wodurch die Wasserbindung des Gewebes abnimmt, so daß beim Auftauen Fleischsaftverluste und das Strohigwerden auftreten. Gleichzeitig ändert sich durch das Konzentrieren der Restlösung der pH-Wert, was ebenfalls zu einer Schädigung der Proteine führen kann. Weiterhin dehnt sich reines Wasser beim Gefrieren aus. Diese beiden Einflüsse – die Wirkung einer konzentrierten Restlösung und die Folgen der Ausdehnung des Wassers beim Gefrieren – sind die Hauptursachen der Einfrierveränderungen.

Durch die Wirkung von Lipasen, die auch noch bei $-20\,°C$ eine merkbare Aktivität aufweisen können, werden vorzugsweise durch Spaltung von Phospholipiden freie Fettsäuren gebildet. Diese verursachen das Denaturieren besonders der Fischproteine.

Die Umwandlung von Oxy-Myoglobin zu mißfarbigem Met-Myoglobin wird durch das Gefrieren gefördert.

Die Rekristallisation wird durch fluktuierende Temperaturen besonders begünstigt, weil damit erhebliche Dampfdruckunterschiede verknüpft sein können. Mit der Vergrößerung der Eiskristalle ist insbesondere bei tierischem Gewebe eine Erhöhung des Fleischsaftverlustes verbunden.

Das Absublimieren von Wasserdampf aus dem Eis führt zu einem irreversiblen Austrocknen. Auf der Oberfläche der Gefriererzeugnisse bilden sich unansehnliche Flecken, der sog. *Gefrierbrand*. Besonders gefährdet ist die Oberfläche von Geflügel, von Fischen und von Leber. Die Hauptursache beruht darauf, daß beim Ein- und Ausschalten von Kälteaggregaten Temperatur- und damit Dampfdruckschwankungen auftreten.

Das unerwünschte „Wühlen" in Verkaufstruhen wirkt sich sehr schädlich auf die Lebensmittelqualität aus. Da nämlich das Temperaturfeld des Truheninhaltes nicht konstant ist, ändert man dadurch immer die Temperatur der einzelnen Packungen und damit den Dampfdruck, wodurch Rekristallisation und Sublimation verstärkt werden.

Üblicherweise überlebt bei Fleisch 30 bis 70% des Ausgangskeimgehaltes den Gefrierprozeß. Die gramnegativen Keime werden durch das Gefrieren stärker geschädigt als die grampositiven. Infolge des Saftaustrittes beim Auftauen läuft der mikrobielle Verderb relativ rasch ab.

Gefrorene Fertiggerichte sollten bei $-25\,°C$ nicht länger als 3 Monate gelagert werden. Als dominierende Veränderung tritt eine Abflachung des Geschmackes auf, von der im besonderen Maße Gewürzstoffe betroffen sind. Am längsten haltbar (6 bis 12 Monate bei $-18\,°C$) sind Fleisch-, Fisch- und Geflügelspeisen mit Sauce (ZACHARIAS und BOGNAR, 1975).

4.2.4. Erhitzen

4.2.4.1. Erhitzungsverfahren

Durch das programmierte Einwirken höherer Temperaturen wird das Ziel verfolgt, ein Abtöten von Mikroorganismen und Inaktivieren von Enzymen zu erreichen und somit eine längere Haltbarkeit der Lebensmittel zu gewährleisten. Bei der Haltbarmachung durch Erhitzen werden grundsätzlich drei Verfahren unterschieden:

— Die **Pasteurisierung** ist die Erhitzung auf Temperaturen, die unter 100 °C liegen und keine vollständige Inaktivierung von Mikroorganismen und Enzymen bewirken, aber eine Abtötung der vegetativen Krankheitserreger herbeiführen soll.
  Pasteurisierte Erzeugnisse (z. B. pasteurisierte Milch und Halbkonserven) sind daher nicht ohne Kühlung haltbar.
— Die **Sterilisierung** führt zu einer weitestgehenden Inaktivierung von Mikroorganismen und Enzymen, so daß langfristig haltbare Produkte (Vollkonserven) entstehen.
— Das **thermische Garen** dient in erster Linie der Lebensmittelzubereitung, ein wichtiges Teilziel ist jedoch auch das Abtöten pathogener und das Verringern der Anzahl verderbverursachender Mikroorganismen.
  Im Garprozeß wirken bei Normaldruck Temperaturen von 97 bis 102 °C, bei Überdruck sogar 116 bis 120 °C (BOGNAR, 1979).
  Die gebräuchlichsten Verfahren sind Kochen, Dämpfen, Backen, Dünsten, Rösten, Schmoren, Braten, Grillen, Mikrowellenbehandlung und Frittieren. Sie sind mit einer Garung des Lebensmittels verbunden im Gegensatz zu den oberflächlichen Erhitzungsverfahren, wie Blanchieren (Überbrühen), Gratinieren (Überbacken) und Flambieren, bei denen nicht die tieferen Schichten des Lebensmittels erreicht werden.
  Auch bei der Koch- und Brühwurstherstellung wird in erster Linie eine Garung angestrebt.

Weitergehende Ausführungen zu mikrobiologischen Grundlagen bei der Hitzekonservierung und zur Konservenherstellung finden sich im Kapitel 14.

Die Hitzebehandlung der Milch dient in erster Linie dazu, pathogene Mikroorganismen in der Milch abzutöten. Außerdem soll der Gehalt an technologisch schädlichen Keimen weitgehend reduziert werden, um die Haltbarkeit der Milch zu verlängern und die technologische Verwertbarkeit der Milch zu verbessern.

Folgende Verfahren zur Hitzebehandlung von Milch werden angewendet (nach KIELWEIN, 1985):

Thermisierung (nur Käsereimilch)	68– 72° C	1–30 s
Dauererhitzung	62– 65° C	30 min
Kurzzeiterhitzung	71– 74° C	40 min
Hocherhitzung	85– 90° C	2– 4 s
Ultrahocherhitzung	140–150° C	2– 4 s
Sterilisierung	109–115° C	20–40 min

Die Dauererhitzung tötet pathogene Mikroorganismen sicher und die übrige Keimflora zu etwa 90% ab, kommt aber wegen des großen Aufwandes kaum mehr zur Anwendung. Der Abtötungseffekt für die saprophytäre Keimflora liegt bei der Kurzzeiterhitzung bei 98%, bei der Hocherhitzung sogar bei 99,5%. Im Gegensatz zur Pasteurisation der Milch ist durch die Ultrahocherhitzung eine keimfreie Milch zu erzeugen, die aseptisch in lichtdichte Packungen abgefüllt wird und dann bei Zimmertemperatur mehrere Wochen haltbar ist. Sterilmilch wird mittels Sterilisation in der Verpackung hergestellt.

4.2.4.2. Veränderungen bei erhitzten Lebensmitteln

Beim Erhitzen tierischer Lebensmittel werden in besonderem Maße die Tertiär- und Quartärstrukturen des Proteins im Sinne einer Umorientierung von Bindungen beeinflußt, was zu einer Verminderung des Wasserbindungsvermögens, zur Verfestigung von Faserproteinen und zur Koagulation von Serumproteinen führt. Mit der Spaltung von Disulfidbrücken und Freisetzung von Sulfhydrylgruppen, die nun einem verstärkten hydrolytischen Angriff unterliegen, läuft ein Abbau von Cystein parallel.

Beim Sterilisieren von Warmblüterfleisch entsteht ein Verlust an Vitamin B_1 von mindestens 66%, bei den Vitaminen B_6, B_{12} und Pantothensäure von etwa 33% des Ausgangswertes, bei Vitamin B_2 und Niacin bewegt er sich dagegen nur zwischen 0 und 10%.

Eine nachteilige Beeinflussung der Milchinhaltsstoffe durch die Hitzebehandlung in Abhängigkeit von der Höhe und Dauer der Temperatureinwirkung ist unvermeidbar. Die Vitaminverluste sind durch die Pasteurisierung gering. Am unempfindlichsten erweisen sich die fettlöslichen Vitamine (A, D und E) sowie Riboflavin (B_2), Pantothensäure, Biotin und Niacin, während Ascorbinsäure, Vitamin B_{12}, Folsäure, Pyridoxin und Thiamin (B_1) hitzelabiler sind. Milchproteine erleiden unter der Hitzeeinwirkung eine Denaturierung, bei der Pasteurisierung werden etwa 10% der Molkenproteine denaturiert.

Der Lysingehalt der Milch vermindert sich durch die Pasteurisierung um 1–2%, durch die Ultrahocherhitzung um 3–4% und durch die Sterilisation um 6–10%.

Während die Pasteurisierung der Milch keinen Einfluß auf den Gehalt an Fettsäuren hat, tritt durch die Sterilisation und durch die Ultrahocherhitzung eine Verminderung des Gehaltes an essentiellen Fettsäuren ein.

Der Kochgeschmack hitzebehandelter Milch ist darauf zurückzuführen, daß bei Temperaturen über 75 °C aus schwefelhaltigen Aminosäuren Sulfhydrylgruppen freigesetzt werden. Eine durch die Maillard-Reaktion ausgelöste Bräunung der Milch tritt bei der Pasteurisierung und in der Regel auch bei der Ultrahocherhitzung nicht auf; sie wird jedoch bei Sterilmilch beobachtet.

4.2.5. Bestrahlung

Die Lebensmittelbestrahlung blickt nunmehr auf über 30 Jahre intensive Forschung und Entwicklung zurück. Im Jahre 1958 wurde erstmals die Bestrahlung eines pflanzlichen Lebensmittels zwecks Keimhemmung zugelassen. In der Sowjetunion erfolgte damals die Legalisierung der Kartoffelbestrahlung, nachdem die ersten Veröffentlichungen hierzu bereits um 1950 erschienen waren (HUBER, 1948; PROCTOR und GOLDBLITH, 1951).

Die Behandlung von Lebensmitteln mit ionisierenden Strahlen rückte seit 1980 verstärkt in den Mittelpunkt der Diskussion und der wissenschaftlichen Bearbeitung, als ein gemeinsames Expertenkomitee der FAO (Food and Agriculture Organization of the United Nations), der IAEA (International Atomic Energy Agency) und der WHO (World Health Organization) 1980 in Genf eine Empfehlung verabschiedet hatte, in der es heißt, daß die Bestrahlung von Lebensmitteln mit einer Dosis bis zu 10 kGy keinerlei toxikologische Probleme mit sich bringt.

Die Anwendung der Bestrahlung zur Haltbarmachung und hygienischen Sicherung hat sich seitdem weltweit in mehreren Ländern inzwischen auf eine ganze Reihe von Lebensmitteln pflanzlicher und tierischer Herkunft ausgedehnt (Tabelle 4.4.).

Auch in der ehemaligen DDR gewann nach Inkrafttreten der „Anordnung über die Behandlung von Lebensmitteln und Bedarfsgegenständen mit ionisierender Strahlung" vom 21. März 1984 die Lebensmittelbestrahlung als Technologie zur Haltbarmachung und zur hygienischen Sicherung von Lebensmitteln zunehmend an Bedeutung.

Die Bestrahlung von Lebensmitteln empfiehlt sich besonders da, wo bisher wirkungsvolle Maßnahmen ausstehen oder aber solche Verfahren angewendet werden, die in der Kritik neuer wissenschaftlicher Erkenntnisse stehen. Hierbei ist in erster Linie an solche Behandlungsverfahren zu denken, die zwar eine mikrobielle Dekontamination bewirken, aber gleichzeitig eine Kontamination mit Schadstoffen herbeiführen, beispielsweise die Anreicherung des toxischen Ethylenchlorhydrin bei der Ethylenoxidbehandlung zur Entkeimung von Gewürzen.

4.2.5.1. Anwendung und Wirkung der Strahlen

Ionisierende Strahlen werden in der Lebensmittelindustrie zur Verlängerung der Lagerfähigkeit leicht verderblicher Lebensmittel, zur Verminderung der Keimung, zur Vernichtung von Vorratsschädlingen, zur Abtötung von Parasiten und Mikroorganismen, in einigen Fällen zur Verbesserung der Qualität (beispielsweise Aromaerhöhung bei ätherischen Ölen) und zur Sterilisation von Konserven und von Verpackungsmaterial angewendet.

Die erforderliche Strahlendosis kann aus zweierlei Strahlenquellen aufgebracht werden:

– durch Elektronenbeschleuniger (Linearbeschleuniger), die einen gebündelten und gerichteten Elektronenstrahl liefern;
– durch Radionuklide, z. B. ^{60}Co und ^{137}Cs, die Gammastrahlen in alle Raumrichtungen emittieren.

Im Prinzip bestehen alle derartigen Einrichtungen aus der Strahlenquelle, dem Bestrahlungsraum und einem Transportsystem, mit denen die zu behandelnden Lebensmittel um die Strahlenquelle oder am Elektronenstrahl vorbeigeführt werden, sowie aus Meßgeräten und Steuerungsorganen. Die Eindringtiefe der Gammastrahlen ist bei gleicher Energie erheblich größer als die von Elektronenstrahlen. Letztere dringen selbst bei einer Höchstenergie von 10 MeV höchstens 5 cm ein. Deshalb eignen sich nur die Gammastrahlen zur Behandlung voluminöser Massengüter.

Der biologische Effekt hängt von der aufgenommenen Energie ab. Deshalb ist die je

Tabelle 4.4.: Länder, in denen die Bestrahlung folgender Lebensmittel zugelassen ist (Food Irradiation Newsletter, FAO/IAEA, 1988)

Land	Pflanzliche Lebensmittel	Gewürze, Zwiebeln	Geflügel	Fleischprodukte	Wurst	Fertiggerichte	Eipulver	Käsepulver	Trockenblutprotein	Fisch	Garnelen	Froschschenkel
Argentinien	+											
Bangladesh	+	+	+							+	+	+
Belgien	+	+										
Brasilien	+	+	+							+		
Bulgarien	+	+										
Chile	+	+	+							+		
China	+	+				+						
ČSFR	+	+										
Dänemark	+	+										
England						+						
Finnland	+	+										
Frankreich	+	+	+									
Indien	+	+									+	+
Indonesien	+	+										
Israel	+	+	+									
Italien	+	+										
Japan	+											
Jugoslawien	+	+	+			+						
Kanada	+	+	+						+			
Korea	+	+										
Niederlande	+	+	+	+		+	+	+	+	+	+	
Neuseeland	+	+										
Norwegen		+										
Philippinen	+	+										
Polen	+	+										
Südafrika	+	+	+			+						
Spanien	+	+										
Thailand	+	+			+							
UdSSR	+	+	+	+								
Ungarn	+	+	+	+								
Uruguay	+											
USA	+	+		+								

Einheit der Masse eines bestrahlten Lebensmittels absorbierte Energie ein Maß für die Bestrahlungsdosis, gemessen in Gy (Gray) bzw. kGy (Kilo-Gray), wobei 1 kGy (10^3 Gy) 1 kJ/kg entspricht. Für die praktische Anwendung lassen sich bei Berücksichtigung der Strahlendosis drei Gruppen aufstellen:

— kleine Strahlendosen bis 1 kGy: zur Abtötung von Trichinen im Fleisch, zur Schädlingsbekämpfung bei Getreide und Mehl, zur Verhinderung der Keimung von Kartoffeln und Zwiebeln u. a.

- Mittlere Strahlendosen von 1 bis 10 kGy: zur Pasteurisierung (Radurisation, Radicidation) von Fleisch, Geflügel, Fisch, Wurstwaren, Eiermelange, gefrorenen Lebensmitteln, Obst, Gemüse, Champignons u. a.
- Hohe Strahlendosen über 10 kGy: zur Sterilisation (Radappertisation) von Fleisch, Gewürzen, Verpackungsmaterial u. a.

Um eine mikrobielle Rekontamination zu verhindern, können und sollten die Lebensmittel verpackt bestrahlt werden.

Die mikrobizide Wirkung der Bestrahlung hängt vom Mikroorganismus und vom Lebensmittel ab. Je phylogenetisch niedriger der Organismus steht, desto strahlenresistenter ist er. Wenn beispielsweise zum Abtöten von lebensmittelhygienisch bedeutsamen Parasiten 0,2–2 kGy und von vegetativen Mikroorganismen ungefähr 3–10 kGy erforderlich sind, müssen zur Abtötung von Viren und von Bakteriensporen mehr als 10 kGy Anwendung finden. Zur Inaktivierung des *Clostridium-botulinum*-Toxins sind sogar 80 kGy erforderlich.

Die Enzyme sind sehr strahlenresistent. Die meisten Enzyme sind erst durch Strahlendosen von 60 bis 200 kGy inaktivierbar. Praktisch bedeutet dies, daß auch in völlig sterilisiertem Material aktive Enzyme vorhanden sind, die dann die Autolyse weiterführen können. Eine Kombination von Erhitzung und Bestrahlung ist unter diesem Aspekt angezeigt.

4.2.5.2. Veränderungen bei bestrahlten Lebensmitteln und Risiken

Die Veränderungen an den Lebensmittelinhaltsstoffen sind vom bestrahlten Substrat, vom Bestrahlungsmilieu, von der Strahlendosis und von der Strahlungsintensität abhängig. Auftretende Verluste sind ähnlich wie bei der Anwendung anderer Energieformen.

Die Vitamine sind strahlenempfindlich, insbesondere die Vitamine E, C und B_{12}. Tocopherol wird bei Bestrahlung von Fleisch und Milch zu etwa 60% und von Fetten zu 100% zerstört. Strahlendosen von 2 kGy führen zu 40%igem Verlust an Vitamin B_{12}. Cholin, Niacin, Pyridin, Folsäure, Pantothensäure und Biotin sind dagegen relativ strahlenresistent. Die Verluste liegen unter 10%. Für Vitamin D ist die Bestrahlung sogar vorteilhaft.

Fette sind sehr strahlenempfindlich. Es kommt durch die Strahleneinwirkung zur Bildung von Peroxiden und zur Beschleunigung des Ranzigwerdens auch bei niedrigen Temperaturen. In Abwesenheit von Sauerstoff können die Fette durch Polymerisation verderben. Aus Lecithin bilden sich ferner die hämolytischen Lysolecithine.

Die sensorischen Veränderungen sind nicht nur von der Strahlendosis, sondern auch von der Art des Lebensmittels abhängig. Bei Vollmilch liegt die „sensorische Grenze" bei 2 kGy, bei Fetten zwischen 0,2 bis 0,8 kGy, bei Eidotter um 0,5 kGy und bei Fleisch bei 5 kGy (WOLF, 1981). Eine Behandlung von Milch und Fett mit ionisierenden Strahlen ist aus diesem Grunde nicht angezeigt.

Bei den sensorischen Veränderungen handelt es sich um Farb-, Geruchs- und Geschmacksabweichungen.

Die Bestrahlung von Fleisch kann beim Myoglobin drei verschiedene Wirkungen verursachen, die zu einer Farbveränderung führen. Zunächst ist es die Oxygenierung (Anlagerung von Sauerstoff) unter Bildung von Oxy-Myoglobin. Diese Reaktion fällt vor allem bei Schweinefleisch durch die Entstehung einer leuchtend hellroten Farbe auf. Weiterhin kann es zur Bildung von sog. Sulfomyoglobin und Verfärbung ins Grüne kommen. Möglich ist auch eine Oxydation zu Met-Myoglobin unter einsetzender Denaturierung und graubrauner Verfärbung des Fleisches. Bereits durch die Anreicherung geringer Mengen an flüchtigen schwefelhaltigen Substanzen (möglicherweise auch Mercaptane) kommt es zur Ausprägung des sog. Bestrahlungsgeruches und Bestrahlungsgeschmackes (engl. „wet dog flavor and odor").

Die Bildung toxischer Stoffe, sog. *Radiotoxine* (WOLF, 1981, 1983), ist durch die Behandlung von Lebensmitteln mit ionisierenden Strahlen möglich. Sie stellen wahrscheinlich Oxydationsprodukte der Kohlenhydrate, Fette und Proteine, wie Formaldehyd, Glyoxal, Oxalsäure, Reductonsäure, Ameisensäure, Kojisäure, Hämolysine, Lipoperoxide, Lipolecithine und toxische Peptide dar.

Die Radiotoxine haben praktisch erst bei Einwirkung hoher Sterilisationsdosen Bedeutung sowie bei Lebensmitteln, die unmittelbar nach der Bestrahlung konsumiert werden.

Die Gefahr einer induzierten Radioaktivität ist bei richtiger Bestrahlungstechnik praktisch gering. Obwohl auch bei niedrigen Strahlungsenergien theoretisch Atomkerne angeregt werden können, kommt dies bei vorschriftsmäßiger Bestrahlung der Lebensmittel nicht vor, da die empfindlichen Atome in außerordentlich geringer Menge in Lebensmitteln vorhanden sind oder die entstehenden Isotope sehr kurze Halbwertszeiten haben.

Bei Einhaltung der Empfehlung des gemeinsamen Expertenkomitees der FAO, der JAEA und der WHO kann die Lebensmittelbestrahlung einen wichtigen Beitrag bei der Haltbarmachung und Hygienisierung von Lebensmitteln leisten; bei der Entkeimung von Gewürzen, bei der Keimhemmung bei Zwiebeln und Kartoffeln und bei der Salmonellendekontamination von Geflügelschlachtkörpern ist sie beispielsweise zur Zeit die Methode der Wahl.

Im Rahmen der Lebensmittelüberwachung zur Kontrolle der Bestrahlungstechnologie im Hinblick auf die Einhaltung der genehmigten Strahlendosen, zur Feststellung nicht erlaubter Mehrfachbestrahlungen von Lebensmitteln, zur Überprüfung der Kennzeichnungsbestimmungen bestrahlter Lebensmittel und zur Kontrolle des Importes von Lebensmitteln werden bereits Verfahren zum Nachweis einer erfolgten Behandlung von Lebensmitteln mit ionisierenden Strahlen entwickelt, erprobt und angewendet.

4.3. Chemische Verfahren

4.3.1. Salzen

Der konservierende Effekt der Salzung beruht auf der Senkung der Wasseraktivität. Eine direkte antimikrobielle Wirkung des Kochsalzes ist nicht vorhanden. Halophile Mikroorganismen benötigen sogar höhere Salzkonzentrationen, um überhaupt zu wachsen. Während die meisten Fäulniserreger (*Pseudomonas*, Sporenbildner, *Enterobacteriaceae*) salzempfindlich sind, besteht bei einigen pathogenen Arten *(Vibrio parahaemolyticus, Staphylococcus aureus)* eine höhere Salztoleranz. Die Mikroflora stark salzhaltiger Produkte ist durch Mikrokokken, Hefearten und einzelne gramnegative halophile Keime gekennzeichnet, die meist zum Genus *Spirillum* gehören. Einige dieser salztoleranten Mikroorganismen bilden leuchtend rote Pigmente, die Veränderungen an gesalzenen Naturdärmen oder auch an gesalzenem, luftgetrocknetem Fisch (Klippfisch) hervorrufen.

Außer der Senkung des a_w-Wertes wirkt Kochsalz quellend und macht dadurch viele Mikroorganismen anfälliger gegen den Angriff der Konservierungsstoffe. Weiterhin hat Kochsalz einen direkten Einfluß auf Enzyme und unterstützt dadurch die Wirkung von Konservierungsstoffen. Die Anwendung von reinem Salz erfolgt nur dort, wo auf einen bestimmten Farbeffekt (Pökelfarbe) verzichtet werden kann, z. B. bei fettem Speck, Butter und Fischen. Bei der **trockenen Salzung** werden die betreffenden Lebensmittel mit Salz eingerieben, in körniges Salz eingebettet oder in zerkleinertem Zustand mit dem Salz vermischt. Je nach dem gewünschten Salzgehalt im Lebensmittel werden die erforderlichen Salzmengen verwendet. Das trifft vor allem für die **Naßsalzung** zu, bei der die Lebensmittel in Kochsalzlösungen unterschiedlicher Konzentration eingelegt werden. Derartige Salzlösungen, die auch durch Injektion in Lebensmittel verbracht werden können, werden als **Lake** bezeichnet.

Weit verbreitet ist das Salzen von Fischen. Entsprechende Erzeugnisse sind Salzfisch, Salzhering, Kaviar und Anchosen. Im Kapitel 12.7.4. finden sich hierzu weitere Ausführungen.

4.3.2. Pökeln

Unter Pökeln versteht man ein Verfahren, bei dem durch Anwendung von Nitritpökelsalz, mitunter auch anderer Zusatzstoffe, wie Zucker und Gewürze, ein mehr oder minder haltbares Fleischprodukt erzeugt wird. Diese Fleischerzeugnisse unterscheiden sich von frischem bzw. nur mit Kochsalz behandeltem Fleisch durch ihr besonderes Gefüge, den angenehmen Geruch und Geschmack und eine der natürlichen Fleischfarbe zwar ähnlichen, aber kochfesten Farbe.

Entsprechend der „Zusatzstoff-Verkehrsverordnung" und der „Fleisch-Verordnung" sind zum Schutz der Gesundheit des Verbrauchers nur Nitritpökelsalz als ein gleichmäßiges Gemisch von Speisesalz mit 0,4 bis 0,5 Masseprozent Natriumnitrit und (für bestimmte Warengruppen) nicht mehr als 300 bzw. 600 mg Kaliumnitrat auf ein kg Fleisch- und Fettmenge zugelassen.

4.3.2.1. Pökelverfahren

Im Hinblick auf die Anwendungsform des Salzes wird grundsätzlich zwischen Trocken- und Naßpökelung unterschieden.

Trockenpökelung. Die Fleischstücke werden mit Nitritpökelsalz eingerieben und in dem auf etwa 6 °C bis 8 °C temperierten Pökelraum auf Bretterböden oder in Behältern eng zusammengepackt gelagert. Das Pökelsalz dringt in das Gewebe ein, eine eiweiß- und kochsalzhaltige wäßrige Lösung tropft ab. Das Pökeln von Schinken dauert bei den aus mikrobiologischer Sicht erforderlichen niedrigen Temperaturen 4 bis 6 Wochen.

Naßpökelung. Das Fleisch wird in die Pökelsalzlösung, in die sog. Pökellake eingelegt. Je nach Fleischerzeugnis hat sie die entsprechende Konzentration. Die Pökelprozesse verlaufen beim Naßpökeln schneller als beim Trockenpökeln, aber die Gefahr eines ungenügenden Eindringens der Pökelsalzlösung und somit Fehlfabrikation ist nicht selten. Nicht ausreichend gepökelte Fleischstücke sind unansehnlich und wegen der ungenügenden Konservierung auch leichter verderblich. Um derartige Fehlproduktion zu vermeiden bzw. um den Pökelprozeß zu beschleunigen, wurden mehrere Verfahren zur Aktivierung der Pökelvorgänge, vor allem zur Beschleunigung der Pökelsalzverteilung, entwickelt. Als besondere Formen der Naßpökelung sind die Spritz-, Vakuum- und Ultraschallpökelung zu erwähnen.

Eine besondere Verbreitung fand die **Spritzpökelung**, die als Muskel- oder Aderspritzung erfolgt und praktisch nur bei Kochpökelwaren angewendet wird. Bei der **Aderspritzung** wird die Pökellake in die freigelegten Hauptblutarterien von ganzen Teilstücken (z. B. Schinken) gespritzt und dem Fleisch die Pökellake über das Blutgefäßsystem zugeführt. Wesentlich rationeller läßt sich die **Muskelspritzung** durchführen. Mit Hilfe zahlreicher Hohlnadeln wird hier für eine gleichmäßige Verteilung der Lake gesorgt. Nach dem Spritzen wird meist in einer gleichstarken Pökellake naß weiter gepökelt oder trocken gesalzen.

Bei der **Vakuumpökelung** werden die Fleischstücke während der Pökelung in einen luftdicht verschlossenen Vakuumkessel eingelegt. Die Restluft wird abgesaugt und dadurch der natürliche Luftdruck verringert. Die Pökellake dringt dadurch beschleunigt in das Fleisch ein, weil die Muskelfaserverbände aufgelockert werden. Je nach Größe bleiben die Fleischstücke bei etwa 0,6 bis 0,7 atü 12 Stunden bis einige Tage im Vakuumbehälter. Im Anschluß daran können sie noch naß oder trocken nachgepökelt werden.

Bei der **Ultraschallpökelung** wird die Pökellake durch Schallwellen innerhalb weniger

Minuten in das Fleisch einmassiert. Die Pökelstoffe verteilen sich gut. Die Pökelzeit verkürzt sich um mindestens 20 bis 30%.

Das Pökelsalz wird nicht nur zur Behandlung großer Fleischstücke, sondern auch zur Herstellung von Wurstwaren verwendet. In dem zerkleinerten Material laufen die Pökelvorgänge, zusätzlich begünstigt durch die höheren Temperaturen, rasch ab. So sind Rohwürste bei 15 °C bis 20 °C innerhalb von 1 bis 2 Tagen, Brühwürste bei etwa 50 °C innerhalb einer Stunde umgerötet; es hat sich also die stabile Pökelfarbe ausgebildet.

4.3.2.2. Chemische und physikalische Vorgänge beim Pökeln

Die Behandlung des Fleisches mit Nitritpökelsalz verursacht drei wichtige Effekte:

- Bildung der hitzebeständigen roten Farbe,
- Bildung des typischen Pökelaromas, *geruch u. geschmack*
- antimikrobielle Wirkung.

Diese Effekte des Pökelns sind Ergebnisse der Reaktion von Nitrit mit Fleischbestandteilen.

Um die Entstehung des hitzestabilen Pökelfarbstoffes zu ermöglichen, muß zunächst das Nitrit zu Stickoxid (NO) reduziert werden. Das Stickoxid lagert sich an Myoglobin an, und es entsteht das Nitroso-Myoglobin (NOMb), der rote Pökelfarbstoff. Als reduzierende Agenzien kommen verschiedene Substanzen in Betracht. Vor allem dürfte das Cystein-Cystin-Redoxsystem zur Bildung des Stickoxids führen. Die Verwendung von reduzierenden Zusatzstoffen führt zur deutlichen Steigerung der Umrötung. Bei der Anwendung der Ascorbinsäure (500 mg/kg Fleisch) werden gewöhnlich 90% des anwesenden Myoglobins zu Nitroso-Myoglobin umgesetzt.

Gepökelte Fleischerzeugnisse weisen im Vergleich zu nur gesalzenen Produkten einen als angenehm empfundenen Geruch und Geschmack auf, das sog. **Pökelaroma**. Es prägt sich aus, indem Nitrit mit Fleischbestandteilen (z. B. Lipiden, Eiweißstoffen, Nucleinbasen) reagiert. Auch die Lipase-Aktivität der Pökelflora (Mikrokokken) setzt aus dem Fett Carbonyle frei und trägt zur Aromabildung bei.

Dem Nitrit bzw. seinen Reaktionsprodukten wird eine ausgeprägte konservierende Wirkung zugesprochen. Dabei ist jedoch zu beachten, daß erst Nitritmengen ab 200 ppm die Vermehrung von *Clostridium botulinum* und anderen Mikroorganismen hemmen. Durch Erhitzung entsteht ein stark wirksamer Hemmfaktor für Clostridien. Er wird nach dem Entdecker Perigo-Faktor genannt. Reaktionsprodukte des Cysteins, z. B. Bactin (Bis-(2-amino-2-carboxyethyl)-trisulfid), welche sich unter dem Einfluß von Nitrit bilden, stellen mögliche Verbindungen dar. Die Hemmwirkung des Pökelns auf Mikroorganismen läßt sich mit Sicherheit nicht allein durch die Anwendung von Nitrit erklären, sondern es müssen alle Faktoren, wie pH-Wert, Wasseraktivität und Zusatz von Kochsalz, berücksichtigt werden.

4.3.2.3. Gesundheitliche Risiken

Wenn Nitrit in größerer Menge als Lebensmittelzusatzstoff angewendet und mit der Pökelware aufgenommen wird, wie es früher mitunter aus Unkenntnis vorgekommen ist, kann eine *Nitritvergiftung* auftreten. Nitrit bewirkt nach seiner Resorption aus dem Verdauungskanal durch Oxydation des Hämoglobins eine Blockierung der Atmung. Bei Einhaltung der Vorschriften über die Herstellung und Anwendung von Nitritpökelsalz ist eine Nitritvergiftung jedoch ausgeschlossen.

Bis in die sechziger Jahre unseres Jahrhunderts wurden, abgesehen von der Nitritvergiftung, keine ernstzunehmenden gesundheitlichen Einwände gegen den Genuß ordnungsgemäß gepökelter Fleischerzeugnisse erhoben. Erst durch die jüngeren Fortschritte der analytischen Chemie ließen sich nachteilige Wirkungen der Pökelstoffe nachweisen. Heute ist bekannt, daß Nitrit und Nitrat unter bestimmten Bedingungen durch Nebenreaktionen zur Bildung gesundheitsschädlicher Stoffe beitragen können, unter denen die N-Nitrosamine eine zentrale Stellung einnehmen. Die N-Nitrosamine gehören zu den stärksten bekannten Kanzerogenen.

Sekundäre Amine können bei der Anwesenheit von Nitrit die N-Nitrosamine bilden. Von der großen Anzahl der möglichen kanzerogen wirksamen N-Nitrosamine wurden in gepökelten Fleischerzeugnissen nur zwei, und zwar das N-Nitroso-dimethylamin und das N-Nitroso-pyrrolidin, häufiger nachgewiesen. N-Nitroso-dimethylamin kann unter anderem bei der Nitrosierung von Kreatin entstehen. Von dem Nitrit wird aus dem Kreatin das primäre Amin abgespalten. Nach Decarboxylierung bildet sich Sarcosin, dessen sekundäres Amin leicht nitrosierbar ist, und es entsteht N-Nitroso-sarcosin. Nach erneuter Abspaltung von CO_2 bildet sich das N-Nitroso-dimethylamin. N-Nitroso-pyrrolidin bildet sich aus Prolin. Besonders häufig und in größeren Mengen wurde dieses Nitrosamin in hitzebehandelten Produkten nachgewiesen. Um seine Bildung zu begrenzen, wurde die Verwendung von Nitritpökelsalz bei der Herstellung von Bratwürsten verboten. Vom Braten gepökelter Fleischwaren (Kaßler, Bacon und andere Pökelprodukte) auf über 160 °C ist deshalb abzuraten.

In vielen Ländern wurde, um das Risiko der Nitrosaminbildung zu verringern, die Menge des Nitrits im Pökelsalz herabgesetzt. In Norwegen wurde 1973 die Nitrat- und Nitritverwendung sogar generell verboten. Ausnahmen werden für bestimmte, getrocknete, gepökelte Rohfleischerzeugnisse zugelassen.

Systematische Untersuchungen haben jedoch ergeben, daß bei ordnungsgemäß geführter Pökelung und einwandfreiem Fleischrohmaterial Nitrosaminbildung nicht befürchtet werden muß.

Weitergehende Ausführungen zu Pökelwaren finden sich im Kapitel 8.4.

4.3.3. Räuchern

Das Räuchern erfolgt durch Räucherrauch oder Flüssigrauch und dient der Verbesserung des Genußwertes (Räucheraroma, Räuchergeschmack, gelbe bis braune Farbe), bei bestimmten Erzeugnissen der Garung und der Haltbarmachung der Lebensmittel. Außer Fleischerzeugnisse und Wurstwaren werden auch Fisch, Käse und Geflügel, in einigen Ländern sogar Rotwein und Gerstenmalz für Rauchbier geräuchert. Rauch wird auch benötigt bei der Herstellung von Whisky oder bei der Bearbeitung spezieller Tabake, weiterhin für die Räucherung von Salz, Gewürzen oder getrockneten Zusatzstoffen für Koch- und Brühwürste, die in gefärbte und rauchundurchlässige Kunststoffhüllen abgefüllt werden.

4.3.3.1. Erzeugung und Wirkungen des Rauches

Zur Erzeugung des Rauches dienen im allgemeinen Laubhölzer wie Buche, Eiche, Erle, Ahorn, aber auch Mahagoni und Hickory. In einigen Gebieten werden zur Schwarzräucherung auch Weichhölzer (Kiefer, Fichte) mitverschwelt, um den Fleischwaren das typisch dunkelgeräucherte Aussehen und den von manchen Verbrauchern geschätzten kienigen Geschmack zu verleihen.

Das Holz (Sägemehl, Späne) wird derart erhitzt, daß sich dabei Holzkohle bildet und Rauch entwickelt. Dieser Vorgang wird thermische Zersetzung oder *Pyrolyse* genannt. Es ist also kein Verbrennen, sondern ein Verschwelen, ein Verglimmen des Holzes. Dabei sollte die Glimmtemperatur von 400 °C nicht wesentlich überschritten werden. Bei höheren

Temperaturen ist die Rauchqualität beeinträchtigt, und es besteht die Gefahr der verstärkten Bildung des Kanzerogens Benzo(a)pyren.

Der **Räucherrauch** besteht aus zwei Komponenten: einer Teilchen- und einer Gaskomponente. Die Teilchenkomponente wird von winzig kleinen, flüssigen, kolloidalen Rauchpartikeln mit einem oder ohne einen festen Kern gebildet, die bis zu 1/1000 mm groß sein können und gleichmäßig in der Gaskomponente verteilt sind. Räucherrauch stellt ein kompliziertes, außerordentlich reaktionsfähiges und daher leicht veränderliches Gemisch aus hunderten von chemischen Substanzen dar. Bisher wurden im Räucherrauch über 320 Verbindungen nachgewiesen. Die Carbonyle, die organischen Säuren und die Phenole sind diejenigen Substanzgruppen, die besonders räucherwirksam sind und die gewünschten Eigenschaften der Räucherprodukte bestimmen.

Die Bräunung der Räuchererzeugnisse ist Folge einer chemischen Reaktion zwischen aldehydischen Rauchsubstanzen und Eiweiß. Die Bräunungsgeschwindigkeit wird von der Höhe der Konzentration dieser reagierenden Stoffe und von der herrschenden hohen Temperatur beeinflußt.

Die Haltbarmachung der Lebensmittel erfolgt durch die bakteriostatische und bakterizide Wirkung von Bestandteilen des Räucherrauches (Formaldehyd, Kreosot, Phenole, Guajacol, Essig- und Ameisensäure), aber auch durch die mehr oder weniger starke Trocknung als Folge der Räucherung und durch die Erhitzung bei der Heißräucherung.

Als **Flüssigrauch** werden Präparate bezeichnet, die durch Destillation und anschließende Kondensation der entscheidenden flüchtigen Verbindungen gewonnen werden. Alle Herstellungsverfahren sind standardisierbar, so daß eine gleichbleibende Qualität erzeugt werden kann. Dem eigentlichen Herstellungsprozeß werden Verfahren der Fraktionierung, Zentrifugation, Filterung und/oder Lagerung nachgeschaltet, die dem Zweck dienen, unerwünschte Stoffgruppen, insbesondere polyzyklische aromatische Kohlenwasserstoffe (PAK) oder Teerfraktionen, auszuscheiden oder abzusetzen.

4.3.3.2. Räucherverfahren

Die Technologie des Räucherns muß berücksichtigen, daß vor dem eigentlichen Räuchern eine **Vorkonditionierung** der einzelnen Produkte erfolgt. Während dieser Behandlung müssen alle Chargen in der Räucherkammer den gleichen oberflächlichen Feuchtigkeitszustand und dieselbe Temperatur erhalten. Die Oberfläche der Produkte ist dann feucht, aber nicht mehr naß; sie haben den optimalen Zustand erreicht. Das sich nun anschließende **Räuchern** erfolgt bei derselben Temperatur und relativen Luftfeuchtigkeit wie die Vorkonditionierung. Jede Änderung dieser Werte beim Übergang vom Vorkonditionieren zum Räuchern kann die Qualität der Produkte negativ beeinflussen. Dem Räuchern schließt sich das **Nachtrocknen** an, das so schnell wie möglich zu gewährleisten ist.

Die Einteilung der Räucherverfahren in

– Kalträucherung,
– Warmräucherung,
– Heißräucherung und
– Anwendung von Flüssigrauch

ist produktbezogen. Die optimalen Räuchertemperaturen für die verschiedenen Produktgruppen sind unterschiedlich und charakteristisch für die einzelnen Räucherverfahren.

• Kalträucherung

Die Kalträucherung erfolgt bei einer Temperatur von 12 bis 25 °C und einer relativen Luftfeuchtigkeit zwischen 50 und 90%. Sie wird benutzt zur Räucherung von Rohwurst, Rohpökelwaren, Speck, Kochwurst, Salzhering (Lachshering) und Lachs.

Bei der Kalträucherung unterscheidet man zwei Verfahren: das Langzeiträuchern und das Kurzzeiträuchern.

Das **Langzeiträuchern** wird vor allem bei lange reifenden Rohschinken und Rohwürsten angewendet. Die Räucherung findet überwiegend noch in herkömmlichen Räucherkammern bis zu 6 Wochen und länger statt. Die Räuchertemperaturen liegen im unteren Bereich der angeführten Daten. Während der schwachen Rauchbehandlung erfolgt in der Regel gleichzeitig eine Trocknung der Fleischerzeugnisse.

Das **Kurzzeiträuchern** wird überwiegend bei Pökelwaren und Rohwürsten angewandt, die schnell gepökelt und gereift werden sollen, sowie bei Kochwürsten. Die Kurzzeiträucherung wird gewöhnlich in modernen Klimarauchanlagen mit der Möglichkeit zur Befeuchtung, Entfeuchtung, Heizung und Kühlung durchgeführt. Die Räucherdauer beträgt ca. 6 Stunden bis wenige Tage bei hoher Rauchkonzentration. Die Räuchertemperaturen sind bei der Rohwurst auf die Reifungsbedingungen abgestimmt und liegen meist im oberen Bereich der angeführten Temperaturen.

• Warmräucherung

Das Warmrauchverfahren wird nur bei wenigen Produktgruppen und meist alternativ zum Kaltrauch angewandt. Der Temperaturbereich liegt zwischen 25 und 50 °C. Die anzuwendende relative Luftfeuchtigkeit liegt überwiegend zwischen 50 und 80%, kann aber auch darüber liegen *(Schwitzrauchverfahren)*. Es handelt sich um ein Schnellräucherverfahren, das man hauptsächlich bei normalerweise kaltgeräucherten Produkten anwendet, um einen etwas milderen Rauchgeschmack zu erzielen oder um Zeit zu sparen. Da hierbei regelrechte Brutschranktemperaturen herrschen, ist das mikrobiologische Risiko offensichtlich.

• Heißräucherung

Heißgeräuchert werden Brühwürste und Kaßler, aber auch Fisch, sowohl Seefisch als auch Binnenfisch.

Die Heißräucherung kann in mehrere Arbeitsphasen unterteilt werden: In der ersten Phase wird das Räuchergut ohne Rauchzufuhr umgerötet und getrocknet. Dabei sollen vor allem Wassertropfen entfernt und die Wursthülle auf eine für die Räucherung günstige Feuchtigkeit eingestellt werden. Die eigentliche Heißräucherung erfolgt danach zwischen 50 und 85 °C, in den meisten Fällen zwischen 60 und 80 °C. Die Räucherzeit ist abhängig vom Raucherzeugertyp, den Räucherbedingungen, vom Produkt und von der erwünschten Rauchintensität; sie liegt überwiegend zwischen 5 und 100 Minuten. Anschließend wird die Brühwurst bei Temperaturen zwischen 70 und 80 °C, überwiegend 75 bis 78 °C, gebrüht. Dabei sollen aus hygienischen Gründen Kerntemperaturen von mindestens 70 °C, besser 75 °C erreicht werden.

Bei der sog. Heißräucherung von Fleischerzeugnissen laufen im wesentlichen zwei Verfahrensschritte parallel oder nacheinander ab: der eine Schritt umfaßt den Räucherprozeß, der vorwiegend der Rauchfärbung und Raucharomatisierung dient, der zweite Schritt ist die Hitzebehandlung, die der Garung, der Umrötung (Reaktion mit den Pökelstoffen), dem Schnittfestwerden durch Eiweißkoagulation sowie der Haltbarmachung durch weitgehende Ausschaltung der vegetativen Mikroorganismen dient.

Beim Heißräuchern der Fische entfällt der zweite Verfahrensschritt. Eine völlige Garung wird bereits bei der Räucherung erreicht.

• Anwendung von Flüssigrauch

In den letzten Jahren wurde in vielen Ländern der Zusatz oder die Verwendung von Flüssigrauch legalisiert. Flüssigrauch eignet sich zur Anwendung bei Fleischerzeugnissen und Wurstwaren, bei Geflügel, Fisch, Gewürzen, Käsezubereitungen, Soßen, Fertiggerichten, Suppen, Snacks, Instant-Produkten usw.

Neben der äußeren Anwendung besteht bei Wurstwaren die Möglichkeit des **Direktzusatzes** während des Kutterns, Zerkleinerns oder Mischens sowie in anderen geeigneten Produktionsstufen. Durch Beimengung zu Pökellaken kann während des Spritzvorganges ein Zusatz von Flüssigrauch erfolgen.

Als Behandlungsverfahren werden überwiegend Tauch-, Berieselungs- oder Sprühverfahren angewandt.

Beim **Tauchverfahren** werden die zu behandelnden Nahrungsmittel in eine Flüssigrauchlösung getaucht. Dabei kann der Flüssigrauch verdünnt oder unverdünnt verwendet werden. Der Verfahrensablauf erfolgt im allgemeinen in den Schritten Trocknen-Tauchen-Trocknen, gegebenenfalls mit anschließendem Brühvorgang. In ähnlicher Weise wird auch beim **Berieselungsverfahren** vorgegangen. Durch geeignete Verteilereinrichtungen wie Düsen oder Lochbleche kann der Flüssigrauch ohne Zuhilfenahme von Preßluft auf die Räucherprodukte gleichmäßig aufgetragen werden. Beim **Sprüh-** oder **Aerosolverfahren** werden die Produkte zuerst getrocknet und anschließend mit dem durch Düsen verstäubten Flüssigrauch behandelt. Der Flüssigrauch wird aus einem Behältnis angesaugt und mittels Druckluft durch eine Zweistoffdüse in die Kammer eingeblasen. Nach einem kurzen Nachtrocknen folgt anschließend der Brühvorgang.

In England wurde ein **elektrostatisches Verfahren** entwickelt, um Bacon mit Flüssigrauch zu räuchern. Bei diesem Verfahren wird der Flüssigrauch mit einem auf das Produkt gerichteten Spezialzerstäuber zerstäubt und elektrostatisch aufgeladen. Das Produkt, mit einer entgegengesetzten Ladung, gleitet hängend am Zerstäuber vorbei. Durch die elektrostatische Anziehung schlagen die feinen Tröpfchen zum größten Teil auf das Produkt nieder. Dadurch wird eine gute Ausbeute des Flüssigrauches erreicht.

4.3.3.3. Risiken durch Räucherrauch

Wie viele technologische Prozesse ist auch das Räuchern von Fleischerzeugnissen und anderen Lebensmitteln in den vergangenen Jahren in das Kreuzfeuer der Kritik geraten. Die Gründe hierfür sind im wesentlichen die Belastung der Luft durch Emissionen aus den Räucheranlagen sowie die Kontamination geräucherter Fleischerzeugnisse mit gesundheitsgefährdenden Verbindungen aus dem Räucherrauch, vor allem das kanzerogene *Benzo(a)pyren*.

Der Benzo(a)pyren-Gehalt im Räucherrauch ändert sich mit steigender Temperatur zwischen 400 und 1000 °C linear. Während Rauchkondensate, die bei einer Glimmtemperatur von 400 °C gewonnen wurden, 5 µg Benzo(a)pyren enthielten, wurden bei 1000 °C Glimmtemperatur 20 µg Benzo(a)pyren/100 g Sägemehl analysiert. Das entspricht einem Anstieg an Benzo(a)pyren um den vierfachen Betrag in einer Temperaturspanne von 600 °C. Demnach wäre die Einhaltung einer Glimmtemperatur von nicht wesentlich über 400 °C bereits ein Beitrag zur Verringerung des gesundheitlichen Risikos.

Ein Verzicht auf das Räuchern würde allerdings gleichzeitig auch ein Verzicht auf zahlreiche Spezialitäten und die Verringerung von Genußwerten bedeuten. Es bleibt nur ein Ausweichen auf umweltfreundlichere und gesundheitlich unbedenkliche Technologien. Die Herstellung von Flüssigrauch stellt solch eine Alternative dar. Man verfügt bereits über Verfahren, um die gesundheitlich bedenklichen Stoffe aus dem Flüssigrauch zu isolieren und unschädlich zu beseitigen.

Eine weiterführende Darstellung von Räucherverfahren und von Räucherwaren findet sich in den Kapiteln 8.5. und 12.7.5.

4.3.4. Konservierungsstoffe

Die gesundheitliche Unbedenklichkeit eines Lebensmittelkonservierungsstoffes ist die wichtigste Voraussetzung für seine Anwendbarkeit. Als Lebensmittelzusätze kommen nur Konservierungsstoffe von besonderer und standardisierter Reinheit in Betracht. Von den vielen Kriterien für die Beurteilung der Unbedenklichkeit eines Konservierungsstoffes werden heute international die folgenden als wesentlich anerkannt: akute und chronische Toxizität, Kanzerogenität, Mutagenität, Teratogenität und biochemisches Verhalten. In Einzelfällen werden zusätzliche Forderungen gestellt, wenn die Eigenheit einer Substanz dazu Anlaß gibt. Aus diesem Grunde ist bei der Anwendung der Konservierungsstoffe die vorgeschriebene Menge bzw. Konzentration strikt einzuhalten.

In der Tabelle 4.5. sind Konservierungsstoffe aufgeführt, die bei tierischen Lebensmitteln angewendet werden, und den bereits genannten (Kochsalz, Nitrit und Rauch) gegenübergestellt.

Zugelassen sind Konservierungsstoffe in erster Linie für Erzeugnisse aus Fischen und anderen Seetieren (Marinaden, Brat- und Kochfischerzeugnisse, Fischpasten, Salzheringserzeugnisse, Salzfisch in Öl, Seelachserzeugnisse in Öl, Kaviar, Anchosen, Krebs- und Garnelenerzeugnisse), für Fleischsalat, für gelatinehaltige Überzugsmassen, zur Oberflächenbehandlung von Rohwürsten, für Flüssigei und Mayonnaise sowie für Milchprodukte. Die genannten Konservierungsstoffe werden aufgrund einer Empfehlung der FAO/WHO Codex Alimentarius Commission auch international als tolerierbar angesehen und in sehr vielen Ländern angewendet.

Die antimikrobielle Wirkung der Konservierungsstoffe beruht darauf, daß sie den Stoffwechsel und das Wachstum von Bakterien, Schimmelpilzen und Hefen hemmen. Alle Konservierungsstoffe wirken aber nicht gleich stark, sie haben also kein komplettes Wirkungsspektrum gegen alle im Lebensmittel zu erwartenden Mikroorganismen (Tabelle 4.6.).

Ebenso wie man mehrere Konservierungsstoffe zusammen anwenden kann, so kann es auch sinnvoll sein, Konservierungsstoffe mit physikalischen Verfahren der Haltbarmachung von Lebensmitteln zu kombinieren, wie Erhitzen, Kühlen, Bestrahlung oder Trocknung. Solche Kombinationen haben vielfach den Vorteil, eventuelle Nebenwirkungen

Tabelle 4.5.: Anwendung von Konservierungsstoffen bei tierischen Lebensmitteln (Lück, 1985)

Konservierungsstoffe	Erzeugnisse, Waren, Produkte				
	Fleisch	Fisch	Milch	Ei	Fett
Natriumchlorid	+	+	+	+	+
Borsäure		+			
Kohlendioxid	+		+		
Nitrit	+				
Wasserstoffperoxid		+	+		
Hexamethylentetramin		+	+		
Ameisensäure		+			
Essigsäure	+	+			+
Propionsäure			+		
Sorbinsäure	+	+	+		+
Benzoesäure		+		+	+
p-Hydroxybenzoesäure-Ester	+	+	+		+
Rauch	+	+	+		
Nisin			+		
Pimaricin	+		+		
Lysozym	+	+	+		

Tabelle 4.6.: Wirkungsweise einiger Konservierungsstoffe gegenüber Mikroorganismen (LÜCK, 1985)

Konservierungsstoffe	Bakterien	Hefen	Schimmelpilze
Nitrit	+ +	−	−
Sulfit	+ +	+	+
Ameisensäure	+	+ +	+ +
Propionsäure	+	+ +	+ +
Sorbinsäure	+	+ + +	+ + +
Benzoesäure	+ +	+ + +	+ + +
p-Hydroxybenzoesäure-Ester	+ +	+ + +	+ + +
Diphenyl	−	+ +	+ +

− unwirksam   + + mittelstark wirksam
+ wenig wirksam   + + + gut wirksam

einzuschränken oder die Wirkung der Konservierungsstoffe bzw. der physikalischen Konservierungsverfahren zu verstärken.

Der Zusatz von Substanzen, welche die Wasseraktivität eines Lebensmittels erniedrigen, wirkt sich grundsätzlich vorteilhaft auf die Wirkung von Konservierungsstoffen aus. Die wichtigsten in dieser Beziehung wirksamen Stoffe sind Kochsalz und Zucker.

Konservierungsstoffe können auch zur Oberflächenbehandlung von Schlachttierkörpern zwecks Verringerung der Keimbelastung des Fleisches verwendet werden. Hierzu werden organische Genußsäuren (Milch-, Essig-, Citronen-, Wein- und Ascorbinsäure) erprobt. Durch Besprühen von Rinderschlachtkörpern mit 1%iger Milchsäurelösung kann der pH-Wert der Fleischoberfläche vorübergehend auf 4,5 herabgesetzt und gleichzeitig eine unmittelbare Keimzahlverminderung um ca. 0,8 bis 1,8 Zehnerpotenzen durch die bakteriostatische und bakterizide Wirkung der Milchsäure erreicht werden. Bei Kälber- und Schweineschlachtkörpern, auch bei Nebenprodukten der Schlachtung (z.B. Lebern und Zungen), sind die gleichen Ergebnisse erzielt worden. Säurebehandlungen haben aber auch den Nachteil, daß bei Verwendung von zu hohen Konzentrationen, z.B. 10%ige Milchsäure, bleibende sensorische Veränderungen an der Fleischoberfläche auftreten können. Die Faszien der Rinderschlachtkörper bleichen, die Blutreste werden schwarz, und das Fett nimmt eine gelbe, die Muskulatur sogar eine graubraune Farbe an.

4.4. Verpackung, Verpackungsstoffe, Verpackungsmittel

Die Verpackung soll die Lebensmittel zwischen Erzeugung und Verbrauch beim Transport, bei der Lagerung, der Bevorratung und im Handel vor wertmindernden Einflüssen, vorzeitigem Verderb und Gewichtsverlusten schützen. Diese **Schutzfunktion** richtet sich vor allem gegen die äußeren Einflüsse durch Schmutz, Mikroorganismen, Schimmelpilze, Parasiten und Ungeziefer, toxische Stoffe, Geruchs- und Geschmacksbeeinflussung, Aufnahme von Feuchtigkeit und Austrocknung.

Im Vergleich zu anderen Konservierungsverfahren (Erhitzen, Kühlen und Gefrieren, Trocknen und Gefriertrocknen, Bestrahlen) sind die Möglichkeiten einer Haltbarkeitsverlängerung durch Verpacken eingeschränkt und werden gewöhnlich erst in Kombination mit anderen Verfahren (z.B. Kühlen oder Gefrieren) voll wirksam. Bei der Verpackung bzw. Vakuumverpackung von mikrobiell kontaminierten Lebensmitteln ist beispielsweise zu berücksichtigen, daß die Sauerstoffempfindlichkeit der Mikroorganismen sehr unterschiedlich ist. Wie aus Abb. 4.8. hervorgeht, lassen sich vier Gruppen von Mikroorganismen in bezug auf ihr Verhalten zum Sauerstoff unterscheiden:

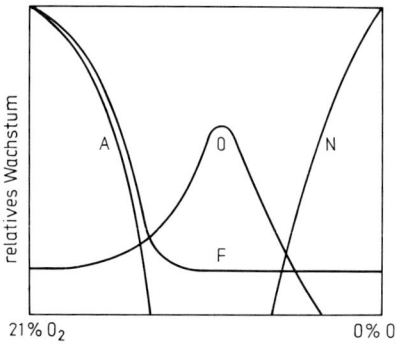

Abb. 4.8. Verhältnis der Mikroorganismen zum Luftsauerstoff (nach HEISS und EICHNER, 1984).
A obligat-aerob, F fakultativ-anaerob, O mikroaerophil, N obligat-anaerob.

- obligat aerobe Mikroorganismen
- obligat anaerobe Mikroorganismen
- fakultativ anaerobe Mikroorganismen
- mikroaerophile Mikroorganismen.

In vakuumverpackten Lebensmitteln finden die obligat anaeroben Mikroorganismen (z. B. Clostridien) und die fakultativ anaeroben Mikroorganismen (z. B. Salmonellen, *Staphylococcus aureus*, Hefen) Bedingungen, welche die Vermehrung begünstigen bzw. nicht einschränken. Dies bedeutet, daß eine sauerstoffarme Verpackung (Vakuumverpackung) nicht das Kühlen, den Kühlschrank ersetzen kann. Für Lebensmittel mit einem entsprechend niedrigen a_w-Wert und/oder pH-Wert trifft diese Forderung jedoch nicht so unbedingt zu.

Zur Verpackung eignen sich folgende **Verpackungsstoffe** (z. B. Papier, Aluminium, Weißblech, Glas, Kunststoffe), aus denen die entsprechenden **Verpackungsmittel** (z. B. Papier, Papierbeutel, Aluminiumfolie, Dosen, Hohlgläser, Kunststoff-Folien) hergestellt werden:

– *Papier, Karton, Pappe, Holz*

Als Eigenschaften sind vor allem die Festigkeit, Steifigkeit und Temperaturbeständigkeit zu nennen. Die Nachteile des gewöhnlichen Papiers wie geringe Naßfestigkeit, mangelhafte Dichtigkeitseigenschaften und fehlende Heißsiegelfähigkeit können durch einen Veredlungsprozeß weitgehend beseitigt werden. Dadurch erhält man das Pergamentpapier, die kunststoffbeschichteten Papiere und weiterhin das Pergamin-Papier, die ausreichend naßfest, fettdicht, heißsiegelfähig usw. – also universell einsetzbar – sind.

Die Papiere werden vorzugsweise zum Einschlagen von Lebensmitteln sowie zur Herstellung von Tüten, Beuteln und Säcken verwendet.

– *Aluminiumfolie*

Die in der Praxis bevorzugte Dicke der Aluminiumfolie bzw. des Aluminiumbandes liegt für Schmelzkäse zwischen 9–15 µm, für Milchflaschenkapseln zwischen 40–65 µm und für Leichtbehälter für gefrorene Fertiggerichte zwischen 80–150 µm. Zur Vermeidung der Korrosion erfolgt eine Schutzlackierung (HEISS, 1980).

– *Weißblech- und Aluminiumdosen*

Die Vorteile von Metalldosen sind ihre Unzerbrechlichkeit, ihre Druckfestigkeit, ihre Sterilisierbarkeit, ihre absolute Dichtigkeit gegen Gase und Flüssigkeiten, ihre Lichtdichtigkeit und ihre Herstellung mit hohen Geschwindigkeiten. Nachteilig ist ihre

Korrosionsempfindlichkeit, die jedoch durch eine Oberflächenlackierung der Bleche weitgehend verhindert werden kann.

Im Kapitel 14. (Konserven) sind weitergehende Ausführungen hierzu vorhanden.

— *Glas*

Das Glas ist der inerteste Stoff, den man zur Herstellung von Hohlgläsern (Flaschen und Gläsern unterschiedlicher Größe und Form) zur Verpackung von Lebensmitteln einsetzen kann. Hohlgläser besitzen auch die gleiche absolute Gas- und Dampfdichtigkeit wie Dosen, außerdem eine Korrosionsbeständigkeit, jedoch eine geringe Bruchfestigkeit und hohe Tara.

— *Kunststoffe* (einschließlich Zellglas)

Kunststoffe sind als Verpackungsmaterial vielseitig einsetzbar. Aus Flach- und Schlauchfolien werden auch Beutel und Säcke hergestellt, aus dickeren Folien Dosen, Becher und Schalen tiefgezogen, aus Granulat Hohlkörper geblasen oder spritzgegossen. Andere Anwendungszwecke sind durch Schrumpf- und Streckfolien, Banderolen und Aufreißbänder erzielbar. Durch Additive (z. B. Weichmacher zur Verbesserung der Schmiegsamkeit und der Dehnfähigkeit, Lichtstabilisatoren zur UV-Absorption, Farbstoffe zur Retention des Lichtes) können ihre Eigenschaften erweitert und vor allem ihre Verarbeitung verbessert werden.

Die Kunststoff-Folien können als **Monofolien** (Einzelfolien) und als **Verbundfolien** (Mehrschichtfolien) verwendet werden. Die Einzelfolien weisen materialabhängig große Unterschiede im Grad der Durchlässigkeit für Sauerstoff und Wasserdampf, in ihrer Wärme- bzw. Kältestabilität sowie verschiedenen mechanischen Eigenschaften auf.

Der Grad der Sauerstoffdurchlässigkeit eines Verpackungsmittels ist für die Qualitätserhaltung der meisten Lebensmittel von großer Bedeutung. Sehr sauerstoffdurchlässig sind beispielsweise Folien aus Polyvinylchlorid (PVC), Polyethylen (PE), Polypropylen (PP) und Polystyrol (PS). Geringe Durchlässigkeitswerte weisen Ethylenvinylalkohol (EVAL), Polyvinylidenchlorid (PVDC), Polyester (PETP), Polyamid (PA), Zellglas (ZG) und Polyvinylalkohol (PVAL) auf.

Um Austrocknung und Gewichtsverluste während der Lagerung auszuschließen, ist auch die Wasserdampfdurchlässigkeit ein wichtiger Faktor für die Qualitätserhaltung folienverpackter Lebensmittel. Folien aus PE, PVDC und PVDC-lackiertes Zellglas zeigen niedrige Wasserdampfdurchlässigkeitswerte.

Monofolien. Es gibt wenige Spezialbereiche, bei denen Monofolien eingesetzt werden. Monofolien aus PVC und PE werden beispielsweise zum Umhüllen von portioniertem Frischfleisch im Selbstbedienungsangebot wegen ihrer hohen Sauerstoffdurchlässigkeit verwendet. Polyethylen wird auch in fester, elastischer Folienqualität als Beutel zur Gefrierlagerung von Fleisch, Fleischerzeugnissen, Geflügel und Wildfleisch genutzt.

Verbundfolien. Sie sind mehr oder weniger undurchlässig und finden deshalb vorzugsweise Anwendung zur Haltbarmachung von Lebensmitteln. Die Herstellung der Verbundfolien erfolgt, indem zwei bis drei verschiedene Einzelfolien zusammengeklebt bzw. technisch zu einer Mehrschichtfolie verbunden werden, wobei in der Regel Folien mit niedriger Sauerstoffdurchlässigkeit und andere mit niedriger Wasserdampfdurchlässigkeit kombiniert werden. Die so hergestellte Mehrschichtfolie hat dann die erwünschten Eigenschaften der verwendeten Einzelfolien. Eine besondere Form der Verbundfolien sind die **Schrumpfbeutel**. Durch Eintauchen in Heißwasser (ca. 80 °C) oder auch durch Behandlung mit Heißluft schrumpft die Folie und zeigt sich als enganliegende Haut um das Lebensmittel.

Zur Unterstützung der Verpackungswirkung können auch haltbarmachende Zusätze wie CO_2-Gas, Genußsäuren- und Kaliumsorbat-Spray einzeln oder in Kombination Anwendung finden. Sie wirken in der Regel über eine Senkung des pH-Wertes oder des a_w-Wertes oder direkt keimhemmend. Dies empfiehlt sich besonders dort, wo Kühlmöglichkeiten nicht zur Verfügung stehen, beispielsweise in tropischen Ländern.

Damit die Verpackung ihre Schutzfunktion optimal erfüllen kann, sind an die Verpackungsstoffe bzw. an die Verpackungsmittel selbst auch folgende **hygienische Anforderungen** zu stellen:

- Ein Übergang von Geruchs- und Geschmacksstoffen aus den Verpackungsmitteln in die verpackten Lebensmittel darf nicht erfolgen.
- Verpackungsmittel dürfen keine toxischen Stoffe enthalten, die in das verpackte Lebensmittel übergehen können.

  Ein Stoffübergang Null aus einem Verpackungsstoff in das Lebensmittel ist nicht erreichbar. Glas gibt Spuren von Silicaten ab, und Metalle können korrodieren. Papiere enthalten lösliche Hilfs- und Füllstoffe. In Kunststoffen sind mitunter lösliche Restmonomeren oder Zusatzstoffe aus der Verarbeitung anzutreffen.

  Die migrierten Stoffe dürfen jedoch nicht gesundheitsschädlich, auch nicht gesundheitlich bedenklich sein, weiterhin müssen sie geruchlich und geschmacklich inert sein. Es ist gesetzlich vorgeschrieben, daß die Verpackungsstoffe bzw. Verpackungsmittel vor der Zulassung zur Verpackung von Lebensmitteln daraufhin untersucht werden müssen.
- Verpackungsmittel dürfen keine pathogenen Mikroorganismen enthalten. Durch die Art der Herstellung sind Verpackungsstoffe bzw. Verpackungsmittel gewöhnlich steril. Während des Transportes, der Lagerung und Verarbeitung können die Verpackungsmittel jedoch durch Staub-, Tröpfchen- und Schmierinfektion mit Mikroorganismen kontaminiert werden. Aus diesem Grunde sind vor dem Abfüllen von sterilen Lebensmitteln (z. B. H-Milch) stets die Verpackungsmittel zu sterilisieren. Unbedingt erforderlich ist eine Behandlung der Rücklaufverpackungsmittel, beispielsweise der Flaschen und Gläser, aber auch der Metalldosen, insbesondere wenn sie zur Herstellung von Halbkonserven verwendet werden. Als Verfahren zur Keimfreimachung kommen die Flüssigkeitseinwirkung (Lauge, Wasserstoffperoxid, Peressigsäure u. a.), die Gaseinwirkung (Ethylenoxid, Schwefeldioxid, Sattdampf, sterile Warmluft) und die Strahleneinwirkung zur Anwendung. Zur Verhinderung einer Kontamination der Verpackungsmittel durch Mikroorganismen kommt der Prozeßkontrolle eine große Bedeutung zu. Sie hat nicht nur die betriebs-, sondern auch die personalhygienischen Belange zu berücksichtigen.

Literatur

Belitz, H.-D., und Grosch, W. (1987): Lehrbuch der Lebensmittelchemie. Springer Verlag, Berlin, Heidelberg, New York.

Dräger, H. (1955): Die Kältekonservierung unserer tierischen Lebensmittel. Fachbuchverlag, Leipzig.

Ehlermann, D. A. E., und Grünewald, Th. (1985): Aktuelle Übersicht zur Lebensmittelbestrahlung. Rundschau Fleischuntersuchung u. Lebensmittelüberwachung **37**, 133.

Ermert, W. (1987): Verpackung von Fleisch und Fleischwaren. Hans Holzmann Verlag, Bad Wörishofen.

Erschig, F. (1984): Zur Reduzierung des Keimgehaltes auf Fleischoberflächen mittels Genußsäuren. Diss., München.

Eschermann, K. H. (1970): Getrocknete Lebensmittel. Arch. Lebensmittelhyg. **21**, 126.

Farchmin, G., und Scheibner, G. (1973): Tierärztliche Lebensmittelhygiene. Gustav Fischer Verlag, Jena.

Fessmann, K. D. (1987): Flüssigrauch. Eine anwendungsorientierte Betrachtung. Fleischwirtschaft **67**, 1180.

Fisher, D. A., and Pflug, I. J. (1977): Effect of combined heat and radiation on microbiological destruction. Appl. Microbiol. **36**, 1170.

Gailani, M. B., and Fung, D. Y. C. (1989): Microbiology and water Activity relationship in the processing and storage of Sudanes dry meat (Sharmoot). J. Food Protect. **52**, 13.

GRESHAKE, F. (1988): Einfluß des Kühlverfahrens auf die Beschaffenheit des Schweinefleisches. Fleischwirtschaft **68**, 911.
HAMM, R., und POTTHAST, K. (1975): Gefriergetrocknetes Brühwurstfleisch, Fleischwirtschaft **55**, 87.
HAMM, R. (1979): Gefriergetrocknetes Fleisch – Neue Entwicklungen. Lebensm. Technol. **12**, 19.
HEISS, R. (1982): Die Zukunft des Haltbarmachens von Lebensmitteln im Spannungsfeld der wichtigsten Ernährungsprobleme. Z. f. Lebensm.-Technol. u. -Verfahrenstech. **33**, 587.
HEISS, R. (1980): Verpackung von Lebensmitteln. Springer Verlag, Berlin, Heidelberg, New York.
HEISS, R., und EICHNER, K. (1984): Haltbarmachen von Lebensmitteln. Chemische, physikalische und mikrobiologische Grundlagen der Verfahren. Springer Verlag, Berlin, Heidelberg, New York, Tokyo.
HONIKEL, K. O., und HAMM, R. (1983): Kühlen, Gefrieren und Auftauen: Kolloidchemische Aspekte der Fleischqualität. Fleischwirtschaft **63**, 1118.
JANETSCHKE, P., VOIGTLÄNDER, K.-H., und STREUER, H. J. (1985): Lebensmittelhygienische Aspekte und Forderungen im Zusammenhang mit der Lebensmittelbestrahlung. Mh. Vet.-Med. **40**, 600.
JANETSCHKE, P., VOIGTLÄNDER, K.-H., und STREUER, H. J. (1989): Möglichkeiten des Nachweises einer Behandlung von Lebensmitteln tierischer Herkunft und Gewürzen mit ionisierender Strahlung. Übersichtsreferat, Mh. Vet.-Med. **44**, 857.
JASPER, W., und PLACZEK, R. (1977): Kältekonservierung von Fleisch. Fachbuchverlag, Leipzig.
KAMPELMACHER, E. H. (1983): Lebensmittelbestrahlung. Eine neue Technologie zur Haltbarmachung und zur hygienischen Sicherung von Lebensmitteln. Fleischwirtschaft **63**, 1677.
KESSLER, H. G. (1977): Trocknung von Lebensmitteln Fortschr. Verfahrenstechn. Düsseldorf, VDJ-Vlg. S. 34–41.
KIELWEIN, G. (1985): Leitfaden der Milchkunde und Milchhygiene. Paul Parey, Berlin und Hamburg.
KIETZMANN, U. (1969): Seefisch als Lebensmittel. Paul Parey, Berlin.
KUNIS, J. (1983): Entwicklungstendenzen der Kältebehandlung von Lebensmitteln. Luft- und Kältetechnik 63.
KRÜGER, G., und SCHIEFER, G. (1982): Neue Anordnung über die Herstellung und Verwendung von Nitritpökelsalz für Fleischerzeugnisse. Fleisch **36**, 1.
LEISTNER, L. (1987): Entwicklungshilfe als Zweibahnstraße. Fleischwirtschaft **67**, 1229.
LIEPE, H.-U. (1988): Lup Cheong. Analysendaten einer chinesischen Trockenwurst. Fleischwirtschaft **68**, 157.
LIPINSKA, E., GUDKOW, A. W., und KARLIKANOWA, S. N. (1976): Verwendung von Nisin bei der Käseherstellung. Fachbuchverlag, Leipzig.
LOVE, R. M., and HARALDSON, S. B. (1961): The expressible fluid of fish fillets. J. Sc. Food Agric. 12, 442.
LÜCK, E. (1984): Sorbinsäure und Sorbate. Konservierungsstoffe für Fleisch und Fleischwaren. Literaturübersicht. Fleischwirtschaft **64**, 727.
LÜCK, E. (1985): Chemische Lebensmittelkonservierung – Stoffe, Wirkungen, Methoden. Springer Verlag, Berlin, Heidelberg, New York, Tokyo.
LÜSCHER, O. (1978): Anlagen zum Bestrahlen von Lebens- und Futtermitteln. Z. f. Lebensm.-Technol. u. -Verfahrenstechn. **29**, 258.
ORTNER, H. (1988): Einfluß von Kühlung auf die Fleischqualität. Fleischwirtschaft **68**, 794.
OSTHOLD, W. (1985): Spraybehandlung von Schlachttierkörpern zur Haltbarkeitsverlängerung bei fehlender oder schwacher Kühlung – Untersuchungen für Entwicklungsländer. Diss., Berlin.
PERIGO, J. A., and ROBERTS, T. A. (1968): Inhibition of Clostridia by nitrite. J. Food Technol. **3**, 91.
POTTHAST, K. (1980): Neuere Ergebnisse über den Benzo(a)pyren-Gehalt von Fleischerzeugnissen. Fleischwirtschaft **60**, 1941.
POTTHAST, K. (1977): Haltbarkeit, Herstellung und Verarbeitung von gefriergetrocknetem Fleisch. Fleischwirtschaft **57**, 1618.
POTTHAST, K. (1978): Verfahren des Räucherns und ihr Einfluß auf den Gehalt an 3.4.-Benzpyren und anderen Inhaltsstoffen des Räucherrauches in geräucherten Fleischerzeugnissen. Fleischwirtschaft **58**, 340.
POTTHAST, K. (1983): Flüssigrauch. Über seine Verwendung zur Oberflächenbehandlung von Fleischerzeugnissen. Fleischwirtschaft **63**, 1558.
POTTHAST, K. (1987): Ist Räuchern noch zeitgemäß? Fleischwirtschaft **67**, 1179.
POTTHAST, K., und EIGNER, G. (1988): Neuere Ergebnisse über die Zusammensetzung von Räucherrauch. 1. Präparative Aufbereitung und Analyse von Aromabestandteilen aus Räucherrauch, geräucherten Fleischerzeugnissen und Räucherpräparaten unterschiedlicher technologischer Herstellung. Fleischwirtschaft **68**, 651.

Potthast, K., Eichner, R., und Fischer, K. (1988): Neuere Ergebnisse über die Zusammensetzung von Räucherrauch. 2. Chemische Zusammensetzung von Raucharomen: Einfluß von Raucherzeugungstemperaturen und Rohstoff „Holz mit und ohne würzende Zusätze". Fleischwirtschaft **68**, 991.

Reuter, H. (1976): Salzen und Pökeln. Fleischwirtschaft **56**, 1419.

Robach, M. C., and Sofos, J. N. (1982): Use of sorbates in meat products, fresh poultry and poultry products. A review. J. Food Protect. **45**, 374.

Sinell, H.-J. (1985): Einführung in die Lebensmittelhygiene. Paul Parey, Berlin und Hamburg.

Snijders, J. (1988): Oberflächenbehandlung von Schlachttierkörpern. Möglichkeiten und Grenzen zur Verringerung der Keimbelastung des Fleisches. Fleischwirtschaft **68**, 829.

Scharner, E., und Krüger, G. (1987): Lebensmittelhygienische und ernährungstoxikologische Aspekte des Nitrit-Nitrat-Nitrosaminproblems bei Fleischerzeugnissen (Übersichtsreferat). Mh. Vet.-Med. **42**, 554.

Scheibner, G. (1976): Lebensmittelhygienische Produktionskontrolle. Gustav Fischer Verlag, Jena.

Schüppel, H. (1985): Zu Fragen der hemmenden Konzentration des Nitrits auf lebensmittelhygienisch bedeutsame Keime (Übersichtsreferat). Mh. Vet.-Med. **40**, 243.

Talaat El-Khateib, Schmidt, U., und Leistner, L. (1987): Mikrobiologische Stabilität von türkischer Pastirma. Fleischwirtschaft **67**, 1.

Tändler, K., und Kenn Taik Lee (1988): Haltbarmachung von Fleisch und Fleischerzeugnissen. Einfache Verpackungsmethoden zur Anwendung in tropischen Ländern. Fleischwirtschaft **68**, 1250.

Tóth, L. (1980): Einfluß der Räuchertechnologie auf die Phenole des Rauches. Fleischwirtschaft **60**, 1472.

Tscheuscher, H.-D. (1986): Lebensmitteltechnik. Fachbuchverlag, Leipzig.

Voigtländer, K.-H., Janetschke, P., und Streuer, H.-J. (1988): Stand und Perspektive des Einsatzes der Bestrahlung in der Milchwirtschaft. Fortschrittsbericht für die Landwirtschaft und Nahrungsgüterwirtschaft der AdL, Band 26, Heft 9.

Wechel, L. (1982): Optimales Räuchern. Fleischwirtschaft **62**, 1264.

Wirth, F. (1967): Vorteile der Vakuumanwendung. Fleischerei **18**, 6.

Wirth, F. (1985): Pökeln: Farbbildung und Farbhaltung bei Brühwurst. Fleischwirtschaft **65**, 1.

Wirth, F. (1979): Kühlen, Gefrieren, Lagern und Auftauen von Fleisch. Fleischwirtschaft **59**, 1787.

Wolf, A. (1981): Die Bestrahlung von Lebensmitteln. Ernährungsforschung **26**, 172.

Wolf, A. (1983): Ein Beitrag zum Problem der sogenannten Radiotoxine. Z. ges. Hygiene **29**, 518.

Anordnung über die Behandlung von Lebensmitteln und Bedarfsgegenständen mit ionisierender Strahlung vom 21. März 1984, GBl. DDR I Nr. 11.

Verordnung über die Zulassung von Zusatzstoffen zu Lebensmitteln – Zusatzstoff-Zulassungsverordnung – vom 22. 12. 1981, BGBl. I, S. 1633.

Food Irradiation Newsletter. Joint FAO/IAEA Division of Isotope and Radiation. Application of Atomic Energy for Food and Agricultural Development. International Atomic Energy Agency, Vienna Vol. 7, No. 3, 1983.

Food Irradiation Newsletter. Joint FAO/IAEA Division of Isotope and Radiation. Application of Atomic Energy for Food and Agricultural Development. International Atomic Energy Agency, Vienna Vol. 12, No. 1, 1988.

Wholesomeness of irradiated food. Report of a Joint FAO/IAEA/WHO Expert Committee. Technical Report Series 659, WHO Geneve 1981.

Verordnung über das Inverkehrbringen von Zusatzstoffen und einzelnen wie Zusatzstoffe verwendeten Stoffen – Zusatzstoff-Verkehrsverordnung – vom 10. Juli 1984 (BGBl. I S. 897) i.d.F. der VO der Vorschriften über jodiertes Speisesalz vom 19. 6. 1989 (BGBl. I S. 1123).

Fleischverordnung vom 21. Januar 1982 (BGBl. I S. 89) i.d.F. der VO zur Änderung der Lebensmittel-Kennzeichnungsverordnung und anderer lebensmittelrechtlicher Verordnungen vom 13. 3. 1984 (BGBl. I S. 393), der Zusatzstoff-Verkehrsverordnung vom 10. 7. 1984 (BGBl. I S. 897, 900) und der 3. ÄndV vom 25. 3. 1988 (BGBl. I S. 482).

5. Hygieneregime im Lebensmittelverkehr

Die Produktion von Lebensmitteln ist nur bei Gewährleistung bestimmter Grundanforderungen an die hygienischen Bedingungen möglich. Hygiene und Lebensmittelherstellung müssen mit Hilfe organisatorischer Maßnahmen so miteinander verbunden werden, daß die Hygiene einen untrennbaren Bestandteil des Produktionsprozesses von Nahrungsgütern bildet. Hygienisch-organisatorische Gestaltungsgrundsätze und Maßnahmen stellen in ihrer Gesamtheit das Hygieneregime in Lebensmittelbetrieben dar. Vom Reifegrad des Hygieneregimes und seiner konsequenten Durchsetzung im Produktionsprozeß werden maßgeblich die hygienische Beschaffenheit und damit die Qualität der erzeugten Produkte bestimmt.

Zur Durchsetzung eines straff organisierten Hygieneregimes sollten betriebliche Dokumente in Form von Hygieneordnungen ausgearbeitet werden, die verbindliche Grundlagen der Arbeitsprozesse darstellen und von den Beschäftigten einzuhalten sind. Für die Realisierung des Hygieneregimes sind die jeweiligen betrieblichen Leitungsebenen zuständig. Mit der Kontrolle seiner Durchsetzung können Beauftragte des Betriebsleiters befaßt sein. Die Aufgaben der amtlichen Lebensmittelüberwachung bleiben davon unberührt.

Das Hygieneregime umfaßt folgende Schwerpunkte:

- Grundsätze der Gestaltung des Produktionsprozesses einschließlich der Personalhygiene,
- Hygienische Anforderungen an die Gestaltung von Räumen, Anlagen und Arbeitsgeräten,
- Hygienische Anforderungen an innerbetriebliche Transportmittel und Lebensmitteltransportfahrzeuge,
- Hygiene der Lebensmittelbehältnisse,
- Reinigung,
- Desinfektion.

5.1. Grundsätze der Gestaltung des Produktionsprozesses

Gewinnung und Verarbeitung von Lebensmittelrohstoffen setzen eine Organisationsform der Produktionsprozesse voraus, die die Einhaltung hygienischer Grundforderungen zwingend notwendig macht. Es ist zu garantieren, daß die Lebensmittel in Einrichtungen gewonnen und bearbeitet werden, die unbefugten Personen nicht zugänglich sind. Mit der Herstellung befaßte Personen müssen neben fachlichen Voraussetzungen auch einen den hygienischen Anforderungen genügenden Gesundheitsstatus besitzen (s. u.) und die zum Umgang mit Lebensmitteln erforderlichen Hygienegepflogenheiten sicher beherrschen. Aus diesen Gründen ist eine strenge Kontrolle des **Personenverkehrs** im Betrieb notwendig. Besucher haben nur mit Genehmigung der Betriebsleitung und in vorschriftsmäßiger Hygienekleidung Zutritt zu den Produktionsabteilungen. Produktionskräfte und Kontrollorgane dürfen den Arbeitsbereich ebenfalls nur in Hygienekleidung betreten. Der Zugang zu Verwaltungs- und Verkaufsbereichen ist so zu organisieren, daß der Produktionsbereich nicht betreten werden kann. Lebensmittelbetriebe sind nach außen hin abzugrenzen, so daß sie als geschlossene Einheit nur über kontrollierte Zugangswege zu betreten bzw. anzufahren sind.

Alle in den Lebensmittelbetrieb zugeführten Lebensmittelrohstoffe und die abzugebenden Produkte müssen hinsichtlich ihrer Beschaffenheit einer strengen **Hygienekontrolle** unterzogen werden. In jeder Verarbeitungsstufe von Lebensmitteln lassen sich charakteristische Produktionsschritte unterscheiden (Abb. 5.1.). Der Produktionsfluß sollte stets nach dem *Schwarz-Weiß-Prinzip* ausgerichtet werden, so daß eine Materialtrennung zwischen unreiner und reiner Seite verläuft, wenn hygienisch suspekte Materialien verarbeitet werden oder bei der Bearbeitung der Lebensmittel anfallen. Jede Lebensmittelherstellung sollte mit einer Eingangskontrolle des Rohmaterials hinsichtlich Art, Menge und Qualität einschließlich der hygienischen Beschaffenheit beginnen. Als Rohmaterialien sind lebende, geschlachtete, geschossene oder gefangene Tiere oder von ihnen stammende Teile bzw. erzeugte Produkte anzusehen. *Hygienisch unbedenkliches Rohmaterial* stellen tauglich beurteiltes Fleisch, Fett, Innereien, Blut und Knochen von schlachtbaren Haustieren, Wildbret, Eier, Milch, Fluß- bzw. Süßwasser- und Seefische sowie sonstige, von Tieren stammende Lebensmittel dar. Zu *hygienisch suspekten Materialien*, die einer besonderen Behandlung und Überwachung während des Verarbeitungsprozesses bedürfen, sind lebende Tiere, nicht tauglich beurteiltes Fleisch, beanstandete Lebensmittelrohstoffe, Nebenprodukte der Schlachtung und Konfiskate zu rechnen. Der Produktionsprozeß ist so zu steuern, daß hygienisch bedenkliche Rohstoffe mit Hilfe technischer Verfahren in einen unbedenklichen Zustand überführt werden können oder in andere Einrichtungen bzw. Industriezweige abgegeben werden, wo Möglichkeiten zu entsprechender Bearbeitung bestehen.

Bei der Herstellung von Lebensmitteln kann mit Hilfe prozeßbegleitender Kontrollen (physikalische, chemische, enzymatische oder andere Methoden) die Einhaltung der technischen Parameter überwacht und gleichzeitig die hygienische Unbedenklichkeit der Fertigerzeugnisse festgestellt werden. Dieses Verfahren trägt zu erhöhter Produktionssicherheit bei und vermeidet Warenverluste. Es ersetzt bis zu einem gewissen Grade auch die Ausgangskontrolle der Warenqualität. Eine abschließende Überprüfung der fertiggestellten Erzeugnisse sichert die Übergabe hygienisch unbedenklicher, handels- und lagerfähiger Produkte in den Lebensmittelverkehr.

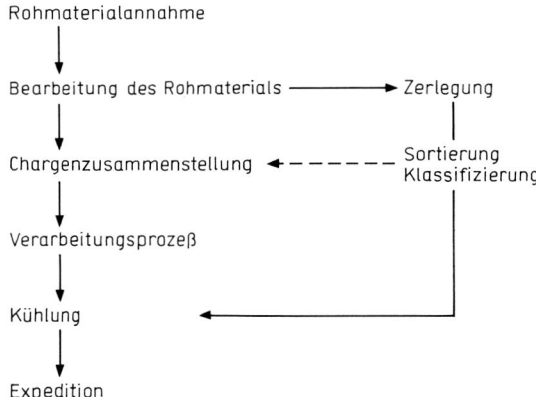

Abb. 5.1. Grundsätzliche Produktionsschritte bei der Verarbeitung von Lebensmitteln.

Zur Lebensmittelerzeugung sind als **Produktionsmittel** grundsätzlich nur Geräte, Maschinen und Anlagen einzusetzen, die keine nachteilige Beeinflussung der Lebensmittelqualität hervorrufen. Sie sollen so weit wie möglich den direkten Kontakt der Arbeitskraft mit dem Lebensmittel unterbinden und einen zügigen Masseflluß möglichst in geschlossenen Systemen gewährleisten. Da Lebensmittel tierischer Herkunft wegen ihres hohen Eiweiß- und Wassergehaltes leicht verderben, sind die Bearbeitungsprozesse möglichst in Temperaturbereichen zu führen, die einer Mikrobenvermehrung entgegenwirken. Der Fließfertigung ist gegenüber der Chargenfertigung Vorrang einzuräumen. Die beschleunigten Prozeßabläufe sind im Regelfall auch mit einer Verbesserung der mikrobiologischen Qualität der Erzeugnisse verbunden.

Als ein grundlegendes Prinzip der Gestaltung des Arbeitsablaufes in der Lebensmittelproduktion sind **Ordnung und Sicherheit** anzusehen. Geordnete Lagerung der Rohstoffe, ihre regelmäßige Wälzung bzw. ihr Verbrauch vor Ablauf der zulässigen Lagerfristen, eindeutige Kennzeichnung von Roh- und Produktionshilfsstoffen sowie in verbindlichen Normen festgelegte Rezepturvorschriften sind bewährte Grundsätze für die Herstellung einwandfreier Erzeugnisse. Alle für den Produktionsprozeß benötigten Arbeitsgeräte, Hilfsmittel, Behältnisse und Fahrzeuge müssen bei Produktionsbeginn in geordneter Form sowie sauberem und funktionssicherem Zustand bereitstehen. Desgleichen muß die Übernahme der fertigen Waren oder von Zwischenprodukten in andere Betriebsabteilungen organisatorisch vorbereitet sein. Von dieser gezielten Organisation hängt die weitere hygienische Beschaffenheit und vielfach auch die Haltbarkeit der Produkte ab. Unordnung und mangelnde Produktionsvorbereitung können besonders zum hygienischen Risiko werden, wenn hochproduktive Fleisch- oder Milchverarbeitungslinien davon betroffen werden. Erhebliche Warenverluste oder Qualitätseinbußen können die Folge sein. Zur Produktionssicherheit gehören ebenfalls alle Maßnahmen, die der Fernhaltung unbefugter Personen vom Produktionsprozeß dienen, aber auch regelmäßige Schädlings- und Schadnagerbekämpfungsaktionen.

Besondere Aufmerksamkeit verdient in Lebensmittelproduktionsbetrieben die **Gesundheitskontrolle der Beschäftigten**. Der Mensch stellt eine wichtige Kontaminationsquelle für Erzeugnisse tierischer Herkunft dar. Deshalb dürfen in der eigentlichen Produktionssphäre von Lebensmittelbetrieben nur Personen tätig sein, deren gesundheitliche Eignung für diese Arbeitsaufgabe nachgewiesen worden ist.

Bei einer *ärztlichen Einstellungsuntersuchung* sind folgende Schwerpunkte zu beachten:

- übertragbare Krankheiten (insbesondere Tuberkulose, Salmonellose, Shigellose),
- Ektoparasitenbefall,
- Hauterkrankungen (Ekzeme, Eiterungen, chronisch offene Wunden),
- physische Eignung für die Arbeitsaufgabe,
- Nebenbeschäftigungen des Bewerbers, die eine Tätigkeit in der Lebensmittelherstellung hygienewidrig erscheinen lassen (z. B. Müll- und Abfallbeseitigung, Leichentransport, Bestattungswesen, Tierkörperverwertung).

Personen mit grundsätzlich nachgewiesener gesundheitlicher Eignung für die Lebensmittelproduktion dürfen ihre Tätigkeit nicht aufnehmen, wenn sie fieberhaft erkrankt sind, offene Wunden oder eitrige Hautveränderungen aufweisen oder an einem Darminfekt leiden. In diesen Fällen haben sie sich dem Arzt vorzustellen, sind sie zu behandeln und erst nach Gesundung und ärztlicher Entscheidung wieder in den Arbeitsprozeß einzugliedern. Solcherart erkrankte Personen können Lebensmittel mit menschenpathogenen Keimen infizieren und so zum Ausbruch von Lebensmittelvergiftungen beitragen, wenn sie nicht vom Produktionsprozeß ferngehalten werden.

Während der Lebensmittelgewinnung oder -herstellung ist von allen Arbeits-, Aufsichts- und Kontrollkräften **Hygienekleidung** zu tragen, die nur innerhalb des Produktionsbereiches angelegt wird und von der Straßenkleidung getrennt unterzubringen ist. Sie soll aus kochfesten Materialien bestehen, strapazierfähig und zweckmäßig gearbeitet sein, damit alle während des Arbeitsprozesses benötigten Hilfsmittel untergebracht werden können. Hygienekleidung ist grundsätzlich nicht vom Beschäftigten aus dem Betrieb zu entfernen, sie muß im Produktionsbetrieb nach Gebrauch gesammelt und einer ausreichenden Reinigung, erforderlichenfalls auch der Desinfektion zugeführt werden. Zur Hygienekleidung sind Kittel, Blusen, Hosen, Jacken und Kopfbedeckungen zu rechnen. Stiefel und Gummischürzen erfüllen z. T. hygienische Erfordernisse, dienen aber vorrangig dem Arbeitsschutz.

Große Bedeutung kommt dem **hygienischen Verhalten der Arbeitskräfte** zu. Bei Arbeitsbeginn ist die Hygienekleidung auf Sauberkeit zu prüfen. Hände und Unterarme sind mit fließendem Wasser und Seife gründlich zu reinigen, die Fingernägel sauber zu bürsten. Diese Maßnahmen sind nach längeren Arbeitsunterbrechungen sowie nach Benutzung der Toiletten zu wiederholen. Vor dem Betreten der sanitären Anlagen ist die Hygienekleidung abzulegen, um eine Verunreinigung zu vermeiden.

Zum Schutz der Arbeitskräfte vor Infektionen, die vom bearbeiteten Gegenstand ausgehen können (z. B. Schlachttiere), aber auch zur Wahrung hygienischer Produktionsbedingungen sind das Essen, Trinken und Rauchen in Produktionsräumen untersagt. Sozialräume oder -bereiche müssen deshalb zur Befriedigung persönlicher Bedürfnisse vorhanden sein (Aufenthaltsräume, Kantinen, Speisesäle, Raucherzonen u. ä.).

Allen Arbeitskräften muß in unmittelbarer Nähe des Arbeitsplatzes eine Reinigung der Hände, Arbeitsgeräte, Schürzen und Stiefel mit fließendem warmen und kalten Wasser möglich sein. In Bereichen mit Infektionsgefahren, wie z. B. Schlachtanlagen, sind zusätzlich Desinfektionseinrichtungen für Hände und Arbeitsgeräte (Messer, Beile) notwendig.

Garderoben sollten so angelegt werden, daß sie auf kurzen Wegen von der Straße aus zu erreichen sind und in unmittelbarer Nähe der Wäscheausgabe liegen. Dadurch kann ermöglicht werden, daß sich Beschäftigte innerhalb des Betriebsgeländes fast nur in Arbeits- bzw. Hygienekleidung bewegen. Gleichzeitig läßt sich die Forderung durchsetzen, verschmutzte Hygienekleidung am Ende des Arbeitstages vor Betreten der Garderoben gegen saubere auszutauschen. Diese Maßnahme trägt wesentlich zur hygienischen Erziehung der Beschäftigten bei, vermindert das hygienische Risiko und erhöht die Sauberkeit im Garderobenbereich. Garderoben sind mit Wasch- und Duscheinrichtungen zu kombinieren, um ein gleichmäßiges Hygieneniveau für alle Beschäftigten in der Produktion zu garantieren.

Alle mit der Lebensmittelgewinnung und -herstellung befaßten Personen sind regelmäßig und nachweisbar über wesentliche Fragen der Hygiene zu belehren. Aus aktuellem Anlaß (z. B. Lebensmittelvergiftungen, spezielle Tierseuchensituationen) sollten spezifische Belehrungen über das Verhalten bei hygienischen Risikosituationen durch Tierärzte und/oder Mitarbeiter des Gesundheitswesens durchgeführt werden. Es ist notwendig, für solche Fälle Leitungsdokumente vorzubereiten (z. B. Tierseuchenalarmpläne), die die notwendigen Maßnahmen beinhalten, und gleichzeitig spezielle Desinfektionsmittel vorrätig zu halten.

In Lebensmittelproduktionsbetrieben dürfen aus hygienischen Gründen keine Haustiere gehalten werden. Auch alle übrigen Tiere sind so weit wie möglich fernzuhalten bzw. gezielt zu bekämpfen (Raubzeug, Schadnager, Vögel, Insekten u. ä.).

5.2. Hygienische Anforderungen an Räume, Anlagen und Arbeitsgeräte

Werden Räume für Lebensmittelgewinnung, -be- und -verarbeitung, -verpackung, -lagerung oder -umschlag genutzt, müssen sie **hygienischen Grundanforderungen** genügen, die eine einwandfreie Beschaffenheit der in ihnen behandelten Lebensmittel gewährleisten. Grundsätzlich gilt, daß keine nachteilige Beeinflussung der Erzeugnisse bzw. Waren durch Räume oder Anlagen erfolgen darf. Deshalb sind alle Arbeiten, die nicht unmittelbar am Lebensmittel ausgeführt werden, räumlich von der Lebensmittelproduktion zu trennen, um kein unnötiges hygienisches Risiko zu erzeugen.

Produktionsräume müssen leicht zu reinigen und zu desinfizieren sein. Eine fugenlose oder glatte Gestaltung von Fußböden und Wänden, Maschinen und Anlagen ist hierzu erforderlich. Wände sollten mindestens bis in 2 m Höhe gefliest oder mit abwaschbarem Anstrich versehen sein. Ecken und Kanten sind auszurunden bzw. so zu formen, daß eine leichte Reinigung möglich ist. Vorstehende Kanten sind durch einen wirksamen Kantenschutz vor Gewalteinwirkungen zu schützen. Diese Forderung ist durch den Einsatz von Flurfördergeräten notwendig. Beschädigte Wände und Kanten sind schlecht zu reinigen und leisten Schmutzansammlungen Vorschub.

Produktionsräume dürfen nicht gleichzeitig als Sozialräume fungieren, um unerwünschte Einwirkungen auf die Lebensmittel auszuschließen. Sie sollen zu Nebenräumen und Verkehrswegen so angeordnet werden, daß innerbetriebliche Transportsysteme, besonders Flurfördermittel, durch schwellenlose Raumübergänge problemlos einzusetzen sind.

Produktionsanlagen sind technologisch so zu gestalten, daß Aggregate sinnvoll miteinander verkettet und durch Übergabeeinrichtungen so verbunden werden, daß ein Kontakt der Produkte mit den Händen der Beschäftigten möglichst vermieden wird. Maschinen und Anlagen sollen aus korrosions- und abriebfesten Materialien bestehen, die keine Stoffe an die zu produzierenden Erzeugnisse abgeben. Alle Teile, die mit den Rohstoffen direkt oder indirekt im Laufe des Produktionsprozesses Berührung haben, müssen sich leicht reinigen lassen und desinfizierbar sein. Schwer zugängliche Teile von Anlagen sollen zu Reinigungszwecken in einfacher Weise demontiert werden können. Diese Forderung gilt gleichermaßen für Transportelemente und Abwassereinläufe in Produktionsräumen, aber ebenso für Stallungen, Bearbeitungs- und Lagerräume für Nebenprodukte und Abfälle.

Produktionsanlagen der Lebensmittelgewinnung und -bearbeitung sollen so beschaffen sein, daß bei Feststellung eines hygienischen Risikos für die Rohstoffe oder die Beschäftigten der Produktionsprozeß schlagartig unterbrochen werden kann. Weiterhin muß durch organisatorische Maßnahmen eine sichere Abgrenzung einwandfreier Rohstoffe und Erzeugnisse von beanstandeten Materialien bei Auftreten eines hygienischen Risikos möglich sein.

Lebensmittelfabrikationsräume und -anlagen sind nur in Betrieb zu nehmen, wenn sie sich in technisch und hygienisch einwandfreiem Zustand befinden. Sie müssen sauber, übersichtlich und frei von Fremdgerüchen sein. Mit Hilfe eines Reinigungsregimes ist zu sichern, daß die Reste und Verunreinigungen des vorhergehenden Produktionszyklus vollständig entfernt sind.

Lebensmittelherstellung setzt eine ausreichende **Beleuchtung** aller Produktionsräume voraus, in denen die Lebensmittel be- und verarbeitet werden. Als Lichtquellen sind Lampen zu verwenden, die eine tageslichtgleiche Beleuchtung garantieren. Sie sollen möglichst wenig Wärmeenergie abgeben, aber Farben natürlich darstellen. An Untersuchungs- und Probennahmeplätzen ist neutralweiße Belichtung von mindestens 800 Lux erforderlich, damit diagnostische Prozesse nicht durch Farbverfälschungen erschwert werden. Lagerräume bedürfen nur einer geringen Beleuchtung. In Lager-, Kühl- und Gefrierlagerräumen genügen Lichtstärken, die eine Orientierung im Raum gestatten. Diese Räume sollen außerhalb der Manipulationszeiten unbeleuchtet sein oder mit grünem Licht versehen werden, um Oxydationsprozesse am Lagergut durch Lichteinwirkung zu verhüten. Eine zu hohe Strahlungsintensität kann zur Alterung der Waren, speziell von Fetten, beitragen. Gute Beleuchtung fördert allgemein die Sauberkeit aller Produktionsabteilungen, da Verunreinigungen deutlich zu erkennen sind.

Wichtigster Hilfsstoff der Lebensmittelerzeugung ist das **Wasser**. Es dient sowohl als Zusatz zu bestimmten Erzeugnissen als auch zur Reinigung z. B. von Schlachtkörpern, als Träger der Wärmeübertragung bei Erhitzungsprozessen, als Auftau- oder Kühlmedium (Fisch bzw. Geflügelschlachtkörper), ist aber auch Trägermedium für Reinigungs- und Desinfektionsmittel. Kommt Wasser mit Lebensmitteln oder Lebensmittelproduktionsräumen in Kontakt, muß es stets Trinkwasserqualität aufweisen, denn es ist als Lebensmittel im Sinne der Rechtsnormen zu betrachten. Für Produktionsräume muß die ständige Verfügbarkeit von heißem und kaltem Wasser gefordert werden. Ohne Vorhandensein ausreichender Mengen von fließendem Wasser ist keine hygienisch vertretbare Lebensmittelproduktion möglich. Für spezielle Produktionszwecke ist außerdem die Zuführung von heißem Wasserdampf notwendig (z. B. Molkereien zur Tankreinigung, in Schlachtbetrieben zur Brühkesselbeheizung, für Fettschmelzanlagen u. a.).

Der Verbrauch von Wasser ist nur bei Vorhandensein funktionssicherer **Abwasser**-Auffang- und -Ableitungssysteme ohne hygienisches Risiko möglich. Sie müssen so beschaffen sein, daß Grobstoffe vor dem Einlauf des Abwassers in das Kanalisationssystem durch Gitter, Siebe o. ä. zurückgehalten werden. Durch das Vorhandensein von fettigen Verunreinigungen und flüssigen Eiweißbestandteilen erfordern die Sammlung, Ableitung und Vorreinigung der Abwässer aus lebensmittelproduzierenden Betrieben besondere Maßnahmen. Es handelt sich im Regelfall um organisch stark verunreinigte, z. T. hoch mit Mikroben und Parasitenstadien belastete Abwässer (Schlachtbetriebe!) mit hohem Gehalt an Reinigungs- und Desinfektionsmitteln. Ein Hauptproblem besteht in ihrem diskontinuierlichen Anfall, der durch zweckentsprechende Auffangbecken ausgeglichen werden muß. Mit Hilfe von Fettabscheidern ist Fett aus dem Abwasser zu entfernen. Die organische Abwasserlast ist durch spezielle Behandlungsverfahren so weit zu reduzieren, daß das Abwasser den Anforderungen der Einleitungsbedingungen für kommunale Abwasseranlagen entspricht. Da die Abwasserreinigung in lebensmittelproduzierenden Betrieben mit hohen Aufwendungen verbunden ist, muß eine Fernhaltung von Verunreinigungen des Abwassers mit Hilfe technologischer Maßnahmen angestrebt werden. Hierbei ist gleichzeitig die Einsparung von Wasser, besonders bei Schlachtprozessen, zu berücksichtigen, ohne die hygienischen Forderungen zu verletzen.

Hygienisch bedenkliche **Abfälle, Nebenprodukte**, tote Tiere oder verdorbene Produkte sind auf kürzestem Wege von tauglichen Lebensmittelrohstoffen zu trennen und gesondert zu sammeln. Sie müssen aus Produktionsräumen spätestens am Ende des Arbeitstages, nach Möglichkeit aber kontinuierlich oder mehrmals täglich entfernt werden. In geschlossenen Behältern oder Anlagen sind sie an zentrale Sammelplätze zu befördern, die auf der unreinen Seite des Betriebes liegen. Transportwege suspekter Materialien dürfen den Produktionsfluß der Lebensmittel nicht kreuzen. Die Aufbewahrung hygienisch bedenklicher Stoffe hat unter Verschluß bis zu ihrer Abholung oder technischen Verarbeitung zu erfolgen. Ihre Kontrolle obliegt dem veterinärmedizinischen Fachorgan.

Von besonderer Bedeutung für die Aufrechterhaltung eines hygienegerechten Produktionszustandes ist die **Oberflächengestaltung** von Anlagen und Geräten. Kontaktflächen zu Lebensmitteln und alle reinigungspflichtigen Oberflächen müssen gut manuell zugänglich und auch für Reinigungsaggregate leicht erreichbar sein. Ecken und Kanten sind so zu gestalten, daß sich kein Schmutz absetzen kann. Als Materialien sind korrosionsgeschützte Stähle, Aluminium und hochpolymere Plaste vorzugsweise einzusetzen. Holz ist ungeeignet, da es sich aufrauht und Mikroben gut an seiner Oberfläche haften. Deshalb kann es nicht ausreichend gereinigt und noch weniger sicher desinfiziert werden. Keramische Materialien (Kacheln, Fliesen, Rohre) sind auf Grund ihrer glatten Oberflächen sehr gut für Wand- und Fußbodenverkleidungen, aber auch zum Auslegen von Bassins, Rinnen sowie Rohrleitungen für flüssige und plastische Produkte geeignet. Jenaer Glas wird bei Rohrleitungen kleineren Kalibers besonders in der Milchwirtschaft eingesetzt, da es auch chemisch gut beständig ist.

Sind Materialien nicht von Natur aus korrosionsfest, können sie durch Oberflächenbehandlung geschützt werden. Als Verfahren des Korrosionsschutzes sind z. B. Farbanstriche, Verzinken, Verzinnen, Emaillieren, Eloxieren oder Beschichtung mit Plasten bekannt. Diese Methoden werden bei Anlagenteilen eingesetzt, die keinen direkten Kontakt zu Lebensmitteln haben. Die aufgebrachten Schutzschichten können sich nach längerem Gebrauch lösen und als Fremdkörper in die Lebensmittel gelangen. Deshalb sind Korrosionsschutzmaßnahmen in periodischen Abständen zu wiederholen, bevor stärkere Schäden an den Schutzschichten zu hygienewidrigen Zuständen führen.

Lebensmittelproduktionsräume unterliegen einem relativ hohen Verschleiß durch vielfältige Einwirkungen. Sie sollten deshalb periodisch renoviert werden. Eine Erneuerung der Anstriche ist mindestens alle zwei Jahre erforderlich. Dabei sind antimykotische Maßnahmen einzubeziehen.

5.3. Hygienische Anforderungen an Transportmittel

Transportmittel sind im innerbetrieblichen und öffentlichen Verkehr zur Umlagerung von Lebensmitteln oder anderen Stoffen tierischer Herkunft erforderlich, die bei der Lebensmittelgewinnung anfallen. Es sind im Regelfall Spezialfahrzeuge, die zweckgebunden verwendet werden.

Innerbetriebliche Transportmittel dienen dem Verbringen von Lebensmittelrohstoffen von einer Betriebsabteilung zur nächstfolgenden Bearbeitungsstufe. Sie haben direkten Kontakt zum Transportgut und müssen deshalb den allgemeinen Anforderungen an Produktionsanlagen genügen (s. 5.2.).

Für den Transport ganzer Schlachtkörper, Hälften und Viertel werden ortsfeste, bewegliche **Hängebahnen** benutzt, an denen die Transportobjekte frei hängend fortbewegt werden. Diese Einrichtungen müssen so beschaffen sein, daß durch eine sichere Aufhängung das Fleisch nicht zu Boden fallen und nicht Kontakt mit Teilen des Baukörpers bekommen oder durch Schmier- bzw. Gleitstoffe verunreinigt werden kann. Werden Hängebahnen außerhalb von Gebäuden geführt, sind sie möglichst einzuhausen, mindestens aber zu überdachen. Diese Forderung gilt nur bedingt für Hängebahnen, mit denen Verpackungsmittel, wie z. B. Kisten, transportiert werden.

Förderbänder sind mit seitlichen Begrenzungen zu versehen, die ein Herabfallen und Verkanten der transportierten Materialien verhindern. Die Trägerschicht des Transportelementes sollte aus korrosionsbeständigen Materialien, wie z. B. Edelstahl, Duraluminium, verschleißfesten Kunststoffen oder Gummi bestehen. Gurtbandförderer sind aus hygienischer Sicht nur zum Lebensmitteltransport geeignet, wenn sie eine kunstharzversiegelte Oberfläche besitzen und nur zum Verladen gekühlter oder gefrorener Tierkörperhälften oder -viertel verwendet werden. In allen anderen Fällen sollten sie nur für den Transport verpackter Materialien oder von Leergut benutzt werden.

Aufzüge für den Transport unverpackter Lebensmittelrohstoffe sind als Schrägaufzüge in begehbaren, leicht zu reinigenden und zu desinfizierenden Räumen mit abwaschbaren Wänden zu installieren. Senkrechtaufzüge sollten nur für verpackte oder gefrorene Lebensmittel verwendet werden. **Abwurfschächte, Rutschen** oder **Fallrohre** zur Übergabe von

Rohstoffen zwischen Bearbeitungsräumen mit unterschiedlichem Höhenniveau müssen aus korrosionsbeständigem Material gefertigt und in voller Länge mit Reinigungsgeräten erreichbar bzw. leicht demontierbar sein. **Drucklufttransportanlagen** entsprechen dieser Forderung nicht, sie sind nur nach völliger Demontage in zufriedenstellender Weise zu reinigen. Deshalb sollten sie nicht für den Transport von Lebensmitteln benutzt werden, sondern nur für die Bewegung von Nebenprodukten und Abfällen, die zur Verarbeitung für technische Zwecke oder zu Futtermitteln vorgesehen sind.

Ortsveränderliche, bewegliche Transportmittel sind als Anhänge-Spezialfahrzeuge für den Rohstofftransport auszubilden. Als Zugeinrichtungen sind abgasarme, nach Möglichkeit abgasfreie Flurfördermittel geeignet. Die Transportwagen sind durch ihre äußere Form oder durch Kennzeichnung für ihren Verwendungszweck kenntlich zu machen. Es ist auf diesem Wege zu sichern, daß Transportmittel für Lebensmittel nur für den Lebensmittelumschlag Verwendung finden. Transportmittel für hygienisch suspektes Material dürfen nicht zum Verladen von Nahrungsgütern benutzt werden.

Transportmittel für den öffentlichen Straßenverkehr müssen eine staubdichte Unterbringung der Lebensmittelrohstoffe und Waren gewährleisten. Zusätzlich ist für eine Klimagestaltung im Laderaum zu sorgen, die die bestmögliche Erhaltung der Warenqualität erlaubt (s. auch Kapitel Kühlung). Zur Einlagerung des Transportgutes ist der Wagenboden mit Holzrosten abzudecken, damit eine ausreichende Umluft während des Transportes gegeben ist und das Ladegut nicht verschmutzt wird. Im innerstädtischen Verkehr ist bei kurzdauernden Fahrten und gekühlt eingelagerter Ware das Auslegen des Wagenbodens mit Pergament zu tolerieren. Es ist zu gewährleisten, daß unverpackte Rohstoffe oder Lebensmittel nicht mit dem Fußboden des Laderaumes in Berührung kommen.

5.4. Hygiene der Lebensmittelbehältnisse

An Lebensmittelbehältnisse, die im innerbetrieblichen Warenumschlag sowie im Großhandel Verwendung finden und direkten Kontakt zu unverpackten Lebensmitteln haben, sind grundsätzliche Anforderungen zu stellen. Sie unterliegen in hygienischer Hinsicht den gleichen Anforderungen wie die Lebensmittel selbst, sie dürfen z. B. nur mit Trinkwasser gereinigt werden. Fleisch, Fleisch- und Wurstwaren sowie Fisch und Eier werden zwischen Gewinnungs- bzw. Herstellungsort und Übergabe an den Handel (Expedition) in offenen Behältnissen transportiert. Milch, Blut, Flüssigeiprodukte, Fischtran und ähnliche flüssige Lebensmittel werden dagegen in Kannen oder Fässern mit dicht schließenden Deckeln befördert. Als Materialien für diese Behälter eignen sich Aluminium und lebensmitteltolerante Plaste, für Frischfisch und Eier ist auch Holz zulässig. Die Behälter müssen vor dem Füllen einwandfrei gereinigt sein. Holzstiegen oder -kisten für Räucherfische sind mit Pergamentpapier auszuschlagen und nur einmalig zu verwenden. Holzfässer sind lebensmittelgerecht zu imprägnieren.

Stapelbare Behälter sind so zu gestalten, daß die Luftzirkulation über der Ware gewährleistet ist. Sie dürfen nur so weit gefüllt werden, daß Lüftungsöffnungen wirksam bleiben. Beim Warentransport im öffentlichen Straßenverkehr sind die Füllgüter mit Pergament abzudecken, um Verunreinigungen zu vermeiden. Unverpackte Lebensmittel dürfen nur in geschlossenen Fahrzeugen transportiert werden. Lebensmitteltransportbehälter sollen nicht auf dem Fußboden abgestellt werden. Es sind Lattenroste oder Stapelhölzer unterzulegen. Entleerte Behälter sind mit Ausnahme der hölzernen Fischkisten zu reinigen und in sauberem Zustand zum Ursprungsbetrieb der Waren zurückzuführen. Ungereinigte Behälter können von der Annahme zurückgewiesen werden, da ihr Zustand ein hygienisches Risiko für Produktionseinheiten darstellt.

Reinigungsprobleme entstehen, wenn Verpackungsmittel, besonders Transportgefäße, auf Grund mechanischer Überbeanspruchung oder Alterung des Materials Schäden aufweisen. Beschädigte Behältnisse sind hygienewidrig, da sie nicht mehr einwandfrei gereinigt werden können. Sie sind aus dem Verkehr mit Lebensmitteln zu entfernen. Gitterboxpaletten sind nur zum Transport von verpackten Lebensmitteln zu verwenden. Durch ihre große und feinstrukturierte Oberfläche unterliegen sie leicht Korrosionserscheinungen und lassen sich schlecht reinigen, so daß eine lebensmittelgerechte hygienische Beschaffenheit nicht zu gewährleisten ist. Sie können aber zur Sammlung von technisch verwertbaren Nebenprodukten der Schlachtung, wie z. B. von Häuten, Knochen, Borsten, Hörnern oder Klauen, verwendet werden.

Eine Reihe von Transportgefäßen kursiert regelmäßig zwischen Lebensmittelproduktions- und Verarbeitungsbetrieb bzw. diesem und dem Handel, so z. B. Milchkannen und -tanks, Plastekontainer für Milchtüten, Fleischkisten, Heringsfässer u. ä. Sie sind grundsätzlich direkt vor Beschickung mit dem Lebensmittel zu reinigen, auch wenn sie in gereinigtem Zustand vom Handelsbetrieb zurückgeführt wurden. Nach der Entleerung im Distributionsbereich müssen sie ebenfalls gesäubert werden. Die gleichen Forderungen bestehen hinsichtlich der Gefäße, die mit Lebensmitteln direkt an den Verbraucher abgegeben werden und als Leihgefäße gegen Pfandgeld wieder vom Handel zurückgenommen werden. Diese Art von Transportgefäßen ist vor mißbräuchlicher Verwendung besonders zu schützen. So ist es nicht gestattet, sie als Abfallgefäße oder zur Sammlung anderer Produkte als Lebensmittel zu verwenden oder aus dem Lebensmittelverkehr ohne zwingende hygienische Gründe zu entfernen.

5.5. Reinigung

Reinigungsmaßnahmen stellen einen planmäßigen Bestandteil des Arbeitsablaufes in Lebensmittelbetrieben dar. Sie sind deshalb wie alle übrigen Arbeitsaufgaben systematisch in den Produktionsprozeß eingegliedert. Wegen des hohen Verunreinigungsgrades während der Produktion macht sich in fleischbearbeitenden Betrieben eine laufende Grobreinigung der Fußböden mit Besen und heißem Wasser erforderlich. Diese Maßnahme dient in erster Linie dem Arbeitsschutz, sie mindert die Rutschgefahr und verhindert starke Fett- und Eiweißverunreinigungen der Fußböden. In den Arbeitspausen sind in allen Lebensmittelbetrieben Zwischenreinigungen der Arbeitsplätze durchzuführen. Eine gründliche Reinigung nach Schichtschluß führt zur vollständigen Entfernung aller Produktionsreste, intensiver Keimverminderung und Herstellung eines hygienisch einwandfreien Zustandes der Produktionsanlagen.

Als Trägermedium für die Reinigungsmittel wird in Produktionsräumen zunächst kaltes, nachfolgend heißes Wasser verwendet, um eine Abschwemmung eiweißreicher Stoffe vor dem Lösen fettiger Verunreinigungen zu erreichen. Die Reinigungsmittel müssen gut fettlösend sowie emulgierend wirken und ein hohes Schmutztragevermögen besitzen. Sie dürfen Eiweiß nicht ausfällen, sondern sollen sich mit ihm beliebig mischen lassen. Von Reinigungsmitteln für die Lebensmittelindustrie wird hohe, sofortige Wirksamkeit in geringer Konzentration erwartet, sie dürfen in Gebrauchskonzentrationen nicht toxisch oder reizend wirken und sollen unkompliziert zu handhaben sein.

Reinigungsarbeiten werden mit mechanischen Verfahren, mit dem Dampfstrahl oder Hochdruck-Reinigungsaggregaten ausgeführt. Sie waren ausreichend intensiv, wenn die zu reinigenden Oberflächen in ihrer Struktur eindeutig erkennbar sind und eine Kratzprobe erfolglos bleibt. Eine wirksame Reinigung ist Voraussetzung für die erfolgreiche Desinfektion.

In Schlachtbetrieben wird aus seuchenprophylaktischen Gründen neben täglichen Reinigungsarbeiten in größeren zeitlichen Abständen die intensive Reinigung des gesamten

Betriebsgeländes mit anschließenden Desinfektionsmaßnahmen notwendig. Die Häufigkeit dieser Reinigungsaktion ist in betrieblichen Dokumenten festzulegen. Eine wirksame Groß- oder Generalreinigung erfordert völlige Einstellung der Produktionsprozesse und Räumung des gesamten Betriebsgeländes von Tieren, Schlacht- und Zwischenprodukten sowie Fertigwaren. Sie muß langfristig geplant und organisatorisch gut vorbereitet werden, wenn die beabsichtigte Wirkung erreicht werden soll. Wegen des damit verbundenen Aufwandes wird sie häufig ersetzt durch mehrstündige Reinigungsaktionen am Ende der Arbeitswoche, die bei auslaufender Produktion gleitend, entsprechend dem Materialfluß in den einzelnen Betriebsabteilungen, bis zur Erreichung eines hygienisch befriedigenden Zustandes des Territoriums durchgeführt werden.

Lebensmittelbe- und -verarbeitende Betriebe besitzen Produktionssphären, die in unterschiedlicher Weise verunreinigt sein können. Nach der Art der Verunreinigungen lassen sich zwei große Gruppen unterscheiden:

– wasserlösliche Verunreinigungen: quellfähig, nach Vorweichen mit Kaltwasser mechanisch zu entfernen;
– wasserunlösliche Verunreinigungen: nicht quellfähig, aber verseif- und/oder dispergierbar, mit Warmwasser und chemischen Hilfsmitteln zu lösen und mechanisch zu entfernen.

Verunreinigungen der ersten Gruppe überwiegen bei Rampen- und Stallanlagen, Treibwegen, Straßen, Sozial- und Verwaltungsräumen. Die zweite Gruppe tritt in Produktionseinheiten auf, in denen überwiegend fettige Verunreinigungen anfallen: Fettschmelzen, Koch-, Brüh- und Rohwurstabteilungen, Konservenproduktion u. ä. Besondere Probleme bieten Abteilungen, wo die Verunreinigungen beiden Kategorien angehören, z. B. Schlachtanlagen, Fischverarbeitungslinien, Zerlegungsabteilungen u. ä. In diesen Bereichen ist vorwiegend mechanisch unter Zuhilfenahme von lauwarmem Wasser und fettlösenden Reinigungsmitteln gegen Verschmutzungen vorzugehen. Bei Verwendung von heißem Wasser kann es zur Koagulation der eiweißartigen Verunreinigungen kommen, die dann Schmutz, Fett und Mikroben mit an den zu reinigenden Flächen festhalten. Es werden deshalb Reinigungsmittel benötigt, die grenzflächenaktiv sind und damit ein hohes Benetzungsvermögen besitzen. Sie müssen außerdem den Schmutz zuverlässig lösen und in der Waschmittellösung (Waschflotte) in der Schwebe halten können. Diese Forderungen sind nur von kombinierten Reinigungsmitteln zu erreichen, die als Industriereiniger für die Bearbeitung stark verschmutzter Oberflächen zur Verfügung stehen. Am häufigsten werden in der Lebensmittelindustrie Reinigungsmittel eingesetzt, die nach dem Verdünnen stark saure oder basische Gebrauchslösungen ergeben und ätzend auf die Haut wirken können. Deshalb sollten sie nur unter besonderen Vorsichtsmaßnahmen (Schutzbrille, Gummihandschuhe, Stielbürste) angewandt und nach der Einwirkungszeit gründlich abgespült werden.

Es ist zweckmäßig, saure und alkalische Reiniger im Wechsel zu verwenden, um Ausfällungen und Ablagerungen von Lebensmittelbestandteilen an Wand- und Bodenflächen, Maschinen, Anlagen und in Rohrleitungen zu verhüten. Diese Gefahr besteht besonders in der Milchwirtschaft, wo Milch- und Wasserstein rauhe Oberflächenkrusten in Tanks und Leitungssystemen bilden und zum Anhaften von Eiweißpartikeln und Mikrobennestern beitragen können. Neutrale Reiniger sind für die Lebensmittelindustrie wegen ihrer Tensidgrundlage weniger geeignet: Sie schäumen stark und können deshalb in Reinigungsanlagen und -aggregaten nicht eingesetzt werden, sind aber wesentlich hautfreundlicher als saure und alkalische Reiniger. Aus diesem Grunde werden sie überwiegend in Haushalten, in Gaststätten und Gemeinschaftsverpflegungseinrichtungen sowie in Laboratorien zur Reinigung von Glas, Porzellan, Fliesen und emaillierten Flächen verwendet.

Nach vollzogener Reinigung muß der Erfolg der Maßnahmen eingeschätzt werden.

Saubere Flächen müssen insbesondere fettfrei sein. Der Nachweis dieser Eigenschaft kann relativ einfach durch Benetzung mit Wasser erfolgen. Von Flächen mit fettigen Verunreinigungen perlt Wasser ab. Die Freigabe gereinigter Flächen zur Desinfektion ist erst dann sinnvoll, wenn die Reinigung so intensiv war, daß wäßrige Desinfektionsmittel als geschlossener Flüssigkeitsfilm auf den Oberflächen haften können.

5.6. Desinfektion

Ziel der Desinfektion in der Lebensmittelindustrie ist die Reduzierung der Anzahl lebender Mikroben in Produktionsanlagen und -räumen. Die Desinfektion kann mit Hilfe chemischer oder physikalischer Verfahren erfolgen. Für die chemische Desinfektion werden feste, aber gut wasserlösliche oder gasförmige Chemikalien verwendet, die spezifisch auf die Mikroben wirken und eine geringe Toxizität für den Menschen besitzen. Außerdem sollen sie eine möglichst geringe Aggressivität gegenüber Ausrüstungsgegenständen aufweisen. Chemische Desinfektionsmittel bedürfen einer Mindesteinwirkungszeit, die bei löslichen Chemikalien etwa 30 min betragen soll. Sie wirken eiweißfällend und töten die Mikroben durch Denaturierung der Eiweißstrukturen ab. Bei mangelhafter Reinigung werden eiweißhaltige Verunreinigungen mit ausgefällt und umgeben die Mikroben mit einem vor der Desinfektionsmittelwirkung schützenden Eiweißfilm. Dadurch überleben Bakteriennester, von denen eine Reinfektion der Produktionsanlagen ausgehen kann. Desinfektionsmittel für die Lebensmittelindustrie dürfen neben ihrer spezifischen Wirksamkeit keinen nachteiligen Einfluß auf Geruch oder Geschmack der Lebensmittel besitzen. Sie sollen nach der Reaktionszeit mit Wasser leicht abzuspülen sein, damit sie vor Beginn der Produktion wieder entfernt werden können.

Physikalische Verfahren basieren auf thermischer Einwirkung oder der Anwendung von Strahlungsquellen (s. auch 4.2.). Sie sind besonders geeignet für die gezielte Desinfektion stark gegliederter und schwer zugänglicher Maschinenteile, wie z. B. Hakenketten. Beim Einsatz von Hochdruckreinigungsgeräten kann der Reinigungseffekt mit dem Desinfektionseffekt verbunden sein, wenn heißer Dampf oder heißes Wasser als Medium verwendet werden.

Zur Kontrolle der Wirksamkeit von Desinfektionsmittellösungen werden u. a. pH-Wert-Kontrollen oder chemische Reaktionen benutzt, die die wirksamen Bestandteile nachweisen (z. B. Chlorbestimmungen bei chlorhaltigen Desinfektionsmitteln). Die Wirkung von Desinfektionsmaßnahmen ist durch bakteriologische Untersuchungen zu prüfen. Neben den routinemäßigen, im Betriebsablauf eingeplanten Reinigungs- und Desinfektionsmaßnahmen können aus gegebenem seuchenprophylaktischen Anlaß auf Anordnung des Amtstierarztes weitere Desinfektionsmaßnahmen erforderlich werden. Im Seuchenfalle ist zuerst eine gegen den spezifischen Erreger gerichtete Desinfektion vorzunehmen, dann zu reinigen und ein zweites Mal nach der Reinigung zu desinfizieren.

Die in der Land- und Nahrungsgüterwirtschaft verwendeten Desinfektionsmittel lassen sich nach ihren Hauptinhaltsstoffen und den mit ihnen verbundenen Wirkungsprinzipien in hypochlorithaltige Chemikalien, alkalienhaltige bzw. -abspaltende, aldehyd-, phenolderivat- und peressigsäurehaltige Desinfektionsmittel, Chloramin, organische Säuren und sonstige desinfizierende Substanzen einteilen.

Neben zugelassenen Formulierungen werden auch Desinfektionsmittel in Form reiner Chemikalien verwendet, wenn sie zur Stall-, Rampen-, Straßen- oder LKW-Desinfektion eingesetzt werden. Desinfizierende Stoffe dieser Art unterliegen nicht der Arzneimittelgesetzgebung, sondern nur technischen Gütevorschriften.

Für milchwirtschaftliche Anwendungszwecke werden Reinigungsmittel verschiedentlich mit desinfizierenden Substanzen gekoppelt, so daß während der Reinigungsprozesse gleichzeitig ein keimvermindernder Effekt eintritt. Diese kombinierten Reinigungsmittel mit desinfizierender Wirkung können in 1- bis 2%iger Lösung außerdem als desinfizierender Zusatz zu Kalkputz und Mörtel zur Verhinderung des Schimmelbefalls von Wänden verwendet werden.

Desinfektionsarbeiten werden in der Fleischwirtschaft nicht nur von Betriebsangehörigen ausgeführt. Es ist möglich und regional auch üblich, hierfür vertragliche Regelungen mit spezialisierten Unternehmen (Betriebe der Schädlingsbekämpfung oder Desinfektoren des Gesundheitswesens) abzuschließen. Als Desinfektoren sind zweckmäßigerweise Personen mit spezieller Schulung einzusetzen. Wenn das nicht möglich ist, muß die Einweisung geeigneter Arbeitskräfte durch veterinärmedizinisches Fachpersonal erfolgen.

Eine Desinfektion gilt als erfolgreich, wenn bei der mikrobiologischen Kontrolle der gereinigten Flächen keine pathogenen Mikroben nachgewiesen worden sind. Gleichzeitig muß eine starke Reduzierung der Keimzahl eintreten. Wurde das Desinfektionsziel nicht erreicht, sind Reinigung und Desinfektion zu wiederholen.

Eine besondere Problematik stellt die Abwasserdesinfektion in Schlachtbetrieben dar. Sie muß im Seuchenfall vorgenommen werden, um die Erregerverbreitung zu verhüten, ohne daß eine ausreichende Abwasserreinigung vorliegt. Durch Zugabe von NaOH oder Chlorierung des Abwassers wird eine pH-Wert-Verschiebung erreicht, die zur Inaktivierung von Erregern führt, wenn das Abwasser für eine Reaktionszeit von etwa 30 min gesammelt werden kann. Da derartig behandeltes Abwasser nicht direkt in Vorfluter eingeleitet werden darf, ist es zu neutralisieren oder eine anschließende Verdünnung mit kommunalen Abwässern aus dem Schlachthofgelände vorzunehmen. Die thermische Behandlung infizierter Abwässer stellt die sicherste Form der Desinfektion dar, sie ist aber nur für Isolierschlachtbetriebe mit geringem Abwasseranfall praktikabel.

5.7. Hygienische Probleme des Handels mit Lebensmitteln

Der Handel ist für die Abnahme der Lebensmittel vom produzierenden Betrieb oder Kühllager, ihre sachgerechte Lagerung und Verteilung auf Einzelhandelsverkaufsstellen sowie die Sicherung eines qualitätsgerechten Angebotes zuständig. Lebensmittel tierischer Herkunft stellen als Handelsware vielfach besonders leicht verderbliche Objekte dar und unterscheiden sich dadurch grundsätzlich von Nahrungsgütern anderer Herkunft. Sie sind deshalb getrennt von anderen Handelsobjekten und unter Bedingungen aufzubewahren, die ihrer Spezifität entsprechen. Es lassen sich hinsichtlich der Haltbarkeit folgende Lebensmittelgruppen unterscheiden:

— sehr leicht verderbliche Lebensmittel für den sofortigen Verbrauch, die kühl zu lagern und innerhalb von 24 bis 48 h an den Verbraucher abzugeben sind. Sie eignen sich nicht zur Vorratshaltung und Lagerung (z. B. Trinkmilch, Frischfisch).
— leicht verderbliche Lebensmittel, die innerhalb von 5 bis 9 Tagen abzugeben sind. Sie sollten unter Kühlhaltung gelagert, feilgeboten und/oder nur für die unmittelbare Abgabe in den nächsten 2 h ohne Kühlung gehalten werden (z. B. Fleisch, Koch- und Brühwurst, Räucherfisch, Frischkäse, Sauermilchkäse).
— begrenzt haltbare Lebensmittel, für die eine Verbrauchsfrist von mehreren Wochen vorgesehen ist. Sie sind auf Leichtkühlflächen (10–15 °C) zu bevorraten und werden

meist ungekühlt feilgeboten (z. B. Halbkonserven, Präserven in Öl, Marinaden, Hartkäse).
- begrenzt haltbare Lebensmittel, die durch Gefrieren haltbar gemacht werden. Sie sind unter Gefrierbedingungen (unter − 18 °C) zu lagern und anzubieten (z. B. Eis, Feinfrost, Gefrierfisch und -fleisch).
- haltbare Lebensmittel, die im Einzelhandel ungekühlt gelagert und abgegeben werden können. Sie sind mit thermischen und/oder chemischen bzw. chemisch-physikalischen Verfahren haltbar gemacht worden (z. B. Vollkonserven, Dauerpökelwaren, Rohwurst, Schmalz).

Alle lagerfähigen Lebensmittel tierischer Herkunft dürfen nur gemeinsam mit solchen Lebensmitteln vorrätig gehalten werden, von denen keine nachteilige Beeinflussung der Waren ausgeht. Sie sind übersichtlich zu lagern bzw. so zu stapeln, daß eine notwendige Kühlhaltung gewährleistet und das Alter der Ware sowie ihre Einlagerungszeit aus den Stapelkarten ersichtlich sind. Zur Erhaltung der Warenqualität sollen die Posten in der Reihenfolge ihrer Verbrauchsfristen wieder ausgelagert werden, um Qualitätseinbußen zu vermeiden.

Lagerräume sind übersichtlich zu gestalten, regelmäßig zu reinigen und von Abfällen sofort zu räumen. Sie dürfen nicht zur Lagerung von Verpackungsmaterialien und Rücklaufbehältern genutzt werden. Zur Aufrechterhaltung der notwendigen Sauberkeit in Lebensmittelvorratsräumen sind diese periodisch bei Auslagerung von Restbeständen zu reinigen und zu desinfizieren.

Da die Bevorratung von Lebensmitteln im Bereich des Handels meist nur für kurze Zeiträume gedacht ist, sind die Anforderungen an die Lagerbedingungen hinsichtlich Temperatur und Belichtung meist weniger streng als für Kühlbetriebe, die z. B. die Langlagerung von Fleisch und Fett zu sichern haben.

Die hygienische Behandlung von Lebensmitteln in Handelseinrichtungen hängt in starkem Maße von der sachgemäßen Unterbringung und Wälzung der Bestände ab. Besondere Probleme bereitet die Tatsache, daß Verkaufskräfte und sonstige Beschäftigte in großen Verkaufseinrichtungen häufiger wechseln und die Überwachungsorgane dadurch immer wieder in gleicher Weise belehren, schulen und u. U. bestrafen müssen, wenn hygienische Forderungen nicht durchgängig umgesetzt werden. Das kann Schwankungen im Hygieneniveau zur Folge haben, die sich auf die Warenpflege auswirken.

In Lebensmittelproduktionsbetrieben und -lagereinrichtungen ist im allgemeinen stabileres, geschultes, spezialisiertes Personal vorhanden, das die Warenpflege von Berufs wegen beherrschen muß. Im Handelsbereich trifft das nur bedingt zu: Neben Fachverkäufern mit guten hygienischen und warenkundlichen Kenntnissen über Lebensmittel sind Verkäufer anderer Spezialisierungsrichtungen sowie un- oder angelernte Arbeitskräfte mit Warenumschlag, Lagerung, Verkaufsvorbereitung oder Verkauf der Waren beschäftigt. Das hygienische Niveau des Lebensmittelhandels ist unter diesen Bedingungen direkt abhängig von der Qualifikation und dem Durchsetzungsvermögen des Leiters der Verkaufseinrichtung, der die Verantwortung für Hygiene und Warenpflege wahrzunehmen hat.

Besonderer Beachtung bedürfen im Handel die Haltbarkeits- bzw. Verbrauchsfristen, die Lagerbedingungen für die Lebensmittel sowie die Behandlung von Reklamationen gegenüber Lieferbetrieben und durch Käufer. Unterstützung bei der sachgerechten Behandlung der Lebensmittel im Lebensmittelverkehr gewähren die Hygiene-Überwachungsorgane durch regelmäßige Kontrollen, Hinweise und gegebenenfalls Auflagen zur Beseitigung von Mängeln.

Handelseinrichtungen, die Lebensmittel tierischer Herkunft abgeben, sind täglich nach Ladenschluß zu reinigen. Das betrifft Mobiliar, das direkten Kontakt zu unverpackten Lebensmitteln hatte (Verkaufstische, Hackstöcke, Theken u. ä.), Verpackungsmittel und

Auflageplatten, Arbeitsgeräte und auch Wände, wenn an ihnen z. B. Fleisch oder Wurst aufgehängt wurden. Der Fußboden des Verkaufsraumes ist in die Reinigung einzubeziehen. Kühlräume sind mindestens einmal wöchentlich nach völliger Entleerung zu säubern. Verunreinigte Hygienekleidung ist zu wechseln.

5.8. Hygienische Probleme der gesellschaftlichen Speisenwirtschaft

Die gesellschaftliche Speisenwirtschaft umfaßt alle Bereiche des Lebensmittelverkehrs, in denen Speisen verzehrsfertig zubereitet und an Personengruppen ausgegeben werden, die nicht einem gemeinsamen Haushalt angehören. Hierzu sind zu zählen: Gaststätten, Hotels und Pensionen mit Küchenbetrieb, die Gemeinschaftsküchen in Heimen, Krankenhäusern, Armeeobjekten, Kindergärten und -krippen, die Mensen und Betriebsküchen. Diese Einrichtungen fertigen warme und/oder kalte Speisen zur direkten Abgabe an den Verbraucher. Eine Übergangsform zwischen gesellschaftlicher Speisenwirtschaft und industrieller Lebensmittelproduktion stellt die Erzeugung von Fleisch-Soße-Komponenten oder von kompletten Tiefkühlgerichten in Industriebetrieben zur Versorgung von Reisenden im Reisezug-, Luft- und Schiffsverkehr dar. Das Anbieten von gewärmten oder kalten Mahlzeiten (Imbiß) auf Märkten und/oder bei Großveranstaltungen ist eine weitere Form des Lebensmittelverkehrs, die der Versorgung großer Personenkreise dient.

Bei all diesen Formen der Speisenproduktion sind die Ausgabeeinrichtungen für die Erzeugnisse so zu gestalten, daß der Produktionsbereich nicht von Essenteilnehmern betreten werden kann. Auch die Geschirrückgabe muß vom eigentlichen Küchenraum getrennt werden, denn benutztes Geschirr darf nicht zur Kontaminationsquelle für auszugebende Speisen werden. Dem gleichen hygienischen Anliegen dienen separate Sozialräume, insbesondere Toiletten und Waschmöglichkeiten, die nur vom Personal benutzt werden dürfen. Da auch von den Lebensmittelrohstoffen gesundheitliche Gefahren ausgehen können, ist z. B. die Vorbereitung bzw. Bearbeitung von Rohkartoffeln und -gemüse sowie von Geflügel und Fleisch jeweils in den dafür eingerichteten, voneinander und vom Küchenraum abgetrennten Räumen vorzunehmen. Vorräte an Lebensmitteln und Gewürzen dürfen mit Ausnahme des Handlagers nicht im Küchenraum gelagert werden.

Bei der Herstellung großer Mengen verzehrsfertiger Portionen in einer Produktionsstätte ist das lebensmittelhygienische Risiko besonders groß, da eine beträchtliche Anzahl von Personen durch eine Lebensmittelvergiftung geschädigt werden kann, wenn nicht ein strenges Hygieneregime durchgesetzt wird. Aus diesem Grunde sind alle risikoreichen Lebensmittel entweder von dieser Abgabeform auszuschließen oder direkt vor den Augen des Gastes frisch zuzubereiten bzw. nur innerhalb eines begrenzten Zeitraumes nach der Herstellung zum Verkauf anzubieten. Es ist bei der Ausgabe warmer Speisen nur eine kurzfristige Aufbewahrung von Fertiggerichten zulässig. Als Grundsatz gilt, daß in Gemeinschaftsküchen am Herstellungstage nicht abgegebene Portionen nicht wieder erwärmt und erneut angeboten werden dürfen. Alle Speisen sind am Tage der Ausgabe frisch zuzubereiten, eine teilweise Produktion am Vortage ist für gegarte Erzeugnisse grundsätzlich nicht statthaft. Mit diesen Maßnahmen soll erreicht werden, daß bei möglicherweise eingetretener mikrobieller Kontamination von Speisen eine rasche Keimvermehrung verhindert und dem Entstehen von Lebensmittelvergiftungen vorgebeugt wird. Diesem Zweck dienen auch andere küchentechnische Maßnahmen, wie z. B. das rasche Abkühlen von Süßspeisen (Ausgießen von Puddings in dünner Schicht und möglichst sofort in Portionsgefäße) und das vollständige Durchgaren von Fleisch. Es ist also mit Hilfe technologischer Prozesse zu sichern, daß Lebensmittelvergiftungen nicht durch rasche Mikrobenvermehrung provoziert werden. Zur Kontrolle der Speisenbeschaffenheit muß von jeder produzierten Speisenkomponente eine Rückstellprobe 24 h unter Kühlbedingungen aufbewahrt werden. Sie dient beim Auftreten von oder bei Verdacht auf Lebensmittelvergiftungen als Untersuchungsobjekt. Einmal ausgegebene Speisen dürfen aus hygienischen Gründen nicht wieder in die Küche zurückgenommen werden, sondern müssen wie Speisereste und Küchenabfälle der Abfallverwertung zugeführt werden. Die Sammlung der Abprodukte sollte in verschlossenen Kübeln in kühlen Räumen erfolgen, die keine Verbindung zu Lebensmittellagern, Produktionsbereichen und Speiseräumen besitzen.

Beim Herstellen, Wärmen und Anbieten von Speisen unter freiem Himmel ist ebenfalls für eine geordnete Abfallsammlung zu sorgen. Steht nicht ausreichend Trinkwasser zur Geschirreinigung zur Verfügung, darf die Lebensmittelabgabe nur in Einwegbehältnissen oder auf Wegwerftellern erfolgen. Für das Verkaufs- und Produktionspersonal müssen Waschmöglichkeiten vorhanden sein.

Literatur

CHARLES, R. H. G. (1986): Gemeinschaftsverpflegung durch zentrale Großküchen. Hrsg.: Weltgesundheitsorganisation, Regionalbüro für Europa, Kopenhagen. Regionale Veröffentlichungen der WGO, Europäische Schriftenreihe Nr. 15.

DIEHL, K.-H. (1975): Reinigung, eine vorbereitende Maßnahme für die Desinfektion im Lebensmittelbereich. Fleischwirtschaft. **55**, 1202.

FARCHMIN, G., und BEUTLING, DOROTHEA (1978): Hygiene der Fleischgewinnung. Gustav Fischer Verlag, Jena.

MÜNCH, H.-D. (1986): Mikrobiologie des Trinkwassers. In: ZICKRICK, K., und Mitarb. (1986): Mikrobiologie tierischer Lebensmittel. 2. Aufl. Fachbuchverlag, Leipzig.

SCHMIDHOFER, Th. (1988): Hygiene bei der Fleischgewinnung und -verarbeitung. In: PRÄNDL, O., und Mitarb. (1988): Fleisch, Technologie und Hygiene der Gewinnung und Verarbeitung. Verlag Ulmer, Stuttgart.

SCHWABE, C. W. (1984): Veterinary Medicine and Human Health. 3. Aufl. Williams and Wilkins, Baltimore and London.

STEIGER, A. (1986): Desinfektion. Gustav Fischer Verlag, Jena.

ZICKRICK, K., WEGNER, K., SCHREITER, M., SCHIEFER, G., SAUPE, Ch., und MÜNCH, H.-D. (1986): Mikrobiologie tierischer Lebensmittel. 2. Aufl. Fachbuchverlag, Leipzig.

Spezieller Teil

6. Fleisch

6.1. Allgemeines

Der Begriff „Fleisch" wird im allgemeinen Sprachgebrauch als Synonym für Teile der Skelettmuskulatur warmblütiger Schlacht- oder Wildtiere verwendet. Darunter versteht der Konsument „Fleisch wie gewachsen": mit anhaftenden Faszien, sehnigen Bestandteilen in der Muskulatur und intermuskulärem Fettgewebe. In den Rechtsnormen zur Fleischuntersuchung werden vom Gesetzgeber alle eßbaren Teile eines Schlachttieres unter dem Begriff „Fleisch" verstanden. Hierzu sind im Sinne dieser Rechtsnormen neben der Skelettmuskulatur zu zählen:

— quergestreifte und glatte Muskulatur, soweit sie verzehrt werden (z. B. Därme, Blasen, Mägen u. ä., Herz und Zunge)
— Fettgewebe
— Sehnen, Faszien
— Blut
— die großen Parenchyme und Sekretionsorgane (z. B. Leber, Niere, Milz, Euter), aber auch Gehirn und innersekretorische Drüsen
— Haut, soweit sie verzehrt und nicht als Nebenprodukt weiterverarbeitet wird (z. B. Schweineschwarte, Rinderflotzmaul)
— Knochen und Knorpel für Speisezwecke.

Innerhalb der Europäischen Gemeinschaft beinhaltet der Begriff „Fleisch": „alle genußtauglichen Teile von Rindern (einschließlich Büffeln), Schweinen, Schafen, Ziegen sowie Einhufern, die als Haustiere gehalten werden". Nach den Normen des Lebensmittelrechtes muß der Begriff „Fleisch" noch weiter gefaßt werden: Neben dem Fleisch von Warmblütern werden auch Teile wechselwarmer Tiere, von Fischen, Krebsen und Krustentieren darunter verstanden, im weitesten Sinne auch von Früchten. Um Verwechslungen durch den Konsumenten auszuschließen, ist hier jedoch der Gattungsbegriff mit zu verwenden, z. B. „Fischfleisch, Krebsfleisch" u. ä.

Unter „Fleisch im Sinne des Gesetzes" wird im allgemeinen die nach den Rechtsnormen der Fleischuntersuchung gebräuchliche Rechtsauffassung verstanden. Sie trifft in Mitteleuropa für die meisten Staaten zu, da sie ihren Ursprung im deutschen Fleischbeschaugesetz vom 29. Oktober 1940 (RGBl. I, S. 1463) hat, das für viele europäische Staaten Vorbildwirkung hatte.

Im Sprachgebrauch der Fleischwirtschaft und ebenfalls der Tierproduktion wird unter „fleischig" die gute Ausbildung der Muskulatur eines Tierkörpers verstanden, indirekt der Anteil der Muskelmasse an der Körpermasse. „Anteil wertvoller Fleischteile" wird die Summe der stark bemuskelten Tierkörperteilstücke genannt, nachdem der Schlachtkörper entsprechend den Standards der Schlachtleistungsprüfungen zerlegt wurde. Zu diesen Fleischteilen gehören z. B.

 beim Schwein: Kamm, Schulter, Kotelettstrang, Filet und Keule,
 beim Rind: Kamm, Bug, Roastbeef, Filet und Keule,

jeweils ohne aufgelagertes Fett. Diese Definition wird auch in der Fleischwirtschaft als Grundlage für Einstufungen von Schlachtkörpern in Handelsklassen anerkannt.

Fleisch

Für den Fleischforscher ist „Fleisch" nur das reine Skelettmuskelfleisch, dessen physikalisch-chemische Beschaffenheit mit dem Begriff „Fleischqualität" bezeichnet wird und im wesentlichen die Qualitätsanforderungen der Industrie für Verarbeitungszwecke zum Inhalt hat. Folgende Parameter werden zur Charakterisierung dieses Begriffes herangezogen:

— pH-Wert
— Fleischfarbe
— Wasserbindefähigkeit bzw. Wasserhaltekapazität
— Dripverlust
— Gar-Verluste.

Tabelle 6.1.: Qualitätsfaktoren von Fleisch

- **Technologisch wichtige Qualitätsfaktoren**
  Herkunft des Fleisches (Tierart, Alter, Geschlecht)
  Masse und Maße von Schlachtkörpern und Teilstücken
  Anteil an Magerfleisch, Fettgewebe, Bindegewebe und Knochen im Gesamttierkörper und in den Muskelgruppen
  Schlachtausbeute
  Anteil wertvoller Fleischstücke
  Wassergehalt, Dripverlust, Wasserbindungsvermögen
  Kerntemperatur, Kühlverlust
  pH-Wert
  Fleischfarbe, Umrötungsvermögen, Pökelfähigkeit
  Garverluste (Koch-, Brat-, Grillverlust)
  Rheologisches Verhalten

- **Ernährungsphysiologische Qualitätsfaktoren**
  Nährstoffgehalt (Menge und Art von Eiweißen, Lipiden, Kohlenhydraten)
  Wirkstoffgehalt (Menge und Art von Vitaminen, Mineralstoffen, Spurenelementen)
  Gehalt an geschmacksbestimmenden Substanzen (organische Säuren, stickstoffhaltige Nichteiweißverbindungen)
  Verdaulichkeit der Inhaltsstoffe
  Zubereitungsmodus

- **Hygienische Qualitätsfaktoren**
  Physiologischer Zustand der Gewebe (Freisein von krankhaften Veränderungen)
  Menge und Art der Mikroorganismen
  Freisein oder Vorkommen von Muskel- bzw. Organparasiten
  Freisein oder Vorkommen schädlicher chemischer, radiologischer oder biologischer Substanzen (Rückstände)
  Hygienische Behandlung des Fleisches
  Vorkommen von hygienewidrigen Zuständen (Beschmutzungen, Kontakt mit Schadinsekten, Schadnagern, Vögeln, sonstige Verunreinigungen)

- **Psychologische Qualitätsfaktoren**
  Äußeres Erscheinungsbild, Angebotsform, Verpackungsart
  Form, Zuschnitt, Zubereitung
  Farbe
  Konsistenz
  Geruch, Geschmack
  Saftigkeit, Kaubarkeit, Zartheit

Der veterinärmedizinische Lebensmittelhygieniker versteht unter „Fleischqualität" dagegen die Summe aller Qualitätsmerkmale bzw. die Gesamtheit der Eigenschaften des Fleisches, die seine Eignung für den vorgesehenen Verwendungszweck, die Konsumtion durch den Menschen, bestimmen.

In Tabelle 6.1. sind die Qualitätsmerkmale dargestellt, die für Fleisch Bedeutung besitzen.

Fleischgewinnung durch Schlachtung von Tieren wird schon so lange betrieben, wie die Haustierhaltung selbst, denn die Domestikation der meisten Tierarten erfolgte, um Fleischlieferanten jederzeit verfügbar zu haben. Zu den schlachtbaren Haustieren können u. a. die in Tabelle 6.2. aufgeführten Tierarten gerechnet werden. Dabei ist zu beachten, daß in den verschiedenen Regionen der Erde auch traditionelle und religiöse Einflüsse mitbestimmen, welche Tierarten zur Fleischgewinnung verwendet werden.

Im mitteleuropäischen Raum wird der Hund meist nicht als Schlachttier betrachtet, in islamischen Ländern gilt das Schwein als unreines Tier und wird durch Gläubige nicht verzehrt, während in Indien das Rind als heiliges Tier Verehrung genießt und im Regelfall

Tabelle 6.2.: Schlachtbare Haustiere

Familie	Gattung	Art	umgangssprachliche Bezeichnung
Bovidae	Bos	taurus	Hausrind
	Bos	gruniens	Yak, Grunzochse
	Bos	indicus	Zebu
	Bos	javanicus	Banteng, Rotrind
	Bos	frontalis	Gayal
	Bos	gaurus	Gaur
	Bubalus	bubalis	Kerabau, Hausbüffel
	Ovis	aries aries	Hausschaf
	Capra	hircus	Hausziege
Cervidae	Rangifer	tarandus	Ren, Rentier, Karibu
Camelidae	Camelus	dromedarius	Dromedar
	Camelus	bactrianus	Trampeltier, Kamel
	Lama	guanicoë	Guanaco
	Lama	glama	Lama
	Lama	pacos	Alpaca, Paco
	Lama	vicugna	Vicunna
Suidae	Sus	scrofa domestica	Hausschwein
Equidae	Equus	caballus	Hauspferd
	Equus	asinus	Hausesel
Leporidae	Oryctolagus	cuniculus	Kaninchen
Canidae	Canis	familiaris	Haushund[1]
Phasianidae	Gallus	gallus domesticus	Haushuhn
	Numida	meleagris	Perlhuhn
	Meleagris	gallopavo	Truthuhn, Pute
	Coturnix	coturnix	Wachtel
Anatidae	Anser	domesticus	Hausgans
	Anas	domestica	Hausente
	Cairina	moschata	Moschusente
Columbidae	Columba	domestica	Haustaube

[1] In der Bundesrepublik Deutschland darf Fleisch von Hunden zum Genuß für Menschen nicht gewonnen werden.

194   Fleisch

nur den natürlichen Tod stirbt. Die Liste der schlachtbaren Haustiere ließe sich fortsetzen, wenn moderne Formen der Wild- und Pelztierhaltung berücksichtigt werden. Sie führten zur Domestikation ursprünglich jagdbarer Tiere, deren Fleisch heute durch Schlachtung gewonnen und zur menschlichen Ernährung verwendet wird, so z. B. bei der Haltung von Sumpfbibern oder Antilopen. Auch die Gatterhaltung von Wild ist hierbei zu nennen (vgl. auch Kap. 11.).

6.2. Ernährungsphysiologische Bedeutung

Fleisch stellt in der menschlichen Ernährung die wichtigste Eiweißquelle tierischer Herkunft neben Milch, Ei und Fisch dar. Als Nahrungsmittel besitzt es eine gewisse Schlüsselstellung, da sein Eiweiß eine hohe biologische Wertigkeit aufweist. Am Fleischverbrauch pro Person kann deshalb der Grad der Eiweißversorgung einer Population am besten eingeschätzt werden. Der Pro-Kopf-Verbrauch an Fleisch schwankt im Weltmaßstab in weiten Grenzen und ist eng mit den finanziellen Einkünften und der Wirtschaftslage der Regionen verbunden.

In Entwicklungsländern wird häufig der Mindestbedarf an tierischem Eiweiß, der nach FAO/WHO-Empfehlungen etwa 53 g/Tag für den Erwachsenen beträgt, nicht gedeckt. Diese Regionen sind an der Produktion von tierischem Eiweiß im Weltmaßstab nur gering beteiligt, es überwiegt der Verzehr an pflanzlichem Protein bei sinkendem Pro-Kopf-Verbrauch an Gesamteiweiß (nach WHO-Angaben). In Gebieten mit starkem Bevölkerungswachstum und geringer Eiweißproduktion treten periodische Hungersnöte auf. Die gesicherte Proteinversorgung der Menschen stellt eines der dringlichsten Probleme der Erde dar. Es ist ein soziales und politisches Problem, das nur durch gewaltige Anstrengungen international zu lösen ist.

In Tabelle 6.3. ist der Fleisch-Pro-Kopf-Verbrauch einiger europäischer Länder aufgeführt.

In Ländern mit hohem Fleischverbrauch ist Fleisch eine wesentliche Quelle für die Überernährung mit Eiweiß und Nahrungsenergie. Die obere, ernährungsphysiologisch tolerierbare Grenze des Fleischverzehrs ist noch strittig. Es werden etwa 120 g Eiweiß/Tag als Durchschnittswert für Personen mit Schwerarbeit angenommen. Neben Protein werden über den Luxuskonsum an Fleisch dem Organismus bedeutende Mengen an überschüssi-

Tabelle 6.3.: Fleischverbrauch in kg je Kopf 1988 (nach: Eurostat und Statistisches Jahrbuch der DDR)

EG-Länder	91,7
Frankreich	108,2
Dänemark	104,0
BRD	103,5
Belgien/Luxemburg	101,3
DDR	100,7
Irland	90,6
Griechenland	87,4
Spanien	86,0
Niederlande	85,6
Italien	84,9
Großbritannien	77,9
Portugal	63,8

gem Nahrungsfett zugeführt, die ursächlich an der Entstehung von sog. „Zivilisationskrankheiten", wie z. B. Arteriosklerose, Herzinfarkt, Diabetes mellitus, beteiligt sind.

Die günstigste Eiweißverwertung kann der menschliche Organismus erreichen, wenn Fleisch nicht als alleiniger Proteinspender fungiert, sondern im Wechsel mit Milch, Ei und Fisch sowie in Kombination mit pflanzlichem Eiweiß aufgenommen wird. Für den Menschen sind die C-Gerüste der Aminosäuren essentielle Nahrungsbestandteile.

Der Organismus des erwachsenen Menschen synthetisiert täglich etwa 100 g körpereigenes Eiweiß (Tabelle 6.4.). Zur Sicherung dieser Stoffwechselleistung ist es notwendig, eine ausreichende und biologisch vollwertige Eiweißversorgung zu gewährleisten. Etwa 40–50% des Rohproteins sollen auf Eiweiß tierischer Herkunft entfallen. Dabei ist die **biologische Wertigkeit** der angebotenen Eiweiße zu berücksichtigen. Mit diesem Begriff wird der Grad der Verwertbarkeit des Nahrungseiweißes für den Aufbau körpereigener Substanz ausgedrückt. Eine biologische Wertigkeit von 100 besagt, daß aus 100 g Nahrungseiweiß 100 g körpereigenes Eiweiß aufgebaut werden können. Milch besitzt die höchste biologische Wertigkeit, ihr folgen Vollei, Fisch, Leber und Fleisch in ähnlichen Größenordnungen zwischen 90 und 100. In Tabelle 6.5. ist eine Übersicht zur biologischen Wertigkeit verschiedener Nahrungsproteine für den Menschen vergleichend dargestellt. Fleisch gewinnt durch seine hohe Verwertbarkeit für den Organismus in Kombination mit einem hohen Proteingehalt den Charakter eines ausgesprochenen Eiweißspenders und wertbestimmenden Bestandteils in der Ration.

Der Fettanteil in Muskelfleisch ist von besonderer Bedeutung für die Schmackhaftigkeit und Zartheit des Fleisches. Er ist Träger der jeweils tierarttypischen Geschmacksnote und deshalb in bestimmtem Umfang (mindestens 1% Fettgehalt erforderlich) für eine gute Qualität notwendig. Bezüglich der ernährungsphysiologischen Bedeutung des Fettes wird auf das Kapitel 7.1. verwiesen.

Tabelle 6.4.: Tägliche Eiweißsynthese beim Menschen (nach Schormüller, 1974)

	Enzym-Eiweiß g	Nichtenzym-Eiweiß g
Hämoglobin		8
Plasmaeiweiß		22
Leber	15	8
Verdauungstrakt	8	
Rest des Körpers	26	13
Summe:	49	51

Tabelle 6.5.: Biologische Wertigkeit von Proteinen für den Menschen (nach Schormüller, 1974)

Protein	Biologische Wertigkeit
Vollei	94
Milch	92–100
Rindfleisch	67–105
Fisch	94
Casein	69–70
Reis	68–77
Kartoffel	71–79
Hefe (Saccharomyces)	71
Roggenbrot (80%ig)	75
Mais (Vollkorn)	24–54
Linsen	60
Erbsen	56

Der Mineralstoffgehalt des Fleisches ist von erheblicher ernährungsphysiologischer Relevanz. Er wird zu 99% von den Elementen Calcium, Chlor, Kalium, Natrium und Phosphor gebildet, daneben werden zahlreiche Spurenelemente gefunden (Tabelle 6.6.). Fast alle Mineralstoffe sind essentiell für den Menschen, bei einigen ist ihre Bedeutung noch unklar. Fleisch gehört dadurch zu den Nahrungsmitteln, die besonders für die Natrium-, Calcium-, Magnesium-, Phosphor- und Eisenversorgung des Menschen zu beachten sind. N-freie Extraktstoffe setzen sich neben Mineralstoffen aus organischen Säuren und Kohlenhydraten zusammen. Sie bilden gemeinsam mit N-haltigen Abbauprodukten des ATP- und Proteinstoffwechsels die aromabildenden Bestandteile des Fleisches.

Von den Vitaminen sind besonders die Komponenten des B-Komplexes (Vitamin B_1, B_6, B_{12}) relativ reichlich in Fleisch vorhanden und ernährungsphysiologisch wertvoll.

Die chemische Zusammensetzung des Fleisches wird in Mittelwerten in der Literatur relativ einheitlich angegeben:
ca. 76% Wasser, davon 4–5% Hydratationswasser (chemisch gebunden),
                     95–96% elektrostatisch gebundenes Wasser,
ca. 21,5% stickstoffhaltige Substanzen,
ca. 1,5% Fett,
ca. 1% Mineralstoffe,
0,05–0,18% Kohlenhydrate,
in Spuren Enzyme und Vitamine.

Der Wassergehalt kann in Abhängigkeit von Tierart, Alter und Fettgehalt der Schlachtkörper zwischen 74 und 79% schwanken. Jugendliche Individuen besitzen physiologischerweise den höchsten Wasseranteil (z. B. Kalbfleisch 78%), er kann aber auch infolge von Erkrankungen oder Unterernährung höher als normal sein.

Die N-haltigen Substanzen setzen sich aus wasserlöslichen und -unlöslichen Eiweißen sowie aus Nichteiweißen zusammen. In Tabelle 6.7. ist eine Übersicht zum Eiweißanteil der Muskulatur und zu den Funktionen der Einzelkomponenten im Muskelstoffwechsel gegeben. Im gewachsenen Muskel entfallen etwa 86–88 Volumenprozent auf die Muskelfasern, 9–12% auf den interstitiellen Raum und 2–3 Volumenprozent auf den Kapillarraum. Innerhalb der Muskelfasern bildet das Stromaeiweiß etwa 6% des Gesamtgewebes. Die Fibrillen füllen ca. 65, das Sarkoplasma etwa 20–23 Volumenprozent aus.

Das Fleisch der einzelnen Tierarten zeigt in Abhängigkeit vom Verfettungsgrad der Schlachtkörper unterschiedliche analytische Werte besonders für den Wasser- und Proteingehalt (Tabellen 6.8. und 6.9.). Während die Zusammensetzung der Innereien nur geringe Unterschiede im Wasser-, Fett- und Eiweißgehalt zwischen den Tierarten Rind

Tabelle 6.6.: Mineralstoffgehalt von Fleisch (nach FRANZKE, 1981)

Makroelemente	mg/kg	Spurenelemente	mg/kg
Chlor	500	Chrom	0,3
Kalium	3000	Eisen	25
Calcium	100	Fluor	1
Natrium	800	Iod	0,03
Magnesium	200	Cobalt	0,05
Phosphat	200	Kupfer	2
		Mangan	0,5
		Nickel	0,1
		Molybdän	1,0
		Selen	0,8
		Vanadium	0,9
		Zink	25
		u. a.	

Tabelle 6.7.: Zusammensetzung des Muskeleiweißes (nach Hamm, 1972)

Eiweißstoffe	Anteil an Gesamtprotein	Funktion
1. Myosin		
(Myosin A, L-Myosin)	32%	in dicken Filamenten, kontraktiles Protein
– H-Meromyosin		ATPase, Verknüpfung mit Actin
– L-Meromyosin		Filamentbildung durch Assoziation
2. F-Actin ⇌ G-Actin	17%	kontraktiles Protein, bildet mit Myosin das kontraktile System Actomyosin
– Tropomyosin	7%	
– Troponin		reguliert den Einfluß von Ca^{++}-Ionen auf Actomyosin
3. α-Actinin	4%	
β-Actinin		
4. Granula	3–4%	
– Mitochondrien (Sarkosomen)		Enzyme des Citronensäurezyklus und der Atmungskettenphosphorylierung, ATPase
– sarkoplasmatisches Retikulum		Teil des Erschlaffungsfaktorsystems, Aufnahme von Ca^{++}-Ionen, ATPase
– Lysosomen		saure Hydrolasen, Cathepsine
– Ribosomen		Proteinsynthese
– Liposomen		evtl. Energiequelle
– Glycogengranula		Energiequelle
5. Matrix		
– Albumine	14%	
• Myogene		Enzyme der Glykolyse
• Myoglobin		Sauerstoffspeicher
u. a.		
– globuläre Proteine	14%	
– niedermolekulare Substanzen		Nukleotide, Peptide, Aminosäuren, Amine und andere organische Verbindungen und Mineralstoffe

Tabelle 6.8.: Nährstoffzusammensetzung von Fleisch verschiedener Tiere (nach Franzke, 1982)

Tierart	Eiweiß %	Fett %	Kohlenhydrate %	Energiewert kJ/100 g	Kcal/100 g
Kalb	16–21	1–15	0,4–0,5	400– 860	95–205
Rind	16–19	10–34	0,3–0,5	840–1425	200–340
Schwein	10–14	35–55	0,3–0,5	1675–2510	400–600
Schaf	14–20	6–33	0,2–0,4	755–1885	180–450
Ente	16–21	6–29	0,2–0,4	630–1360	150–325
Gans	14–16	26–32	<0,1	1300–1530	310–365
Huhn	17–21	5–25	<0,1	610–1215	145–290
Pute	18–23	5–23	0,1–0,5	630–1170	150–280
Taube	16–22	1– 2	0,2–0,5	400– 440	95–105
Hase	20–23	0,9– 5	0,1–0,5	480– 545	115–130
Hirsch	18–22	1– 5	0,2–0,5	440– 525	105–125
Reh	21–23	0,7– 6	0,2–0,5	440– 560	105–135
Wildente	19–23	2– 3	0,3–0,5	460– 500	110–120

und Schwein aufweist (Tabelle 6.9.), ist das Schweinefleisch deutlich proteinärmer als Rind- und Geflügelfleisch bei etwa gleicher biologischer Wertigkeit des Eiweißes. Rinder- und Schweineblut entsprechen vom Eiweißgehalt her etwa dem Rindfleisch (Tabelle 6.10.). Zu den proteinreichen Fleischarten ist ebenfalls das Fleisch des Wildes zu rechnen. Es übertrifft im Regelfall den Proteingehalt des Fleisches von Haussäugetieren (vgl. Tabellen 6.8. und 6.11.). Der morphologische Aufbau der Skelettmuskulatur ist bestimmend für die Struktur des Fleisches. Den Hauptgewebsanteil bilden die Muskelfasern, die vielkernige Synzytien darstellen und bis zu mehreren Zentimeter Länge erreichen können. Sie enthalten die Myofibrillen als das eigentliche kontraktile Element der Muskulatur und sind zugleich Träger der wesentlichsten Fleischinhaltsstoffe (vgl. Tabelle 6.7.). Jede Muskelfaser ist von Sarkolemm umgeben und enthält das sarkoplasmatische Retikulum. Die Myofibrillen werden von diesem umhüllt, in ihrer Lage erhalten, ernährt und mit spezifischen Reizen versorgt, die durch die motorischen Endplatten vom Nervensystem zugeführt werden. Myofibrillen bestehen aus Eiweißfilamenten, die in Längsrichtung des Zellverbandes angeordnet sind und in regelmäßiger Folge von Actin- und Myosinmolekülen gebildet werden. Im Lichtmikroskop fallen außerdem doppelt lichtbrechende Z-Banden

Tabelle 6.9.: Zusammensetzung von inneren Organen in g/100 g (nach Schormüller, 1974)

Organe	Tierart	Wasser	Eiweiß	Fett	Kohlenhydrate
Herz	Rind	75,5	16,8	6,0	0,56
	Schwein	76,8	16,9	4,8	0,4
Niere	Rind	76,1	16,6	5,14	–
	Schwein	76,3	16,5	5,2	0,80
Leber	Rind	69,9	19,7	3,1	5,90
	Schwein	71,8	20,1	5,71	1,14
Milz	Rind	76,7	18,5	2,9	–
	Schwein	77,4	17,2	3,64	–
Zunge	Rind	66,8	16,0	15,9	0,4
Lunge	Schwein	79,1	13,5	6,67	–
Gehirn	Kalb	79,4	9,8	8,6	0,8
Thymus	Kalb	77,7	17,2	3,4	–

Tabelle 6.10.: Zusammensetzung von Blut in g/100 g (nach Schormüller, 1974)

Blut	Wasser	Eiweiß	Fett	Kohlenhydrate	Mineralstoffe
Rind	80,5	17,8	0,13	0,065	0,85
Schwein	79,2	18,5	0,11	0,06	0,97

Tabelle 6.11.: Chemische Zusammensetzung von Wildbret (in %) (nach Schiefer, in: Zickrick und Mitarb., 1986)

Wildart	Wasser	Protein	Fett	N-freie Extraktstoffe	Asche
Reh	75,8	19,8	1,9	1,42	1,13
Hase	74,2	23,3	1,1	0,2	1,2
Wildschwein (Keule)	74,5	21,6	2,4	–	1,2
Fasan (Brust)	73,5	26,2	0,9	–	1,2
Krammetsvogel	73,1	22,2	1,8	1,4	1,5

auf, die quer zur Faserrichtung angeordnet sind. Die Zellabschnitte zwischen zwei Z-Banden werden als Sarkomere bezeichnet und bilden die Untereinheiten der Muskelzelle (Abb. 6.1.).

Myofibrillen sind aus dicken (Myosin) und dünnen Filamenten (Actin, Actinin, Tropomyosin und Troponin) aufgebaut, die sich teleskopartig ineinanderschieben und so die Kontraktion bewerkstelligen können. Das sarkoplasmatische Retikulum stellt die hierfür notwendigen freien Ca^{++}-Ionen zur Verfügung und führt sie bei Erschlaffung der Fasern auch wieder von den Filamenten ab. Dieser Mechanismus wird als die sogenannte Calcium-Pumpe des Muskels bezeichnet.

Bedingt durch die Funktion des Skelettmuskels, sind die Muskelfasern parallel zueinander in Muskelfaserbündeln angeordnet und von lockerem Bindegewebe umschlossen. Es wird zwischen Endomysium (zwischen den Muskelfasern eines Bündels, kapillarhaltig), Perimysium (umgibt ein Muskelfaserbündel) und Epimysium (grenzt den Muskel gegen andere Muskelteile oder Muskeln ab) unterschieden. Das Epimysium seinerseits steht in Kontakt zu den die Muskeln umschließenden Faszien, die aus straffem Bindegewebe bestehen. Aus dem lockeren Bindegewebe im Inneren des Muskelbauches geht das Peritendineum internum, aus dem Epimysium das Peritendineum externum hervor, die sich in Form der Ursprungs- und Endsehnen am Skelettsystem anheften (Abb. 6.2.).

Die Bindegewebshülle der Muskulatur ist durch einen scherengitterartigen Aufbau und kollagene Elemente in der Lage, sich den Kontraktionen und den damit verbundenen Längen- und Dickenveränderungen des Muskels anzupassen. Aus der Anordnung der Muskelfaserbündel und der Bindegewebsstruktur ergibt sich die sogenannte Textur des Fleisches, die wesentlichen Anteil an seiner Genußfähigkeit und Kaubarkeit hat. Weiterhin ist der Gehalt an kollagenem Gewebe von entscheidender Bedeutung für die Wirksamkeit von Zubereitungsverfahren und die Verdaulichkeit der Nährstoffe. Bindegewebsreiches Fleisch ist schwerer verdaulich als solches mit geringem Kollagenanteil. Es akkumuliert bei gutem Ernährungszustand der Schlachttiere deutliche Mengen an Fett auch in das Endo- und Perimysium, das dann als Marmorierung der Muskulatur sichtbar wird (sog. „intramuskuläres Fett").

Fleisch verändert nach der Schlachtung relativ schnell seine Beschaffenheit und geht in Abhängigkeit von den Aufbewahrungsbedingungen ohne besondere Vorkehrungen innerhalb von 24 bis 48 h in Verderbnis über. Damit zählt es zu den leicht verderblichen Lebensmitteln, die besonderer hygienischer Gewinnung und spezieller Methoden der Vorratshaltung bedürfen, um den Nahrungs- und Genußwert für einen befristeten Zeitraum erhalten zu können.

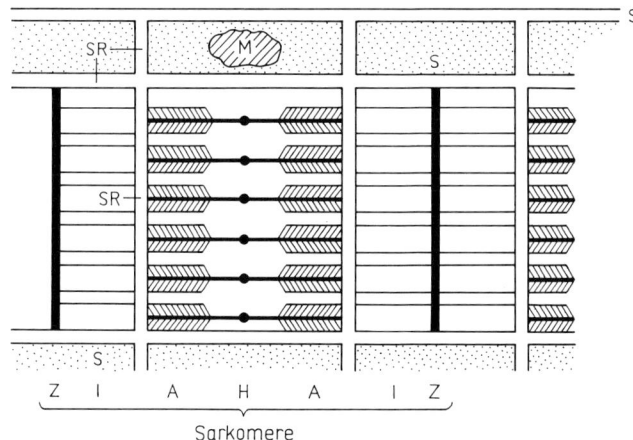

Abb. 6.1. Aufbau der Myofibrille (Längsschnitt, schematisch).
M = Mitochondrien; S = Sarkoplasma; SL = Sarkolemm; SR = sarkoplasmatisches Retikulum; Z = Z-Banden (doppelt lichtbrechend); I = I-Banden (isotrop, dünne Filamente); A = A-Banden (anisotrop, Überlappungszone dicker und dünner Filamente); H = H-Banden (dicke Filamente).

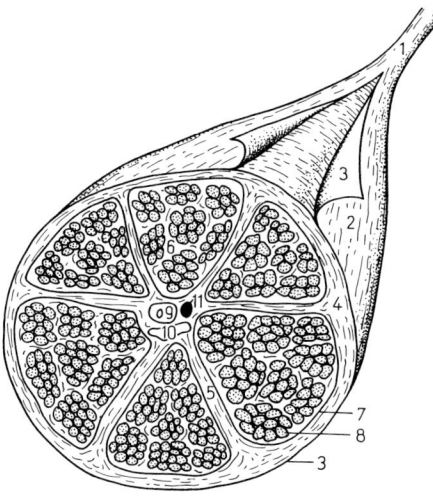

Abb. 6.2. Aufbau des Skelettmuskels.
1 Endsehne; 2 Muskelbauch; 3 Faszie; 4 Epimysium; 5 Perimysium externum; 6 Perimysium internum; 7 Sekundärbündel; 8 Muskelfaser im Primärbündel; 9 Arterie; 10 Vene; 11 Nerv.

6.3. Hygienische Gewinnung von Fleisch

Fleisch kann nur durch Tötung von Tieren gewonnen werden. Unter Schlachtung wird die Tötung von warmblütigen Tieren durch Blutentzug zum Zwecke der Lebensmittelgewinnung verstanden, der sich unmittelbar nach Eintritt des Todes die Ausweidung des Tierkörpers anschließt. Aus Gründen des Tierschutzes, der Qualitätserhaltung des Fleisches sowie zum Schutz der menschlichen Arbeitskraft wird eine wirksame Betäubung der Schlachttiere vor Beginn des Blutentzuges vom Gesetzgeber gefordert.

6.3.1. Anforderungen an Schlachttiere

Qualitativ hochwertiges Fleisch kann nur durch die Schlachtung gesunder, gut entwickelter, tierartgerecht gehaltener und schonend transportierter Tiere gewonnen werden. Das gesunde Schlachttier soll einen ungestörten Allgemeinzustand besitzen, lebhaften Anteil an seiner Umgebung nehmen und auf Reize der Umwelt entsprechend seiner Art reagieren. Es wird ein mindestens mäßiger Ernährungszustand gefordert, das Fell soll glatt und sauber sein und die Körperöffnungen ohne Verunreinigungen durch Exkremente oder Sekrete. Das Schlachttier muß für die Zuweisung zur Normal- oder Produktionsschlachtung lauffähig sein und aus seuchenfreien Beständen stammen.

Schlachttiere sollen vor dem Verladen etwa 6 h nicht gefüttert, aber satt getränkt werden. Am Schlachttag bleiben sie nüchtern, um Transportbelastungen für den Kreislauf und erschwerte Arbeitsbedingungen für die Schlächter zu vermeiden. Der Transport erfolgt in Spezialfahrzeugen mit ausreichender Belüftung und wird nach Möglichkeit in die kühlere Tageszeit (im Sommer in die Nachtstunden) gelegt. Schlachtviehtransporte sind als Expreßsendungen zu behandeln und so schnell wie möglich ohne Zwischenaufenthalte bei Transportentfernungen unter 250 km dem Empfänger zuzuleiten. Bei größeren Entfernungen und im grenzüberschreitenden Verkehr muß für die Tränkung und Fütterung auf speziellen Bahnhöfen oder Stationen gesorgt werden.

Unmittelbar nach Ankunft von Schlachtviehtransporten werden die Begleitpapiere von veterinärmedizinischem Fachpersonal überprüft. Während bzw. direkt nach der Entladung erfolgen die Besichtigung der Schlachttiere und die damit verbundene **Schlachttieruntersuchung**.

Sie soll feststellen,

— ob die angelieferten Schlachttiere hinsichtlich ihres Gesundheitszustandes den Anforderungen der Normalschlachtung entsprechen,
— ob die Schlachttiere den Transport in guter allgemeiner Verfassung überstanden haben oder eine spezielle Ausruhezeit für erhitzte, stark aufgeregte oder ermüdete Tiere angewiesen werden muß,
— ob Anzeichen von Tierseuchen, Zoonosen oder für das Vorhandensein rückstandsbildender Stoffe feststellbar sind oder
— ob ein Schlachtverbot ausgesprochen werden muß.

Werden Gesundheitsschäden bei den Schlachttieren festgestellt, die den Ausschluß von der Normalschlachtung zur Folge haben, so erfolgt die Überweisung mit tierärztlichem Attest zur Krank- oder Notschlachtung. Diese beiden Formen der Schlachtung erfolgen in Isolierschlachtbetrieben oder -abteilungen der Schlachthöfe. Die Fleischuntersuchung ist dort ausschließlich Tierärzten vorbehalten; sie wird unter Verwendung von Hilfsuntersuchungen so durchgeführt, daß eine mögliche Gesundheitsschädigung durch das Fleisch erkrankter Tiere festgestellt werden kann. Bei not- und krankgeschlachteten Tieren sind häufig auch Qualitätsabweichungen des Fleisches vorhanden, die ebenfalls bei der Fleischuntersuchung ermittelt werden. Beide Faktoren werden in der Beurteilung des Fleisches erfaßt. Wertgemindertes Fleisch wird über besondere Einrichtungen — die Freibänke — verkauft.

6.3.2. Grundsätze der Schlachthygiene

Schlachtungen dürfen nur in Räumen ausgeführt werden, die den hygienischen Anforderungen an Räume der Lebensmittelgewinnung genügen. Sie sollten hell, sauber, bis in 3 m Höhe gefliest sowie leicht zu reinigen und zu desinfizieren sein. Es muß ausreichend fließendes Wasser in Trinkwasserqualität sowohl in kalter als auch in heißer Form zur Verfügung stehen. Beleuchtung, Be- und Entlüftung müssen eine einwandfreie Diagnostik bei der Fleischuntersuchung ermöglichen. Das Schlacht-, Untersuchungs- und Hilfspersonal hat eine saubere, leicht wasch- und desinfizierbare Hygienekleidung am Arbeitsplatz zu tragen und durch hygienisch bewußtes Verhalten eine Kontamination des Fleisches zu vermeiden.

Im Schlachtprozeß können durch eine sorgfältige Verfahrensführung Voraussetzungen für die hygienische Unbedenklichkeit des Fleisches und die Erhaltung seiner Qualität geschaffen werden. Es lassen sich hierbei vier Schwerpunkte unterscheiden:

— Betäubung und Entblutung
— Bearbeitung der Körperoberfläche
— Ausweidung
— Spaltung der Tierkörper.

Zur Schlachttierbetäubung sind Verfahren einzusetzen, die eine sofortige, tiefe und langanhaltende Bewußtlosigkeit erzeugen. Diese Anforderungen werden von der mechanischen, elektrischen und der CO_2-Betäubung im wesentlichen erfüllt. Bei ungenügendem Betäubungseffekt kommt es zu Abwehrreaktionen der Tiere mit hohem O_2-Verbrauch in der Muskulatur, wodurch eine nachteilige Beeinflussung der Fleischqualität hervorgerufen wird. Zusätzlich wird das korrekte Entbluten der Tiere erschwert, es ist kein gezielter

Bruststich bei Schwein und Rind anzubringen. Die Folge ist eine ungenügende, teilweise auch verzögerte Entblutung, wodurch größere Restblutmengen im Fleisch verbleiben. Gleichzeitig kann es zur Entstehung von Blutaspirationslungen kommen.

Bei der Bearbeitung der Körperoberfläche werden grundsätzlich zwei Verfahren unterschieden: die totale Enthäutung des Tierkörpers oder die Entfernung der Haare, Borsten bzw. Federn nach einem Brühprozeß. Eine Zwischenstellung nimmt die Crouponierung des Schweines ein, wo nach dem Brühen ein Teilstück der Rückenhaut entfernt wird. Beim Hautabzug ist zu gewährleisten, daß die kontaminierte Außenseite des Felles nicht mit Fleischteilen in Berührung kommt.

Alle Brühprozesse sind als hygienisch suspekt anzusehen. Das Brühbad ermöglicht Anreicherung von Keimen und Schmutz sowie den Austausch der Keimflora zwischen den einzelnen Schlachtkörpern. Wo es vermeidbar ist, sollte es durch alternative Verfahren ersetzt werden. Läßt es sich nicht ablösen, ist auf regelmäßigen Wasserwechsel zu achten. Brühen dient der Vorbereitung des Enthaarens bzw. des Entfederns, es lockert Haarwurzeln, Federkiele, Hornschuhe und andere Keratingebilde aus dem Integument. Die nachfolgenden maschinellen Bearbeitungsprozesse werden dadurch erst ermöglicht. In Kratzmaschinen und Rupfern wird der Keimaustausch weiter fortgesetzt, bei schlecht gepflegten Maschinen können durch Beschädigung der Haut noch zusätzliche Eintrittspforten für Erreger in den Schlachtkörper geschaffen werden. Zur Reduzierung von Keim- und Schmutzbelastung der Schlachtkörperoberfläche werden Kratzen und Rupfen deshalb unter reichlicher Wasserspülung durchgeführt. Erst nach diesem Reinigungsprozeß darf der nächste Arbeitsgang, das Ausnehmen der Bauch- und Brusteingeweide, folgen. Hierzu ist Sorgfalt erforderlich, damit Därme und Gallenblase nicht unbeabsichtigt angeschnitten werden. Bei fäkaler Verunreinigung des Fleisches besteht in besonders hohem Maße die Gefahr der Kontamination mit pathogenen Keimen.

Geflügelschlachtkörper werden in Industrieschlachtungen maschinell ausgenommen. Die hierzu eingesetzten Kloakenschneider und Automaten mit Ausnahmegabeln bedürfen einer kontinuierlichen Reinigung während des Schlachtprozesses.

Einen besonderen hygienischen Schwachpunkt der Geflügelschlachtung stellt das Eiswasserbad (Spinchiller) zur Kühlung der ausgeschlachteten Tierkörper dar. Über die angeschnittene Muskulatur und die Haut wird mikrobenhaltiges Wasser in den Schlachtkörper aufgenommen, so daß Geflügelfleisch nach diesem Verfahren praktisch nicht keimarm zu gewinnen ist (vgl. 9.3.7.).

Die Schlachtkörper von Großtieren werden nach Herausnahme der Organe in der Längsachse gespalten. Der hierbei entstehende Sägeabrieb muß mit heißem Wasserstrahl entfernt werden, denn er leistet einer Mikrobenvermehrung an der Fleischoberfläche Vorschub.

6.3.3. Grundsätze der Fleischuntersuchung

Der ausgeschlachtete Tierkörper wird bei industriellen Schlachtungen unmittelbar im Schlachtprozeß durch veterinärmedizinische Fachkräfte untersucht. Deshalb muß durch die Verfahrensführung der Schlachtung gesichert werden, daß die Zugehörigkeit aller untersuchungspflichtigen Teile zum Tierkörper erkennbar ist. Da die inneren Organe unter Umständen weit entfernt voneinander dem Tierkörper entnommen werden, macht es sich erforderlich, sie entweder für einen Einzeluntersucher an einen zentralen Untersuchungsplatz zu transportieren oder die Fleischuntersuchung im Team zu organisieren. Die Untersucher müssen hierbei so in Rufweite voneinander stehen können, daß eine Befundmitteilung möglich ist. Bei größerer räumlicher Entfernung müssen Befundübermittlungssysteme verwendet werden. Die Fleischuntersuchung (auch Fleischbeschau genannt) soll feststellen,

- ob durch den Genuß des Fleisches ein gesundheitliches Risiko für den Verbraucher entstehen kann,
- ob die sensorisch feststellbare Qualität des Fleisches allen Anforderungen genügt und
- ob das Fleisch für eine langfristige Bevorratung und Verarbeitung zu Fleischerzeugnissen geeignet ist.

Vom Fleischuntersucher wird hierbei eine alternative Entscheidung unmittelbar am Schlachtband gefordert: Er muß für die menschliche Ernährung ungeeignete Tierkörper oder -teile von den brauchbaren trennen. Der Grad der Brauchbarkeit kann graduell unterschiedlich sein. Hygienisch unbedenkliches, qualitativ einwandfreies Fleisch wird als tauglich beurteilt, es stellt das normale Ergebnis bei Produktionsschlachtungen dar.

Durch eine Beurteilung auf wissenschaftlicher Grundlage und der Basis von Rechtsnormen wird gesichert, daß das Fleisch nur in gesundheitlich unbedenklichem Zustand an den Verbraucher gelangen kann. Wenn hygienische Risiken vorliegen, sind geeignete und zugelassene Behandlungsverfahren zur Brauchbarmachung des Fleisches einzusetzen, sofern keine Untauglichkeitserklärung in Frage kommt.

Fleisch von Tierkörpern, von denen eine Infektionsgefahr ausgehen könnte, darf nur dann in thermisch behandelter Form als Lebensmittel freigegeben werden, wenn nach der Erhitzung keine lebenden vegetativen Formen der Erreger mehr nachweisbar sind.

Das Ergebnis der Fleischuntersuchung wird durch Stempelabdruck auf dem Tierkörper oder durch Aufdruck auf seiner Umverpackung (Geflügel, Kaninchen) dokumentiert.

Tabelle 6.12.: Einteilung der Schlachtviehkategorie Rind

Rinder	Spezifische Kennzeichen	Fleisch
Kälber	bis 4 Monate alt, Hornknospen auf der knöchernen Unterlage noch verschieblich, Milchgebiß	hellrosa, zarte Konsistenz, Remissionswerte $\geq 18\%$, pH 5,4 bis 5,8
Nüchterne Kälber	1 bis 2 Wochen alt, reine Milchtränke, ohne Beifütterung	hellrosa bis weißlich, schlaffe Konsistenz
Schwere Mastkälber	bis 180 kg Lebendmasse, aus verlängerter Milchaustauschmast, ohne Rauhfutter aufgezogen	hellrot, bei Eisenmangelaufzucht hellrosa, elastische Konsistenz pH 5,4 bis 5,8
Jungrind ♀ oder ♂	5 Monate bis 2 Jahre	hellrot bis dunkelrot, zarte bis derbelastische Konsistenz, pH 5,8 bis 6,2
Färse (Kalbin, Sterke) ♀	5 Monate bis zur 1. Abkalbung, juveniles Euter	hellrot, elastische Konsistenz, pH 5,8 bis 6,2
Mastbulle ♂	Fleischmast: Muskelpartien maximal entwickelt, geringe Fettauflage, meist unter 2 Jahre Fettmast: Muskelpartien gut entwickelt, gute bis starke Fettauflage, meist über 2 Jahre alt bzw. über 500 kg Lebendmasse	dunkelrot bis braunrot, derbelastische Konsistenz, pH 5,8 bis 6,2, im Rückenmuskel z. T. niedriger, dunkel- bis braunrot, derbe Konsistenz
Kuh ♀	Weibliches Rind nach dem 1. Abkalben (Jungkühe bis 5 Jahre), entwickeltes und laktationsbereites Euter, evtl. laktierend	blaßrot, elastische Konsistenz, bei älteren Tieren evtl. derb, pH 5,8 bis 6,2
Ochse ♂ (Kastrat)	Frühkastraten, großrahmig, mit starker Neigung zur Verfettung, gut bemuskelt	wie Bullen aus Fettmast

6.4. Spezifische Beschaffenheit des Fleisches der wichtigsten Schlachttierarten

Das Fleischergewerbe unterscheidet nach dem erforderlichen Arbeitsaufwand im Schlachtprozeß das Großvieh (Rinder, Pferde) vom sogenannten Kleinvieh (Kalb, Schaf, Ziege), bei dem eine Spaltung des Schlachtkörpers in der Längsrichtung im Regelfall unterbleibt. Schweine bilden eine eigene Schlachtviehgruppe, ebenfalls Geflügel und Kaninchen. Innerhalb der einzelnen Tierarten werden Unterscheidungen nach Lebensalter, Geschlecht und Nutzungsrichtung getroffen.

6.4.1. Bezeichnung der Schlachttierarten

In den Tabellen 6.12., 6.13. und 6.14. werden Bezeichnungen, Merkmale und spezifische Kennzeichen der Schlachttierarten Rind, Schwein und Schaf zusammengefaßt dargestellt.

Tabelle 6.13.: Einteilung der Schlachtviehkategorie Schwein

Schweine	Spezifische Kennzeichen	Fleisch
Ferkel (Spanferkel)	bis 3 Monate, vollfleischig	hellgraurosa, schlaffe Konsistenz, Fett nur gering in der Unterhaut
Jungschweine (Baconschweine, Porker)	35 bis 80 kg	hellrosa, zarte Konsistenz
Mastschweine ♀ oder ♂ (Kastrat, Borg)	Fleischmast: 80 bis 130 kg, Speckauflage unter 3 cm, vollfleischig Fettmast: über 130 kg, fleischig, Speckauflage über 3 cm	hellrosa bis rot, elastische Konsistenz, pH 5,4 bis 6,2, Remissionswerte $<23\%$, bei Fettmast Marmorierung
Jungsauen ♀	Geschlechtsreife weibliche Schweine unmittelbar vor der Zuchtbenutzung, ohne Gesäugeveränderungen	hellrot, elastische Konsistenz, pH 5,4 bis 6,2, Remissionswerte $<23\%$
Sauen ♀	Weibliche Schweine ab 1. Wurf, mit entwickeltem Gesäuge	blaßrot bis rot, elastische Konsistenz, pH 5,4 bis 6,2, Remissionswerte bis 23%
Jungeber ♂	Geschlechtsreife männliche Schweine unmittelbar vor der Zuchtbenutzung	rot, elastische Konsistenz, pH 5,4 bis 6,2, Remissionswerte $<23\%$, Geschlechtsgeruch im Fett u. U. nachweisbar
Eber ♂	Geschlechtsreife männliche Schweine, zur Zucht benutzt, bei Ebern über 2 Jahre ausgebildeter Schild	rot bis dunkelrot, derb-elastische Konsistenz, pH 5,6 bis 6,2, Remissionswerte $<20\%$, Geschlechtsgeruch häufig
Altschneider ♂ (Kastrat)	nach Zuchtbenutzung kastrierte männliche Schweine, Kastration 3 Monate vor Schlachtung erforderlich, Schild ausgebildet	dunkelrot, derb-elastische Konsistenz, pH 5,6 bis 6,2, Remissionswerte $<20\%$

Tabelle 6.14.: Einteilung der Schlachtviehkategorie Schaf

Schafe	Spezifische Kennzeichen	Fleisch
Lamm	bis 3 Monate	hellrosa, sehr zarte Konsistenz, ohne Fettauflage
Mastlamm	Schlachtkörper 15–22 kg, vollfleischig bis fleischig	rosa bis hellrot, zarte Konsistenz, kurzfaserig, keine bis geringe Fettauflage
Jungschaf ♀	bis 2 Jahre, ohne Zuchtbenutzung	hellrot, zarte Konsistenz, kurzfaserig
Hammel ♂ (Schöps) (Kastrat)	im Lämmeralter kastriert, fleischig bis vollfleischig	hellrot bis dunkelrot, derb-elastische Konsistenz, keine bis starke Fettauflage
Mutterschaf ♀	weibliche Schafe mit Zuchtbenutzung nach dem 1. Ablammen, mäßig fleischig	blaßrot, elastische Konsistenz, pH 5,8 bis 6,4, keine bis starke Fettauflage
Schafböcke ♂	männliche Schafe mit Zuchtbenutzung, fleischig bis vollfleischig	dunkelrot, derb-elastische Konsistenz, mäßige bis starke Fettauflage, Geschlechtsgeruch
Kastrierte Schafböcke (Hammel)	männliche Schafe nach Zuchtbenutzung, Kastration 12 Wochen vor der Schlachtung erforderlich	wie Schafböcke, ohne Geschlechtsgeruch

6.4.2. Feststellung des Fleischwertes am Schlachtkörper

Die Einschätzung des Fleischwertes am lebenden Schlachttier ist mit Problemen verbunden, weil der Fettgehalt der Unterhaut oder physiologische Zustände (Trächtigkeit) bzw. Erkrankungen (z. B. Wassersucht) die Beurteilung der Muskelpartien erschweren. Deshalb werden vom Schlächter sog. „Fleischgriffe" zur Prüfung der Körperbeschaffenheit des Schlachttieres benutzt. Die Elastizität der Haut und das Reaktionsvermögen des Tieres geben Auskunft zum Gesundheitszustand.

Durch Bildung einer Hautfalte an Hals, seitlicher Bauchwand oder Schwanzansatz kann die Mächtigkeit von subkutanen Fettpolstern bei Rind und Schaf abgeschätzt werden. An der dorsolateralen Auswölbung des langen Rückenmuskels (M. longissimus dorsi) zwischen Dorn- und Querfortsatz der Lendenwirbel oder hinteren Brustwirbel ist die Fleischigkeit dieser Muskelpartie einzuschätzen. Vollfleischige Tiere zeigen eine ebene, breite Lendenpartie, bei sehr starker Ausbildung der Rückenmuskulatur mit medianer Rinnenbildung entlang der Dornfortsätze. Fleischigkeit ist an einer gerundeten Lendenpartie erkennbar. Bei mäßig fleischigen Tieren ist keine Auswölbung des M. longissimus dorsi festzustellen, Dorn- und Querfortsätze der Wirbelknochen sind gut fühlbar. Als fleischleer sind Tierkörper anzusehen, wo der Dornfortsatz deutlich hervortritt, weil der Muskelquerschnitt an seiner freien dorsolateralen Seite konkav verläuft, die Rückenpartie ist dachförmig spitz (Abb. 6.3.). Eine sehr gut bemuskelte Hintergliedmaße setzt sich „taillenförmig" bei Aufsicht auf den Rücken von der Lende ab, Innen- und Außenkeule sind gleichermaßen gut entwickelt, sie reichen weit nach vorn und nach hinten sowie tief bis an das Sprunggelenk hinunter. An der Vordergliedmaße darf bei Vollfleischigkeit die Schulterblattgräte kaum fühlbar sein. Eine breite und tiefe Vorbrust sowie ein tiefer Brustkorb sprechen ebenfalls für guten Fleischbesatz des Schlachttierkörpers. Bei Kaninchen weist ein breiter, tonnenförmiger und langer Rumpf auf maximale Fleischausbeute hin. Vollfleischigkeit bei

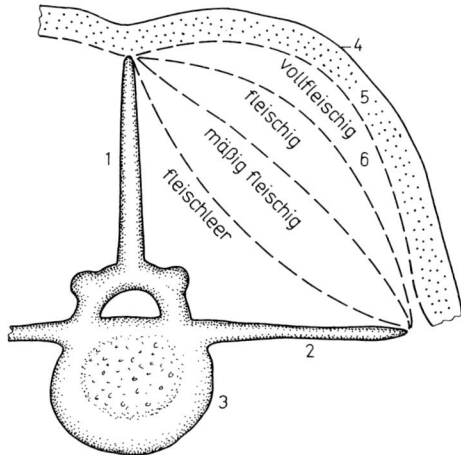

Abb. 6.3. Ausbildung der Rückenmuskulatur im Lendenwirbelsäulenbereich in bezug auf die Fleischigkeit des Schlachtkörpers (Schnitt, schematisch).
1 Dornfortsatz; 2 Querfortsatz; 3 Wirbelkörper; 4 Haut; 5 Unterhaut; 6 Muskulatur.

Geflügel ist an der Auswölbung des Brustmuskels über den Brustbeinkamm hinaus erkennbar.

Am ausgeschlachteten Tierkörper können objektivere Kriterien zur Feststellung des Fleischanteils herangezogen werden. Die genauesten Werte sind bei einer Probezerlegung zu erlangen.

Um den Aufwand hierfür in ökonomisch vertretbaren Grenzen zu halten, können verschiedene Zerlegungsmethoden angewendet werden:

- Totalzerlegung (Trennung von Muskulatur, Fett, Bindegewebe und Knochen)
- Ermittlung des Knochenanteils an der Schlachtkörpermasse
- Ermittlung des relativen Anteils wertvoller Fleischteile (Kamm, Kotelett, Keule, Filet, Schulter) an der Schlachtkörpermasse.

Für die routinemäßige Feststellung des Fleischwertes am Schlachtkörper werden zerstörungsfreie Prüfmethoden eingesetzt:

- Feststellung der Schlachtkörperwarmmasse
- Feststellung des Fettanteils durch Messung tierartspezifischer Fettdepots (Rückenspeckdicke – Schwein, Fettabsatz in der Brusthöhle – Rind)
- Feststellung der Fleischigkeit durch Messung tierarttypischer Muskelparameter (Lendenspiegel – Schwein, Keulenumfang, Keulenbreite u. ä.).

Die Feststellung des Schlachtwertes kann bei der Schweineschlachtung mit apparativen Methoden vorgenommen werden, indem z. B. Fettauflage und Bemuskelung als Urwerte in ein Berechnungsschema eingespeist werden. Auf dieser Basis ist auch die Ermittlung der Werte mit Hilfe elektronischer Geräte möglich. Bei allen übrigen Schlachttierarten wird die Fleischigkeit bislang von geschulten Prüfern subjektiv eingeschätzt.

6.5. Zerlegung

Die Zerlegung stellt einen Arbeitsprozeß dar, der entweder der Gewinnung gut transportabler Teilstücke des Schlachtkörpers durch definierte Schnittführung dient oder bei weitergehender Zerlegung zu Fleischteilen führt, wie sie für die Fleischverarbeitung oder im

Einzelhandel benötigt werden. Erste Zerlegeschritte werden bereits im Schlachtprozeß vorgenommen. Die eigentliche Zerlegung der Schlachtkörper für die Fleischverarbeitung oder den -verkauf findet in spezialisierten Zerlegeabteilungen, in handwerklichen Verarbeitungsbetrieben oder in den Handelseinrichtungen statt.

6.5.1. Zerlegungsprozesse während Schlachtung und Fleischuntersuchung

Nach der Entblutung werden bei Pferden, Rindern, Schafen und Ziegen Kopf und Unterfüße vom Körper getrennt. Im Anschluß an Enthäutung und Ausweidung der Schlachttiere werden Schlachtkörper von Pferd, Rind und Schwein in der Medianebene gespalten. Bei Pferd und Schwein wird der Kopf ebenfalls in Längsrichtung halbiert. Entsprechend den Vorschriften zur Finnenuntersuchung muß die Zunge des Rindes und Kalbes so herausgelöst werden, daß der Rachenraum eröffnet wird und die innere und äußere Kaumuskulatur in Scheiben geschnitten werden kann. Nach abgeschlossener Fleischuntersuchung müssen Zwerchfellreste in Form des Kronen- oder Saumfleisches entfernt werden, es erfolgt das Ausputzen des blutigen Stichfleisches und u. U. bereits das Abtrennen der Vorderspitzbeine und Schwänze bei Schweinen. Gelegentlich werden die Tierkörper auch warm entspeckt. Schlachtrinder können bei Vorhandensein einer entsprechenden Technologie bereits am Schlachtband warm abgeviertelt werden. Dieses Verfahren hat arbeitsökonomische Vorteile, aber es entstehen Nachteile für die Qualität des Schlachtkörpers. Durch Muskelretraktionen kommt es zu verzogenen Schnittkanten an der Trennungslinie beider Viertel. Das Abvierteln sollte deshalb besser am durchgekühlten Schlachtkörper vorgenommen werden.

Als Ergebnis des Schlachtprozesses müssen Schlachtkörperteile vorliegen, die von einer Arbeitskraft notfalls auf der Schulter getragen werden können.

6.5.2. Gewerbliche Zerlegung

Die gewerbliche Zerlegung oder Fleischbearbeitung dient der Gewinnung von Tierkörperteilstücken sowie geeigneten Fleisches für die Weiterverarbeitung. Sie wird für die Tierarten Rind und Schwein nach industriellen Grundsätzen an Zerlegebändern ausgeführt. Transportprozesse werden hierbei so weit wie möglich mechanisiert. Bandanlagen bewegen das zu zerlegende Fleisch an den jeweiligen Arbeitsplatz der spezialisiert tätigen, z. T. mit Maschinen ausgerüsteten Arbeitskraft. Die Zuführung von Behältern ist ebenfalls mit Hilfe kontinuierlicher Anlagen möglich, ebenso der Abtransport der mit sortiertem Fleisch gefüllten Behältnisse (Kisten, Satten u. ä.). In Verbindung mit einer zentralen Wägestation können gleichzeitig die Dokumentation der Arbeitsergebnisse für die Betriebsabrechnung sowie die Leistungsbewertung der Arbeitskraft erfolgen.

Je nach dem vorgesehenen Zerlegungsgrad der Schlachtkörper unterscheidet man die Grob- und Feinzerlegung.

6.5.3. Grobzerlegung

Tierkörperhälften oder -viertel werden mit Hilfe von Messern, Sägen (Band-, Kreis-, Bügelsägen) oder anderen mechanischen Vorrichtungen in Teilstücke zerlegt, die von einer Arbeitskraft mit der Hand getragen werden können und sich während anschließender Feinzerlegung sicher bewegen lassen. Die Trennung erfolgt nach den anatomischen Gegebenheiten in Vorder- und Hintergliedmaßen und mindestens zwei Teilstücke des

Rumpfes. Für die Schnittführung existieren unterschiedliche Empfehlungen und Gepflogenheiten, die bei Handelsbeziehungen zu beachten sind. Bei der Grobzerlegung des Rindes wird vom Vorderviertel gewöhnlich die Schulter abgesetzt. Der verbleibende, sog. Schild wird dann in Kamm, Fehlrippe, Hochrippe, Spannrippe und Brust zerlegt. Vom Hinterviertel wird zuerst die Dünnung abgetrennt. Danach erfolgt die Abteilung des Roastbeefs von der Keule.

Beim Schwein umfaßt die Grobzerlegung der Schlachtkörperhälften in der Regel das Absetzen des Kopfes, die Entfernung des Flomens, die Abtrennung von Schinken und Schulter sowie die Gewinnung von Kamm, Kotelett und Bauch.

6.5.4. Feinzerlegung

Die Feinzerlegung der Grobteilstücke liefert handelsfähige Fleischteile mit spezifischer Verwendbarkeit. Die Schnittführung und die Bezeichnung der Teilstücke weisen allein im deutschsprachigen Raum zahlreiche regionale Unterschiede auf. Breite Anwendung findet jedoch die Schnittführung der DLG (Deutschen Landwirtschafts-Gesellschaft), die in den Abb. 6.4. bis 6.7. für die Schlachtkörper von Schwein, Rind, Kalb und Schaf mit den dazugehörigen Bezeichnungen der Teilstücke dargestellt ist.

Für verschiedene spezielle Fleischteilstücke, wie z. B. Kotelett, Roastbeef, Filet, findet man umfassende Begriffsbestimmungen in den Leitsätzen für Fleisch und Fleischerzeugnisse des Deutschen Lebensmittelbuches.

Die Feinzerlegung ergibt für einige wichtige Teilstücke ungefähre Ausbeuten, wie sie in Tabelle 6.15. angegeben sind.

Die weitere Zerlegung der Teilstücke für die Verarbeitung zu Fleischerzeugnissen oder zur Gewinnung von Ladenfleisch umfaßt das Auslösen der Knochen sowie das Entfernen von Schwarten, Fett und groben Sehnen. Dadurch entstehen Fleischteile mit unterschiedlicher Qualität hinsichtlich Fleisch-, Fett- und Sehnenanteil, durch deren zielgerichteten Einsatz sich bei der Herstellung von Fleisch- und Wurstwaren stabile Rezepturen anwenden lassen.

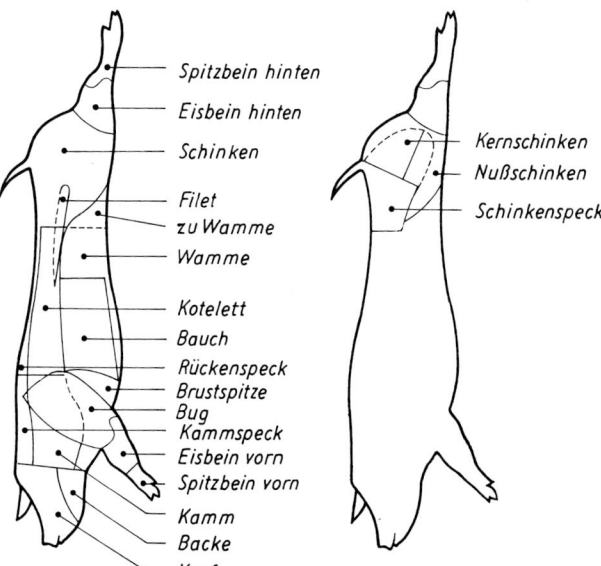

Abb. 6.4. Zerlegung des Schlachtkörpers vom Schwein.

Zerlegung 209

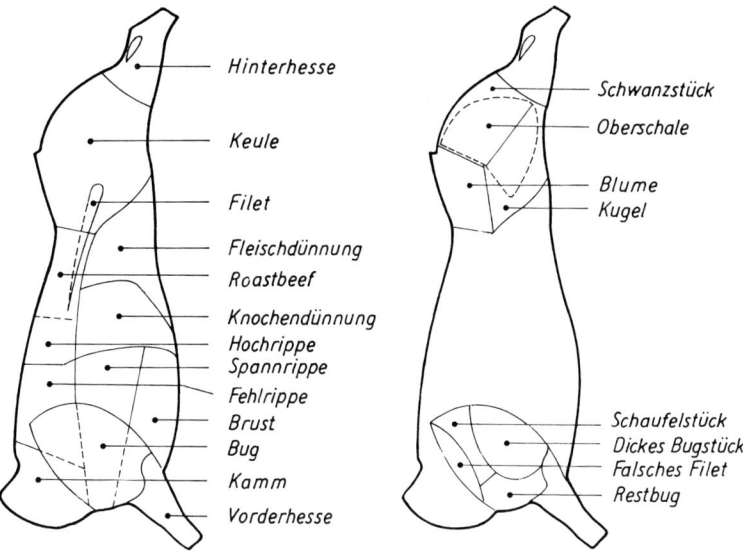

Abb. 6.5. Zerlegung des Schlachtkörpers vom Rind.

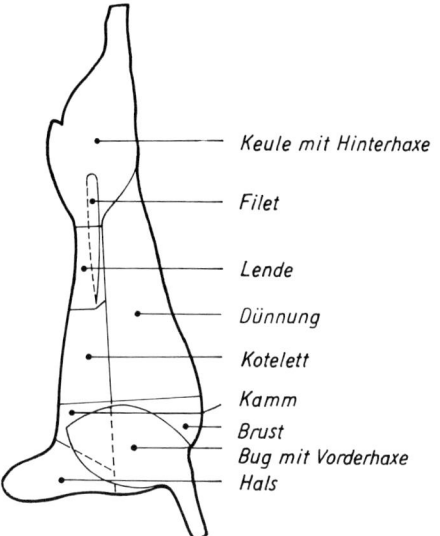

Abb. 6.6. Zerlegung des Schlachtkörpers vom Schaf.

Nach den Leitsätzen des Deutschen Lebensmittelbuches für Fleisch- und Fleischerzeugnisse unterscheidet man bei **Rind- und Kalbfleisch**:

– „Sehnen- und fettgewebsarmes Rindfleisch": Skelettmuskulatur des Rindes, die von Natur aus nur sehr wenig Bindegewebe und Fettgewebe enthält (z. B. Oberschale) oder deren Gehalt an diesen Geweben durch Ausschneiden („Entsehnen") entsprechend verringert worden ist (z. B. entsehntes Bugstück).

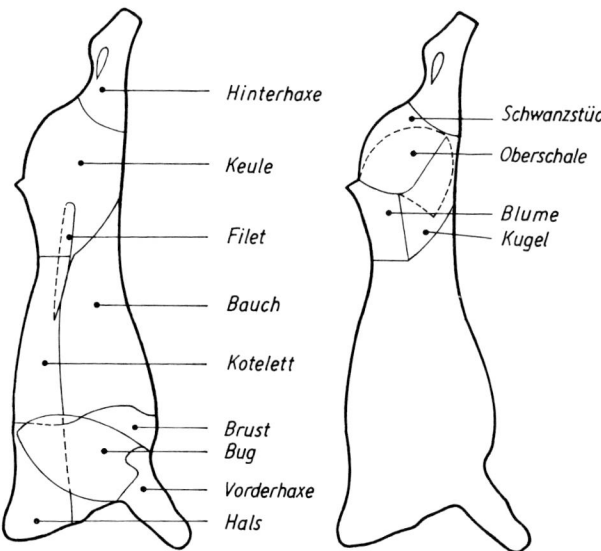

Abb. 6.7. Zerlegung des Schlachtkörpers vom Kalb.

Tabelle 6.15.: Prozentualer Anteil ausgewählter Teilstücke an der Schlachtkörpermasse verschiedener Tierarten

Teilstück	Prozentualer Anteil der Teilstücke bei			
	Schwein	Rind	Kalb	Schaf
Schinken bzw. Keule	24,7	27,6	30,2	30,4
Bug bzw. Schulter	12,1	13,7	13,5	17,4
Kotelett bzw. Roastbeef	12,3	5,5	11,5	12,7
Kamm	6,7	9,5		5,0
Filet	1,4	2,2	2,0	2,1

- „Grob entsehntes Rindfleisch": Rindfleisch mit Bindegewebe- und Fettgewebegehalten, wie sie bei Verarbeitung von nicht übermäßig muskelarmen Rinderhälften ohne Filet, Lende und Oberschale nach Entfernung der groben Sehnen und größeren Fettgewebeansammlungen zu erwarten sind. Fleisch mit höheren Bindegewebe- und Fettgewebegehalten wird entsprechend ausgeschnitten.
- „Sehnenreiches Rindfleisch": Rindfleisch mit einem Bindegewebsgehalt, der höher ist als bei „grob entsehntem Rindfleisch", jedoch niedriger als bei ausschließlicher Verwendung von Beinfleisch, Fleisch, das von grob ausgelösten Knochen abgetrennt wird („Knochenputz"), und Kopffleisch.

Rindfleisch der Schnittstelle zwischen Kopf und Hals sowie der Stichstelle wird als sehnenreich gewertet und nur für Brüh- und Kochwürste verwendet. Maschinell von grob ausgelösten Knochen abgetrenntes Fleisch (Hartseparatorenfleisch) und manuell von grob ausgelösten Knochen abgetrenntes Fleisch werden als sehnenreich gewertet und nicht für schnittfeste Rohwurst verwendet. An Kopf- und Röhrenknochen haftendes Fleisch wird nur manuell abgetrennt.

Beim **Schweinefleisch** werden unterschieden:

- „Fettgewebs- und sehnenarmes Schweinefleisch": Skelettmuskulatur des Schweines, die von Natur aus nur wenig Fettgewebe und Sehnen enthält oder deren Gehalt an Fettgewebe und Sehnen durch Ausschneiden entsprechend verringert worden ist.
- „Grob entfettetes Schweinefleisch": Schweinefleisch mit einem Fettgewebeanteil, wie er bei nicht übermäßig fetten Schweinehälften nach grober Entfernung von Backen-, Kamm-, Rücken- und Bauchspeck sowie Flomen zu erwarten ist.
- „Fettgewebereiches Schweinefleisch": Schweinefleisch mit einem Fettgewebeanteil, wie er bei nicht übermäßig fettem Bauchspeck zu erwarten ist.

Schweinefleisch der Stichstelle wird als fettgewebereich gewertet und nur für Brüh- und Kochwürste verwendet. Maschinell von grob ausgelösten Knochen abgetrenntes Fleisch (Hartseparatorenfleisch) und manuell von grob ausgelösten Knochen abgetrenntes Fleisch werden als fettgewebereich gewertet und nicht für schnittfeste Rohwurst verwendet. An Kopf- und Röhrenknochen haftendes Fleisch wird nur manuell abgetrennt.

6.5.5. Maschinelle Entbeinung

Die Zerlegung für Verarbeitungszwecke stellt einen sehr handarbeitsaufwendigen Prozeß dar, weil es bisher nur bei wenigen Arbeitsgängen gelungen ist, sinnvolle und hygienisch vertretbare maschinelle Zerlegungsverfahren zu entwickeln. So lassen sich z. B. Schulterblatt und Schinkenknochen maschinell ziehen, Schwarten sind durch Messerwalzen oder Quetschleisten vom Fett zu trennen. Besondere Mühe bereitet die manuelle Entfleischung der nach dem Ausschneiden verbleibenden fleischtragenden Wirbelknochen. Dieser Prozeß ist durch den Einsatz von Separatoren mechanisiert worden. Die frischen, gut gekühlten oder gefrorenen Fleischknochen werden zunächst grob, danach fein zerkleinert (5–6 mm Korngröße) und anschließend durch pressend-scherende Krafteinwirkung im Separator in eine festkrümelige Knochenphase und eine pastöse Fleischphase getrennt. Eine Transportschnecke verdichtet zunächst das gekörnte Material und preßt die weichen Anteile durch Siebtrommelschlitze, während die groben Knochenanteile im Schneckengang verbleiben. Nach 5–6 min Preßdauer erwärmt sich das Separatorenfleisch auf 15–20 °C. Es entspricht von der Konsistenz her einem Feinstbrät mit erhöhtem Calciumanteil, das relativ leicht verderblich ist. Deshalb sollte es unverzüglich in flacher, maximal 12 cm hoher Schicht gekühlt und am gleichen Tage (spätestens nach 12 h) verarbeitet werden. Läßt sich eine zügige Verarbeitung nicht vornehmen, kann es durch Gefrieren unter $-18\,°C$ begrenzt haltbar gemacht werden. Ein Zusatz von NaCl oder Pökelsalz verbessert die Haltbarkeit des Separates. Durch gezielte Kühlung des Separators kann der Erwärmung der Fleischmasse entgegengewirkt und damit das hygienische Risiko einer schnellen Keimvermehrung gemindert werden. Nach dem gleichen Wirkungsprinzip lassen sich auch Geflügelkarkassen und Kaninchenrestkörper entfleischen. Separatorenfleisch stellt ein Zwischenprodukt dar, das nur für die industrielle Verarbeitung, z. B. in Koch- und Brühwurst, geeignet ist. Seine Qualität wird vom Rohprotein-, Fett-, Kollagen- und Calciumanteil sowie dem Keimgehalt bestimmt. Bei Separatorenfleisch guter Qualität dürfen Knochenteile im Produkt sensorisch nicht wahrnehmbar sein.

6.6. Postmortale Prozesse im Fleisch

6.6.1. Physiologische und biochemische Prozesse nach der Entblutung

Mit Beginn der Entblutung wird eine rapide Reduzierung des Sauerstoffvorrates im strömenden Blut des Schlachttieres eingeleitet. Wenn das Strahlblut abgelaufen ist (nach 7–10 s beim Schwein), wird der O_2-Mangel auch für den betäubten Organismus so fühlbar, daß krampfhafte tiefe Atembewegungen auftreten, bei denen sich der Tierkörper zusammenkrümmt. Unmittelbar danach tritt der klinische Tod des Tieres ein. Am Schlachtkörper ist eine Entspannung der Muskulatur bis zur vollständigen Streckung zu beobachten, Herzschlag und Atmung setzen aus, Blutreste tropfen nur noch aus der Stichwunde. Während der nächsten 4–5 Minuten erleidet das Zentralnervensystem irreparable Schäden durch den Sauerstoffmangel, und es stirbt ab. Das periphere Nervensystem hingegen ist weiterhin reizbar. Das ist zu erkennen, wenn starke Temperaturreize auf den Schlachtkörper einwirken: Das heiße Brühbad führt z. B. beim Schwein zu einer reflektorischen Inspiration und damit zur Entstehung von Brühwasseraspirationslungen. Beim Rind kann das Anschneiden eines Nerven oder sein Kontakt mit kaltem Wasser zur Kontraktion der zugehörigen Muskelgruppe führen.

Die Muskulatur ist durch ihre Befähigung zu anaerober Glykolyse in der Lage, noch 2–3 h nach der Tötung des Tieres zu überleben. Durch die fehlende zentralnervale Steuerung der Muskelkontraktion kommt es zu irregulären Zuckungen der quergestreiften Muskulatur. Glatte Muskulatur besitzt eine gewisse Eigenmotorik, die durch intramurale Zentren der Darmwand gesteuert wird. Deshalb können z. B. peristaltische Bewegungen des Darmes noch 1 Stunde nach der Entblutung des Tierkörpers wahrgenommen werden. Erst nach dem biologischen Tod der Muskulatur beginnen die eigentlichen postmortalen Prozesse im Fleisch. Die Muskulatur verliert ihre Fähigkeit zur Reizbeantwortung, und die Fleischreifung, insbesondere die Glykogenolyse, setzt ein. Der Zeitraum zwischen Entblutung und Totenstarre (Rigor mortis) wird als Prärigor bezeichnet.

6.6.2. Totenstarre

Energielieferant für die anaerobe Glykolyse in der Muskulatur ist im lebenden wie im toten Muskel das Adenosintriphosphat (ATP). Die lebende Muskulatur kann ATP durch Sauerstoffzufuhr immer wieder resynthetisieren, postmortal dagegen wird der zum Zeitpunkt der Schlachtung vorhandene ATP-Vorrat langsam verbraucht. Die Resynthese kommt zum Erliegen. Aus ATP entsteht unter Abspaltung von Phosphorsäure und Abgabe von Energie zunächst Adenosindiphosphat (ADP), beim nächsten Abbauschritt Adenosinmonophosphat (AMP), das in Inosinmonophosphat (IMP) umgewandelt wird (Abb. 6.8.). Zum Abbau des Glycogens und zur Muskelkontraktion wird Energie benötigt. Sie wird durch ATP-Spaltung unter Einwirkung der ATPase freigesetzt. Als Endprodukt der Glykolyse reichert sich Milchsäure in der Muskulatur an (Abb. 6.9.). Dieser Vorgang wird vom Vorhandensein von Ca^{++}-Ionen in der Muskulatur begrenzt (Erschlaffungsfaktor des lebenden Muskels). Der *Rigor mortis* (Totenstarre) stellt eine temporäre Kontraktur der Muskulatur dar, die an der Unbeweglichkeit der Gelenke und Verhärtung der Muskulatur erkennbar ist. Das Fleisch weist in diesem Zustand eine hohe Zähigkeit auf, an der Oberfläche ist ein Feuchtigkeitsfilm festzustellen. Der Rigor tritt 2–4 h nach der Schlachtung in charakteristischer Reihenfolge an den einzelnen Muskelgruppen auf. Er beginnt an Zwerchfell und Brustmuskulatur, setzt sich über die Hals- und Kopfmuskulatur fort und ergreift dann Vorder- und Hinterextremitäten. In gleicher Reihenfolge löst sich die Totenstarre nach etwa 24–48 h. Die Kontraktur der Muskulatur wird wahrscheinlich durch das unkontrollierte, massenhafte Freisetzen von Calcium-Ionen aus dem sarkoplasmatischen Retikulum einge-

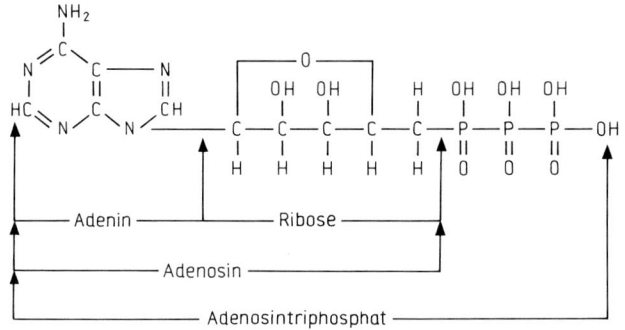

Abb. 6.8. Struktur, Auf- und Abbau des Adenosintriphosphats. IMP = Inosinmonophosphat.

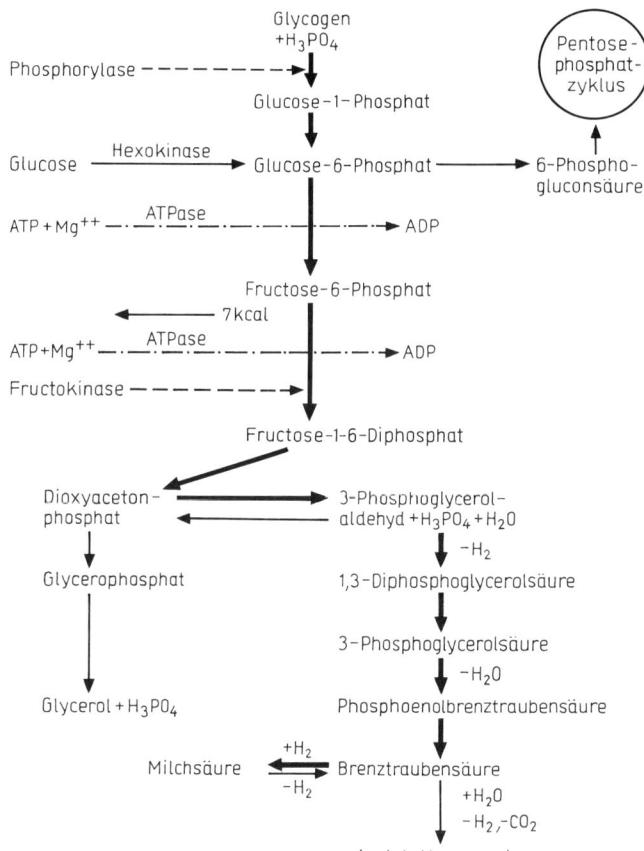

Abb. 6.9. Schema der postmortalen anaeroben Glykolyse.
ATP = Adenosintriphosphat;
ADP = Adenosindiphosphat;
ATPase = Adenosintriphosphatase;
——→ = energiereiche Phosphate; —·—·→ = Enzyme.

leitet. Calcium stimuliert die Myosin-ATPase, die ATP unter Freisetzung von Energie spaltet, die dann ihrerseits die Kontraktion durch Bildung der Actomyosinkomplexe hervorruft. Durch das Fehlen der Ca^{++}-Ionen-Pumpe und ATP-Mangel bleibt die Weichmacherwirkung dieses Komplexes aus, die energiereichen Phosphate und Glycogen werden zunehmend verbraucht. Die Lösung der Totenstarre bewirken muskeleigene Enzyme, insbesondere Proteasen und Hydrolasen. Sie greifen an den Myofibrillen an und lösen dadurch die Kontraktur (Abb. 6.10.).

Eintritt und Dauer der Totenstarre sind von einer Vielzahl von Faktoren abhängig, die entweder auf das lebende Schlachttier oder postmortal auf das Fleisch eingewirkt haben. So führen z. B. starke körperliche Belastungen, fieberhafte Erkrankungen, Streß und Schock zu einem schnell einsetzenden Rigor, der bereits am Schlachtband zu beobachten ist. Dieses Phänomen kann durch starken Glycogenverbrauch in Verbindung mit einer azidotischen Stoffwechsellage unmittelbar vor der Schlachtung erklärt werden. Der ATP-Vorrat ist gering, so daß die Weichmacherwirkung des ATP nur kurzzeitig anhält. Hohe Außentemperaturen können in gleicher Weise wirken. Kälte kann die Totenstarre erheblich verlängern, weil sie die Wirksamkeit enzymatischer Vorgänge durch Verlängerung der Reaktionszeiten herabsetzt. Fieber, Schocksyndrome, bestimmte Vergiftungen und hochgradige Erschöpfung können Verkürzung des Rigors oder auch sein Ausbleiben zur Folge haben. Als Ursachen werden verminderte ATPase-Aktivität, Mangel an energiereichem Substrat und/oder Glycogen angesehen.

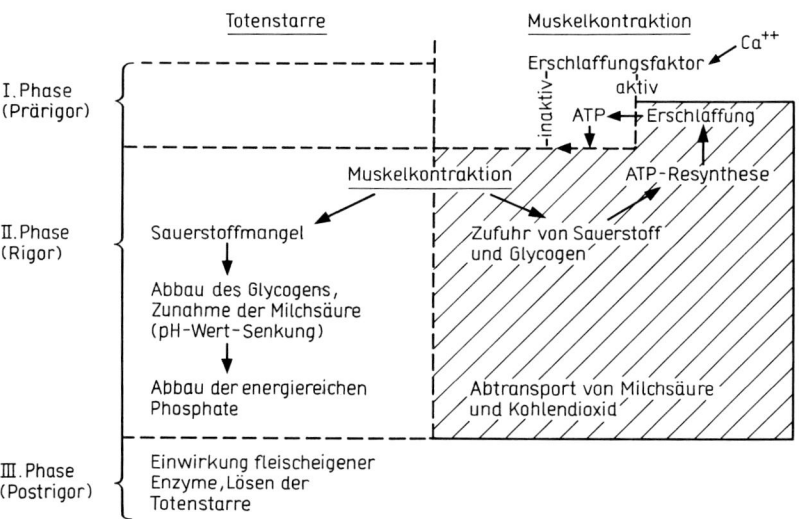

Abb. 6.10. Schema der Muskelkontraktion und des Rigor mortis (nach BENTLER, 1972).
▨ = nur im lebenden Organismus,
ATP = Adenosintriphosphat.

6.6.3. Fleischreifung

Unter dem Begriff „Fleischreifung" werden postmortale Prozesse im Fleisch zusammengefaßt. Sie werden durch fleischeigene glykolytische Enzyme und verschiedene Proteasen verursacht. Sie führen zur Ausbildung erwünschter Eigenschaften in bezug auf Genußfähigkeit und Haltbarkeit:

- Säuerung
- Aromabildung
- Zartheit
- Saftigkeit
- Fleischfarbe.

Im Ergebnis der postmortalen Glykolyse reichert sich im Fleisch zunehmend Milchsäure an. Dadurch sinkt der Muskel-pH-Wert aus dem Neutralbereich (pH 6,8–7,2) innerhalb einiger Stunden bis auf muskeltypische End-pH-Werte ab. Spätestens 24 h post mortem ist der Endpunkt der Glykolyse und damit auch ein stabiler pH-Wert erreicht, der das Fleisch vor rascher mikrobieller Besiedelung schützt. Gleichzeitig hat die säuerliche Geschmacksnote entscheidenden Anteil an der Ausbildung des Fleischaromas.

Schlachtwarmes Fleisch weist einen faden, wenig charakteristischen Geschmack auf. Parallel zur Glykolyse reichern sich im Fleisch Abbauprodukte der energiereichen Phosphate (z. B. Inosin-5-Phosphat) an, die ausgesprochene Aromawirkung besitzen und neben Milchsäure und geschmacksgebenden Substanzen aus dem Tierkörperfett in das typische Fleischaroma eingehen. Zu den geschmackswirksamen Substanzen sind aber auch Peptide, Aminosäuren, Amine, Kreatinin, Carnosin und andere Abbauprodukte der Eiweißspaltung zu zählen. Bisher sind mehr als 500 chemische Verbindungen bekannt, die das sog. *Flavour* des Fleisches ausmachen. Viele entstehen auch erst bei der Einwirkung von Hitze auf das Fleisch.

Unmittelbar nach der Schlachtung weist die Skelettmuskulatur eine derbe, gummiartige Konsistenz auf, die sich während der Totenstarre noch verstärkt. Erst nach Lösung des Rigors setzen Konsistenzveränderungen ein, die eine Auflockerung des Myofibrillengefüges bewirken. Dadurch wird ein zunehmendes Zartwerden eingeleitet, indem die Actomyosinkomplexe im Bereich der Z-Linien aufgebrochen werden. Daneben besitzt Fleisch eine bindegewebsbedingte Zähigkeit, die im Fleisch alter Tiere und bei Individuen, die Muskelarbeit verrichten mußten, besonders hoch ist. Sie wird vornehmlich durch den Kollagengehalt bedingt. Durch Einwirkung von Cathepsinen wird diese bindegewebsbedingte Zähigkeit beim Abhängenlassen des Fleisches im Verlauf mehrerer Tage reduziert.

Ein weiteres Merkmal der Fleischreifung ist die Ausbildung einer bestimmten Saftigkeit. Sie steht in engem Zusammenhang mit dem Wassergehalt des Fleisches und der Bindung des Wassers an das Muskeleiweiß. Etwa 5% des Wassers in der Muskulatur sind chemisch fest an das Eiweiß gebunden. Die restlichen 95% vom Gesamtwasser dagegen umgeben als elektrostatisch gebundenes Wasser in Form einer Hydrathülle die Proteinstrukturen (verursacht durch den Dipolcharakter der Wassermoleküle). Von letzterem Wasseranteil ist ein variabler Prozentsatz relativ fest, der Rest nur lose an das Eiweiß angelagert. Dieses locker gebundene Wasser kann bei Einwirkung von Kräften leicht abgegeben werden. Die Stärke der Wasserbindung ist abhängig vom pH-Wert und Ionengehalt der Muskulatur.

Schlachtwarmes Fleisch wirkt ausgesprochen trocken, weil die elektrostatische Bindung des Wassers in den Muskelfasern relativ fest ist. Dieses Fleisch kann infolge seines hohen pH-Wertes deshalb große Mengen Fremdwasser zusätzlich aufnehmen. Mit dem Fortschreiten der Glykolyse nähert sich der pH-Wert dem isoelektrischen Punkt, die Wasserbindefähigkeit nimmt laufend ab und immobilisiertes Wasser wird frei. Dadurch wirkt das Fleisch zunehmend saftiger, verliert aber immer stärker die Befähigung zur Fremdwasseraufnahme. Mit dem Ladungsminimum der Muskeleiweiße ist die höchste Wasserlässigkeit verbunden. Freie positive und negative Valenzen des Eiweißes sind nahezu ausgewogen vorhanden. Dieser Zustand der Proteine wird als *isoelektrischer Punkt* des Fleisches bezeichnet. Er liegt ungefähr im pH-Bereich 5,0 bis 5,2 (niedrigster möglicher pH-Wert für Fleisch 4,7–4,8). Die Wasserbindungskräfte des Fleisches sind durch Metallionen und Salze zu beeinflussen. Dieser Effekt wird bei der Fleischwarenherstellung vielfältig genutzt.

Auch die Farbe des Fleisches unterliegt postmortalen Veränderungen. Die Muskulatur erscheint zunächst hell- bis dunkelrot, glasig-durchsichtig. Mit sinkendem pH-Wert denaturieren z. T. die Muskelproteine, wodurch die farbstofffreien Zellbestandteile sich zunehmend eintrüben und als „Strukturkomponente" des Fleisches heller und optisch dichter werden. Dadurch erscheint das Fleisch heller rot, kompakter und undurchsichtig. Auch der Muskelfarbstoff Myoglobin ändert seine Färbung mit Veränderung des pH-Wertes. Er erscheint im sauren Milieu dunkler als im Neutralbereich. Dieser Vorgang ist aber im Fleisch nicht direkt sichtbar, weil die Veränderungen der Strukturkomponente den Prozeß überlagern und das äußere Erscheinungsbild der Muskulatur bestimmen.

6.6.4. Mikrobenflora

Muskulatur und Parenchyme eines gesunden Tieres sind im Regelfall frei von Mikroben, weil im lebenden Organismus aktive Abwehrmechanismen die Funktionsfähigkeit der Gewebeschranken aufrechterhalten. Beim Eindringen von Keimen in den Organismus werden die lymphatischen Gewebe aktiviert und zunächst unspezifisch (Phagozytose), bei längerem Kontakt mit dem infektiösen Agens dann spezifisch in Form der Infektabwehr (Immunreaktion) tätig.

Mit dem klinischen Tod des Schlachttieres erlöschen diese Schutzmechanismen, und Keime können aktiv Gewebe- und Zellgrenzen überwinden. Deshalb muß der Tierkörper unmittelbar im Anschluß an die Entblutung enthäutet und Fleisch von den stark keimhaltigen inneren Organen (z. B. Magen-Darm-Kanal, Respirationstrakt, Euter) getrennt werden. Diese Arbeitsgänge sind peinlich sauber auszuführen, um die nur schwach kontaminierte Oberfläche des im Inneren zunächst keimfreien oder -armen Fleisches vor sekundärer Mikrobenbesiedelung zu bewahren. Bakterien können mit Hilfe bestimmter Organellen (Geißeln, Fimbrien) Ortsveränderungen vornehmen und sich aktiv an Zellen anheften. Sie nutzen dabei primär vorgebildete Wege im Schlachtkörper (Hohlorgane, Blut- und Lymphbahnen, Bindegewebszüge, Nervenscheiden u. ä.), besiedeln aber besonders nach eingetretener Fleischreifung auch das Innere kompakter Organe und Fleischteile. Das gelingt besonders leicht bei unzureichender Entblutung des Schlachtkörpers. Dabei können enzymatisch aktive Mikroben Eiweißstrukturen zerstören und durch Bildung basischer Abbauprodukte pH-Wert-Veränderungen in den Geweben hervorrufen.

Die Mikrobenflora des Fleisches stammt entweder aus dem Tierkörper selbst (z. B. Enterokokken, *Enterobacteriaceae*, Laktobazillen, aerobe Sporenbildner aus dem Darmkanal), sie kann vom Menschen auf das Fleisch übertragen werden (z. B. Mikrokokken- und Staphylokokkenarten, Streptokokken) oder gelangt aus der Umgebung auf die Fleischoberfläche (z. B. *Pseudomonas*- und *Aeromonas*-Spezies, aerobe Sporenbildner, Hefen). Daraus resultiert eine fleischspezifische Mischflora, die auf der Oberfläche als normal angesehen werden muß. Im Inneren dagegen ist hygienisch gewonnenes Fleisch von gesunden Tieren keimfrei. Mit Hilfe des Hygieneregimes und geeigneter Schlachttechnologie ist zu sichern, daß der Anfangskeimgehalt des Fleisches so gering wie möglich gehalten wird. Da eine rasche Vermehrung der Mikroben zu schneller Qualitätsabnahme und baldigem Verderb führen kann, müssen qualitätserhaltende Maßnahmen vorrangig das Mikrobenwachstum blockieren.

Neben der Erhaltung einer ordnungsgemäßen Fleischbeschaffenheit werden gleichzeitig einzelne pathogene Keime, die auf das Fleisch gelangt sein können, in ihrer Vermehrung gehindert, so daß gesundheitliche Risiken für den Verbraucher dadurch eingeschränkt werden.

Zu dieser Keimflora gehören auch Keimgruppen (z. B. Laktobazillen, Streptokokken), die im Sinne einer Qualitätserhaltung wirksam werden (Milchsäurebildung!), wenn das Fleisch zu mikrobiell gereiften Produkten verarbeitet wird. Eine allgemeingültige *Keimzahl* als Grenzwert für hygienisch einwandfrei gewonnenes Fleisch kann nicht festgelegt werden. Bei der Bewertung des Keimgehaltes von Fleisch muß deshalb neben einem möglichst geringen Gesamtkeimgehalt das Freisein von pathogenen Keimen gefordert werden. Keimgehalte von mehr als 10^6 Keimen/g Fleisch werden von manchen Autoren als hygienisch bedenklich angesehen. Hinsichtlich der zu fordernden Gesamtkeimzahl für Fleisch werden in der Literatur keine einheitlichen Auffassungen vertreten.

6.7. Veränderungen des Fleisches

Zu den unerwünschten Veränderungen des Fleisches sind vor allem fehlerhafte Reifungsprozesse, insbesondere die Ausbildung von PSE- und DFD-Fleisch, weiterhin Veränderungen der Fleischqualität trotz ordnungsgemäß verlaufener Reifung und mikrobiell bedingte Veränderungen zu zählen.

6.7.1. Fehlreifung

Eine ordnungsgemäße Fleischreifung setzt Fleischgewinnung von ausgeruhten, gesunden Tieren und eine fachgerechte Behandlung des erschlachteten Fleisches voraus.

Besitzen Schlachttiere einen geringen Muskelglycogenvorrat, so kann die Glykolyse nur in beschränktem Umfang ablaufen. Der pH-Wert sinkt gar nicht oder nur wenig ab, so daß End-pH-Werte $>6,5$ 24 h post mortem registriert werden. Das kommt praktisch einem Ausbleiben der Glykolyse gleich und führt zu verminderter Haltbarkeit des Fleisches. Die Ursachen des niedrigen Glycogengehaltes der Muskulatur können in mangelnder Nahrungszufuhr (z. B. bei Hunger, Inappetenz, Kaubeschwerden und fieberhaften Zuständen) oder erhöhtem Glycogenverbrauch (starke körperliche Beanspruchung, Erkrankung) liegen. Bei Schlachttieren treffen oft beide Faktoren zusammen: Sie werden vor dem Schlachttiertransport zur Normalschlachtung genüchtert, müssen aber trotzdem Muskelarbeit verrichten. Eine zu hohe statisch-mechanische Belastung auf dem Transport kann die Reserven der Muskulatur so belasten, daß für die Fleischreifung nicht mehr ausreichend Glucose und Glycogen als Glykolysesubstrate zur Verfügung stehen. Bei gesunden Schlachttieren kann während einer Ruhezeit nach dem Transport Glycogen aus der Leber mobilisiert und in die Muskulatur umgelagert werden, so daß bei Schlachtung nach Erholung der Tiere wieder mit einer zufriedenstellenden Fleischreifung zu rechnen ist. Kranke und besonders fiebernde Tiere zeigen häufig ein Ausbleiben der Glykolyse, da bei ihnen keine Glycogenreserven aus der Leber zur Verfügung stehen und zusätzlich der Gehalt der Muskulatur an energiereichen Substanzen (ATP, Kreatinphosphat) stark vermindert ist.

Von besonderer Bedeutung für den Ablauf der Fleischreifung und die zu erreichende Fleischbeschaffenheit ist die Belastung der Schlachttiere vor der Schlachtung. Rohe Behandlung, Verwendung des elektrischen Viehtreibstabes beim Schwein, zu hohe Treibgeschwindigkeit sowie langdauernde Transporte und/oder rücksichtslose Fahrweise können bereits beim lebenden Tier zu starkem Abfall von Blut- und Muskel-pH-Werten führen, wenn die aerobe Stoffwechselkapazität der Muskulatur überfordert wurde. Der Muskel gewinnt dann die erforderliche Energie aus der anaeroben Glykolyse, in deren Ergebnis das Glycogen zu Milchsäure abgebaut wird. Die Milchsäurekonzentration steigt bereits intra vitam deutlich an. Dadurch wird nach der Schlachtung bereits ein pH_1-Wert $\leq 6,2$ registriert, die Glykolyse ist nach wenigen Stunden beendet. Eine gleichartige Wirkung können hohe Außentemperaturen in Verbindung mit hohem Wasserdampfdruck (Schwülefaktor) hervorrufen. Die Schlachtkörper weisen meist erhöhte Kern- bzw. Fleischtemperaturen auf, die Totenstarre ist bereits am Schlachtband festzustellen (Rigorprobe positiv).

Es treten hierbei rasch Denaturierungserscheinungen an den Proteinstrukturen der Muskelzellen auf. Makroskopisch erscheint das Fleisch in gereiftem Zustand heller als normal, es ist wasserlässig und von weicher Konsistenz (**PSE-Fleisch: p**ale = blaß, **s**oft = weich, **e**xsudative = wäßrig). Bei Zubereitung und Verarbeitung fallen weiterhin hohe Garverluste, Geleeabsatz in Konserven, mangelhafte Pökelbereitschaft und ausgesprochen schlechte Fremdwasserbindung auf. Während der Kühlung treten hohe Dripverluste von mehr als 5% der Schlachtkörpermasse ein (Abb. 6.11.).

Werden Schlachttiere so belastet, daß zum Zeitpunkt der Schlachtung die Glykolyse zwar noch aerob ablief, aber der Glycogenvorrat fast völlig verbraucht wurde, so bleibt die Fleischreifung im wesentlichen aus. Das Fleisch erscheint dunkelrot, trocken und derb (**DFD-Fleisch: d**ark = dunkel, **f**irm = fest, **d**ry = trocken). Es läßt sich schlecht schneiden, wirkt leimig-klebrig und ist infolge des hohen pH-Wertes wenig haltbar. Wegen seiner vorzüglichen Bindefähigkeit für Fremdwasser wird es gern in Brühwürsten verarbeitet. Die Herstellung von Pökel- und Dauerwaren ist unzweckmäßig, da DFD-Fleisch eine mangelhafte Pökelbereitschaft und Farbhaltung besitzt.

Beide Abweichungen im Reifungstyp werden bei intensiv gemästeten, streßempfindlichen Tieren beobachtet. PSE-Fleisch ist besonders gehäuft bei Schlachtschweinen im M. longissimus dorsi anzutreffen. Darüber hinaus können aber auch alle übrigen Muskeln betroffen sein, die der Vorwärtsbewegung des Tierkörpers dienen (Abb. 6.12.).

In Abb. 6.13. ist der Glykolyseverlauf in der Muskulatur in Abhängigkeit von der Belastung der Tiere und mit dem Ergebnis der Fleischqualitätsentwicklung dargestellt. Aus

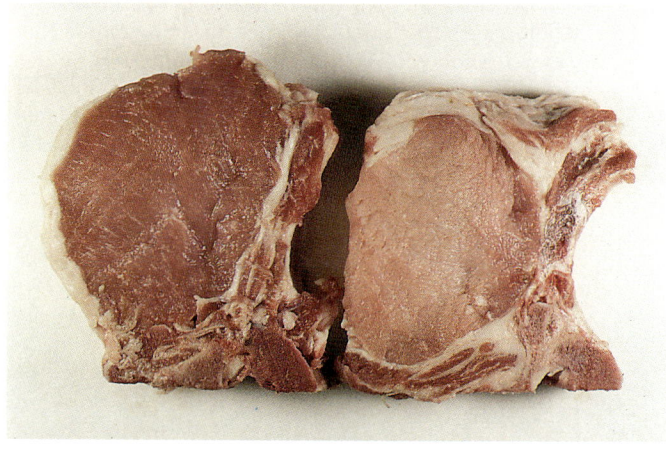

Abb. 6.11. PSE-Erscheinungen im *M. longissimus dorsi* eines Schweines (Foto: G. Krüger).

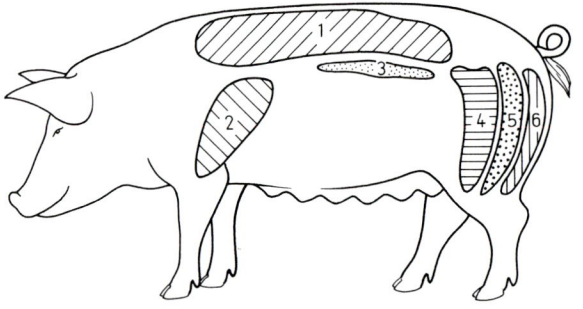

Abb. 6.12. Von PSE-Erscheinungen am häufigsten betroffene Muskeln des Schlachtschweines.
1 Musculus longissimus dorsi; 2 Musculus triceps brachii; 3 Musculus psoas major; 4 Musculus biceps femoris; 5 Musculus semitendinosus; 6 Musculus semimembranosus.

Tabelle 6.16. sind die Abweichungen der Qualitätsparameter von normalem Fleisch für PSE- und DFD-Muskeln ersichtlich.

Eine unerwünschte Entwicklung der Reifungsprozesse kann ebenfalls eintreten, wenn die Reifeprozesse bei hohen Umgebungstemperaturen überstürzt ablaufen. Durch die fehlende Temperatursenkung tritt „*stickige Reifung*" oder „*saure Gärung*" infolge hoher Aktivität originärer Enzyme ein. Die Muskulatur weist eine ziegelrote Farbe auf, die von typischen Geruchsabweichungen (süßlich-faulig bis ammoniakalisch oder muffig-säuerlich) begleitet ist. Der Nachweis von H_2S gelingt meist. Stickige Reifung führt zur Minderwertigkeitserklärung des Fleisches, in hochgradigen Fällen kann das Fleisch ungenießbar werden. Dieses Problem tritt häufiger bei Notschlachtungen oder auch bei Wild auf. Durch zügige Ausweidung, Abspreizen der Gliedmaßen bzw. Abblatten und luftige Lagerung kann dem Mangel vorgebeugt werden, wenn keine entsprechenden Kühlmöglichkeiten zur Verfügung stehen.

In Schlachtbetrieben sind im allgemeinen gute kältetechnische Ausrüstungen vorhanden, so daß Kühlen und Gefrieren von Fleisch ordnungsgemäß ablaufen können. Das hohe

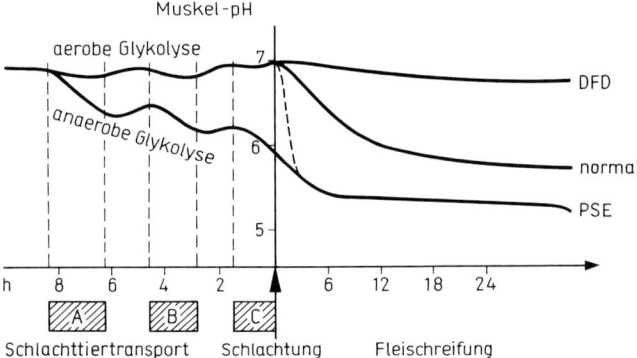

Abb. 6.13. Glykoseverlauf in der Muskulatur von Schweinen in Abhängigkeit von der Transportbelastung.

▨ Phasen der statisch-mechanischen Belastung; A = Austrieb aus dem Stall; B = Transport auf dem Fahrzeug; C = Auftrieb zur Schlachtung.

Tabelle 6.16.: Qualitätsparameter von Frischfleisch beim Schwein

Qualitätsparameter	PSE	normale Qualität	DFD
Äußere Beschaffenheit			
Gefüge der Muskulatur	locker, Zusammenhangstrennungen	fest-elastisch	sehr fest bis derb
Farbeindruck	hellrosa bis gelblichgrau	hellrot bis dunkelrot	dunkelrotbraun
Feuchtigkeit	sehr feucht, bei Anschnitt läuft Flüssigkeit ab	mäßig feucht, bei guter Safthaltung	trocken, leimig-klebrig
Meßbare Qualitätsparameter			
pH_1-Wert 30 min p.m.	<6,2	>6,2	>6,5
45 min p.m.	<6,0	6,2–6,8	6,2–6,8
pH_{24}-Wert	<5,5	5,5–6,4	>6,4
Remissionswert	>23%	10–23%	<10%
locker gebundenes Wasser	>0,3 ml/g	0,1–0,3 ml/g	<0,1 ml/g
Kochverlust	>44%	ca. 40% und weniger	
Dripverlust	>5%	<5%	nicht meßbar

Arbeitstempo moderner Schlachtlinien hat in Verbindung mit dem schlachtwarmen Gefrieren von Fleisch zu einem weiteren Problem bei der Reifung geführt: Werden Schlachtkörper vor dem Eintritt der Totenstarre eingefroren, so bleibt diese zunächst aus. Nach dem Auftauen des Fleisches setzt sie als sog. „*Taurigor*" verspätet ein. Die Lösung dieser Starre erfolgt am gefriergeschädigten Muskel aber nicht mehr so gründlich wie bei der normalen Fleischreifung, es bleibt eine Restzähigkeit bei Verkürzung der Muskelfasern zurück.

Die *Kälteverkürzung* (cold shortening) ist eine weitere unerwünschte postmortale Veränderung am Schlachtkörper. Dabei ist eine starke Muskelkontraktion, verbunden mit dichtem Zusammendrängen der Fasern im Bindegewebe der Muskulatur, zu beobachten. Das Fleisch weist eine erhebliche Zähigkeit auf, die auch während der Reifung nicht verlorengeht. Als Ursache wird eine durch rasche Kälteeinwirkung (Kälteschock) geförderte Membranschädigung in der Muskelzelle angenommen, in deren Folge es zu massiver Freisetzung von Calcium-Ionen kommt, die ihrerseits durch ATP-Spaltung Energie freisetzen und damit die Kontraktion bewirken. Die Gefahr der Kälteverkürzung ist vor allem bei Schnellabkühlverfahren gegeben und kommt bevorzugt beim Rind vor. Erreicht das Fleisch bereits innerhalb von 10 h eine Temperatur von + 10 °C, kann diese Veränderung auftreten. Eine Elektrostimulation des Schlachtkörpers, die zum ATP-Abbau beiträgt, wird vorbeugend zur Verhütung dieses Mangels eingesetzt.

6.7.2. Qualitätsveränderungen

Qualitätsveränderungen des Fleisches können trotz ordnungsgemäßer Fleischreifung vorliegen, wenn es sich um Mängel handelt, deren Ursache bereits beim lebenden Tier vorhanden war oder die in Fehlern der Schlachttechnologie begründet sind. Sie bestehen meist in Abweichungen sensorisch erfaßbarer Qualitätsmerkmale von der Norm und sind deshalb auch vom Verbraucher zu erkennen.

Bei unsachgemäßem Abstechen sowie infolge von Kreislaufschwäche oder schweren Allgemeinerkrankungen der Schlachttiere kann es zu einer *mangelhaften Ausblutung* der Schlachtkörper und damit des Fleisches kommen. Die Muskulatur erscheint dunkler, stärker durchsaftet und von blutgefüllten Gefäßen durchzogen. Besonders in der Unterhaut und unter der Pleura parietalis ist die Gefäßfüllung gut zu erkennen. Gleichzeitig kann oft Blutfülle der inneren Organe, vor allem von Lunge, Leber, Milz und Niere, festgestellt werden. Die Spongiosa der Wirbelknochen erscheint ebenfalls dunkelrot. Im Gefolge dieses Mangels treten pH-Wert-Verschiebungen und damit ungünstige Voraussetzungen für die Haltbarkeit des Fleisches ein. Durch Übergang des Blutserums und nach Hämolyse auch des Hämoglobins aus den Gefäßen in das Fleisch entsteht vermehrte Feuchtigkeit im Gewebe (Erhöhung des a_w-Wertes!). *Erhöhter Blutgehalt* fördert bei relativ hohem Fleisch-pH-Wert das Mikrobenwachstum und erfordert die fleischbeschauliche Maßregelung. Bei sehr hohen Restblutgehalten oder Tötung im Verenden erscheint das Fleisch ekelerregend, es entspricht nahezu dem Erscheinungsbild bei verendeten Tieren und ist darum als Lebensmittel nicht mehr zu verwenden.

Einen weiteren häufigen Qualitätsmangel stellt die *Wäßrigkeit* des Fleisches dar. Sie ist bei stark abgemagerten, fiebernden, gebärenden oder mit großen Flüssigkeitsmengen (Infusionen) behandelten Tieren bei Krankschlachtungen häufig anzutreffen. In diesen Fällen handelt es sich um eine deutliche Erhöhung des Wassergehaltes im Fleisch. Bei der Wasserlässigkeit des PSE-Fleisches dagegen ist ein normaler Wassergehalt vorhanden, der Wasseraustritt aus dem Fleisch beruht auf Mängeln in der Wasserhaltekapazität der Muskelproteine (pH-Wert stark abgesenkt, z. T. Eiweißdenaturierungen). Wäßrigkeit führt ebenfalls wie die mangelhafte Ausblutung zur Beanstandung, weil die Haltbarkeit des Fleisches gefährdet ist und ein abweichendes Erscheinungsbild auftritt. Bei hochgradiger Wäßrigkeit liegen auch meist Konsistenzabweichungen gleichzeitig vor, so daß das Fleisch als untauglich angesehen werden muß. Durch längeres Abhängen des Schlachtkörpers tropft ein Teil des Wassers aus angeschnittenen Muskelpartien leicht ab. Deshalb sollte dieser Qualitätsmangel frühestens 24 h, besser 48 h post mortem beurteilt werden.

Farbabweichungen des Fleisches zeigen sich am deutlichsten im Fettgewebe. Sie können durch Futterinhaltsstoffe (gelb: Carotinoide, viel Grünfutter, Maisfütterung; braun: Fische, Fischmehl) oder pathologische Zustände des Schlachttieres (gelb-grün: Ikterus; schwärzlich-grau: Pigmentierungen) bedingt sein. Auch rückstandsbildende Substanzen rufen unter Umständen Farbabweichungen hervor. Durch Überdosierung von Oxytetracyclin entstehen z. B. Gelbfärbungen an Knochen und Zähnen bei Kälbern; die Schwermetalle Blei und Quecksilber (Pb, Hg) führen zur Schwarzverfärbung der Mundschleimhaut und der Knochen; bestimmte Antioxydantien (Ethoxiquin) in Futtermitteln können zur Blaugrünverfärbung des Fettes führen. Im Gefolge von Stoffwechselstörungen treten teilweise Braunfärbungen aller Körpergewebe auf (Hämosiderin- oder Porphyrinablagerungen). Farbveränderungen des Fleisches können beim Abhängen des Tierkörpers geringer werden (Gelbfärbung durch Carotinoide) oder sich verstärken (ikterische Gelbfärbung). Deshalb sollen sie frühestens 24 h post mortem beurteilt werden. Die Ursachen von Braunverfärbungen der Fleischoberflächen können verschiedenartig sein. Rötliches Myoglobin kann durch Oxydation ($Fe^{++} \rightarrow Fe^{+++}$) in bräunliches Met-Myoglobin, rotes Hämoglobin in braunes Met-Hämoglobin umgewandelt werden. Liegen zu gleicher Zeit starke Abtrocknungserscheinungen vor, so kann das Fleisch tief dunkelbraun an der Oberfläche wirken, während die Tiefe der Muskulatur tierarttypisch gefärbt ist. Daneben werden oberflächliche Braunfärbungen unklarer Genese beobachtet. An Kühl- und Gefrierfleisch ist im Rahmen von Konservierungsmaßnahmen mit Genußsäuren Braunfärbung beobachtet worden. Der Effekt kann im Zusammenhang mit der mikrobiellen Verstoffwechselung von Tyrosin und dessen Abbauprodukten stehen.

Geruchsabweichungen des Fleisches sind als physiologische Erscheinung bei maturen Ebern und Keilern bekannt. Sie beruhen vor allem auf der Anreicherung von Androstenon, aber auch von Indol, Skatol, Phenolen und anderen spezifischen Geruchsstoffen speziell in Fett- und Drüsengewebe. Durch Kastration 3 Monate vor dem beabsichtigten Schlachttermin kann die Eliminierung der geruchsaktiven Substanzen erreicht werden. Bei Jungebern bis zu 6 Monaten ist ein leichter Geschlechtsgeruch relativ selten festzustellen. Er ist als geringgradig anzusehen und für die Qualität des Fleisches ohne wesentliche Bedeutung. Fleisch mit deutlichem Geschlechtsgeruch kann zu Erzeugnissen verarbeitet werden, die mittels Pökeln und/oder Räuchern hergestellt werden. Beide Behandlungsverfahren vermindern den Geschlechtsgeruch erheblich. Auch bei anderen männlichen Tieren können unangenehme Geruchsabweichungen auftreten (z. B. bei Schaf- und Ziegenböcken). Geruchsabweichungen unangenehmer Natur entstehen im Fleisch bei pathologischen Prozessen: Eine Insuffizienz, Zirrhose oder andere ausgedehnte Erkrankung der Ausscheidungsorgane Leber oder Niere führt zur Retention gallen- bzw. harnpflichtiger Substanzen in Blut und Körpergeweben. Es treten dadurch muffig-dumpfige, kotige oder urinöse Geruchsabweichungen im Fleisch auf. Oft ist auch der Ikterus mit widerlichen Geruchsabweichungen gekoppelt. Eiterungen sowie jauchige oder jauchig-eitrige Entzündungen oder Abszesse können gleichermaßen starke Geruchsabweichungen hervorrufen. Sie sind im Regelfall mit deutlichen *Geschmacksabweichungen* verbunden. Eine Beeinträchtigung der geschmacklichen Qualität des Fleisches kann auch durch Futtermittel verursacht werden: Fische, Fischöl bzw. Tran rufen fischig-ölige oder tranige Geschmacksabweichungen hervor; die Verfütterung großer Mengen von Küchenabfällen an Schweine kann zu spülwasserartigen Geschmacksnoten führen. Durch unbeabsichtigte Aufnahme von stark riechenden chemischen Substanzen kann der Geschmack von Fleisch ebenfalls nachteilig beeinflußt werden. So führen z. B. Formaldehyd (aus Desinfektionsmitteln!), Phenole (aus Anstrichstoffen) oder Kampfer (aus Arzneimitteln) zu abwegigem Geruch und Geschmack, wenn sie oral von Tieren aufgenommen werden. Fleisch kann im Gegensatz dazu aber auch

Fremdgerüche annehmen, wenn es mit anderen, geruchsintensiven Lebensmitteln, wie z. B. Citrusfrüchten, gemeinsam in Kühlräumen gelagert wird.

Farb-, Geruchs- und Geschmacksabweichungen sollten durch Hilfsuntersuchungen 24 h post mortem hinsichtlich ihrer Natur und Intensität geprüft werden. Mäßige Qualitätsabweichungen führen zur Wertminderung des Fleisches. Hochgradige Veränderungen, widerliche Geruchsnoten oder ekelerregende Beschaffenheit verlangen die Untauglichkeitserklärung.

6.7.3. Veränderungen durch Mikroben

Oberflächliche Fleischveränderungen können durch Einwirkung von Mikroben in unterschiedlicher Art und Weise eintreten. Unter **„Bereifen"** von Fleisch wird das Auftreten grauweißlicher, relativ trockener Auflagerungen auf der Fleischoberfläche in disseminierter oder konfluierender Form verstanden. Sie werden an lange bei relativ geringer Luftfeuchte kühl gelagertem Fleisch gefunden. Verursachende Mikroben sind überwiegend Hefen und Kokkenarten. Das Wachstum der Keime beschränkt sich auf die Oberfläche. Es treten nur geringfügige Beeinflussungen des Fleisches auf, da beide Keimgruppen im allgemeinen nicht über proteolytisch aktive Enzyme verfügen. Deshalb kann nach gründlichem Abwaschen mit Salzwasser oder Essiglösungen und Abtrocknen an der Luft bzw. Abtragen der veränderten Oberflächen das Fleisch als genußtauglich beurteilt werden.

Zur **Schimmelbildung** auf der Oberfläche des Fleisches kommt es, wenn sich auf gut gekühltem und ordnungsgemäß abgetrocknetem Fleisch Kondenswasser niederschlägt. Dieses Problem tritt häufiger in Sanitätsschlachtbetrieben auf, wenn zu bereits durchgekühlten Schlachtkörpern ständig warme, feuchte Tierkörper in den Kühlraum gebracht oder gekühlte Schlachtkörper zur Endbeurteilung in wärmere Räume ausgelagert werden. Bei ordnungsgemäßer Ventilation trocknen die äußeren Oberflächen des Fleisches wieder ab, aber in Körperhöhlen, Gewebefalten und an Kontaktstellen der Tierkörper erhält sich der Feuchtigkeitsfilm und ermöglicht den Schimmelpilzsporen das Auskeimen. Niedere Pilze sind proteolytisch oft sehr aktiv, sie verursachen deshalb in fortgeschrittenen Fällen muffig-pilzigen Geruch und Geschmacksveränderungen. Außerdem ist die Produktion von Mykotoxinen zu beachten. Behandlung und Beurteilung des Fleisches entsprechen dem Vorgehen bei Oberflächenfäulnis (s. u.).

Gelegentlich wird bei Fleisch im Dunkeln **Lumineszenz** beobachtet. Sie wird durch fluoreszierende Mikrobenarten, vorwiegend *Pseudomonas fluorescens*, *P. putida* und *P. aeruginosa*, verursacht. Alle drei Arten produzieren Fluorescin, das nach Anregung durch sichtbares oder UV-Licht im Dunkeln leuchtet. Die beiden erstgenannten Arten gehören zur obligaten Kühlraumflora und sind häufig auf Fleisch zu finden. Bei stärkerer Vermehrung der Keime treten die oben beschriebenen Effekte auf.

Intensive Keimvermehrung kann bei proteolytisch aktiven Mikroben rasch zur **Fäulnis** des Fleisches führen. Die Verderbnis von Fleisch beginnt mit charakteristischen Veränderungen an der Fleischoberfläche. Besonders bei hoher Luftfeuchte und ungenügender Kühlung treten muffig-dumpfe Geruchsabweichungen („Kühlhausgeruch") auf, die durch vermehrtes Mikrobenwachstum hervorgerufen werden. Gleichzeitig wirken die Oberflächen feucht-klebrig („Beschlagen" des Fleisches), in fortgeschrittenem Stadium schmierig. Verursacher dieser Oberflächenfäulnis sind Proteolyten, vorwiegend aus den Gattungen *Proteus*, *Pseudomonas*, *Acinetobacter* und *Moraxella*, die meist vergesellschaftet vorkommen. Durch mikrobielle Zersetzungsprozesse in den oberflächlichen Fleischschichten kommt es zu sensorisch wahrnehmbaren Veränderungen und gleichzeitig zum Ansteigen des pH-Wertes. Letzteres begünstigt das Eindringen der Keime in tiefere Gewebspartien: Sie besiedeln zunächst Bindegewebszüge entlang der Gefäßstränge, dringen aber später auch in die Muskulatur ein. Diese Gefahr ist besonders bei kleinformatigen Fleischteilen gegeben, mit denen viel manipuliert wurde. Bei beginnenden Oberflächenveränderungen kann das Fleisch nach Abwaschen in Salzwasser und Abtrocknen zum unverzüglichen Verbrauch freigegeben werden. Es ist in jedem Falle von einer weiteren Vorratshaltung auszuschließen und möglichst in Erzeugnisse zu verarbeiten, für die eine Hitzebehandlung erforderlich ist (mindestens 80 °C). Fortgeschrittene Oberflächenfäulnis erfordert das großzügige Abtragen der veränderten Partien mit dem Messer. Erst nach Prüfung des pH-Wertes sowie von Geruch und Geschmack des Fleisches kann die Beurteilung der restlichen Fleischteile vorgenommen werden. Ein pH-Wert $>6{,}5$ und/oder mäßige Veränderungen erlauben eine Minderwertigkeitserklärung. Sind die Veränderungen bereits in tiefe Schichten des Fleisches vorgedrungen, liegt Genußuntauglichkeit vor.

Tiefenfäulnis von Fleisch geht meist von oberflächlichen Zersetzungsprozessen aus. Bevorzugt werden bindegewebige, blutreiche Partien verändert, vor allem in Knochennähe. Neben der Mikrobenflora der Fleischoberfläche mit hoher Ortsbeweglichkeit (u. a. *Pseudomonas*, *Proteus*) treten auch *Bacillus*- und *Clostridium*-Arten als Proteolyten in Erscheinung. Das Fleisch weist muffig-dumpfigen, säuerlichen bis süßlich-fauligen oder stechenden Geruch nach Ammoniak und/oder H_2S auf. Die Färbung des Bindegewebes ist graugrün bis schwärzlich, das Fleisch kann blaßgrau, grünlich-grau oder auch ziegelrot aussehen. Es ist von schlaffer, meist zundriger Beschaffenheit und zerfällt leicht.

Seltener tritt Tiefenfäulnis im Gefolge von Bakteriämien oder Septikämien des Schlachttieres auf. Hier sind sporenbildende Keime vorrangig beteiligt. Andere Sepsiserreger besitzen weniger proteolytische Fähigkeiten, unter ihnen sind aber häufiger Toxinbildner anzutreffen, die Membranschäden an Gefäßen setzen und so den Übertritt von Keimen aus dem Darmkanal in das Fleisch erleichtern. Deshalb kann die Tiefenfäulnis häufiger bei Fleisch von notgeschlachteten Tieren gefunden werden. Besonders wenn sich die Ausweidung verzögerte und Keime aus dem Darmlumen in das Gewebe penetrierten, kann ohne oberflächliche Veränderungen in der Tiefe des Fleisches Fäulnis entstehen.

Beide Formen der Tiefenfäulnis verlangen die Untauglichkeitserklärung des Fleisches.

6.8. Ursachen der Gesundheitsschädigungen durch Fleisch

Unter den für alle Lebensmittel zutreffenden möglichen Schadfaktoren mit Einfluß auf die menschliche Gesundheit nehmen Mikroben und Parasiten bei Fleisch die vordersten Plätze ein.

6.8.1. Mikroorganismen

Mikroben können in verschiedener Hinsicht bei der Übertragung mit Fleisch zur Gefahr für den Verbraucher werden:

— als Lebensmittelvergifter,
— als Erreger von Zoonosen mit alimentärem Infektionsweg, die nicht den Charakter von Lebensmittelvergiftungen haben, und
— als Verursacher von Wundinfektionen, die z. T. Zoonosecharakter besitzen (Tabelle 6.17.).

Zu Lebensmittelvergiftungen bzw. Zoonosen soll auf das Kapitel 2.1.2. verwiesen werden.

Über Fleisch sind auch Erreger von Wundinfektionen auf den Menschen übertragbar, so z.B. Rotlauf- und Milzbranderreger sowie Staphylokokken oder Streptokokken. Die genannten Erreger stören deutlich die Wundheilung und zeigen Ausbreitungstendenzen.

Tabelle 6.17.: Durch Fleisch verursachte Wundinfektionen mit Zoonosecharakter (nach WHO-Angaben)

Erreger	Erkrankung	Übertragung	
		Kontakt mit Fleisch	andere Wege
Bacillus anthracis	Milzbrand	Fleisch	alle Produkte tierischer Herkunft, Laborinfektion
Erysipelothrix rhusiopathiae (insidiosa)	Rotlauf, Erysipeloid	Fleisch, Fisch	Kontakt mit Schweinen
Pseudomonas mallei	Rotz, Malleus	Fleisch	Kontakt mit Pferden, aerogene Laborinfektion

Nach Überwindung der Gewebeschranken können sehr leicht Allgemeininfektionen aus ihnen entstehen. Rotlauferreger (*Erysipelothrix rhusiopathiae* syn. *insidiosa*) verursachen das sog. *Erysipeloid*, eine bei Fleischern und Fleischuntersuchern als Berufskrankheit anzusehende Wundinfektion. Sie ist gekennzeichnet durch blaurote, geschwollene und stark schmerzende Wundränder. Einige Stunden nach Beginn der Wundveränderungen ist eine akute, in Richtung des regionären Lymphknotens rasch fortschreitende Lymphangitis festzustellen, die den Übergang zur Sepsis einleitet. Durch sofortige Behandlung mit Penicillin und Rotlaufserum ist die weitere Ausbreitung der Infektion zu verhindern. *Milzbrand*-Wundinfektionen können sich auf lokale Veränderungen beschränken (z. B. Milzbrand-Karbunkel bei Gerbereiarbeitern), aber auch zu Allgemeinerkrankungen mit tödlichem Ausgang beim Menschen führen. Deshalb ist Vorsicht im Schlachtprozeß notwendig und den Milzveränderungen auch vom Fleischer besondere Aufmerksamkeit zu widmen.

Staphylokokken- und Streptokokken-Infektionen rufen hartnäckige *Wundeiterungen*, aber auch pustulös-eitrige *Hautveränderungen* hervor, die bei im Lebensmittelverkehr tätigen Personen zum Ausgangspunkt von Lebensmittelvergiftungen werden können.

6.8.2. Parasiten

Als gefährlichste, durch Genuß rohen Fleisches übertragbare Parasitose muß die **Trichinose** (Trichinellose) angesehen werden. Verursacher ist *Trichinella spiralis*, eine Nematodenart, die durch alimentäre Aufnahme infizierten Fleisches von einem Wirt auf den nächsten übertragen wird. Träger von Trichinen können alle fleischfressenden Haus- und Wildtiere sein, vorrangig Schweine (einschließlich Wildschweine), Hunde, Katzen, Füchse, Dachse, Luchse, Sumpfbiber und Bären.

In der Muskulatur treten verschiedene Larvenstadien der Trichine in zunächst langgestreckter, später aufgerollter und schließlich verkapselter Form auf. Die Larven sind bis zu 3 mm lang und nur mikroskopisch sichtbar (Abb. 6.14.).

Nach dem Verzehr trichinösen Fleisches werden während der Magenverdauung die Larven freigelegt. Sie gelangen mit dem Speisebrei in den Dünndarm und wachsen hier zu getrennt-geschlechtlichen Parasiten (♀ 5–6 mm, ♂ 1,5–4 mm) heran, nachdem sie sich mit dem Vorderende in die Schleimhaut eingebohrt haben (Abb. 6.15.).

Diese Infektionsphase ist von fieberhaften Magen-Darm-Störungen in Form von Brechdurchfällen gekennzeichnet. Etwa von Beginn der 2. bis zur 10. Woche post infectionem werden von den Weibchen lebende Jungtrichinen (Larve I) geboren, die in die Lymphspalten der Darmschleimhaut eindringen. Mit dem Lymphstrom gelangen sie in den Blutkreis-

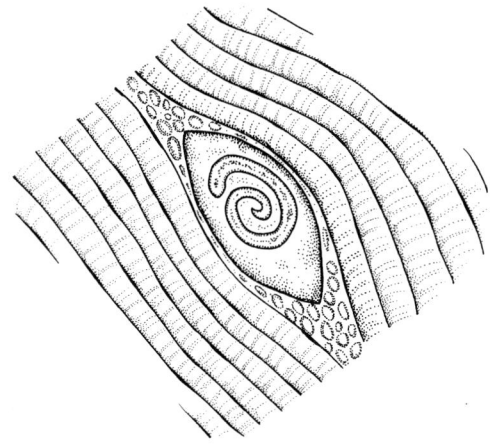

Abb. 6.14. Natives Quetschpräparat einer verkapselten Muskeltrichine, schematisch (Vergrößerung ca. 1:100).

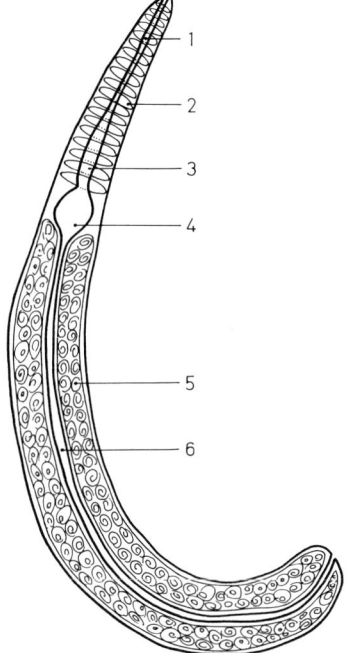

Abb. 6.15. Adulte Trichine (Weibchen, tragend, natürliche Größe 5–6 mm).
1 Ösophagus; 2 Zellkörper; 3 Bulbus; 4 Magen; 5 Uterus mit Jungtrichinen; 6 Darmkanal.

lauf und verlassen ihn im Kapillargebiet der Skelettmuskulatur. Die Jungtrichinen dringen aktiv in die Muskelfasern ein und wandern in ihnen bis zur Endsehne. Dadurch wird eine akute eosinophile Myositis mit rheumaähnlichen Muskelschmerzen neben Kreislaufbeschwerden und Gesichtsödemen ausgelöst. Nach der Verkapselung der Trichinen – etwa 30–40 Tage, aber auch bis zu 3 Monaten post infectionem – klingen die Beschwerden ab, es bleiben aber Aktivitätsminderungen der Skelettmuskulatur zurück. Eine Masseninvasion von Jungtrichinen führt zum Tod des Individuums durch Lähmung der Atemmuskulatur.

Als wirksamste Maßnahme gegen die *Trichinella*-Infektion haben sich die amtliche

Trichinenuntersuchung aller Haus- und Wildschweine sowie das Erhitzen oder Gefrieren von Fleisch bewährt. In Deutschland darf die Trichinenuntersuchung durch eine kontrollierte Gefrierlagerung des Fleisches ersetzt werden. Tabelle 6.18. gibt eine Übersicht zu den für die Abtötung von Trichinen notwendigen Gefrierlagerzeiten.

Das Kochen von Fleischwürfeln mit maximal 10 cm Kantenlänge für 30 min inaktiviert die Parasiten ebenfalls, wenn im Inneren wenigstens 80 °C erreicht werden. Koch- und Brüherzeugnisse, Konserven oder ähnliche Produkte sind hinsichtlich der Trichinenübertragung als unbedenklich anzusehen. Trichinenbefallene Schlachtkörper werden als untauglich für die menschliche Ernährung beurteilt.

Die Finnen von Bandwürmern stellen relativ häufig in Fleisch vorkommende Parasitenstadien dar. Viele Bandwurmarten sind Kosmopoliten. In Mitteleuropa ist besonders die **Rinderfinne** *(Cysticercus bovis)* in Niederungsgebieten weit verbreitet. Das Rind ist hierbei Zwischenwirt, der Mensch beherbergt als Endwirt den adulten Feisten Bandwurm *(Taenia saginata)*. Die Rinderfinne stellt ein etwa erbsengroßes Bläschen dar, das sich am häufigsten in Kaumuskulatur, Zunge, Zwerchfell und im Herzen ansiedelt. Der Finneninhalt ist zunächst klar. Die Kopfanlage (Skolex) schimmert hell durch die dünne Kapsel hindurch und stülpt sich unter Einwirkung von Verdauungsenzymen und Gallensaft aus. Abgestorbene Finnen verkalken rasch vollständig. Nach Aufnahme finnenhaltigen Fleisches wird die Skolex-Anlage durch die Verdauungssäfte freigelegt und heftet sich mittels ihrer 4 Saugnäpfe an der Dünndarmschleimhaut an. Sie wächst zu einem vielgliedrigen, mehrere Meter langen Bandwurm heran, der nach 3 bis 4 Monaten ausgewachsen ist und seine reifen Endglieder (Proglottiden) abstößt. Diese gelangen mit dem Kot in die Außenwelt und entlassen nach ihrem Zerfall die Taenieneier in die Umgebung. Durch Infektion von Futterflächen, Wiesen und Weiden mit infektiösem Abwasser oder Dung gelangen die embryonierten Taenieneier auf das Grünfutter und werden vom Zwischenwirt aufgenommen. Die Larvenformen wandern aus dem Darmkanal auf dem Blutwege bis in die Muskulatur und enzystieren dort.

Als zweite Bandwurmart kommt beim Menschen *Taenia solium* vor. Dieser Parasit besitzt neben den Saugnäpfen ein hakenbewehrtes Rostellum. Die Finne *(Cysticercus cellulosae)* wird in der Muskulatur von Schweinen gefunden. Durch systematische Fleischuntersuchung ist die **Schweinefinne** in Mitteleuropa sehr selten geworden. Sie wird auch in islamischen Ländern kaum beobachtet, da dort kein Schweinefleisch verzehrt wird. Hauptgebiete seines Auftretens sind Asien, Amerika und Afrika. Endwirt ist der Mensch, der Träger des sogenannten Einsiedlerbandwurmes *(Taenia solium)* werden kann. Er wird bis zu 3 m lang. In seltenen Fällen kann der Mensch durch Autoinfektion zum Zwischenwirt bzw. Finnenträger werden. Die Finnen können sich beim Menschen unterschiedlich lokalisieren. Es wird zwischen disseminierter Zystizerkose mit Befall verschiedener Muskelpartien, Ophthalmozystizerkose und Neurozystizerkose bei Befall des Zentralnervensystems unterschieden. Eine unbehandelte zerebrale Zystizerkose kann tödlich verlaufen, es

Tabelle 6.18.: Abtötung von Trichinen durch Kältebehandlung von Gefrierfleisch (Kerntemperatur mindestens −10 °C)[1]

Temperatur	Gefrierzeit
−27 °C und darunter	mindestens 20 Stunden
−22 °C bis −26,9 °C	mindestens 10 Tage
−18 °C bis −21,9 °C	mindestens 15 Tage
−15 °C bis −17,9 °C	mindestens 30 Tage
−12 °C bis −14,9 °C	mindestens 60 Tage

[1] In der Bundesrepublik Deutschland ist eine Mindesttemperatur von −25 °C vorgeschrieben. Gefrierdauer: je nach Schichtdicke 10–20 d.

sind Mortalitätsraten bis zu 50% beobachtet worden. Demgegenüber löst der erwachsene Bandwurm beim Endwirt nur geringe Beschwerden aus.

Als besonders gefährlich für die menschliche Gesundheit wird die **Finne** des **dreigliedrigen Hundebandwurmes** *(Echinococcus granulosus)* angesehen. Der erwachsene Parasit ist nur einige Millimeter groß, kommt aber in großer Zahl beim Endwirt Hund vor. Seine Finnenstadien *(Echinococcus hydatidosus)* können bis zu faustgroße Zysten (Hydatiden) im Zwischenwirt bilden und dadurch schwere Schäden an inneren Organen verursachen. Als Zwischenwirt kommt neben schlachtbaren Haustieren auch der Mensch in Frage. Entwickeln sich Zysten in Gehirn, Leber oder Lunge, so kann es zu lebensbedrohlichen Zuständen für den Patienten kommen. Die expansiv wachsenden Zysten sind medikamentellen Einflüssen schwer zugänglich, sie müssen operativ beseitigt werden. Echinokokkenbefall läßt sich mit Hilfe serologischer Methoden sicher nachweisen, er ruft außerdem eine ausgeprägte Eosinophilie hervor. Jede Zyste kann Hunderte von Skolexanlagen und Brutkapseln enthalten (Hydatidensand) und beim Platzen deshalb zum Ausgangspunkt von Tochterblasen werden. Wegen dieser Gefährlichkeit des Erregers muß durch die Fleischuntersuchung die Infektkette zum Hund unterbrochen werden. Der Mensch infiziert sich nur gelegentlich durch Fleisch oder andere Nahrungsmittel, die mit Eiern von *Echinococcus granulosus* kontaminiert sind. Hauptinfektionsweg ist der direkte Kontakt mit Hunden (orale Schmutzinfektion). Die aus den Eiern geschlüpften Onkosphären bohren sich durch die Darmschleimhaut bis in Lymph- oder Blutgefäße und gelangen mit dem Blutstrom in die Kapillargebiete. Finnenblasen entwickeln sich nur relativ langsam, sie wachsen aber infiltrativ bzw. tumorartig unter Verdrängung von Organgewebe. Deshalb wird die Echinokokkose beim Menschen oftmals erst sehr spät diagnostiziert und hat dann eine ungünstige Prognose.

Eine häufig durch den Genuß von rohem Fleisch auf den Menschen übertragene Parasitose mit Zoonosecharakter stellt die **Sarkosporidiose** dar. Sie wird durch Protozoen der Gattung *Sarcosporidium* hervorgerufen, die im Fleisch schlachtbarer Haus- und jagdbarer Wildtiere sporozoitenhaltige Zysten (sog. Mieschersche Schläuche) bilden. Es sind mehrere Arten bekannt, für die der Mensch oder Fleischfresser Endwirte, Pflanzenfresser aber Zwischenwirte sind. Für den Menschen werden vor allem als pathogenetisch bedeutsam angesehen:

– *Sarcocystis suihominis* – Zwischenwirt Haus- und Wildschwein,
– *Sarcocystis bovihominis* – Zwischenwirt Rind.

Beide Arten verursachen die Ausbildung von Sarkozysten vom mikrozystischen Typ in der Muskulatur der Zwischenwirte und entgehen deshalb meist im infektiösen Stadium der Fleischuntersuchung. In verkalktem Zustand werden sie häufiger festgestellt, sind dann aber nicht mehr infektiös. Nach Aufnahme sarkosporidienhaltigen Fleisches kommt es zur Manifestation der Infektion im Dünndarmepithel des Endwirtes Mensch. Es treten Oozysten und Sporozysten auf. Die Sarkosporidiose des Menschen verläuft unter dem klinischen Bilde einer Gastroenteritis und muß deshalb den Lebensmittelvergiftungen zugerechnet werden. Der Erreger bildet außerdem Sarkocystin, das wahrscheinlich enterotoxische Wirkung besitzt. Sarkosporidienbefall erzeugt beim Menschen eine Immunreaktion, die ihn so lange vor weiterer Infektion mit Sarkosporidien schützt, wie die Erreger im Darmkanal präsent sind. Deshalb besitzen Erwachsene, die regelmäßig Rohfleisch verzehren, eine gegen *Sarcocystis*-Arten gerichtete, ständig erneuerte Immunität und erkranken selten an Gastroenteritis. In Selbstversuchen konnte am Menschen eine pathogene Wirkung der Erreger nachgewiesen werden. Gefährdet sind besonders Kinder bei Erstkontakt und immunschwache Individuen. In der Literatur wird zur pathogenetischen Bewertung der Sarkosporidien kein einheitlicher Standpunkt vertreten. Sie ist als noch nicht geklärt zu betrachten. Mit den Faeces werden vom Menschen infektionsfähige Parasitenstadien ausgeschieden, die sehr widerstandsfähig gegen Umwelteinflüsse sind und mit ungenügend geklärten Abwässern auf Futterflächen gelangen. Verfütterung kontaminierten Grünfutters führt zur Infektion der Zwischenwirte. Sarkosporidien kommen im Fleisch bei 65–70% der Haustiere und 70–75% des Wildes in Mitteleuropa vor. Durch Hitzebehandlung oder Gefrieren von Fleisch kann der Infektionszyklus unterbrochen werden.

Zur Erregergruppe der Protozoen, die Erkrankungen mit ausgesprochenem Zoonosecharakter auslösen, gehört auch *Toxoplasma gondii*, Verursacher der **Toxoplasmose.** Endwirt ist die Katze, sie beherbergt die Toxoplasmen im Darmkanal. Dort findet auch die geschlechtliche Vermehrung des Erregers statt. Mit dem Kot werden Oozysten in die Außenwelt abgegeben. Durch direkten Kontakt mit infizierten Katzen oder durch Aufnahme toxoplasmenhaltigen Schweinefleisches mit Zystenmerozoiten kann sich der Mensch infizieren. Er tritt dabei ebenso wie das Schwein oder andere Säugetiere als Zwischenwirt in den Entwicklungszyklus der Toxoplasmen ein. Der Erreger verursacht nach oraler Aufnahme und dem Überwinden der Gewebeschranken zunächst uncharakteristische Fieberschübe, die von einem Titeranstieg begleitet sind, der den spezifischen serologischen Nachweis der Infektion erlaubt. Toxoplasmen lokalisieren sich bevorzugt im Lebergewebe und im Zentralnervensystem. Zu den Spätfolgen der Infektion gehören deshalb Leberinsuffizienzen verschiedener Grade bis zu zirrhotischen Erscheinungen und Hirnhautentzündungen mit möglicher nachfolgender Intelligenzschädigung. Besonders empfänglich für die zentralnervale Form sind menschliche Feten. Bei ihnen kann die Toxoplasmose zu Augenschädigungen und angeborener Blindheit sowie zur Debilität führen. Häufig treten auch im 5. bis 6. Schwangerschaftsmonat Aborte infolge Fruchttod auf. Gefährdet sind Feten von Müttern, die im Verlauf ihres Lebens keine Immunität gegenüber dem Erreger entwickelt haben. Schwangere sollten deshalb konsequent den Genuß von rohem Fleisch meiden und bei besonderer Toxoplasmose-Gefährdung ständig ärztlich betreut werden. Bei veterinärmedizinischem Fachpersonal wird die Toxoplasmose auch als berufsbedingte Infektion angesehen, die in schweren Fällen zur Invalidität führen kann.

Als weitere Zoonose, die durch Protozoen verursacht werden kann, ist die **Cryptosporidiose** bekannt. Als Erreger gilt *Cryptosporidium parvum*. Es verursacht beim Kalb schwer zu beherrschende Enteritiden, Malabsorption und Exsikkose. Die infektionsfähigen Stadien (Oozysten mit 4 Sporozoiten) gelangen wahrscheinlich beim Schlachtprozeß (Not- und Krankschlachtung!) als fäkale Kontamination auf das Fleisch. Der Parasit benötigt keinen Zwischenwirt, er verursacht bei Säuglingen, Kleinkindern und Menschen mit Immundefekten Enteritiden. Die Cryptosporidien befallen die Darmepithelien, heften sich an die Pili an und vermehren sich auf ihnen. Sie rufen keine charakteristischen Veränderungen in der Mukosa des Dünndarms hervor. Häufig werden sie bei Darmaffektionen gemeinsam mit Rotaviren, Salmonellen, Shigellen und enteropathogenen *Escherichia-coli*-Stämmen als Mischinfektion gefunden. Hauptinfektionsweg für den Menschen ist der direkte Kontakt mit dem erkrankten Tier bzw. die orale Schmutzinfektion. Die Infektion über kontaminiertes Fleisch wird diskutiert.

6.9. Täuschung

Fleisch wie gewachsen ist durch keine andere biologische Substanz so zu ersetzen, daß ein Kunstprodukt nicht auf Grund sensorisch feststellbarer Merkmale zu erkennen wäre. Deshalb beschränken sich Täuschungsabsichten meist auf nicht den üblichen Normen entsprechenden Zuschnitt von Fleischteilen, auf das Anbieten oder Verarbeiten von Fleisch anderer Tierarten, auf Beimischung von Fleisch minderer Qualität oder von Zerealien zu Erzeugnissen aus zerkleinertem Fleisch oder das Angebot von Fleisch oder Schlachtkörpern mit geringem Wert an Stelle hochwertiger Fleischsorten.

Für die Zerlegung von Schlachtkörpern sind in vielen Ländern Standards oder Richtlinien gebräuchlich, die die Schnittführung zur Gewinnung von Teilstücken festlegen (vgl. 6.5.). Durch bewußt falsche Schnittführung können geringerwertige Partien des Schlachtkörpers an hochwertigen Teilen des Handelssortimentes verbleiben, die Masse erhöhen und so unzulässigen Gewinn zu Lasten des Käufers bringen. Als Beispiele seien hier der Kotelettstrang des Schweines mit zu lang belassenen Rippenstücken genannt, oder auch eine zu starke Fettauflage auf Schinkenteilen. Dieser falsche Zuschnitt stellt ein Betrugsmanöver dar. In die gleiche Rechtskategorie sind alle Maßnahmen einzuordnen, die geringwertigen Fleischstücken durch ihre Aufmachung (Angebotsform, Verpackung) oder Bearbeitung das Aussehen hochwertiger Produkte verleihen.

Meist wird hierbei gleichzeitig eine irreführende Bezeichnung der Ware vorgenommen, die den Kunden über den eigentlichen Wert täuschen soll. Das gelingt besonders leicht, wenn Phantasiebezeichnungen angewendet oder moderne Trends der Verzehrsgewohnheiten berücksichtigt werden (z. B. panierter Kamm als bratfertiges „Kotelett nach Gutsherrenart" angeboten, gerollter Kamm als „Camping-Roulade").

Um eine irreführende Bezeichnung mit betrügerischer Absicht handelt es sich auch, wenn Schlachtkörper oder Fleisch bei falscher Benennung der Schlachttierart unter Ausnutzung morphologischer Ähnlichkeiten angeboten werden. So sind z. B. für den Käufer Schlachtkörper ohne Kopf, Schwanz und Füße schlecht auseinanderzuhalten, wenn sie von Kaninchen, Katze, Sumpfbiber oder Murmeltier stammen. Das Fleisch von Pferd, Rind, Ren, Kamel und Elch ist sehr ähnlich im Aussehen und auch mit Walfleisch zu verwechseln. Schweine-, Kalb- und Hundefleisch weisen gewisse Ähnlichkeiten auf, wenn Muskelfleisch ohne Fettauflage angeboten wird. Die Identifizierung der Fleischarten erfordert deshalb nicht nur gute warenkundliche und technologische Kenntnisse, sondern es sind spezifische Nachweisverfahren für die Unterscheidung der einzelnen Tierarten notwendig. In den Tabellen 6.19. und 6.20. wird eine Übersicht der dafür nutzbaren Eigenschaften von Fleisch und Fett gegeben.

Verfälschungen von Fleisch sind auch möglich, indem durch Einlegen von Teilstücken in Salzwasser oder Blut eine Diffusion von Flüssigkeit ins Muskelgewebe und damit ein Massezuwachs erreicht wird. Blut bewirkt außerdem eine Auffrischung der Fleischfarbe, die als „Schönung" und damit Täuschung des Käufers bezeichnet werden muß. Dieses Verfahren wird mitunter zur optischen Aufbesserung unansehnlichen Fleisches für die Hackfleischproduktion oder zur Überdeckung nicht zulässiger Beimengungen zu Hackfleisch (Lunge, Sehnen, Fett u. ä.) benutzt.

Gelegentlich werden auch unzulässigerweise Tierkörper von Schlachttieren zur Fleisch-

Tabelle 6.19.: Eigenschaften von Fleisch und Fett, die für eine Tierartdifferenzierung nutzbar sind

Merkmal	Bestimmung
Anatomischer Aufbau von Fleisch, Knochen und Organen	Sensorisch
Farbe und Konsistenz des Tierkörperfettes	Sensorisch
Geruch und Geschmack des Fleisches und Fettes	Sensorisch
Tierarten- oder gruppenspezifische Eiweiße (rohes Fleisch)	Serologisch mittels Antiseren
Enzyme mit tierartspezifischer Struktur, z. B. Esterasen oder Lactatdehydrogenasen (rohe Fleischextrakte)	Elektrophoretische Auftrennung
Myoglobinfraktionen mit tierartspezifischer Struktur (rohes und erhitztes Fleisch, Fleischmischungen)	Elektrophoretische Auftrennung
Chemisch-physikalische Kennwerte des Fettes, z. B. Schmelzpunkt, Brechungskoeffizient, Dichte, Iodzahl	Chemisch-physikalisch

Tabelle 6.20.: Tierartdifferenzierung mit Hilfe von Kennwerten des Tierkörperfettes (nach KOSOBRJUCHOV und RUD, 1986)

Herkunft des Fettes	Dichte g/cm³ (bei t °C)	Brechungskoeffizient (bei t °C)	Iodzahl
Rind			
Körperfett	0,937–0,953 (20)	1,451–1,458 (40)	32–47
Milchfett	0,918–0,925 (20)	1,452–1,457 (40)	24–70
Hammel	0,932–0,961 (20)	1,450–1,452 (60)	31–46
Schwein	0,915–0,938 (20)	1,458–1,461 (40)	46–70
Pferd	0,916–0,920 (15)	1,456–1,459 (20)	74–84
Kaninchen	o. A.	1,462 (40)	70
Huhn	o. A.	1,451 (20)	58–80
Gans	o. A.	1,451 (20)	59–71
Dachs	0,903 (20)	1,456–1,466 (40)	92–102
Murmeltier	0,901 (20)	1,467–1,468 (40)	o. A.
Sumpfbiber	o. A.	1,458–1,461 (40)	60–74
Hund	o. A.	1,451 (20)	56–67
Katze	o. A.	1,456 (20)	o. A.
Bär	o. A.	1,454 (20)	o. A.
Wal	0,922–0,923 (15)	1,456–1,458 (20)	94–145

o. A. = ohne Angabe

gewinnung benutzt, die verendet waren oder im Verenden getötet wurden. Dieses Fleisch ist als untauglich für die menschliche Ernährung anzusehen, es weist eine hohe Blutfülle, häufig stärkeren Keimgehalt und eine abweichende bis fehlende Fleischreifung auf. Charakteristisch für solcherart gewonnene Muskulatur sind ein pH-Wert größer als 6,5 und hoher Restblutgehalt. Das Brustfell ist häufig schmutzig-rot verfärbt, die Organe erscheinen blutreich und umfangsvermehrt gegenüber dem entbluteten Schlachttier. Gelegentlich sind auch Hypostaseerscheinungen feststellbar. Charakteristisch für eine „Scheinschlachtung" oder „Kaltschlachtung" ist die starke Füllung der erschlafften rechten Herzkammer, wodurch sie wulstartig hervortritt. Im Regelfall ist kein Rigor feststellbar. Ist das Tier kurze Zeit nach dem Verenden abgestochen worden, können die Schnittränder an der Halswunde blutig infiltriert und die großen Gefäße teilweise entleert sein.

Die Gewinnung von Fleisch von verendeten oder im Verenden getöteten Tieren ist in erster Linie als hygienewidrig anzusehen. Eine Täuschung besteht insofern, als Muskulatur von Tierkörpern gewonnen wurde, die dem Konfiskat zuzurechnen sind. Es liegt deshalb ein schwerer Verstoß gegen fleischbeschaurechtliche Bestimmungen und damit eine kriminelle Handlung in Verbindung mit erheblicher Gesundheitsgefährdung für den Verbraucher vor (Gemeingefährdung).

6.10. Spezielle Verpackung von Fleisch

Im Kapitel 4.4. wurde bereits Grundsätzliches zur Verpackung von Lebensmitteln und den hierfür geeigneten Verpackungsmaterialien gesagt. Diese Grundsätze gelten in erster Linie für Fleischprodukte und Lebensmittel anderer Herkunft. Frischfleisch als Verpackungsgut bietet einige Besonderheiten, die für die übrigen Lebensmittel nicht zutreffen.

Gut abgetrocknetes, gekühltes Fleisch bedarf im allgemeinen keiner Verpackung während der Fleischreifung. Soll aber eine Reifungsbeschleunigung erreicht werden, so ist u. a. auch eine spezielle Verpackung hierfür einsetzbar. Dieser Weg wird besonders bei schlachtwarm oder vor Ablauf der Reifung zerlegtem Rindfleisch in Form einer Vakuumverpackung (Reifebeutel, Cryovac-Verfahren) benutzt. Rindfleisch wird zunächst in verpackter Form 10 Stunden bei 10 °C, danach bei 2–3 °C gelagert. Für Schweinefleisch genügen 5 Stunden Aufbewahrung bei 8–10 °C und anschließende Kühlraumlagerung. Das verpackte Fleisch wird mit hoher Sicherheit zu einem zarten Produkt gereift und gleichzeitig vor mikrobieller Kontamination geschützt. Daraus ergeben sich verlängerte Haltbarkeitsfristen (Schweinefleisch 8–10 Tage, Rindfleisch 3–4 Wochen), die besonders günstig für die Versorgung von Großabnehmern und die Wochenendbevorratung sind. Soll Frischfleisch im Selbstbedienungsangebot vertreten sein, muß das Verbrauchersortiment so abgepackt werden, daß es sowohl befristet vorrätig zu halten als auch ausreichend zu kennzeichnen ist. Portioniertes Fleisch gibt sehr leicht Gewebeflüssigkeit ab. Deshalb sollte es auf flüssigkeitsaufsaugenden, tragfähigen und der Form der Ware angepaßten Materialien (z. B. Polystyrol- oder Polyamid-Schalen) gelagert werden, wenn ein sichtbarer Saftabsatz nicht erwünscht ist. Als eigentliches Verpackungsmaterial haben sich elastische, möglichst gas- und wasserdampfdichte Folienverbunde bewährt (z. B. auf Polyethylenbasis). Durch Evakuierung der Packung und/oder Schrumpfung im Heißluft- bzw. Infrarottunnel (Skinpackung) legen sie sich eng an das Fleisch an. Auch die Aufbewahrung unter Schutzgasatmosphäre (CO_2-N_2-O_2-Gemische) ist geeignet, wenn dieses Gas wenigstens 20% Sauerstoff enthält. Das erwünschte frisch-rote Aussehen entsteht durch die Bildung von Oxy-Myoglobin an der Fleischoberfläche.

Im internationalen Fleischhandel macht sich der Schutz der Fleischoberflächen bei Gefrierfleisch vom Rind notwendig, damit die Ware bei Umschlagprozessen nicht verunreinigt wird. Deshalb werden Rinderviertel in Jutesäcke eingenäht, die die Kühlluft passieren lassen und den Wasserdampfaustausch nicht behindern, aber grobe Verschmutzungen fernhalten. Dieses als „Einjacken" bezeichnete Verpacken stellt keinen Schutz gegen Gefrierschäden dar (s. 6.11.4.).

Zur Einsparung von Transport- und Gefrierlagerkapazität sowie zur Erleichterung von Verarbeitungsprozessen wird Fleisch auch von Knochen gelöst („entbeint") und nach vorgegebenen Masseeinheiten zum sog. „Ballenfleisch" in quadratischer Form zusammengepreßt und gefroren. Damit die Teilstücke zusammenhalten, ist zunächst eine Abfüllung in dehnbare Folienbeutel notwendig. Nach dem Gefrierprozeß wird eine Kartonage-Umverpackung zur Stabilisierung der äußeren Form verwendet. Das Fleisch wird für die Ballenfleischproduktion sortenrein entsprechend dem Grob- oder Feinsortiment zusammengestellt. Ballenfleisch ist gut stapelfähig. Zur ausreichenden Temperaturregulation und Belüftung dieses Gefriergutes muß die Umverpackung mit geeigneten Perforierungen versehen sein. Der Folienbeutel schützt das Fleisch zuverlässig vor Gefrierschäden und hält Sauerstoff weitgehend fern, so daß die Fettoxydation hinausgezögert wird. Deshalb ist dieses Fleisch u. U. länger gefrierlagerfähig als ungeschützte, intakte Schlachtkörper.

Eine spezielle Verpackung von Fleisch, die als Vorbereitung für die Hitzebehandlung dient, ist aus Nigeria bekannt: Das Fleisch wird in Blätter gewickelt und mit feuchtem Ton so umgeben, daß ball- oder kartoffelartige Gebilde entstehen. Diese „Mud Meat Bulls" werden mehrere Tage lang ins Feuer gelegt. Der Ton härtet dabei zu einer hermetisch verschlossenen, festen Hülle aus, in der das Fleisch ohne Kühlung mehrere Monate aufbewahrt werden kann. Das Produkt ist einer Konserve vergleichbar.

Zur kurzfristigen Bevorratung erhitzten Fleisches werden in vielen asiatischen und subtropischen Ländern blatt- oder folienartige Gebilde aus Zerealien (z. T. mit Eizusatz) zum Einhüllen des Fleisches benutzt: Nudelteig als Hülle für Hackfleischmasse („Pelmeni" und „Piroschki" in der Sowjetunion, Pasteten in Syrien) bzw. Reispapier (Vietnam, China). Nach dem Erhitzen im Wasser- oder Ölbad werden die Produkte getrocknet und können dann einige Wochen bei luftiger, kühler oder frostiger natürlicher Lagerung vorrätig gehalten werden. Sie dienen unter anderem als Reiseproviant.

6.11. Spezielle Verfahren der Haltbarmachung von Fleisch

6.11.1. Oberflächenbehandlung

Die Fleischverderbnis beginnt im Regelfall durch Vermehrung von Mikroben auf der Oberfläche. Um diesem Prozeß entgegenzuwirken, muß der Beschaffenheit der Oberfläche besonderes Augenmerk gewidmet werden. Bereits beim Schlachtprozeß ist zu gewährleisten, daß der Tierkörper nicht unnötigerweise mit Wasser Kontakt bekommt und nach erforderlichen Waschprozessen möglichst rasch abtrocknet. Dadurch kann die Vermehrung der Mikroben verzögert werden. Dieses Prinzip wird beim nachfolgenden Kühlprozeß durch die Anwendung stark bewegter Kaltluft weiter beachtet, so daß parallel zum Sinken der Kerntemperatur sich eine Trockenhaut an der Fleischoberfläche ausbildet. Sie schützt das Fleisch in gewissem Grade vor Mikrobenbesiedelung in der Tiefe und -vermehrung an den Außenflächen.

Intensivere Trocknung kleinerer Fleischstreifen bei natürlicher Belüftung ist ein weltweit bekanntes Verfahren zur Haltbarmachung von Fleisch. Das Fleisch kann dabei ungewürzt (z. B. „Pemmikan" der Indianer, „Borz" der Mongolen) oder gewürzt (z. B. „Büdner"- oder „Bindenfleisch" in der Schweiz, „Pasterma" in der Türkei) verwendet werden. In Ländern mit tropischem und subtropischem Klima wird durch zusätzliche Hitzeeinwirkung eine schnelle Trocknung erreicht. Der Vorgang wird als Dörren oder Darre bezeichnet. Er liefert sog. „Intermediate Moisture Foods", halbstabile Produkte mit einem a_w-Wert zwischen 0,6 und 0,9. Die Vorratshaltung ist ohne Gefrieren möglich. Zu dieser Gruppe von Erzeugnissen gehören z. B. die in Tabelle 6.21. aufgeführten Produkte.

Versuche mit ionisierenden Strahlen zur Oberflächenbehandlung ergeben ebenfalls eine Keimverminderung. Ihre Wirkung ist nicht auf oberflächliche Gewebepartien beschränkt (vgl. auch 4.2.7.). Sie führen gleichzeitig zu Oxydationserscheinungen am Fett und damit zu Geschmacksveränderungen und Lagerbeschränkungen. Deshalb ist ihre Anwendung bei Fleisch nur aus gegebenem epidemiologischem Anlaß sinnvoll. So wird z. B. salmonellenbehaftetes Geflügel zur Dekontamination in gefrorenem Zustand entsprechend WHO-FAO-Empfehlungen bestrahlt (u. a. Niederlande).

Eine Mikrobenhemmung kann auch durch Behandlung der Fleischoberflächen mit Genußsäuren erreicht werden. Bei der Herstellung von Wild- und Sauerbraten vom Rind werden Essigsäure oder Milchsäure zur Reifevollendung und Haltbarmachung genutzt.

Tabelle 6.21.: Durch Trocknung und Erhitzung haltbar gemachte Fleischprodukte (nach LEISTNER, 1987)

Herkunft	Fleischprodukt
China	Tsuson-gan
	Njorsou-gan
	Sou-song
Indonesien	Dengdeng giling
Afrika	Biltong
	Khundi
	Quanta
Amerika	Beef jerky
	Charque
	Carne de sol

Für Frischfleisch ist Säureanwendung bisher nur versuchsweise im Einsatz gewesen und hat gegenüber der Abtrocknung keine Vorteile gebracht.

Natriumchlorid dagegen hat sich für die Haltbarmachung von Fleisch bewährt. So werden nach jüdischem Ritual z. B. Salzlösungen und in Mittelasien kristallines Kochsalz zur Haltbarmachung von Fleisch verwendet. Starke Salzung entzieht dem Fleisch Wasser und konserviert es durch Herabsetzung des a_w-Wertes für mehrere Monate. Salzlösungen ermöglichen die Vorratshaltung für einige Tage in ungekühltem Zustand. Kochsalzkonservierung härtet die Eiweiße etwas aus, so daß bei späterer Verarbeitung trotz vorangegangener Wässerung des Fleisches nicht mehr die gleiche Zartheit wie bei frischem Fleisch erreicht wird. Antibiotische Substanzen, die Rückstände im Fleisch verursachen, sind für die Haltbarmachung zwar geeignet, ihr Einsatz muß aber aus hygienisch-toxikologischen Gründen abgelehnt werden.

6.11.2. Kühlen

Das Kühlen hat sich als wirksamste Methode der Haltbarmachung für die kurz- bis mittelfristige Bevorratung von Fleisch bewährt. Bei der Kältekonservierung bleiben ursprüngliches Aussehen, Geruch, Geschmack und Konsistenz weitgehend erhalten. Es treten nur geringe Verluste an Substanz ein, Nähr- und Wirkstoffe bleiben fast unverändert, so daß der Frischezustand im wesentlichen bewahrt bleibt. Skelettmuskulatur gefriert durch ihren Gehalt an Mineralstoffen erst unterhalb von $-1\,°C$. Zur Kühlung ist der Temperaturbereich von $-0,5$ bis $4\,°C$ am besten geeignet. Von der Steuerung der Kühlbedingungen sind die mögliche Lagerdauer des Fleisches, aber auch seine Qualität abhängig.

Im Fleisch kommt Wasser sowohl intra- als auch extrazellulär vor. Mit sinkender Temperatur bilden Wassermoleküle Komplexe (Perhydrole). Wasser bildet infolge seines Dipolcharakters eine Hydrathülle um die Eiweißmoleküle in den Muskelfasern. Die innere, direkt elektrostatisch fest an das Eiweiß gebundene Schicht („gebundenes Wasser") zeichnet sich durch geringen Dampfdruck, höhere Dichte und stark herabgesetzte Lösungsfähigkeit gegenüber dem „locker gebundenen" oder „freien" Wasser aus. Die intakte Hydrathülle der Muskelfasern verhindert weitgehend chemische Reaktionen. Mit sinkender Temperatur steigt bei Kühlprozessen der Anteil des gebundenen Wassers bei gleichzeitiger Abnahme des freien Wassers. Auf diesem physikalisch-chemischen Vorgang beruht u. a. auch die Qualitätserhaltung durch Kühlung.

Unmittelbar nach der Schlachtung weisen Schlachtkörper im Inneren der größten Muskelpartien, wie z. B. der Hinterkeulen, Kerntemperaturen von 39 bis $42\,°C$ auf. Die hohen Temperaturen werden insbesondere bei transportbelasteten, aber auch bei fiebernden Tieren gefunden. Schlachtprozesse mit thermischer Behandlung der Körperoberflächen (z. B. Brühen, Sengen) erhitzen die Schlachtkörper oberflächlich noch stärker und verhindern ein rasches Absinken der Kerntemperatur. Während der anaeroben Glykolyse wird darüber hinaus Wärmeenergie freigesetzt. Wird der Schlachtkörper der natürlichen Abkühlung überlassen, so nimmt er in Abhängigkeit von seiner Masse zwischen 2 h (Kaninchen, Geflügel) und 24 h (Rinder) die Raumtemperatur an. Der Abkühlungsprozeß ist beendet, wenn die Kerntemperatur mit der Raumtemperatur identisch ist. Während dieser natürlichen Abkühlungsphase läuft die Fleischreifung relativ zügig ab. Im Fleischinneren liegen noch über Stunden Temperaturen vor, die die glykolytischen Enzyme in ihrer Wirksamkeit fördern. Erst mit dem Absinken der Kerntemperatur unter $20\,°C$ wird die Glykolyse spürbar verlangsamt.

Aus diesem Grunde wird bei anschließend einsetzender maschineller Kühlung bereits weitgehend gereiftes Fleisch eingelagert. Parallel zur Glykolyse hatten auch die Mikroben an der Fleischoberfläche über Stunden günstige Entwicklungsbedingungen, so daß ein mäßiger bis starker Keimgehalt an äußeren und inneren Schlachtkörperoberflächen gefunden wird. Beide Fakten – Reifung und Keimbesiedlung – begrenzen die Haltbarkeit des Fleisches bei nachfolgender maschineller Kühlung auf wenige Tage (Schweinefleisch 2–3 Tage, Rindfleisch 4–5 Tage). Das Verfahren des Kühlens ohne Luftbewegung nach Abhängenlassen und Auskühlen auf Raumtemperatur wird als **„Stille Kühlung"** bezeichnet. Es ist relativ energiegünstig, liefert aber Fleisch mit geringer Haltbarkeit, das für längere Umschlagprozesse in Industrie und Handel wenig geeignet ist. Solcherart gekühltes Fleisch ist für Frischfleischverbrauch und -verarbeitung nutzbar, es eignet sich aber nicht gut zum Einfrieren und zur Langlagerung.

Für den modernen Fleischhandel ist die **Schnellabkühlung** des schlachtwarmen Fleisches eine weit günstigere Form der Haltbarmachung. Unmittelbar nach Schlachtung und Fleischuntersuchung wird das Fleisch in Kühlräume mit Temperaturen von 0 bis −1 °C gebracht. Durch intensive Luftumwälzung (2–3 m/s Luftgeschwindigkeit) bei einer relativen Luftfeuchte von 90–100% wird eine rasche Abkühlung der Schlachtkörper erreicht. Es entsteht zunächst ein starkes Temperaturgefälle zwischen Fleischoberfläche und -kern, dem dann die rasche Wärmeabgabe aus dem Fleischinneren an die Außenflächen folgt. Zur Erreichung einer Kerntemperatur von +3 °C werden für Schweinehälften etwa 12–18 h, für Rinderviertel 18–24 h benötigt. Zielstellung der Schnellabkühlung ist vor allem das rasche Erreichen einer Kerntemperatur von maximal +7 °C (Abb. 6.16. und 6.17.). Die intensive, schnelle Abkühlung verzögert Beginn und Ablauf der Glykolyse und verhindert weitgehend die Entwicklung der mesophilen Mikrobenflora. Dadurch läßt sich der keimarme Status von Fleisch nach einer hygienischen Schlachtung weitgehend erhalten. Die Fleischreifung läuft sehr langsam ab, liefert aber mit großer Sicherheit ein zartes, qualitativ hochwertiges und vollgereiftes Produkt. Das Fleisch ist dadurch länger lagerfähig. Schnellgekühltes Schweinefleisch ist z. B. 8–10 Tage, Rindfleisch 2–3 Wochen bei Kerntemperaturen von 0 bis 1 °C haltbar.

Das Schnellabkühlverfahren hat sich auch für den Fleischhandel bewährt. Fleisch mit einer Kerntemperatur von 7 °C kann ohne größeres lebensmittelhygienisches Risiko in Kühlfahrzeugen über längere Entfernungen bis zu 300 km transportiert werden. Leistungs-

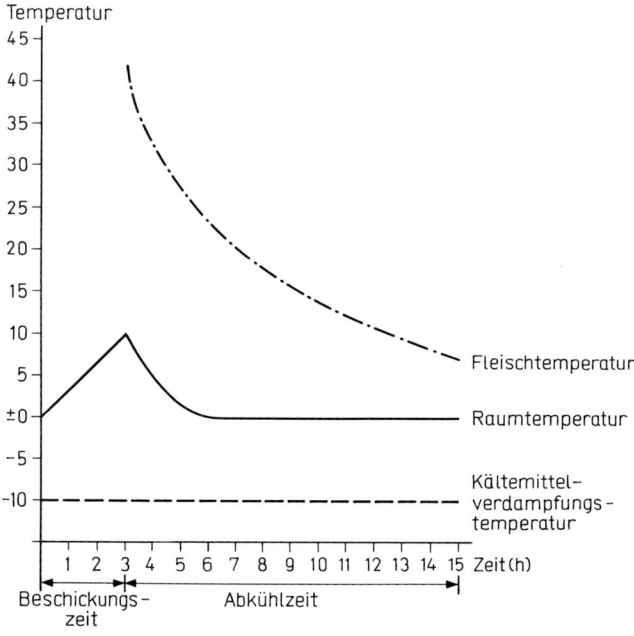

Abb. 6.16. Schnellkühlung von Rinderschlachtkörpern, schematisch (nach Ortner, 1988).

fähige Kühlaggregate können während der Fahrt die weitere Absenkung der Kerntemperaturen bewirken, sie müssen sie aber mindestens erhalten können.

Als **„abgebrochene Schnellkühlung"** wird das Verfahren bezeichnet, wenn die Kühlung bei -3 bis $-1\,°C$ nur bis zu Kerntemperaturen zwischen 8 und 14 °C geführt und anschließend die Kühlung langsamer fortgesetzt oder ein Gefrierprozeß eingeleitet wird. Weiterhin sind die **Schock-** und die **Intensiv-Schnellstkühlung** bekannt, mit denen eine sturzartige Kühlung ohne Gefrieren der Fleischoberfläche eingeleitet wird, die bei Schweineschlachtkörpern nach 1,5 h beendet und durch Nach- bzw. Ausgleichskühlung fortgesetzt wird. Tabelle 6.22. gibt eine Übersicht zu Temperaturregime, Abkühlzeiten und Masseverluste bei den wichtigsten Kühlverfahren.

Besondere Probleme bietet der Transport von schlachtwarmem Fleisch. Er kann notwendig werden, wenn nicht am Ort der Schlachtung gekühlt oder gefroren werden kann. Ein Transport ohne Kühlung gefährdet die Haltbarkeit des Fleisches in unverantwortlicher Weise. Deshalb muß die Kühlung während des Transportes begonnen werden. Da hierbei die Schlachtkörper neben der Wärme auch noch sehr viel Feuchtigkeit abgeben, ist auf eine gründliche Zwangsentlüftung des Transportraumes besonderer Wert zu legen. Fehlt sie im Fahrzeug, kommt es schnell zum Bereifen der Kühlaggregate mit nachfolgender geringerer Kühlleistung. Entlüftung mindert durch Abführung von Kühlluft den Kühlerfolg, führt aber auch zum Ansaugen von Außenluft in den Transportraum. Dieser Effekt ist aus hygienischer Sicht unerwünscht. Aus diesen Gründen sollte Fleisch nach Möglichkeit erst bei Kerntemperaturen unter 16 °C zum Kühltransport freigegeben werden.

Auf Kühlraumtemperaturen herabgekühltes Fleisch muß aus Gründen der Qualitätserhaltung bei allen nachfolgenden Lagerungs- und Umschlagsprozessen auf dem erreichten Temperaturniveau gehalten werden. Es ist eine **Kühlkette**, beginnend im fleischgewinnenden Betrieb bis hin zum Verbraucher erforderlich. Werden durchgekühlte Schlachtkörper einer höheren Umgebungstemperatur ausgesetzt, so kühlt sich die Raumluft in der

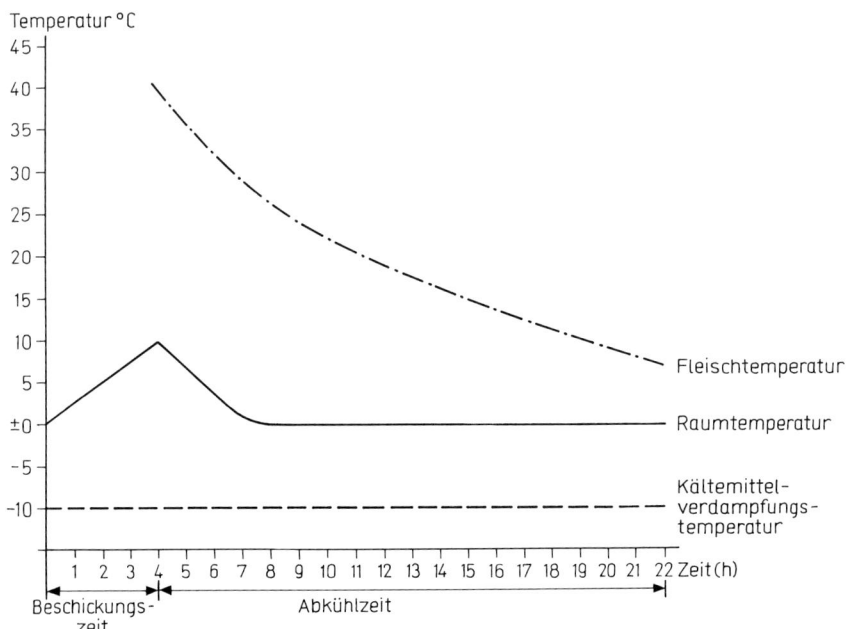

Abb. 6.17. Schnellkühlung von Schweineschlachtkörpern, schematisch (nach ORTNER, 1988).

Tabelle 6.22.: Temperaturregime, Abkühlzeiten und Kühlverluste bei verschiedenen Arten der Kühlung (nach ORTNER, 1988)

Art des Kühlverfahrens	Raumtemperatur °C	Verdampfungstemperatur °C	Abkühlzeit Rinder h	Schweine h	Masseverlust %
Schnellkühlung	±0/+2	−10	18–20	12	1,8
Schockkühlung	−6/−10	−20	3,0	1,5	0,95
Nachkühlung	±0/+2	−10	12–14	8	0,4
Schock- und Nachkühlung	s. o.	s. o.	16	0,5	1,35
Intensiv-Schnellstkühlung	−25/−30	−40	o. A.	1,5	0,75
Ausgleichskühlung	+4/+6	−5	o. A.	8	0,2
Intensiv-Tunnel- und Ausgleichskühlung	o. A.	o. A.	o. A.	9,5	0,96

s. o. = siehe oben, o. A. = ohne Angabe

Zone des direkten Kontaktes rasch ab und der Taupunkt wird unterschritten. Es kommt zum Niederschlag von Kondenswasser auf den Schlachtkörpern. Der gleiche Effekt tritt ein, wenn schlachtwarmes Fleisch zu bereits durchgekühltem in den gleichen Kühlraum gebracht wird. Dieser Feuchtigkeitsfilm erweicht die Trockenhaut des Fleisches und gestattet psychrotrophen Mikroben rasche Vermehrung. Durch mehrmaligen kurzfristigen Temperaturwechsel kann dadurch die Lagerdauer von Fleisch drastisch begrenzt werden. Deshalb sollten Verladeprozesse bei möglichst niedrigen Temperaturen und bewegter Luft vorgenommen werden, um den unvermeidlichen Feuchtigkeitsniederschlag durch Verdunstung rasch zu beseitigen.

Während der **Kühllagerung** wird dem Fleisch mit der bewegten Luft Feuchtigkeit entzogen. Das führt zu Gewichtsverlusten. Als normal ist ein Verlust von ca. 1–2% der Schlachtkörpermasse nach 24–48 h Kühlung anzusehen. Um unnötigen Masseverlusten vorzubeugen, wird gekühltes Fleisch bei mäßiger Luftbewegung (0,1–0,2 m/s) und 90–95% relativer Luftfeuchte gelagert. Gekühltes Fleisch ist grundsätzlich hängend, ohne Kontakt zu Wänden und anderen Fleischteilen aufzubewahren, damit die Kühlluft alle Stellen der Körperoberfläche erreicht. Kontaktstellen zwischen Schlachtkörpern stellen ökologische Nischen für Mikroben dar und werden deshalb rasch zu feuchten, schmierigen Bezirken, an denen die Oberflächenfäulnis beginnt.

Für den innerstädtischen Transport (maximal 50 km Transportentfernung) können gut gekühlte Schlachtkörper auch liegend zum Endverbraucher oder -verarbeiter transportiert werden. Für längere Transporte sind grundsätzlich nur Fahrzeuge mit Hängevorrichtungen geeignet. Bei liegendem Transport kann es sonst zur Deformierung der Schlachtkörper kommen. Der Transport hängender Schlachtkörper ist aus hygienischer Sicht die beste Transportvariante.

Kühlen Schlachtkörper nicht schnell genug nach der Schlachtung aus, so kann es zu Fehlentwicklung der Fleischreifung kommen.

6.11.3. Gefrieren

Das Gefrieren ermöglicht eine langfristige Vorratshaltung von Fleisch über mehrere Monate. Es dient zum Abfangen von großen Mengen Fleisch, die den Marktbedarf übersteigen, und zur Bevorratung, aus der Marktlücken abgesättigt werden können. Darüber hinaus ist es die zweckmäßigste Konservierungsform für Fleisch im internationalen Handel und für kleine Schlachtkörper, die sehr leicht verderblich sind (z. B. Geflügel, Kaninchen).

Durch den Gefrierprozeß bilden sich innerhalb der Muskelfasern Eiskristalle aus. Die Gefriergeschwindigkeit (Tabelle 6.23.) muß mehr als 1 cm/h betragen, damit die Eisnadeln möglichst klein bleiben und keine Membranschädigungen verursachen. Zu große Eiskristalle zerstören die Zellstrukturen und verursachen dadurch Qualitätsverluste.

Zum Einfrieren sind Schlachtkörper am besten geeignet, wenn sie von gut genährten, vollfleischigen Tieren mit mäßiger bis guter Fettauflage stammen. Eine äußere Fettschicht schützt die Schlachtkörper wirksam vor Gefrierschäden. Die Schlachtkörper sollten als Hälften oder Viertel bzw. in Form von Ballenfleisch eingefroren werden. Bei diesen Zustandsformen steht die Oberfläche des Gefriergutes in einem günstigen Verhältnis zum Volumen. Je kleiner Teilstücke sind, um so häufiger muß mit Gefrierschäden an unverpackter Ware gerechnet werden. Das Gefriergut sollte von gesunden Tieren aus hygienisch einwandfreien Schlachtungen stammen und möglichst im Anschluß an den Schlacht- und/oder Kühlprozeß ohne Zeitverzug der Frostung zugeführt werden. Damit verbleibt der Mikrobenflora keine Zeit für eine intensive Vermehrung. Das Fleisch gelangt keimarm in den gefrorenen Zustand, der eine weitere Mikrobenvermehrung nicht gestattet. Der Gefrierprozeß kann im Anschluß an die Schnellabkühlung des Fleisches durchgeführt werden (2-Phasen-Gefrieren). Für Schlachtkörper ist das **Gefrieren im Kaltluftstrom** üblich (−20 bis −30 °C, seltener bis −45 °C; 2–3 m/s Luftgeschwindigkeit). Geflügel- und Kaninchenschlachtkörper werden hierzu in Folienbeutel verpackt. In Getriertunneln mit hoher Gefriergeschwindigkeit wird z. B. Rindfleisch innerhalb von 48–72 h auf eine Kerntemperatur von −18 bis −21 °C gebracht. Während des Gefrierens verdunstet zusätzlich Wasser aus den Geweben und tritt als Reif an der Oberfläche in Erscheinung. Das führt zur Konzentrierung der Zellinhaltsstoffe und zum Gewichtsschwund (Masseverlust ca. 1%). Dieser Vorgang setzt sich auch während der anschließenden Gefrierlagerung fort, nur überwiegt dabei die Sublimation des Wassers.

Das vollständige Durchfrieren des Fleisches bewirkt eine Änderung der mechanischen Eigenschaften der Schlachtkörper: Sie werden unbeweglich, kleine Teile brechen leichter ab, und man kann in ihnen einen charakteristischen hellen Klopfton durch verändertes Resonanzverhalten erzeugen. In dieser Form sind Schlachtkörper gut stapelfähig.

Das Einfrieren verläuft um so energieökonomischer, je höher die Temperaturdifferenz zwischen Körperoberfläche und Fleischkern ist. Deshalb ist es bei entsprechender Standortverteilung günstig, den Gefrierprozeß unmittelbar an die Schlachtung anzuschließen.

Als optimal für das **schlachtwarme Einfrieren** (1-Phasen-Gefrieren) hat sich für Schweineschlachtkörper eine Kerntemperatur von mindestens 27 °C erwiesen. Bei zügigem Gefrieren kann noch vor dem Eintritt der Totenstarre die Glykolyse gestoppt werden (s.

Tabelle 6.23.: Einteilung der Gefriergeschwindigkeit (nach Jasper und Placzek, 1977)

Gefrierverfahren	Nominelle Gefriergeschwindigkeit in cm/h
sehr langsames Gefrieren	unter 0,2
langsames Gefrieren	0,2 bis 1,0
schnelles Gefrieren	1,0 bis 5,0
sehr schnelles Gefrieren	über 5,0

auch 6.6.3.). Von diesem Verfahren wird auch bei schlachtwarm entbeintem, vorzerkleinertem Fleisch Gebrauch gemacht, das für die Brühwurstproduktion vorgesehen ist.

Nach dem vollständigen Durchfrieren wird Fleisch der **Gefrierlagerung** zugeführt. Gefrierräume sollen fensterlos, frei von Fremdgerüchen, sauber und übersichtlich sein. Das Gefrierfleisch muß in sortenreinen Stapeln auf Paletten so aufgeschichtet werden, daß die Kaltluft von allen Seiten das Gefriergut erreichen kann. Aus Stapelkarteien, Kennzeichnungen oder über Datenverarbeitungsanlagen muß eine Übersicht über Lagergut, Hersteller bzw. Besitzer, Qualitätsklasse, Einlagerungsdatum, mögliche Lagerdauer und vorgesehene Wälzung ersichtlich sein. Es dürfen nur Lebensmittel gemeinsam gelagert werden, die keine nachteilige Beeinflussung aufeinander ausüben. Unverpacktes Fleisch sollte allein gelagert werden, da es Fremdgerüche sehr leicht annimmt. Verpackte Schlachtkörper oder -teilstücke in Kartonagen können mit anderen verpackten Gefriergütern gemeinsam untergebracht werden. Die Gefrierlagerdauer von Fleisch ist abhängig von der Lagertemperatur, der Tierart, dem Verfettungsgrad, den oxydativen Veränderungen der Fette und möglichen Gefrierschäden. Bei Lagertemperaturen zwischen $-18\,°C$ und $-30\,°C$ sind Lagerzeiten bis zu 2 Jahren für Fleisch erreichbar (Tabelle 6.24.).

Vor dem Verbrauch muß Gefrierfleisch sachgerecht aufgetaut werden, damit es der Verarbeitung zugeführt werden kann. Ein wichtiges Maß für qualitätsgerechte **Auftauprozesse** stellt der dabei eintretende Saftverlust dar. Er ist um so geringer, je schonender und langsamer aufgetaut wurde. Seine Größe ist der Resorption des Zellwassers umgekehrt proportional. Mit dem Tropfsaft gehen Mineral- und Geschmacksstoffe verloren. Ein flaches Aroma und geringe Saftigkeit sind Folgeerscheinungen am aufgetauten Fleisch.

Zum Auftauen muß das Fleisch wieder aufgehängt und stufenweise erwärmt werden. Von der Lagerungstemperatur (Unterkühlungstemperatur) ist es zunächst bis zur Hauptgefrierzone ($-4\,°C$ bis $-1,0\,°C$) zu erwärmen. In diesem Temperaturbereich muß es durch vorsichtige Schmelzwärmezufuhr so lange gehalten werden, bis die großen Fleischteile im Kern aufgetaut sind. Das erfordert bei Schweinehälften etwa 3 bis 4 Tage, bei Rindervierteln 4 bis 5 Tage. Als Auftauräume sind Kühlräume mit Temperaturen zwischen $0\,°C$ und $4\,°C$ am besten geeignet.

6.11.4. Veränderungen von Fleisch durch Kühlen und Gefrieren

Fleisch verliert durch Verdunstung beim Kühlen Wasser und damit an Masse. Der **Masseverlust** beträgt bei Schnellkühlung 1–2%, bei unzweckmäßigem, besonders sehr langsamem Kühlen kann er bis zu 5% ansteigen. Das Wasser kann dabei sichtbar von den Schlachtkörpern abtropfen. Deshalb wird auch von einem Tropfsaftverlust (Drip) gesprochen. Starke Verdunstungsverluste rufen in den oberflächlichen Fleischpartien Lösungskonzentrationen hervor, die bis zu irreversiblen Denaturierungen, Schrumpfungen und Verkrustungen gehen können. Verdunstungsprozesse laufen auch bei gefrorenem Fleisch entsprechend den Differenzen des Wasserdampfdruckes in Fleisch und Kühlluft ab und rufen Substanzverluste hervor (Abb. 6.18.).

Tabelle 6.24.: Lagerzeiten für gefrorene Schlachtkörper (nach JASPER und PLACZEK, 1977)

Lagergut	Lagerdauer in Monaten	
	bei $-18°\,C$	bei $-30°\,C$
Rindfleisch	9 bis 12	22 bis 24
Schweinefleisch	6 bis 9	12 bis 15
Schaffleisch	6 bis 9	

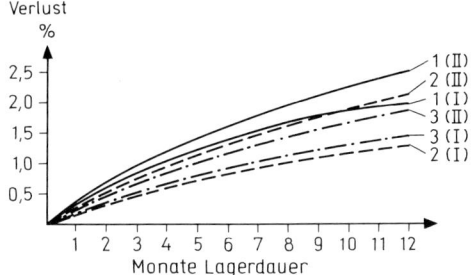

Abb. 6.18. Typischer Verlauf der Substanzverluste bei Gefrierlagerung von Fleisch (Temperatur −20 °C, relative Luftfeuchte 92%, bewegte Kühlluft).
1 Schaf; 2 Rind; 3 Schwein (Qualitätsklassen in Klammern).

Bei ordnungsgemäß gefrorenem Fleisch können außerdem während der Gefrierlagerung äußere Veränderungen auftreten. Lange gelagertes unverpacktes Gefrierfleisch kann infolge starken Ausfrierens von Wasser aus den oberflächlichen Gewebsschichten (Sublimation) den sog. „**Gefrierbrand**" zeigen. Ursache ist eine zu geringe Feuchte der stark bewegten Raumluft. Übermäßiger Wasserentzug führt zur Zerstörung der Gewebsstrukturen bei Vergrößerung der verdunstenden Oberflächen. Es werden eine grauweiße bis gelbliche Farbe und trockenzundrige Beschaffenheit der Schlachtkörperoberflächen auffällig. Gefrierbrand ist häufig gleichzeitig mit Fettranzigkeit, Eiweißdenaturierung und vermindertem Wasserbindungsvermögen nach dem Auftauen verbunden. Nach Abtragen der veränderten Teile kann der Restkörper bei unwesentlichen sonstigen Qualitätsabweichungen zum alsbaldigen Verbrauch ausgelagert werden. Weitere Lagerung ist unzweckmäßig wegen der vielfach angeschnittenen Muskulatur, die nach dem Verputz ungeschützt durch Faszien offenliegt. Der Mangel läßt sich durch hohe relative Luftfeuchte in Gefrierlagerräumen oder Verpackung des gefrorenen Fleisches in wasserdampfundurchlässige Umhüllungen vermeiden.

Zu langsames Einfrieren führt zur Ausbildung relativ großer Eiskristalle in der Muskulatur. Die mit der beim Gefrieren eintretenden Größenänderung der Kristalle verbundenen Membranschäden an den Muskelfasern bewirken, daß während des Auftauens das ausgefrorene Wasser nicht wieder vollständig in den Zellverband aufgenommen wird, sondern erhöhter **Dripverlust** eintritt. Dadurch verliert das Fleisch an Saftigkeit, es wird trockener, die Struktur wird gleichzeitig mäßig aufgelockert (strohige Beschaffenheit).

Treten während der Gefrierlagerung Temperaturschwankungen im Lagerraum auf, so kann es zu Rekristallisationsprozessen im Lagergut kommen. Sie führen zu einem Anwachsen größerer Eiskristalle zu ungunsten der kleineren und ziehen Qualitätseinbußen nach sich. Es treten Zelldeformationen, Zellsprengungen und hohe Dripverluste beim Auftauen auf. Schwankende Gefrierlagertemperaturen können dadurch die guten Ergebnisse eines schnellen Gefrierprozesses zunichte machen. Damit die Rehydratation der Muskulatur möglichst optimal erfolgen kann, muß schnell eingefroren, bei gleichbleibender Temperatur gelagert und sehr langsam aufgetaut werden. Unter diesen Bedingungen kann das Wasser weitgehend wieder vom Zellverband aufgenommen werden. Die Fleischqualität gleicht dann im wesentlichen dem Zustand von Frischfleisch.

Bei lange gelagertem Gefrierfleisch kommt es zu charakteristischen **Fettveränderungen**: Unter der Einwirkung von Sauerstoff bilden sich Farbveränderungen aus, Fett wird enzymatisch auf vorwiegend oxydativem Wege in Glycerol und Fettsäuren gespalten. Dadurch erhöhen sich die Säure- und Peroxidzahlen bei analytischen Fettuntersuchungen, gleichzeitig treten kratzig-ranzige bis seifige Geschmacksveränderungen auf. Das Ranzigwerden wird durch Lichtzutritt gefördert.

Ein besonderes Problem stellt der **Schadnagerbefall** in Gefrierlagerräumen für Fleisch dar. Mäuse und Ratten dringen bei der Beschickung der Lagerräume mit ein, oder sie fressen sich durch Isoliermaterialien bzw. entlang von Leitungssystemen hindurch. Wegen des reichen Nahrungsangebotes halten sie sich langfristig in Gefrierräumen und ziehen dort auch Nachwuchs auf. Neben der Beschädigung des Lagergutes durch Verbiß treten umfangreiche Verunreinigungen durch Kot und Harn der Nager ein, so daß mit unkontrollierbaren Kontaminationen des Lagergutes zu rechnen ist. Wegen dieses unhygienischen Zustandes müssen Schadnager konsequent ferngehalten und planmäßig bekämpft werden.

Giftanwendung ist in Lebensmittellagerräumen untersagt, mechanische Fallen dürfen verwendet werden. Durch Fraßköder bekannter Anzahl (in „Attraktivbehältern" mit Getreidekörnern) kann eine Schadnagerinvasion festgestellt werden. Zur Bekämpfung dürfen auf den Gängen der Lagerhäuser Rodentizide in abgedeckten Behältern eingesetzt werden.

Literatur

ALONGE, D. O. (1985): The Keeping Quality and Public Health Aspects of „Kundi", Nigerias Smoke-Dried Meat Product. Vortrag auf dem 9. Internationalen Symposium der Weltvereinigung Tierärztlicher Lebensmittelhygieniker, 26.–30. August 1985 in Budapest, Abstrakta-Sammlung, S. 61.

BAUER, F., und HOFMANN, K. (1987): Elektrophoretische Tierartbestimmung. Steigerung der Empfindlichkeit durch Peroxidasefärbung der Myoglobine. Fleischwirtschaft **67**, 861.

BAUER, F., und HOFMANN, K. (1987): Empfindlicher elektrophoretischer Nachweis von Schweinefleisch in erhitzten Rindfleisch/Schweinefleisch-Mischungen. Fleischwirtschaft **67**, 1141.

BENTLER, W. (1972): Über postmortale Vorgänge im Skelettmuskel, vor allem bei Schlachtschweinen. I. Die Totenstarre. Fleischwirtschaft **52**, 861.

CHARLES, R. H. G. (1986): Gemeinschaftsverpflegung durch zentrale Großküchen. Weltgesundheitsorganisation, Regionalbüro für Europa, Kopenhagen. Regionale Veröffentlichungen der WGO, Europäische Schriftenreihe Nr. 15.

FAO (1985): Bakterialnije i virusnije Zoonosi. Doklad Komiteta Ekcpertov WOZ pri utschasti FAO. Seria technitscheskich dokladov 682. Vsemirnaja organisazia sdravoochranenia, Sheneva (Orig. russ.).

FARCHMIN, G. (1958): Das Fleischbeschaugesetz. VEB Deutscher Zentralverlag, Berlin.

FARCHMIN, G., und BEUTLING, DOROTHEA (1978): Hygiene der Fleischgewinnung. Gustav Fischer Verlag, Jena.

FARCHMIN, G., und SCHEIBNER, G. (1973): Tierärztliche Lebensmittelhygiene. 2. Aufl. Gustav Fischer Verlag, Jena.

FRANZKE, C. (1981): Lehrbuch der Lebensmittelchemie. Bd. 1: Lebensmittelinhaltsstoffe. Akademie-Verlag Berlin 1981. Bd. 2: Die Lebensmittel. Akademie-Verlag, Berlin 1982.

GOTTESMANN, P., und HAMM, R. (1986): Methode zur Unterscheidung der Zwerchfellmuskulatur (Saumfleisch) von der übrigen Skelettmuskulatur des Rindes. Fleischwirtschaft **66**, 1.

GRACEY, J. F. (1986): Meat Hygiene. 8. Aufl. Baillière Tindall, London.

GRÄFNER, G. (1986): Wildkrankheiten. 3. Aufl. Gustav Fischer Verlag, Jena.

GURDAN, P. (1986): Gute Herstellungspraxis (GHP) für Lebensmittel. Bericht über die 18. Arbeitstagung der Schweizerischen Gesellschaft für Lebensmittelhygiene (SGLH). Swiss Vet. **3**, 7.

HAMM, R. (1972): Kolloidchemie des Fleisches. Paul Parey, Berlin–Hamburg.

HEINERT, H. H., BREHMER, H., BAUMANN, H.-J., und KLINGER, ANTJE (1988): Tierärztliche Untersuchungen von nativem Muskelfleisch mit Hilfe der Standard-Gel-Elektrophorese (PAGE). Überprüfung und Reproduzierbarkeit von Untersuchungsergebnissen. Fleischwirtschaft **68**, 386.

HIEPE, Th. (1985): Lehrbuch der Parasitologie. Bd. 3: Veterinärmedizinische Helminthologie. Gustav Fischer Verlag, Jena.

HOFMANN, K. (1987): Fundamental problems in identifying the animal species of muscle meat using electrophoretic methods. Fleischwirtschaft **67**, 820.

HOFMANN, K., und BLÜCHEL, E. (1986): Bestimmung der Tierart von rohem Muskelfleisch anhand der Myoglobinmuster im pH-Gradienten-Gel. Fleischwirtschaft **66**, 916.

HORSCH, F. (1987): Allgemeine Mikrobiologie und Tierseuchenlehre. 2. Aufl. Gustav Fischer Verlag, Jena.

JASPER, W., und PLACZEK, R. (1977): Kältekonservierung von Fleisch. VEB Fachbuchverlag, Leipzig.

JOHANNSEN, U., KARDEVÁN, A., und ZENDULKA, M. (1986): Lehrbuch der speziellen Veterinärpathologie. Gustav Fischer Verlag, Jena.

Ketz, H.-A., Münch, S., und Gross, H. (1985): Stand und Perspektiven der Eiweißversorgung des Menschen. Vortrag auf der wissenschaftlichen Tagung der Gesellschaft für Ernährung der DDR „Eiweißversorgung von Mensch und Tier" vom 9.–11. September 1985 in Leipzig.

Kosobrjuchow, A. N., i Rud J. A. (1987): In: Makarow, W. A. (1987): Praktikum po veterinarnosanitarnoi ekspertise c osnowami technologii produktov shivotnovotstva (Orig. russ.). Moskau, Agropromisdat.

Leistner, L. (1985): Shelf stable Products and Intermediate Moisture Meats. Vortrag auf dem 9. Internationalen Symposium der Weltvereinigung Tierärztlicher Lebensmittelhygieniker, 26.–30. August 1985 in Budapest, Abstrakta-Sammlung, S. 56.

Leistner, L. (1987): Entwicklungshilfe als Zweibahnstraße. Fleischwirtschaft **67**, 1229.

Mehlhorn, H., Düwel, D., und Raether, W. (1986): Diagnose und Therapie der Parasiten von Haus-, Nutz- und Heimtieren. Gustav Fischer Verlag, Stuttgart–New York.

Noack, R., Hartig, W., Heine, W., und Vetter, K. (1985): Ernährungsphysiologische und medizinische Aspekte der Eiweißversorgung in der menschlichen Ernährung. Vortrag auf der Wissenschaftlichen Tagung der Gesellschaft für Ernährung der DDR „Eiweißversorgung von Mensch und Tier", 9.–11. September 1985 in Leipzig.

Ortner, H. (1988): Einfluß von Kühlung auf die Fleischqualität. Fleischwirtschaft **68**, 794.

Prändl, O., Fischer, A., Schmidhofer, Th., und Sinell, H.-J. (1988): Handbuch der Lebensmitteltechnologie – Fleisch, Technologie und Hygiene der Gewinnung und Verarbeitung. Verlag Eugen Ulmer, Stuttgart.

Preuss, B. (1985): Richtlinien zur Fleischuntersuchung. Gustav Fischer Verlag, Jena.

Prost, E. K. (1988): „Natürliche" Ernährung des Menschen. Legende und Wirklichkeit. Fleischwirtschaft **68**, 166.

Schormüller, J. (1974): Lehrbuch der Lebensmittelchemie. 2. Aufl. Springer Verlag, Berlin–Heidelberg–New York.

Schwabe, C. W. (1984): Veterinary Medicine and Human Health. 3. Aufl. Williams and Wilkins, Baltimore and London.

Seffner, W., und Bergmann V. (1986): Stütz- und Bewegungsapparat. In: Johannsen, U., Kardeván, A., und Zendulka, M. (1986): Lehrbuch der speziellen Veterinärpathologie. Gustav Fischer Verlag, Jena.

Seybt, J. (1986): Schlachttier- und Fleischuntersuchung. 2. Aufl. Gustav Fischer Verlag, Jena.

Sibour, M., Giaccone, V., und Parisi, Eugenia (1988): Tierartbestimmung anhand der Proteinmuster von LDH-Isoenzymen. Fleischwirtschaft **68**, 390.

Sinell, H.-J. (1985): Einführung in die Lebensmittelhygiene. 2. Aufl. Paul Parey, Berlin und Hamburg.

Smollich, A., und Michel, G. (1985): Mikroskopische Anatomie der Haustiere. Gustav Fischer Verlag, Jena.

Stolle, A., und Reuter, G. (1981): Kriterien zur Erkennung unzulässig gewonnenen Schweinefleisches. Fleischwirtschaft **61**, 1.

Tändler, K. (1984): Interpack '87. Fleischwirtschaft **67**, 920.

Uhlemann, G. (1976): Veterinärhygienische Probleme bei der Gewinnung von Fleischrohmasse mit der Paoli-Entfleischungsmaschine und ihre qualitätsgerechte Verarbeitung zu Koch- und Brühwurst. Abschlußarbeit im postgradualen Studium Fachtierarzt für Hygiene der Nahrungsgüterwirtschaft, Humboldt-Universität Berlin.

Wheeler, R. O., Cramer, G. L., Young, K. B., et al. (1981): The world livestock product, feedstuff and food grain systems. Morrilton AR, Winrock International Technical Report, zit. nach Schwabe (1984).

Wiesner, E., und Ribbeck, Regine (1991): Wörterbuch der Veterinärmedizin. 3. Aufl. Gustav Fischer Verlag, Jena.

Wirth, F. (1978): pH-Wert und Fleischwarenherstellung. Fleischwirtschaft, **58**, 1458, 1460, 1465, 1468.

Zickrick, K., Wegner, K., Schreiter, M., Schiefer, G., Saupe, Ch., und Münch, H.-D. (1986): Mikrobiologie tierischer Lebensmittel. 2. Aufl. VEB Fachbuchverlag, Leipzig.

Statistisches Jahrbuch der Deutschen Demokratischen Republik (1988), 33. Jahrgang. Staatsverlag der DDR, Berlin.

7. Tierische Fette

7.1. Allgemeines

Fettstoffe oder Lipide kommen in freier Form oder als strukturelle Zellbestandteile in fast allen Geweben des Tierkörpers vor. In den Fettgeweben treten sie in stark angereicherter Form als Fette oder fette Öle sichtbar in Erscheinung.

Die eßbaren tierischen Fette sind sehr energiereiche Lebensmittel. Mit 38 kj pro Gramm übertrifft ihr physiologischer Brennwert den von Eiweiß oder Stärke mit 17 bzw. 18 kj pro Gramm um mehr als das Doppelte. Für die menschliche Ernährung sind die tierischen Fette nicht nur wegen ihres hohen Energiegehaltes bedeutsam. Ebenso wichtig ist ihr Beitrag zur Versorgung mit essentiellen Fettsäuren, fettlöslichen Vitaminen, Aromakomponenten und anderen Fettbegleitstoffen.

In Ländern mit hochentwickelter Landwirtschaft wird mehr tierisches Fett erzeugt, als für die Ernährung der Bevölkerung benötigt wird. Die Überschüsse werden in großen Mengen als Futtermittel oder industrielle Rohstoffe verwertet.

Zur Gewinnung von Fetten für die menschliche Ernährung werden vor allem die Fettgewebe der Schlachttierarten Rind, Schwein und Schaf sowie in untergeordnetem Maße des Geflügels herangezogen. Daneben liefern warm- und kaltblütige Meerestiere bedeutende Fettmengen in Form von Tranen und Fischölen.

Die Bedeutung der tierischen Fette für die Ernährung erschöpft sich nicht darin, daß sie in reiner Form als Lebensmittel dienen. Fleisch oder Fisch enthalten stets mehr oder weniger große Fettanteile, ebenso die aus ihnen hergestellten Erzeugnisse. Besonders bei Fleisch- und Wurstwaren hängen Qualität und Genußwert in entscheidendem Maße vom Fettgehalt und von der Fettbeschaffenheit ab.

Aus lebensmittelhygienischer Sicht sind mit dem Fettverzehr nur geringe Risiken verbunden. Reines Fett bietet Mikroorganismen schlechte Vermehrungsbedingungen. Von Fetten ausgehende Lebensmittelinfektionen oder -intoxikationen kommen daher nur selten vor. Chemische Umwandlungsprodukte, die beim lagerungsbedingten Fettverderb entstehen, weisen meist einen intensiv unangenehmen Geruch und Geschmack auf. Sie machen das Fett ungenießbar, bevor sie gesundheitsschädliche Konzentrationen erreichen.

Gesundheitliche Gefährdungen für den Menschen resultieren bei zu reichlichem Fettverzehr aus der energetischen Überernährung und ihren Folgen. Daneben besteht bis zu einem gewissen Grade die Möglichkeit, mit dem Nahrungsfett Schadstoffrückstände aufzunehmen, die sich in diesem angereichert haben können (vgl. Kapitel 2.3.).

In den europäischen Ländern liegt der Gesamtfettverbrauch pro erwachsene Person bei täglich 100–150 g, wovon etwa die Hälfte auf tierische Fette entfällt. Ernährungswissenschaftlich wird empfohlen, 30–35% des täglichen Energiebedarfs durch tierische und pflanzliche Fette im Verhältnis 1:1 zu decken.

7.2. Rohstoffe und Erzeugnisse der Fettverarbeitung

Zur Gewinnung von Nahrungsfetten für den Menschen sind grundsätzlich alle eßbaren Tiere geeignet. Wirtschaftlich genutzt werden jedoch nur wenige fettreiche Schlachttierarten sowie verschiedene Meerestierarten. Besonders lohnend ist die Verwertung der in den

Fettgeweben angereicherten Depotfette. Für spezielle Anwendungen werden in geringeren Mengen auch reine Organfette bereitgestellt.

In Tabelle 7.1. sind die Fettgehalte wichtiger fettliefernder Tierarten und einiger ihrer Organe zusammengestellt.

Die Depotfette sind hauptsächlich im Fettgewebe der Unterhaut und der Bauchhöhle lokalisiert. Ihr Fettgehalt liegt im allgemeinen zwischen 70 und 95%.

Für die Verwendung und Weiterverarbeitung der rohen Fette sind die tierartlichen Unterschiede, die in Tabelle 7.2. gegenübergestellt werden, von ausschlaggebender Bedeutung.

Frisch gewonnene tierische Fette sind zum direkten Verzehr nicht gut geeignet. Bis auf größere Mengen Schweinefett, die unmittelbar zu Wurstwaren oder Hackfleisch weiterverarbeitet werden, müssen die rohen Fettgewebe einem Be- oder Verarbeitungsprozeß unterworfen werden, um ihren Genußwert zu erhöhen und ihre Haltbarkeit zu verlängern.

Aus Rücken- oder Bauchspeck von Schweinen erhält man durch Salzen und Räuchern fetten oder mageren Räucherspeck. Schweine- oder auch Gänsefett liefern nach dem Ausschmelzen streichfähiges Schmalz, während Rinder- und Schaffett spröden Talg ergeben.

Trane und Fischöle bedürfen einer besonderen Reinigung, wenn sie Verwendung als Lebensmittel finden sollen.

Bedeutende Mengen tierischer Fette werden als Rohstoff in der Margarineindustrie eingesetzt.

Tierische Fette minderer Qualität werden zu Futtermitteln verarbeitet oder dienen als

Tabelle 7.1.: Prozentuale Fettgehalte ausgewählter Tierarten und ihrer Organe

Tierart	Körper	Muskulatur	Leber	Herz	Niere
Landtiere					
Rind	11–24	4	3	6	5
Schwein	27–46	6	6	5	5
Schaf	9–31	6	4	7	3
Geflügel	5–30	5		4	6
Seetiere					
Hering (Fettfisch)	3–28	4–28			
Kabeljau (Magerfisch)	4– 5	0,3	60–70		
Wal	25–35	5		4	6

Tabelle 7.2.: Tierartliche Unterschiede der Fettbeschaffenheit

Tierart	Farbe	Konsistenz	Schmelzbereich (°C)	Erstarrungsbereich (°C)	Refraktion n_D^{40}	Iodzahl
Rind	weiß bis gelblich oder gelb	fest, spröde	41–52	28–39	1,451–1,460	32–47
Schwein	weiß	weich	27–40	22–31	1,457–1,461	46–66
Schaf	weiß	fest, spröde	46–55	30–45	1,450–1,458	31–47
Geflügel	gelb	weich bis ölig	25–40	17–27	1,451–1,462	58–80
Pferd	gelb	ölig	33–37	18–29	1,460–1,465	71–87

244 Tierische Fette

Ausgangsstoffe für Waschmittel, Anstrichstoffe, Kosmetika und andere chemische Erzeugnisse.

Nur wenige tierische Fette sind als Nahrungsmittel ungeeignet. Dazu gehören beispielsweise das Wollfett der Schafe, das Klauenöl der Rinder und das Leberöl der Haifische. Aus diesen Fettarten werden aufgrund ihrer besonderen Zusammensetzung ausschließlich chemische, kosmetische oder pharmazeutische Produkte hergestellt.

7.3. Zusammensetzung und Eigenschaften der Fettinhaltsstoffe

Tierische Fette in reiner Form sind Gemische zahlreicher Lipide und Fettbegleitstoffe, deren Mengenverhältnisse in weiten Grenzen schwanken können. Im einzelnen hängt ihre Zusammensetzung von verschiedenen endogenen und exogenen Faktoren ab. Endogen wirken Tierart, Rasse, Geschlecht, Alter, Kondition sowie Lokalisation im Tierkörper. Exogene Einflüsse werden durch die Tierernährung, die Umwelt, die Haltungsform und das Klima ausgeübt. Besonders große Unterschiede in der Fettzusammensetzung bestehen zwischen Land- und Wassertieren.

Gemeinsames Merkmal aller Fettstoffe ist ihre Löslichkeit in unpolaren Lösungsmitteln, wie beispielsweise Diethylether, Petrolether oder Chloroform. Bei der Extraktion von Fettgewebe mit derartigen Fettlösungsmitteln erhält man die als „Rohfett" bezeichnete Gesamtheit der vorhandenen Lipide und Fettbegleitstoffe.

Die meisten eßbaren Fette bestehen zu etwa 98% aus neutralen Fettsäureestern des Glycerols. Daneben findet man in wechselnden Mengen weitere einfache Lipide (Wachse, Sterolester), komplexe Lipide (Phospholipide, Glycolipide) und tiereigene Fettbegleitstoffe (freie Fettsäuren, Fettalkohole, Sterole, Kohlenwasserstoffe, Lipovitamine, Lipochrome, Antioxydantien und andere).

Das Erscheinungsbild, die Eigenschaften und die Veränderungen der Fette werden ganz wesentlich durch die mengenmäßig stark dominierenden Fettsäureglyceride geprägt, die in der Regel zu über 97% als Triglyceride vorliegen.

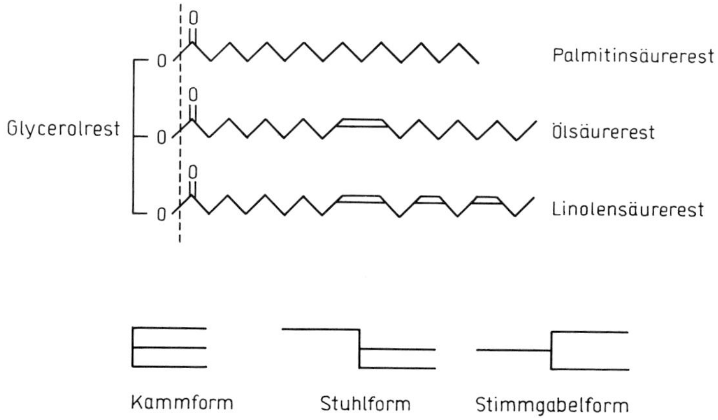

Abb. 7.1. Struktur eines Tryglycerids.

7.3.1. Aufbau und Zusammensetzung der Triglyceride

Triglyceride sind das Produkt der dreifachen Veresterung von Glycerol (Propan-1,2,3-triol) mit Fettsäuren. Ihr Glycerolanteil übt eine verbindende Funktion aus und tritt chemisch sonst kaum in Erscheinung. Für die wichtigsten chemischen Eigenschaften der Triglyceride sind die in ihnen enthaltenen Fettsäuren verantwortlich. Überwiegend treten die Triglyceride in der energetisch begünstigten Stimmgabelform auf (Abb. 7.1.).

Die in den tierischen Fetten vorkommenden Fettsäuren sind hauptsächlich gesättigte oder ungesättigte, unverzweigte aliphatische Monocarbonsäuren mit gerader Kohlenstoffanzahl im Bereich von 2 bis 28. Am häufigsten findet man Fettsäuren mit 16 oder 18 C-Atomen. Geringe Mengen ungeradzahliger, verzweigter und substituierter Fettsäuren sind im Fett von Wiederkäuern anzutreffen.

Gesättigte Fettsäuren sind wie die ihnen zugrundeliegenden Alkane chemisch relativ stabil. Ihre Oxydation erfolgt nur bei höheren Temperaturen, z. B. beim Braten. Im Vergleich zu den ungesättigten Fettsäuren gleicher Kettenlänge besitzen sie einen höheren Schmelzpunkt. Wichtige gesättigte Fettsäuren und einige ihrer Kennzahlen sind in Tabelle 7.3. zusammengestellt.

Im Unterschied zu den gesättigten enthalten die ungesättigten Fettsäuren eine oder mehrere Doppelbindungen in der Kohlenstoffkette. Dadurch verfügen sie über zahlreiche Reaktionsmöglichkeiten. Besonders leicht sind sie der Oxydation, der Halogen- und Wasserstoffanlagerung sowie der Polymerisation zugänglich.

Zur Kurzcharakterisierung von Fettsäuren werden häufig nur die Gesamtzahl der Kohlenstoffatome und der Doppelbindungen sowie gelegentlich die Anzahl der Kohlenstoffatome von der letzten Doppelbindung bis zum endständigen ω-Kohlenstoffatom angegeben, z. B. 18:2 (ω–6) für Linolsäure.

Infolge ihres relativ niedrigen Schmelzpunktes wirken die ungesättigten Fettsäuren auf die Konsistenz der Fette erweichend. Besonders hoch ist der Anteil ungesättigter Fettsäuren in den tierischen Ölen.

Die Linolen- und die Arachidonsäure mit den Kurzbezeichnungen 18:3, ω–3 bzw. 20:4, ω–6 gelten als essentielle Fettsäuren. Einige wichtige ungesättigte Fettsäuren sind in Tabelle 7.4. zusammengestellt.

Für ausgewählte Fettarten werden in Abb. 7.2. die tierartlichen Unterschiede in der Fettsäurezusammensetzung gegenübergestellt.

Charakteristische Unterschiede im Sättigungsgrad der Fettsäuren sind für einige Schlachttierarten aus Tabelle 7.5. ersichtlich. Alle Zahlenangaben darin sind als Richtwerte anzusehen. Im Einzelfall können erhebliche Abweichungen davon auftreten.

7.3.2. Chemische Reaktionsmöglichkeiten der Fettsäureester

Bei der Verarbeitung und Lagerung von tierischen Fetten werden auf die darin enthaltenen Triglyceride und anderen Fettsäureester chemische Einflüsse ausgeübt, die zu lebensmittelhygienisch relevanten Veränderungen führen können. Besonders leicht kommt es zu Oxydations-, Spaltungs- und Polymerisationserscheinungen. An den Reaktionen sind fast immer Sauerstoff oder Wasser beteiligt. Erhöhte Temperaturen, kurzwelliges Licht, Schwermetallspuren und fetteigene oder mikrobielle Enzyme begünstigen die Umsetzungen.

Drei Gruppen chemischer Reaktionen erfordern besondere Beachtung:

- **Oxydation**

Bei Anwesenheit ungesättigter Fettsäuren neigen die Fette zu autokatalytischer Oxydation. Nach einer meist durch kurzwelliges Licht ausgelösten Startreaktion kommt es zum Ablauf

Tierische Fette

Tabelle 7.3.: Wichtige gesättigte Fettsäuren

Trivialname	Systematischer Name	Bruttoformel	Schmelzpunkt (°C)	Konsistenz	Geruch/Schwellwert (ppm)	Säurezahl
kurzkettig						
Essigsäure	Ethansäure	CH_3COOH	16,6	leichtflüssig	stechend/0,5	935,2
Buttersäure	Butansäure	C_3H_7COOH	−4,7	leichtflüssig	schweißig/1,0	637,6
mittelkettig						
Capronsäure	Hexansäure	$C_5H_{11}COOH$	−1,5	ölig	ranzig/3,0	483,7
Caprylsäure	Octansäure	$C_7H_{15}COOH$	16,5	ölig	ranzig/10	389,7
Caprinsäure	Decansäure	$C_9H_{19}COOH$	31,4	fest	geruchlos	326,2
langkettig						
Laurinsäure	Dodecansäure	$C_{11}H_{23}COOH$	43,6	fest	geruchlos	280,6
Myristinsäure	Tetradecansäure	$C_{13}H_{27}COOH$	54,0	fest	geruchlos	246,1
Palmitinsäure	Hexadecansäure	$C_{15}H_{31}COOH$	63,1	fest	geruchlos	219,2
Stearinsäure	Octadecansäure	$C_{17}H_{35}COOH$	70,1	fest	geruchlos	197,6
Arachinsäure	Eicosansäure	$C_{19}H_{39}COOH$	75,2	fest	geruchlos	179,8
Behensäure	Docosansäure	$C_{21}H_{43}COOH$	80,0	fest	geruchlos	165,0
Lignocerinsäure	Tetracosansäure	$C_{23}H_{47}COOH$	84,2	fest	geruchlos	152,1
Cerotinsäure	Hexacosansäure	$C_{25}H_{51}COOH$	87,7	fest	geruchlos	141,5

Tabelle 7.4.: Wichtige ungesättigte Fettsäuren

Trivialname	Systematischer Name	Bruttoformel	Kurzbezeichnung	Schmelzpunkt (°C)	Säurezahl	Iodzahl
Palmitoleinsäure	9-Hexadecensäure	$C_{15}H_{29}COOH$	16:1, ω−7	2	220,5	99,8
Ölsäure	9-Octadecensäure	$C_{17}H_{33}COOH$	18:1, ω−9	14	198,6	90,0
Linolsäure	9,12-Octadecadiensäure	$C_{17}H_{31}COOH$	18:2, ω−6	−5	200,1	181,2
α-Linolensäure	9,12,15-Octadecatriensäure	$C_{17}H_{29}COOH$	18:3, ω−3	−11	201,5	273,8
γ-Linolensäure	6,9,12-Octadecatriensäure	$C_{17}H_{29}COOH$	18:3, ω−6		201,5	273,8
Arachidonsäure	5,8,11,14-Eicosatetraensäure	$C_{19}H_{31}COOH$	20:4, ω−6	−49,5	184,3	333,5
Timnodonsäure	5,8,11,14,17-Eicosapentaensäure	$C_{19}H_{29}COOH$	20:5, ω−3		185,8	419,9
Clupanodonsäure	4,8,12,15,19-Docosapentaensäure	$C_{21}H_{33}COOH$	22:5, ω−3		170,8	463,8

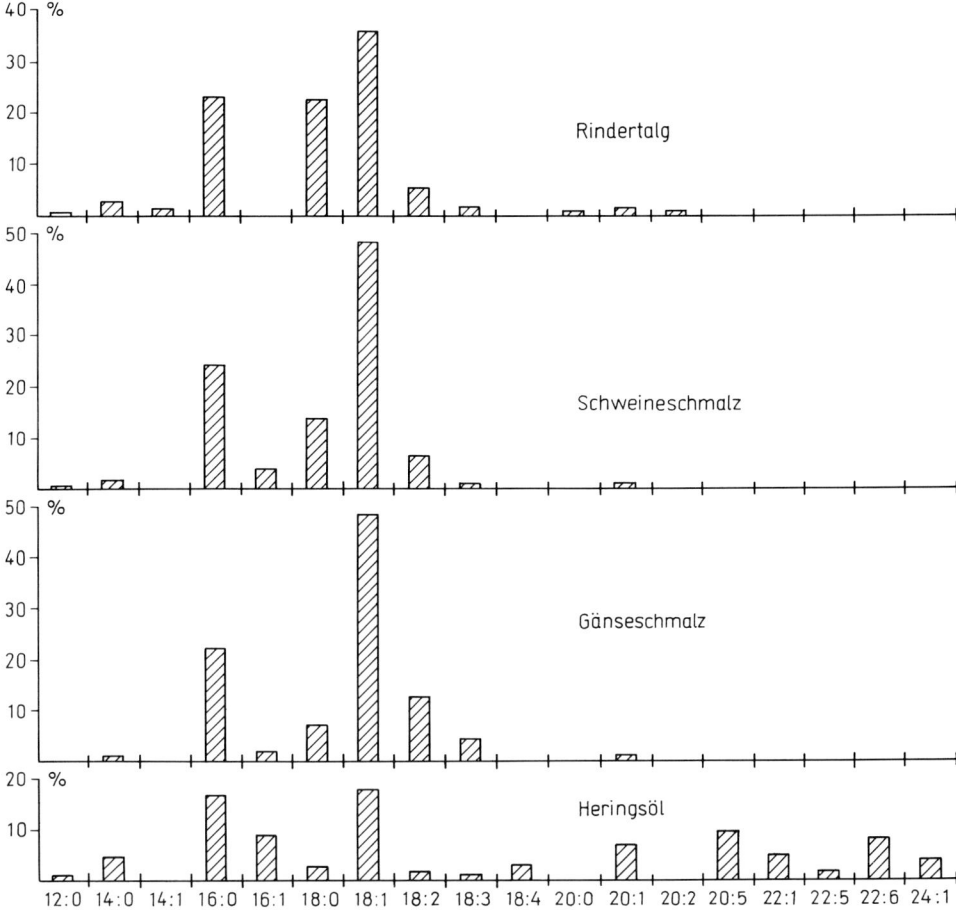

Abb. 7.2. Fettsäuremuster verschiedener tierischer Fette.

Tabelle 7.5.: Fettgehalt und prozentuale Verteilung der Hauptfettsäuregruppen im eßbaren Schlachtkörperanteil verschiedener Tierarten

Tierart	Fettgehalt (%)	Prozentuale Verteilung der Fettsäuregruppen		
		gesättigte Säuren	Monoensäuren	Polyensäuren
Rind, fett	55	56	39	5
Rind, mager	35	54	42	4
Schwein, fett	29	44	44	12
Schwein, mager	14	37	52	11
Hammel, fett	39	51	44	5
Hammel, mager	13	51	45	4
Gans	31	32	51	17
Pute	20	32	45	23
Ente	17	32	48	20
Huhn, fett	20	36	44	20
Huhn, mager	6	35	45	20

einer komplizierten Kettenreaktion. Die dabei entstehenden Reaktionsprodukte wirken auf die Reaktionsfolge katalytisch, so daß die Reaktionsgeschwindigkeit nach langsamer Startphase beträchtlich gesteigert wird. Wenn diese Form der Autoxydation, deren Mechanismus über Radikalstufen verläuft, einmal in Gang gekommen ist, führt sie rasch und unvermeidbar zum Verderb der betroffenen Fettpartie. Die entstehenden Aldehyde, Ketone und kurzkettigen Fettsäuren verleihen dem Fett einen sehr unangenehmen Geruch und Geschmack und machen dieses dadurch ungenießbar. Im Vergleich dazu verhalten sich die als Zwischenprodukte der Autoxydation gebildeten Hydroperoxide sensorisch indifferent.

Außer der Autoxydation der Fette ist in Gegenwart von Lipoxydase auch die enzymatische Oxydation möglich, die über die Stufe der Hydroperoxide zu ähnlichen Folgeprodukten führen kann wie die Autoxydation.

- **Hydrolyse**

Die Hydrolyse als Umkehrung der Esterbildung kommt rein chemisch oder unter Mitwirkung zellulärer oder mikrobieller Enzyme (Glycerolesterhydrolasen) zustande. Sie kann von den Triglyceriden über die Di- und Monoglyceride bis zur Stufe von Glycerol und freien Fettsäuren führen. Durch die Bildung freier kurz- und mittelkettiger Fettsäuren im Fett treten unter Umständen sensorische Qualitätsminderungen ein.

- **Polymerisation**

Unter dem Einfluß von Katalysatoren oder erhöhter Temperatur sind bei Fettsäureestern, an deren Aufbau ungesättigte Fettsäuren beteiligt sind, Polymerisationserscheinungen festzustellen. Bei der Polymerisation werden intra- und intermolekulare Produkte gebildet, die ernährungsphysiologisch als bedenklich gelten.

Neben diesen meist unerwünscht ablaufenden Umsetzungen sind die Fettsäureglyceride weiteren chemischen Reaktionen leicht zugänglich, die verbreitet technische oder analytische Anwendung finden. Zu erwähnen sind:

- **Hydrierung**

Ungesättigte Fettsäuren lassen sich katalytisch leicht hydrieren. Die damit verbundene Fetthärtung wird zur Herstellung von Margarine und technischen Fetten aus Ölen genutzt.

- **Umesterung**

Durch den Austausch von Fettsäuren im Gemisch verschiedenartiger Glyceride können Fetteigenschaften in gezielter Weise beeinflußt werden. Vielfach wird die Umesterung zur Verbesserung des Genußwertes von Speisefetten eingesetzt.

- **Halogenanlagerung**

Doppelbindungen der Fettsäuren vermögen leicht Halogen anzulagern. Dieser Umstand findet analytische Anwendung zur Ermittlung des Anteils der Doppelbindungen im Fett.

7.3.3. Fettkennzahlen

Zur Charakterisierung von Fetten, zur Bewertung ihrer Beschaffenheit und zur prognostischen Einschätzung ihrer Lagerungsstabilität bewähren sich trotz aller Fortschritte der modernen Fettchemie eine Reihe von Fettkennzahlen, die sich schnell und mit einfachen Methoden ermitteln lassen. Aus der Vielzahl der gebräuchlichen Kennzahlen sind einige Gruppen hervorzuheben.

– Physikalische Kennzahlen

Wertvolle Informationen über den physikalischen Zustand der Fette vermitteln der Schmelzpunkt, der Erstarrungspunkt, das Schmelzintervall und die Dichte. An Ölen und geschmolzenen Fetten kann sehr präzise die optische Refraktion gemessen werden.

– Acidimetrische Kennzahlen

Kennzahlen wie die Säurezahl und die Verseifungszahl gestatten Rückschlüsse auf den Gehalt des Fettes an freien und gebundenen Fettsäuren. Aus der Verseifungszahl läßt sich außerdem die mittlere Kettenlänge der Fettsäuren abschätzen.

Die *Säurezahl* (SZ) gibt an, wieviele Milligramm Kaliumhydroxid zur Neutralisation von ein Gramm Fett erforderlich sind.

Die *Verseifungszahl* (VZ) gibt an, wieviele Milligramm Kaliumhydroxid zur Verseifung der in einem Gramm Fett enthaltenen freien und gebundenen Fettsäuren verbraucht werden.

– Enometrische Kennzahlen

Wichtigste Kennzahl zur Charakterisierung des Sättigungsgrades von Ölen und Fetten ist die *Iodzahl* (IZ). Sie gibt an, wieviel Gramm Iod oder als Iod berechnetes Halogen von hundert Gramm Fett an vorhandene Doppelbindungen addiert werden. Durch unvollständige Reaktion wird die theoretische Iodzahl nicht immer erreicht.

– Oxydimetrische Kennzahlen

Durch oxydative Fettveränderungen werden die Hydroxylzahl, die Thiobarbitursäurezahl, die Peroxidzahl und andere beeinflußt.

Besonders wichtig zur Beurteilung des Oxydationszustandes der Fette ist die *Peroxidzahl* (POZ). Sie gibt an, wieviel Iod, berechnet als Milliliter 0,002 M Natriumthiosulfatlösung, von den in einem Gramm Fett enthaltenen wahren oder scheinbaren peroxidischen Verbindungen freigesetzt wird.

– Sonstige Kennzahlen

Zur qualitativen Bewertung von tierischen Fetten können zusätzliche Kennzahlen, wie Unverseifbares, Seifen-, Asche- und Schwermetallgehalt, herangezogen werden.

In Tabelle 7.6. sind einige charakteristische Kennzahlenwerte für ausgewählte Fettarten zusammengestellt.

Tabelle 7.6.: Kennzahlen und Triglyceridfraktionen wichtiger tierischer Fette

Kennzahl	Rindertalg	Schweineschmalz	Gänseschmalz	Heringsöl
Dichte bei 40 °C (gcm^{-3})	0,898–0,908	0,896–0,906	0,911	0,913
Refraktion n$_D^{40}$	1,455–1,459	1,456–1,461	1,459–1,460	1,472
Erstarrungsbereich (°C)	40–50	27–40	25–35	
Iodzahl	32–50	45–70	60–80	105–170
Verseifungszahl	190–200	190–200	190–200	175–195
Reinhard-Meißl-Zahl	0,2–0,5	0,3–0,8	0,3–1,0	
Unverseifbares (%)	< 1	< 1	< 1	0,7–2,3
Triglyceridfraktionen:[1]				
GGG (%)	15–28	9	4	
GGU, GUG (%)	46–52	37	26	
UUG, UGU (%)	20–37	40	44	
UUU (%)	2–12	14	26	

[1] G = gesättigte Fettsäure, U = ungesättigte Fettsäure

7.4. Gewinnung und Verarbeitung der Fette

Zur wirtschaftlichen Gewinnung und Verarbeitung tierischer Fette von Schlachttieren und Meerestieren sind unterschiedliche Technologien erforderlich.

7.4.1. Gewinnung und Verarbeitung der Schlachtfette

Schlachtfette werden im Prozeß der Schlachtung und Zerlegung hauptsächlich als Unterhaut- und Bauchhöhlenfettgewebe von Schweinen, Rindern und Schafen gewonnen. Ein geringer Anteil des Gesamtfettaufkommens entfällt auf das Abdominalfett des Geflügels.

Die Verwendung und Weiterverarbeitung der rohen Schlachtfette richtet sich nach der Tierart. Beim Schwein wird ein beträchtlicher Teil des rohen Fettes zur Wurst- und Räucherwarenherstellung verwendet. Roher Rücken- und Bauchspeck wird teilweise zu Speckwaren verarbeitet. Das restliche Fettgewebe wird zur Gewinnung von Schmalz der Fettschmelze zugeführt. Rinder- und Schaffett sind aufgrund ihrer Beschaffenheit zur Herstellung von Wurst oder anderen Fleischerzeugnissen weniger gut geeignet. Aus ihnen wird überwiegend Talg erschmolzen.

7.4.1.1. Hygienische Gewinnung der rohen Schlachtfette

Als Rohstoffe für die Be- und Verarbeitung fallen bei der Schlachtung hauptsächlich die in den Tabellen 7.7. und 7.8. aufgeführten Fettgewebe an. Das Fettgewebe ist hygienisch einwandfrei zu gewinnen und im frischen Zustand zu kühlen. Es muß den lebensmittelhygienischen Bestimmungen entsprechen. Waschen, Salzen sowie der Einsatz von Chemikalien sind unzulässig.

Unmittelbar nach der Gewinnung sind die rohen Fettgewebe locker aufzuhängen und bei bewegter Luft von 0 bis 2 °C zu kühlen, bis die Kerntemperatur unter 7 °C abgesunken ist.

Der Transport roher Fettgewebe ist so zu gestalten, daß eine Beeinträchtigung der Qualität durch äußere Einflüsse, wie Temperatur, Niederschläge, Staub oder Rauch, nicht eintreten kann. Fahrzeuge und Behältnisse für den Transport müssen so beschaffen sein, daß das Fett nur mit zugelassenen Metallen oder Plasten in Berührung kommt. Bei der Lieferung an Fettschmelzen ist ein tierärztliches Attest beizufügen.

7.4.1.2. Herstellung von Speckwaren

Speckwaren sind bearbeitete, gesalzene und kaltgeräucherte Fettgewebe vom Schwein. Das Salz entzieht dem Gewebe Wasser, zerstört noch vorhandenes Hämoglobin und macht den Speck mürbe. Durch das Kalträuchern erhält die Ware ein ansprechendes Aussehen und einen verfeinerten Geschmack.

Zur Speckherstellung wird mehr als 3 cm dickes Rückenfett bevorzugt. Die rohen Speckteile werden von allen Muskelresten, Borsten und Verunreinigungen befreit, in Stücke von 40—60 cm Länge zerteilt und von allen Seiten glatt und kantig zurechtgeschnitten. Das Salzen der Rohlinge erfolgt am besten trocken durch Einreiben mit grobem Speisesalz oder naß durch Einlegen in eine konzentrierte Salzlake. Während des Durchsalzens, das in einem kühlen, dunklen Raum erfolgen soll und je nach Speckstärke 1–3 Wochen in Anspruch nimmt, sollen die Speckteile 1- bis 2mal umgepackt und nachgesalzen werden. Nach dem Salzen ist der Speck gut zu wässern und handwarm abzubürsten, um die spätere Ausbildung von Salzkrusten zu vermeiden. Nach Lufttrocknung der Oberflächen werden die Speckseiten freihängend für 2–3 Tage in eine Kaltrauchanlage gebracht, bis sie die gewünschte goldgelbe Farbe angenommen haben.

Gewinnung und Verarbeitung der Fette 251

Tabelle 7.7.: Rohes Fettgewebe vom Schwein

Fettgewebeart	Begriffsbestimmung	Sensorische Forderungen		Geruch
		Farbe	Äußere Beschaffenheit	
Rückenfettgewebe (Speck) mit und ohne Schwarte	das dem Rücken des Schweines aufgelagerte Unterhautfettgewebe ohne Muskelanteile	weiß bis grauweiß	ohne blutige und blutunterlaufene Stellen, frei von Verunreinigungen, Oberfläche trocken, nicht klebrig oder schmierig; für den Handel: glatt beschnitten, ohne Einschnitte; Speck mit Schwarte, frei von Borsten und Epidermis	schwach arteigen oder neutral
Flomen	die im Bauchhöhlenbereich unter dem Bauchfell gelegene zusammenhängende Fettgewebeschicht mit anhaftendem glattem Bauchfell	weiß	frei von anhaftenden Fleisch- oder Organteilen, Bauchfell glatt; trocken, nicht klebrig oder schmierig; frei von Blut und anderen Verunreinigungen	neutral oder schwach arteigen; nicht säuerlich
Netzfettgewebe	das an Magen und Milz befestigte Bauchfelldoppelblatt mit eingelagertem netzartigem Fettgewebe	grau bis grauweiß	Bauchfell glatt; trocken, nicht klebrig oder schmierig	schwach arteigen; nicht säuerlich oder stickig
Micker	das zur Aufhängung des Darmes dienende Bindegewebe mit eingelagertem Fettgewebe, Lymphknoten und glattem Bauchfellüberzug ohne Bauchspeicheldrüse	grauweiß, leicht rosa Farbanteil zulässig	Bauchfellüberzug glatt; nicht klebrig oder schmierig; frei von Darmresten, Bauchspeicheldrüse, anderen Organteilen, Blut und anderen Verschmutzungen; Blutgefäße blutleer, feine Blutpunkte an der Abtrennstelle des Darmes zulässig; Lymphknoten etwas feucht, aber nicht schmierig	arteigen; nicht säuerlich oder stickig

Tabelle 7.8.: Rohes Fettgewebe von Rind und Schaf

Fettgewebeart	Begriffsbestimmung	Sensorische Forderungen Farbe	Äußere Beschaffenheit	Geruch
Rindertalg, roh	Nierentalg, Schloßtalg und Brusttalg	hell- bis dunkelgelb	frei von anhaftenden Fleisch- oder Organteilen, Bauchfell glatt;	rein, arteigen
– Nierentalg	das im Bauchhöhlenbereich der Rückenpartie anhaftende und die Nieren als Fettkapsel einschließende Fettgewebe mit anhaftendem glattem Bauchfell		trocken, nicht klebrig oder schmierig; frei von Blut und anderen Verunreinigungen	nicht muffig, säuerlich oder ranzig
– Schloßtalg	das im Becken anhaftende, oberflächlich liegende Fettgewebe			
– Brusttalg	das in der Brusthöhle am Brustbein anhaftende Fettgewebe			
Schaftalg, roh	das im Bauchhöhlenbereich der Rückenpartie anhaftende und die Nieren als Fettkapsel einschließende Fettgewebe mit anhaftendem glattem Bauchfell	grauweiß bis leicht gelblich		
Netzfettgewebe (Netztalg)			Bauchfellüberzug glatt; trocken, nicht klebrig oder schmierig	schwach arteigen; nicht säuerlich. muffig oder ranzig
– vom Rind	das an Pansen, Psalter, Labmagen und an der Milz befestigte Bauchfelldoppelblatt mit eingelagertem netzartigem Fettgewebe	grauweiß bis gelb		
– vom Schaf		grauweiß bis leicht gelblich		
Micker			Bauchfellüberzug glatt; nicht klebrig oder schmierig; frei von Darmresten, Bauchspeicheldrüse, Blut und anderen Verunreinigungen; Lymphknoten etwas feucht, aber nicht schmierig	arteigen; nicht säuerlich, muffig oder ranzig
– vom Rind	das zur Aufhängung des Darmes dienende Bindegewebe mit eingelagertem Fettgewebe, Lymphknoten und glattem Bauchfellüberzug; ohne Bauchspeicheldrüse	grauweiß bis gelb		
– vom Schaf		grauweiß bis gelblich		

7.4.1.3. Herstellung von Schmalz und Talg

Schmalz und Talg sind die durch Ausschmelzen fettreicher Schlachtkörpergewebe gewonnenen Fette. Das streichfähige Schmalz stammt von Tierarten mit weichem Fettgewebe (Schweineschmalz, Gänseschmalz). Talg als spröde Fettart wird von Wiederkäuern erhalten (Rindertalg, Hammeltalg).

Schmalz wird hauptsächlich aus Schweinefett hergestellt. Rückenfett und Flomen ergeben ein hochwertiges Produkt. Für Schmalz geringerer Qualität kann Netzfett mitverarbeitet werden. Darmfett wird aus qualitativen Gründen meist nur technisch verwertet.

Speisetalg hoher Qualität wird überwiegend aus dem Nieren-, Schloß- und Brusttalg von Rindern erschmolzen. Er darf bis zu 5% Schaftalg enthalten. Da nur ein geringer Teil des bei der Fettschmelze anfallenden Talgs für die menschliche Ernährung benötigt wird, werden Produkte geringerer Qualität, die aus Netztalg oder Micker erhalten werden, fast ausschließlich in der Tierernährung und für technische Zwecke eingesetzt.

Zum Ausschmelzen der Fettgewebe unterscheidet man zwischen Trocken- und Naßverfahren.

Die Trockenschmelze erfolgt durch Erwärmung der Fettgewebe in offenen oder geschlossenen Gefäßen auf Temperaturen von 100 bis 150 °C. Da sie nicht nur die Fettqualität beeinträchtigt, sondern auch technologische Nachteile, wie hohen Arbeitsaufwand, diskontinuierliche Arbeitsweise und mit etwa 90% eine relativ geringe Fettausbeute aufweist, bleibt die Anwendung der Trockenschmelze meist auf handwerkliche Kleinbetriebe beschränkt.

Moderne Fettschmelzanlagen arbeiten mit kontinuierlichen Naßverfahren, teilweise unter Anwendung von Vakuum zur Vermeidung oxydativer Veränderungen der Fette. Beim Naßverfahren erfolgt die Wärmeübertragung auf das Fettgewebe durch direktes Einblasen von Wasserdampf. Dabei können sehr schonende Bedingungen eingehalten werden, so daß als Produkt ein klares neutrales Fett mit niedriger Säure- und Peroxidzahl und guter Eignung zur Lagerung erhalten wird. Das Naßschmelzverfahren liefert hohe Ausbeuten und ist wegen der relativ niedrigen Schmelztemperaturen energiesparend.

Technologisch bestehen beim Naßschmelzverfahren keine Unterschiede zwischen Schmalz- und Talgherstellung. Die Schmelztemperaturen der verschiedenen Naßschmelzverfahren liegen im Bereich von 40–95 °C. Moderne Anlagen erreichen eine Stundenleistung von 1–3 Tonnen. Das Funktionsschema einer Fettschmelzanlage ist aus Abb. 7.3. ersichtlich.

Bei Schweinefett wird je nach Gewinnungsart, Rohstoffauswahl und Qualität zwischen Roh-, Dampf-, Neutral-, Liesen-, Braten- und Griebenschmalz unterschieden. Erzeugnisse verschiedener regionaler Herkunft, z. B. deutsches oder amerikanisches Schmalz, weichen in ihrer Beschaffenheit teilweise voneinander ab.

Beim Rindertalg ist hauptsächlich zwischen dem Feintalg (premier jus) und dem einfachen Speisetalg zu unterscheiden. Ersterer wird aus frischen, ausgewählten Fettgeweben bei nicht zu hohen Temperaturen (50–55 °C) erschmolzen.

Zur Verpackung von Schmalz und Talg dürfen nur fettundurchlässige Materialien verwendet werden.

Die sensorischen Qualitätsanforderungen an Schweineschmalz und Rinderspeisetalg sind in Tabelle 7.9. zusammengestellt.

7.4.2. Gewinnung von Seetierölen

Fische und warmblütige Meerestiere, vor allem Wale und Robben, liefern bedeutende Mengen Fett von öliger Konsistenz und fischig-tranigem Geschmack.

Trotz der Vielfalt der zur Verarbeitung gelangenden Tierarten und ihrer gewaltigen

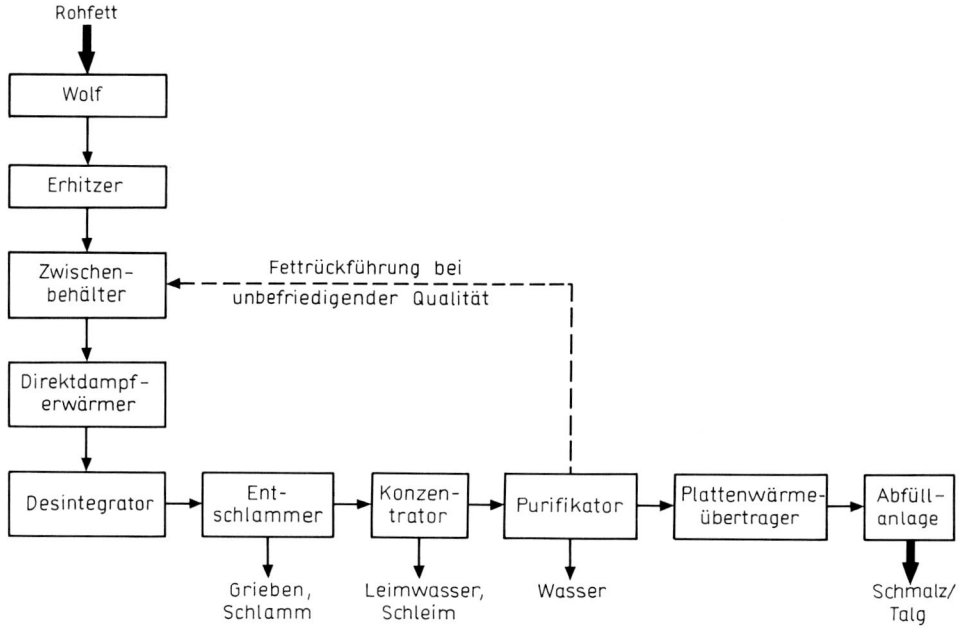

Abb. 7.3. Schema einer industriellen Fettschmelzanlage.

Unterschiede in Größe und Körperbau beruhen die meisten Anlagen zur Herstellung von Seetierölen auf einheitlichem Prinzip. Das Rohmaterial in Form von kleinen bis mittleren ganzen Fischen, zerlegten großen Seetieren oder Abfällen der Fischverarbeitung wird zunächst grob zerkleinert und einer Hitzebehandlung unterzogen. Technologisch haben sich die Naßverfahren durchgesetzt. Bei ihnen erfolgt die Wärmezufuhr durch Dampfeinleitung in die Rohmasse, wobei es zu einem Aufschluß der fetthaltigen Zellen und zur hygienisch erforderlichen Sterilisation kommt. Der entstehende Fischbrei wird anschließend durch Separatoren in Öl, Leimwasser und feste Rückstände getrennt. Letztere ergeben nach Trocknung und Vermahlung das als Futtermittel begehrte Fischmehl. Abb. 7.4. zeigt das Funktionsschema einer Anlage zur Gewinnung von Fischöl und Fischmehl.
Seetieröle sind wegen ihres Anteils hochungesättigter Fettsäuren besonders oxydations-

Tabelle 7.9.: Sensorische Qualitätsanforderungen an Schweineschmalz und Rinderspeisetalg

Merkmal	Sensorische Qualitätsanforderungen Schweineschmalz	Rinderspeisetalg
Aussehen:		
– Farbe	weiß mit cremefarbigem oder hellblauem Schimmer	hellcremefarben bis gelb
Innere Beschaffenheit:		
– Konsistenz	weiß, dicht, streichfähig	hart, dicht, schwach bröckelig oder krümelig
– Struktur	glatt bis etwas grießig	glatt, schwach grießig
Geruch/Geschmack	entsprechend Fettart und Ausschmelzverfahren: rein, neutral bis ganz schwach bratig	

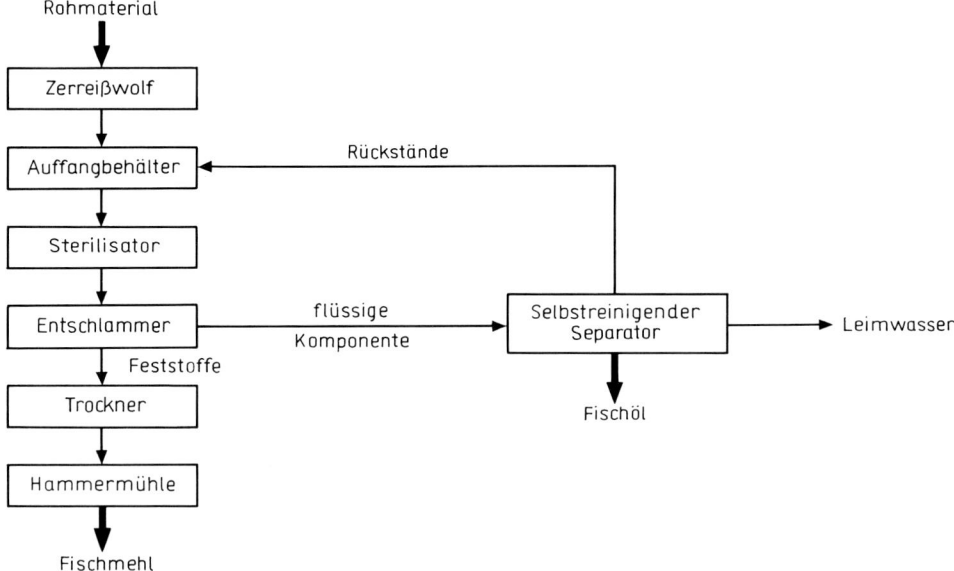

Abb. 7.4. Schema einer industriellen Anlage zur Fischölgewinnung.

empfindlich. Um qualitativ hochwertige Produkte zu erhalten, müssen die Rohstoffe möglichst frisch, am besten gleich auf See, unter schonenden Bedingungen verarbeitet werden. Bei der Prozeßführung ist kurze Einwirkung höherer Temperaturen günstiger als geringere Erhitzung über einen längeren Zeitraum hinweg.

Je nach Qualität unterscheidet man Fischöle für die Lebensmittelindustrie, für die Tierernährung und für die chemische Industrie. Nach Raffination mittels Neutralisation der freien Fettsäuren und Entfernung der dabei entstehenden Seifen sind Fischöle, wie z. B. das Heringsöl, als Aufgußöl für Fischkonserven geeignet.

7.5. Lagerung und Haltbarkeit der Fette

Zur Verbesserung der Haltbarkeit tierischer Fette während der Lagerung sind verschiedene Maßnahmen möglich:

— Sauerstoff und Wasser sind unverzichtbare Reaktionspartner der meisten Verderbsreaktionen. Sie sind deshalb nach Möglichkeit aus dem Fett zu entfernen und ihr Zutritt während der Lagerung ist zu verhindern oder zu erschweren.

— Tiefere Temperaturen reduzieren die Vermehrungsmöglichkeiten von Mikroben und verlangsamen beträchtlich alle chemischen oder biochemischen Reaktionen. Je nach beabsichtigter Lagerungsdauer der Fette ist deshalb mehr oder weniger intensive Kälteanwendung zu empfehlen.

— Licht kürzerer Wellenlänge liefert hauptsächlich die Aktivierungsenergie zur Initiierung der Autoxydation. Sein Zutritt während der Lagerung ist zu verhindern oder auf ein Minimum zu beschränken.

— Schwermetalle wirken schon in Spuren katalytisch auf verschiedene Umsetzungen. Kontakt der Fette mit ihnen während der Verarbeitung oder Lagerung ist zu vermeiden.

— Fremdgerüche gehen leicht auf das Fett über. Die Fette sind deshalb nur in sauberen, geruchsfreien, kühlen und dunklen Räumen, getrennt von anderen Lebensmitteln oder Waren zu lagern.

Neben der Berücksichtigung dieser allgemeinen Empfehlungen können unter Umständen weitere Maßnahmen zur Verbesserung der Lagerungsstabilität von Fetterzeugnissen ergriffen werden. Verbreitet ist der Einsatz von Antioxydantien zur Verzögerung der Fettoxydation. Bei den meist verwendeten synthetischen Produkten handelt es sich um leicht oxydierbare phenolische Hydroxylverbindungen, die in das Fett eindringenden Sauerstoff binden und die Reaktionskette der Autoxydation unterbrechen. Gebräuchlich sind Butylhydroxytoluen, Butylhydroxyanisol, Dodecylgallat, Octylgallat oder Propylgallat. Bei der Anwendung von Antioxydantien sind die zutreffenden nationalen Rechtsnormen zu beachten.

Die verschiedenen Fetterzeugnisgruppen weisen bei der Lagerung und in ihrer Haltbarkeit einige Besonderheiten auf. Sofern die Haltbarkeitsfristen nicht verbindlich geregelt sind, sind die nachfolgenden Angaben nur als grobe Orientierungen anzusehen.

Frische Schlachtfette sind besonders empfindlich. Bei kühler, dunkler, trockener und luftiger Aufhängung weisen sie, separat oder am Schlachtkörper belassen, eine dem Fleisch vergleichbare Haltbarkeit von einigen Tagen auf. Rinder- und Schaffett ist länger haltbar als Schweinefett. Bei Gefrierlagerung entscheidet die Temperatur über die Haltbarkeitsdauer. Schweinefett kann bei $-18\,°C$ 6 Monate und bei $-30\,°C$ 12 Monate lang gelagert werden. Rinderfett ist doppelt so lange haltbar.

Speckwaren besitzen wegen ihres Gehaltes an Salz und Räucherstoffen eine verlängerte Haltbarkeit. Kühl und luftig, ohne gegenseitige Berührung und lichtgeschützt aufgehängte Speckseiten können 6 Monate oder länger gelagert werden.

Am besten eignen sich Schmalz und Talg zur Lagerung. Durch das Ausschmelzen sind sie fast frei von Wasser und Sauerstoff. Ihr Gefüge ist dicht, die Enzyme sind inaktiviert, und die Verpackung behindert den Zutritt von Sauerstoff, Wasser und Licht. Je nach Qualität und Lagerungstemperatur sind Lagerungsfristen von 3 bis 6 Monaten zulässig.

Die Lagerung hat in sauberen, geruchsfreien Kühl- oder Gefrierlagerräumen zu erfolgen, in denen die Versandverpackungen auf Paletten oder Lattenrosten zu stapeln sind. Bei der Zwischenlagerung im Groß- und Einzelhandel darf die Temperatur der Lagerräume $7\,°C$ nicht übersteigen.

Fischöl für die Lebensmittelindustrie ist sehr oxydationsempfindlich. Es ist in sauberen, hygienisch einwandfreien, trockenen und verschlossenen Behältern zu transportieren und zu lagern. Der Füllstand soll unter Beachtung temperaturabhängiger Volumenschwankungen möglichst hoch sein. Bei Lagerung über 4 Wochen hinaus an Land ist der Kopfraum mit Stickstoff zu füllen. Die Lagerungstemperatur darf $5-20\,°C$ betragen. Optimal sind $10\,°C$.

7.6. Fettveränderungen

Bereits im schlachtfrischen Zustand weisen tierische Fettgewebe nicht selten endogen oder exogen bedingte Abweichungen von der tierartspezifischen Normalbeschaffenheit auf, die ihre Qualität herabsetzen oder ihre Verwendbarkeit als Lebensmittel einschränken. Werden die Fettgewebe nach ihrer Gewinnung im rohen Zustand belassen, bieten sie aufgrund ihrer Struktur und Zusammensetzung günstige Voraussetzungen für mikrobielle oder biochemische Veränderungen, die rasch zum Verderb führen können. Durch Be- und Verarbeitung läßt sich die Haltbarkeit der tierischen Fette zwar bedeutend verlängern, auf Dauer sind aber qualitätsmindernde chemische Veränderungen unvermeidbar.

Fast alle lebensmittelhygienisch bedeutsamen Fettveränderungen sind grobsinnlich feststellbar. Sie betreffen das äußere Erscheinungsbild (Farbe, Gleichmäßigkeit, Mikrobenwachstum, Parasitenbefall, Verschmutzung), die innere Beschaffenheit (Farbe, Struktur), den Geruch und den Geschmack sowie die Konsistenz. Für die Beurteilung sind Grad und Ausmaß der Veränderungen ausschlaggebend. Sensorisch nicht wahrnehmbare Veränderungen, die zu Lebensmittelinfektionen oder -intoxikationen führen könnten, sind bei Fetten von tauglich beurteilten Schlachttieren sehr selten.

Obwohl bei Qualitätsminderung und Verderb der Fette meist mehrere Ursachen zusammenwirken, ist es zweckmäßig, zwischen prämortalen, technologisch bedingten und lagerungsbedingten Fettveränderungen zu unterscheiden. Eine besondere Gruppe bilden die fahrlässigen oder vorsätzlichen Fettverfälschungen.

Tabelle 7.10.: Fettveränderungen prämortaler Genese

Veränderung	Erscheinungsbild	Ursache
Farbabweichungen:		
Gelbverfärbung	a) Gelbverfärbung des Fettes und der Bindegewebe, zeitlich stabil	Ikterus
	b) Gelbverfärbung des Fettes, bei Lagerung verblassend	Carotin aus dem Futter
Braunverfärbung	ungleichmäßige Braunfärbung der Depotfette	gelegentlich nach Fischmehlverfütterung
Fleckigkeit	flächige, streifige oder punktuelle Flecke von blau über grün bis bräunlichgelb, besonders im Rückenspeck von Schweinen	traumatische Einwirkungen durch Schläge, Elektroschocks, unsachgemäße Betäubung u. ä.
Geruchs- und Geschmacksabweichungen:		
Geschlechtsgeruch	Spezifisch urinöser Geruch und Geschmack von Fett und Fleisch	5-Androst-16-en-3-on (bei Ebern und Börgen nach zu später Kastration, gelegentlich auch bei Zwittern oder Kryptorchiden), Indol, Skatol
Fischigkeit und Tranigkeit	fischig-traniger Geruch und Geschmack von Fett und Fleisch	besonders nach zu spätem Absetzen fischhaltiger Futtermittel
Unspezifische Geruchs- und Geschmacksabweichungen	muffige, dumpfe, lauchartige, schmierölartige oder andere Abweichungen besonders des Fettes	orale Aufnahme geruchsintensiver Stoffe
Konsistenzabweichungen:		
Speckverölung	meist mit Gelbverfärbung und öligem Geschmack einhergehende Erweichung des Rückenspecks von Schweinen	regelmäßig nach zu reichlicher Maisverfütterung, seltener auch durch andere fett- bzw. ölhaltige Futtermittel
Speckerweichung	ölig-weiche Veränderung des Unterhautfettgewebes von Schweinen mit geringer Speckdicke	Abnahme des Fettgehaltes im Speck zugunsten von Wasser und Bindegewebe beim modernen Fleischschweintyp

7.6.1. Fettveränderungen prämortaler Genese

Fettveränderungen prämortaler Genese kommen bei allen Tierarten vor. Eine besondere Rolle spielen sie bei den großen Schlachttierarten, wo sie im Rahmen der tierärztlichen Fleischuntersuchung festgestellt werden. Man beobachtet Farb-, Geruchs-, Geschmacks- und Konsistenzabweichungen, wie sie in Tabelle 7.10. zusammengestellt sind.

7.6.2. Technologisch bedingte Fettveränderungen

Technologische Einflüsse vermögen nicht nur die sensorischen Qualitätsmerkmale, sondern auch die Fettkennzahlen zu beeinträchtigen. Hinsichtlich technologischer Einwirkungen auf die Fettbeschaffenheit bestehen zwischen den Erzeugnisgruppen rohe Schlachtfette, Speckwaren, Schmalz/Talg und Seetieröle spezifische Unterschiede.

Technologisch bedingte Veränderungen bei rohen Schlachtfetten sind vermeidbar. Qualitätsmängel können ausgeschlossen werden, wenn sauber gearbeitet und ausreichend gekühlt und gelüftet wird. Beim Auslösen von rohem Speck zur Herstellung von Speckwaren ist auf einen günstigen Zuschnitt zu achten. Technologisch bedingte Veränderungen, die bei Speckwaren und bei Schmalz bzw. Talg auftreten, sind in Tabelle 7.11. angeführt.

Seetieröle erleiden Qualitätsverluste, wenn zu lange gelagerte Rohstoffe verarbeitet werden, wenn die Erhitzung zu hoch oder zu lange vorgenommen wird und wenn eine ungenügende Trennung von Wasser und anderen Begleitstoffen erfolgt. Die Mängel zeigen sich in Verfärbung, Trübung und Bodensatzbildung sowie in Ausbildung unangenehmer, seifiger, fischiger und traniger Geruchs- und Geschmacksveränderungen.

7.6.3. Lagerungsbedingte Fettveränderungen

Tierische Fette sind als Lebensmittel nur begrenzt lagerfähig. Besonders leicht neigen rohe Schlachtfette zu lagerungsbedingten Veränderungen. Ihr Eiweiß- und Wassergehalt bietet günstige Voraussetzungen für biochemische und mikrobiologische Zersetzungsprozesse.

Tabelle 7.11.: Technologisch bedingte Veränderungen bei Speckwaren und bei Schmalz/Talg

Veränderungen	Ursachen
bei *Speckwaren:*	
dunkle Flecke	blutunterlaufene Schlag- oder Druckstellen
Salzausschlag oder Krustenbildung	ungenügendes Wässern bzw. mangelhafte Entfernung von Fleischresten
Streifigkeit	zu feuchtes Einbringen in den Kaltrauch
dunkelbraune Farbe	herablaufendes Fett bei zu heißer Räucherung
weiche Konsistenz	unzweckmäßige Rohstoffauswahl
bei *Schmalz/Talg:*	
dunkle Farbe	zu lange Schmelze, zu hohe Temperatur
bratiger Geschmack	zu lange und zu hohe Erhitzung in offenen Kesseln
Grießigkeit	ungünstige Rohstoffauswahl, Erschütterungen beim Erstarren
Rückstände am Boden	ungenügendes Klären vor dem Abfüllen
erhöhte SZ und POZ	zu lange und zu hohe Erhitzung

Unterstützt werden die zum Verderb führenden Vorgänge durch fetteigene, selbst bei tieferen Temperaturen noch erheblich wirksame Lipasen und Lipoxydasen. Durch die üblichen Verfahren zur Be- und Verarbeitung der rohen Fette wird deren Haltbarkeit verlängert. Dafür sorgen bei Speckwaren das Salzen sowie der Entzug von Wasser und das Räuchern, während bei ausgeschmolzenen Fetten die Entfernung des Wassers und anderer unerwünschter Begleitstoffe sowie die Inaktivierung der Enzyme entscheidend sind.

Die meisten Formen lagerungsbedingter Veränderungen treten sowohl bei rohen als auch bei verarbeiteten Fetten auf. In Tabelle 7.12. sind die wichtigsten Beanstandungsgründe zusammengestellt.

Lagerungsbedingte Veränderungen bei Seetierölen äußern sich durch Trübung und Ausscheidung fester Bestandteile. Durch oxydative und polymerisierende Vorgänge kommt es zu Hautbildungen und Verharzungen, die die Reinigung der Lagerungsbehälter erschweren. Der schwach arteigene Geruch und Geschmack qualitativ guter Fischöle können sich durch Oxydation und Hydrolyse in Richtung Fischigkeit oder Tranigkeit unangenehm verstärken.

7.6.4. Täuschung

Täuschungen, z. B. Fettverfälschungen, liegen vor, wenn die Erzeugnisse anders als gemäß Deklaration zusammengesetzt sind. Hauptsächlich findet man Zusätze von Fremdfetten, Wasser und Konservierungsmitteln. Durch das gegenwärtig niedrige Preisniveau bei Fetten sind Verfälschungen aus Gewinnstreben stark zurückgegangen. Trotzdem muß in einzelnen Verdachtsfällen der Nachweis von Art und Menge der unerlaubten Bestandteile geführt werden. Darüber hinaus kann bei Fleisch oder Fleischerzeugnissen unklarer Herkunft die Untersuchung des anhaftenden Fettes zur Feststellung der tierartlichen Identität beitragen.

Bei rohen Fettgeweben ist der Nachweis der Tierart relativ leicht zu führen. Erste Anhaltspunkte erhält man aus Farbe, Geruch, Konsistenz und Struktur. Erhärten lassen sich die Befunde durch die Ermittlung physikalischer und chemischer Fettkennzahlen.

Tabelle 7.12.: Lagerungsbedingte Fettveränderungen

Veränderungen	Ursachen
Stickigkeit	ungenügende Kühlung und Lüftung der rohen Fettgewebe nach der Gewinnung
Schmierigkeit, Oberflächenfäulnis	zu warme, zu dichte, zu feuchte Lagerung der rohen Fettgewebe bei zu geringer Luftbewegung
Schimmligkeit	zu lange Lagerung, besonders bei der Gefrierlagerung großer Schlachtkörperteile
Sauerkeit	zu starke Hydrolyse der Fettsäureester durch zu lange oder ungünstige Lagerung
Talgigkeit	Bildung von Polymerisationsprodukten ungesättigter Fettsäuren durch kombinierte Einwirkung von Wasser, Sauerstoff, Licht und Metallspuren
Seifigkeit	Freisetzung mittel- bis kurzkettiger Fettsäuren als Folge hydrolytischer oder oxydativer Prozesse
Ranzigkeit	enzymatischer oder rein chemischer, oxydativer Abbau der Fettsäuren zu kürzerkettigen Aldehyden, Ketonen, Epoxiden, freien Fettsäuren und anderen sehr unangenehm schmeckenden und riechenden Verbindungen

Wenn die Tierarten nicht zu nahe verwandt sind, reicht das im Gewebe enthaltene Eiweiß in den meisten Fällen zu beweiskräftigen Präzipitationsreaktionen aus.

Schwieriger gestaltet sich der Tierartennachweis bei Produkten der Fettschmelze. Es gibt kaum einzelne Fettstoffe, die für eine bestimmte Tierart charakteristisch sind. Die sichersten Aussagen lassen sich aus dem Fettsäuremuster (vgl. Abb. 7.2.) und aus dem Mengenverhältnis bestimmter Triglyceridfraktionen treffen. Zusätzliche Anhaltspunkte gewinnt man aus speziellen Eigenschaften mancher Fettarten. Pferdefett besitzt einen auffallend hohen Gehalt an Linolensäure. Fett von Rindern und Schafen kann einige Prozent ungeradzahliger Fettsäuren enthalten, z.B. Margarinsäure (C 17:0). Beimengungen von Seetierfetten geben sich durch langkettige, mehrfach ungesättigte Fettsäuren zu erkennen.

Andere unerlaubte Fettarten, wie Pflanzenfett oder mineralische Fette, können durch ihren Phytosterolgehalt bzw. durch ihre Unverseifbarkeit ermittelt werden.

Allgemein sind Fette verschiedener Haustiere um so besser zu unterscheiden, je weiter sie in der Reihe

Schaf – Rind – Schwein – Pferd – Geflügel – Hund

auseinanderstehen. In günstigen Fällen können beispielsweise Verfälschungen von Gänseschmalz durch weniger als 5% Schweineschmalz sicher nachgewiesen werden.

Chemische Untersuchungen zur Ermittlung der tierartlichen Herkunft oder zum Nachweis von Verfälschungen der Fette durch unerlaubte Zusätze gehören zum Aufgabengebiet der Lebensmittelchemiker.

Literatur

Autorenkollektiv (1988): Fleischverarbeitung: Rohstoffe, Arbeitsmittel und Verfahren zum Zerlegen von Fleisch sowie zum Herstellen und Haltbarmachen von Fleischerzeugnissen. 7. Aufl. VEB Fachbuchverlag, Leipzig.

Belitz, H.-D., und Grosch, W. (1985): Lehrbuch der Lebensmittelchemie. 2. Aufl. Springer Verlag, Berlin, Heidelberg, New York, Tokyo.

Farchmin, G., und Scheibner, G. (1973): Tierärztliche Lebensmittelhygiene. 2. Aufl. Gustav Fischer Verlag, Jena.

Franzke, C. (1981): Lehrbuch der Lebensmittelinhaltsstoffe. Bd. 1: Lebensmittelinhaltsstoffe. Akademie-Verlag, Berlin.

Franzke, C. (1982): Lehrbuch der Lebensmittelinhaltsstoffe. Bd. 2: Die Lebensmittel. Akademie-Verlag, Berlin.

Gracey, J. F. (1986): Meat Hygiene. 8. Aufl. Verlag Baillière Tindall, London.

Haenel, H. (1979): Energie- und Nährstoffgehalt von Lebensmitteln. VEB Verlag Volk und Gesundheit, Berlin.

Ketz, H.-A. (1990): Grundriß der Ernährungslehre. 3. Aufl. Gustav Fischer Verlag, Jena.

Lerche, M., Rievel, H., und Goerttler, V. (1957): Lehrbuch der tierärztlichen Lebensmittelüberwachung. Gustav Fischer Verlag, Jena.

Papenfuss, H.-J., und Röpke, K. (1966): Fischmehl, Fischöl und andere Seetierprodukte. Kammer der Technik, Betriebssektion VEB Fischkombinat Rostock, und VEB Fachbuchverlag, Leipzig.

Pardun, H. (1976): Analyse der Nahrungsfette. Paul Parey, Berlin, Hamburg.

Pfeiffer, H., Lengerken, G. v., und Gebhardt, G. (1984): Wachstum und Schlachtkörperqualität bei landwirtschaftlichen Nutztieren – Schweine. VEB Deutscher Landwirtschaftsverlag, Berlin.

Schormüller, J. (1969): Handbuch der Lebensmittelchemie. Bd. IV: Fette und Lipoide (Lipids). Springer Verlag, Berlin, Heidelberg, New York.

Souci, S. W., Fachmann, W., und Kraut, H. (1973): Die Zusammensetzung der Lebensmittel. Wiss. Verlagsgesellschaft m.b.H., Stuttgart.

Wirth, F., Leistner, L., und Rödel, W. (1980): Richtwerte der Fleischtechnologie. Verlagshaus Sponholz GmbH & Co., Frankfurt a. M.

8. Fleischwaren

8.1. Allgemeines

Die Verarbeitung von Schlachttierkörperteilen zu Fleischwaren basiert auf einer jahrhundertealten Tradition und dient sowohl der Haltbarkeitsverlängerung des Fleisches als auch dem Streben nach abwechslungsreicher Ernährung. Außerdem kann durch die Herstellung verschiedenster Produkte eine fast vollständige Verwertung des Schlachttierkörpers zu Nahrungszwecken erreicht werden. In Mitteleuropa ist eine besonders breite Palette an Fleischwaren entwickelt worden; über die Hälfte des erschlachteten Rind- und Schweinefleisches wird zu Fleischprodukten weiterverarbeitet. Viele Eigenschaften der Produkte wie z. B. Geruch, Geschmack, stoffliche Zusammensetzung und Grad der mikrobiologischen Kontamination, weichen oft erheblich von denen des unbearbeiteten Fleisches ab.

In ernährungsphysiologischer Hinsicht sind Fleischwaren unter mancherlei Aspekten günstiger zu bewerten als die originären Rohstoffe Fleisch oder Fett. In der Regel sind sie besser verdaulich. Das resultiert u. a. aus einer teilweisen Hydrolyse der Proteine zu Peptiden und Peptonen während der Reifung von Rohwurst oder Dauerpökelwaren. Fett in Leberwurst liegt in emulgierter, somit leichter verdaulicher Form vor. Viele in Kochwürsten enthaltene Innereien oder mitverarbeitetes Blut sind ernährungsphysiologisch wertvoll. Brühwürste gelten ebenfalls wegen des starken Aufschlusses aller Bestandteile und der Fettemulgierung als relativ leicht verdaulich.

Nicht zuletzt dient die bei der Herstellung von Fleischwaren mögliche vielfältige Nutzung von Gewürzen dazu, die für die Ernährung des Menschen gebotene Geschmacks- und Nahrungsvielfalt zu gewährleisten.

Ein sehr hoher Verbrauch an Fleischwaren ist jedoch eine wesentliche Ursache für die übermäßige Aufnahme von Fett durch den Menschen. Fett liegt in vielen Produkten in „verdeckter" Form vor, so daß der Fettgehalt vom nicht informierten Verbraucher unterschätzt wird.

Wegen des hohen Anteils, den Fleischwaren besonders im mitteleuropäischen Raum an der insgesamt vom Menschen aufgenommenen Lebensmittelpalette einnehmen, stellen sie einen besonderen Schwerpunkt der lebensmittelhygienischen Überwachungstätigkeit dar. Bezüglich ihrer Herstellungstechnologie, ihrer Haltbarkeit und ihres lebensmittelhygienischen Risikos für den Verbraucher bilden die Fleischwaren eine sehr heterogene Produktgruppe.

8.2. Zusatzstoffe

Bei der Herstellung von Fleischwaren werden:

– Zutaten
– Zusätze
– Fremdstoffe und
– Hilfsstoffe verwendet (Abb. 8.1.).

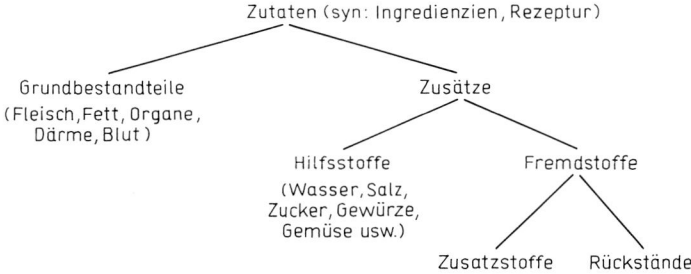

Abb. 8.1. Allgemeine Zusammensetzung von Fleisch- und Wurstwaren.

Zutaten sind alle Bestandteile, die aufgrund einer Rezeptur in Fleisch- und Wurstwaren eingearbeitet werden. **Grundbestandteile** sind die Zutaten, die vom Schlachtkörper stammen und sich noch in natürlicher stofflicher Zusammensetzung befinden. **Zusätze** sind alle Zutaten, die nicht vom Schlachtkörper stammen oder, wenn sie vom Schlachtkörper stammen (Blut), einem Aufbereitungsverfahren unterzogen wurden. **Hilfsstoffe** sind Zusätze, die in natürlicher stofflicher Zusammensetzung zugegeben werden und die bei unsachgemäßer Verwendung nicht zu Gesundheitsschädigungen oder Verfälschungen führen können und daher nicht genehmigungspflichtig sind. **Fremdstoffe** sind Zusätze, die den betreffenden Lebensmitteln nach Art und Menge und von Natur aus oder aufgrund herkömmlicher Behandlungsverfahren nicht eigen sind. **Zusatzstoffe** sind Fremdstoffe, die dazu bestimmt sind, Lebensmitteln zur Beeinflussung ihrer Beschaffenheit oder zur Erzielung bestimmter Eigenschaften oder Wirkungen zugesetzt zu werden und ganz oder teilweise im Lebensmittel verbleiben. Als Zusatzstoffe gelten auch Lebensmittel, die nicht vom Schlachttier stammen und die nicht als Hilfsstoffe zählen. Zusatzstoffe müssen hygienisch unbedenklich und so beschaffen sein, daß sie in den mit den Lebensmitteln verzehrten Mengen nicht zu Gesundheitsschädigungen führen können. Ihre Anwendung darf nicht zum Nachmachen oder Verfälschen von Fleisch oder Fleischerzeugnissen oder zur Irreführung des Verbrauchers führen.

Es gibt wenig Zusatzstoffe, die beim Einsatz in der Fleischverarbeitung nur eine Wirkungskomponente aufweisen. Sehr viele technologisch wirkende Zusatzstoffe z. B. beeinflussen auch das Aroma, Emulgatoren wirken auch antioxydativ, Starterkulturen steuern die pH-Wert-Entwicklung und sind farbstabilisierend usw.

Die Zusatzstoffe können in folgende Gruppen unterteilt werden:

– Zusatzstoffe mit vorwiegend technologischer Wirkung
– Mikroorganismen
– Fremdeiweiß
– Aromabeeinflussende Zusatzstoffe
– Mono-, Oligo-, Polysaccharide
– Farbstoffe (Tabelle 8.1.).

8.2.1. Vorwiegend technologisch wirkende Zusatzstoffe

Zu dieser Gruppe zählen Stabilisatoren und Enzyme.

• Stabilisatoren

Stabilisatoren sind Stoffe, die es nach Zusatz zu einem Lebensmittel ermöglichen, die einheitliche Dispersion zweier oder mehrerer nicht oder nur schwer mischbarer Phasen herzustellen oder aufrechtzuerhalten.

Tabelle 8.1.: Zusätze (Hilfs- und Zusatzstoffe), die bei Fleisch- und Wurstwaren zur Anwendung gelangen

Brühwurst	Kochwurst	Rohwurst	Kalträucherwaren	Garfleischwaren	Feinkostwaren
Mono-, Oligo-, Poly-phosphate, Blutplasma	Emulgatoren	Mono-, Di-, Oligosaccharide	Nitritpökelsalz	Nitritpökelsalz	Kochsalz
Kochsalz	Milcheiweißprodukte	Stärke	Wasser	Wasser	Nitritpökelsalz
Diätsalz	Pflanzliches Eiweiß	Starterkulturen	Gewürze	Gewürze	Wasser
Nitritpökelsalz	Kochsalz	Gewürze	Kochsalz	Salze der Genußsäuren	Gelatine
Wasser	Nitritpökelsalz	Nitritpökelsalz	Salze der Genußsäuren	Geschmacksverstärker	Gewürze
Salze der Genußsäuren	Geschmacksverstärker	Ascorbinsäure	Mono-, Di-, Oligosaccharide	Mono-, Oligo-, Polyphosphate	Emulgatoren
Milcheiweißprodukte	Speisewürze	Speisewürze	Essigsäure	Mono-, Di-, Oligosaccharide	Stärke
Eiklar	Stärke	Geschmacksverstärker	Starterkulturen	Gelatine	Mono-, Di-, Oligosaccharide
Vollei	Essigsäure	Glucono-delta-Lacton	Schimmelpilzkultur	Milcheiweiß	Konservierungsmittel
Pflanzliches Eiweiß	Blut	Alkohol	Gelatine	Ascorbinsäure	Milcheiweißprodukte
Emulgaturen	Sahne		Blut		Pflanzliches Eiweiß
Geschmacksverstärker	Zerealien		Ascorbinsäure		Eier
Speisewürze	Gemüse				Geschmacksverstärker
Mono-, Di-, Oligosaccharide					Speisewürze
Stärke					Essigsäure
Ascorbinsäure, Ascorbat					Gemüse
stückige Einlagen (Ei, Pistazien, Pilze, Paprikaschoten, Käse)					Öl
					Mayonnaise
					Zerealien
					Weißwein
					Sahne

In der Fleischverarbeitung, insbesondere bei feinzerkleinertem Fleisch (Kochwurst, Brühwurst) liegen drei Phasen vor, die eine einheitliche und stabile Dispersion bilden müssen, die aber nur schwer mischbar sind: kolloidales Eiweiß, freies Wasser und Fett. Die Stabilisierung dieser Phasen in einer Dispersion ist entscheidend für die Qualität und Ökonomie der Produkte. Obwohl fast alle Stabilisatoren alle drei Phasen beeinflussen, werden Stabilisatoren unterschieden, die vorwiegend die Phasen kolloidales Eiweiß – freies Wasser oder freies Wasser – Fett stabilisieren. Letztere werden Emulgatoren genannt (Abb. 8.2.). Stabilisatoren werden noch in natürliche Stabilisatoren (z. B. Fremdeiweiße) oder synthetische Stabilisatoren (z. B. Oligophosphate) unterteilt.

Phosphate sind Zusatzstoffe, die in allen Bereichen der Lebensmittelindustrie (Backwaren-, Getränke-, Milch-, Fleischindustrie) eingesetzt werden.

Bei der Fleischverarbeitung werden Phosphate zur Erhöhung der Wasserbindefähigkeit in der Brühwurstherstellung und zur Senkung technologisch bedingter Wasserverluste bei Garfleischwaren und bei einigen Halbdauerwaren verwendet. Sie wirken spezifisch auf die Hauptkomponenten des myofibrillären Eiweißes: Actin und Myosin. Der im Verlauf der Fleischreifungsvorgänge (Postrigor-Phase) fest gebundene Actinomyosinkomplex wird durch Phosphate wieder getrennt. Dadurch wird die Wirkung des Adenosintriphosphats im lebenden Muskel und Warmfleisch simuliert. Das Kaltfleisch erhält durch den Zusatz von Phosphaten „Warmfleischcharakter". Der Einsatz von Phosphaten ist daher technologisch nur bei Verarbeitung von Kaltfleisch sinnvoll.

Neben dieser „Quell- und Weichmacherwirkung" haben Phosphate noch einige Nebenwirkungen, die sich positiv auf den technologischen Ablauf besonders bei der Brühwurstherstellung auswirken:

— Die Arbeitstemperatur bei der Brätherstellung kann erhöht werden.
— Die Viskosität des Bräts wird verringert.
— Die Hitzeresistenz der Mikroorganismen wird gesenkt.
— Es werden Schwermetallionen komplex gebunden, wodurch die Wirkung von Antioxydantien unterstützt wird.

In der Fleischverarbeitung kommen Gemische der verschiedenen Phosphatverbindungen zum Einsatz. Diese Gemische werden in der Fachsprache als „Quellsalz" bezeichnet. Die einzelnen Phosphatverbindungen haben unterschiedliche Eigenschaften hinsichtlich ihrer geschmacklichen Beeinflussung, ihrer technologischen Eigenschaften und ihrer Reaktion in wäßrigen Lösungen (pH-Werte von 4,0–11,3).

Die von den einzelnen Herstellern in unterschiedlicher Mischung angebotenen Quellsalze dürfen einen von den jeweiligen Gesetzgebungen vorgeschriebenen pH-Wert in wäßriger Lösung oder im Fleisch nach der basischen Seite hin nicht überschreiten. *Monophosphate (Orthophosphate)* werden den Gemischen in geringer Menge als pH-Wert-Regulatoren zugesetzt. Das Natrium-und Kaliumphosphat und das Trinatriumphosphat

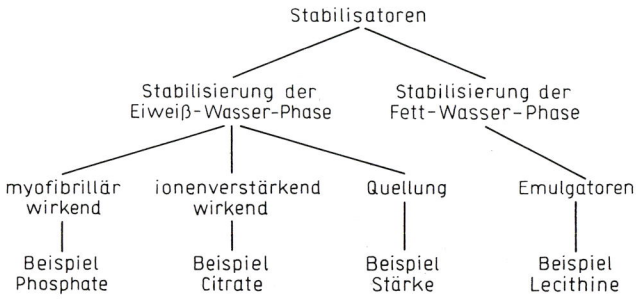

Abb. 8.2. Wirkungsweise der Stabilisatoren.

sind basische Phosphate, die aber eine geringe Wirkung auf die Spaltung des Actinomyosinkomplexes ausüben und einen seifigen Geschmack verursachen.

Diphosphate (Pyrophosphate) haben eine gute Wirkung hinsichtlich der Spaltung des Actinomyosinkomplexes, sie sind außerdem Emulgatoren und wirken antioxidativ. *Polyphosphate* sind sehr aktive Stabilisatoren, vorwiegend werden das Natriumhexametaphosphat und das Natriumtripolyphosphat verwendet. Neben der myofibrillären Wirkung sind Polyphosphate auch Emulgatoren und Antioxydantien. Sie verändern den Eigengeschmack der Fleischwaren wenig. Die Einsatzmenge der Phosphate soll 0,3% nicht überschreiten. Überdosierungen führen zu keinen Verbesserungen, es werden im Gegenteil Verschlechterungen der Wasserbindung beobachtet. In der Regel tritt eine optimale Wirkung bereits bei einem Zusatz von 0,15 bis 0,2% ein; bei dieser Dosierung tritt auch der oft als unangenehm empfundene stumpfe Geschmack zurück.

Verwendung finden als Stabilisatoren weiterhin **Natrium- und Kaliumsalze der Genußsäuren**, vorwiegend Natriumcitrat, Trinatriumcitrat, Lactat, Acetat und Tartrat. Diese Verbindungen wirken ionenverstärkend, komplexbildend und hitzeresistenzsenkend. Bei Zusatz von 0,3% dieser Salze wird die Ionenstärke der Eiweißkolloide erhöht. Dadurch kann mehr freies Wasser gebunden werden. Diese Wirkung entspricht der des Kochsalzzusatzes. Besonders Citrate sind Komplexbildner. Durch Bindung von Ca- und Mg-Ionen und von Schwermetallionen wird die Hitzestabilität der Suspension erhöht; das Wasserhaltevermögen verbessert sich. Durch Bindung der Schwermetalle kann die Wirkung von Antioxydantien (Ascorbinsäure) unterstützt werden.

Salze der Genußsäuren senken in ähnlicher Weise wie Phosphate die Hitzeresistenz von Mikroorganismen. Das ist besonders bei den mit erniedrigten Temperaturen durchgeführten Garverfahren von Vorteil.

Die *Ascorbinsäure*, das Vitamin C, wird in der Lebensmittelindustrie infolge ihrer oxydierenden und reduzierenden Eigenschaften in vielfältiger Weise eingesetzt. Ascorbinsäure optimiert den Ablauf der Stufenreaktionen bei der Nitritreduktion. Der Zerfall der salpetrigen Säure wird durch Ascorbinsäure katalysiert, und das gebildete Nitroso-Myglobin wird stabilisiert. Dies ist besonders für die sichere Umrötung bei der zeitverkürzten Herstellung von Brühwürsten in Heißrauchgarschränken wichtig. Ascorbinsäure und Natriumascorbat wirken auch antioxydativ. Aus diesem Grund erfolgt oft ein Zusatz bei der Rohwurstherstellung. Die antioxydative Wirkung wird erheblich verstärkt durch die Veresterung der OH-Gruppe der Ascorbinsäure mit Palmitinsäure (Ascorbylpalmitat-Bildung). Die Bildung von Nitrosaminen aus Restnitrit kann durch Ascorbinsäure gehemmt werden. Kostengünstigere Isomere der Ascorbinsäure, wie die Isoascorbinsäure oder Erythrobinsäure, können mit gleichem Effekt eingesetzt werden. Die Isomere haben lediglich eine verringerte Vitaminwirkung; als Redoxkatalysatoren sind sie der Ascorbinsäure gleichwertig. Soll der Pökellake Ascorbinsäure zugesetzt werden, so ist das Natriumascorbat vorzuziehen, da die Ascorbinsäure mit dem gelösten Nitrit sofort unter Freisetzung von Stickoxid reagiert.

Emulgatoren sind grenzflächenaktive Substanzen, die eine Öl-in-Wasser- und Wasser-in-Öl-Emulsion zu stabilisieren vermögen (Abb. 8.3.). Solche Emulsionen liegen vorwie-

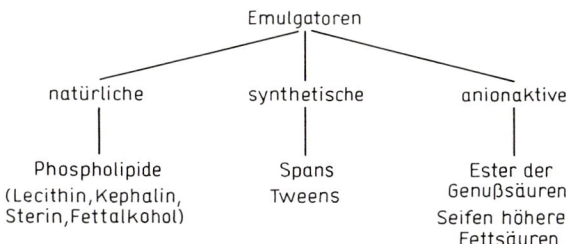

Abb. 8.3. Einteilung der Emulgatoren.

gend bei der Herstellung von Brüh- und Kochwurst vor, daher werden Emulgatoren bei diesen Wurstarten eingesetzt. Wegen ihrer guten emulgatorischen Eigenschaften werden die natürlich vorkommenden Phospholipide seit langem in der Lebensmittelindustrie (z. B. Mayonnaiseherstellung) genutzt. *Phospholipide* quellen in wäßrigen Lösungen. Sie bilden dabei lipophile und hydrophile Gruppen und sind wegen dieser polaren Eigenschaften (lipophil – hydrophil) gute Emulgatoren. *Lecithine* sind in bestimmten tierischen und pflanzlichen Organen angereichert (Eigelb 8–10%, Leber 1–4%, Leguminosensamen 2,2%, Milch 0,2–0,5%).

In der Fleischverarbeitung finden sowohl natürliche als auch synthetische Emulgatoren Verwendung (Kochwurst, Pasteten, Konserven). Von Bedeutung ist, daß Lecithine in natürlicher Form oder als Isolate für Brühwurst nicht geeignet sind. Sie führen nach Erhitzen zu erhöhtem Fettabsatz, was auf eine Störung im Aufbau des Eiweißnetzwerks durch die lipophilen Gruppen des Lecithins zurückgeführt wird.

Von den synthetischen Emulgatoren werden Mono- und Diglyceride von Speisefettsäuren und Citronensäureester in der Fleischverarbeitung eingesetzt.

Stabilisatoren mit Quellwirkung: Es gibt eine Reihe von Zusatzstoffen, deren Wirkung auf die Stabilität der Eiweiß-Wasser-Phase lediglich in einem Aufsaugen des nicht festgebundenen Wassers durch Quellung besteht. Während solche quellend wirkenden Stoffe, wie Johannisbrotkernmehl, Alginat, Carrigeen, heute kaum noch verwendet werden, ist der Einsatz von Kartoffelstärke in einigen Ländern zur Verfestigung des Bräts beim Erhitzen üblich. Nicht aufgeschlossene Caseinate haben ebenfalls vorwiegend nur Quellwirkung.

- **Enzyme**

Enzyme sind dann Fremdstoffe, wenn sie außerhalb des Lebensmittels hergestellt, isoliert und rein dargestellt werden, wenn ihre Spezifität und Aktivität bestimmt wurden und wenn sie zur Erzielung eines bestimmten Effektes in oder auf das Lebensmittel gebracht werden.

Im Gegensatz zu den übrigen Bereichen der Lebensmittelindustrie werden industriell hergestellte Enzyme in der Fleischverarbeitung noch sehr wenig verwendet. Pflanzliche und mikrobielle *Proteasen* können zur Beschleunigung von Fleischreifungsvorgängen eingesetzt werden. Diese Proteasen sind unter dem Sammelbegriff „*Tenderizer*" (Zartmacher) bekannt. Sie bewirken eine hydrolytische Spaltung der Peptidbindungen von Proteinen, außerdem vermögen sie Aminosäureester und Aminosäureamide zu hydrolysieren. Dabei werden die Bindegewebsproteine offensichtlich stärker und umfassender hydrolysiert als die Sarkoplasma- und Myofibrillenproteine.

Die in der Fleischverarbeitung in manchen Ländern verwendeten mikrobiellen Proteasen stammen von *Bacillus*- und *Streptomyces*-Arten. Der Einsatz erfolgt als prämortale oder postmortale Applikation.

8.2.2. Zusatzstoffe aus Fremdeiweiß

Bei der Fleischverarbeitung gilt jedes nicht von der gleichen Tierart stammende Eiweiß als Fremdeiweiß. Dazu zählt auch Eiweiß der gleichen Tierart, wenn es nicht mehr im natürlichen Zusammenhang (z. B. aufbereitet und konzentriert) vorliegt. Der Zusatz von Fremdeiweiß ist in der Fleischverarbeitung seit jeher üblich, wobei aber meist nur Fleisch und Organe anderer Schlachttiere sowie Blut verschiedener Tierarten zugesetzt wurden.

In der letzten Zeit werden für den Einbau in der Fleischverarbeitung Proteine aus anderen Quellen erschlossen, vorwiegend Proteine der Milch, des Hühnereies und Pflanzenproteine. Der Einsatz von Fremdeiweiß in der Fleischwirtschaft ist nicht als Not- oder Sparmaßnahme zu betrachten. Es lassen sich mit kostengünstigen Proteinen tierischer oder pflanzlicher Herkunft Produkte herstellen, die denen herkömmlicher Rezeptur in ernährungsphysiologischer und sensorischer Hinsicht nicht nachstehen. Solche Produkte sind beispielsweise Diätwaren, die mit Milch- oder Sojaprotein angereichert wurden oder durch Verarbeitung fettreduziert sind. Eine Substitution des wertvollen tierischen Eiweißes kann durch Einarbeitung bestimmter Mengen von kostengünstigen pflanzlichen Proteinen erfolgen, ohne daß qualitative Mängel beim Endprodukt zu bemerken sind.

Technologische Effekte, wie die Erhöhung der Wasserbindefähigkeit oder Verringerung von technologisch bedingten Eiweißverlusten, können durch Zusatz bestimmter aufbereiteter Fremdproteine verstärkt werden. Die Vielzahl der als Zusatzstoffe in der Fleischindustrie eingesetzten tierischen und pflanzlichen Proteine ergibt sich auch aus den unterschiedlichen Aufbereitungsarten (Abb. 8.4.).

Pulver und Mehle: Hierzu zählen u. a. Milchpulver, Blutmehl, Leguminosenmehle. Sie sind kostengünstig und werden meist zur Eiweißsubstitution eingesetzt. Technologische Funktionen können die Pulver und Mehle kaum ausüben, da das Eiweiß meist denaturiert ist. Eine Bindung von überschüssigem freiem Wasser durch Quellung ist möglich.

Konzentrate sind durch Anreicherungsverfahren (Eindampfen, Vakuumverfahren) gewonnene Eiweißlösungen, denen ein oder mehrere Begleitverbindungen (z. B. Casein, Fett, Lactose) entzogen wurden. Konzentrate sind ähnlich wie die Pulver und Mehle einzusetzen, ihre technologische Wirkung ist nicht ausgeprägt.

Präzipitate sind Eiweißstoffe, die durch Säurefällung am isoelektrischen Punkt durch Aussalzen oder Erhitzen aus einem Gemisch mehrerer Stoffe gewonnen wurden. Präzipitate sind kostengünstige, meist nicht denaturierte Proteine.

Filtrate werden durch Ultrafiltration gewonnen. Sie sind nicht denaturiert, ihre technologischen Eigenschaften (Emulgierung, Wasserbindung) können voll genutzt werden. Sie sind löslich.

Isolate sind weiter aufbereitete Konzentrate, Präzipitate, Zentrifugate oder Filtrate, bei denen bestimmte Eiweißfraktionen, die technologisch nutzbar sind, isoliert, rein dargestellt und in lösliche Form übergeführt werden.

Aufgeschlossen heißen Präzipitate und Konzentrate dann, wenn sie durch eine chemische Behandlung, meist mittels Kalium- oder Natriumverbindungen, aus einem unlöslichen in einen löslichen Zustand übergeführt werden. Dadurch steigt die technologische Verwertbarkeit.

Hydrolysate sind mittels Salzsäure unter Druck aufgeschlossene tierische oder pflanzliche Proteine (Casein, Hefe, Weizenkleber), die nach der Hydrolyse und dem Neutralisieren mit Natronlauge eine andere Eiweißzusammensetzung besitzen. Die hochmolekularen Proteine sind zu Peptonen, Peptiden und Aminosäuren abgebaut, dadurch entsteht ein besonderes Aroma, Hydrolysate werden daher meist als geschmacksverstärkende und -korrigierende Zusatzstoffe, auch als **Substitute** eingesetzt. **Zentrifugate und Dekantate:** Verwendet wird entweder das Zentrifugat oder der Überstand, das Dekantat. Bekannt sind solche Verfahren bei der Aufarbeitung von Milch und Blut.

Wird **Blut** in natürlicher Zusammensetzung als Vollblut verwendet, so ist Blut ein Grundbestandteil der Rezeptur (Stabilisierungs- und Defibrinierungsverfahren gelten

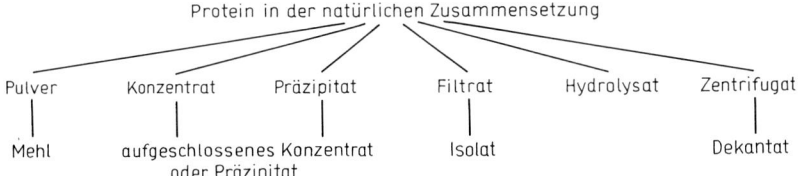

Abb. 8.4. Aufbereitungsarten für Fremdeiweiße.

nicht als Aufbereitungen). In aufbereiteter Form zählen alle Blutbestandteile zu den Zusatzstoffen.

Aufbereitungsverfahren gestatten es, sämtliche Bestandteile des Blutes zu nutzen (Abb. 8.5.). Rohplasma, Rohserum und die löslichen Isolate sind geeignet, die Wasserbindefähigkeit des Fleisches zu erhöhen; sie haben auch emulgatorische Eigenschaften. Plasma- und Serumpulver sind ernährungsphysiologisch hochwertige Eiweißsubstitute. Blutplasma findet auch zur Herstellung von Eiweißstrukturaten Verwendung. Rohplasma und Rohserum sind wegen ihrer Nährstoffzusammensetzung verderbgefährdet und auch bei Kühllagerung nur wenige Tage lagerfähig. Bei 3 °C Lagertemperatur kann Blutplasma maximal 4 Tage aufbewahrt werden. Mit 5–7% Kochsalz angesalzenes Blutplasma kann bis 7 Tage bei 5–7 °C gelagert werden.

Die Verwendung von **Hühnerei** erfolgt als Vollei, frisch, gefroren und getrocknet oder nach Trennung in Dotter und Eiweiß ebenfalls in den oben genannten Verwendungsarten. Hühnereiprotein wird in der Fleischwirtschaft für wenige Spezialprodukte verwendet. Die hohe Emulgierfähigkeit des Dotters wird in der Herstellung von Mayonnaise, Kochwürsten und Pasteten genutzt. Der Einfluß auf die Verbesserung der Wasserbindung ist gering. Flüssiges Vollei verliert seine emulgatorischen und wasserbindenden Fähigkeiten oberhalb 58 °C. Eiklar und Vollei koagulieren im Brät nicht zusammenhängend, sondern die Proteine flocken unter Wasserabgabe aus. Der Brühwurstanschnitt wird feuchter. Eine Verwendung von pasteurisiertem Eiklar oder Eipulver ist technologisch unwirksam. Als Substitut ist das Protein aus Hühnereiern sehr teuer und wird daher von kostengünstigeren Eiweißsubstituten verdrängt. Volleimasse, Eiweiß und Eigelb haben in der Regel einen hohen Ausgangskeimgehalt und sind stark verderbgefährdet.

Milcheiweiß wird in der Fleischindustrie in unterschiedlichen Aufbereitungen eingesetzt und zählt zu dem meistverwendeten Fremdeiweiß (Tabelle 8.2.). Eine Löslichkeit der sonst unlöslichen denaturierten Milcheiweißfraktionen wird dadurch erreicht, daß die Ca-Ionen durch Na- oder Kaliumionen ersetzt werden. Ein Aufschluß läßt sich durch Na- oder Kaliumverbindungen der Kohlensäure oder Citronensäure durchführen.

Fischeiweiß in verschiedenen Aufbereitungsarten wurde früher einfachen Brühwurstsorten als Substitut zugegeben. Als Substitut ist es durch kostengünstigere Eiweißarten verdrängt.

Als Fremdeiweiße pflanzlicher Herkunft werden vor allem proteinreiche Leguminosen,

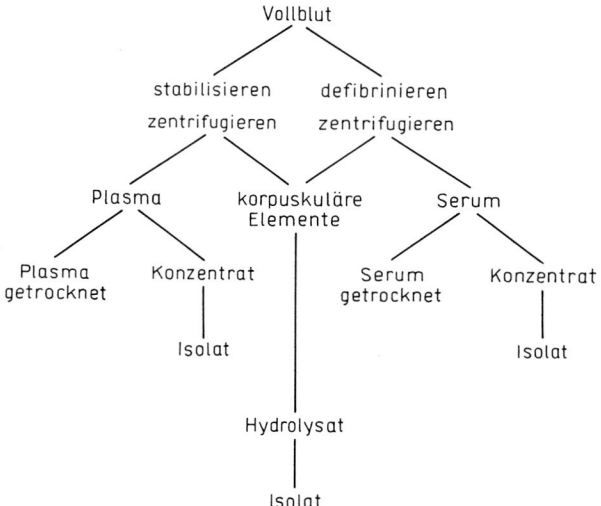

Abb. 8.5. Aufbereitungsarten für Blut.

Tabelle 8.2.: Einsatzmöglichkeiten von Milcheiweiß in der Fleischverarbeitung

Aufbereitungart	Einsatz in	vorwiegende technologische Wirkung
Sahne	Leberwurst	Aromabildung
	Pasteten	Konsistenzverbesserung
Magermilch	Bratwurst	Aromabildung, Bräunung beim Braten
Magermilchpulver	Brühwurst	Eiweißsubstitution
	Kochwurst	Wasserbindung (Quellung)
Kopräzipitate	Brühwurst	Eiweißsubstitution
	Kochwurst	Wasserbindung
Milchpulver aufgeschlossen	Brühwurst	Emulsionsstabilisierung
	Kochwurst	
Ca-Caseinat	Brühwurst	Wasserbindung
Molkenpulver	Brühwurst	Eiweißsubstitution, Aromabildung
Lactose	Rohwurst	Bestandteil der „Rötungspulver"
	Brühwurst	
	Pökelwaren	
Käse	Brühwurst	Aroma, Schnittbild
	Pastete	

wie Soja, Bohnen, Erbsen, Wicken, aber auch Preßrückstände von ölhaltigen Samen, wie Raps, Sonnenblumen oder Erdnuß, verwendet. In den meisten Fällen müssen die pflanzlichen Proteine Aufbereitungsverfahren unterzogen werden, da sie oft Stoffe (Saponine, ätherische Öle) enthalten, die beim Einsatz in der Fleischverarbeitung zu negativen Geschmacksbeeinflussungen führen.

Die **Sojabohne** liefert ein hochwertiges und in der Fleischverarbeitung vielseitig verwendbares Protein. Verwendet werden die schwarzsamigen Früchte des Sojastrauches *(Glycine max)*, da diese einen höheren Eiweißanteil als die fettreichen, gelbsamigen Früchte enthalten. Als Ausgangsprodukt für die Aufbereitung dient das entbitterte Vollsojamehl.

8.2.3. Mikroorganismen als Zusatzstoffe (Starterkulturen)

Starterkulturen sind Reinkulturen oder Kombinationen der Reinkulturen von Mikroorganismen, deren spezifische Stoffwechselleistungen zur Initiierung (Starteffekt) oder Beschleunigung von Herstellungsprozessen in bestimmten Verfahrensstufen genutzt werden.

Während die Verwendung von Starterkulturen in der Getränke- und Milchindustrie schon länger bekannt ist, wurden Starterkulturen in der Fleischindustrie erst sehr spät eingesetzt. Starterkulturen können in der Fleischverarbeitung in den Herstellungsverfahren oder Verfahrensstufen mit Erfolg eingesetzt werden, in denen Bakterien zur Erzielung bestimmter Produkteigenschaften die dominierende Rolle spielen, d. h. für die Herstellung von Rohwurst und Kalträucherwaren (Tabelle 8.3.). Sie haben in der Rohwurstherstellung die Aufgabe, die für die Verdrängung der unerwünschten Proteolyten notwendige pH-Wert-Senkung im Brät durch Milchsäurebildung einzuleiten und zu lenken. Dazu sind Milchsäurebildner geeignet, die eine kurze lag-Phase haben. Die Säureaktivität soll hoch, die -intensität nicht zu hoch sein, da eine vollständige Verdrängung der originären Brätflora durch zu hohe Säureproduktion unerwünscht ist. Die optimale Wachstumstemperatur soll zwischen 20 und 25 °C liegen. Lipasen und Peroxide dürfen nur in geringem Umfang gebildet werden. Die Kulturen müssen an Fleisch adaptiert sein und die in der Fleischwirtschaft verwendeten Mono-, Di- und Oligosaccharide vergären können.

Die beim Einsatz von milchsäurebildenden Starterkulturen zu beobachtende Farbstabili-

Tabelle 8.3.: Die wichtigsten bei der Herstellung von Rohwurst und Pökelwaren als Starterkulturen eingesetzten Bakterien- und Pilzarten

Mikroorganismen	Vorwiegend technologische Wirkung			Einsatz bei		
L. plantarum	pH			P		
L. diacetilactis	pH			R		
SSHK 76 (Diplo-Streptokokken)	pH			R	P	
S. lactis	pH			R		
L. sake	pH			R	P	
L. pentosus	pH			R		
L. casei	pH			R		
L. helveticus	pH			R		
P. pentosaceus	pH			R		
P. acidilactici	pH			R		
P. cerevisiae	pH	N		R	P	
P. parvulus	pH			R		
M. aurantiacus M 53	N	A		R	P	
M. varians	N	A		R	P	
M. candidus	N			R	P	
M. epidermidis	N			R	P	
M. conglomeratus	N	A		R	P	
M. lactis	N	A		R	P	
M. specialis P 4	N	A		R	P	
Staplylococcus xylosus	N	A		R	P	
Staplylococcus carnosus	N	A		R	P	
Debaromyces hansenii	N			R		
Debaromyces kloecheri		A		R		
Streptomyces spec.		A		R		
Vibrio costicolis	N	A		P		
Penicillium expansum		A	F	E	R	
Penicillium candidum		A	F	E	R	
Penicillium nalgiovensis		A	F	E	R	P

pH: pH-Wert-Senkung vorwiegend durch Milchsäurebildung, N: Umrötungsstabilisierung und -beschleunigung durch Nitratase- und Nitritase-Aktivität, A: Aromabildung, F: Feuchteregulation bei der Reifung, E: Einfärbung der Oberfläche über das gebildete Myzel, R: Einsatz bei der Rohwurstherstellung, P: Einsatz bei der Herstellung von Pökelwaren.
L: *Lactobacillus*, S: *Streptococcus*, P: *Pediococcus*, M: *Micrococcus*.

sierung und eine gewisse antioxydative Wirkung beruhen auf der Senkung des Redoxpotentials und einer Verbesserung im Peroxid-Katalase-System.

Die bei der **Halbdauerwarenherstellung** verwendeten Starterkulturen sollen in erster Linie die Umrötung beschleunigen und stabilisieren unter Absenkung des pH-Wertes auf Werte um 5,3. Starterkulturenpräparate für Halbdauerwaren sind daher in der Regel Kulturkombinationen von nitritase- und säurebildenden Arten.

Herstellung und Konfektionierung: Die in der Fleischindustrie eingesetzten Kulturen werden entweder durch Überprüfung bekannter Kulturen aus Stammsammlungen oder durch Isolierung von Wildstämmen aus geeigneten Produkten gewonnen. Nach der Isolierung eines geeigneten Stammes sind folgende Arbeiten durchzuführen:

– Züchtung und Pflege des Stammes
– Ermittlung und Einhaltung der optimalen Herstellungsbedingungen (Nährmedien, Temperatur, Belüftung usw.)
– Verfahrenstechnische Realisierung
– Konfektionierung.

Von großer Bedeutung ist bei der Stammpflege die Selektierung phagenbefallener Stämme. Häufig auftretende Degenerationen sind rechtzeitig zu erkennen. Sie äußern sich in Zellwanddefekten und Spontanagglutinationen. Ebenso wichtig ist die laufende Kontrolle der biochemischen Leistungen der Stämme.

Mit Kochsalz stabilisierte Flüssigkulturen ($a_W \leq 0,87$) müssen beim Einsatz noch eine Aktivität von mindestens 10^8 lebenden Keimen je ml aufweisen. Die Einsatzmenge beträgt 200 ml in 100 kg Brät.

Desikkationsgetrocknete Kulturen sind wegen des Aktivitätsabfalls während der Trocknung kaum noch im Einsatz.

Feuchtkonzentrate werden als Zentrifugate der Gebrauchskultur nicht getrocknet, sondern mit NaCl stabilisiert. Die meisten Starterkulturenpräparate werden als Lyophilisate hergestellt. Bei entsprechender Kühllagerung bleibt die Aktivität über mehrere Monate erhalten, der Einsatz erfolgt ohne Reaktivierung durch einfaches Zumengen.

Als wichtigste lebensmittelhygienische Forderung ist die gesundheitliche Unbedenklichkeit der Starterkulturen zu gewährleisten.

8.2.4. Geschmacksbeeinflussende Zusatzstoffe

Die geschmacksverstärkende Wirkung der Natrium- und Kaliumsalze der **L-Glutaminsäure** wird seit der Jahrhundertwende vorrangig in Japan und seit Mitte des Jahrhunderts auch in Europa angewandt. Glutamate werden durch die üblichen Fleischbearbeitungen (Garen, Braten) nicht verändert.

Das im Purin-Ribonukleotid-Stoffwechsel und bei der Fleischreifung entstehende **Inosinmonophosphat** und **Guanosinmonophosphat** verstärken das Fleischaroma („Fleischbrühegeschmack"). Die Dinatrium-Phosphor-Verbindungen sind als Inosinate und Guanylate im Handel. In einer Mischung mit Glutamat ist ein Synergismus zu beobachten. Inosinate und Guanylate werden aus Hefeextrakt hergestellt. In den letzten Jahren wurden auch biotechnische Verfahren zur Herstellung von IMP und GMP entwickelt.

Die beiden Aminosäuren **L-Cystein** und **DL-Homocystein** eignen sich als Geschmacksverstärker besonders für Knoblauch- und Zwiebelprodukte. Bei ihrem Einsatz ist darauf zu achten, daß sie in rohen Pflanzen- und Fleischprodukten sehr rasch enzymatisch inaktiviert werden. Nach dem Zusatz soll daher eine baldige Hitzebehandlung erfolgen.

Die auch mit dem Sammelbegriff „Zucker" oder „Zuckerstoff" benannten **Mono-, Diund Oligosaccharide** finden in der Fleischverarbeitung als Einzelsubstanz oder in Form natürlicher oder artefizieller Gemische vielfältige Verwendung. Die Zucker wirken:

– geschmacksbildend und geschmackskorrigierend,
– als Nährmedien für Mikroorganismen,
– chemisch reduzierend,
– physikalisch infolge des hohen osmotischen Drucks und der Hygroskopie.

Zur Geschmacksbildung und zur Korrektur eines einseitigen Salz- und Säuregeschmacks wird vorwiegend das Disaccharid (Weißzucker) eingesetzt.

Für die Förderung technologisch erwünschter Bakterienarten bei der Herstellung von Rohwurst und zum Pökeln finden verschiedene Zuckerarten Verwendung. Das Monosaccharid Glucose kann von fast allen Mikrobenarten abgebaut werden, daher kommt es bei ausschließlicher Verwendung von Glucose zu einer nicht immer erwünschten sehr schnellen pH-Wert-Senkung im Medium.

Von den Disacchariden ist Saccharose geeignet, während Lactose nicht von allen Arten verwertet werden kann.

Oligosaccharide werden langsam und stetig reduziert, es wird weniger Milchsäure pro Zeiteinheit, daher aber über einen größeren Zeitraum hin produziert. Die Fermentationsgeschwindigkeit und die Zusammensetzung der Stoffwechselprodukte lassen sich somit in gewissem Umfang durch die Wahl der Zusammensetzung der Zuckerarten steuern.

Zucker sind chemisch aktive Substanzen. Alle Monosaccharide und einzelne Disaccharide wirken reduzierend. Diese Reaktion wirkt sich positiv auf Farbintensität und -stabilität beim Umrötungsprozeß aus. Weiterhin reagieren sie mit Aminosäuren und Proteinen. Sie bilden aromawirksame Glycosylamine. Insbesondere beim Pökeln sind bestimmte physikalische Eigenschaften, wie osmotischer Druck und hygroskopisches Verhalten, fördernd. Je höher die molekulare Zusammensetzung des Zuckers, desto ausgeprägter sind diese Eigenschaften. Deshalb sind oligosaccharidhaltige Produkte, wie z. B. Glucosesirup oder Trockenstärkesirup, einer reinen Saccharoselösung beim Pökeln vorzuziehen. Anstelle einzelner Zuckerarten werden in der Fleischindustrie in großem Umfang natürliche und artefizielle Zuckergemische verwendet, z. B. Stärkesirup, Trockenstärkesirup und Malzsirup.

Artefizielle Zuckergemische sind als Rötungspulver im Handel und werden auf Grund von Herstellungsrezepturen zusammengestellt. In unterschiedlicher Zusammensetzung befinden sich Monosaccharide, Disaccharide und Trockenstärkesirup in den Rötungspulvern. Sie können zusätzlich Ascorbinsäure, Citrate und lyophilisierte Starterkulturen enthalten.

Von den **Polysacchariden** werden in der Fleischverarbeitung als Zusatzstoffe nur die Glucane und hiervon die Stärke verwendet. Stärkehaltige native Getreideprodukte, wie Grütze, Mehl, Haferflocken, Semmel und Semmelmehl, werden bestimmten regionalen Fleischprodukten (Grützwurst, Beutelwurst, Gefülltes, Buletten) zugesetzt.

Anstelle der Mehle und unbearbeiteten Getreideprodukte werden zunehmend modifizierte Stärkederivate in der Fleischverarbeitung eingesetzt (Abb. 8.6.).

8.2.5. Lebensmittelfarbstoffe

Die im Lebensmittelverkehr zugelassenen Farbstoffe werden in:

- natürliche organische Farbstoffe (z. B. Lactoflavin, Chlorophyll, Zuckercouleur),
- künstliche organische Farbstoffe und
- anorganische Pigmentfarbstoffe unterteilt.

In der Fleischverarbeitung finden Lebensmittelfarbstoffe nur wenig Verwendung (eingefärbte Kunstdärme, Stempelfarbe). Die bei der Herstellung bestimmter Feinkostwaren (Aspikware, Mosaikrouladen) verwendeten unterschiedlich gefärbten Fleischbestandteile sind mit Lebensmitteln einer bestimmten Eigenfarbe versetzt (Eigelb zur Gelbfärbung, Milch zur Aufhellung, Spinatsaft zur Grünfärbung, Blut zur Dunkelfärbung).

Diese Farbzusätze gelten nicht als Zusatzstoffe, sofern die Zusätze üblich sind und ausschließlich zum Zwecke der Färbung erfolgen.

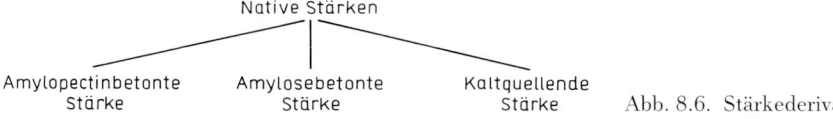

Abb. 8.6. Stärkederivate.

Literatur

Autorenkollektiv (1984): Technologie der Brühwurst. Bundesanstalt für Fleischforschung, Kulmbach.
Autorenkollektiv (1971): Verwendung chemischer Stoffe bei der Herstellung von Lebensmitteln. VEB Fachbuchverlag, Leipzig.
EDELMAYER, H., und HAMEYER, P. (1980): Über neue Emulgatoren für Brüh- und Kochwürste. Fleischwirtschaft **60**, 1860.
FÄHNLE, H. J. (1985): Zur Verwendung von Oligophosphaten bei der Herstellung von gegarten Pökelfleisch-Erzeugnissen. Fleischwirtschaft **65**, 485.
HANNES, W. P., RÖLZ, I., und BANTLEON, A. (1985): Mikrobiologische Untersuchungen der auf dem deutschen Markt vorhandenen Starterkulturen für die Rohwurstreifung. Fleischwirtschaft **65**, 729.
HEIMANN, W. (1969): Grundzüge der Lebensmittelchemie. Verlag Th. Steinkopff, Dresden.
KNECHT, J. (1980): Theorie und Praxis bei der Verarbeitung von Emulgatoren. Fleischwirtschaft **60**, 1865.
KOTTER, L., und PALITZSCH, A. (1968): Technologische Bedeutung von Fremdeiweiß bei der Fleischwarenherstellung. Arch. Lebensmittelhyg. **19**, 237.
NIINIVAARA, F. P. (1956): Über den Einfluß von Bakterienkulturen auf die Reifung und Umrötung von Rohwurst. Diss., Helsinki.
PETÄJA, E., und NIINIVAARA, F. P. (1972): Starterkulturen bei der Pökelung von Fleisch. Fleischwirtschaft **52**, 839.
RUTTLOFF, H., und HUBER, J. (1978): Industrielle Enzyme. VEB Fachbuchverlag, Leipzig.
SCHEIBNER, E. (1968): Fleischzartmacher. Arch. Lebensmittelhyg. **19**, 128.
TÖPEL, H. (1976): Chemie und Physik der Milch. VEB Fachbuchverlag, Leipzig.

8.3. Gewürze

Die Einteilung der Gewürze erfolgt hinsichtlich der Herkunft in einheimische und ausländische (subtropische-tropische) Gewürze. Weiterhin ist es üblich, die Gewürze nach den verwendeten Pflanzenteilen zu unterteilen in Frucht- und Samengewürze (z. B. Pfeffer, Muskat), Knospen- und Blütengewürze (z. B. Gewürznelken), Blatt- und Krautgewürze (z. B. Majoran), Rindengewürze (z. B. Zimt) und Wurzelgewürze (z. B. Ingwer). Tabelle 8.4. enthält die in der Fleischverarbeitung gebräuchlichen Gewürze.

8.3.1. Gewürzarten und Gewürzstoffe

Gewürze stellen komplizierte Stoffgemische dar. Bei vielen Gewürzen lassen sich mehr als 100 verschiedene aromatische Verbindungen isolieren. Einige dieser Verbindungen können synthetisch hergestellt werden (synthetische Aromen). Den spezifischen Charakter eines Gewürzes bestimmen aber nur wenige Stoffgruppen, die allerdings den verschiedenen Klassen chemischer Verbindungen angehören können. Bei den Gewürzen herrschen die ätherischen Öle als Hauptträger vor, es lassen sich daher relativ leicht Destillate und Extrakte herstellen. Hauptaromaträger können aber auch Alkaloide, Phenole und Aldehyde, Phloroglucine und Terpene sowie deren Abkömmlinge sein.

Die Inhaltsstoffe der Gewürze haben oft eine ähnliche Zusammensetzung wie die Drogen. Daher gibt es zwischen beiden Gruppen fließende Übergänge. Einzelne Gewürze werden auch als Drogen verwendet (Wacholder, Anis, Salbei). Es finden sich auch toxisch wirkende Stoffe als Hauptaromaträger bei Gewürzen (Thujone in Beifuß, Wermut).

Eine Übersicht der Würzmittel und Gewürze enthält Abb. 8.7.

Küchenkräuter sind Gewürzpflanzen oder Pflanzenteile, die im frischen Zustand einzeln oder in einer Kräutermischung (Suppenkräuter, Kräuterbouquet, *fines herbes*) zugesetzt werden. In der Regel werden Küchenkräuter nach dem Garprozeß entfernt.

Tabelle 8.4.: Zusammenstellung der in der Fleischverarbeitung gebräuchlichen Gewürze

Handelsbezeichnung (Synonyma)	Botanischer Name, Herkunft	Spezieller Hauptaromaträger	Verwendung	Besondere Eigenschaften
Kurkuma (Gelbwurzel, Safranwurzel)	*Curcuma longa*, Südasien	Turmeron, Curcumin	natürlicher Lebensmittelfarbstoff, Bestandteil von Würzzubereitungen	bakteriostatisch
Ingwer	*Zingiber officinale*, Westindien	Zingiberol, Zingiberin	Küchengewürz, Leberwurst, Beize	
Basilikum (Königskraut, Braunsilge)	*Ocimum basilicum*, Mittelmeerraum	Estragol, Linalool	Fleisch- und Wurstwaren	
Beifuß (Gänsekraut)	*Artemisia vulgaris*, Mitteleuropa	Cineol, Thujon	Fleisch, Geflügel	
Bohnenkraut (Pfefferkraut, Kölle)	*Satureja hortensis*, Süd-Mitteleuropa	Carvacrol, Cymol	Fleisch, Wurstwaren	bakteriostatisch
Estragon (Dragon, Dost)	*Artemisia dracunculus*, Asien, Amerika, Mittel-Osteuropa	Estragol, Phellandren, Linalool	Fisch, Fleisch, Geflügel	
Majoran (Wurstkraut)	*Majorana hortensis*, Süd-Mitteleuropa	Sabinenhydrat, Borneol	Fleisch, Wurstwaren	antioxydativ, bakteriostatisch
Salbei	*Salvia officinalis*, Südeuropa, USA	Thujon, Cineol, Borneol	Fleisch, Beize	antioxydativ, bakteriostatisch
Thymian (Quendel)	*Thymus vulgaris*, Süd-Mitteleuropa	Thymol, Carvacrol, Cymol	Fleisch, Wurstwaren	antioxydativ
Koriander (Wanzenkraut, Schwindelkorn)	*Coriandrum sativum*, Südost-Mitteleuropa	Coriandrol, Linalool, Geraniol	Fleisch- und Wurstwaren, Backwaren	bakteriostatisch
Kümmel	*Carum carvi*, Eurasien, gem. Zone	Carvon, Limonen, Terpen	Wurstwaren	fungistatisch
Zimt (Kaneel, Kassia)	*Cinnamomum*, Sri Lanka, China, Burma, Vietnam	Zimtaldehyd, Eugenol, Cineol	Wurstwaren, Backwaren	bakteriostatisch
Muskatnuß	*Myristica fragans*, Westindien, Brasilien	Myristicin, Trimyristin	Fleisch und Wurstwaren	

			Fleisch und Wurstwaren	
Muskatblüte (Macis, Folie)	wie Muskatnuß	wie Muskatnuß		
Senfkörner	*Sinapis brassica*, gemäßigte Zone, weltweit	Thioglycoside, Isothiocyanate	Wurstwaren	bakteriostatisch, fungizid
Wacholderbeere (Machandel, Kranewittbeere, Kaddigbeere)	*Juniperus communis*, gemäßigte Zone, Europa, Asien, Amerika	Terpene, Thujon	Wurstwaren, Wild, Rauchzusatz, Backwaren, Getränke	
Zwiebel (Lauch, Bolle)	*Allium cepa*, weltweit	Diallyldisulfid, Vinylsulfid, Isothiocyansäure	Fleisch und Wurstwaren	bakteriostatisch, antioxydativ, emulsionsfördernd
Knoblauch (Knofel)	*Allium sativum*, Süd-, Mitteleuropa	Diallyldisulfid, Allicin	Fleisch und Wurstwaren	bakteriostatisch
Gewürznelken (Näglein, Nelken)	*Szygium aromaticum*, Molukken, Ostafrika	Eugenol, Vanillin, Eugenin	Leberwurst, Pasteten, Fisch, Sülze	bakteriostatisch
Kapern	*Capparis spinosa*, Mittelmeergebiet	Glucocapparin	Fleisch, Fisch	
Kardamom (Cardamomen)	*Elettaria cardamomum*, Indien, Sri Lanka, Guatemala	Terpineol, Cineol	Fleisch und Wurstwaren	
Pfeffer	*Piper nigrum*, Vorderindien, tropische Zonen	Piperin, Charicin, Piperidin	Wurstwaren, Fleisch, Fisch	
Piment (Nelkenpfeffer, Gewürzkörner, Jamaikapfeffer)	*Pimenta dioica*, Jamaika	Eugenol, Cineol, Phellandren	Fleisch, Fisch, Wild, Sülze, Wurstwaren, Backwaren	
Paprika (Spanischer Pfeffer, Beißbeere)	*Capsicum annuum*, Südeuropa, USA	Capsicain	Fleisch und Wurstwaren	bakteriostatisch
Chillies (Cayennepfeffer, Goldpfeffer)	*Capsicum baccatum*, tropische Zonen, Amerika und Afrika	Capsicain	Fleisch und Wurstwaren, Fisch	bakteriostatisch
Rosmarin	*Rosmarinus officinalis*, Mittelmeergebiet	Borneol	Fleisch und Wurstwaren	antioxydativ

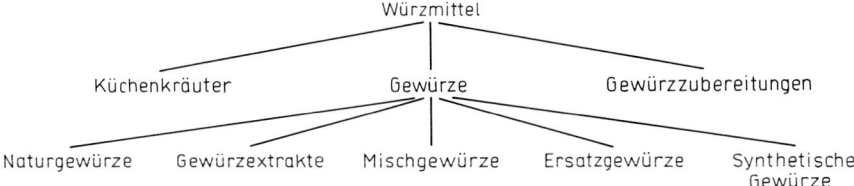

Abb. 8.7. Definition und Einteilung der Würzmittel und Gewürze.

Naturgewürze sind getrocknete, unzerkleinerte, grob oder fein zerkleinerte Pflanzen oder Pflanzenteile, die dem Lebensmittel bereits beim Zusatz geringer Mengen ein spezifisches Aroma verleihen.

Gewürzextrakte (Syn.: Gewürzkonzentrate, natürliche Essenzen, natürliche Aromen, Oleoresine) sind aus Naturgewürzen durch Destillation, Mazeration oder Perkolation gewonnene Würzmittel. Gewürzextrakte enthalten einen oder mehrere spezifische Aromastoffe des betreffenden Gewürzes. Sie können durch Aufbereitungsverfahren hoch konzentriert werden.

Mischgewürze sind Mischungen von Naturgewürzen, denen Speisesalz und andere geschmacksbeeinflussende Stoffe (Glutamin, Hefe) zugesetzt sein können.

Ersatzgewürze (Syn.: Kunstgewürze) sind Erzeugnisse, die einem bestimmten Gewürz im Aroma weitgehend entsprechen. Sie bestehen meist aus einem indifferenten Trägerstoff und einem oder mehreren ähnlich schmeckenden, natürlichen Gewürzen (z. B. gemahlene Peperoni statt Pfeffer) oder Gewürzextrakten.

Synthetische Gewürze sind an einen Trägerstoff fixierte aromatische Verbindungen, die dem Hauptaromastoff des betreffenden natürlichen Gewürzes entsprechen und synthetisch hergestellt werden können (z. B. das Glycosid Glucovanillin der Pflanze *Vanilla planifolia*, als Vanillinzucker im Handel).

Als Aromaträgerstoffe dürfen verwendet werden: Ethylalkohol, Zuckerarten, Stärkesirup, Stärkemehl, Pectin, Frucht- und Pflanzensäfte, Öle, Fette, Wasser und für pulverförmige Essenzen Calciumcarbonat.

Gewürzzubereitungen sind flüssige, pastenförmige oder gekörnte Würzmittel, die durch Aufbereitung natürlicher Gewürze und Zusatz anderer geschmacksgebender Stoffe hergestellt werden (z. B. Senf, Worcestersoße, Würzsoße). Gewürzzubereitungen werden auch durch Hydrolyse pflanzlicher oder tierischer Rohstoffe unter Zusatz natürlicher Gewürze gewonnen:

- **Fleischextrakt** ist der eingedickte, albumin-, leim- und fettfreie wäßrige Auszug frischen Fleisches der Schlachttiere. Zur Herstellung von 1 kg Fleischextrakt sind 20 bis 30 kg Fleisch erforderlich. Die geschmacksverstärkende Wirkung beruht auf einem Gemisch von aromatisierenden Verbindungen, wie Kreatinin, Hypoxanthin, Guanin, Inosinsäure, Aminosäuren, besonders Glutaminsäure.
- **Hefeextrakt** wird durch Autolyse oder Plasmolyse frischer Hefezellen gewonnen. Er unterscheidet sich vom Fleischextrakt durch das Fehlen von Kreatin und Kreatinin und seinen Gehalt an Hefegummi.
- **Brüherzeugnisse** werden aus Mischungen von Fleischextrakt, eingedickter Fleischbrühe, eingedickter Würze, Fetten und Gewürzen hergestellt und sind als Pasten oder als gekörnte Brühe im Handel.
- **Speisewürzen** sind mit Salzsäure hydrolysierte Proteine. Nach der Neutralisation werden Gewürzauszüge zugesetzt. Die geschmacksverstärkenden Bestandteile sind vorwiegend Peptone und Aminosäuren.

8.3.2. Technologische und ernährungsphysiologische Wirkung

Gewürze finden vorwiegend wegen ihrer ernährungsphysiologisch-sensorischen Wirkung Verwendung. Besonders bei der Herstellung von Fleisch- und Wurstwaren ist der Einfluß bestimmter Gewürze auf die mikrobiologische und biochemische Beschaffenheit der Produkte nicht zu übersehen. Auf beiden Gebieten können Gewürze positive und negative Wirkungen ausüben. In sensorischer Hinsicht sollen Gewürze so dosiert werden, daß sie das Eigenaroma des betreffenden Produkts verstärken, aber nicht überdecken. Durch mannigfache Variationsmöglichkeiten kann eine Einseitigkeit im Aroma vermieden werden.

Ernährungsphysiologisch wirken Gewürze verdauungsfördernd. Durch Reizung der Geschmacksnerven wird die Drüsensekretion angeregt. Bei Überdosierung besonders stark reizender Gewürze (Pfeffer, Paprika) kann es zu Verdauungsstörungen kommen. Gewürze können Rückstände an Pflanzenschutzmitteln aufweisen. Der Nitratgehalt bei Gewürzen ist mit 100 bis 1000 mg/kg nicht unerheblich und kann so den Restnitritgehalt in Lebensmitteln beeinflussen.

Ein Einfluß verschiedener Gewürze auf die Keimentwicklung in bestimmten Lebensmitteln wurde schon vor längerer Zeit nachgewiesen, obwohl die Zusammensetzung der antibakteriell wirkenden Substanzen bis heute nicht voll aufgeklärt werden konnte. Im Unterschied zu den Antibiotika werden die antibakteriellen Substanzen der Gewürze **Phytonzide** genannt. Die Phytonzide sind meist an die ätherischen Öle der Gewürze gebunden und können somit durch Extraktion gewonnen werden. Allerdings wirken Gewürzextrakte oft gegen andere Keimspezies bakteriostatisch als das Gewürz in natürlicher Zusammensetzung (Pfeffer, Koriander).

Starke antibakterielle Wirkung zeigen Thymian und Nelken ebenso wie Paprika mit hohem Capsicainanteil und Knoblauch. Eine etwas geringere antibakterielle Aktivität kann bei Zimt, Majoran, Rosmarin, Bohnenkraut, Kurkuma und Zwiebel nachgewiesen werden. Koriander wirkt in frisch gemahlenem Zustand stark antibakteriell, dagegen ist der Korianderextrakt fast wirkungslos. Die Gewürzphytonzide wirken weiterhin selektiv. So hemmt das Allicin des Knoblauchs vorwiegend Enterobakterien und Pseudomonaden, während das Capsicain im Paprika noch in einer Verdünnung von 1:10000 eine Hemmwirkung gegenüber aeroben Sporenbildnern aufweist. Laktobakterien und Mikrokokken erweisen sich gegenüber Phytonziden als weitgehend resistent, diese Arten werden bei Gewürzzugabe sogar stimuliert.

Eine spezielle fungistatische Aktivität ist bei Kümmel und vor allem bei Senföl nachzuweisen. Im Senföl wirkt das Isothiocyanat stark fungizid. Der antibakterielle Wirkungsgrad der Gewürze ist abhängig von der Provenienz (Anteil an ätherischen Ölen), der Trocknung, Lagerung, Zubereitung und dem Alter der Gewürze und daher nicht zu standardisieren.

Verschiedene Gewürze zeichnen sich durch eine lagerungsstabilisierende, **antioxydative Wirkung** insbesondere auf Lebensmittel mit hohem Fettanteil aus. Diese Eigenschaft wird den phenolischen Anteilen des ätherischen Öles der Gewürze zugeschrieben. Insbesondere wirken Flavanoide, Hydroxybenzoesäuren und Hydroxyzimtsäuren und die Bestandteile des ätherischen Öls wie Carnosol, Carnosolsäure und Rosmarinsäure der Fettoxydation entgegen. Es ist bisher nicht gelungen, den entscheidenden antioxydativen Wirkstoff zu isolieren bzw. aus dem quantitativen Anteil eines bekannten antioxydativen Stoffes in einem Gewürz auf dessen antioxydative Aktivität zu schließen. Offensichtlich ist die lagerungsstabilisierende Wirkung einiger Gewürze auf einen Synergismus verschiedener Inhaltsstoffe zurückzuführen. Deutliche antioxydative Wirkungen sind beim Einsatz von Majoran, Thymian, Nelken, Salbei, Rosmarin, Oregano, Bohnenkraut und Knoblauch zu erwarten. Eine lagerungsstabilisierende Wirkung ist auch von Paprika bekannt. Die antioxydative Wirkung ist an den Anteil an ätherischem Öl des Gewürzes und an phenolischen Bestandteilen des ätherischen Öls gebunden und schwankt daher nach den Anbaugebieten, Lagerbedingungen und dem Alter des Gewürzes.

Thermostabilität: Bis zum Temperaturbereich von 90 °C sind die meisten Gewürze thermostabil. Lediglich Muskat und Majoran weisen in diesem Bereich bereits einen deutlichen Abfall der Würzkraft auf und sollen daher nach Möglichkeit erst am Schluß der Wärmebehandlung zugesetzt werden.

Bei einer Wärmebehandlung über 90 °C (Kesselkonserven, Vollkonserven) verlieren die Gewürze einen Teil ihrer Würzkraft. Hitzestabil auch unter den Bedingungen der Vollkonservenherstellung sind Chillies und Salbei. Weniger hitzestabil sind Nelken, Paprika, Pfeffer, Kardamom, Rosmarin und Thymian. Als nicht hitzestabil gelten: Koriander, Majoran, Muskat, Ingwer und Piment. Nicht hitzestabile Gewürze sollten bei der Konservenherstellung nicht verwendet werden, während die Einsatzmenge der bedingt hitzestabilen Gewürze bei der Konservenherstellung um 70 bis 100% erhöht werden muß.

Keimgehalt: Die durchschnittliche Gesamtkeimzahl bei Gewürzen beträgt 10^4 bis 10^5 Keime/g. Je nach Gewürzart, nach Gewinnung, Lagerung und Alter sind Schwankungsbreiten zwischen 10^2 und 10^9 Keimen/g möglich. Über dem Durchschnitt liegen fast immer weißer und schwarzer Pfeffer sowie die getrockneten Blatt- und Krautgewürze, während z. B. Paprika einen relativ geringen Keimgehalt aufweist. Die Zwiebel hat den höchsten Keimgehalt am Ende der Lagerzeit. Es lassen sich fast immer Enterobakterien, aerobe und anaerobe Sporenbildner sowie Schimmelpilzsporen nachweisen.

Mit der produktionsüblichen Gewürzzugabe werden in die Wurstmasse etwa 10^2 bis 10^4 Keime/g zusätzlich eingebracht. Unter Berücksichtigung des Gesamtkeimgehaltes bei Wurstbrät ist diese zusätzliche Keimzahl technologisch und lebensmittelhygienisch bei Koch- und Brühwürsten unerheblich. Bei Rohwürsten konnte beobachtet werden, daß die mit den Gewürzen in das Brät eingebrachten aeroben Sporenbildner zwar auskeimten, sich aber nicht weiter vermehrten, da sie offenbar aus einer anderen Ökosphäre stammen.

Von Bedeutung ist die durch Gewürze zu erwartende zusätzliche Keimbelastung aber bei Halbkonserven sowie bei Dauerpökelwaren, sofern die Lake Gewürzbestandteile enthält. Bei diesen Produkten kann es insbesondere durch den Anteil an aeroben und anaeroben Sporenbildnern in den Gewürzen zu erheblichen technologischen und lebensmittelhygienischen Problemen kommen. Bei der Herstellung dieser Produkte ist eine Verwendung von entkeimten Gewürzen angezeigt.

Entkeimen von Gewürzen: Als „entkeimt" dürfen Gewürze bezeichnet werden, wenn sie nach der Behandlung nicht mehr als 10^4 Keime/g aufweisen. Zur Entkeimung von Gewürzen werden folgende Verfahren angewendet:

physikalische Verfahren: feuchte Hitzesterilisierung, trockene Hitzesterilisierung, Bestrahlung mit Gamma- oder Elektronenstrahlen;
chemische Verfahren: Begasung mit Kaliumcyanid, Begasung mit Ethylenoxid.

Jedes Entkeimungsverfahren bringt gewisse Qualitätsänderungen der Gewürze mit sich. Bei der Hitzesterilisation verdampft ein Teil des ätherischen Öls, es sinkt die Aromaintensität. Bei der Begasung ist mit Rückständen in den behandelten Gewürzen zu rechnen. So wurde in mit Ethylenoxid behandelten Gewürzen die mutagene Verbindung Ethylenchlorhydrin nachgewiesen, weshalb dieses Verfahren kaum mehr angewendet wird. Nach dem gegenwärtigen Stand der Erkenntnisse ist die Entkeimung der Gewürze mit Gamma- oder Elektronenstrahlung das Mittel der Wahl. Bei einer Dosis von 5 bis 10 kGy ist eine drastische Reduzierung der Gesamtkeimzahl und insbesondere der Sporenbildner nachzuweisen.

Lagerung: Gewürze nehmen leicht Fremdgerüche an und geben ihr spezifisches Aroma an die Umgebung ab. Daher sind Gewürze stets in einer Gewürzkammer gesondert von anderen Lebensmitteln bei einer relativen Luftfeuchte von $\leq 60\%$, einer Temperatur von ≤ 18 °C sowie unter weitgehender Ausschaltung von Licht zu lagern.

Hartschalige ganze Gewürze (Pfeffer, Piment) sind längere Zeit lagerfähig. Gemahlene

Gewürze verlieren ihre Würzkraft schnell. Die Aufbewahrung gemahlener oder gerebelter (Majoran) Gewürze soll in dicht schließenden Behältern erfolgen. Eine Ausnahme bildet Paprika; gemahlener Paprika benötigt Luft bei der Lagerung.

Verderbniserscheinungen bei Gewürzen beginnen mit einer Abschwächung der Würzkraft. Da die verschiedenen Aromakomponenten unterschiedlich abdampfen, kann das Gewürz im fortgeschrittenen Lageralter eine Aromaveränderung (bitter, süßlich) erhalten. Bei Paprika ändert sich die rote Farbe in Dunkelbraun bis Schwarz. Lichtzutritt oder zu warme Lagerung führen bei länger lagernden Gewürzen zur Ranzigkeit, Luftfeuchten $\geq 70\%$ zu Schimmelpilzbefall (*Aspergillus, Rhizopus, Penicillium*). Gewürze mit Schimmelpilzen sind an einem muffig-dumpfen Geruch zu erkennen.

Vorwiegend bei Blattgewürzen ist ein Milbenbefall nicht selten. Außerdem können Gewürze noch von anderen tierischen Schädlingen, wie Brotkäfer, Buckelkäfer, Messingkäfer, Diebskäfer, Dörrobstmotte und Kakaomotte, befallen werden.

Unsachgemäß gelagerte Gewürze weisen in der Regel auch einen hohen Keimgehalt auf. Sensorisch veränderte Gewürze oder Gewürze mit Schädlingsbefall sind genußuntauglich.

Literatur

Askar, A., und Bieling, H. J. (1976): Geschmacksverbesserung von Lebensmitteln. Alimenta **15**, 3.

Flemming, R. (1983): Nitratgehalt von Gewürzmischungen und anderen pflanzlichen Zutaten. Fleischwirtschaft **63**, 1046.

Gerhardt, U., und Ladd Effio, J. C. (1983): Rückstandsverhalten von Ethylenoxid in Gewürzen. Fleischwirtschaft **63**, 606.

Gerhardt, U., und Schröter, A. (1983): Rosmarinsäure, ein natürlich vorkommendes Antioxidans in Gewürzen. Fleischwirtschaft **63**, 1628.

Herrmann, K. (1981): Die antioxidative Wirkung von Gewürzen. Dtsch. Lebensmittelrundschau **77**, 134.

Oberdieck, R. (1981): Geschmacksverstärker. Fleischwirtschaft **61**, 217.

Thomann, R., Dietz, Ute, und Döllstädt, Rosemarie (1989): Herstellung und Einsatz keimreduzierter Gewürze. Fleisch **43**, 55.

Weber, H. (1983): Gewürzentkeimung. Fleischwirtschaft **63**, 1065.

8.4. Pökelwaren

Pökelwaren sind mit Nitritpökelsalz mittels verschiedener Pökelverfahren behandelte Fleisch-Rohlinge, die zum alsbaldigen Verbrauch bestimmt sind und entweder im rohen Zustand als Pökelfleisch, roh oder in gegartem Zustand als Pökelfleisch, gegart, in den Handel kommen. Als „*Rohling*" wird das je nach dem gewünschten Endprodukt ausgelöste und beschnittene Teilstück des Schlachtkörpers bezeichnet. Rohes Pökelfleisch soll eine gleichmäßige hell- bis dunkelrote Farbe aufweisen. Gepökeltes Schweinefleisch und Fleisch von jungen Tieren sind in der Regel heller als gepökeltes Rindfleisch und gepökeltes Fleisch von älteren Tieren.

Beispiele für Pökelfleischprodukte sind:

Pökelfleisch roh	– Pökeleisbein
	– Pökelzunge, roh
	– Schweinepökelkamm, roh
	– Rinderbrustfleisch, gepökelt.
Pökelfleisch gegart	– Pökeleisbein, gekocht
	– Rindersaftkeule, Kaßler-Art
	– Rinderzunge, gekocht
	– Schweinepökelfleisch, gekocht.

8.4.1. Pökelverfahren

Es werden drei Pökelverfahren unterschieden:

– Trockenpökelung
– Naß- oder Lakepökelung
– Schnellpökelverfahren (Syn.: Spritzpökelung, Injektionspökelung).

Die Entscheidung, welches Verfahren zur Anwendung gelangt, richtet sich nach dem herzustellenden Produkt. Oft werden auch zwei Verfahren kombiniert, so z. B. Trocken- und Lakepökelung bei der Herstellung bestimmter Dauerpökelwaren, Lake- und Spritzpökelung bei bestimmten Pökelwaren, roh, oder Halbdauerwaren.

- **Trockenpökelung**

Bei der Trockenpökelung wird der Fleisch-Rohling mit Nitritpökelsalz reichlich und fest eingerieben. Die Rohlinge werden in fugenlose, gut zu reinigende Pökelbehälter (bevorzugt wird Steingut oder Plaste) eingelegt, wobei zwischen die einzelnen Lagen nochmals Pökelsalz gestreut wird. Es erfolgen ein regelmäßiges Nachsalzen und Umschichten. Dem Pökelsalz werden oft Gewürze (Pfeffer, Wacholder, Ingwer) und Pökelhilfsmittel (Zucker, Trockenstärkesirup) zugesetzt. Je nach Masse wird zwischen 3 bis 8 Wochen gepökelt.

Da Pökelsalz nur in gelöster Form die beim Pökeln erwünschten biochemischen Reaktionen bewirkt, muß auch beim Trockenpökeln immer eine Lake vorhanden sein. Das Pökelsalz entzieht der Luft aufgrund seiner Hygroskopie Feuchtigkeit und dem Pökelgut Gewebswasser, es entsteht eine Naturlake. Beim Trockenpökeln ist ungelöstes Salz stets im Überschuß vorhanden, so daß die Naturlake immer eine gesättigte Salzlösung darstellt. Lakekonzentrationen über 16% NaCl führen zur Entquellung der Muskelfaser, es tritt vermehrt Gewebswasser mit darin gelösten Eiweißfraktionen aus. Das Fleisch wird unelastisch und hart. Die Salzpenetration geht langsam vor sich, Fettauflagerungen und Bindegewebe verzögern die Eindringgeschwindigkeit. Bei größeren Stücken (Knochenschinken) ist im Anschluß an die Pökelung eine „Durchbrennzeit" (Anpassung der unterschiedlichen Salzkonzentrationen) unerläßlich. Ohne diese Angleichung kommt es nicht nur zu sensorisch feststellbaren Mängeln, sondern auch zu einer mikrobiologischen Instabilität der Fertigware. Eine Trockenpökelung ist insbesondere bei großstückiger Pökelware vorteilhaft, da sich bei Beachtung des ständigen Überschusses an ungelöstem Salz immer eine gesättigte Lake einstellt, die zu einer optimalen Salzpenetration bei gleichzeitiger Wasserabgabe im Pökelgut führt. Der für eine mikrobiologische Stabilität notwendige a_W-Wert von $\leq 0,95$ kann dadurch erreicht werden.

Die mit der Entquellung der Muskelfasern verbundene Wasserabgabe führt zu relativ hohen Produktionsverlusten. Kleinstückiges Pökelgut wird leicht hart und strohig, es kann zu Über- oder Untersalzungen kommen.

- **Naß- oder Lakepökelung**

Das Pökelgut wird in glattwandige, gut zu reinigende Pökelbehälter aus Steingut, Plaste oder Chromnickelstahl eingelegt und mit der Lake bedeckt. Die Lakestärke richtet sich nach dem Endprodukt. Im allgemeinen gilt, daß für Pökelware mit geringer Masse Lakekonzentrationen von 12 bis 15% ausreichen, während großstückiges Pökelgut Lakekonzentrationen um 25% verlangt.

Das Masseverhältnis Lake : Pökelgut soll etwa 1 : 1 betragen. Verschiebt sich dieses Verhältnis zugunsten des Pökelgutes, so ist infolge der Wechselwirkung zwischen Kochsalz und Gewebe eine rasche Verdünnung der Lakekonzentration zu erwarten. Hinzu kommt eine Anreicherung der Lake mit wasserlöslichem Eiweiß, so daß günstige Bedingungen für ein bakterielles Wachstum entstehen. Die Konzentration der Lake ist bei der Naßpökelung während der gesamten Pökeldauer regelmäßig mittels Lakemesser oder Aräometer zu kontrollieren, erforderlichenfalls ist nachzusalzen.

Der pH-Wert einer frischen Lake nach dem Einlegen der Pökelstücke liegt zwischen 6,0 und 6,3. Eine solche Lake hat einen Gesamtkeimgehalt von durchschnittlich 10^5 Keimen/ml (10^3–10^6 Keime/ml). Gebrauchte, aber noch einwandfreie Altlaken weisen einen Keimgehalt von 10^6–10^7, instabile Laken einen Keimgehalt von 10^7–10^8 und faulige Laken meist einen Keimgehalt von über 10^8 Keimen/ml auf. Frisch bereitete Spritzlaken sollen einen Keimgehalt $\leq 10^4$ Keime/ml haben. Etwa in der Reihenfolge der Häufigkeit ihres Nachweises finden sich Mikrokokken, Laktobakterien, *Vibrio*, Streptokokken, Hefen, Pseudomonaden, *E. coli*, *Bacillus*, *Aerobacter*, Corynebakterien, *Proteus*, *Pediococcus*, Flavobakterien, Schimmelpilzsporen und Clostridien in den Laken. In Keimzahlen über 10^4/ml sind meist Streptokokken und *Vibrio* anzutreffen, zwischen 10^2 und 10^4/ml Laktobakterien, Pseudomonaden, Hefen und unter 10^2/ml alle anderen genannten Keime. Ein Verderben der Lake („Umschlagen") beginnt mit dem Ansteigen des pH-Wertes ($\geq 6,5$). Eine verdorbene Lake ist an der Schaumbildung und an einem abweichenden, süßlich-fauligen Geruch zu erkennen.

Lakekonzentrationen bis etwa 15% führen zur Quellung der Muskelfaser; die gepökelte Ware kann während der Pökelung an Masse zunehmen, die Konsistenz wird weich, saftig und zart. Höhere Konzentrationen sind mit Entquellung, Masseverlust und einer trockenen, harten Konsistenz verbunden (siehe Trockenpökelverfahren). Durch Variation der Lakekonzentration und Pökeldauer können der Pökelvorgang und die Qualität des Endproduktes in gewissem Umfang gesteuert werden. Die Vorteile der Naßpökelung sind besonders bei der Pökelung kleinstückiger Pökelware deutlich.

Für Pökelgut mit großer Masse (Knochenschinken, Rollschinken) ist eine Lakepökelung nur in Kombination mit der Trockenpökelung zu empfehlen.

Verwendung von Altlaken: Gepflegte, hinsichtlich der Salzkonzentration regulierte und sensorisch einwandfreie, gebrauchte Laken („Altlaken") werden oft wiederverwendet. Die in diesen Laken vorhandene, an das Pökelsalz adaptierte Bakterienflora ist in der Regel nur schwach proteolytisch und deshalb aromatisierend (Anreicherung von Polypeptiden, Peptonen und Aminosäuren) sowie nitritase- und katalaseaktiv. Sie trägt zu einer schnellen und stabilen Umrötung bei. Vor der Wiederverwendung soll die Altlake filtriert werden. Werden Altlaken mehrmals verwendet, so kann es allerdings trotz Regulierung der Salzkonzentration infolge einer zu großen Aktivität an Enzymen zu Geschmacksabweichungen im Pökelgut (Altgeruch, Geschmack nach altem Pökel) kommen. Die Verwendung von einwandfreien Altlaken zur Naßpökelung ist in lebensmittelhygienischer Hinsicht nicht zu beanstanden. Altlaken sollten aber nicht für das Spritzpökelverfahren verwendet werden. Auch Aufbereitungsverfahren, wie Zentrifugieren, Filtrieren und Aufkochen sind keine Gewähr für einen unbedenklichen Einsatz als Spritzpökellake.

- **Schnellpökelverfahren**

Das Spritzpökelverfahren (Muskelspritzverfahren), das bereits Ende des 19. Jahrhunderts entwickelt wurde, dient in erster Linie dazu, den zeitlichen Ablauf der Salzpenetration zu verkürzen. Mittels Injektionsnadeln, die mehrere seitliche Bohrungen aufweisen, wird 12 bis 18%ige Pökelsalzlake möglichst gleichmäßig im Rohling verteilt. Das Verfahren reicht aber in der Regel nicht aus, um eine fehlerfreie Pökelung zu gewährleisten, deshalb wird das Spritzverfahren meist mit der Lakepökelung kombiniert. Durch diese Kombination läßt sich die Pökeldauer erheblich verkürzen, insbesondere bei Stücken geringer Masse, wie Lachs- oder Nußschinken, Kaßler-Kotelett oder Zunge. Die notwendige Pökelzeit reduziert sich hierbei von 8 auf etwa 2 Tage. Das Verfahren wurde für die industrielle Fleischverarbeitung mechanisiert und automatisiert. Injektionsautomaten arbeiten mit Mehrnadelsystemen (20–100 Nadeln); dabei können die Lakekonzentration und die Lakemenge eingestellt werden.

Der bei manchen Systemen vorhandene Rücklauf der überschüssigen Lake ist aus lebensmittelhygienischer Sicht nicht unbedenklich. Die Überschußlake spült die besonders keimhaltige Oberfläche der Rohlinge ab und reichert sich daher in kurzer Zeit bakteriell an. Diese Rücklaufsysteme gehören zu den kritischen Punkten der Betriebshygiene und sollten daher verstärkt überwacht werden.

Eine besondere Variante der Spritzpökelung ist das *Aderspritzverfahren*. Eine 12 bis 15%ige Pökellake wird unter Druck in die *Arteria (A.) ilica externa* bzw. *A. femoralis* gepreßt. Dabei wird eine Verteilung über das arterielle Gefäßsystem angestrebt. Das Aderspritzverfahren wird heute kaum noch angewandt, da es nicht mechanisierbar und ein Erfolg von bestimmten Voraussetzungen abhängig ist.

Das Verfahren ist nur anwendbar, wenn

- großstückiges Pökelgut (Knochenschinken) hergestellt werden soll,
- das arterielle Gefäßsystem unverletzt ist,
- der *Rigor mortis* eingetreten ist,
- das Fleisch einen gewissen „Stand" hat. Weiches Fleisch (PSE-Charakter) eignet sich nicht, da die mittleren und kleineren Arterien zusammengepreßt werden.

Das Aderspritzverfahren reicht als alleiniges Pökelverfahren nicht aus, es muß mit der Lakepökelung kombiniert werden. Trotz aller Unterschiede in der Verfahrensführung gibt es Gemeinsamkeiten im Ablauf des Pökelvorgangs:

- Der pH-Wert, der in den einzelnen Fleischteilen unterschiedlich ist, fällt tendenziell in der ersten Pökelwoche um 0,5 bis 0,6 Einheiten ab, danach steigt er um 0,1 bis 0,2 Einheiten wieder an.
- Die Gesamtkeimzahl liegt bei kleinstückigem Pökelgut höher als bei großen Stücken. In der Randzone sind mehr Keime vorhanden als im Kern. Während der Pökelung steigen die Keimzahlen in der Randzone stärker als im Kern.
- Das angestrebte Gleichgewicht zwischen Lake und Pökelgut hinsichtlich des Wasser- und Kochsalzgehaltes wird beim Wasser früher erreicht. Es besteht ein Konzentrationsgefälle des Kochsalzes zwischen Lake, Rand- und Kernzone des Fleisches.
- Nitrit wandert in ähnlicher Weise wie Kochsalz in das Pökelgut ein. Der Nitritabbau beginnt in den Randzonen schneller und ist intensiver als im Kern.
- Der Pökelprozeß soll bei Temperaturen von 4 bis 8 °C durchgeführt werden. Bei großstückiger Ware muß die Temperatur solange unter 5 °C liegen, bis eine Salzkonzentration um 5% erreicht wurde; bei kleinstückiger Ware, insbesondere in Kombination mit Spritzpökelung, kann die Temperatur 6 bis 8 °C betragen.

• Weiterentwicklung bei Pökelverfahren

Die herkömmlichen Pökelverfahren wurden mit dem Ziel

- Verringerung der Produktionsverluste,
- Verbesserung der Qualität,
- Verkürzung der Pökeldauer

weiterentwickelt, wozu vorwiegend

- Zusätze zur Lake und zum Pökelgut (Pökelhilfsstoffe) und
- physikalisch-mechanische Behandlungsverfahren

Anwendung finden.

Pökelhilfsstoffe: Zucker ist ein seit langem bekannter und bewährter Zusatz zur

Pökellake. Er wird als Weißzucker, Rohrzucker, Honig, Sirup bzw. Trockenstärkesirup zugesetzt und wirkt in mehrfacher Weise positiv bei der Pökelung. Daneben werden Ascorbinsäure bzw. Na-Ascorbat, Natriumsalze von Genußsäuren, Di- und Oligophosphate sowie Glycin und Histidin eingesetzt. Letztere sind Aminosäuren, deren Zusatz zur Pökellake die Umrötung und Farbintensität des Pökelrots insbesondere in den pH-Wert-Bereichen verbessert, die sonst zu Farbfehlern führen ($> 6,4$).

Physikalisch-mechanische Behandlungsverfahren arbeiten nach dem Prinzip, Energie zu erzeugen und auf das Pökelgut oder die Pökellake zu übertragen. Durch Anwendung von Unterdruck, Überdruck, Schallwellen, Vibration, freien Fall, Reibung, Schlag oder Quetschung wirken Kräfte unterschiedlicher Stärke auf das Pökelgut ein. Die eingetragenen Energien destruieren mehr oder weniger das Muskel- und Bindegewebe. Entstehende Strukturveränderungen äußern sich zunächst in der teilweisen Zerstörung der Muskelzellwand, verbunden mit Austreten von Zellsaft in das Zwischenzellgewebe, in Zusammenhangstrennungen der Kittsubstanz und in einer Auflockerung des Kollagens. Danach kommt es zu makroskopisch sichtbaren Veränderungen, zur Quellung, zum Austreten von Eiweißfraktionen auf die Oberfläche und zu Zusammenhangstrennungen. Mit diesen strukturellen Veränderungen sind wesentliche Veränderungen im biochemischen Verhalten des Fleisches verbunden. Insbesondere erhöhen sich die Wasserbindefähigkeit und die Quellfähigkeit der Muskulatur. Durch die Auflockerung der Struktur und die teilweise Destruktion kommt es zu einem schnelleren Ausgleich der Konzentration von Salz und Wasser und damit zu einer Verkürzung der Pökeldauer.

Beim **Vakuumpökelverfahren** wird im Pökelbehälter zunächst ein Vakuum erzeugt. In das teilweise evakuierte Pökelgut soll nach Lösen des Vakuums die Pökellake schneller eindringen, wobei bei manchen Vorrichtungen noch ein zusätzlicher Überdruck erzeugt wird. Durch das Evakuieren und Lösen des Vakuums, oft in mehreren Intervallen durchgeführt, kommt es zu strukturellen Veränderungen.

Im **Schallpökelverfahren** wird ein Schallerzeuger auf dem Boden des Pökelbehälters angebracht. Die Schwingungsenergie fördert das Eindringen der Lake in das Gewebe. Ähnlich wie beim Vakuumverfahren kommt es zu strukturellen Veränderungen, es dominiert bei beiden Verfahren aber die Verkürzung der Pökeldauer.

Bei den **Tumbelverfahren** wird das Pökelgut in rotierenden Trommeln behandelt, die um eine senkrecht oder waagerecht stehende Achse rotieren. Tumbelgeräte, die um eine waagerechte Achse rotieren, nutzen die Aufprallenergie des freien Falls (Prinzip der Betonmischmaschine), während bei den Geräten, die um eine senkrechte Achse rotieren, die Reibungsenergie (Massagewirkung) verwendet wird. Insbesondere für kleinstückiges Pökelgut ohne Knochen, zur Behandlung von Fleischteilen, die zur Herstellung von Formschinken oder als Einlagen in Brühwürste Verwendung finden, eignet sich das **MPA-Verfahren** (Mechanische-Protein-Aktivierung). Bei diesen Geräten wirken Druck- und Scherkräfte auf das Fleisch ein und führen zu Quetschungen und teilweise Zerreißungen im Gewebe. Dadurch wird Eiweiß freigesetzt, das Fleisch wird weich und brüchig (starke Quellwirkung).

Kleinere Fleischteile können auch in **Knethebelmengern** behandelt werden. Hier wirken kombinierte Kräfte (Reibung, freier Fall und Quetschung) auf das Pökelgut ein. Die Behandlungsdauer beträgt 30–45 min.

Das intensivste Behandlungsverfahren mit der kürzesten Behandlungszeit stellt gegenwärtig das **Vibrations-Tumbel-Verfahren** dar. Hierbei wird durch eine Unwucht kinetische niederfrequente Schwingungsenergie erzeugt, die in kurzer Zeit (5–10 min) zu den gewünschten Effekten im Fleisch führt.

Bei Anwendung der beschriebenen Verfahren sind technologische und qualitative Verbesserungen zu erwarten. In lebensmittelhygienischer Hinsicht sind mit diesen Vorrichtungen behandelte Fleischteile im Vergleich zu traditionellen Pökelverfahren mikrobiologisch instabiler. Die Ursachen dafür liegen

– in einer Temperaturerhöhung des Fleisches während der Behandlung (1–5 °C),
– in dem infolge verbesserter Wasserbindung erhöhten a_W-Wert,
– darin, daß für Bakterien wichtige Nährstoffe in die wäßrige Phase übergeführt werden,
– in der für eine Bakterieneinwanderung günstigen, offenen Struktur.

8.4.2. Fehler bei Pökelwaren

- **Verfärbungen**

Einwandfrei durchgepökeltes Fleisch muß eine gleichmäßige rote Farbe aufweisen, die beim Kochen etwas aufhellt, aber deutlich und stabil rot bleibt. Ungleichmäßige Farbtöne, insbesondere bei größeren Fleischstücken, weisen auf eine ungleichmäßige Fleischbeschaffenheit hin, die meist bei Fleisch mit PSE-Charakter auftritt. Die PSE-Beschaffenheit betrifft in der Regel nicht alle Muskeln gleichmäßig. Stärker veränderte Muskeln weisen nach der Pökelung ein helleres Rot und eine mangelhafte Farbintensität auf. Das gebildete Pökelrot ist zwar kochfest, der Farbton erscheint bei PSE-Fleisch nach dem Kochen jedoch blaßrosa. Ein roter Rand mit grauem Kern deutet auf ein unzureichendes Durchpökeln hin. In der Regel ist hierbei die Pökeldauer nicht ausreichend. Da Nitrit etwa mit gleicher Geschwindigkeit wie Kochsalz in das Fleischinnere penetriert, sind solche Pökelwaren zugleich unzureichend gesalzen und dementsprechend mikrobiologisch instabil.

Grünverfärbungen können unterschiedliche Ursachen haben. Wird der für eine optimale Umrötung notwendige pH-Wert-Bereich 5,6–5,4 zu schnell durchschritten (PSE-Fleisch oder bakterielle Säuerung) kommt es zu einem instabilen Nitroso-Myoglobin, das mit dem Luftsauerstoff reagiert. Dabei wirken Enzyme bestimmter Bakterienarten (Laktobakterien) fördernd. Überwiegen die Met-Myoglobin-Verbindungen, erscheint die Farbabweichung grau bis graugrün. Diese Verfärbungen sind meist in den Randzonen zu beobachten.

Bei größeren Pökelfleischstücken, insbesondere mit Knochenanteil, kann es zu Vergrünungen im Kern, meist in der Nähe der Knochen und Gelenke kommen, während die Randzonen einwandfrei umgerötet sind. Als Ursache wird hierbei eine Diffusion von Blut oder Blutfarbstoffen angesehen. Es besteht die Vorstellung, daß eine bestimmte Blutmenge beim Rigor mortis in das Knochenmark abgedrängt wird und nach Lösen der Totenstarre in das umgebende Gewebe zurückdiffundiert. Dabei wird auch der pH-Wert leicht angehoben. Weiterhin scheinen Beziehungen zum Keimgehalt des Knochenmarks zu bestehen, denn sehr viele im Kern grünverfärbte Pökelwaren weisen einen mikrobiell bedingten, abweichenden Geruch auf.

Beurteilung: Zeigen Pökelwaren mit gering ausgeprägten Verfärbungen keine Abweichungen im Geruch und Geschmack, sind sie nach sorgfältiger Prüfung (im Zweifelsfalle bakteriologische Untersuchung) als genußtauglich zu beurteilen. Pökelwaren mit grauem Kern (ungenügende Durchpökelung) sind nicht lagerfähig. Pökelfleisch mit deutlicher Grünfärbung ist unabhängig vom Ergebnis der bakteriologischen Untersuchung genußuntauglich.

- **Stickigkeit**

Die Stickigkeit, die mit Farb-, Konsistenz-, Geruchs- und Geschmacksabweichungen einhergeht, ist eine nicht bakteriell bedingte, sehr schnell ablaufende Reifung. Sie ist bereits in der Rohware vorhanden. Die Ursache ist in einer nicht genügenden Abkühlung des Fleisches nach dem Schlachten zu sehen (s. Kapitel 6.7.1.).

Die endgültige Beurteilung soll erst nach mindestens zweitägiger Lüftung unter Kühlbedingungen erfolgen. Stickiges Pökelfleisch mit geringen Geruchs- und Geschmacksabweichungen ohne Konsistenzveränderung kann als wertgemindert beurteilt werden. Konsistenzveränderungen und nach der Lüftung noch deutlich wahrnehmbare Geruchsabweichungen führen stets zur Untauglichkeit.

- **Fäulnis**

Eine beginnende Fäulnis mit geringen Abweichungen in der Konsistenz, im Geruch oder Geschmack wird häufig als **Stichigkeit** oder **Stich** bezeichnet. Die Fäulnis ist die häufigste Verderbniserscheinung bei Pökelwaren. Ihr kann vorgebeugt werden, wenn bei der Pökelung die beiden Grundforderungen an die Herstellung und Verarbeitung von Fleisch und Fleischwaren, nämlich die weitgehende Einschränkung einer bakteriellen Kontamination des Rohstoffes und die Verhinderung der Vermehrung von Mikroben während der Verarbeitung, eingehalten werden. Eine sorgfältige Rohstoffauswahl, die früher mit Recht als Voraussetzung für eine sichere Pökelung galt, ist unter den heutigen, in vielen Ländern üblichen Produktionsbedingungen nur noch beschränkt möglich. Durch die räumliche und personelle Trennung der Stufen Aufkauf, Schlachtung, Kühlung, Lagerung, Transport und Zerlegung ist dem Pökelwarenhersteller eine Rohstoffauswahl, mit Ausnahme von mit sichtbar groben Mängeln behaftetem Fleisch (z. B. sulzig-wäßrige Beschaffenheit, deutliche DFD-Fleischqualität), nicht mehr möglich. Die Verhinderung der Fäulnis bei Pökelwaren muß daher in erster Linie die Schaffung von Bedingungen beinhalten, die eine Vermehrung von Bakterien auf oder im Pökelgut hemmen. Das ist im wesentlichen nur durch eine entsprechende Temperaturführung und Senkung der Wasseraktivität im Pökelgut zu erreichen. In vielen Fleischstücken liegt bereits zu Beginn des Pökelprozesses ein Keimgehalt von etwa 10^3/g vor. Da relativ oft pH-Werte von über 6,0 in einzelnen Muskelpartien vorliegen und die Transportkerntemperaturen um 10 °C betragen, kann ein weiterer Keimanstieg zunächst nur durch entsprechende Temperaturführung vermieden werden. Pökeltemperaturen zwischen 8 und 10 °C, in den Sommermonaten mitunter bis 15 °C ansteigend, müssen unter den beschriebenen Voraussetzungen als zu hoch und zu risikoreich angesehen werden. Zu hohe Anfangstemperaturen im Pökelraum sind als die wichtigsten Ursachen der Fäulnis von Pökelwaren anzusehen. Bis zur vollständigen Durchsalzung sind daher Pökelraumtemperaturen um 5 °C anzustreben.

Erst wenn ein a_W-Wert $\leq 0,96$ erreicht wurde, ist eine Vermehrung der Enterobakterien oder Clostridien sicher gehemmt, auch wenn die Temperatur bei der anschließenden Lagerung oder Räucherung über 15 °C ansteigt.

In Fäulnis übergegangenes Pökelfleisch zeigt bei Außen- oder Oberflächenfäulnis ein grau-grünliches bis grau-weißliches Aussehen und fühlt sich feucht und klebrig an. Die Fäulnis dringt entlang der Bindegewebszüge in das Fleischinnere vor. Beginnt die Fäulnis im Inneren des Pökelfleisches, so sind neben Verfärbung oft Zusammenhangstrennungen infolge Gasbildung zu bemerken. In beiden Fällen ist der Geruch deutlich verändert. Je nach Fäulnisgrad und den vorwiegend beteiligten Bakterienarten ist ein muffig-modriger oder süßlich-fauliger Geruch wahrnehmbar.

Beurteilung: Pökelfleisch mit beginnender oder fortgeschrittener Innen- oder Außenfäulnis ist verdorben und genußuntauglich.

- **Gesundheitsschädigungen durch Pökelfleisch**

Die früher immer wieder vorkommende *Nitritvergiftung* durch Genuß von Pökelware ist dank der ausschließlichen Verwendung von Nitrit in Form von vorgemischtem Nitritpökelsalz kaum noch zu beobachten.

Von Tieren auf den Menschen übertragbare Bakterienarten, die zu Erkrankungen führen können, wie Salmonellen, Tuberkulosebakterien, Rotlauferreger oder Brucellen, werden durch die Pökelung nicht sicher abgetötet. Sie überdauern den Pökelprozeß über 2–4 Wochen. Im Fleisch vorkommende Parasiten werden bei 12–15% Pökelsalzkonzentration in der Lake in wenigen Tagen abgetötet. Das trifft für die widerstandsfähigeren Sarkosporidien jedoch nicht zu. In seuchenprophylaktischer Hinsicht ist die Tatsache von Bedeutung, daß wichtige Tierseuchenerreger, wie MKS- oder Schweinepestviren, durch die Pökelung nicht zuverlässig abgetötet werden.

Literatur

FÄHNLE, H. J. (1982): Zur Bedeutung von Temperatur und Zuckeranteil bei der Herstellung roher Pökelwaren. Diss., Hohenheim.
HAMM, R. (1972): Kolloidchemie des Fleisches. Paul Parey, Berlin (West).
HECHELMANN, H., LÜCKE, F. K., und LEISTNER, L. (1980): Mikrobiologie des Rohschinkens. Mitteilungsblatt der Bundesanstalt für Fleischforschung Kulmbach Nr. **68**, 4059.
KRYLOWA, N. N. (1977): Biochemie des Fleisches. VEB Fachbuchverlag, Leipzig.
LEISTNER, L. (1958): Bakterielle Vorgänge bei der Pökelung von Fleisch. Fleischwirtschaft **10**, 226.
LEISTNER, L. (1959): Keimarten und Keimzahl bei Pökellaken. Fleischwirtschaft **39**, 726.
LIEPE, H.-U., und SCHEFFOLD, A. (1978): Probleme und Methoden der Pökelwaren-Herstellung. Fleischwirtschaft **58**, 1294.
RIECK, H. (1982): Verfahren zur Herstellung von Rohpökelware. Patent-Offenlegungsschrift DE 3114913 A 1, Deutsches Patentamt München.
SCHIEFER, G., und SCHÖNE, R. (1978): Herstellung von Pökelwaren unter Anwendung von Starterkulturen. Fleisch **32**, 215.
TERPLAN, G. (1969): Biologische, chemische und physikalische Vorgänge bei der Herstellung von gepökelten und gereiften Fleischwaren. Habil.-Schrift, München.
WIRTH, F. (1981): Starterkulturen bei rohen Pökelfleischerzeugnissen. Mitteilungsblatt der Bundesanstalt für Fleischforschung Kulmbach **71**, 4490.

8.5. Räucherwaren

Räucherwaren werden unterteilt in Heißräucherwaren und Kalträucherwaren. Heißräucherwaren werden als Fleisch-Rohlinge hergestellt, die zunächst gepökelt und darauf einer Garung und Heißrauchbehandlung unterzogen werden. Kalträucherwaren werden aus Fleisch-Rohlingen hergestellt, die zunächst gepökelt und darauf einer Reifung und Kaltrauchbehandlung unterzogen werden (Tabelle 8.5.).

8.5.1. Heißräucherwaren

Das Sortiment der Heißräucherwaren umfaßt unter anderem:

– Kochschinken
– Kernsaftschinken
– Blattsaftschinken
– Formschinken
– verschiedene Kaßler-Arten (Abb. 8.8. und 8.9.).

Tabelle 8.5.: Ausgewählte Kennwerte von Heiß- und Kalträucherwaren

	Heißräucherware	Kalträucherware
Haltbarkeit	begrenzt lagerfähig	lagerfähig
a_w-Wert	$\geq 0{,}98$	$\leq 0{,}96$
NaCl %	2,5–3,0	4–8
Keimzahl/g	10^3–10^5	10^2–10^7 (je nach Verfahren)
Keimart (vorwiegend)	aerobe Sporenbildner	Mikrokokken, Laktobakterien
optimale Lagertemperatur (°C)	4–6	8–12
pH-Wert	5,7–6,0	5,7–5,4

Räucherware   287

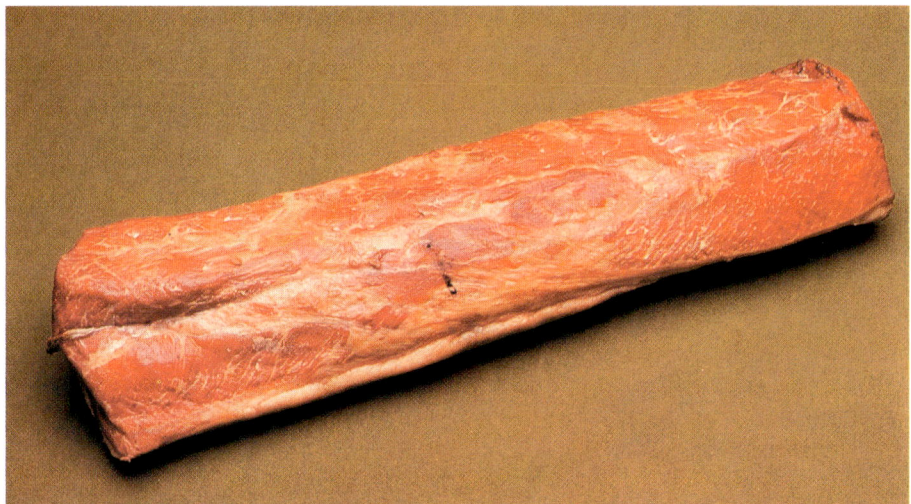

Abb. 8.8. Geselchter Schweinerücken (heißgeräuchert).

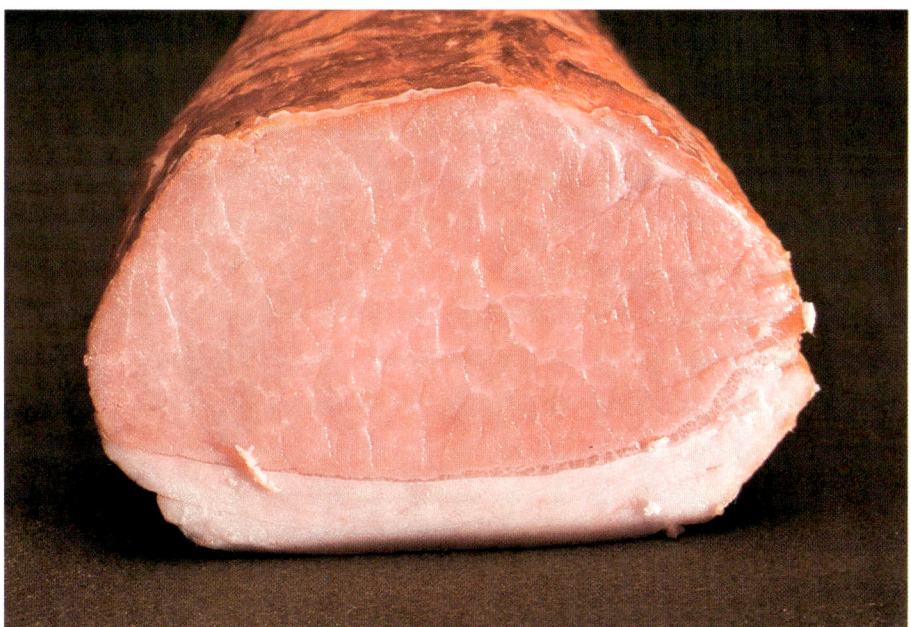

Abb. 8.9. Geselchter Schweinerücken, blaßrosa Pökelfarbe, 20% Fettauflage zulässig.

Beschaffenheit: Heißräucherwaren weisen eine trockene Oberfläche auf, während der frische Anschnitt feucht sein kann. Wasserlässigkeit im Anschnitt gilt dagegen als Fehler. Die Farbe der Muskulatur ist hell- bis blaßrosa, die Konsistenz soll zart und saftig sein. Der Geruch ist schwach rauchig und der Geschmack aromatisch mit Pökelfleischnote.

Rohstoffauswahl: Für Heißräucherwaren eignet sich Fleisch junger und hellfleischiger Schweine mit einem Mastendgewicht von 95 bis 110 kg. Das Fleisch muß gut durchgekühlt sein und soll weder PSE-Charakter (hoher Garverlust, zäh, trocken) noch DFD-Charakter (mangelhafte Lagerfähigkeit, hoher pH-Wert) aufweisen.

8.5.1.1. Herstellungsverfahren

In der Regel werden die Rohlinge und Fleischteile einer Spritzpökelung, kombiniert mit einer kurzzeitigen Lakepökelung, unterzogen. Die ausschließliche Lakepökelung der Kochschinkenrohlinge wird nur noch selten angewandt. Für Formschinken vorgeschnittene Fleischteile werden nur trockengepökelt. Bei ausschließlicher Lakepökelung müssen Kochschinkenrohlinge nach dem Pökeln bei Temperaturen von 4–6 °C einige Tage „durchbrennen". Die Durchbrennphase dient dem Ausgleich der Salzkonzentration, gleichzeitig beginnen Reifungsvorgänge, die die Konsistenz und das Aroma verbessern. Die anschließenden Gar- und Heißrauchverfahren gestalten sich unterschiedlich.

Kaßler-Arten (z. B. Kaßlerkamm, Kaßlerkotelett) werden im heißen Rauch gleichzeitig gegart und geräuchert. Im Inneren behält Kaßler noch weitgehend einen Rohfleischcharakter. Die Erhitzung führt nicht zur Inaktivierung aller vegetativen Mikrobenformen. Gegenüber den anderen Heißräucherwaren besitzt Kaßler die geringste Haltbarkeitsdauer.

In kleinen Betrieben wird mit dem „offenen Buchenholzfeuer" gearbeitet. Buchenscheite, mit Spänen vermischt, werden bei maximaler Luftzufuhr entzündet. Größere Betriebe verwenden Heißrauchanlagen mit unterschiedlicher Raucherzeugung.

Kochschinken und **Kernsaftschinken** (Ober- und Unterschale) sowie Blattsaftschinken (dickes Bugstück) werden wegen ihres großen Durchmessers im Wasserbad oder Dampfschrank vorgegart und danach heißgeräuchert.

Die Wahl des Pökelverfahrens und des Garverfahrens beeinflußt in hohem Maße Qualität, Ökonomie und lebensmittelhygienische Beschaffenheit des Kochschinkens. Es ergeben sich dabei folgende Beziehungen:

- Je kürzer die Lakepökelung, desto höher muß die Spritzpökelmenge sein, um den Mindestkochsalzgehalt von 2,5–3% zu erreichen.
- Eine hohe Fremdwassermenge fördert den Geleeabsatz, führt zu Farbfehlern und zur Kochsalzausschwemmung. Dadurch leiden die Qualität und Haltbarkeit.
- Bei gleichem Erhitzungseffekt führt eine kürzere Garzeit bei 85–90 °C zu einer stärkeren Kochschädigung als eine entsprechend verlängerte Garzeit bei 70–72 °C.
- Je geringer Fremdwasserzusatz und Gartemperatur, desto höher die Ausbeute und Qualität.
- Je fester die Wasserbindung, desto geringer die Kochsalzausschwemmung, desto besser die lebensmittelhygienische Beschaffenheit.
- Je länger die optimale Gartemperatur ohne Beeinträchtigung der Ausbeute und Qualität einwirken kann, desto besser die lebensmittelhygienische Beschaffenheit.

Die herkömmlichen Garverfahren bei Kochschinken (kurzzeitiges Ankochen und mehrstündiges Nachziehen bei 80 °C) führen zu hohen Garverlusten. Verbesserte *Verfahren der Kochschinkenherstellung* bedienen sich folgender Elemente:

- Verbesserung der Wasserbindung, Stabilisierung des Kochsalzgehaltes, Verringerung der Fremdwassermenge durch Kombination von Lake- und Spritzpökelung mit Tumbelverfahren.

- Verringerung der thermischen Belastung durch Änderung der Temperaturführung und Reduzierung der Gartemperaturen.

Zur Verringerung der thermischen Belastung und Senkung des C-Wertes werden gegenwärtig 4 Verfahren angewendet:

- Konstant-Temperatur-Garung im Wasserbad oder Niederdruck-Dampfgarschrank bei Temperaturen zwischen 70–72 °C.
- Selektives Stufenkochverfahren mit diskontinuierlicher Temperaturerhöhung der Umgebungstemperatur in Abhängigkeit von der Kerntemperatur.
- Die Low-rate-Erhitzung, beginnend bei ca. 35 °C Umgebungstemperatur mit stufenweisen 5°-Temperaturerhöhungen bis zur Kerntemperatur 68 °C.
- Delta-T-Kochung mit kontinuierlicher Temperaturerhöhung der Umgebungstemperatur in Abhängigkeit von der Kerntemperatur. Dabei gilt als optimale Temperaturdifferenz zwischen Kochgut und Umgebungswärme bei Kochschinken ein Wert von 25 °C und bei Formschinken von 10 °C.

Im Gegensatz zum konventionellen Garverfahren mit Ausbeuten zwischen 75–80% liegen diese bei verbesserten Garverfahren zwischen 95–98%.

Formschinken sind Heißräucherwaren, die nicht aus Fleisch-Rohlingen, sondern aus Fleischstücken unterschiedlicher Größe (walnuß- bis doppelfaustgroß) zusammengesetzt sind. Die Fleischstücke werden mit Pökelsalz (3%) versehen und anschließend ohne Fremdwasserzusatz getumbelt. Das dabei austretende freie Wasser löst das Pökelsalz. Nach dem Tumbeln wird die Masse in folienausgekleideten Schinken- oder Pastetenkästen gefüllt, gepreßt und 12–18 Stunden kühl gelagert (Durchbrennphase). Die Garung erfolgt unter Beachtung der maximalen Kerntemperatur von 65–68 °C und der Temperaturdifferenz von 8 °C, demnach einer maximalen Umgebungstemperatur von 73–75 °C. Die Ausbeute beträgt 98–100%. Formschinken kommen heißgeräuchert, aber auch ungeräuchert in den Handel.

8.5.1.2. Fehler bei Heißräucherwaren

- **Konsistenzfehler**

Wasserlässigkeit beim Anschneiden deutet auf eine zu hohe Menge Spritzpökellake (überspritzt) oder auf Fleisch mit PSE-Charakter hin. Im letzteren Fall kommen noch die Mängel „zäh" und „zu hell, ungleichmäßig umgerötet" hinzu. Feuchte, weiche Kernzone bei trockener, fester Randzone wird durch ungenügendes Durchgaren verursacht. Eine weiche, klebrige, aber zarte Konsistenz ist bei Verarbeitung von DFD-Fleisch zu erwarten. Zerfallende Scheiben sind bei Kochschinken meist die Folge eines nicht sachgerechten Zuschneidens des Rohlings (zu sehr zerschnitten, Hohlraumbildung), während dieser Fehler bei Formschinken auf eine ungenügende Proteinaktivierung (Tumbelfehler) schließen läßt.

- **Farbfehler**

Graue Zonen bei sonst guter Umrötung treten als Folge von Pökelfehlern auf (ungenügende Verteilung beim Spritzen, zu kurze Pökeldauer) und sind meist mit einer ungenügenden Kochsalzkonzentration in diesen Zonen gekoppelt. Eine Vergrauung des Anschnitts kommt durch instabiles Nitroso-Myoglobin zustande, nachdem es bei Luftzutritt zu Met-Myoglobin umgewandelt wurde.

Grünverfärbungen des Anschnitts haben bei Heißräucherwaren gleiche Ursachen wie bei Brühwurst (Oxydationswirkung des atomaren Sauerstoffs, der bei der Reduktion des bakteriellen Stoffwechselprodukts H_2O_2 durch Peroxidase frei wird). Bei Kochschinken ist der peroxidbildende, besonders hitzeresistente *Lactobacillus viridescens* vorwiegend bei Vergrünungen nachweisbar.

- **Fäulnis**

Durch mangelhafte Rohstoffauswahl, insbesondere bei Verarbeitung von schlecht ausgekühlten Rohlingen oder DFD-Fleisch, kann es bereits während der Pökelung zu bakteriell bedingtem Verderb kommen. In der Regel kommt es dabei zur Innenfäulnis. Bei ausreichend gegarter, aber nach der Garung schlecht gekühlter oder zu warm gelagerter Heißräucherware kann es ebenfalls zur Innenfäulnis kommen, wobei in der Regel *Clostridien* (*C. sporogenes, C. putrifaciens, C. bifermentans*), aber auch aerobe Sporenbildner beteiligt sind. Bei ungenügendem Durchgaren sind daneben Enterobakterien und Pseudomonaden feststellbar.

Auf ordnungsgemäß gegarter und kühlgelagerter Ware kann sich bei Überlagerung oder bei zu hoher relativer Feuchte im Kühlraum ein oberflächiges Bakterienwachstum entwickeln, das sich durch eine klebrige Beschaffenheit und einen muffigen Altgeruch manifestiert. Deutliche Geschmacksabweichungen treten auf. Bei folienverpacktem Aufschnitt (Kochschinken, Formschinken) kann es infolge Reinfektion während der Verpackung bei fehlerhaft gelagerter oder überlagerter Ware (Lagerdauer 14 Tage bei 4–6 °C) zu einer Säuerung durch Laktobakterien und *Brochothrix thermosphacta* kommen.

Beurteilung: Heißräucherwaren mit geringen bis mäßigen Konsistenz- oder Farbfehlern sind genußtauglich, aber wertgemindert. Hochgradige Fehler dieser Art, insbesondere in Zusammenhang mit anderen Mängeln, führen zur Genußuntauglichkeit. Heißräucherware mit beginnender oder fortgeschrittener Innen- bzw. Außenfäulnis ist genußuntauglich. Das gleiche gilt für gesäuerte Ware.

8.5.2. Kalträucherwaren

Alle Herstellungsverfahren von Kalträucherwaren beinhalten die drei Verfahrensstufen Pökeln, Reifen und Räuchern. Die mannigfache Sortimentsvielfalt der Kalträucherwaren läßt sich nach der anatomischen Zusammensetzung und tierartlichen Herkunft ordnen (Abb. 8.10.).

Geschlossene Schinken sind Schinken, deren natürlicher Muskelverband der Hinterhand fast vollständig erhalten ist und die von der Schwarte weitgehend umschlossen werden. Das beinhaltet, daß bei diesen Schinken der Knochen meist nicht entfernt wird. Beispiele: Holsteiner Katenschinken, Westfälischer Knochenschinken, Parma-Schinken, Virginia-Schinken, San Daniels, Landschinken.

Flachschinken sind beschnitten, sie umfassen aber mehr als ein Teilstück. Charakteristisch ist, daß die Schwarte nur an einer Seite anhaftet, der Schinken demnach eine offene Oberfläche aufweist. In diese Gruppe gehören die Spaltschinken mit und ohne Oberschale, die Kern- und Rollschinken.

Teilstückschinken umfassen alle Rohschinken, die nur aus einem Teilstück oder aus Teilen dieses Stückes hergestellt wurden (Tabelle 8.6.; Abb. 8.11. und 8.12.).

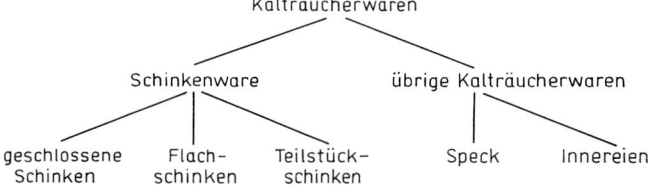

Abb. 8.10. Einteilung der Kalträucherwaren.

Tabelle 8.6.: Teilstückschinken

Bezeichnung	Verwendetes Teilstück
Nußschinken	M. quadriceps (Schwein)
Lachsschinken	M. longissimus dorsi ohne Faszie
Kammschinken	Kammstück vom Schwein oder Kammspeck
Frühstücksschinken	M. longissimus dorsi mit Faszie und Speck
Schinkenspeck	Hüftstück aus der Schweinekeule
Französischer Naturschinken	M. quadriceps

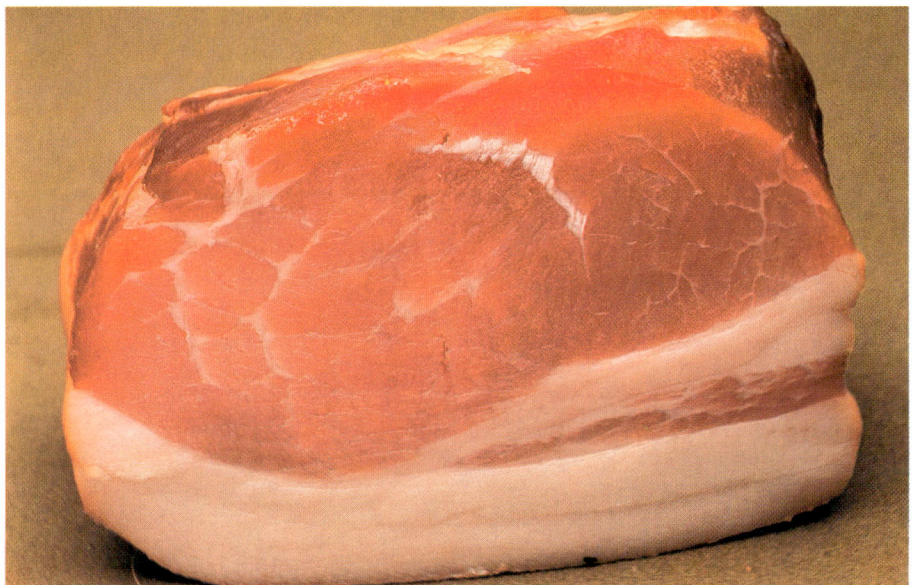

Abb. 8.11. Schinkenspeck, kräftige Pökelfarbe.

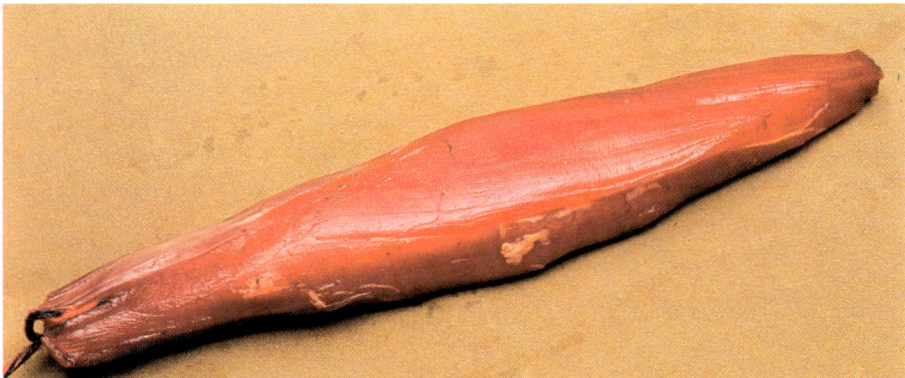

Abb. 8.12. Schweinefilet, gepökelt und kalt geräuchert.

Speck als Kalträucherware ist vorwiegend als Rücken- und Bauchspeck im Handel.

Von den **Innereien** wird fast ausschließlich die Rinderzunge als Kalträucherware verarbeitet.

Kalträucherwaren werden hinsichtlich ihrer Lagerfähigkeit und Genußreife nach den verschiedenen Herstellungsverfahren und Kennwerten (Tabelle 8.7.) während der Herstellung in Dauerwaren und Halbdauerwaren unterteilt (Abb. 8.13.). Halbdauerwaren sind nicht für eine Langlagerung geeignet. Bei längerer Lagerung besteht zwar nicht die Gefahr eines bakteriell bedingten Verderbens, aber es tritt ein relativ rascher Qualitätsabfall ein. Dauerwaren benötigen eine etwa dreimonatige Reife und sind für eine Langlagerung geeignet.

Die Reifung ist bei Kalträucherwaren im Gegensatz zur Rohwurst weniger bakteriell-enzymatisch, sondern vorwiegend zellulär-enzymatisch bedingt. Bei Reifungsvorgängen kommt es sowohl zu zellulären Destruktionen vorwiegend der Muskulatur, aber auch des Bindegewebes, die zu einer Verbesserung der Konsistenz (Zartheit) führen, als auch zum Umbau höhermolekularer zu niedermolekularen, aromaintensiven Verbindungen. Der pH-Wert sinkt während der Pökelung und Reifung von 5,6–5,8 auf etwa 5,2–5,4 ab. In diesem Bereich ist eine optimale Aktivität der lysosomalen proteolytischen Enzyme (vorwiegend des Cathepsin D) zu erwarten. Dadurch wird die durch das Kochsalz eingetretene teilweise Blockade der Proteaseaktivität wieder ausgeglichen.

Da die Wirkung der fleischeigenen Enzyme weiterhin temperaturabhängig ist, lassen sich die Reifungsvorgänge mit diesen drei Faktoren hinsichtlich ihrer Intensität und des zeitlichen Ablaufs steuern.

Tabelle 8.7.: Unterschiede in den Herstellungsverfahren von Halbdauer- und Dauerwaren

	Halbdauerware	Dauerware
Genußreife	sofort bis zu 3 Wochen	nach 3 Monaten bis zu 2 Jahren
Pökelverfahren	nur Lakepökelung oder kombinierte Lake-Spritzpökelung	nur Trockenpökelung oder kombinierte Trocken-Lakepökelung
Tumbelverfahren geeignet?	ja	nein
Schnellreifeverfahren möglich?	ja	nein
Starterkultureinsatz möglich?	ja	nein
Keimzahl/g	10^3–10^7	10^2–10^4
NaCl (%)	2,5–5	4–8
Masse des Rohlings	0,5–1,5 kg	$\geq 2,5$ kg
Pökelraumtemperaturen (°C)	6–8	≤ 5
Reifungstemperaturen (°C)	15–40	6–8
Rauchtemperaturen (°C)	20–25	10–12

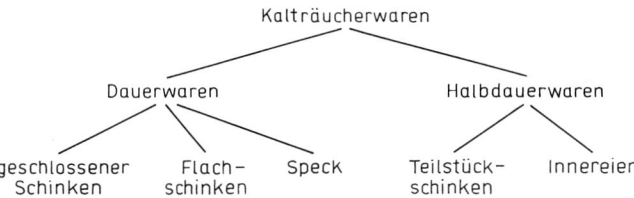

Abb. 8.13. Halbdauerwaren und Dauerwaren.

Dabei gelten folgende Grundregeln:

- Bei Halbdauerwaren soll die Reifung intensiv und in möglichst kurzer Zeit ablaufen, das bedingt hohe Reifungstemperaturen, relativ tiefen pH-Wert und mäßige Lakestärke. Die optimale Genußreife wird schnell erreicht und schnell überschritten.
- Bei Dauerwaren wird eine verzögerte Reifung mit geringer Intensität angestrebt, um den Zeitpunkt der Genußreife hinauszuschieben und das Stadium der Genußreife zu verlängern. Auf keinen Fall darf die Reifung vor abgeschlossener Durchbrennphase aktiviert werden.

8.5.2.1. Halbdauerwaren

Halbdauerwaren sind mildgesalzene Schinken von zarter Konsistenz, reif, mit deutlichem Raucharoma.

- **Rohstoffauswahl**

Für Halbdauerwaren ist das Fleisch junger Tiere zu wählen, das auf jeden Fall nach der Schlachtung gut durchgekühlt sein muß. Die Verarbeitung von PSE-Fleisch bringt keine Probleme hinsichtlich der Haltbarkeit und lebensmittelhygienischen Beschaffenheit. Konsistenz- und Farbmängel können allerdings auftreten (zäh, wenig farbintensiv). DFD-Fleisch ist zur Herstellung von Halbdauerwaren nicht zu verwenden, selbst ein Zusatz von pH-Wert-senkenden Starterkulturen mit Kohlenhydraten vermag den pH-Wert des Rohlings nicht zu beeinflussen. Um das Herstellungsverfahren zu beschleunigen und Substanzverluste zu vermeiden, werden Halbdauerwaren meist der kombinierten Lake-Spritzpökelung unterzogen (Lakestärke ca. 15%). Infolge des geringen Durchmessers und der Spritzpökelung kann das Durchbrennen entfallen, die Pökelung ist nach wenigen Tagen abgeschlossen. Die anschließenden Verfahrensstufen Reifung und Räucherung können getrennt oder in einem Arbeitsgang durchgeführt werden.

- **Schnellreifeverfahren**

Sie werden bei hohen Temperaturen (25–40 °C) durchgeführt. Bewährt haben sich Behandlungen der Rohlinge in einer 15%igen Lake über einige Stunden bei 40 °C oder eine 12- bis 18stündige intensive Warmrauchanwendung von zunächst 40 °C abfallend auf 25 °C. Schnellreifeverfahren erbringen eine gute Qualität bei geringen technologisch bedingten Verlusten.

Für alle Herstellungsvarianten von Halbdauerwaren gelten folgende Bedingungen:

- Bis zum Abschluß des Pökelvorganges sind Temperaturen von 6–8 °C einzuhalten.
- Die Spritzpökelmenge ist zu dosieren (Gefahr des Überspritzens). Fleisch mit mangelhafter Wasserbindung (PSE-Charakter) ist mit geringer Menge zu spritzen, dafür länger in Lake zu pökeln.
- Die in den folgenden Verfahrensstufen notwendige Temperaturerhöhung ist erst dann durchzuführen, wenn der Pökelvorgang abgeschlossen ist ($a_W \leq 0{,}98$). Damit kann der Anreicherung pathogener Mikroben vorgebeugt werden.
- Die bei der Reifung und Räucherung angewendeten Temperaturen sollen 15 °C nicht unterschreiten (verzögerte Reifung, Rohcharakter) und 40 °C nicht überschreiten (Kaßlercharakter).
- Die Rauchintensität soll hoch sein und die relative Feuchte im Bereich zwischen 80–90% liegen.

• Starterkultureinsatz

Seitdem bekannt ist, daß bestimmte Bakterien sowohl die Umrötung als auch das Aroma der Schinken positiv beeinflussen, wurde versucht, diese Effekte durch Zusatz von Reinkulturen zu steuern. Gegenwärtig sind in verschiedenen Ländern Starterkulturpräparate im Handel, die bei Kalträucherwaren

— das Aroma verstärken,
— die Umrötung beschleunigen und intensivieren,
— den pH-Wert senken sollen.

Eine Übersicht über die bei der Herstellung von Kalträucherwaren vorwiegend als Starterkulturen eingesetzten Bakterienarten ist aus Tabelle 8.3. ersichtlich (s. Kapitel 8.2.).

Beim Einsatz dieser Starterkulturen ist folgendes zu beachten:

— Die Kulturen sollen zusammen mit der Spritzpökellake injiziert werden. Ein Einsatz bei der Lakepökelung ist, abgesehen von *Vibrio costicolis*, wenig zuverlässig.
— Beim Einsatz von Starterkulturen sollen die Reifungstemperaturen mindestens 20 °C betragen.
— Wird eine pH-Wert-Absenkung angestrebt, ist der Spritzlake neben der entsprechenden Kultur Glucose oder Saccharose zuzusetzen.
— Ein Einsatz von Starterkulturen ist nur für die Herstellung von Halbdauerwaren zu empfehlen. Bei langlagernden Dauerwaren ist der Keimgehalt in jeder Phase so niedrig wie möglich zu halten, selbst Laktobakterien können hier zu unerwünschten Geschmacksveränderungen führen.

Die Gesamtzahl aerob wachsender Keime liegt bei Halbdauerwaren relativ hoch, zwischen 10^3 und 10^5 Keimen/g, bei Starterkulturverwendung bis zu 10^7 Keimen/g.

Nachzuweisen sind alle Bakterienarten, die auch in der Lake vorkommen, Enterobakterien meist nicht über 10 Keime/g. Infolge der offenen Struktur und der großen Oberfläche ist die Wasserabgabe im Rauch und bei der Lagerung recht hoch, so daß der a_W-Wert bald auf Werte um 0,96 absinkt, wodurch die Keimzahl deutlich reduziert wird.

8.5.2.2. Dauerwaren

Dauerwaren sind von fester Konsistenz, reif, mit vollem Fleischaroma und zurücktretendem Raucharoma.

• Rohstoffauswahl

Bei der Herstellung von Dauerwaren ist eine Rohstoffauswahl unabdingbar. Es eignet sich nur Fleisch von gesunden, ausgemästeten Tieren in gutem Ernährungszustand. Jede Streßbelastung der Tiere vor der Schlachtung ist zu vermeiden. Der Rohstoff sollte ebenfalls hinsichtlich einer ordnungsgemäßen Fleischreifung ausgewählt, erforderlichenfalls auf eine pH_1- und pH_2-Messung nicht verzichtet werden. Fleisch mit nicht ausreichenden Kerntemperaturen eignet sich ebensowenig wie Fleisch mit PSE- und DFD-Charakter.

Entscheidend für die Haltbarkeit und lebensmittelhygienische Beschaffenheit bei Dauerwaren ist die ordnungsgemäße Durchführung der Pökelung. Die Penetrationsgeschwindigkeit des Kochsalzes ist infolge des großen Durchmessers und der geschlossenen Struktur der Fleischstücke verzögert und ungleichmäßig. Der für eine Bakteriostase notwendige a_W-Wert wird erst nach einigen Wochen im Kern erreicht. Um ein Wachstum insbesondere von psychrotoleranten toxinbildenden Clostridien und anderen zur Tiefenfäulnis führenden Bakterienarten zu verhindern, sind Temperaturen von ≤ 5 °C in der Pökel- und Durchbrennphase unbedingt einzuhalten. Die Durchbrennphase ist abgeschlossen, wenn in allen Teilen ein a_W-Wert unter 0,96 erreicht wurde. Das entspricht etwa einem Kochsalzgehalt von 4,5%. Die anschließende Reifungsphase wird meist mit der Räucherung kombiniert, mit Ausnahme von bestimmten regionalen Dauerwaren, wie Parma-Schinken, der nicht geräuchert wird. Während der Reifung und Räucherung sollen die Temperaturen 10–12 °C nicht überschreiten. Die Rauchintensität wird schwach bemessen. Beim Katenrauchverfahren wird mit schwachem Rauch mehrere Wochen geräuchert, oder der Schinken wird in bestimmten Zeitabschnitten intervallgeräuchert. Für das Schwarzrauchverfahren werden dem Sägemehl Torf, Tannennadeln und Wacholdernadeln zugemischt.

- **Speck**

Rückenspeck wird einer Trockensalzung mit Kochsalz unterzogen. Er nimmt nur wenig Kochsalz auf (geringe Salzlöslichkeit wegen geringen Wassergehaltes), so daß auch bei längerem Einsalzen keine Gefahr des Übersalzens besteht. Vor dem Räuchern wird der Speck gewaschen, gewässert und luftgetrocknet. Geräuchert wird im schwachen Kaltrauch bis zur Gelbfärbung. Bauchspeck wird in einer etwa 20%igen Nitritpökelsalzlake gepökelt. Nach einer Pökeldauer von 14–21 Tagen wird nach Wässern gut vorgetrocknet und geräuchert.

8.5.2.3. Fehler bei Kalträucherwaren

- **Täuschung**

Eine irreführende Bezeichnung liegt vor, wenn Schinken mit Herkunftsbezeichnung (z. B. Parma-Schinken) in einem anderen Land hergestellt werden oder wenn Schinken fehlerhaft beschnitten sind (Westfälischer Schinken ohne Knochen). Dies gilt auch, wenn Teilstückschinken aus einem anderen Schlachtkörperteilstück hergestellt werden als vorgeschrieben oder wenn Lachsschinken z. B. nicht nur aus dem eigentlichen „Auge", dem M. longissimus dorsi, bestehen. Als Täuschung gilt unter anderem, wenn das handelsübliche Fleisch-Fett-Verhältnis zugunsten des Fettanteils abgeändert wurde.

- **Farbabweichungen**

Weiß-graue Beläge, die im Anschluß an das Räuchern sichtbar werden, sind die Ursache von ungenügendem Wässern vor dem Räuchern (Salzausschlag). Eine dunkelrote bis graue Verfärbung der Oberfläche nach dem Räuchern ist die Folge von ungenügend vorgetrockneten Räucherwaren oder zu hoher relativer Feuchte im Rauch. Harte, dunkle Randzonen bei sonst guter Pökelfarbe im Kern weisen auf eine zu hohe Rauchtemperatur hin. Ein Irisieren der Schnittflächen wird bei zu hoch dosierter Salpeterpökelung beobachtet, aber auch bei der Nitritpökelung ist ein Irisieren der Schnittfläche, so z. B. bei bestimmten Fleischqualitäten, sehr oft auch bei gepökeltem Rindfleisch, zu bemerken.

Blasse Farbtöne und unregelmäßige Farbintensität des Schnittbildes treten bei der Verarbeitung von Fleisch sehr junger, unausgereifter Tiere oder bei PSE-Fleischqualität auf. Graufärbungen im Schnittbild sind Pökelfehler, die durch zu kurze Pökeldauer, oft in Verbindung mit zu niedrigen Temperaturen, auftreten.

- **Konsistenzfehler**

Eine weiche Konsistenz, meist verbunden mit einem Feuchtwerden der Schnittfläche, ist bei zu hoch dosierter Spritzpökelmenge (Überspritzen) oder ungenügender Reifezeit zu bemerken. Ist die Räucherware zusätzlich zäh, wurde PSE-Fleisch verarbeitet. Eine leimigklebrige Beschaffenheit resultiert aus einer zu schwachprozentigen Pökellake. Bei Fleisch von Tieren, die unter Streßbedingungen zur Schlachtung gelangten, oder bei nicht genügend ausgekühlten Schlachtkörpern kann die davon hergestellte Kalträucherware ebenfalls eine leimige Beschaffenheit aufweisen. Bestimmte Muskeln, z. B. der M. quadriceps, neigen auch ohne die beschriebenen Bedingungen zur Leimigkeit. Leimig und sehr zart, meist mit pH-Werten ≥ 6,0 sind Räucherwaren, die aus Fleisch mit DFD-Qualität hergestellt werden.

Eine harte und trockene Konsistenz, insbesondere bei Teilstückschinken, ist die Folge von zu langer Pökelung, meist mit zu hochprozentiger Lake. Der gleiche Fehler ist bei Überlagerung von Halbdauerware zu beobachten.

- **Geruchs- und Geschmacksabweichungen**

Ein unreiner Geschmack „nach altem Pökel" tritt auf, wenn ungepflegte Altlaken, überalterte Laken oder nicht genügend gereinigte Pökelgefäße zum Pökeln verwendet werden. Phenolgeruch ist insbesondere bei Verwendung von feuchtem und dumpfigem Räuchermaterial zu bemerken. Traniger Geschmack besteht bei Räucherwaren aus Fleisch von Schweinen, die mit Fischabfällen oder Fischmehl gefüttert wurden.

- **Ranzigkeit**

Langlagernde Kalträucherwaren, insbesondere Speck und der Fettanteil bei Flachschinken, neigen zur Ranzigkeit. Die Ranzigkeit wird durch unsachgemäße Lagerbedingungen, wie zu hohe Temperaturen, Licht- und Sauerstoffeinfluß, verursacht. Gefördert werden die hydrolytischen und oxydativen Fettveränderungen auch durch Bakterienwachstum oder Schimmelpilzbelag auf der Oberfläche. Ranzige Kalträucherwaren sind an der Gelbfärbung der Fettoberfläche und an dem typischen stechenden Geruch und Geschmack zu erkennen.

- **Beurteilung**

Die Beurteilung der Farb-, Konsistenz-, Geruchs- und Geschmacksabweichungen richtet sich nach dem Grad der Abweichung. Leichte Abweichungen sind in der Regel genußtauglich ohne Einschränkung, während mäßige Abweichungen zur Wertminderung und starke Abweichungen zur Genußuntauglichkeit führen.

- **Verschimmelung**

Ein Schimmelpilzbefall bei Räucherwaren, meist mit *Mucor*-, *Aspergillus*- und *Penicillium*-Arten, ist in jedem Fall zu beanstanden. Bei Langlagerung in relativen Feuchten über 70% finden Schimmelpilze Wachstumsbedingungen.

Halbdauerwaren, die ungenügend vorgetrocknet und in feuchtem Rauch geräuchert wurden, können kurz nach der Räucherung oder noch im Rauch einen schimmelähnlichen, weißen Belag erhalten, der von Hefen verursacht wird.

Abgesehen von wenigen Spezialitäten, wie Yorkshire-Schinken oder Tiroler Schinken, auf deren Oberfläche wie bei Rohwurst ein mykotoxinfreier Schimmelpilz (*Penicillium* sp.) zum Qualitätsbild gehört, sind verschimmelte Räucherwaren genußuntauglich. Bei Beginn der Verschimmelung und geringer Ausdehnung kann durch Abwaschen mit Kochsalzlösung und Nachräuchern versucht werden, das Wachstum zu hemmen. Ist der Befall mit Schimmelpilzen auf wenige Stellen beschränkt, können diese beschnitten und die Räucherwaren anschließend nachgeräuchert werden.

Bei Verschimmelungen sind sofortige Maßnahmen zur Sanierung der Lagerbedingungen (Luftfeuchteregelung, Lüftung, Temperatur, Desinfektion) einzuleiten.

- **Fäulnis**

Die Fäulnis ist bei Kalträucherwaren in der Regel eine Tiefenfäulnis. Sie entsteht ausschließlich bereits in den Verarbeitungsstufen „Rohstoffvorbereitung" und „Pökelung" (s. 8.4.). Bei ordnungsgemäßer Rohstoffauswahl und sachkundig durchgeführter Pökelung kann eine Fäulnis in den Stufen „Reifung und Räucherung" nicht mehr entstehen. Fehler in den ersten beiden Stufen werden in der Regel durch nachfolgende Behandlung nicht verbessert, sondern verstärkt. Kalträucherwaren mit Tiefenfäulnis sind genußuntauglich.

- **Gesundheitsschädigungen**

Hier sind besonders durch *Clostridium botulinum* und *Staphylococcus aureus* verursachte Lebensmittelvergiftungen herauszustellen. Etwa die Hälfte der in Mitteleuropa auftretenden Botulismus-Fälle werden durch den Verzehr toxinhaltiger großvolumiger Rohschinken hervorgerufen. Die besonders bei den kleinvolumigen Teilstückschinken anzutreffenden pH- und a_W-Werte reichen nicht aus, um das Wachstum oder die Toxinbildung von Staphylokokken zu unterbinden. Eine *Staphylococcus-aureus*-Intoxikation kann daher mitunter auch durch sachgemäß hergestellte Schinken beobachtet werden.

Literatur

LEISTNER, L., LÜCKE, F. K., HECHELMANN, H., ALBERTZ, R., HÜBENER, I., und DRESSEL, J. (1983): Verbot der Nitratpökelung bei Rohschinken. Forschungsbericht aus dem Institut für Mikrobiologie, Toxikologie und Histologie der Bundesanstalt für Fleischforschung, Kulmbach.

LINKE, H., RÖDER, W., und HILDEBRANDT, G. (1984): Qualitätsbeurteilung von Rohschinken. I. Mitteilung: Systematisierung von Rohpökel-Stückware. Fleischwirtschaft **64**, 455.

MILBOURNE, K. (1983): Thermal tolerance of Lactobacillus viridescens in ham. Meat Science **9**, 113.

MÜLLER, W. D., und KATSARAS, K. (1983): Die △T-Erhitzung bei Kochschinken. Fleischwirtschaft **63**, 10.

REICHERT, W. (1984): Einfluß von Tumbelverfahren auf die Qualität und Ausbeute von Kochschinken. 28. Europäischer Fleischforscherkongreß in Madrid 1984. Kongreßbericht von HONIKEL, K.-O. In: Fleischwirtschaft **63**, 362.

SCHEID, D. (1984): Herstellung von Folienschinken. Fleischwirtschaft **64**, 434.

STUPIN, V. E. (1981): Anwendung von Vibration bei der Kochschinkenproduktion (Orig. russ.). Mjasnaja industrija **59**, 12.

8.6. Hackfleisch

Hackfleisch ist ein Sammelbegriff für eine Vielzahl von Erzeugnissen, die aus zerkleinerter, roher Skelettmuskulatur verschiedener Schlachttierarten bestehen. Es wird für den Rohverzehr und als Basisprodukt für die Zubereitung vieler Speisen der warmen Küche hergestellt und in den Verkehr gebracht. Die Abgabe erfolgt als frisches oder als gefrierkonserviertes Hackfleisch.

Die rohe Zustandsform und der hohe Zerkleinerungsgrad sowie die teilweise Zweckbestimmung für den Rohverzehr machen Hackfleisch zu einem Risikolebensmittel. Eine besonders hohe Gesundheitsgefahr besteht dabei in der möglichen Aufnahme von salmonellen-kontaminiertem Fleisch. Aber auch andere Mikroorganismen, Helminthen und Protozoen, mit deren Vorkommen im rohen Fleisch gerechnet werden muß, stellen Risikofaktoren dar. Es sind jedoch nicht nur die gesundheitlichen Gefahren, die eine besonders intensive Überwachung des Verkehrs mit Hackfleisch verlangen. Der hohe Zerkleinerungsgrad und der schnelle Warenumschlag verleiten immer wieder Hersteller von Hackfleisch und -gerichten, durch unerlaubte Zusätze und andere Manipulationen Hackfleisch zu verfälschen und dadurch den Verbraucher zu täuschen bzw. finanziell zu übervorteilen. Eine völlige Risikoausschaltung wäre nur durch einen Verzicht auf den Rohverzehr von Hackfleisch und die Herstellung von Hackfleischgerichten möglich. Ein derartig tiefer Eingriff in traditionelle Verzehrsgewohnheiten ist ausgeschlossen. Im Interesse einer Risikominderung ist deshalb der Verkehr mit Hackfleisch durch Rechtsvorschriften besonders weitgehend abgesichert.

8.6.1. Grundsätze der Herstellung und Abgabe

Bei der Zerkleinerung des Fleisches werden die im Fleisch vorhandenen bzw. an der Oberfläche der Fleischstücke haftenden Mikroorganismen m. o. w. gleichmäßig in der Hackmasse verteilt. Hackfleisch enthält deshalb unter Umständen relativ viele Keime (10^4 bis 10^6 aerobe mesophile Keime/g). Da das zerkleinerte Fleisch den Mikroorganismen optimale Lebensbedingungen bieten kann, besteht die Gefahr einer schnellen Vermehrung. Dadurch wird der Verderb beschleunigt bzw. beim Vorhandensein von Infektionserregern die minimale Infektionsdosis binnen kurzer Zeit erreicht und überschritten.

Eine wesentliche Grundvoraussetzung für hygienesichernde Maßnahmen ist die Verwendung von Fleisch, bei dem ein geringer Ausgangskeimgehalt angenommen werden kann. Deshalb dürfen Kopffleisch, Beinfleisch, Fleisch der Schnittstellen zwischen Kopf und Hals sowie der Stichstelle, Zwerchfellmuskulatur, Bauchmuskulatur, Knochenputz oder mittels Separatoren von Knochen oder Sehnen abgetrenntes Fleisch zur Herstellung von Hack- und Schabefleisch nicht verwendet werden. Auch aus Geflügelfleisch und Wildfleisch darf Hackfleisch nicht hergestellt und an Verbraucher abgegeben werden.

Da die Keimvermehrung wesentlich durch den Temperatur-Zeit-Faktor bestimmt wird, kann durch Vorgabe von Temperaturen und Zeiten eine weitere erhebliche Risikominderung erreicht werden.

Die Richtlinie 88/657/EWG schreibt deshalb vor, daß die Kerntemperatur des Fleisches höchstens + 7 °C und die Temperatur der Herstellungsräume höchstens + 12 °C betragen dürfen, wenn die Zeit zwischen Eintreffen des Fleisches im Herstellungsraum und dem Beginn der Kühl-, Tiefkühl- oder Gefrierbehandlung eine Stunde nicht überschreitet. Anderenfalls kann das Frischfleisch erst verwendet werden, wenn die Kerntemperatur auf höchstens + 4 °C gesenkt wurde. Gemäß Hackfleisch-Verordnung darf Hackfleisch nur in Räumen und Einrichtungen gelagert und befördert werden, deren Innentemperatur + 4 °C nicht überschreitet. Ausgenommen davon ist die zur alsbaldigen Abgabe an den Verbraucher bereitgestellte Menge in Verkaufseinrichtungen. Deren Innentemperatur darf + 7 °C nicht überschreiten.

Der Risikominimierung dient auch die Festlegung von Fristen für das Inverkehrbringen. So darf Hackfleisch nur am Tage der Herstellung in den Verkehr gebracht werden. Gewürfeltes oder in ähnlicher Weise gestückeltes Fleisch zur Herstellung von Hackfleisch muß spätestens am folgenden Tag verarbeitet werden. Nach Ablauf der Fristen ist es zur Abgabe als Hackfleischerzeugnis unbrauchbar zu machen (Hitzebehandlung, Pökelung, Trocknung, Räucherung, Einlegen in saure, gewürzhaltige Beizen).

Die besondere Empfindlichkeit des Hackfleisches verlangt, daß an die Herstellungs- und Verkaufsbetriebe hohe Anforderungen gestellt werden müssen und die Befugnis, Hackfleisch herzustellen, zu behandeln und in den Verkehr zu bringen, von der Sachkenntnis des Personals abhängig zu machen ist. Diesem Erfordernis trägt die Hackfleisch-Verordnung durch besondere Vorschriften Rechnung. So dürfen z. B. Einzelhandelsbetriebe oder deren Zweigniederlassungen und Filialen Hackfleischerzeugnisse nur herstellen, wenn dort eine räumlich abgesonderte Frischfleischabteilung besteht und die Herstellung unter der Aufsicht einer dort hauptberuflich tätigen sachkundigen Person erfolgt. Sachkundige Personen sind Fleischermeister und Fleischergesellen mit besonderer Qualifikation. Fachkräfte (Fleischer, Verkaufspersonal mit Sachkundenachweis) sind nur befugt, Hackfleisch aus hierfür bestimmtem Fleisch herzustellen, wenn dies in einem Herstellerbetrieb unter der Aufsicht einer dort hauptberuflich tätigen sachkundigen Person ausgewählt worden ist. Personen ohne besonderen Sachkundenachweis dürfen nur tiefgefrorene oder SB-verpackte Erzeugnisse verkaufen.

Hackfleischerzeugnisse unterliegen der Kennzeichnungspflicht. So sind unverpackte Produkte mit der handelsüblichen Warenbezeichnung zu kennzeichnen. Die Tierart, von der das Fleisch stammt, muß aus der Angabe erkennbar sein.

8.6.2. Hackfleischerzeugnisse und ihre Zusammensetzung

Die Vorschriften der Verordnung über Hackfleisch, Schabefleisch und anderes zerkleinertes rohes Fleisch finden auf die nachstehend genannten Erzeugnisse Anwendung, sofern sie ganz oder teilweise roh sind. Dabei gelten für die Benennung und Zusammensetzung u. a. folgende Bestimmungen:

– Hackfleisch (Gehacktes, Gewiegtes, Mett)
  • rohes, sehnenarmes oder grobentsehntes Skelettmuskelfleisch (nicht von Geflügel oder Wild)
  • zulässiger Fettgehalt
    Rinderhackfleisch max. 20%
    Schweinehackfleisch max. 35%
    Mischung aus Schweine- und Rinderhackfleisch max. 30%
  • keine Zusätze
  • außer Kälteanwendung keine Behandlungsverfahren

– Schabefleisch (Beefsteakhack, Tatar)
  • sehnen- und fettgewebearmes Skelettmuskelfleisch von Rindern
  • zulässiger Fettgehalt max. 6%
  • keine Zusätze
  • außer Kältebehandlung keine Behandlungsverfahren.

Abweichend davon gelten gemäß EG-Richtlinie die in Tabelle 8.8. fixierten Normen.

Tabelle 8.8.: Normen für Hackfleisch gemäß EG-Richtlinie

	Fettgehalt	Verhältnis zwischen Kollagen und Fleischeiweiß
mageres Hackfleisch	7%	12
reines Rinderhackfleisch	20%	15
Hackfleisch mit Schweinefleischanteil	30%	18
Hackfleisch anderer Tierarten	25%	15

– Zubereitetes Hackfleisch (Hackepeter, Thüringer Mett)
  • außer Speisesalz und Gewürzen keine weiteren Zusätze

– Geschnetzeltes Fleisch (kleine dünne, quer zu den Fasern geschnittene Scheiben oder Streifen Skelettmuskulatur)
  • aus sehnenarmem oder grob entsehntem Skelettmuskelfleisch, auch von Wild und Geflügel, wenn unmittelbar nach der Herstellung Gefrierkonservierung erfolgt

– Erzeugnisse aus zerkleinertem Fleisch (Fleischklöße, Fleischklopse, Frikadellen, Buletten, Fleischfüllungen usw.)
  • Zusammensetzung des Fleischanteils mindestens wie grob entsehntes Skelettmuskelfleisch, kein Knochenputz und Separatorenfleisch
  • Verwendung von gepökeltem Fleisch oder von Nitritpökelsalz oder Zusatz von Nitrat nicht zulässig
  • bei ausreichender Kenntlichmachung kann geräuchertes oder wie Brühwurstbrät fein zerkleinertes Fleisch verwendet werden

- zerkleinerte Innereien (Leberhack)

- Schaschlik (Kennzeichnung von Schaffleisch)

- Fleischzuschnitte (Steaks, Filets, Schnitzel), die mit Mürbschneidern oder Geräten ähnlicher Wirkung (z. B. Klopfstaekern) behandelt worden sind

- Bratwürste sowie zur Abgabe an Verbraucher bestimmte Roh- und Brühwursthalbfabrikate und Fleischbräte

- Vor- und Zwischenprodukte (d. h. gewürfeltes, gestückeltes oder anders zerkleinertes Fleisch) für die Herstellung folgender Erzeugnisse: Hack- und Schabefleisch, Fleischklöße, Buletten usw., Bratwürste.

• **Tiefgefrorene Erzeugnisse**

Alle genannten Erzeugnisse dürfen auch in gefrorenem Zustand in den Verkehr gebracht werden. Für die Gefrierkonservierung ist jedoch vorgeschrieben, daß eine mittlere Gefriergeschwindigkeit von mindestens einem Zentimeter in der Stunde und eine Kerntemperatur von mindestens $-18\,°C$ gewährleistet sind. Das Gefriergut muß vor oder unmittelbar nach dem Tiefgefrieren in hygienisch einwandfreie Packungen abgefüllt werden, die allseitig fest verschlossen sein müssen. Um einen weitgehenden Schutz und Qualitätserhalt zu sichern, muß das Material der Packung gegen mechanische Einwirkungen ausreichend widerstandsfähig und möglichst wasserdampf- und luftundurchlässig und bis zu $-40\,°C$ kälteverträglich sein.

Eine Gefrierkonservierung ist nur zulässig, wenn die Erzeugnisse nicht aus ganz oder teilweise aufgetautem Fleisch hergestellt worden sind. Die Mindesttemperatur von $-19\,°C$ muß auch beim Transport und der Lagerung eingehalten werden. Lediglich beim Be- und Entladen sowie beim Vorrätighalten für den Verkauf darf kurzzeitig eine Temperaturerhöhung auf $-15\,°C$ eintreten. Die Lagerfrist beträgt 3 Monate. Nach Ablauf der Frist bzw. Nichteinhaltung der Temperaturanforderungen für Lagerung und Beförderung sind die Erzeugnisse einem Behandlungsverfahren zu unterziehen (Durcherhitzung, Pökelung mit Umrötung) oder unbrauchbar zum Genuß für Menschen zu machen. Für Erzeugnisse mit Wild- und Geflügelfleisch ist Durcherhitzung das einzig zugelassene Behandlungsverfahren.

Bezüglich der Kennzeichnung ist zu beachten, daß bei der Angabe des Verbraucherdatums auch das Jahr mit anzugeben ist. Außerdem ist der Hinweis „Nach dem Auftauen sofort verbrauchen" anzubringen.

8.6.3. Verderberscheinungen

Der Verderb von Hackfleisch wird fast ausschließlich durch Bakterien verursacht. Die Schnelligkeit und Intensität des Auftretens von mikrobiell bedingten Veränderungen sind dabei u. a. von folgenden Faktoren abhängig:

- Reifegrad bzw. Alter des Fleisches (pH-Wert)
- Zerkleinerungsgrad der verwendeten Fleischteile (evtl. Verlust natürlicher Schutzhüllen)
- Anfangskeimgehalt des Fleisches (Verwendung kontaminierter kleiner Fleischstücke und -abschnitte)
- Keimgehalt von Zusätzen (Gewürze)
- Kontaktmöglichkeit des Fleisches mit verunreinigten Bedarfsgegenständen usw.
- höhere und wechselnde Temperaturen und unterschiedliche Luftfeuchten.

Bei Hackfleisch muß mit stark unterschiedlichen und auch zum Teil sehr hohen Keimgehalten gerechnet werden. Als Verderbniserreger kommen sowohl anaerobe als auch aerobe Bakterien in Frage. In den meisten Fällen liegt jedoch eine bakterielle Mischflora vor.

Die ursprünglich hell- bis dunkelrote Farbe des Muskelanteils verblaßt allmählich. Es werden graue, graurote, graubraune bzw. graugrüne Farbtöne beobachtet. Dabei ist zu beachten, daß eine bereits unmittelbar nach Herstellung des Hackfleisches auftretende Graufärbung (besonders häufig bei Schabefleisch) auch durch Oxydation des Myoglobins verursacht werden kann. Die ursprünglich klaren Schnittkonturen verschwinden, das Hackfleisch erscheint schmierig. Geruchsabweichungen können oft erst festgestellt werden, wenn bereits Farbveränderungen vorliegen. Der typisch faulige Geruch ist dabei sehr selten. Meistens kann er als unrein, schweißig, muffig, alt, beim Vorherrschen von *Pseudomonas*-Arten auch als obstartig, eigentümlich aromatisch charakterisiert werden.

Beurteilung: Hackfleisch mit Verderberscheinungen ist als genußuntauglich zu beurteilen.

8.6.4. Täuschung

Eine Verfälschung von Hackfleisch kann erfolgen durch

- Nichtentfernen von Fleischteilen, die gemäß Rechtsnormativen nicht vorhanden sein dürfen
- Zusatz geringwertigerer bzw. Weglassen wertbestimmender Fleischteile
- Zusatz fremdartiger Stoffe.

Die das Hackfleisch betreffenden Rechtsvorschriften machen dabei durch Qualitätsnormen, Einsatzverbote u. a. m. in vielen Fällen bereits eindeutig erkennbar, welches Tun oder Unterlassen eine Verfälschung ist.

Durch Nichtentfernen von Fleischteilen ist Hackfleisch verfälscht, wenn

- Schabefleisch nicht sehnenfrei ist oder das Fleisch nicht von sichtbarem Fett befreit wurde,
- in Gehacktem grobe Sehnenteile gefunden werden,
- das Hackfleisch Schwartengewebe, Drüsengewebe, Lymphknoten, Blutgefäße, Blutreste, Knorpelteile, Knochensplitter oder Fleischteile mit Stempelfarbe enthält.

Durch Zusatz geringwertigerer bzw. Weglassen wertbestimmender Teile ist Hackfleisch verfälscht, wenn

- Schlachtabschnitte, Wamme, Fettgriff der Dünnung, Kniebeinfleisch oder Eingeweidefette verarbeitet werden,
- bei der chemischen Untersuchung eine Überschreitung des höchstzulässigen Fettgehaltes festgestellt wird,
- durch histometrische oder chemische Bindegewebsbestimmung ein hoher Kollagengehalt oder Fremdeiweißzusatz erwiesen ist,
- bei der histologischen Untersuchung Organgewebe, z.B. von Herz, Lunge, Euter, Nieren, gefunden wird.

Eine Verfälschung durch Zusatz artfremder Stoffe liegt vor, wenn

- das Hackfleisch durch solche Stoffe wertmäßig verschlechtert wird, wie durch den Zusatz von Wasser oder Verarbeitung von Wurstresten bzw. verderbgefährdeter oder aus anderen Gründen nicht mehr verkäuflicher Wurst,

- durch solche Zusätze der Anschein einer besseren Beschaffenheit erweckt werden soll. Dabei wird versucht, einen höheren Fleischanteil vorzutäuschen, indem edelsüßer Paprika, Blut, Fruchtsirup, Gemüsesäfte (Rote Bete), Lebensmittelfarbe (für Limonade, Eis, Ostereier), Lebersaft u. a. m. untergemischt werden,
- durch Konservierungsmittelzusatz ein höherer Frischegrad vorgetäuscht werden soll (Ascorbinsäure und Nitritpökelsalz).

Von der Verfälschung abzugrenzen ist die Irreführung. Sie liegt z. B. vor, wenn das nach einer Tierart bezeichnete Hackfleisch nicht ausschließlich aus dem Fleisch dieser Tierart besteht. Irreführend wäre es auch, wenn Gehacktes als Schabefleisch bezeichnet wird.

Beurteilung: Verfälschtes Hackfleisch ist vom Lebensmittelverkehr auszuschließen. Lediglich Schabefleisch, das wegen Sehnengehaltes beanstandet wird, kann als Gehacktes vom Rind weiter verkauft werden. Jede Hackfleischverfälschung stellt zumindest eine Ordnungswidrigkeit dar und sollte als solche verfolgt werden.

Literatur

Verordnung über Hackfleisch, Schabefleisch und anderes zerkleinertes rohes Fleisch (Hackfleisch-Verordnung-HflV) vom 10. 5. 1976 (BGBl. I S. 1186) nach der Änderungs-Verordnung vom 13. 6. 1977 (BGBl. I S. 847); Richtlinie des Rates vom 14. 12. 1988 zur Festlegung der für die Herstellung und den Handelsverkehr geltenden Anforderungen an Hackfleisch, Fleisch in Stücken von weniger als 100 g und Fleischzubereitungen sowie zur Änderung der Richtlinie 64/433/EWG, 71/118/EWG und 72/462/EWG − (88/657/EWG) − ABl. vom 31. 12. Nr. 1 S. 382/3.

BURGARTZ, R., und WILKE, K. (1985): Zur Gesamtkeimzahl des Hackfleisches und Möglichkeiten der Keimminderung durch das Personal in Handelseinrichtungen. Mh.Vet.-Med. **40**, 103.

MURMANN, D., und HÄGER, O. (1987): Kühlung von Hackfleisch im Selbstbedienungsangebot. Fleischwirtschaft **67**, 245.

SCHELLHAAS, G. (1982): Zur mikrobiologischen Beschaffenheit von Hackfleisch und anderen Erzeugnissen aus frischem Fleisch. Fleischwirtschaft **62**, 582.

SCHMIDT, U. (1988): Vorkommen und Verhalten von Salmonellen im Hackfleisch vom Schwein. Fleischwirtschaft **68**, 43.

SCHNEIDERHAN, M., KLEIT, W., und HENNER, S. (1985): Rohe Hackfleischerzeugnisse (Hackepeter, Schweinemett) − Keimzahlbestimmungen im Rahmen von Probenplänen. Fleischwirtschaft **65**, 41.

8.7. Wurstwaren

Unter Wurst versteht man zerkleinertes, gewürztes Fleisch und Fett, das in Wursthüllen oder andere Behältnisse abgefüllt, thermisch behandelt wird oder roh bleibt und meist geräuchert wird. Organe, Blut und verschiedene Zusatzstoffe können mitverarbeitet werden.

Man unterscheidet **Rohwurst, Kochwurst** und **Brühwurst**.

Die Wurstherstellung hat weltweit eine lange Tradition. So werden u. a. bereits im Schriftgut des antiken Roms Würste unter verschiedenen Namen genannt, von denen sich „botuli" und vor allem „salsicia" (lat. salsicius = gesalzen) als Wurzel der Bezeichnung für Wurst im englischen und romanischen Sprachraum (u. a. sausage, saucisse, salsicca) erhalten haben. Die Entstehung des Begriffes „Wurst", der in der deutschen Literatur seit dem 11. Jahrhundert auftaucht, ist noch ungeklärt (evtl. über „uert" von lat. vertere = drehen).

Mit der stetigen Entwicklung des Handwerks und der zunehmenden Industrialisierung stieg in den vergangenen Jahrzehnten der mengen- und wertmäßige Anteil der Wurstwaren an der Gesamtfleischproduktion. Damit einher ging aber auch die Verbreiterung des Sortimentes, um unter Nutzung immer neuer technischer Möglichkeiten den wachsenden und unterschiedlichen Bedürfnissen ständig besser zu entsprechen. Dabei erfuhr die Brühwurstproduktion einen besonderen Zuwachs. So kann gegenwärtig davon ausgegangen werden, daß etwa die Hälfte der produzierten Wurst als Brühwurst in den Verkehr gelangt, während Koch- und Rohwurst etwa den gleichen Anteil haben. Dieses Verhältnis spiegelt sich aber nicht in der Sortenvielfalt wider.

8.7.1. Wursthüllen

Mit der Herstellung von Wurst begann auch die Nutzung insbesondere von Hohlorganen der Schlachttiere für den Schutz dieses Erzeugnisses vor äußeren Einflüssen, für seine Portionierung, Formgebung und Konservierung. Mit steigender Wurstproduktion standen zunehmend weniger als Hüllenmaterial geeignete Schlachtprodukte zur Verfügung. Diese Verknappung führte zur Entwicklung „künstlicher" Wursthüllen. Dabei verloren sie vielfach die Ersatzfunktion, weil ihr Einsatz gegenüber den natürlichen Wursthüllen auch Vorteile aufwies. So konnte die Erzeugnispalette erweitert werden und die Produktion vielfach hygienisch sicherer und wirtschaftlicher bei gleichbleibender Qualität erfolgen.

Für manche Wurstsorten sind Überzüge oder gefärbte Wursthüllen erzeugnistypisch. Bei den Überzügen kann es sich um originäre Mikrobenkulturen, Gewürzmischungen oder Tauchmassen handeln, die nicht zum Mitessen bestimmt sind. Auch das Aufbringen eßbarer Überzüge und das Einbacken werden praktiziert. Eine Sonderform der Wursthüllen stellt eine bei der Wurstfertigung durch Extrusion aufgebrachte Gespinsthülle dar.

8.7.1.1. Natürliche Wursthüllen

Die natürlichen Wursthüllen werden beim Schlachtprozeß gewonnen und in besonderen Abteilungen oder Betrieben bearbeitet; Tabelle 8.9. zeigt die Herkunft der wichtigsten, ihre branchenübliche Bezeichnung und Verwendungsbeispiele (Abb. 8.14.–8.16.). Da sie die Rohstoffe nach der Behandlung die Würste vor nachteiligen Einflüssen schützen sollen bzw. als Bestandteil vieler Wurstarten mitgegessen werden, muß gewährleistet sein, daß sie nicht selbst die Gesundheit des Verbrauchers bzw. die Qualität des Fertigerzeugnisses gefährden. Sie müssen von tauglich beurteilten Schlachttieren stammen. Der natürliche Inhalt (Futterbrei, Kot, Urin usw.) muß unter reichlicher Wasseranwendung schnellstmöglich und restfrei entfernt werden. Weiterhin sind die Därme zu entfetten, zu wenden und zu entschleimen. Nach dieser Bearbeitung werden die Därme nach Art und Durchmesser sortiert, gebündelt und konserviert. Blasen und Rinderschlünde werden traditionell durch Aufblasen und Trocknen für längere Zeit haltbar gemacht. Aber auch Kranzdärme, enge Schweinedärme und Saitlinge werden in Form der Bandtrocknung als Trockenware produziert. Hauptsächlich wird die Rohware durch Salzen konserviert. Durch mehrmaliges Mischen mit Salz wird der Wasserentzug beschleunigt. Die sich bildende Lake muß abgeführt werden. Deshalb müssen die gesalzenen Bunde auf Rosten bzw. in Bassins oder Bottichen mit einer Abflußmöglichkeit gelagert werden. Die intensive Salzung führt zu einer erheblichen Reduzierung der Keimzahl. Dennoch muß auch bei ordnungsgemäß gesalzenen Därmen mit dem Vorhandensein von Sporenbildnern und halotoleranten Bakterien gerechnet werden, die bei einer hohen Keimbelastung des Rohmaterials oder Fehlern in der Lagerhaltung einen Verderb der Wursthüllen verursachen können bzw. das Füllgut kontaminieren (z. B. mit Salmonellen).

Für die Lagerung der gesalzenen natürlichen Wursthüllen sind geruchsneutrale, luftige Räume mit 85–90% relativer Luftfeuchte und 4–8 °C Raumtemperatur erforderlich (Abb. 8.17.). Getrocknete natürliche Wursthüllen sind in luftigen, trockenen, schädlingsfreien Räumen zu lagern. Fremdgerüche dürfen nicht auftreten.

Für die Darmlagerung ist ein Lichtschutz erforderlich, um einer Oxydation des Darmfet-

Tabelle 8.9.: Natürliche Wursthüllen

Herkunft, anatomische Bezeichnung	Handelsname	Verwendung
Rind		
Speiseröhre (Oesophagus)	Rinderschlund	Salami, Plockwurst, Schinkenwurst
Dünndarm (Intestinum tenue)	Kranzdarm	frische Rohwurst, Blut- und Leberwurst
Blind- und Grimmdarm (Caecum und Colon)	Rinderbutte, Rinderkappe, Kalbsbutte	Blut- und Sülzwurst, Bierschinken, Mortadella, Katenrauchwurst
Blinddarmhäutchen (Serosa und Caecum)	Goldschlägerhäutchen	Lachsschinken
Grimmdarm (Colon)	Mitteldarm (Schloßdarm)	Leberwurst, Jagdwurst, Zervelatwurst, Salami
Harnblase (Vesica urinaria)	Rinderblase, Kalbsblase	Bierwurst, Sülzwurst
Schwein		
Magen (Ventriculus)	Schweinemagen	Blut- und Sülzwurst
Dünndarm (Intestinum tenue)	Schweinedünndarm (enger Schweinedarm)	portionierte Brühwurst, Knacker
Blinddarm (Caecum)	Schweinekappe, Saukappe	Fleisch-, Zungen- und Sülzwurst
Grimmdarm (Colon)	(Schweine-)krause, Saukrause	Blut- und Leberwurst
Mastdarm (Rectum)	(Schweine-)Fettende, Nachende	Schlackwurst, Leberwurst
Mastdarm mit After (Rectum mit Anus)	Schlacke (mit Krone)	Schlackwurst, Leberwurst
Dünndarm (Serosa)	Schleißdarm (Bändel)	Bratwurst
Harnblase (Vesica urinaria)	Schweineblase	Zungenwurst
Schaf/Ziege		
Dünndarm (Intestinum tenue)	Saitling	portionierte Brühwurst (Wiener, Frankfurter)
Blinddarm (Caecum)	Hammelbutte	Jagdwurst, Blutwurst, Salami
Pferd		
Dünndarm (Intestinum tenue)	Pferdekranzdarm	portionierte Brühwurst, Jagdwurst, Rohwurst

Wurstwaren 305

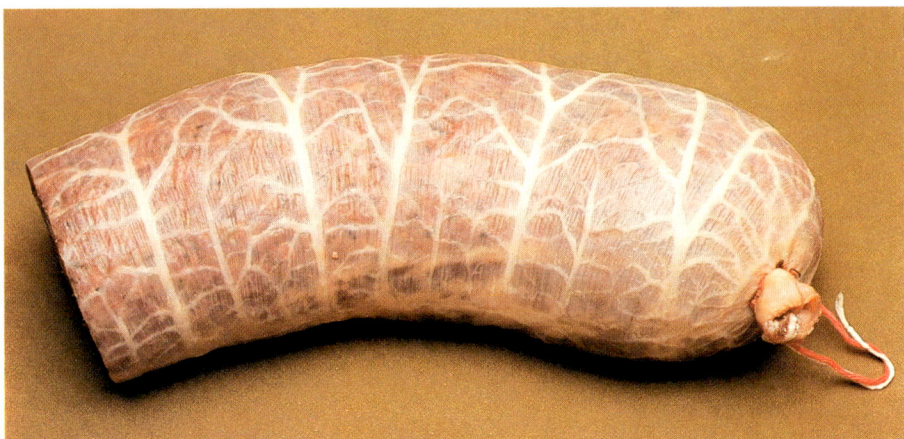

Abb. 8.14. Wurst im Rinderblinddarm abgefüllt.

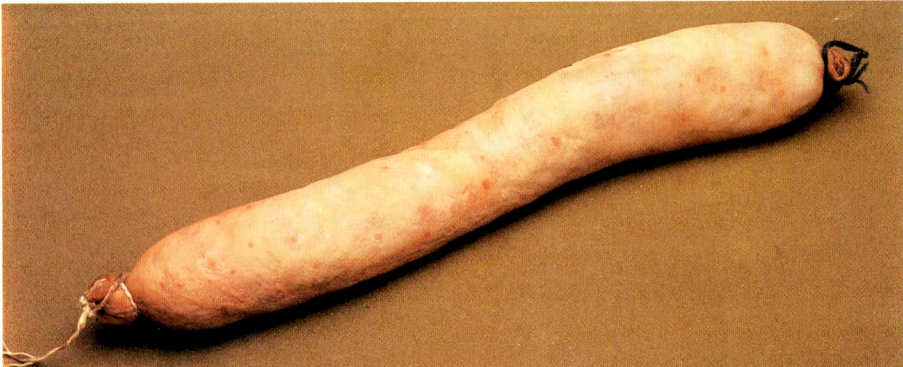

Abb. 8.15. Wurst in der Schlacke abgefüllt.

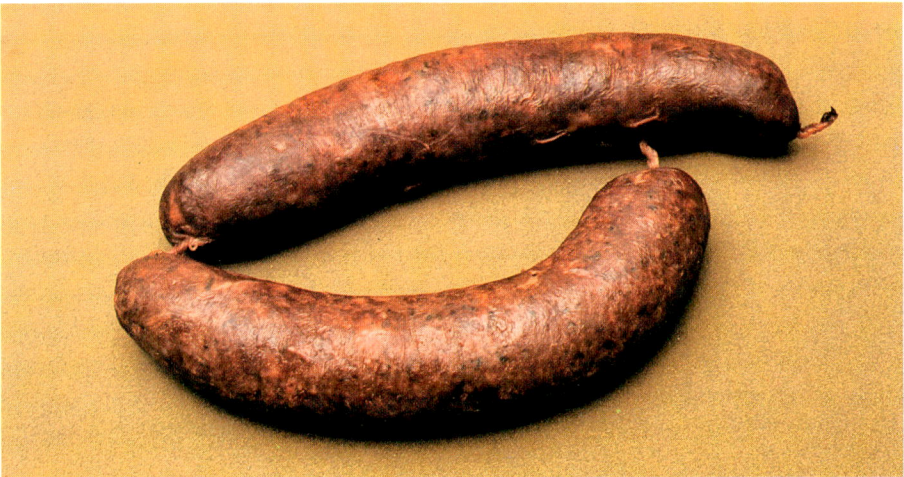

Abb. 8.16. Würste im engen Schweinedarm abgefüllt.

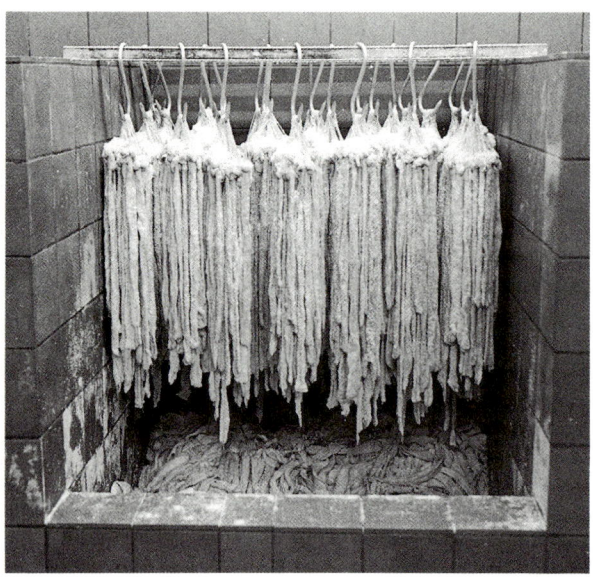

Abb. 8.17. Lagerung gesalzener Därme.

tes vorzubeugen. Vor der Verarbeitung werden die konservierten Wursthüllen durch Wasser vorbehandelt, damit sie ihre Elastizität und Porosität wieder erhalten. Zusätze von Milch- oder Weinsäure wirken dabei keimreduzierend.

- **Fehler natürlicher Wursthüllen**

Löcher und **dünne Stellen**, insbesondere bei Krausen und Kappen, sind meist die Folge mangelhafter Sorgfalt bei der Gewinnung bzw. Bearbeitung der natürlichen Wursthüllen. In getrockneten Wursthüllen auftretende Löcher können nach zu langer Lagerung bei ungenügender Lüftung auftreten. Häufiger ist jedoch ein Befall durch Schadinsekten (Mottenfraß). Zu warme bzw. zu lange Lagerung kann insbesondere bei fettreichen Därmen bzw. ungenügend entfetteten Därmen zu **Ranzigkeit** führen. Da der typische Geruch auf das Warengut übergehen kann, sind ranzige Därme nicht mehr zu verwenden. Bei gesalzenen Därmen können gelegentlich auch die von Dauerpökelwaren bekannten **Tyrosinablagerungen** beobachtet werden. Sie führen zur Lochbildung. Betroffene Wursthüllen sind nicht verwertbar.

Der Restkeimgehalt der natürlichen Wursthüllen bzw. deren Kontamination ist häufig Ausgangspunkt für mikrobielle Prozesse, die bei entsprechenden Bedingungen zu unerwünschten Veränderungen führen. So kommt es u. a. zur **Fäulnis**, wenn das Rohmaterial nach dem Schlachten längere Zeit ungereinigt bei wärmerer Temperatur liegen bleibt, zu lange in lauwarmem Wasser gewässert wird, die Lake nicht entfernt oder Frischware unzulässigerweise gelagert wird. Anzeichen der Fäulnis sind eine fleckige grüne, grünschwärzliche Verfärbung, eine zerfallende-mürbe bis zundrige Konsistenz und ein intensiver fäkaler Geruch. Die betroffene Ware gilt als verdorben, und ihre Verarbeitung muß untersagt werden.

Farbstoffbildende halophile Bakterien führen bei gesalzenen Därmen häufig zu einer Rosa- bis **Rotfärbung**. Das Auftreten dieser von Fleischern auch als „**Roter Hund**" oder „**Fuchs**" bezeichneten Verfärbung wird durch längere Lagerung unter Lichteinfluß und bei höherer Temperatur begünstigt. Bei beginnender Rotfärbung kann der Fehler durch Waschen beseitigt werden. In fortgeschrittenem Stadium werden Hüllen meist auch mürbe, so daß eine Verwendung ausgeschlossen werden muß. Auch der **„Darmrost"** wird auf die Wirkung farbstoffbildender Bakterien zurückgeführt. Dabei handelt es sich um oberflächliche Verhärtungen, deren Aussehen an Eisenrost denken läßt. Beginnender Darmrost läßt sich durch eine Essigsäurebehandlung mit anschließendem Neutralisieren mittels Soda beseitigen.

8.7.1.2. Künstliche Wursthüllen

Für die Wurstherstellung steht eine breite Palette künstlicher Wursthüllen zur Verfügung. Den Besonderheiten der einzelnen Produkte sowie den unterschiedlichen technologischen Bedingungen kann deshalb durch eine entsprechende Auswahl Rechnung getragen werden. Für eine große Gruppe bilden regenerierte Naturprodukte den Grundstoff.

Die **Hautfaserwursthüllen** (Naturin, Cutisin, Elastin) werden aus Unterhautgewebe gewonnen. Sie stehen in ihren Eigenschaften den natürlichen Wursthüllen am nächsten und sind deshalb sowohl für Roh- als auch für Brüh- und Kochwurst geeignet (Abb. 8.18.). **Cellulosewursthüllen** (Orwo-Viskose, Zellophan, Kreasit) haben Cellulosehydrat als Grundstoff. Sie werden vorrangig für Koch- und Brühwurst eingesetzt.

Eine Kombination aus den beiden genannten Materialien sind die **Seidengerüsthüllen** (Sanipell-, Hukki-Hülle). Sie bestehen aus einem weitmaschigen Zellstoffgewebe, das mit Hautfasermasse imprägniert ist. Da sie besonders atmungsaktiv und schrumpffähig sind, eignen sie sich gut für die Rohwurstherstellung. Seltener werden **Pergamentwursthüllen** verwendet. Das fettdichte, wasserfeste Pergamentpapier mindert zwar die Garverluste, läßt sich aber schwer schneiden bzw. vom Wurstgut lösen.

Vollsynthetische Wursthüllen können Polyamide, Polyester, PVDC-Mischpolymerisate, Polypropylen oder Polyethylen als Grundstoff haben.

Verschiedene Wurstsorten werden traditionell in **Textildärmen** produziert. Da diese Wursthüllen aus Baumwoll-, Viskose- und anderen textilen Faserstoffen wasserdampf- und rauchdurchlässig sind, können sie eine optimale Reifung und Aromabildung begünstigen. Mit Acrylharzen beschichtete Gewebe, Gewirke und Vliesstoffe werden zunehmend auch als Wursthüllen für Koch- und Brühwürste eingesetzt. Diese Hüllen können trocken gefüllt und durch Verschweißen verschlossen werden.

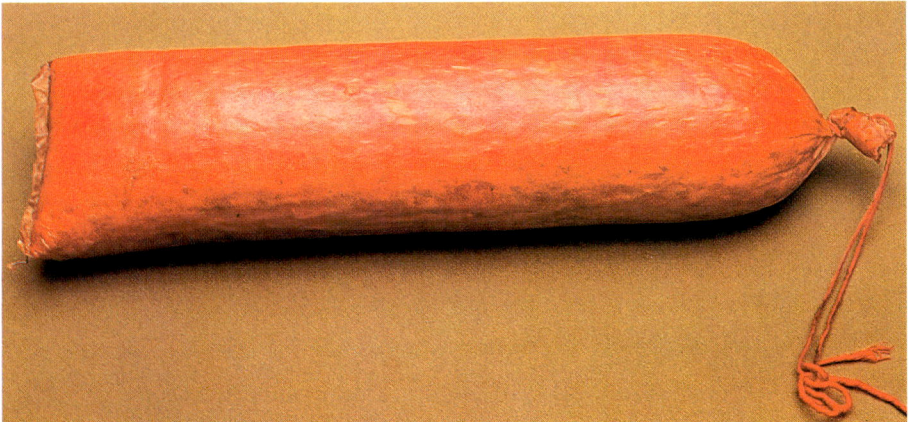

Abb. 8.18. Wurst im Kutisindarm abgefüllt.

8.7.2. Rohwurst

Die Rohwurst wird aus zerkleinertem, rohem Fleisch und Fett, hauptsächlich vom Rind und Schwein, unter Zusatz von Salz und Gewürzen hergestellt (Abb. 8.19.). Sie ist ein begrenzt haltbar gemachtes Rohfleischprodukt von artspezifischem Charakter. Durch einen unterschiedlichen Materialeinsatz und Zerkleinerungsgrad, die Verwendung z. T. spezifischer Wursthüllen und Gewürze sowie besondere Be- und Verarbeitungsverfahren erhält die Rohwurst die jeweils erzeugnistypische Beschaffenheit.

8.7.2.1. Herstellungsverfahren

Da bei der Rohwurstfertigung eine Vielzahl enzymatischer, mikrobiell bedingter, physikalischer und chemischer Prozesse zielgerichtet ablaufen muß, ist die Rohstoffauswahl von großer Bedeutung. Bevorzugt wird das Fleisch und Fett von ausgewachsenen, ausgeruht geschlachteten, gesunden Schlachttieren. Besonders zu beachten ist der Säuregrad des Fleisches. Bei einem pH-Wert zwischen 5,5 und 6,0 wird die Feuchtigkeitsabgabe der Wurstmasse (Brät) begünstigt und die Vermehrung von unerwünschten Mikroorganismen gehemmt bzw. verhindert. Eine durchgängige Kühlung des Fleisches verhindert gleichermaßen unerwünschte bakterielle und enzymatische Veränderungen bei Fleisch und Fett. Um eine Erwärmung des Brätes bei der Zerkleinerung weitgehend einzuschränken, wird der Speck und meist auch das Fleisch vor der Verarbeitung gefroren bzw. das Fleisch zerkleinert und für 24 Stunden bei 0 bis 4 °C aufbewahrt.

Zum Zerkleinern werden Fleischwölfe oder Schneidmischer (Kutter) eingesetzt. Dabei muß vermieden werden, daß durch zu lange Bearbeitungszeit und unscharfe Schneidsätze die Schmelztemperatur des Fettes erreicht wird, weil sonst die Bindung zwischen den Fleisch- und Fettbestandteilen verschlechtert wird und das Endprodukt ein unklares Schnittbild aufweist. Pökelsalz, Gewürze und weitere Zusatzstoffe werden hinzugesetzt.

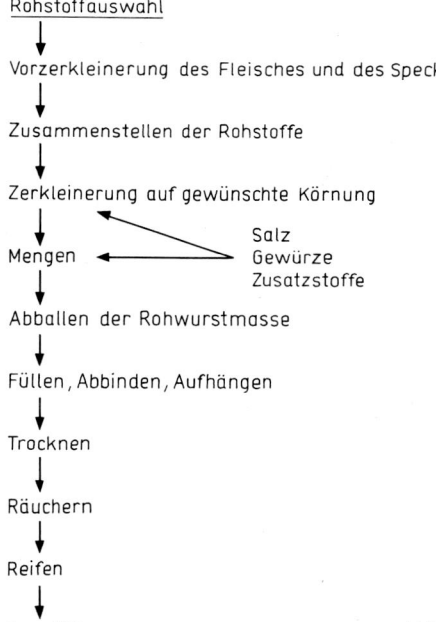

Abb. 8.19. Rohwurstherstellung (schematisch)..

Das Mengen der Rohwurstmasse erfolgt in einer Mengmaschine oder nach dem Arbeitsgang des Zerkleinerns im Schneidmischer. Zugleich wird dabei eingeschlossene Luft entfernt und eine feste Verbindung zwischen den Einsatzstoffen hergestellt. Dem Entfernen von Luft aus der Brätmasse und der Verbesserung der Bindung dient auch das anschließende Verdichten des Brätes durch Zusammenpressen. Danach wird das Brät unter Verwendung von Füllmaschinen („Spritzen") in die Wursthüllen gefüllt (Abb. 8.20.). Die gefüllten Wursthüllen werden nach dem Füllen abgebunden. Es werden Bindfaden verwendet, die eine für die jeweilige Wurstsorte vorgegebene Farbe besitzen sollen, sofern nicht bedruckte oder artspezifische Wursthüllen verwendet werden. Nachdem die Würste in Käfige oder Hängewagen eingehängt wurden, gelangen sie zum Trocknen und Räuchern. Bei der Trocknung, Räucherung sowie der nachfolgenden Reifung und Lagerung werden die Bedingungen durch die betrieblichen Möglichkeiten bestimmt. Beim **Naturverfahren** erfolgen diese Prozesse unter den örtlich gegebenen, natürlichen klimatischen Bedingungen. Beim **Klimaverfahren** werden die optimalen Temperatur- und Luftfeuchtigkeitswerte sowie die Luftumwälzung gesteuert. Die Lufttemperatur soll etwa 18 °C und die relative Luftfeuchte zu Beginn etwa 95% betragen, im weiteren Verlauf wird sie dann abgesenkt auf etwa 75%. Um einen gleichmäßigen Feuchtigkeitsentzug zu gewährleisten, müssen die Elastizität und Atmungsaktivität der Wursthülle kontrolliert werden. Bei der industriemäßigen Rohwurstproduktion wird der Prozeßschritt des Trocknens auf ein kurzzeitiges Vortrocknen reduziert und die Wurst erst geräuchert und dann getrocknet.

Die Rohwürste werden nach unterschiedlichen Verfahren geräuchert. Das **Kalträuchern** (i. d. R. 5–8 Tage) erfolgt vorwiegend bei Rohwurstsorten, denen schon durch das Trocknen eine größere Wassermenge entzogen wurde und die für eine Langlagerung vorgesehen sind. Gleichfalls kalt geräuchert werden Rohwürste mit feiner Körnung und

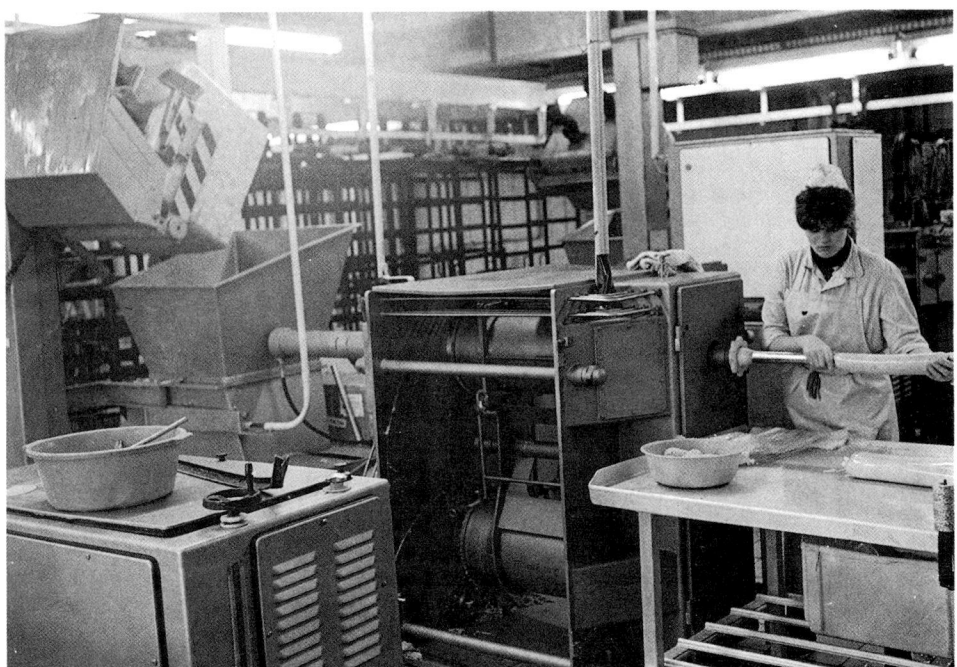

Abb. 8.20. Füllen von Rohwurst mit der Zentraleinheit-Rohwurstlinie (ZE-RWL).

hohem Fettgehalt, um ein Verflüssigen des Fettanteils zu vermeiden. Die Temperaturen sollen 20 °C nicht übersteigen.

Das **Warmräuchern** (i. d. R. 2–3 Tage bei Temperaturen bis zu 28 °C) wird als Schnellreifeverfahren bei frischen Rohwürsten angewandt, da bei diesen Sorten ein intensiverer Rauchgeschmack erwünscht ist.

Ein weiteres Schnellreifeverfahren ist das **Schwitzräuchern**. Hierbei wird die Wurst nach einer Trockenzeit von 2–5 h bei einer Temperatur von 25–32 °C und einer relativen Luftfeuchte von 95–100% 2–5 Tage geräuchert. Gleichzeitig dringen Rauchbestandteile in die Wurst ein. Der erzielte Rauchgeschmack ist deshalb intensiv, manchmal etwas beißig, so daß die Qualität gemindert sein kann. Durch die höhere Temperatur kann auch die Vermehrung unerwünschter eiweiß- und fettzersetzender bzw. pathogener Bakterienarten gefördert werden. Damit entsteht ein höheres Produktionsrisiko bezüglich des Auftretens von Fehlprodukten und Qualitätsbeeinträchtigungen. Durch den Einsatz von Starterkulturen kann dieser Gefahr begegnet werden.

Nach dem Räuchern gelangt die Rohwurst zum Versand oder wird bei Temperaturen von 10–15 °C und einer relativen Luftfeuchte von 75–80% möglichst in Dunkelräumen gelagert. Die Haltbarkeit ist abhängig von der Sorte, der Herstellungsweise und den Lagerbedingungen. Während frische Rohwurst etwa 1–2 Wochen haltbar ist, kann Dauerwurst 6–8 Monate, teilweise auch länger, gelagert werden.

- **Reifungsvorgänge**

Die Haltbarkeit wird im wesentlichen durch die Säuerung des Brätes und den Wasserentzug und die damit verbundene relative Zunahme des Kochsalzgehaltes gewährleistet. Die Säuerung wird durch die enzymatische Aktivität bestimmter Mikroorganismen verursacht. Das Vorhandensein derartiger Mikroorganismen im Brät ist deshalb erwünscht. Demzufolge sind deren Vermehrungsmöglichkeiten durch technologische Maßnahmen zu fördern. Gleiches gilt für Mikroorganismen, die durch ihre Enzymaktivität zu einer angestrebten Farbgebung und Aromabildung beitragen. Die Förderung dieser erwünschten, nützlichen Rohwurstflora muß einhergehen mit einer hemmenden Beeinflussung der unerwünschten Mikroorganismenflora.

Die mikrobiologische Ausgangssituation bei der Rohwurstfertigung ist dadurch gekennzeichnet, daß immer mit dem Vorhandensein verschiedener Mikroorganismenarten in unterschiedlicher Anzahl gerechnet werden muß. Fleisch ist trotz hygienischer Schlachtung und Fleischgewinnung nicht keimfrei. Von den möglicherweise primär im Fleisch vorhandenen oder sekundär auf bzw. in das Fleisch gelangten Mikroorganismenarten können u. a. insbesondere Vertreter der Gattungen *Escherichia*, *Enterobacter*, *Proteus*, *Bacillus* und *Clostridium* die Rohwurstfertigung stören. Sie gehören zur unerwünschten Flora. Mikrokokken, Laktobazillen und Streptokokken sind als Hauptvertreter der erwünschten Rohwurstflora zu nennen. Es kommt darauf an zu sichern, daß sich dieser Ausgangskeimgehalt des Fleisches in der ersten Phase der Rohwurstherstellung nicht wesentlich erhöht. Eine wesentliche Maßnahme stellt dabei die Sicherung einer durchgängigen Kühlung dar. Auch die Raumtemperatur bei der Be- und Verarbeitung soll 15 °C nicht überschreiten. Gerade bei den Prozeßstufen Zerkleinern, Mengen und Abfüllen bestehen für die Vermehrung der Mikroorganismen gute Bedingungen (Oberflächenvergrößerung des Fleisches, Verlust natürlicher Schutzbarrieren durch Zerschneiden von Sehnen und Faszien, Freisetzen von Nährstoffen in gelöster Form). Es ist deshalb darauf zu achten, daß diese Arbeitsgänge zügig durchgeführt werden.

Für die Rohwurstherstellung hat die Zugabe von Kohlenhydraten eine besondere, prozeßsteuernde Wirkung (vgl. 8.2.). Sie beruht im wesentlichen auf der Bereicherung des Nährstoffangebotes für diejenigen Mikroorganismenarten, die Kohlenhydrate zu Milchsäure abbauen können und damit die angestrebte pH-Wert-Absenkung bewirken. Dadurch wird erreicht, daß die unerwünschten eiweißabbauenden Mikroorganismen infolge der zügigen Säuerung zunehmend gehemmt werden. Bis zum Eintreten dieser Hemmwirkung besteht die Gefahr, daß infolge der Zunahme von Proteolyten ein Fehlprodukt entsteht bzw. toxische Stoffwechselprodukte gebildet werden. Stünde den erwünschten Säurebildnern nur das Glycogen des Fleisches als Kohlenhydrat-Nährbasis zur Verfügung, könnte die Hemmwirkung zu spät einsetzen. Die Säuerung würde auch nicht ausreichen, wenn Fleisch von Schlachttieren eingesetzt wird, dessen Fleisch einen niedrigen Glycogengehalt hat (unausgeruhte oder kranke Tiere).

Durch den Einsatz von Starterkulturen kann ebenfalls eine schnelle und erwünschte Säuerung erreicht werden (vgl. 8.2.). Da von der erwünschten Rohwurstflora außer der Säuerung auch eine positive Beeinflussung der Farbgebung und Aromabildung erwartet wird, können diese Ansprüche kaum von einer Mikroorganismenart allein gleichermaßen gut erfüllt werden. Deshalb werden vielfach Startermischkulturen für die Rohwurstherstellung empfohlen. Verfahren zur direkten Säuerung des Brätes allein durch Zusatz von Milchsäure oder Glucono-delta-Lacton haben sich nicht durchsetzen können.

Als Folge der Säuerung tritt eine Gelatinierung der Wurstmasse ein. Sie verfestigt sich damit und wird schnittfest. Ihre Stabilisierung erfolgt dann durch den Feuchtigkeitsentzug. Die im wesentlichen durch die Säuerung bewirkte Veränderung des Keimspektrums wird als Folge der Änderung des Redoxpotentials und des a_W-Wertes in der Wurst weiter gefördert. Durch das Verdichten des Brätes wird eine Reduzierung des verfügbaren Sauerstoffs erreicht, in dessen Folge ein allmähliches Absterben stark sauerstoffbedürftiger Mikroorganismen eintritt. Das betrifft u. a. Bakterien der Gattung *Pseudomonas*, Schimmelpilze und z. T. auch Hefen.

Von der Einengung der Lebensmöglichkeiten durch eine Absenkung des a_W-Wertes sind die unerwünschten Mikroorganismenarten, insbesondere die gramnegativen Bakterien stärker betroffen. Eine ordnungsgemäße Trocknung ist der wichtigste Vorgang bei der Rohwurstherstellung, da in dieser Phase alle Reifungsvorgänge ablaufen. Das betrifft sowohl die Säuerung, die Verfestigung, die Farbgebung als auch die Aromabildung. Durch die Steuerung der Temperatur und der relativen Luftfeuchte muß ein kontinuierlicher Feuchtigungsentzug gewährleistet werden. Je nach Dauer dieses Vorganges kann dabei ein Masseverlust bis zu 35% eintreten. Verläuft dieser Prozeß ordnungsgemäß, ist bereits nach 24 Stunden eine wesentliche Zunahme der Anzahl erwünschter Laktobazillen, Streptokokken und Mikrokokken, letztere in besonderer Artenvielfalt, festzustellen. Im Verlauf der weiteren Trocknung nimmt die Anzahl dieser Keime weiter zu, aber wesentlich langsamer, um nach etwa 40 Tagen wieder abzufallen. Der Gehalt an gramnegativen Bakterien verringert sich stetig, so daß sie in ausgereifter Rohwurst i. d. R. nicht mehr nachzuweisen sind. Die Anzahl der aeroben Sporenbildner wird allein durch das Trocknen kaum beeinflußt. Bei der Anwendung von Schnellreifeverfahren kann ein hohes Risiko entstehen, wenn die aeroben Sporenbildner im Ausgangskeimgehalt dominieren.

Insgesamt sind das Warmräuchern und das Schwitzräuchern mit einem hygienischen Risiko verbunden, da das Räuchern oft zu einem Zeitpunkt erfolgt, an dem sich die erwünschte Mikroflora noch nicht stabilisiert hat. Es muß deshalb mit dem Vorhandensein u. U. größerer Mengen unerwünschter Keime gerechnet werden, die unter der Einwirkung der höheren Rauchtemperatur zahlenmäßig stark zunehmen und die erwünschte Keimflora verdrängen können. Damit werden Aromabildung, Farbgebung und Haltbarkeit gefährdet, denn auch die Aromabildung ist eine wesentliche Leistung der erwünschten Keimflora. So bestimmen die durch den Kohlenhydratstoffwechsel der Mikroorganismen entstehenden Verbindungen wie Milchsäure, Brenztraubensäure, Weinsäure, Ethanol, Acetin, Acetaldehyd, CO_2 u. a. – bekannt sind etwa 300 verschiedene Substanzen einer Rohwurst – ihren spezifischen Geschmack. Diese Vielfalt setzt voraus, daß heteroenzymatische Mikroorganismen vorhanden sind, um einen erwünschten abgerundeten, mild- oder pikant-säuerlichen Geschmack zu erreichen. Da es sich bei diesen Aromastoffen z. T. um flüchtige

Verbindungen handelt, ändert sich mit zunehmendem Alter der Wurst der Gehalt an diesen Stoffen und damit das Aroma der Wurst.

Neben den Produkten aus dem Kohlenhydratstoffwechsel sind beim Abbau der Fette entstehende Verbindungen wie freie Fettsäuren und Carbonylverbindungen an der Aromabildung beteiligt. Ihr Entstehen ist gebunden an das Vorhandensein lipasebildender Bakterien. Dazu gehören vorrangig Mikrokokken, aber auch Laktobazillen, Streptokokken und Vertreter der Gattungen *Leuconostoc, Pseudomonas, Proteus, Serratia, Bacillus* und *Clostridium*. Bei ordnungsgemäß ablaufender Reifung beginnt die Aromaprägung durch die Fetthydrolyse erst langsam und relativ spät und wird zu einem Spezifikum der Dauerwurst. Gewinnen lipolytisch aktive Mikroorganismen in der Anfangsphase der Rohwurstherstellung das Übergewicht, kann es zu Aromaabweichungen kommen. Auch ein mikrobiell-enzymatischer Eiweißabbau trägt zur Aromabildung bei. Hierbei sind wiederum Laktobazillen und Mikrokokken hauptbeteiligt an der Ausprägung des artspezifischen Geschmacks, da sie in der Lage sind, Aminosäuren, z. B. Glutaminsäure, Alanin, Phenylalanin, Leucin und Methionin, freizusetzen.

8.7.2.2. Rohwurstarten

Einen erzeugnistypischen Charakter erhalten die einzelnen Rohwurstarten durch einen spezifischen Fleisch- und Fetteinsatz, dessen Zerkleinerungsgrad – auch Körnung genannt –, Würzung, Konsistenz, Verwendung besonderer Wursthüllen, fehlende bzw. spezielle Rauchgebung oder besondere Behandlungsverfahren. Bezüglich der Qualität der eingesetzten Rohstoffe kann z. B. zwischen Spitzensorten wie Teewurst, Salami, Zervelatwurst, Schlackwurst und mittleren Sorten wie Knoblauchrohwurst, Mettwurst nach hausschlachtener Art, Berliner Mettwurst, Bauernsalami, Bauernzervelatwurst unterschieden werden.

Rohwürste können streichfähig, schnittfest oder hart ausgereift sein. Unter besonderer Berücksichtigung der Haltbarkeit lassen sie sich in frische Rohwurst, Rohwurst-Halbdauerware oder Rohwurst-Dauerware untergliedern. Einen Überblick vermittelt Tabelle 8.10.

Die Anforderungen an die Qualität und die Gewährleistung erzeugnistypischer Merkmale haben in den einzelnen Ländern einen unterschiedlichen Verbindlichkeitsgrad.

In der Bundesrepublik Deutschland ist die allgemeine Verkehrsauffassung über Zusammensetzung, Eigenschaften und Aufmachung der Rohwürste, wie auch der übrigen Fleischerzeugnisse, in den „Leitsätzen für Fleisch und Fleischerzeugnisse des Deutschen Lebensmittelbuches" festgehalten. Hier sind Hinweise über die Art des Ausgangsmaterials, aber keine Anteile dazu enthalten. Eine indirekte Aussage über die Anteile an binde- und fettgewebefreiem Fleisch ist durch die Werte an bindegewebseiweißfreiem Fleischeiweiß (BEFFE) gegeben. Außerdem werden noch besondere Merkmale der Ware herausgestellt (Beispiele in Tabelle 8.11.).

Tabelle 8.10.: Rohwurstsortiment (Auswahl)

Frische Rohwurst	Halbdauerware	Dauerware
Braunschweiger Mettwurst	schnittfeste Salami	ausgereifte Salami
Teewurst	schnittfeste Zervelatwurst	ausgereifte Zervelatwurst
Appetiter	schnittfeste Schlackwurst	ausgereifte Schlackwurst
Knacker	schnittfeste Katenwurst	ausgereifte Katenwurst
Knoblauchrohwurst	Bauernschlackwurst	Heidecker Bauernsalami
Rohe Polnische		Karpatensalami
Mettwurst nach hausschlachtener Art		Zerbster Schlanke

Tabelle 8.11.: Beurteilungsmerkmale für Rohwürste (aus den „Leitsätzen für Fleisch und Fleischerzeugnisse")

	Ausgangsmaterial	Besondere Merkmale	Analysenwerte
Salami ungarischer Art	fettgewebe- und sehnenarmes Schweinefleisch, grob entfettetes Schweinefleisch, sehnen- und fettgewebsarmes Rindfleisch, Speck	besonders schnittfest, mittelkörnig, der weißliche Belag von Mikroorganismen auf der Oberfläche kann durch Stärke ergänzt sein	BEFFE nicht unter 14% BEFFE im Fleischeiweiß histometrisch nicht unter 75 Vol.-%, chemisch nicht unter 85%
Cervelatwurst	sehnen- und fettgewebsarmes Rindfleisch, grob entsehntes Rindfleisch, grob entfettetes Schweinefleisch, Speck	feinkörnig	BEFFE nicht unter 11,5% BEFFE im Fleischeiweiß histometrisch nicht unter 70 Vol.-%, chemisch nicht unter 80%
Braunschweiger Mettwurst	grob entfettetes Schweinefleisch, fettgewebereiches Schweinefleisch, grob entsehntes Rindfleisch, Fettgewebe	fein zerkleinert	BEFFE nicht unter 7,5% BEFFE im Fleischeiweiß histometrisch nicht unter 60 Vol.-%, chemisch nicht unter 75%

8.7.2.3. Rohwurstfehler

- **Mängel im Aussehen**

Faltenbildung tritt häufig als Folge von Fehlern bei der Trocknung oder Räucherung auf, aber auch nach unsachgemäßer Behandlung der Wursthüllen oder zu losem Füllen. Bei zu rascher Trocknung oder infolge falscher Behandlung der Wursthülle oder bei Verwendung ungeeigneter Hüllen kommt es zum **Ablösen der Wursthüllen**. Zu hohe Reifungstemperaturen können zur Bildung eines Fettfilmes oder von Fettstreifen auf der Oberfläche der Wurst oder Fetttropfen am unteren Zipfel führen. Zusammen mit hoher Luftfeuchtigkeit, geringer Luftumwälzung oder auch Temperaturschwankungen wird dann eine Besiedlung mit Hefen, Schimmelpilzen und/oder Bakterien begünstigt. Dabei entstehen Beläge an bestimmten Vorzugsstellen (Nahtstellen von Wursthüllen, Falten, Zipfel) oder in größerer Ausdehnung. Nach dem Charakter dieser Beläge wird unterschieden zwischen Beschlagen, Bereifen und Verschimmeln.

Als „**beschlagen**" wird eine Wurst bezeichnet, die eine m. o. w. dicke feucht-klebrige oder schleimige Schicht aufweist, als deren Ursache vorwiegend Mikrokokken nachgewiesen werden können. Der dabei mitunter auftretende schweißige bis käsige Geruch kann eventuell auch im Wurstgut wahrgenommen werden.

Als „**bereift**" ist eine Wurst anzusehen, wenn sie einen trockenen, etwas mehligen Belag aufweist. Bei der mikrobiologischen Untersuchung werden vorrangig Hefen, aber auch Mikrokokken und Schimmelpilze gefunden. Bei manchen Wurstsorten, wie der Ungarischen Salami, ist ein Hefebelag erwünscht. Tritt jedoch ein muffiger, modriger oder käsiger Geruch auf, ist zu prüfen, ob sich der Geruch auch im Wurstgut feststellen läßt.

Beim „**Verschimmeln**" der Wursthülle sind insel- oder rasenförmig auftretende, im allgemeinen trockene, verschieden gefärbte (weiße, gelbliche, grünliche, schwärzliche) Beläge auffallend. Derartige Würste sind auf das Vorliegen von Geruchsabweichungen (muffig, modrig, käsig) auf der Oberfläche und im Wurstgut zu prüfen. Auch hierbei ist zu beachten, daß für bestimmte Wurstsorten ein Schimmelpilzbelag erzeugnistypisch ist.

Abzugrenzen von den mikrobiell bedingten Belägen ist der *Salzausschlag*. Diese Beläge lösen sich, wenn es sich um auskristallisiertes Kochsalz handelt, klar im Wasser.

Wird ein **Platzen der Wursthüllen** festgestellt, ist zu prüfen, ob bei den Wursthüllen ein Materialfehler vorliegt oder der Riß durch zu starke Gasbildung verursacht wurde. Neben technischen Fehlern ist bei den Wursthüllen auch an mikrobiell bedingte Schädigungen zu denken.

Beurteilung: Die Beurteilung ist abhängig von der Art der Ausdehnung der Veränderungen. Nur wenn die Veränderungen geringgradig, gesundheitlich unbedenklich und ausschließlich auf die Oberfläche beschränkt sind und weitere Mängel nicht festgestellt werden, kann eine Nachbesserung durch Waschen und Nachräuchern erfolgen.

- **Farbveränderungen des Schnittbildes**

Ordnungsgemäß hergestellte Rohwürste besitzen eine annähernd gleichmäßige Verteilung und klare Abgrenzung der weißen bis grau-weißen Fettanteile von den rötlich-braunen bis kräftig-roten Muskelteilen. Bei Rohwürsten mit feiner Masse beeinflußt der Fettgehalt die Farbe; so kann das Schnittbild der Braunschweiger fein, wegen des hohen Fettanteils eine gelblich-rosarote Farbe haben. Eine dunklere Farbe weisen auch Rohwürste auf, bei denen viel Rindfleisch oder Hammelfleisch eingesetzt wurde.

Ein **unklares, verwaschenes Schnittbild** ist meist auf die Zerkleinerung durch unscharfe Schneidsätze zurückzuführen. Aber auch bei der Verarbeitung zu warmer Rohstoffe oder zu weichen Speckes kann dieser Mangel auftreten. Wird schmieriger Speck verarbeitet, erscheint das gesamte Schnittbild grau.

Erfolgen Räucherung, Reifung und Lagerung bei zu hohen Temperaturen und/oder zu starker Luftbewegung, kann ein **Trockenrand** entstehen, d. h., am Rand wird eine deutlich unklare und verfestigte Schicht sichtbar. **Randverfärbungen** können beobachtet werden, wenn der von innen nach außen ablaufende Umrötungsprozeß noch nicht abgeschlossen ist. Die bereits erfolgte Umrötung kann aber auch durch von außen einwirkende Faktoren aufgehoben werden. So kann durch Frosteinwirkung, Temperaturschwankung, Zugluft oder bei zu feuchter Lagerung ein grauer Rand entstehen. Hygienisch bedenklicher ist die Umwandlung des Pökelrots durch mikrobielle Einflüsse. Von Naturdärmen stammende oder von außen in die Wurst eindringende Bakterien, Hefen oder Schimmelpilze kommen dabei als Ursache in Frage. Ein bräunlicher Rand ist dagegen fast ausschließlich auf zu warmes oder langes Räuchern zurückzuführen.

Auch bei der **Kernverfärbung** treten graue, graugrüne, manchmal auch braune Farbabweichungen auf. Meist sind diese Veränderungen kreisrund. In Form von Flecken können sie oft beobachtet werden, wenn stark keimhaltige Gewürze verwendet wurden oder die Wurst zu lose gestopft wurde. Die Kernverfärbung kann nicht selten zugleich mit einem Trockenrand auftreten. Dann sind Trocknungsfehler als Ursache anzusehen, die zu einem peripheren Abschließen des noch feuchten Wurstkerns führen. Dadurch wird die Entwicklung einer erwünschten Rohwurstflora gestört und die Vermehrung von Mikroorganismen gefördert, die den Muskelfarbstoff unter Fehlfarbenentwicklung umwandeln. Gleichartig kann ein Mangel an Nitrit und ein Unter- oder Überangebot von Kohlenhydraten wirken. Farbabweichungen im beschriebenen Sinne können deshalb auch Zeichen einer beginnenden Zersetzung sein.

Beurteilung: Werden Farbveränderungen als Zeichen einer Zersetzung oder Fäulnis gedeutet, muß die Wurst als genußuntauglich beurteilt werden. Eine gleiche Beurteilung muß erfolgen, wenn als Folge der Fehlproduktion gleichzeitig hochgradige Abweichungen im Geruch und/oder Geschmack festgestellt wurden. In allen anderen Fällen ist die Entscheidung, ob uneingeschränkte Tauglichkeit oder Festlegung einer Wertminderung, abhängig von der Ausprägung der Veränderungen.

Versucht werden kann auch, die Fehlentwicklung noch zu korrigieren, z. B. durch Wiederherstellung der Atmungsaktivität der Wursthülle mittels Befeuchtung.

- **Fehler in der inneren Beschaffenheit**

Ungeeignete Rohstoffe, technologische Fehler oder hygienische Mängel können einzeln oder im Komplex eine Vielzahl von Erzeugnisfehlern verursachen. Fast immer ist es ein ungünstiges Zusammentreffen mehrerer Einzelfaktoren, durch das die Keimdynamik entgleist oder in falsche Richtung gelenkt wird. Da solche Faktoren mitunter nur kurzzeitig wirksam werden, ist die Aufklärung von Fehlproduktionen und deren Abstellung oft nur per exclusionem möglich.

Die Auswirkung einer Fehlentwicklung der Rohwurst bleibt meist nicht auf die innere Beschaffenheit beschränkt, sondern betrifft m.o.w. auch Aussehen, Geruch und Geschmack.

Bei der **Fäulnis** ist das Wurstgut feucht, aufgelockert und hat eine grau-rötliche Farbe. Der Geruch ist dumpfig, widerlich-süßlich, der Geschmack widerlich, teilweise kratzend. Die Fäulnis kann in 3 Formen auftreten:

– Gesamtfäulnis,
– Kernfäulnis,
– Randfäulnis.

Die *Gesamtfäulnis* tritt vorrangig bei feinzerkleinerten Rohwürsten auf, weil die intensive Zerkleinerung (Erwärmung!) und der nahezu gleichmäßige Feuchtigkeitsgehalt eine Vermehrung der proteolytischen Keime besonders begünstigen. Eine Sonderform stellt die *faulige Schnellreifung* dar. Hierbei handelt es sich um einen besonders schnell auflaufenden Fäulnisprozeß mit starker Gasbildung. Die Würste sind prall, aufgetrieben, teilweise Wursthüllen geplatzt.

Beim Anschneiden faulig schnellgereifter Wurst quillt die Wurstmasse heraus, die intensive – meist ziegelrote – Farbe schlägt nach Luftzutritt bald in Grau oder Grün um. Der Geruch ist faulig-stickig.

Zur *Kernfäulnis* kann es kommen, wenn die Trocknung des Wurstgutes von innen nach außen durch einen Trockenrand verhindert wird.

Die *Randfäulnis* ist relativ selten im Vergleich zu den Randverfärbungen, die ohne Mitwirkung von Mikroorganismen entstehen. Eine „*Stickigkeit*" kann bei Rohwurst aber nur auftreten, wenn stickiges Fleisch verarbeitet wurde.

Abzugrenzen von der Fäulnis ist die **saure Gärung**. Ihr Hauptmerkmal sind ein schwach- bis starksaurer, bisweilen stechender Geruch und Geschmack. Sie tritt auf, wenn die Säuerung zu schnell und zu stark erfolgte. Meistens ist eine zu hohe Zuckergabe, besonders Traubenzucker, als ursächlicher Fehler anzusehen. Eine stürmische Fermentation – insbesondere durch Laktobazillen – wird durch relativ hohe Temperaturen beim Trocknen und Räuchern begünstigt.

Bei Rohwürsten, denen Rohrzucker zugesetzt wurde, kann es nach Anwendung höherer Rauchtemperaturen gelegentlich zum **Fadenziehen** der Wurst kommen. Dabei fallen beim Aufbrechen oder Anschneiden der Würste schleimige Fäden auf, die aus dem nicht gesundheitsschädlichen Dextran bestehen. Es wird vorrangig von Bakterien der Gattung *Leuconostoc* gebildet.

Beurteilung: Die Feststellung von **Fäulnis** muß zwangsläufig die Genußuntauglichkeitserklärung nach sich ziehen. Entscheidend ist dabei das Ergebnis der sensorischen Prüfung. Ist dabei Fäulnis nicht zweifelsfrei festzustellen, muß sie nach Nutzung weiterer Untersuchungsmöglichkeiten und Beobachtung des Prozeßverlaufs wiederholt werden.

Auch bei **saurer Gärung** ist wiederholte Untersuchung angezeigt, da bei längerem Hängenlassen, nach Erreichen des Tiefpunktes der Säuerung, zunehmend alkalische mikrobielle Abbauprodukte entstehen, die dann u. U. die Negativwirkungen der stürmischen Säuerung kompensieren. Je nach Verlaufsform und letztendlich festgestellter Geruchs- und Geschmacksintensität ist zwischen uneingeschränkt verkehrsfähig, wertgemindert oder genußuntauglich zu entscheiden.

Ist die Fadenbildung nur mäßig und fehlen weitere Veränderungen, kann derartige Wurst wertgemindert in den Verkehr gebracht werden.

- **Fehler im Geruch und Geschmack**

Neben den bereits genannten Geruchs- und Geschmacksabweichungen bei Fehlproduktionen können häufig Mängel auftreten, die eine Qualitätsminderung bedeuten, aber die Genußfähigkeit noch nicht in Frage stellen. Allerdings ist nicht immer absehbar, wie sich ein Mangel auf dem weiteren Warenweg entwickelt. So kann ein leicht beißiger-kratzender Geschmack bereits eine beginnende **Ranzigkeit** signalisieren. Bei der Lagerung der Rohwurst unter Lichteinfluß und bei höheren Temperaturen oder zu langer Lagerung kann dann die Geruchs- und Geschmacksabweichung so intensiv werden – evtl. treten zusätzlich gelbliche Verfärbungen des Speckes auf –, daß sie als genußuntauglich beurteilt werden muß. Wird Ranzigkeit bereits im Produktionsbetrieb festgestellt, muß an die Verarbeitung alten Specks oder ranziger Därme als mögliche Ursache gedacht werden. Auch lipasebildende Mikroorganismen (u. a. aerobe Sporenbildner, Pilze) können ursächlich beteiligt sein. Da mit dem vermehrten Auftreten lipolytischer und proteolytischer Mikroorganismen insbesondere bei Temperaturen über 22 °C gerechnet werden muß, wird ihre Enzymaktivität für das häufige Auftreten von beißig-kratzendem bzw. bitterem Geschmack insbesondere bei in Schnellverfahren geräucherten Würsten verantwortlich gemacht. Auch der sog. „*Sommergeschmack*" bei Würsten, die während der warmen Jahreszeit im Naturverfahren hergestellt werden, ließe sich damit erklären.

Ein beißig-kratzender, manchmal kresoliger Geruch und Geschmack kann auch bei

Verwendung ungeeigneten Räuchermaterials (Nadelholzspäne, leimhaltiges Holz, Plastbeimengungen, zu feucht u. a. m.) auftreten.

Bei zu reichlicher Zuckerzugabe kann ebenfalls ein kratzender, manchmal malziger Geschmack beobachtet werden. Ein eigentümlicher Süßgeschmack entsteht bei zu hoher Dosierung von Glucono-delta-Lacton.

Beurteilung: Die Beurteilung richtet sich nach dem Ausprägungsgrad der Abweichungen.

- **Pathogene Erreger**

Durch normal gereifte Halbdauer- und Dauerware kann es nur in sehr seltenen Fällen zur Übertragung pathogener Erreger auf den Menschen kommen. Pathogene Bakterien vermehren sich nicht und unterliegen einem stetigen Absterben. Dabei muß aber damit gerechnet werden, daß z. B. Salmonellen mehrere Wochen überdauern können. Frische Rohwürste sind – vor allem bei nicht korrekter Lagerung und unzureichender Reifung – mitunter eine Quelle von *Salmonella*-Erkrankungen beim Konsumenten.

8.7.3. Kochwurst

Kochwurst wird aus rohem, gebrühtem bzw. gegartem Fleisch, Fett, Innereien, Blut, Schwarten und Gewürzen hergestellt (Abb. 8.21.). Als erzeugnistypische Zusätze werden auch andere Lebensmittel tierischer oder pflanzlicher Herkunft (z. B. Anchovis, Sardellen, Semmeln, Grütze, Graupen u. a. m.) zur Herstellung verwendet. Durch das Garen erhält die Wurst den artspezifischen Charakter und eine begrenzte Haltbarkeit.

Die erzeugnistypische Beschaffenheit wird bestimmt durch Besonderheiten des Rohstoffeinsatzes, dessen Zerkleinerungsgrad, die Verwendung besonderer Gewürze bzw. Wursthüllen, durch Formgebung bzw. Portionierung, besondere Räucherung oder andere spezielle Be- und Verarbeitungsmethoden.

8.7.3.1. Herstellungsverfahren

Die Herstellung von Kochwurst ist mikrobiell insofern risikobehaftet, da sowohl Rohstoffe eingesetzt werden, die eine Bakterienvermehrung besonders begünstigen, wie Blut und Innereien, als auch Einsatzmaterial, bei dem ein hoher Keimgehalt angenommen werden

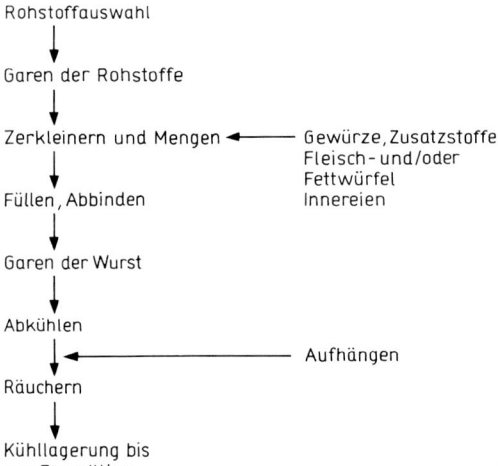

Abb. 8.21. Kochwurstherstellung (schematisch).

muß (z. B. Stichfleisch, Fleischabschnitte, Schwarten). Da zudem ein Teil der Materialeinsätze erst bei der Herstellung anderer Erzeugnisse und vor allem in kleineren Verarbeitungsbetrieben auch in geringen Mengen anfällt, sind meist eine Sammlung und Zwischenlagerung unumgänglich. Damit steigt das Risiko einer Keimanreicherung und mithin einer Rohstoffverderbnis.

Die Produktionssicherheit ist umso größer, je frischer die Rohstoffe verarbeitet und je wirksamer antimikrobiell wirkende Maßnahmen durchgesetzt werden.

Fast alle Rohstoffe für die Kochwurstherstellung werden vor der Verarbeitung thermisch behandelt. Um Nährstoff- und Aromaverluste möglichst gering zu halten, zugleich aber die Verarbeitungsfähigkeit der Rohstoffe zu erreichen, erfolgt die Hitzebehandlung differenziert als Brühen, Garen oder Kochen. Durch das **Brühen** werden lediglich eine Eiweißgerinnung an der Oberfläche und eine Zerstörung des Blutfarbstoffes beabsichtigt. Gebrüht werden i. d. R. stark schmalzige Schlachtfette und für bestimmte Erzeugnisse Leber, aber auch Rohstoffe pflanzlicher Herkunft, z. B. Grütze.

Das **Garen** bzw. **Garziehen** wird am meisten angewendet. Dabei erhalten die Rohstoffe durch längere Einwirkung von Temperaturen zwischen 80° und 90°C eine weiche Konsistenz. Die Gartemperatur und Gardauer sind abhängig von der Rohstoffart und dem zu erreichenden Ziel. Im Interesse eines besseren Aromaerhaltes werden Fleisch und Speck vielfach nur soweit gegart, daß sie im Kern noch roh bleiben.

Kochen bei Temperaturen um 100 °C erfolgt nur, wenn es darum geht, stark sehnenhaltiges Fleisch weich zu machen. Für das nachfolgende **Zerkleinern, Mengen und Füllen** ist es vorteilhaft, wenn die gegarten Einsatzstoffe möglichst warm verarbeitet werden. Die Grundmasse wird im Wolf oder in der Kolloidmühle zerkleinert und unter Zusatz von Fleischbrühe, roher oder gebrühter Leber bzw. Blut sämig gemacht. Die Grobbestandteile werden je nach Wurstart unterschiedlich zerkleinert und dann mit der Grundmasse gemengt. Dabei muß darauf geachtet werden, daß die Fleisch- bzw. Fettwürfel vor dem Zusatz gebrüht und abgetrocknet sein müssen, da sonst ein evtl. vorhandener Fettfilm die Bindung zwischen den – insbesondere bei Blut- und Sülzwürsten – als Bindemittel zugesetzten Schwarten und den Grobbestandteilen verhindert und die Wurst dann nach Fertigstellung „auseinanderfällt". Die Zugabe von Salz und Gewürzen erfolgt ebenfalls beim Mengen.

Das **Garen der gefüllten Würste** ist aus technologischen und mikrobiologischen Gründen notwendig. Da verschiedene Rohstoffe roh bzw. nicht durchgegart eingesetzt werden, muß in diesem Prozeßabschnitt die Gare erreicht werden. Außerdem wird erst durch diesen Erhitzungsprozeß das Gemisch der verschiedenen Einsatzmaterialien stabilisiert, so daß nach dem Erkalten eine einheitliche und gebundene Wurstmasse entsteht. Bei Kochstreichwurst (Leberwurst) soll das Erzeugnis eine streichfähige Konsistenz aufweisen. Um sie zu erzielen, muß das zugesetzte Fett gleichmäßig verteilt und immobilisiert werden. Das Garen erfolgt im offenen Kessel oder im Luftkochschrank. Dabei sollen im Kern der Wurst 80 °C erreicht werden. Die Gardauer ist abhängig von der Wurstsorte, der Wursthüllenart, dem Kaliber, der Gartemperatur, der Vorbehandlung der Einsatzmaterialien und deren Zerkleinerungsgrad. Als Faustregel gilt, bei einer Temperatur von 80 °C je 1 mm des Kalibers eine Minute. Durch das Garen der Kochwürste soll aber auch erreicht werden, daß der Keimgehalt der Wurstmasse weitestgehend reduziert wird.

Bei ordnungsgemäß durchgeführtem Garen überleben lediglich die Sporen von Bazillen und Clostridien. Ausnahmsweise ist auch mit dem Auftreten thermoresistenter Streptokokken zu rechnen. Um diesen mikrobiologischen Status und den Durchmischungsgrad zu erhalten, wird die Wurst nach dem Garen umgehend und zügig gekühlt (Abb. 8.22.).

Bei verschiedenen Kochwurstarten ist Raucharoma erwünscht. Sie werden in der Regel kalt bei 18 °C geräuchert. Wegen der haltbarkeitsverbessernden Wirkung des Rauches sollte das Räuchern stets vorgesehen werden. Die Lagerung der Kochwurst erfolgt dann bei 6 °C. Kochwürste besitzen nur eine kurze Haltbarkeit (1–2 Wochen). Einige Wurstsorten werden auch als Halbdauer- bzw. Dauerwaren hergestellt (z. B. Touristenblutwurst).

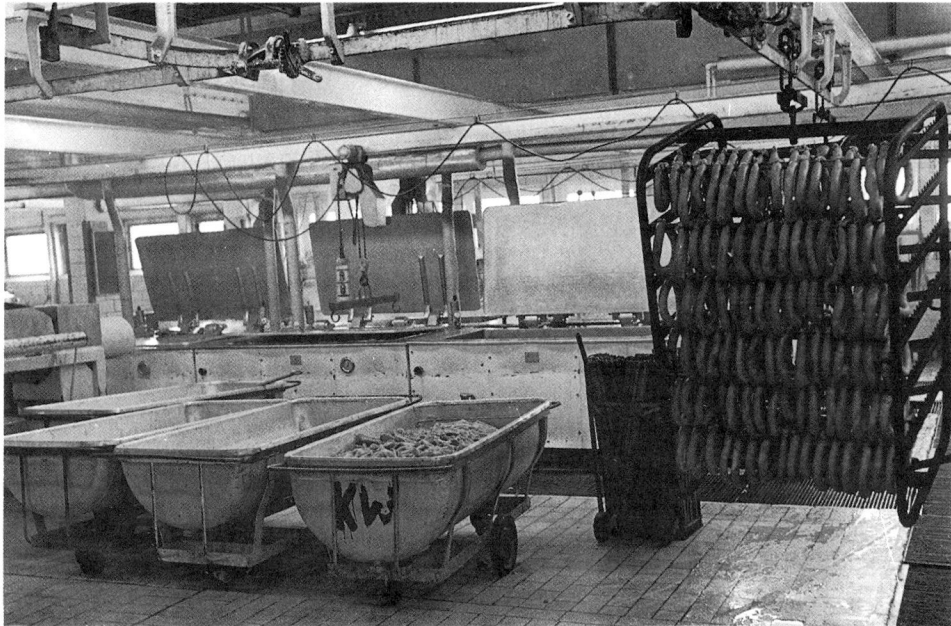

Abb. 8.22. Kesselanlage zum Garen der Rohstoffe für die Kochwurstherstellung (rechts im Bild beschickter Wursthängewagen).

8.7.3.2. Kochwurstarten

Nach den charakteristischen Einsatzstoffen bzw. Merkmalen werden im wesentlichen die drei Gruppen Leberwürste, Blutwürste und Sülzwürste unterschieden.

Für **Leberwürste** ist ein sensorisch deutlich erkennbarer Leberanteil (10 bis 30%) erzeugnistypisch und die eingesetzte Lebermenge im wesentlichen wertbestimmend. Die streichfähige Konsistenz ist ein weiteres Spezifikum dieser Kochwurstart.

Für **Blutwürste (auch Rotwürste)** sind die durch die Verarbeitung von Blut (bis zu 40%) bewirkte Färbung, Konsistenz und das typische Aroma als Hauptmerkmal anzusehen. Wertbestimmend sind die eingesetzten Fleischteile, z. B. Zunge, Filet, Magerfleisch.

Für **Sülzwürste** ist das Hauptmerkmal die aus Schwarten bestehende bzw. hergestellte Grundmasse, in der sich unterschiedlich große Stücke gegarten Schweinefleisches befinden. Wertbestimmend ist der Anteil an magerem Fleisch (Abb. 8.23.). Im Interesse eines vielseitigen Angebotes und einer weitgehenden Verarbeitung aller für die menschliche Ernährung vorgesehenen Schlachttierkörperteile ist die Erzeugnispalette bei Kochwurst besonders groß (Tabelle 8.12.).

Nicht alle Kochwürste lassen sich einer dieser Gruppen zuordnen. So werden z. B. auch Kochstreichwürste ohne Leberzusatz hergestellt, wie Schinkenkrem, Süddeutsche Gelbwurst, Norddeutsche Bregenwurst u. a. m.

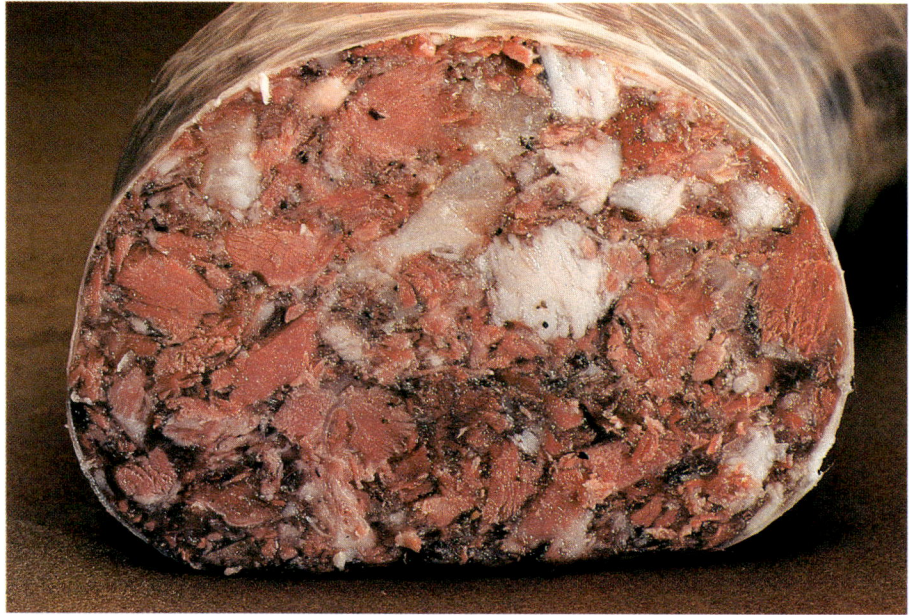

Abb. 8.23. Sülzfleischwurst, Schnittfläche.

Tabelle 8.12.: Kochwurstsortiment (Auswahl)

Leberwurst	Blutwurst	Sülzwurst
Gutsleberwurst	Gutsfleischwurst	Sülzfleischwurst
Kaßlerleberwurst	Zungenwurst	Preßkopf, weiß
Delikateßleberwurst	Filetwurst	Schweinekopfsülzwurst
Kalbsleberwurst	Delikateßrotwurst	Schweinekopfsülze
Sahneleberwurst	Fleischblutwurst	Schwartenmagen
Tomatenleberwurst	Thüringer Rotwurst	Lungenfleischwurst
Leberwurst, fein	Speckblutwurst	
Hausmacher-Leberwurst	Touristenblutwurst	
Hausschlachtene Leberwurst	Frische Blutwurst	
Zwiebelleberwurst	Portionsblutwurst	
Feine Geflügelleberwurst mit Schweineleber	Hausmacherblutwurst	

8.7.3.3. Kochwurstfehler

• Fehler im Aussehen

Ein besonders bei Leberwürsten auftretender Mangel ist ein schon bei der Besichtigung auffallender **Fettabsatz**. Die Ursache können falsch zusammengestellte Rohstoffeinsätze oder technologische Fehler sein. Wird das für die Stabilisierung des emulgierten Fettes notwendige Verhältnis von Fett : Leber oder von Fett : Magerfleisch nicht eingehalten bzw. wurde zu schmalziges Fett eingesetzt, kann das Fett nicht gebunden werden. Bei der Verwendung künstlicher Wursthüllen, insbesondere solcher aus Viskose, kommt es beim Abkühlen normalerweise zu einem Fettabsatz in den Randzonen. Deshalb müssen diese

Würste nach dem Garen massiert werden, so daß das Fett von der im Kern noch warmen Wurstmasse aufgenommen werden kann. Wird nicht oder zu spät massiert, bleibt dieser Fettabsatz bestehen und erscheint nach dem Abkühlen als Schmalzsaum bzw. schmalzige Durchtränkung in den Randpartien. Aber auch an zu hohe Gartemperatur bzw. zu hohe Zugabe von Kesselbrühe muß gedacht werden.

Bei großkalibrigen Würsten in natürlichen Wursthüllen können mitunter **einseitige Aufhellungen** beobachtet werden. Die Wursthülle erscheint an diesen Stellen meist feuchter und weicher. Dieser Fehler kann auftreten, wenn die Würste zum Abkühlen auf Tische gelegt wurden und nicht auf Wurstablegewagen mit Gitterrosten. Relativ häufig kann an diesen Stellen zuerst ein **Beschlagen** oder auch **Schimmelbildung** festgestellt werden. Das Beschlagen, d. h. eine Besiedlung mit Bakterien bzw. Hefen tritt bei zu feuchter und/oder zu warmer Lagerung i. d. R. erst im Handel auf. Dabei sind ungeräucherte Würste wesentlich früher als geräucherte betroffen. Ein Schimmelbefall kann meist nur bei zu lange gelagerten Kochwürsten registriert werden.

Beurteilung: Der Fettabsatz ist als Qualitätsmangel bei Spitzensorten und mittleren Sorten anzusehen. Die Genußtauglichkeit ist nicht eingeschränkt.

Bei beschlagener Wurst ist die Beurteilung von der Intensität und den Auswirkungen auf das Wurstgut abhängig zu machen. Im allgemeinen kann derartige Ware nur bei beginnenden Veränderungen als noch genußtauglich beurteilt werden, gegebenenfalls mit Festlegung von Einschränkungen wie Wertminderung, Sofortverbrauch, Entfernen der Wursthülle vor Abgabe an den Endverbraucher. Gleiches gilt für schimmelpilzbefallene Kochwürste in künstlichen oder natürlichen Wursthüllen. Schimmelwachstum auf Kochwurst in offenen Behältern wie Satten, Schalen o. ä. macht das Lebensmittel genußuntauglich.

- **Fehler im Schnittbild und Gefüge**

Diese Fehler können sowohl ausschließlich durch falsche Rohstoffauswahl bzw. deren Behandlung verursacht werden als auch durch mikrobielle Prozesse.

So können **rote Speckwürfel bei der Blutwurst** festgestellt werden, wenn das gewürfelte Fett vor dem Mengen nicht durchgebrüht wurde. Eine **krümelige Beschaffenheit** der Blutwurst ist auf eine zu hohe Blutmenge zurückzuführen, eine **gummiartige Konsistenz** auf einen zu hohen Schwartenzusatz. **Einseitige Ablagerung der Grobbestandteile** tritt ein, wenn die gefüllten Würste vor dem Garen zu lange und zu kalt liegen.

Bei **Leberwürsten** kann eine **auffallend dunkle Farbe** des Schnittbildes zu Beanstandungen führen. Sie kann verursacht werden durch einen zu hohen Anteil Rinderleber, Majoran, Rinderkopffleisch oder Pansen. Aber auch zu starkes Räuchern kann zu diesem Mangel führen.

Fehlende Bindung kann ebenfalls mehrere Ursachen haben (Abb. 8.24.); eine besteht darin, daß die Wurstmasse zu wenig bindefähige Substanzen enthält (Blut, Leber, Schwarten usw.) bzw. die Bindefähigkeit durch falsche Behandlung verlorenging (Schwarten wurden zu weich gekocht). Der häufigste Grund ist aber ein ungenügendes Garen der gefüllten Würste. Reichten Gartemperatur bzw. -zeit nicht aus, um auch im Kern die erforderliche Hitzeeinwirkung zu erzielen, kann ein **rötlicher**, bei Blutwürsten auch noch **blutiger, grauer Kern** mit **weicher Konsistenz** auftreten. Eine unzureichende thermische Behandlung bedeutet aber auch, daß die erforderliche Reduzierung der Mikrobenzahl nicht eingetreten ist und damit diese sensorisch feststellbaren Mängel zugleich Anzeichen eines beginnenden mikrobiellen Verderbs sein können. Das ausgeprägte Bild der **Fäulnis** mit graurötlichen, graugrünlichen bzw. grünen Farbabweichungen, einer breiigen, schmierigen Konsistenz und den intensiven Geruchsabweichungen kann dann schon nach kurzer Zeit festgestellt werden. Besteht der Verdacht auf ungenügendes Garen, ist eine mikrobiologische Untersuchung hilfreich. Der Nachweis nichtsporenbildender Keime signalisiert i. d. R. ein nicht ordnungsgemäßes Garen. Ein mikrobieller Verderb kann aber auch bei ordnungsgemäß behandelten Kochwürsten auftreten. Diese Form einer *Spätfäulnis* tritt

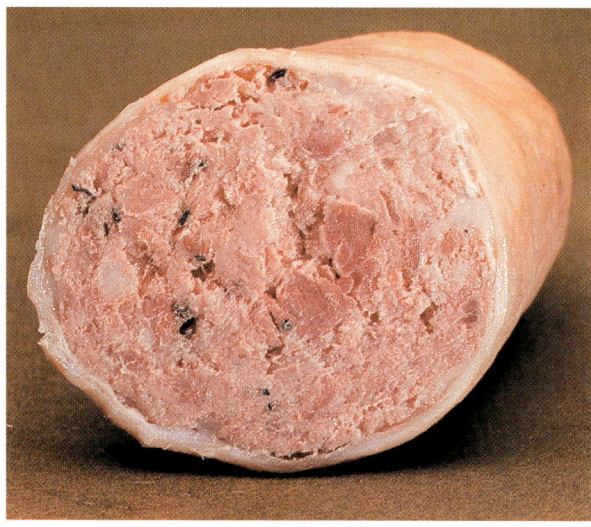

Abb. 8.24. Gutsleberwurst mit mangelhafter Bindung.

auf, wenn die den Garprozeß überstehenden aeroben Sporenbildner durch zu langes und durch zu heißes Räuchern oder zu warme Lagerung der Wurst eine Vermehrungsmöglichkeit erhalten.

Gelegentlich kann auch ein **Fadenziehen bei Leberwürsten** beobachtet werden, das neben *Leuconostoc*-Arten gleichfalls durch Bazillen verursacht wird. Zu vermuten ist hierbei ein Zusammenhang mit dem Zuckerzusatz zur Unterdrückung des Bittergeschmacks von Gefrierleber.

Beurteilung: Fehler, die nicht durch Mikroorganismen verursacht bzw. an deren Entstehen sie nicht beteiligt sind, stellen die Handelsfähigkeit, aber nicht die Genußtauglichkeit in Frage. Anzeichen eines mikrobiell bedingten Verderbs zwingen zur Genußuntauglichkeitserklärung.

- **Fehler im Geruch und Geschmack**

Neben den deutlichen Veränderungen bei der Fäulnis können besonders intensive Geruchs- und Geschmacksabweichungen bei der **Säuerung bzw. saurer Gärung** der Leberwurst und zerealienhaltiger Blutwürste festgestellt werden. Der widerlich saure Geruch ist besonders deutlich bei frisch aufgebrochener oder aufgeschnittener Wurst wahrnehmbar. Gleichzeitige Veränderungen des Aussehens und der Konsistenz sind meist nicht feststellbar. Ursache sind fast immer Mikroorganismen. Nur, wenn nicht genügend durchgebrühte Pankreasteile verarbeitet werden, kann eine ausschließliche Enzymwirkung vermutet werden. Durch Überlagerung von Leber oder längere bzw. unsachgemäße Zwischenlagerung der Halbfertigprodukte (gebrühte Leber, gebrühte Zerealien, gefüllte Wurst usw.) erhalten Mikroorganismen die Möglichkeit zu einer Aufspaltung der in Leber und Zerealien reichlich enthaltenen Kohlenhydrate (z. B. Glycogen der Leber). Bei der mikrobiologischen Untersuchung werden deshalb fast ausschließlich kohlenhydratspaltende Bakterien wie Mikro-, Streptokokken, Laktobazillen, aber auch Enterobakterien nachgewiesen. Damit ist die saure Gärung vorrangig als Vorprozeßverderbnis anzusehen.

Ranziger Geruch und Geschmack werden häufig durch überlagerte, nicht entfettete, natürliche Wursthüllen verursacht. Er kann aber auch bei zu lange gelagerter Wurst, insbesondere Blutwurst, auftreten. Wurden die natürlichen Wursthüllen nicht ordnungsgemäß geräuchert, kann auch ein **fäkaler Geruch** wahrgenommen werden.

Gelegentlich führt ein **bitterer Geschmack** bei Leberwurst zu Beanstandungen. Er tritt auf, wenn die Gallengänge nicht ausreichend entfernt wurden. Auch Änderungen des Gewürzeinsatzes kommen als Ursache in Frage.

Ein **grießiger Geschmack** bei Leberwurst ist nicht immer auf den eingesetzten Rohstoff zurückzuführen. Dieser Fehler tritt auch bei zu langsamer Abkühlung der Wurst nach dem Garen auf.

Beurteilung: Bei Säuerung bzw. saurer Gärung ist die Wurst verdorben und genußuntauglich. Bei den anderen genannten Mängeln ist die Beurteilung abhängig vom Grad der Ausprägung. Bei hochgradigen Geruchs- und Geschmacksabweichungen ist die Wurst ebenfalls genußuntauglich.

8.7.4. Brühwurst

Brühwurst wird aus zerkleinertem, rohem Fleisch aller Schlachttierarten einschließlich Geflügel, Kaninchen und Wild, Fett, teilweise Schwarten, bestimmten Innereien, mitunter auch Fremdeiweiß und Blutplasma, Wasser und Gewürzen hergestellt (Abb. 8.25.). Durch eine Hitzebehandlung (Heißräuchern, Brühen) erhält sie den arttypischen Charakter, der darin besteht, daß gelöstes fibrilläres Muskeleiweiß unter Einschluß ungelöster Partikel und grober Bestandteile zusammenhängend hitzekoaguliert ist, so daß die Schnittfestigkeit auch bei erneutem Erhitzen erhalten bleibt. Zugleich wird damit eine begrenzte Haltbarmachung erreicht. Die erzeugnistypische Beschaffenheit wird bestimmt durch Unterschiede in Zusammensetzung, Schnittbild, Würzung, Portionierung, Art und Kaliber der Wursthüllen sowie spezielle Behandlungsverfahren.

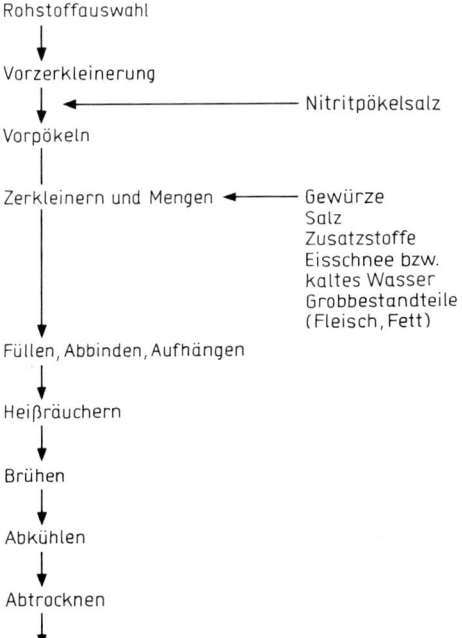

Abb. 8.25. Brühwurstherstellung (schematisch).

8.7.4.1. Herstellungsverfahren

Die Auswahl des Fleisches ist von ausschlaggebender Bedeutung, denn es muß Wasser aufnehmen und binden können. Das beste Wasserbindevermögen besitzt schlachtwarmes Fleisch von jüngeren, mageren Schweinen und Rindern (Kälber, Fresser, Jungbullen). Unter dem Einfluß des Adenosintriphosphates (ATP), das nach dem Tod des Schlachttieres schnell abgebaut wird, zerfällt das Actomyosinmolekül in Actin und Myosin. In diesem Zustand läßt sich das fibrilläre Eiweiß leichter extrahieren. Damit steht dann mehr bindefähige Substanz zur Verfügung. Mit dem postmortal absinkenden pH-Wert verringert sich die Wasserbindefähigkeit des Fleisches. Als besonders günstig gilt deshalb eine Verarbeitung innerhalb von 4 Stunden. Ist eine Warmfleischverarbeitung nicht möglich, kann auf Hilfsmittel zur Erhöhung des Wasserbindevermögens nicht verzichtet werden (s. Kap. 8.2.). Die Vorbehandlung des Fleisches richtet sich nach den betrieblichen Möglichkeiten und den Erfahrungen der Produzenten. Das Vorsalzen, d.h. die Zugabe von Nitritpökelsalz, erfolgt z.B. unterschiedlich. Man läßt das Fleisch in Stückengröße oder nach Vorzerkleinerung im Wolf (12-mm-Scheibe) bei Temperaturen zwischen 0–6 °C bis zu 24 Stunden vorpökeln. Häufig wird das vorzerkleinerte Fleisch noch zusätzlich angekuttert, weil davon eine weitere Förderung der Umrötung und des Wasserbindevermögens erwartet wird.

Das nachfolgende Zerkleinern und Mengen gelten als die wichtigste und schwierigste Phase der Brühwurstherstellung. Das Zerkleinern erfolgt in Wolf und Kutter oder im Kutter mit Schnellgang (Abb. 8.26.). Das *Kuttern* geschieht unter Zugabe von gekühltem Wasser oder Eis, um eine zu starke Erwärmung des Brätes zu verhindern. Die bei der Zerkleinerung entstehende Reibungswärme wird durch die Umdrehungsgeschwindigkeit von Kutter-

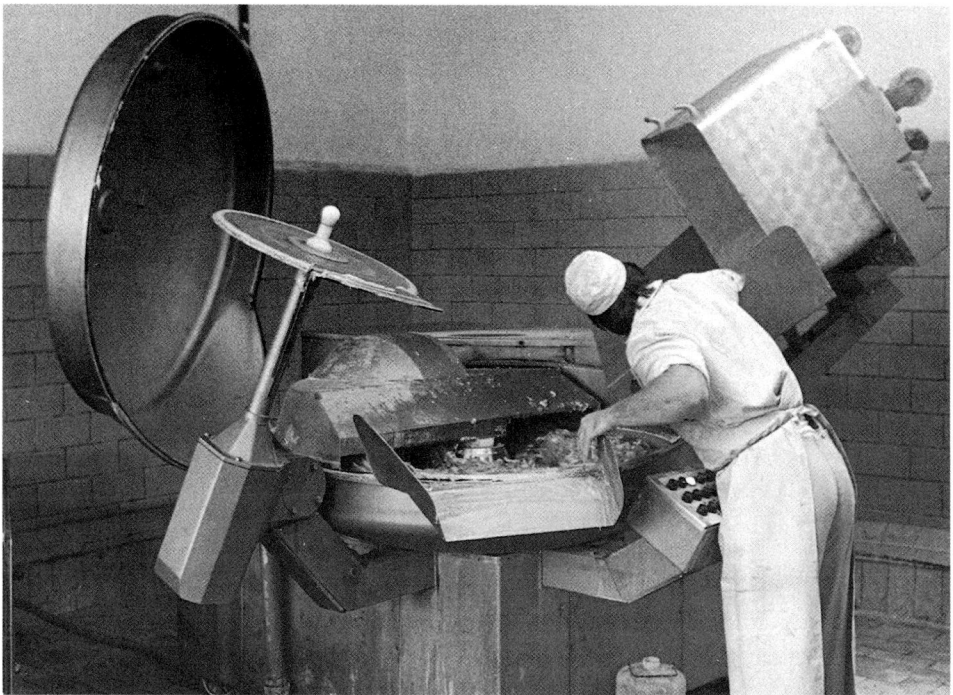

Abb. 8.26. Beschicken des Vakuumkutters (SM 200.1) zur Herstellung von Brühwurstbrät.

schüssel und -messer beeinflußt. Unscharfe Messer vergrößern die Reibung und Wärmeentwicklung, da sie das Wurstgut mehr quetschen als schneiden. Durch ständige Kontrolle muß gesichert werden, daß die optimale Temperatur von 12 °–15 °C (bei langsam laufenden Kuttern 18 °C) nicht überschritten wird, da sonst das Brät „verbrennt", d. h., die veränderte kolloidchemische Struktur des Eiweißes beeinträchtigt das Wasserbindevermögen. Andererseits ist eine gewisse Wärme jedoch erforderlich, um die Emulgierbarkeit des Fettes zu gewährleisten. Infolge der stetigen Zerkleinerung der Muskelfasern werden schließlich auch die Myofibrillen zerstört, und es kommt zum Austritt des Actomyosins in den entstehenden Brei. Bei weiterer Wasser- bzw. Eiszugabe erhält die Masse zunehmend eine weiche, bindig-geschmeidige Konsistenz. In dieser Zustandsform ist die Struktur der Myofibrillen nicht mehr festzustellen (Peptisation der Myofibrillen).

Die Wasserschüttung ist so zu bemessen, daß die Wasseraufnahmefähigkeit des Fleisches nicht überschritten wird. Wird das Brät zu stark ausgekuttert oder überkuttert, kann das beim Kuttern evtl. noch gebundene Wasser bei der nachfolgenden Hitzeeinwirkung nicht mehr festgehalten werden, d. h., die Wurst wird „wasserlässig". Erfolgt dagegen eine zu geringe Wasserschüttung, fehlt der Wurst die meist erwünschte Saftigkeit. Die Löslichkeit des fibrillären Muskeleiweißes hängt wesentlich von der Ionenstärke ab. Durch den Zusatz von Kochsalz wird dieses In-Lösung-Gehen gefördert. Als Optimum gelten 5–6% des Muskelfleisch-Wasser-Homogenates. Da aber der Fettanteil des Brätes das Lösungsvermögen nicht beeinflußt, wird schon ein NaCl-Gehalt von 2% der Gesamtmasse wirksam. Die Bindung ist auch gefährdet, wenn dem Brät zuviel Fett zugesetzt wird, weil dadurch, wie bei zu langem Kuttern, die entstehende Netzstruktur des Eiweißes zerstört wird. Diese Vernetzung ist jedoch die Voraussetzung dafür, daß das Eiweiß bei der nachfolgenden Erhitzung zusammenhängend gerinnt und Fett sowie Wasser festgehalten werden können. Fettzusätze bis zu einem gewissen Grad verbessern die Bindung, da durch feinverteilte Fetttröpfchen die Bildung einer wabigen Struktur der gelösten fibrillären Eiweißkörper gefördert wird. Dem Brät werden dann je nach Sorte noch Grobbestandteile zugesetzt. An das Kuttern schließt sich das *Füllen* an (Abb. 8.27. und 8.28.). Sofern keine Vakuumfüllmaschinen eingesetzt werden, kommt es dabei darauf an, daß größere Luftblasen vermieden werden, um Formveränderungen, Farbabweichungen durch Met-Myoglobin-Bildung, Oxydation von Fett und ätherischen Ölen der Gewürze zu vermeiden. Eine Geschmacks- und Farbverbesserung durch das Vakuumkuttern wird über das Redoxpotential erreicht, das seinerseits vom Sauerstoffgehalt im Brät beeinflußt wird. Ein gleicher Effekt wird durch den Zusatz reduzierend wirkender Pökelhilfsstoffe (Ascorbinsäure, Ascorbat) erreicht. Der Luftentzug beim Vakuumkuttern führt mitunter zu einer unerwünschten Konsistenzverdichtung. Um ihr entgegenzuwirken, kann reaktionsloses, nachgereinigtes Stickstoffgas eingeleitet werden.

Bei einer Zwischenlagerung des Brätes oder der frisch gefüllten Würste ist dem *Kühlregime* besondere Aufmerksamkeit zu schenken, denn die Beschaffenheit dieses Zwischenproduktes bietet den Bakterien gute Vermehrungsmöglichkeiten. Im Unterschied zur Rohwurst liegt der pH-Wert zwischen 6,0 und 6,3. Auch freies Wasser steht den Mikroorganismen in größerem Umfang zur Verfügung. Während schnittfeste Rohwurst einen a_W-Wert von 0,85–0,93 aufweist, muß bei frischer Brühwurst mit einem a_W-Wert von 0,97–0,98 gerechnet werden.

Bei den Brühwurstarten gehören eine äußerlich ansprechende Rauchfarbe und ein angenehmes Raucharoma zu den erzeugnistypischen Merkmalen. Im Gegensatz zur Rohwurst werden Brühwürste, abgesehen von wenigen Ausnahmen, im Heißräucherverfahren geräuchert (Abb. 8.29.). Der eigentlichen Räucherungsphase muß eine Umrötungs- und Vortrocknungsphase bei Temperaturen von 50 °–60 °C vorausgehen. Nach erfolgter Umrötung erfolgt unter Rauchzugabe eine Temperaturerhöhung auf 80 °–90 °C. Neben der Rauchtemperatur, der Rauchdichte, der Rauchzeit und der Qualität des Räucher-(Schmok-)materials sind auch die relative Luftdichte und die Luftzirkulation wichtige

326 Fleischwaren

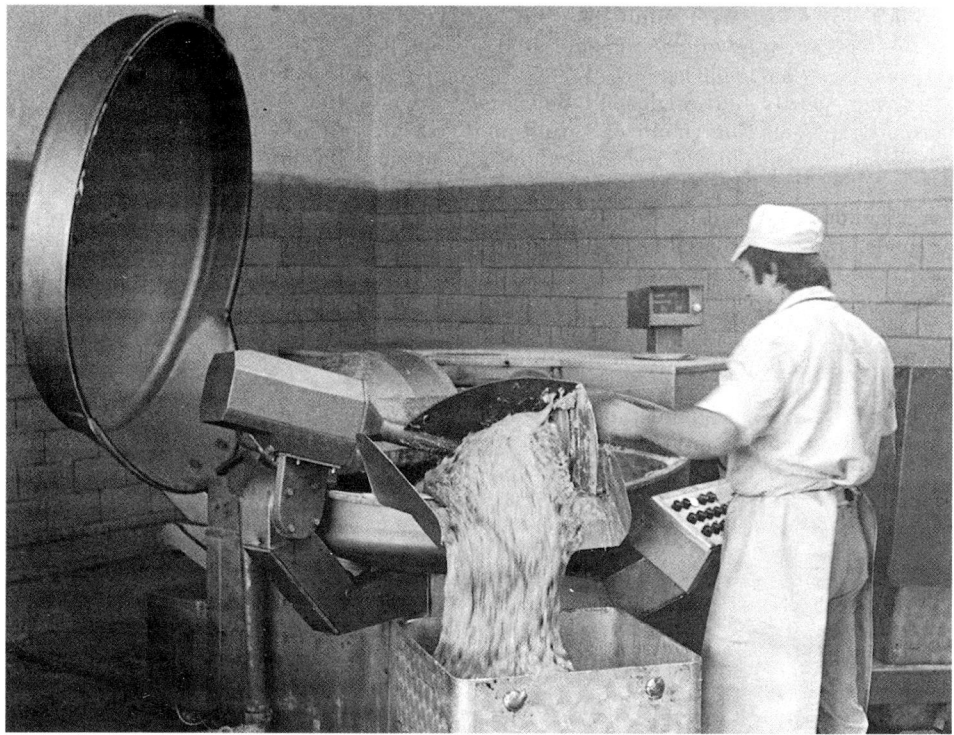

Abb. 8.27. Auswerfen des Brühwurstbrätes.

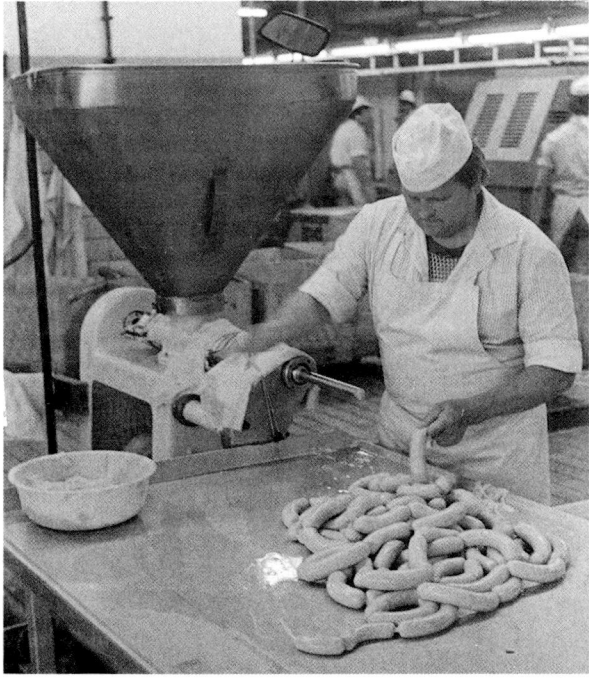

Abb. 8.28. Füllen und Portionieren von Brühwurst am Vakuumfüller (U 159).

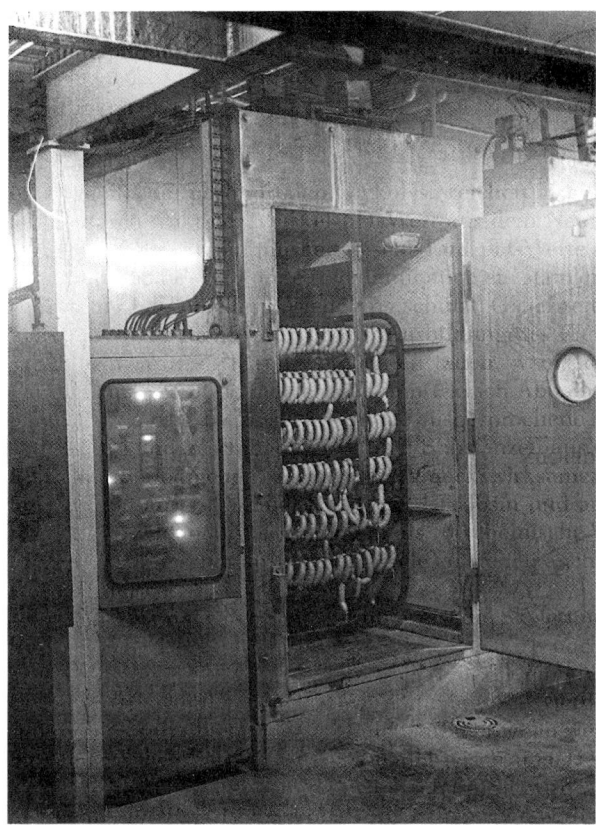

Abb. 8.29. Universaldampfrauchanlage mit Steuertafel.

Faktoren, von denen Farbe, Aroma und auch die Haltbarkeit der Wurst abhängen. Moderne Räucheranlagen verfügen über entsprechende Einrichtungen, mit denen diese Einflußgrößen eingestellt und reguliert werden können. Die konservierende Wirkung des Rauches beschränkt sich im wesentlichen auf die Oberfläche der Wurst. Da die Hitzeeinwirkung während des Heißräucherns nicht ausreicht, um möglichst viele der in der Wurst vorhandenen Mikroorganismen abzutöten und das Eiweiß vollständig zu denaturieren, müssen die heißgeräucherten Brühwürste zusätzlich gebrüht werden.

Das *Brühen* erfolgt in einem offenen Kessel oder in einer Dampfkammer bzw. einem Dampfschrank. Entscheidend für die Beschaffenheit und Haltbarkeit ist dabei die sinnvolle Abstimmung von Brühtemperatur und Brühzeit. Beide werden hauptsächlich durch Wurstart und Kaliber der Wurst bestimmt. Sie ist so festzulegen, daß einerseits verderbniserregende Mikroorganismen weitestgehend abgetötet, aber andererseits Qualitätsmängel vermieden werden. Das ist möglich, wenn im Wurstkern eine Temperatur von 72°–75°C erreicht wird. Um diese Kerntemperatur zu erreichen, muß die Brühtemperatur zwischen 75° und 80°C liegen. Für die Brühdauer gilt die Faustregel „Kaliber in mm = Brühdauer in min" bei einer Brühtemperatur von 75°C. Die haltbarkeitsverlängernde Wirkung des Brühens hängt in entscheidendem Maß von der Höhe des Anfangskeimgehaltes ab. Neben Sporen überstehen mitunter aber auch besonders hitzeresistente Streptokokken diese Temperaturen.

Nach dem Brühen wird die Wurst in Wasser oder durch Abduschen gekühlt und an der Luft abgetrocknet. Die Wurst ist dann verkaufsfertig. Ist eine weitere Lagerung erforderlich, sollte sie möglichst bei 0 °–2 °C (max. 4 °C) und lichtgeschützt erfolgen. Dann kann eine Mindesthaltbarkeit von 7 Tagen garantiert werden. Zur Erhaltung des Frischegrades und Vermeidung von Masseverlusten durch Verdunstung kann Brühwurst auch in 2%iger Lake, die täglich erneuert werden muß, gelagert werden.

8.7.4.2. Brühwurstarten

Die einzelnen Brühwurstarten erhalten ihren erzeugnistypischen Charakter durch unterschiedlichen Fleischeinsatz, besondere Fleischvorbehandlung, Körnung, spezielle Würzung, Räucherung, Besonderheiten der Portionierung und verwendeter Wursthüllen (Tabelle 8.13.).

Tabelle 8.13.: Brühwurstsortiment (Auswahl)

Würstchen	Brühwürste fein zerkleinert	Grobe Brühwurst	Brühwurst mit Einlagen
Wiener	Lyoner	Bierwurst	Bierschinken
Frankfurter	Fleischwurst	Kochsalami	Herzwurst
Bockwurst	Leberkäse	Jagdwurst	Mortadella
Bouillonwurst	Stadtwurst	Grobe Schinkenwurst	Zigeunerwurst
Brühpolnische	Weiße Lyoner	Grobe Fleischwurst	
Rindswurst		Gebrühte Touristenwurst	
Weißwurst			
Rostbratwurst			
Bratwurst ohne Darm			
Brühknackwurst			
Würstchen im Schäldarm („in Eigenhaut")			

Eine Besonderheit stellt die sog. *„weiße Ware"* dar. Darunter werden alle Brühwurstarten verstanden, die ohne Verwendung von Umrötungsmitteln hergestellt wurden, wie z.B. Berliner Bratwurst.

Der Hauptanteil der Brühwurst gelangt als Frischware wie Würstchen (meist zum Warmverzehr) oder Aufschnittware zum Verzehr. Daneben wird Brühwurst aber auch als Halbdauer- und Dauerware hergestellt (z.B. Poltawaer, Kochsalami).

Um den Frischegrad möglichst lange zu erhalten und zugleich eine Bevorratung im Handel und im Haushalt zu ermöglichen, werden vielfältige Abpackformen und Packstoffe angewandt (Vakuumverpackung, Abpackung unter Hochvakuum, Abpackung unter CO_2-Gas bzw. Mischgas aus N_2 und CO_2 unter Verwendung von Verbundfolien, metallierten Folien).

Verschiedene Brühwurstarten, besonders Würstchen, werden auch als Halbkonserve (z.B. Bockwurst im Glas) oder Konserven hergestellt.

Tabelle 8.14. enthält Beispiele für Beurteilungsmerkmale für Brühwurst.

8.7.4.3. Brühwurstfehler

• Fehler im Aussehen

Mängel in der Rauchbeauflagung gehören zu den häufigsten Fehlern bei Brühwürsten. Sie sind fast ausschließlich auf mangelhafte Sorgfalt und Nichteinhaltung der technologischen Disziplin zurückzuführen.

Eine **blasse Rauchfarbe** ist die Folge einer Räucherung bei zu niedriger Temperatur und/oder zu kurzer Zeit bzw. in zu trockenem Milieu. Sind die Räucherbedingungen

Tabelle 8.14.: Beurteilungsmerkmale für Brühwürste (aus den „Leitsätzen für Fleisch und Fleischerzeugnisse")

	Ausgangsmaterial	Besondere Merkmale	Analysenwerte
Frankfurter	grob entfettetes Schweinefleisch, fettgewebereiches Schweinefleisch	kein Rindfleisch, fein gekuttert, engkalibrig, umgerötet	BEFFE gebrüht nicht unter 8% BEFFE im Fleischeiweiß histometrisch, erhitzt nicht unter 70 Vol.-%, chemisch nicht unter 75%
Rostbratwurst	grob entsehntes Kalb- oder Rindfleisch, grob entfettetes Schweinefleisch, fettgewebereiches Schweinefleisch, Speck	fein zerkleinert, nicht umgerötet, i. d. R. in Schweinedünndärmen, teilweise roh im Verkehr, dann zum umgehenden Verzehr bestimmt (gebraten oder gebrüht)	BEFFE nicht unter 8% BEFFE im Fleischeiweiß histometrisch nicht unter 65 Vol.-%, chemisch nicht unter 75%
Bierschinken	sehnen- und fettgewebsarmes Rindfleisch, grob entsehntes Rindfleisch, fettgewebe- und sehnenarmes Schweinefleisch, Speck	feinzerkleinerte Grundmasse, grobe, fettgewebs- und sehnenarme Schweinefleischeinlagen, umgerötet, in Hüllen mit großem Kaliber	bei Gesamtprobenmenge über 600 g grobe Fleischeinlagen nicht unter 50% BEFFE nicht unter 12% BEFFE im Fleischeiweiß histometrisch nicht unter 80 Vol.-%, chemisch nicht unter 88%

gegenläufig, tritt eine zu dunkle Rauchfarbe auf. Ist die Luftumwälzung beim Räuchern nicht gewährleistet, erhalten die Würste eine ungleichmäßige Rauchbeauflagung. Wurden die Würste zu eng gehängt oder sind sie auf den Spießen zusammengerutscht, entstehen blasse Kontaktstellen, die nicht nur unschön sind, sondern häufig auch den Ausgangspunkt für eine bakterielle Zersetzung bilden. Besonders bei Würstchen entstehen bei der Verwendung ungeeigneter Rundspieße an den Auflagestellen ebenfalls ungeräucherte Bereiche. Derartige **Sattelstellen** können bei Verwendung von Dreieck- bzw. T-Spießen vermieden werden. Rauchkondensatablagerungen („Teerstreifen") sind die Folge, wenn die Würste zu feucht in den Raum gebracht wurden.

Faltig wird die Wurst, wenn die Wursthülle wegen ungenügender Elastizität der Volumenschrumpfung beim Abkühlen nicht folgen kann oder das Kühlen zu schnell bzw. zu lange erfolgt oder die Wurst zu trocken lagert.

Häufig ist schon äußerlich ein **Fettabsatz** zu sehen. Dieser Mangel tritt auf, wenn zu weiches Fett verarbeitet wurde, das Brät zu stark erwärmt war und/oder zu viel Fett eingesetzt wurde.

Gelegentlich kommt es auch zum **Platzen der Wurst**. Neben zu hohen Temperaturen begünstigen alle das Wasserbindevermögen fördernde Faktoren zugleich das Platzen. Als Ursache sind auch strukturgeschädigte Wursthüllen, insbesondere Naturdärme, möglich. Bei länger lagernder Wurst kann – häufig von Kontakt- bzw. Sattelstellen ausgehend – ein grau-weißer, schmieriger, geruchsloser oder modrig-dumpfig riechender Belag auftreten. Dieses **Schmierigwerden** ist Folge zu feuchter und zu warmer Lagerung. Ursache ist eine Besiedlung durch verschiedene Mikroorganismenarten (Mikrokokken, Streptokokken, gramnegative Bakterien, Hefen u. a.). Die Mikroorganismen können die Wursthülle bei längerer Lagerung auch durchdringen und zur oberflächlichen Zersetzung führen.

Bei zu langer Lagerung ist auch ein **Verschimmeln** der Oberfläche möglich. Dieser Fehler wird vorrangig bei Brühwürsten in natürlichen Wursthüllen beobachtet. Dabei weist das Warengut unter der Hülle i. d. R. einen abweichenden Geruch und Geschmack auf.

Beurteilung: Die meisten Fehler im Aussehen stellen bei stärkerer Ausprägung die Handelsfähigkeit, nicht aber die Genußtauglichkeit in Frage.

Beim Schmierigwerden muß die Beurteilung abhängig gemacht werden von Ausmaß und Tiefenwirkung. Im Anfangsstadium ist eine Nachbearbeitung (Abwaschen mit Essigwasser, erneutes Brühen) möglich. Ist jedoch das unter der Hülle befindliche Wurstgut auch nur geringgradig verändert, muß die Ware als genußuntauglich beurteilt werden. Verschimmelte Brühwurst muß in jedem Falle als genußuntauglich beurteilt werden.

- **Fehler im Schnittbild und Gefüge** (Abb. 8.30.)

Mängel in der Bindung können in unterschiedlicher Form auftreten. Je nach dem Bestandteil des Wurstgutes, der nicht stabil gebunden werden kann, werden sie als „Wasserlässigkeit", „Jusbildung" (d. h. gelöste Eiweißstoffe führen nach Erkalten zur Geleebildung in Hohlräumen bzw. unter der Hülle, besonders an den Enden) oder „Fettabsatz" bezeichnet. Eine ungenügende Bindung tritt auch als Folge unzureichender Hitzeeinwirkung während des Brühens ein. In dieser Hinsicht besonders gefährdet sind Brühwürste, die in offenen Kesseln ohne Benutzung von Schwimmsieben gebrüht werden.

Die Folgen einer ungenügenden bzw. falschen Temperatureinwirkung sind in der Produktion oft noch nicht erkennbar, sondern zeigen sich erst im Handel als mangelhafte Farbhaltung oder **Farbfehler**, von denen die *Grünfärbung* besonders gefürchtet ist. Die Grünfärbung kann als grüner Kern, grüner Ring, grüner Rand oder totale Vergrünung auftreten.

Neben den bereits genannten, durch Luftsauerstoff, Licht, Umrötungsmittel beeinflußten physikochemischen und chemischen Abläufen sind mikrobielle Prozesse am Entstehen dieses Fehlers hauptbeteiligt (H_2O_2- oder H_2S-bildende Bakterien, die den Brühprozeß überlebt haben).

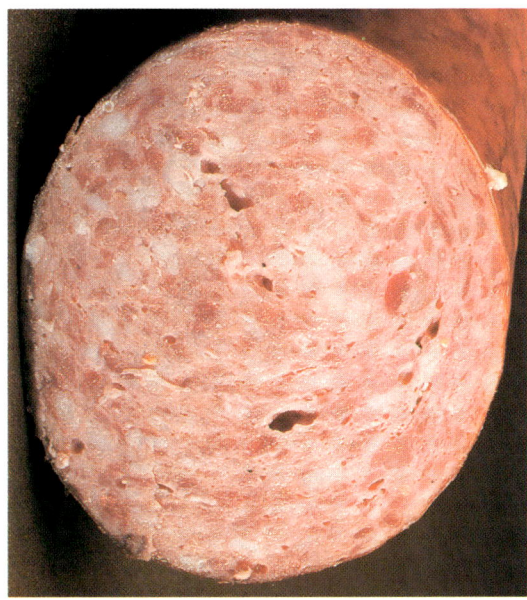

Abb. 8.30. Bierwurst mit Lufteinschlüssen.

Stumpf erscheinende, graue bis grüne Verfärbungen können aber auch Anzeichen einer **Fäulnis** sein, die von aeroben Sporenbildnern verursacht wird. Da diese Form der Fäulnis sich langsam entwickelt, kommt sie selten innerhalb der üblichen Umlauffrist der Brühwurst, häufiger aber bei Würstchen in Gläsern oder Dosen vor. Bei massiver Keimbesiedlung und dadurch bedingtem intensiverem Verlauf sind Geruchs- und Geschmacksabweichungen und Weichstellen weitere Zeichen dieser Fäulnisform.

Eine **mangelhafte Farbhaltung** deutet auf ungenügende Erhitzung oder Mangel an Farbstabilisatoren hin. Bei einem auffallend blassen Schnittbild sind zu hoher Fettzusatz oder Austausch von myoglobinreichem Fleisch durch Geflügelfleisch, Blutplasma, Milcheiweiß u. a. m. eine mögliche Ursache. Tritt bei weißer Ware eine leichte fleckige oder allgemeine Rosafärbung auf, muß an einen unzulässigen Nitritzusatz gedacht werden. Da manchmal nur mit Nitritpökelsalz vorgesalzenes Produktionsfleisch zur Verfügung steht, wird die Wurst – insbesondere Bratwurst – zur Unterdrückung des Umrötungseffektes sofort nach dem Füllen gebrüht.

Beurteilung: Brühwurst mit Fehlern in der Bindung ist qualitätsgemindert, beim Fehlen weiterer Mängel aber noch genußtauglich. Liegen zugleich andere Mängel vor oder werden hochgradige Farbabweichungen festgestellt, sind die Fehlprodukte als genußuntauglich zu beurteilen.

Allein nach sensorischer Prüfung ist die Beurteilung gering- und mittelgradiger Veränderungen oft nicht möglich. Zur Entscheidungsfindung und damit zugleich zur Ursachenermittlung müssen Hilfsuntersuchungen durchgeführt oder veranlaßt werden. Besonders hilfreich – und deshalb unverzichtbar – ist dabei die bakteriologische Untersuchung. Wurde eine durch Laktobazillen verursachte Grünfärbung festgestellt, sollte einer Wiederverarbeitung der Fehlprodukte keinesfalls zugestimmt werden, weil dadurch die Herausbildung einer zunehmend thermoresistent werdenden Hausflora begünstigt wird. Mikrobiell verdorbene Brühwurst gilt stets als untauglich.

- **Fehler im Geruch und Geschmack**

Die Beliebtheit einer Brühwurst wird wesentlich durch ihren Geruch und Geschmack bestimmt. Der erzeugnis- und erzeugertypischen Gestaltung dieser Merkmale gilt deshalb das besondere Augenmerk des Produzenten. Durch eine ansprechende Würzung lassen sich aber auch Mängel im Rohstoffeinsatz überdecken. Fertigungsfehler haben dagegen, wie bereits deutlich gemacht wurde, fast immer negative Auswirkungen auf den Geruch und Geschmack. Manche führen nur zu Geruchs- und/oder Geschmacksveränderungen. Eine Säuerung der Brühwurst wird z.B. fast ausschließlich durch den eigentümlich säuerlichen Geruch und Geschmack erkennbar. Obwohl es sich dabei um einen mikrobiell verursachten Verderb handelt, werden in vielen Fällen bei der bakteriologischen Untersuchung nur wenige oder keine Verderbniserreger nachgewiesen. Das ist möglich, weil der Verderb schon vor der thermischen Behandlung eingetreten ist, die säurebildenden Bakterien (Laktobazillen, Streptokokken, Mikrokokken) dann aber durch das Räuchern bzw. Brühen abgetötet oder in der Anzahl erheblich reduziert wurden.

Diese sog. *„Vorprozeßverderbnis"* wird begünstigt durch lange Standzeiten des Brätes und zu hohe Temperatur. Erbringt die bakteriologische Untersuchung den Nachweis zahlreicher säurebildender Bakterien, ist die Ursache meistens in einer ungenügenden Erhitzung (Brühfehler) oder Kontamination der fertigen Wurst zu suchen. Mängel in der Warenpflege begünstigen das Sauerwerden der fertigen Wurst. Besonders anfällig sind ungeräucherte Brühwürste und vorgepackte, scheiblettierte bzw. portionierte Aufschnittware. In luftdicht verpackter Ware erhalten die mikroaerophil wachsenden Keime, vor allem Laktobazillen, einen Selektionsvorteil. Sie sind meist die Ursache auftretender Säuerung. Sind außer den säurebildenden Bakterien auch andere Verderbniserreger (gramnegative Bakterien, Bazillen) beteiligt, kommt es zur **Fäulnis**, in deren Anfangsstadium nur ein leicht fauliger Geruch und abweichender Geschmack auffallen. Die Fäulnis kann ebenfalls als Vorprozeßverderbnis auftreten. Das Auftreten von phenolartigem bzw. kresoligem Geruch und Geschmack ist meistens auf Mängel des Räuchermaterials bzw. zu hohe Rauchfeuchtigkeit zurückzuführen.

Beurteilung: Saure und in Fäulnis übergegangene Brühwurst ist in jedem Fall als genußuntauglich zu beurteilen.

Literatur

Autorenkollektiv (1986): Mikrobiologie tierischer Lebensmittel. 2. Aufl. VEB Fachbuchverlag, Leipzig.

Farchmin, G., und Scheibner, G. (1973): Tierärztliche Lebensmittelhygiene. 2. Aufl. Gustav Fischer Verlag, Jena.

Leistner, L. (1976): Haltbarkeit von Brühwurst. Fleischwirtschaft **56**, 471.

Leistner, L. (1986): Allgemeines über Rohwurst. Fleischwirtschaft **60**, 290.

Lerche, M., Rievel, H., und Goerttler, B. (1957): Lehrbuch der tierärztlichen Lebensmittelüberwachung. Gustav Fischer Verlag, Jena.

Lücke, F.-K. (1986): Mikrobiologische Vorgänge bei der Herstellung von Rohwurst und Rohschinken. Fleischwirtschaft **66**, 302.

Müller, G. (1986): Grundlagen der Lebensmittelmikrobiologie, 6. Aufl. VEB Fachbuchverlag, Leipzig.

Oelker, P. (1987, 1988): Elektronenoptische Beobachtung über ultrastrukturelle Bedingungen der Fettemulgierung in Brühwurstbrät – 1, 2, 3. Fleischwirtschaft **67**, 1405; **68**, 166; **68**, 502.

Oelker, P. (1988): Elektronenoptische Beobachtungen über ultrastrukturelle Bedingungen der Fettemulgierung und Wasserbindung in Brühwurst. Fleischwirtschaft **68**, 116.

Rödel, W. (1975): Feststellung und Bedeutung des a_W-Wertes von Rohwurst für die Lebensmittelüberwachung. Fleischwirtschaft **55**, 498.

Rödel, W., und Stilbing, A. (1987): Kontinuierliche Messung des Reifungsverlaufes von Rohwurst. Fleischwirtschaft **67**, 1202.

SCHIFFNER, E., HAGEDORN, W., und OPPEL, K. (1975): Bakterienkulturen in der Fleischindustrie. VEB Fachbuchverlag, Leipzig.
SCHLENKRICH, H., und SCHIFFNER, E. (1988): Mikrobiologie des Fleisches. VEB Fachbuchverlag, Leipzig.
SCHEIBNER, G. (1976): Lebensmittelhygienische Produktionskontrolle. Gustav Fischer Verlag, Jena.
STRIEBING, A., und RÖDEL, W. (1987): Einfluß der relativen Luftfeuchtigkeit auf den Reifungsverlauf bei Rohwurst. Fleischwirtschaft **67**, 1020.

8.8. Diätfleischwaren

Diätetische Lebensmittel sind nach Zusammensetzung und Eigenschaften für eine Ernährung bestimmt, die besonderen körperlichen Zuständen (z. B. Diabetes mellitus, Herz-Kreislauf-Erkrankungen, Fettsucht), besonderen Umweltbedingungen oder einem bestimmten Lebensalter Rechnung trägt.

Von der Fleischwirtschaft wird erwartet, daß sie eine bewußte Ernährung bzw. ärztlich verordnete Diät ohne wesentlichen Verzicht auf Fleischprodukte durch Bereitstellung vor allem energiereduzierter und kochsalzarmer Erzeugnisse ermöglicht. Die Energiereduzierung wird bei Wurstwaren durch verminderten Fetteinsatz erreicht. Die Anforderungen an ein „energiereduziertes", „fettarmes" Erzeugnis sind länderweise unterschiedlich. Fleisch- und Wurstwaren sollten nur dann als „energiereduziert" bzw. „fettreduziert" bezeichnet werden, wenn die Reduzierung des Energiegehaltes gegenüber vergleichbaren Lebensmitteln mindestens 20%, bezogen auf das Fett, ausmacht. Bezüglich des Kochsalz- bzw. Natriumgehaltes dürfen kochsalzarme Fleisch- und Wurstwaren höchstens 0,9 g Kochsalz in 100 g Lebensmittel enthalten. Für natriumarme Lebensmittel empfiehlt sich als höchstzulässiger Wert 120 mg Natrium in 100 g Fertigerzeugnis.

Da sowohl das Fett als auch das Kochsalz wesentliche technologische Funktionen wahrzunehmen haben, ist eine unbegrenzte Reduzierung nicht möglich. Derartige Produkte wären in ihrem Genußwert so gemindert, daß der Anreiz zum Verzehr in Frage gestellt wird. Der Verbraucher erwartet von diätetischen Fleisch- und Wurstwaren einen akzeptablen Genußwert, d. h., Aussehen, Konsistenz und Geschmack dürfen kaum anders sein als bei den vergleichbaren „normalen" Erzeugnissen.

Bei der Herstellung von **Diätkochwurst** sind bei der Blut- und Sülzwurstproduktion kaum Probleme zu erwarten, da der Fettgehalt weitgehend durch die zugesetzten Grobbestandteile bestimmt wird und durch dessen Variation leicht beeinflußbar ist. Eine Reduzierung des Fettanteils bei Leberwurst gefährdet deren Streichfähigkeit. Durch vermehrte Wasser- bzw. Brühzugabe kann das Fett teilweise ersetzt werden. Auch die Verarbeitung von Pansen und Schwarten sowie rohen, angekutterten Herzen kann konsistenzverbessernd wirken. Trotz dieser Maßnahmen wird die Diätleberwurst i. d. R. etwas weniger geschmeidig sein als eine vergleichbare Leberwurst des Normalsortimentes.

Bei der Herstellung von **Diätbrühwurst** wirken sich verminderter Fett- und Salzzusatz auf Bindung, Farbbildung und -haltung sowie den Geschmack aus. Beim Ersatz des Fettes durch Fleisch steigt der Wassergehalt des Brätes. Der gleichfalls reduzierte Kochsalzgehalt mindert aber die Wasserbindefähigkeit. Durch geringere Wasserschüttung kann dieser Mangel i. d. R. nicht ausgeglichen werden, da die Wurst dann trocken, „kurz" schmecken würde. Deshalb sind wasserbindungsfördernde Methoden und Zusätze wie Warmfleisch- oder Phosphatverarbeitung bzw. Einsatz von Blutplasma erforderlich. Die infolge Kochsalzreduzierung gleichermaßen verminderte Nitritmenge ist die Ursache ungenügender Farbbildung und -haltung. Deshalb müssen zur Vermeidung dieses Mangels ascorbinsäurehaltige Pökelhilfsstoffe zugesetzt werden.

Am schwierigsten ist die Herstellung von **Diätrohwurst** ohne wesentliche Abweichungen von vergleichbaren normalen Erzeugnissen. Der nur teilweise mögliche Ersatz von

Speck durch Fleisch bedingt einen höheren Wassergehalt. Deshalb muß mit höheren Trockenverlusten gerechnet werden. Wenn die Feuchtigkeitsabgabe zudem nicht durch entsprechende Klimaführung gesteuert wird, treten ausgeprägte Randbildung sowie starker Kaliberschwund, z. T. unter Längsfaltenbildung, auf. Zur Verlängerung der Streichfähigkeit bei feiner Mett- bzw. Teewurst ist das zweiphasige Herstellungsverfahren anzuwenden. Dabei wird in der ersten Phase der Speck bis zur schmalzigen Konsistenz gekuttert. In der zweiten erfolgt dann die Zugabe des vorgewolften Magerfleischanteiles. Unter Zumischen der Gewürze wird das Brät bis zum gewünschten Feinheitsgrad weiter zerkleinert.

Aus lebensmittelhygienischer Sicht sind Diätfleischwaren den Normalprodukten vergleichbar.

Literatur

Autorenkollektiv (1983): Lebensmittel für die gesunde Ernährung, 3. Aufl. VEB Fachbuchverlag, Leipzig.
Högg. K.-J., und Kotter, L. (1988): Zur Herstellung natriumreduzierter sowie natriumarmer Brühwürste. Fleischwirtschaft **68**, 8.
Wirth, F. (1988): Technologien zur Herstellung fettverminderter Fleischwaren. Fleischwirtschaft **68**, 1960.
Wirth, F. (1988): Kochsalzminderung bei Fleischerzeugnissen. Fleischwirtschaft **68**, 947.

8.9. Tischfertige Fleisch-Soße-Speisen

Während sich in der klassischen Küche des Haushaltes und der gesellschaftlichen Speisewirtschaft noch alle technologischen Teilprozesse des Vorbereitens, Zubereitens und Anrichtens vereinen, erfolgt in zunehmendem Maße eine Vorverlagerung von Fertigungsstufen in die industrielle Speisenproduktion.

Die Produktion von Speisen bzw. Speisehalbfabrikaten in spezialisierten Betrieben hat gegenüber der individuellen Fertigung wesentliche Vorteile. Verbunden mit den Vorteilen einer weitgehend mechanisierten und automatisierten Produktion ist jedoch das Risiko, daß durch Defizite bei der mikrobiologisch-hygienischen Sicherung der zentralisiert hergestellten Speisen die Gesundheit wesentlich größerer Teile der Bevölkerung gefährdet ist. Zur Vermeidung dieses Risikos sind deshalb hohe Ansprüche an den Hygienestatus und das Hygieneregime in allen Abschnitten dieser Verpflegungssysteme zu stellen. Die Mitwirkung des tierärztlichen Lebensmittelhygienikers an der Überwachung dieses wichtigen Zweiges der Ernährungswirtschaft ist dabei unabdingbar.

Es gibt eine große Vielfalt der industriell gefertigten Erzeugnisse. Nach der Verzehrreife wird zwischen Speisen und Gerichten unterschieden.

Der Begriff **Speise** ist eine Sammelbezeichnung für alle Endprodukte der Speisenproduktion, die je nach ihrer Verzehrtemperatur in warme und kalte Speisen unterteilt werden. Als **Gericht** wird ein verzehrreifes Erzeugnis der Speisenherstellung bezeichnet, das durch Zusammenstellung mehrerer aufeinander abgestimmter Speisekomponenten als Ergebnis des Anrichtens entsteht.

Nach dem Zubereitungsgrad kann eine Einteilung in garfertige und tischfertige Erzeugnisse vorgenommen werden. Ein **garfertiges Erzeugnis** („ready to cook") muß vor Erreichen der Verzehrreife einem Garverfahren unterzogen werden (Tabelle 8.15.). Dieser Erzeugnisgruppe sind getrocknete und dehydratierte Lebensmittel, nicht konservierte oder nur kurzfristig haltbar gemachte Halbfabrikate bzw. Rohstoffe (z. B. portioniertes Fleisch, geschälte Kartoffeln) und gefrierkonservierte Speisekomponenten (z. B. Fleisch, Hefeklöße) und Speisen zuzuordnen.

Tabelle 8.15.: Definition von Garungsarten

Garungsart	Wärmeübertragendes Medium	Menge des wärmeübertragenden Mediums	Temperatur des wärmeübertragenden Mediums	Temperaturverlauf im wärmeübertragenden Medium während des Garens
Kochen	Wasser	Gargut bedeckt	100 °C (Siedepunkt)	gleichbleibend
Garziehen	Wasser	Gargut bedeckt bis wenig	100 °C (Siedepunkt)	stetig fallend bis auf etwa 75 °C bzw. auch gleichbleibend knapp unter 100 °C
Dünsten	teils Wasser, teils Dampf	wenig	100 °C (Siedepunkt)	gleichbleibend
Dämpfen	Dampf oder feuchte Luft	wenig	100 °C (Siedepunkt)	gleichbleibend
Braten	Fett	wenig	etwa 200 °C	fallend, mitunter bis auf etwa 100 °C
Schmoren	Fett und zeitweilig noch Wasser	wenig, zeitweilig viel	etwa 200 °C	auf und ab bis etwa 100 °C, zum Schluß ggf. auch unter 100 °C absinkend
Backen im Fettbad (Fritieren)	Fett	Gargut in sehr viel Fett schwimmend	etwa 200 °C	gleichbleibend zwischen 180 °C und 200 °C
Grillen	trockene Luft		u. U. bis etwa 350 °C	gleichbleibend
Rösten	ohne	–	etwa 550 °C	gleichbleibend
Garen mit Hochfrequenz	ohne	–	Garraumtemperatur steigt geringfügig über Ausgangstemperatur	gleichbleibend

Ein **tischfertiges Erzeugnis** („ready to eat") bedarf nur noch einer geringfügigen Endbearbeitung – i. d. R. der Reerhitzung auf Verzehrtemperatur – und des Anrichtens.

Bei den Fertigspeisen mit Fleisch werden folgende Gruppen unterschieden:

– Fleischgerichte ohne Beilagen, auch als fertige Teilgerichte bezeichnet,
– Fleischgerichte mit Beilagen,
– Gemüsemischgerichte mit Fleischbeilagen.

Da die Bedeutung der einzelnen Risikofaktoren für die mikrobiologisch-hygienische Sicherheit im wesentlichen durch den thermischen Zustand der Speisen bestimmt wird, ist die Einteilung in

– eßfertige Speise, Heißkost,
– Kühlkost,
– Gefrierkost

von besonderer Bedeutung.

Die mikrobiologisch-hygienische Sicherheit verzehrfertiger Speisen ist besonders von der Beherrschung der folgenden Risikofaktoren abhängig:

– unterschiedlicher mikrobiologischer Status der Rohprodukte bzw. Einsatzmaterialien

– Wirksamkeit aller Maßnahmen zur Verhütung von Kontamination und Rekontamination der Halbfertigprodukte und Fertigspeisen (z. B. Trennung reine und unreine Seite)

– Technologie und technologische Disziplin zur
  • Sicherung der Keimreduzierung nach Art und Menge (z. B. Temperatur-Zeit-Regime)
  • Verhinderung unerwünschter Keimvermehrung (z. B. Vorkochverbot, planmäßige Reinigung und Desinfektion)
  • Vermeidung nachteiliger Einflüsse auf Roh-, Hilfs- und Zusatzstoffe, Halbfertig- und Fertigprodukte einschließlich einer nachteiligen Wirkung untereinander (z. B. Raumnutzungsprogramm, Lagerordnung)

– Hygienebewußtsein aller Beschäftigten.

Auswirkungen von Hygienedefiziten auf die gesundheitliche Unbedenklichkeit sind nur selten durch eine sensorische Prüfung der Fertigspeisen festzustellen. Auch die mikrobiologische Kontrolle des Endproduktes kann wegen der insbesondere bei Heiß- und Kühlkost kurzen Zeitspanne zwischen Zubereitung und Verzehr keine Entscheidungshilfe für die Beurteilung des jeweiligen Erzeugnisses sein. Deshalb haben in der gesellschaftlichen Speisenproduktion die Risikoanalyse, daraus resultierende Maßnahmen zur Verbesserung der hygienisch-technologischen Sicherheit und Prozeßorganisation sowie die laufende Prozeßkontrolle eine besondere Bedeutung.

8.9.1. Eßfertige Fleisch-Soße-Speisen

Darunter sind alle Fleisch-Soße-Komponenten zu verstehen, die ohne Zwischenkonservierung direkt nach der Zubereitung oder innerhalb der zulässigen Ausgabefrist zum Verzehr gelangen. Die Heißhaltung erfolgt in der Gaststättenküche meist im Wasserbad („Bainmarie"). Soll die Ausgabe in einer Nebenküche bzw. Essenausgabestelle erfolgen, muß die Speise in Isolierbehälter (Thermosphore) abgefüllt werden. In beiden Fällen muß gewährleistet sein, daß die Temperatur von 70 °C nicht unterschritten wird. Die Sicherung der Heißstrecke ist als besonders kritischer Teilprozeß dieser Speisenform zu betrachten.

8.9.2. Kühlkost

Als Kühlkost werden tischfertige Speisenkomponenten, Speisen oder Gerichte bezeichnet, die unmittelbar nach dem Gar- oder Zubereitungsprozeß abgefüllt und durch Schnellkühlung (innerhalb von 3 Std. auf mindestens 10 °C Kerntemperatur) kurzzeitig haltbar gemacht wurden. Ihre Verzehrreife erhalten sie durch Reerhitzung und Anrichten.

Kühlkost mit Fleisch, Fisch und Eiern wird in einem breiten Sortiment hergestellt, da für die Herstellung alle Speisenkomponenten geeignet sind, die einen längeren Garprozeß erfordern und für die der Geschmack einer frischen Bratenkruste nicht erzeugnistypisch ist.

Fleischteile für Braten sind einem Koch- oder Dämpfprozeß von wenigstens 15 Minuten zu unterziehen oder in einem Infrarotgrill zu garen. Hackfleisch- und Fischzubereitungen müssen aus unter 10 °C vorgekühlter, frisch zerkleinerter und gemischter Rohware hergestellt und innerhalb von 60 min dem Garprozeß unterzogen werden. Für Hackfleischzubereitungen und gepökeltes Fleisch darf die Schichtdicke beim Garen 5 cm nicht überschreiten.

Für die mikrobiologisch-hygienische Sicherheit ist der technologische Teilprozeß des Nacherhitzens der Beutel im Heißwasserbad besonders wichtig. Bei einem Volumenverhältnis von Beutel: Wasser von etwa 1:1 und einer Wassertemperatur von 100 °C müssen die Beutel 15 Minuten gehalten werden, so daß eine Speisenkerntemperatur von 80 °C erreicht wird. Werden auch die Transportbedingungen eingehalten (10 °C dürfen nicht überschritten werden) und erfolgt die Lagerung bei 0–4 °C, sind Fleisch-Soße-Komponenten bis zu 14 Tagen haltbar. Suppen und Eintopfgerichte können unter solchen Bedingungen bis zu 7 Tagen konserviert werden.

8.9.3. Gefrierkonservierte Fleisch-Soße-Speisen

Gefrierkonservierte Fleisch-Soße-Speisen sind tischfertig zubereitete Speisenkomponenten aus portioniertem oder unportioniertem Fleisch mit gebundener oder ungebundener Soße, die durch Gefrieren zeitlich begrenzt haltbar (i. d. R. für 6 Monate) gemacht werden. Ihre Verzehrreife erhalten sie durch Reerhitzen auf Verzehrtemperatur und Anrichten.

Fleisch-Soße-Speisen werden in folgenden Formen gefrierkonserviert:

– als Einzelverbraucherpackung bzw. Gefrieren in Einzelschalen. Zur Vervollständigung können sowohl Gefrierkonserven als auch Rohware, z. B. Frischkost, dienen.
– Als Großverbraucherpackung bzw. Blockfrostung werden Fleischspeisen für Großverpflegungseinrichtungen gefrierkonserviert. Auch hierbei kann die Komplettierung entweder durch gefrierkonservierte oder frisch zubereitete Beilagen erfolgen.

In der Technologie der industriellen Speisenproduktion wird eine optimale Produktschonung angestrebt. Dabei soll die weitgehende Erhaltung des Nährwertes mit einer Erhöhung des Genußwertes und einer Verlängerung der Haltbarkeit einhergehen. Diesem Ziel dienen u. a. neue Garverfahren (z. B. Rotations- und High-Short-Erhitzung) und Kältebehandlungsmethoden. Das Tiefgefrieren der Fleisch-Soße-Speisen erfolgt in Tunnel- oder Schrankanlagen. Als Wärmeübertragungsmittel werden Kaltluft, flüssiges Kohlendioxid oder flüssiger Stickstoff eingesetzt. Die Produktkerntemperatur von höchstens -18 °C muß dabei möglichst schnell erreicht werden (Gefriergeschwindigkeit > 1 cm/h). Nur dann ist das feinkristalline Ausfrieren des Wasseranteils gewährleistet, wodurch einem Saftverlust beim Auftauen und Austrocknungserscheinungen des Fleisches vorgebeugt wird. Die Qualität des Fertigerzeugnisses wird entscheidend von der Beschaffenheit der Rohware bzw. der Hilfs- und Zusatzstoffe bestimmt. Wird z. B. Fett mit beginnender Ranzigkeit oder Fisch mit leichter Tranigkeit verarbeitet, ist die Genußtauglichkeit des Fertigerzeugnisses von vornherein in Frage gestellt. Ähnliches gilt für den Einsatz mikrobiell stark belasteten Fleisches oder Paniermittels.

Verpackungsschäden sowie Nichteinhaltung der Lagerungsbedingungen führen zu vorzeitigem Qualitätsabfall, der in ungünstigen Fällen eine Beurteilung als wertgemindert oder genußuntauglich erfordert. An die Unterbrechung des Gefrierzustandes muß gedacht werden, wenn Blockbildung, Vermischung der Speisenbestandteile, Konsistenzveränderungen oder starke Schneebildung festgestellt werden. Erfolgt die Lagerung bei Temperaturen von über $-18\,°C$, verlaufen die biochemischen Prozesse und damit auch der Qualitätsabfall beschleunigt. Mit einem mikrobiellen Verderb ist bei kurzfristiger Unterschreitung der Mindesttemperatur dagegen nicht zu rechnen. Die Überschreitung der Verbrauchsfrist allein rechtfertigt die Genußuntauglichkeitserklärung nicht. Sie ist erforderlich, wenn starke Austrocknung, Verfärbungen, Anzeichen von Fettoxydation oder andere schwerwiegende Mängel festgestellt werden. Ist mit einem schnellen Abfall der mikrobiologischen, sensorischen und ernährungsphysiologischen Eigenschaften zu rechnen, ist ein Sofortverbrauch, gegebenenfalls unter Festlegung einer Wertminderung, zu veranlassen.

Literatur

PILZ, H. (1979): ABC der Speisenproduktion, 6. Aufl. Verlag Die Wirtschaft, Berlin.
SIELAFF, H., ANDRAE, W., und OELKER, P. (1982): Herstellung von Fleischkonserven und industrielle Speisenproduktion. VEB Fachbuchverlag, Leipzig.
ZOBEL, M., und WUNCK, W. (1981): Neuzeitliche Gemeinschaftsverpflegung, 12. Aufl. VEB Fachbuchverlag, Leipzig.

8.10. Fleischfeinkostwaren

Hierbei handelt es sich um Erzeugnisse, die wegen ihres besonderen Geschmacks, Rohstoffeinsatzes, Aussehens oder der speziellen Herstellungsweise Spezialitäten darstellen. Charakteristisch sind meist der intensive Bearbeitungsgrad unter großem Handarbeitsaufwand, die heterogene Zusammensetzung und die oft beträchtliche mikrobielle Kontamination.

Die Fleischfeinkostwaren werden unterteilt in:

— Sülzen und Aspikwaren
— Rouladen, Galantinen
— Pasteten
— Bratfeinkost
— Fleischsalat
— Ragout fin.

8.10.1. Sülzen und Aspikwaren

Sülzen sind Fleischzubereitungen, bei denen zerkleinertes Fleisch, Fett und Schwarten in einer gesäuerten und gewürzten Gelatine (Aspik) auch mit Anteilen von Ei oder Gemüse eingebettet sind.

Aspikwaren sind Fleischzubereitungen, bei denen gegarte Fleisch- und Wurstwaren als portionierte Stückwaren unter Zugabe von Ei, Gemüse und Mayonnaise (Dekor) in Aspik eingelegt werden (Abb. 8.31.).

Sülzen sollen in einer gut gewürzten klaren Aspikmasse eine gleichmäßige Verteilung gleichgroßer Festbestandteile aufweisen. Fettrand und aufgeschwommene Fettbestandteile sind unerwünscht. Grundlage des Aspiks bilden kollagene Bestandteile der Schlachtkörper oder Speisegelatine. Speisegelatine wird mit kaltem Wasser angequollen und danach mit dem restlichen Wasser versetzt und auf 70 °C erwärmt. Eine Erwärmung über 70 °C führt zur Herabsetzung der Gelierfähigkeit. Im Sommer wird eine 8 bis 10%ige Gelatine vorgezogen, während in der kalten Jahreszeit eine 6%ige Gelatine genügend Festigkeit bietet. Die Temperatur beim Vergießen liegt bei 22–25 °C; nicht verbrauchte Gelatinelösung kann bei Kühltemperaturen bis 48 Stunden aufbewahrt werden. Die Würzung erfolgt durch Essig, Salz, Zucker, Gewürzauszüge und Wein.

Bei der vorwiegend im Handwerk üblichen Herstellung der Aspikmasse aus Schwarten werden diese, frisch oder leicht angesalzen, entfettet und bei Temperaturen um 85 °C gegart. Ein Kochen soll vermieden werden. Die Schwarten werden vorher gewogen und mit der doppelten Menge Wasser und Suppengewürzen angesetzt. Zur Klärung wird die Lösung etwa auf den isoelektrischen Punkt des Fleischeiweißes angesäuert, auf 80 °C erhitzt und mit einem geschlagenen Eiweiß oder angesalzenem Rinderblut versetzt. Das koagulierende Eiweiß reißt die Trübstoffe mit sich und sedimentiert.

Die Aspiklösung wird durch ein Tuch gefiltert. Die nicht zu weich gekochten, oft auch gepökelten Fleisch- und Fettanteile werden geschnitten und anschließend blanchiert. Durch das Blanchieren wird das oberflächliche Fett entfernt, die Einlage setzt sich dadurch

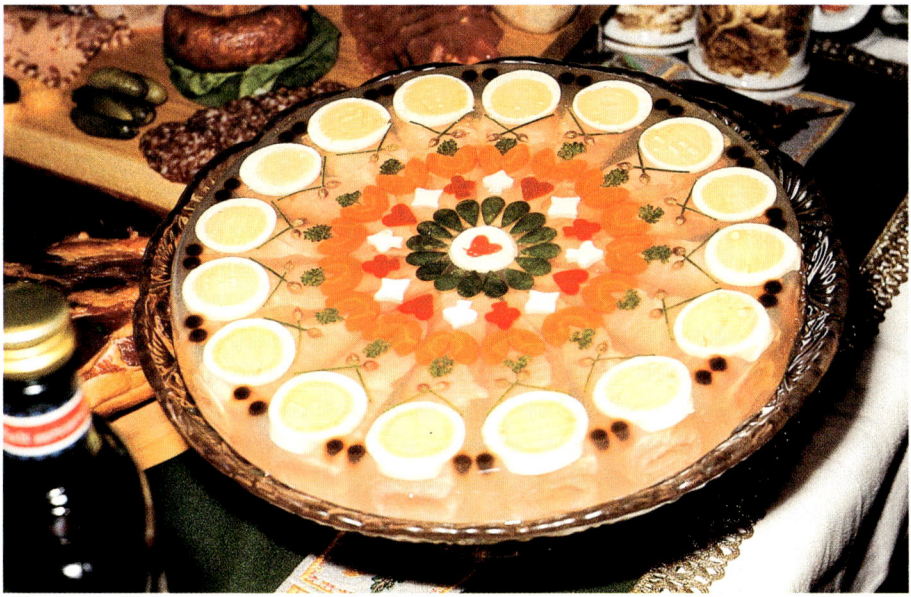

Abb. 8.31. Aspiktorte.

klar vom Aspik ab. Bei einem entsprechenden Verhältnis Aspik : Einlage (50 : 50) schwimmen die Fettbestandteile nicht auf.

Aspikwaren werden von den Grundbestandteilen her wie Sülze hergestellt, die Einlagen (Fleisch- und Wurstwaren) sind aber nicht zerkleinert. Aspikwaren werden in Kleinpackungen (80–200 g) portioniert. Damit die Einlagen nicht mit der Verpackung in Berührung kommen, muß zunächst ein Bodenguß aufgebracht werden. Nach Einlegen der Fleischbestandteile und Aufbringen des Dekors erfolgt der zweite Guß zur Befestigung der Einlagen. Nach Erstarren muß noch eine Restfüllung (Spiegelguß) aufgetragen werden. Wird der gesamte Aspik auf die Fleischeinlage in einem Arbeitsgang aufgebracht, so können die Fleischeinlage und das Dekor aufschwimmen.

Industriell werden Aspikwaren in Aspiklinien hergestellt. Über Gurtförderer werden die Behälter durch Kühltunnel geleitet. Der Dosenspiegel, der 2. und 3. Aufguß werden mittels Dosierpumpen aufgebracht, die Aspiktemperatur beträgt 25 °C. Die Kühltemperatur beträgt –2 bis –4 °C, die Luftgeschwindigkeit 2 bis 3 m/s. Der pH-Wert des Aspiks darf pH 4,5 nicht übersteigen (pH 4,0–4,5).

Die Fleischanteile und das Dekor werden auch bei Aspiklinien in der Regel manuell aufgelegt.

Zu den Sülzen zählen unter anderem:
– Delikateßsülze, Sülztorte   – Eisbeinsülze
– Schweinekopfsülze   – Schüsselsülze

Zum Grundsortiment der Aspikwaren gehören z. B.:
– Jagdwurst in Aspik   – Bierhappen in Aspik
– Kochschinken in Aspik   – Rinderbrust in Aspik
– Eisbein in Aspik   – Pökelzunge in Aspik
– Schinkenröllchen mit Mayonnaise in Aspik   – Sülzkotelett

- **Bakteriologische Beschaffenheit**

Die bei der Herstellung von Sülzen und Aspikwaren eingesetzten Zutaten sind im originären Zustand keimhaltig. Verwendete Schwarten und das Gelatinepulver können Keimzahlen bis zu 10^6 Keimen/g aufweisen. Während vegetative Keime durch die Hitzebehandlung abgetötet werden, sind Sporen aerober Sporenbildner immer nachzuweisen. Insbesondere bei Mitverarbeitung von Suppengrün sind auch Clostridien nicht selten anzutreffen. Enterobakterien, Mikrokokken, Enterokokken, Hefen und Schimmelpilze sind häufig vorhandene Arten, die durch das Zerkleinern und Portionieren auf die Oberfläche der Einlagen gelangen. Bei der Herstellung von Aspikwaren in Aspiklinien können Rekontaminationen des Aspiks mit säuretoleranten Keimen, wie Streptokokken, zu erheblichen Produktionsverlusten führen. Da der Aspik über Stunden bei Temperaturen um 25 °C gehalten wird, sind gute Bedingungen für eine Vermehrung vorhanden, besonders bei ungenügend niedrigen pH-Werten. Die Dosierpumpen und Aspikleitungen sind als kritische Punkte besonders zu kontrollieren. Der Gesamtkeimgehalt frisch hergestellter Sülzen und Aspikwaren kann ohne sensorisch wahrnehmbare Abweichungen zwischen 10^3 und 10^6 Keimen/g liegen. Dabei sind regelmäßig Enterobakterien, aerobe Sporenbildner, Enterokokken, Mikrokokken, Staphylokokken, Hefen und Schimmelpilze nachweisbar.

- **Verderbniserscheinungen**

Bei ungenügenden pH-Werten im Aspik (pH $\geq 4,5$) kann es zum Wachstum von Bakterien kommen. Gelatinasebildende Arten (vorwiegend aerobe Sporenbildner und Streptokokken) führen zur Verflüssigung des Aspiks. Nicht gelatinasebildende Arten sind durch ihre Koloniebildung im Aspik deutlich zu erkennen. Der Geruch ist abweichend, muffig.

Bei der Verarbeitung von naturvergorenem Gemüse (Faßware) ist insbesondere mit

Hefen *(Candida, Saccharomyces, Oidium lactis)* zu rechnen. Ausgehend von den Gemüseanteilen, kommt es bei einer Vermehrung der Hefen zu einer milchigen Trübung des Aspiks. Geruch und Geschmack sind deutlich abweichend, hefig.

Die Hefen sind kälte- und säuretolerant, sie vermehren sich demnach auch in ordnungsgemäß hergestelltem Aspik und bei Kühllagerung. Zu einem oberflächigen Wachstum von Schimmelpilzen kann es bei Überlagerung oder unzweckmäßiger Lagerung (hohe relative Feuchte) kommen. Wird der Bodenguß nicht sachgemäß vorgenommen (nicht genügend erstarrt, unzureichender Gelatineanteil), so bildet sich beim zweiten Aufguß eine Luftblase unter dem Bodenguß. Damit sind Voraussetzungen für ein Schimmelpilzwachstum am Boden gegeben.

Beurteilung: Ein makroskopisch erkennbares Wachstum von Schimmelpilzen auf der Oberfläche oder von Bakterien und Hefen im Aspik führt zur Genußuntauglichkeit.

8.10.2. Rouladen, Pasteten, Galantinen

Hinsichtlich der Definition von „Rouladen", „Pasteten" und „Galantinen" gibt es keine einheitliche Auffassung. Einhellig aber ist die Forderung, daß es sich dabei um Spitzenprodukte handeln muß. Von der Technologie der Herstellung her sind es vorwiegend brühwurstartige Erzeugnisse. Sowohl für Rouladen als auch für Pasteten wird eine gekutterte Grundfarce zur Bindung der Einlagen benötigt (Abb. 8.32.).

- **Rouladen**

Bei den Rouladen überwiegen die nicht zerkleinerten Fleischteile, während die Farce nur als Bindemittel dient und mengenmäßig zurücktritt. Die namengebenden Fleischteile (Kalbsbrust, Schweinebauch usw.) werden nach Bearbeitung (Pökeln, Marinieren) mit Farce versehen und gerollt. Ursprünglich wurden die Rouladen in Tücher gerollt und mit

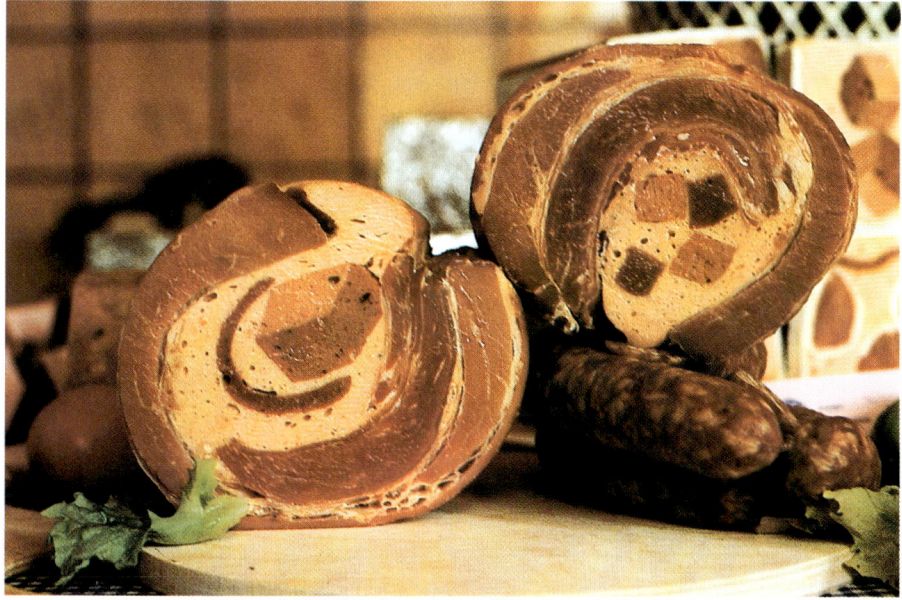

Abb. 8.32. Pasteten (Schnittbild).

Leinenbändern verschlossen. Jetzt werden auch runde, ovale und viereckige Formkästen zur Rouladenherstellung verwendet. Die Garung erfolgt in gleicher Weise wie bei den Brühwurstprodukten. Nach der Garung können die geformten Rouladen in Naturdärme gebracht und geräuchert werden. Rouladen dienen als Aufschnittware.

Bei der Herstellung der Mosaik-Rouladen (von der Zusammensetzung her sind es Mosaik-Pasteten, da hier die Farce überwiegt) werden verschieden geformte, gefärbte (Blut-, Eigelb-, Milchfärbung) und vorgegarte Farceteile regelmäßig in eine helle Grundfarbe eingelegt, so daß im Schnittbild ein Muster entsteht.

- **Pasteten**

Die Pasteten gehören zu den ältesten Fleischzubereitungen. Das Ursprungsland ist China, aber auch die römische Küche kannte schon Pasteten. Über Italien kam diese Zubereitungsart im 16. Jahrhundert nach Frankreich, wo sich die Pastetenherstellung zur Kochkunst entwickelte.

Es gibt zahlreiche Pastetenherstellungsverfahren. Das heute in der Fleischverarbeitung gebräuchliche Verfahren hat sich aus den Terrinenpasteten (Paté menagère) entwickelt (Abb. 8.33.).

Die Pasteten müssen drei Zielstellungen erfüllen:
- Konservierung von Fleisch über eine begrenzte Zeit
- Dekoration durch besondere Gestaltung des Äußeren oder des Schnittbildes
- einheitliche Bindung unterschiedlicher Zutaten zu einem Produkt eigener Aromanote.

Diese traditionellen Zielstellungen gelten auch für die Wurstpastete. Der Grundaufbau einer Pastete besteht aus einer feinen Farce, in die Grobbestandteile unterschiedlicher Größe und Herkunft (Fleisch, Wurst, Fisch, Gemüse) eingelagert sein können. Die Pastete wird in einer Hülle einem Garprozeß unterzogen. Bei den *Krustenpasteten* wird die Farce zusammen mit einer Teigumhüllung gegart. Die Garzeiten des Teiges und der Farce müssen übereinstimmen. Die *Hohlpastete* ist eine Krustenpastete, bei der die Teigumhüllung vorgebacken ist und die danach mit Farce gefüllt und nochmals gegart wird (Blätterteigpastete, Pelmeni, Ravioli, Piroschki, Empanadas). Bei den *Terrinen-* oder *Schüsselpasteten* wird auf eine Teigumhüllung verzichtet. Die Farce wird mit oder ohne Speckumhüllung in einer Form gegart. Die in der Fleischverarbeitung zur Herstellung von Wurst- und Fleischpasteten verwendeten Pastetenkästen unterschiedlicher Form haben sich aus den Terrinenpasteten entwickelt.

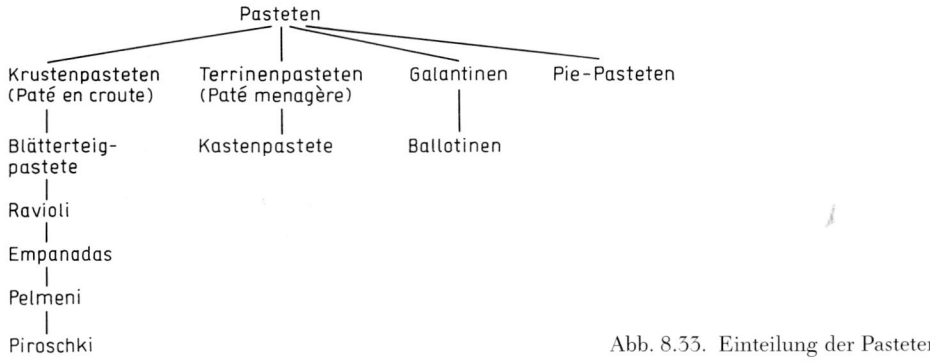

Abb. 8.33. Einteilung der Pasteten.

- **Galantinen**

Bei den Galantinen wird die Haut eines Tieres als Pastetenumhüllung verwendet. In der Regel wird dabei Geflügel mit besonderer Schnittführung enthäutet, das Fleisch von Knochen befreit und vom Geflügelfleisch eine helle, fein gewürzte Farce hergestellt, in die größere Fleischteile (Brust, Leber) eingelegt sind. Die Haut wird mit der Farce gefüllt, zugenäht und gegart. Heute wird als Galantine auch oft eine Pastete bezeichnet, die aus einer besonders hellen Farce besteht und in einer beliebigen Form gegart wird.

Die *Ballotinen* gehören zu den Galantinen. Hier wird nur ein Teilstück eines Tieres (meist wird der Schweinekopf verwendet) enthäutet und dieses mit einer Farce gefüllt.

Die englische *Pie-Pastete* ist eine Mischung von Krusten- und Schüsselpastete. In einer Pie-Form aus Porzellan wird Farce gefüllt und mit Teig verschlossen.

Das Sortiment der Fleisch- und Wurstpasteten umfaßt unter anderem: Zungenpastete, Herzpastete, Filetpastete, Leberpastete, Fleischwurstpastete, Pastete nach Wildschweinart.

- **Fehler bei der Herstellung von Rouladen und Pasteten**

Bei der Herstellung von Rouladen und Pasteten werden vorwiegend zwei Fehler beobachtet:

- Ein starker Jus- oder Fettabsatz beruht auf einer fehlerhaft zusammengestellten Rezeptur (Ungleichgewicht von Fett, Wasser und Eiweiß), einer mangelhaften Emulsionsbildung in der Farce oder zu hohen Gartemperaturen (Optimum: 75–80 °C).
- Beim Anschnitt herausfallende Einlagen deuten auf ungeeignetes Material (zu hart, zu trocken), auf ungenügende Vorbereitung der Einlagen (Einreiben mit Salz, Tumbeln, Einreiben mit Farce, Zugabe von Gelatinepulver) oder auf zu geringe Mengen an gelöstem Eiweiß in der Farce hin (zu wenig oder ungeeignetes Fleisch, Kutterfehler).

- **Verderbniserscheinungen**

Da es sich bei den Rouladen und Pasteten in technologischer Hinsicht um Brühwurstarten handelt, treten gleiche Verderbniserscheinungen und -ursachen wie bei Brühwürsten auf. Die Beurteilung richtet sich nach den im Kapitel „Brühwurst" beschriebenen Grundsätzen.

8.10.3. Fleischsalate

Fleischsalate sind Zubereitungen, die aus zerkleinertem Fleisch, Fleischbrät oder Wurst bestehen und mit Mayonnaise, Remoulade oder Marinade vermischt sind. Unterschiedliche Anteile verschiedener Gemüsearten können zugesetzt werden.

Bei den Fleischsalaten gibt es mannigfaltige Rezepturvarianten, die sich in mehrere Gruppen einteilen lassen (Abb. 8.34.). Die Fleischsalate mit Mayonnaise werden meist mit einem Fleischanteil aus Fleischbrät hergestellt.

Spezialsalate sind Salate in Mayonnaise, die neben Gurke auch andere Gemüsearten und andere Fleischeinlagen als Fleischbrät aufweisen. Zu den Spezialsalaten gehören:

- Bayerischer Salat
- Italienischer Salat
- Rindfleischsalat
- Geflügelsalat.

Fleischsalate sind Fleischzubereitungen, die durch pH-Wert-Absenkung auf Werte um 5,0 begrenzt haltbar gemacht wurden. Sie weisen einen stark variierenden Gesamtkeimgehalt auf, der zwischen 10^3 und 10^7 Keimen/g schwanken kann, ohne daß sensorische Mängel zu erkennen sind. Der Keimgehalt bei Fleischsalaten kann durch eine sachgemäße Behand-

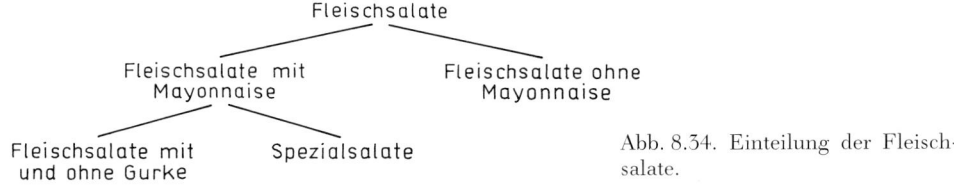

Abb. 8.34. Einteilung der Fleischsalate.

lung der Zwischenprodukte weitgehend beeinflußt werden, da die Hauptkontaminationsquellen die Zwischenprodukte darstellen.

Mayonnaise ist eine Öl-in-Wasser-Emulsion. Als Emulgator wirkt Eigelb. Die Bezeichnung „Mayonnaise" ist eine Namensverfremdung der aus Frankreich stammenden Originalrezeptur: „Sauce à la Mahon". Hauptbestandteile sind Pflanzenöl, Eigelb, Salz, Zucker, Essig, Senf, Dickungsmittel (Couli) und Konservierungsmittel. Der wertbestimmende Anteil ist der Ölgehalt. Der Ölanteil der Mayonnaise beträgt 24—83%. Mayonnaisen mit einem Ölanteil unter 83% werden auch als Salatcreme bezeichnet. Die Stabilität der Emulsion hängt von der Verteilung der dispersen Phase ab. Die Temperatur bei der Herstellung soll 15–18 °C betragen, die Lagertemperatur 5 °C nicht unterschreiten (Entmischung) und 10 °C nicht überschreiten. Als Verdickungsmittel wird Stärke verwendet.

Der pH-Wert beträgt 4,0–5,5. Der Gesamtkeimgehalt bei Mayonnaisen liegt mit 10^2–10^5/g meist nicht allzu hoch, er resultiert vorwiegend aus den Anteilen Eigelb und Verdickungsmittel. Insbesondere über das Eigelb können pathogene Enterobakterien und enterotoxinbildende Staphylokokken in die Mayonnaise gelangen. Clostridien sind ebenfalls häufig nachzuweisen.

Die Fleischeinlagen der Salate bestehen aus Fleischbrät oder gegarten, zerkleinerten Fleischanteilen sowie Wurstanteilen. Fleischbrät wird aus Rind- und Schweinefleisch hergestellt. Es ist ein Brühwurstprodukt. Das meist in Pastetenkästen hergestellte Brät wird in der Regel einige Tage zwischengelagert oder in einen anderen Betrieb transportiert. Dabei besteht die Gefahr der mikrobiellen Verderbnis auf den Oberflächen. Das Fleischbrät wird mittels Streifenschneider zerkleinert. Dabei wird der Oberflächenkeimgehalt auf die Flächen aller Teilstücke übertragen, so daß der Gesamtkeimgehalt im geschnittenen Brät etwa dem der Oberfläche des Ausgangsproduktes entspricht. Die im Streifenschneider verbleibenden Reste kontaminieren das nachfolgend bearbeitete Produkt. Daher gehört der Streifenschneider zu den kritischen hygienischen Punkten im Herstellungsverfahren. Andere Fleischeinlagen werden in ähnlicher Weise zubereitet. Bei der Verarbeitung von Rohwurst in Spezialsalaten liegt der Gesamtkeimgehalt bei 10^8–10^9 Keimen/g, wobei die originäre Rohwurstflora (Laktobakterien, Mikrokokken) dominiert.

Sonstige Zutaten. Gekochte Eier werden Spezialsalaten in unterschiedlichen Anteilen zugesetzt. Da frisch gekochte Eier beim Schneiden zerfallen, werden sie zunächst einige Zeit zum Durchkühlen gelagert. Gekochte und geschälte Eier haben einen Oberflächenkeimgehalt von 10^3–10^4 Keimen/cm^2. Nach 3 d Kühllagerung steigt er um etwa 2 Zehnerpotenzen an, dabei sind oft bereits proteolytische Abbauerscheinungen wahrzunehmen. Die Keimflora besteht u. a. aus Enterobakterien, Pseudomonaden und Schimmelpilzsporen. Sollen gekochte und geschälte Eier zur Salatproduktion einige Tage gelagert werden, ist eine Lagerung in Essigwasser (pH 3,0–3,2) zu empfehlen. Bei Verarbeitung naturvergorener Gurken (Faßware) können unter Umständen hohe Keimzahlen in das Fertigprodukt eingebracht werden, insbesondere heterofermentative Laktobakterien, aerobe und anaerobe Sporenbildner, Hefen und Schimmelpilze. Auch durch Einsatz von Ketchup wird der Keimgehalt im Salat mitunter erheblich erhöht.

● **Täuschung**

Der Zusatz von Organen, Sehnen und Schwarten in den Fleischsalat ist als Verfälschung anzusehen. Eine Verfälschung ist auch der Zusatz von Wurst. Ein bestimmter Anteil feinzerkleinerter Schwarten kann im Brät enthalten sein, dieser Zusatz ist aber in der Rezeptur festzuhalten. Auch das teilweise oder völlige Fehlen wertbestimmender Bestandteile ist als Form der Verfälschung zu beachten.

● **Irreführende Bezeichnungen**

Eine irreführende Bezeichnung bei Fleischsalat liegt z. B. vor, wenn der angegebene Mindestölgehalt der Mayonnaise unterschritten wird oder bei Spezialsalaten der namensgebende Anteil durch andere Bestandteile ersetzt wurde.

● **Verderbnis**

Zu Entmischungen (Emulsionszerfall bei Mayonnaisen) kommt es durch unsachgemäße Lagerung bei entweder zu tiefen ($<5\,°C$) oder zu hohen ($>15\,°C$) Temperaturen. Die Entmischung wird durch Bildung einer Ölschicht auf der Oberfläche sichtbar. Entmischte Fleischsalate sind genußuntauglich. Eine Reemulgierung entmischter Salate in Produktionsbetrieben oder Verkaufsstellen ist unzulässig.

Die hauptsächlichste Verderbnisursache bei Fleischsalaten ist die Gärung, verursacht durch heterofermentative Laktobakterien *(L. brevis)*, *Leuconostoc*-Arten oder durch Hefen (*Candida* und *Saccharomyces*). Der Geruch des gärigen Salates ist stechend, unrein, säuerlich, der Geschmack ist säuerlich, prickelnd. Kleine Gasblasen durchsetzen den Salat. Bei pH-Werten über 5,3 kann es auch zu einer Gärung durch Clostridien kommen. Ein Clostridienwachstum wird neben pH-Werten über 5,3 durch Lagerung im Eimer bei relativ hohen Lagertemperaturen (langer Transport in den Sommermonaten) gefördert. Fleischsalat mit Gärungserscheinungen ist genußuntauglich.

● **Gesundheitsschädigungen**

Salmonellose-Erkrankungen durch Genuß von Fleischsalat sind bei sachgemäßer Absenkung des pH-Wertes im Salat selten. Weitaus häufiger sind Erkrankungen durch enterotoxinbildende Staphylokokken, die in Mayonnaisesalaten oder Salaten mit Ei- und Milchpulveranteilen gute Bedingungen vorfinden. Bestimmte Bakterienarten können bei entsprechender Anreicherung biogene Amine (Histamin, Tyramin) bilden.

8.10.4. Bratfeinkost

Zur Bratfeinkost gehören portionierte, zubereitete gebratene Fleischteile, aber auch nichtportionierte, größere, gegarte und gebratene Fleischzubereitungen. Zum Sortiment zählen

— Bouletten (Bratklops, Frikadellen, Fleischpflanzerl)
— Schnitzel und Kotelett, paniert und gebraten
— Hackbraten
— Schweinebraten.

Bei der Herstellung von Bouletten und Hackbraten ist der Zusatz von Bindemitteln (Semmel, Semmelmehl, Stärke, Vollei, Milchpulver) üblich und erlaubt. Art und Anteil des Zusatzes der Bindemittel müssen aus der Rezeptur ersichtlich sein. Darüber hinausgehende Zusätze gelten als Verfälschung. Ein Zusatz von Nitrat oder Nitrit zu Bouletten und Hackbraten ist in vielen Ländern, so auch in der Bundesrepublik Deutschland, untersagt.

Die portionierten Fleischteile werden nach entsprechender Zubereitung (Mengen oder Panieren) ausschließlich gebraten. Dabei finden Bratkippfannen oder Bratlinien Verwendung. Die größeren Stücke (Hackbraten, Schweinebraten) werden vorgegart, danach gebraten. Zum Braten wird Pflanzenöl verwendet, das regelmäßig erneuert werden muß. Bei längerer Erhitzung entstehen toxische Fettsäurepolymere. Der bei verbrauchtem Öl erniedrigte Rauchpunkt ($\leq 150\,°C$) signalisiert die Notwendigkeit des Ölaustausches.

- **Verderbnis**

Nach ungenügendem Garen, besonders bei Hackbraten und Schweinebraten, kann es zu bakterieller Zersetzung kommen, die vom Kern ausgeht. Bei genügendem Durchgaren, aber mangelhafter Auskühlung kommt es zu bakteriell bedingten Verderbniserscheinungen, die sich beim Anschneiden oft als säuerlich-fauliger Geruch manifestieren. Vorwiegend sind hierbei aerobe Sporenbildner nachweisbar.

Überlagerungen führen bei portionierter Bratfeinkost zu Austrocknungserscheinungen.

8.10.5. Ragout fin

Ragout fin ist eine mildsäuerliche, feingewürzte Fleischzubereitung, die ursprünglich nur aus Kalbfleisch, heute auch aus entsehntem und fettfreiem Schweinefleisch hergestellt wird. Die gegarten und geschnittenen Fleischstücke werden mit Brühe versetzt, die mit Mehl, Sahne und Eigelb angedickt wird. Gewürzt wird mit Salz, Weißwein, Zitrone, Kapern, Zwiebeln. Ragout fin ist ein unter Kühlung aufzubewahrendes, nur wenige Tage lagerfähiges Produkt.

- **Verderbnis**

Wird Ragout fin nach der Herstellung nicht in kleine Behältnisse zum Abkühlen abgefüllt, so kann es innerhalb weniger Stunden zu einer Säuerung mit Gasbildung kommen. Der Geruch ist säuerlich, faulig. Ursächlich beteiligt sind aerobe Sporenbildner, die im Ragout fin wegen der schlechten Wärmeleitfähigkeit und des für Sporenbildner guten Nährstoffangebotes (Mehl, Eigelb) über längere Zeit gute Wachstumsbedingungen vorfinden. Auch Lebensmittelvergiftungen können zustande kommen, z. B. verursacht durch *Bacillus cereus*.

Literatur

BAUMGARTEN, H. J., und LEVETZOW, R. (1969): Untersuchungen zur hygienischen Beschaffenheit von im Handel befindlicher Speisegelatine. Arch. Lebensmittelhyg. **20**, 38.

EDLER, D., und SEIDEL, K. (1973): Beitrag zur Qualitätsanalyse bei Fleischsalat durch Untersuchung über den Keimgehalt. Fleisch **27**, 39.

GERHARDT, U., und DAM QUANG (1979): Mikroflora auf Fleischwaren und deren Beeinflussung durch Gewürze. Fleischwirtschaft **59**, 327.

KOCH, E. (1985): Die Fabrikation feiner Fleisch- und Wurstwaren. 17. Auflage. Deutscher Fachverlag, Frankfurt (M.).

OBENAUS, G. B. (1981): Die Familie der Pasteten. Eigenverlag München.

SALZER, U. J., BRÖKER, U., KLIE, H. F., und LIEPE, H.-U. (1977): Wirkung von Pfeffer und Pfefferinhaltsstoffen auf die Mikroflora von Wurstwaren. Fleischwirtschaft **57**, 2011.

WEISSBACH, H., und FEILER, R. (1969): Modelltechnologie für die Herstellung von Aspik- und Feinkostwaren. Konsum Rationalisierungszentrum Karl-Marx-Stadt, Eigenverlag.

9. Geflügel und Geflügelfleischprodukte

9.1. Allgemeines

Die steigende Nachfrage der Verbraucher und die Entwicklung sehr effektiver Methoden der Mastgeflügelproduktion haben dazu geführt, daß dem Geflügel als Lebensmittel eine wachsende Bedeutung zukommt. In den hochentwickelten Industrieländern beträgt der Anteil des Geflügelfleischverzehrs am Gesamtfleischverbrauch über 10%. Geflügelfleisch ist im Vergleich zu anderen Fleischarten energie- und fettarm, proteinreich, leicht verdaulich und besitzt einen geringen Kollagengehalt in Form von Faszien und Sehnen.

Im Vergleich zwischen Schlachtkörpern von Huhn, Rind und Schwein beträgt das Fettverhältnis 1:4:10 und das Eiweißverhältnis 1:0,9:0,7. Geflügelschlachtkörper enthalten durchschnittlich 10–14%, Rinderviertel 16–20% und Schweinehälften 12–16% Knochen.

Die Muskulatur der Brust des Geflügels („weißes Fleisch") beinhaltet gegenüber dem Schenkelfleisch („rotes Fleisch") mehr Protein und weniger Fett. Das Fett des Geflügelfleisches besitzt im Vergleich zu allen anderen Schlachttierarten den höchsten Anteil an mehrfach ungesättigten Fettsäuren. Allerdings wird die Fettqualität beim Geflügel auch besonders deutlich von der Futterzusammensetzung beeinflußt. Während der Lagerung kann Geflügelfett unter ungünstigen Bedingungen rascher Veränderung unterliegen.

Bei der Steigerung des Geflügelfleischverzehrs erlangt neben dem Angebot an küchenfertigen, ausgenommenen, ganzen Schlachtkörpern der Verbrauch an Geflügelteilstücken und Geflügelfleischprodukten zunehmende Bedeutung. Damit wird das Geflügelfleisch im Rahmen der Verzehrsgewohnheiten der Menschen immer weniger eine Sonderstellung einnehmen, sondern zum normalen Sortiment des Alltags gehören.

Umfang und Vielfalt der Produkte und Angebotsformen des Geflügelfleisches erfordern eine zunehmende Berücksichtigung des Geflügels im Rahmen der tierärztlichen Lebensmittelüberwachung. Die lebensmittelhygienische Bedeutung des Geflügelfleisches resultiert auch aus der relativ hohen Verderbsanfälligkeit geschlachteten Geflügels und der Rolle, die das Geflügel bei der Übertragung von Zoonoseerregern spielt. Geflügel kann in bedeutendem Umfang Träger von humanpathogenen Erregern sein, z. B. von *Salmonella*-Arten, *Campylobacter jejuni* oder *Yersinia enterocolitica*. Besonders Jungmastgeflügel ist infolge moderner Haltungsformen mit hoher Besatzdichte gegenüber Salmonelleninfektionen gefährdet. Bei vielfältigen Einschleppungsmöglichkeiten der weit verbreiteten Salmonellen kommt es rasch zur Herdeninfektion mit dem Ergebnis einer hohen Salmonellenbelastung des gesamten Schlachtpostens. Geflügelfleisch und besonders Geflügelfleischprodukte sind vor allem bei fehlerhafter Zubereitungs- bzw. Herstellungs- und Lagerungstechnologie nicht selten Ursache von Lebensmittelvergiftungen, u. a. bedingt durch *Salmonella*, *Staphylococcus aureus* und *Clostridium perfringens*.

9.2. Geflügelarten

Zum Hausgeflügel, das in Land- und Wassergeflügel untergliedert wird, gehören das Haushuhn *(Gallus domesticus)*, die Hausente *(Anas domestica)*, die Hausgans *(Anser domesticus)*, die Hauspute *(Meleagris domesticus)*, das Perlhuhn *(Numida meleagris)* und die

Haustaube *(Columba domestica)*. Vom Verbraucher wird Jung- bzw. Frühmastgeflügel dem älteren, länger gemästeten Geflügel (Spätmastgeflügel) vorgezogen. Das Fleisch der jüngeren Tiere ist im allgemeinen zarter, wohlschmeckender und leichter verdaulich. Ältere Tiere besitzen oft ein trockeneres, zähes, längere Garzeiten erforderliches Fleisch. Die Haut des Frühmastgeflügels ist dünner und heller sowie von weniger Fett unterlagert. Bei nicht geschlechtsreifen Tieren ergeben sich auf Grund des Geschlechtes keine qualitativen Unterschiede des Fleisches. Ältere männliche Tiere sind meist magerer und zäher als weibliche. Mastdauer und erreichbarer Befleischungsgrad werden von der Geflügelrasse weitgehend mitbestimmt.

Im Rahmen des Geflügelfleischverzehrs stehen die **Hühner** mit Abstand an erster Stelle. Der Hauptanteil entfällt dabei auf *Broiler* (Hähnchen), die zum Backen, Braten oder Grillen bevorzugt geeignet sind. Unter Broilern versteht man nicht geschlechtsreife nach 41 bis etwa 56 Masttagen geschlachtete männliche oder weibliche Tiere spezieller, zur Mast geeigneter Hühnerrassen oder deren Hybriden. Sie besitzen ein sehr helles, zartes Fleisch mit geringem Fettanteil. Anhaltspunkte für die Überprüfung des Alters lassen sich am Schlachttierkörper von der Konsistenz des Skelettsystems ableiten. Bei jungen Tieren ist das kaudale Ende des Brustbeines weich, elastisch und biegsam. Der Brustbeinkamm läßt sich zur Seite drücken. Sitz- und Schambein des Beckens lassen sich nach der Leibeshöhe biegen, ohne daß die Knochen brechen. Mit zunehmendem Alter verknöchern die genannten Skeletteile. Ab 3 bis 4 Monaten Alter nimmt dadurch die Elastizität der Knochen deutlich feststellbar ab.

Geschlachtete geschlechtsreife Hühner oder Hähne von Lege- oder Mastrassen und deren Hybriden werden als *Suppenhühner* gehandelt. Bei ihnen ist der Sternalfortsatz verknöchert. Während die Elterntiere der Lege- und besonders der Mastrassen häufig eine gut entwickelte Muskulatur besitzen, sind durch hohe Legeleistung körperlich stark beeinträchtigte Legehühner leichter. Da deren Fleisch-Knochen-Verhältnis für den Verbraucher ungünstig ist, sind sie schwerer absetzbar und werden deswegen oft für die Verarbeitung zu Produkten vorgesehen. Suppenhühner sind fetthaltiger als Hähnchen. Mit der Entwicklung der Broilermast ist die früher übliche Mast frühkastrierter Hennen oder Hähne weitgehend zurückgedrängt worden. In Frankreich und Belgien spielt die Erzeugung solcher als *Poularden* bzw. *Kapaune* bezeichneten Tiere für Feinschmecker noch eine Rolle.

Während das Hühnerfleisch vielfach auch als „Weißfleisch" bezeichnet wird, spricht man beim Fleisch von Ente, Gans und Taube von „Dunkelfleisch". **Enten** bieten dem Konsumenten ein besonders aromatisch-wohlschmeckendes Fleisch. Es erscheint auf Grund des höheren Fettgehaltes auch im noch nicht geschlechtsreifen Alter saftiger als Hühnerfleisch. Enten werden als Frühmastente bzw. junge Ente bis höchstens zu einem Jahr gemästet. Unter dem Begriff Ente bzw. Mastente versteht man über ein Jahr gemästete Tiere. Die Unterscheidung junger und älterer Tiere kann bei Enten und Gänsen zusätzlich durch Beurteilung der Elastizität der Luftröhre am Brusthöhleneingang vorgenommen werden. Bei jüngeren Tieren ist sie weich-elastisch und noch zusammendrückbar, während sie bei älterem Geflügel allmählich verknöchert. In zunehmendem Maße wird in den letzten Jahren auch die **Warzenente** *(Cairina moschata)* als Mastgeflügel angeboten. Als Jungmasttier hat sie ein Schlachtalter von höchstens 4 Monaten, als Spätmasttier von 9 Monaten. Warzenenten zeichnen sich durch gute Mast- und Schlachtleistungen aus. Der Schlachtkörper ist sehr fleischreich und besitzt gegenüber anderen Wassergeflügelarten einen niedrigen Fettgehalt.

Gänsefleisch ist in der Konsistenz relativ fest, grobfaserig und von dunkelroter Farbe. Der Fettgehalt, besonders in der Unterhaut und in der Bauchhöhle, kann beträchtlich sein. Wie bei der Ente ist die Intensität der gelblichen Farbe des Fettes von der Fütterung abhängig. Man unterscheidet zwischen Frühmastgans, junger Gans (Schlachtalter maximal bei 6 bzw. 9 Monaten) und Gans. Die jungen Gänse werden auch als die eigentlichen Bratgänse bezeichnet.

Unter dem Begriff Gans (Mastgans) versteht man Gänse mit noch höherem Schlachtalter. Lange gehaltene Gänse können bei hohem Fettanteil sehr zähes Fleisch aufweisen. Bei Mastzeiten nur bis zum ersten Federwechsel (ca. 8 bis 10 Wochen) werden entsprechend kleinere, als Frühmast- oder Broilergänse bezeichnete Schlachttiere erzeugt. Dabei handelt es sich um fettarme Fleischgänse, deren Brustfleischanteil allerdings geringer ist als bei jungen Gänsen. Entsprechend den Verbraucherwünschen wird in der Wassergeflügelerzeugung im Gegensatz zu früheren Jahren eine Mastendmassesteigerung nicht angestrebt.

Wegen der Schmackhaftigkeit ihres Fleisches und der geringen Neigung zum Fettansatz nimmt der Umfang der **Puten**mast zu. Jungmastputen werden 4 bis 7 Monate, ältere Mastputen bis maximal 3 Jahre gehalten. Sie können dann eine Körpermasse bis zu 20 kg aufweisen. Das Fleisch der Puten gilt als zart und feinfaserig. Es ist je nach Körperregion lang- bzw. kurzfaseriger und unterschiedlich in der Farbe. Während die Flugmuskulatur sehr hell ist, erscheint die Stützmuskulatur dunkler und grobfaseriger.

Angaben zu den Schlachtgeflügelsorten wie sie in der deutschen Handelsklassenverordnung 1983 festgelegt wurden, sind in Tabelle 9.1. zusammengefaßt. Leider weichen die Bezeichnungen der Schlachtgeflügelsorten in verschiedenen deutschsprachigen Gebieten bzw. Ländern hier und da voneinander ab.

Haustauben spielen als Lebensmittel in der Ernährung der Bevölkerung eine untergeordnete Rolle. Gerichte mit Taubenfleisch sind als Spezialität anzusehen. Das Fleisch der Tauben ist zart und leicht bekömmlich. Junge Tauben sind in Abhängigkeit von der Rasse durch vorwiegend helles Fleisch gekennzeichnet. Alte Tauben haben dunkles, bläuliches Fleisch. Tauben eignen sich zum Braten oder Kochen. Früher wurde Taubenfleisch vielfach als Diätkost eingesetzt. Nach dem deutschen Geflügelfleischhygienegesetz zählen Tauben nicht zum Schlachtgeflügel.

Tabelle 9.1.: Schlachtgeflügelsorten gemäß Handelsklassenverordnung (1983)

Verkehrsbezeichnung	Erläuterung
Hähnchen (syn. Brathähnchen, Broiler)	vor der Geschlechtsreife geschlachtet, Gewicht bratfertig 700–1200 g
Hähnchen, ergänzt um die Bezeichnung Poularde	Gewicht mindestens 1200 g
Hähnchen, ergänzt um die Bezeichnung junger Hahn	Gewicht mindestens 1800 g
Suppenhuhn	nach der Geschlechtsreife geschlachtet, Gewicht bratfertig 1,5–2,5 kg
junge Ente	nach der ersten Federreife geschlachtet (Frühmastente vor der ersten Federreife geschlachtet)
Ente	über 1 Jahr alt, Mastendgewicht zwischen 1,5 und 3 kg
Frühmastgans	vor der ersten Federreife geschlachtet
junge Gans	nach der ersten Federreife geschlachtet
Gans	über 1 Jahr alt, Mastendgewicht etwa 5 kg
junges Truthuhn (Pute)	Knorpelteile nicht verknöchert (über 1 Jahr alte Puten, Puter, syn. Truthühner oder Truthähne weisen verknöcherte Knorpelteile auf)

9.3. Schlachtung

Die Geflügelschlachtung muß vor allem zwei Zielstellungen beachten:

— Gewinnung des Geflügelfleisches als Lebensmittel
— Absicherung der lebensmittelhygienischen Unbedenklichkeit des Geflügelfleisches.

Bedingt durch die rasch ansteigende Geflügelproduktion, hat sich die moderne Geflügelschlachtung zu einem leistungsfähigen, hoch mechanisierten und teilweise automatisierten Verfahren entwickelt. Die Weiterentwicklung hochproduktiver Schlachtprozesse ist stets unter Wahrung beider genannter Zielstellungen der Schlachtung zu gewährleisten. Für die Überwachung der Schlachthygiene erlangt die Kontrolle des ordnungsgemäßen technologischen Ablaufes von der Anlieferung der Schlachttiere bis zur Kühlung eine besondere Bedeutung. Störungen in der Kontinuität bzw. in der Einhaltung technischer Parameter der Schlachtung können nicht selten auch zu hygienischen Nachteilen am Schlachtgeflügel führen. Der technologische Ablauf der Geflügelschlachtung geht aus Abb. 9.1. hervor.

9.3.1. Anlieferung der Schlachttiere

Vor dem Verladen soll Schlachtgeflügel mehrere Stunden nicht gefüttert werden. Diese Nüchterung besitzt folgende Vorteile:

— bessere Kompensation der Transportbelastung
— gegenseitige Kotbeschmutzung während des Transportes wird eingeschränkt
— dem Einreißen des Darmes beim Ausschlachten und damit der Verunreinigung des Schlachttieres und der Schlachtgeräte wird vorgebeugt.

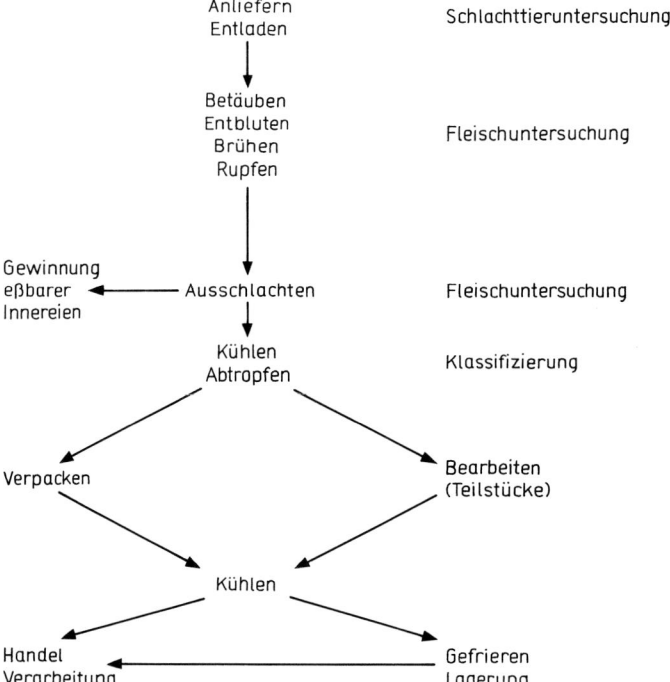

Abb. 9.1. Schema der Geflügelschlachtung.

Geflügel aus der Bodenhaltung ist zunächst einzufangen. Durch fachmännisches Vorgehen ohne Hektik können dabei auftretende Schäden am Schlachtgeflügel, wie z. B. Hautverletzungen, Knochenbrüche oder Verrenkungen, weitgehend vermieden werden.

Die Tiere werden im allgemeinen in Metalldrahtkäfige bzw. Transportbehältnisse aus Plaste verladen. Die Behältnisse müssen möglichst leicht zu reinigen und zu desinfizieren sein und durch entsprechende Öffnungen eine Luftventilation erlauben. Im gleichen Käfig darf nur gleichartiges Geflügel transportiert werden. Zur Vermeidung von Verlusten sind Beladenormen zu beachten. Als Richtwert sollten für Tiere mit Lebendmassen zwischen 1400 und 1700 g 260 bis 310 cm^2 zur Verfügung stehen. Ein zu geringer Besatz der Transportflächen kann ebenfalls zu Schäden an den Schlachttieren führen. Insgesamt sollten sowohl das Verladen der Tiere als auch der Transport, der überwiegend als Straßentransport erfolgt, für die Tiere psychisch und physisch wenig belastend gestaltet werden. Während des Transportes und in dem Zeitraum vom Entladen bis zur Schlachtung sollten die Tiere vor extremen Witterungseinflüssen geschützt werden. Zwischen den Transportbehältnissen muß genügend Raum für eine ausreichende Luftzuführung belassen werden. Bei hohen Außentemperaturen ist eine Reduzierung der Besatzdichte angezeigt. Direkte Sonneneinstrahlung ist zu vermeiden. Da der Aufenthalt der Schlachttiere in den Transportbehältnissen stets eine Belastung darstellt, sollte der Transport zum Schlachtbetrieb so organisiert werden, daß keine langen Wartezeiten zustande kommen. Bei Wartezeiten über mehrere Stunden können – je nach den gegebenen Bedingungen – Verluste und qualitative Schäden am Schlachtgeflügel ansteigen. Neben Gewichtsverlusten entstehen Mängel in der Fleischqualität wie verringerte Zartheit und geringes Wasserbindevermögen.

9.3.2. Betäubung

Aus Gründen des Tierschutzes und der Gewährleistung einer ordnungsgemäßen Entblutung muß Geflügel vor dem Anbringen des Entblutungsschnittes betäubt werden. Die Betäubung darf nur dann unterbleiben, wenn die Schlachtung durch rasches Abtrennen des Kopfes erfolgt (bei Hausschlachtungen). Sie muß unmittelbar eintreten und ausreichend sein. Bei unzureichender Betäubung können folgende Nachteile entstehen:

- Heftiges Flügelschlagen kann zu Beschädigungen in Form von Knochenbrüchen und zu Hämatomen führen.
- Die Ausblutung erfolgt unvollständig bzw. verzögert; es gelangt vermehrt Blut ins Brühbad.
- Die Tiere werden durch die mangelhafte Entblutung nicht getötet, so daß verstärkt Reflexbewegungen im Brühbad erfolgen und keimreiches Brühwasser in Lunge und Luftsäcke angesaugt wird. Da weder Lunge noch Luftsäcke beim Ausschlachten vollständig entfernt werden können, kommt es hierbei zu Kontaminationen, die auch durch spätere Waschprozesse nicht mehr rückgängig zu machen sind.
- Die Mm. arrectores pilorum können in der Kontraktionsphase verbleiben und somit den Rupfprozeß erschweren; unvollständiges Rupfen oder Rupfschäden können die Folgen sein.

In der Massentierschlachtung wird das Geflügel nach der Entnahme aus den Transportkäfigen an den Ständern in das Schlachtbad eingehängt. Die Betäubung erfolgt elektrisch, indem die Tiere mit dem Kopf zu stromführenden Metallteilen in Kontakt treten (Trockenkontaktverfahren) oder in ein stromführendes Wasserbad eintauchen (Naßkontaktverfahren). Je nach Größe der Tiere wird eine Spannung von 70–100 V (Broiler), 100–115 V (Enten und Gänse) bzw. 130–190 V (Puten) angewendet. Neuerdings werden noch wesentlich höhere Betäubungsspannungen für erforderlich gehalten, z. B. 150 V für Broiler. Die Wirksamkeit der Betäubung wird wesentlich von der Gewährleistung des Kontaktes des Geflügelkopfes zur Stromquelle beeinflußt. Ein zu kurzer Zeitraum zwischen dem Einhängen der Tiere und der Betäubung kann dazu führen, daß sich die Tierkörper nicht entspannen und der Kopf vor dem Wasserbad weggezogen wird. Eine vorgeschaltete Dunkelstrecke trägt zur Beruhigung der Tiere bei.

Der Strom fließt vom Kontakt am Kopf bzw. am Kopf und an der Brust zu den geerdeten Aufhängebügeln für die Ständer. Diese Ganzkörperdurchströmung bewirkt, daß außer Gehirn u. a. das Herz erfaßt wird. Bei einem Teil der Tiere kommt es deshalb unter der zur Betäubung notwendigen Spannung zum Eintritt des Todes durch Herzstillstand.

9.3.3. Entblutung

Voraussetzung für eine ausreichende Entblutung ist die ordnungsgemäße Betäubung. Der Ausfall der Herztätigkeit führt bei den durch die Betäubung getöteten Tieren nicht zu einer verminderten Ausblutung. Die notwendige Ausblutungsdauer erhöht sich jedoch für solche Tiere um etwa eine Minute. Bei Tieren, die unter belastenden Bedingungen transportiert wurden, kann die Ausblutung deutlich beeinträchtigt sein. Das Abstechen der Tiere erfolgt per Hand oder maschinell. Für das manuelle Abstechen gibt es mehrere Möglichkeiten:

— äußerer Halsschnitt:
    querverlaufender Schnitt unmittelbar hinter der unteren Schnabelhälfte bis auf die Wirbelsäule, gute Ausblutung

— Schnabelstich (innerer Halsschnitt):
    Durchschneiden der Gefäßbrücken zwischen den Aa. carotis beider Halsseiten, Schnitt erfolgt über die Schnabelöffnung, ausreichende Ausblutung

— Ohrstich:
    Einstechen eines spitzen Messers in das Ohr bis zur anderen Kopfseite, Ausblutung häufig mangelhaft

— Köpfen:
    Abschlagen des Kopfes (vorwiegend bei Hühnern in der Hausschlachtung), Ausblutung gut.

In der industriemäßigen Geflügelschlachtung wird die Entblutung zunehmend mechanisiert durchgeführt: Der Kopf wird durch Führungsmaschinen erfaßt, und der Halsschnitt erfolgt durch ein waagerecht rotierendes Messer.

Die Ausblutung dauert durchschnittlich etwa 1½ bis 2 min. Unter Berücksichtigung der getötet zur Ausblutung gelangenden Schlachttiere sollten für Hähnchen 2½ bis 3 min veranschlagt werden. Um eine Verunreinigung des Brühwassers zu vermeiden, soll das Blut vor dem Brühen weitgehend abgetropft sein.

9.3.4. Brühen

Das Brühen des Schlachtgeflügels führt zur Lockerung der Federn in den Federfollikelschäften und schafft damit die Voraussetzung für den Rupfprozeß. Für Broiler hat sich eine Brühtemperatur von 59 bis 60 °C bei einer Brühdauer von etwa 1 bis 2 Minuten bewährt. Als Frischware vorgesehene Tiere sollten milder gebrüht werden (50–54 °C). Bei älterem

Geflügel, insbesondere Gänsen und Puten, werden zur Lockerung der schwer zu entfernenden Federn auch längere Brühzeiten bzw. höhere Brühtemperaturen verwendet. Je höher die Brühtemperatur liegt, desto mehr Epidermisanteile werden mitentfernt. Zu hohe Brühtemperaturen können infolge von Hautschädigungen zu Qualitätsmängeln am geschlachteten Tier führen.

Das Brühen erfolgt meist als Tauchbrühverfahren in einem Heißwasserbad, das von dem am Transportband hängenden Geflügel kontinuierlich durchlaufen wird. Das im Brühkessel befindliche Wasser wird zusätzlich ständig bewegt, um durch das Federkleid hindurch einen ausreichenden Kontakt mit allen Hautpartien zu erreichen.

Aus lebensmittelhygienischer Sicht ergeben sich aus der Technologie des Brühens folgende Probleme:

– Bereits nach kurzer Betriebsdauer kommt es zur erheblichen Verschmutzung des Brühwassers. Der Verschmutzungsgrad ist umso intensiver, je schmutziger die Schlachttiere sind und je langsamer die Wassererneuerung erfolgt.
– Trotz der Brühtemperatur von 59 bis 60 °C können Mikroben, so auch *Salmonella*-Keime, weitgehend überleben, indem sie durch Kot-, Eiweiß- oder Fettpartikel vor dem Temperatureinfluß geschützt sind. Die Geflügelhaut wird erheblich kontaminiert. Das Brühbad kann eine wesentliche Quelle der Kreuzkontamination sein.
– Infolge ihrer hohen Absorptionsfähigkeit für Wasser quillt die Geflügelhaut. An der Geflügelhaut haftende Keime werden dabei eingebettet. Sie erlangen dadurch eine höhere Thermoresistenz als im Wasser und lassen sich bei nachfolgenden Waschprozessen kaum noch entfernen.

Andere Brühverfahren, wie das Besprühen mit Heißwasser oder das Brühen im Heißdampf, sind hygienisch wesentlich günstiger einzuschätzen als das Tauchbrühverfahren. Wegen der höheren Energie- und Wasserkosten konnten sich diese Technologien in der Praxis jedoch bisher nicht durchsetzen.

9.3.5. Rupfen

Das Rupfen dient der vollständigen Entfederung der Schlachttierkörper. Es wird als Naßrupfverfahren durchgeführt. In modernen Schlachtanlagen verbleiben die Tierkörper am Schlachtband und durchlaufen kontinuierlich Maschinen zum Vorrupfen und zum Nachrupfen. Sich bewegende festelastische, auf der Oberfläche strukturierte Gummi- oder Plastteile (Rupffinger) treffen auf die Körperoberfläche der Tiere und entfernen dabei die Federn aus der Haut. Die auf Trommeln befestigten Rupffinger sind beiderseits des Transportbandes vorhanden und bewegen sich gegenläufig. Durch gleichzeitiges Besprühen mit Wasser werden die Federn abgespült. Beim Nachrupfen werden restliche Federn beseitigt. Gleichzeitig werden die Tierkörper gewaschen (Sprühwäsche). Die Rumpfmaschine muß auf die Körpergröße der Tiere eingestellt werden. Bei sehr uneinheitlichen Schlachtposten besteht die Gefahr, daß kleinere Tiere unzureichend gerupft werden bzw. die Haut sehr großer Tiere verletzt wird.

Zur Entfernung der Flaumfedern, Federreste und Stoppeln kann vor allem beim Wassergeflügel nach dem Vorrupfen der Tierkörper mit einem Wachsfilm überzogen werden. Dazu tauchen die Tiere in ein Wachsbad (max. 60 °C) ein und werden anschließend mit Wasser gekühlt. Das erstarrte Wachs einschließlich der Federn wird abgestreift. Federreste können auch durch Hitze im Sengofen beseitigt werden. Zu langes Einwirken der Hitze oder zu heiße Wachsbäder können zu unerwünschten Hautveränderungen führen.

Durch das Rupfen wird die Keimkontamination der Geflügelhaut im allgemeinen erhöht, da die Rupffinger sehr rasch verschmutzen. Die Rupffinger massieren die Keime regelrecht in die feuchte, gequollene Geflügelhaut ein. Schmutzanteile (Kot) werden auf viele Tierkörper verteilt, so daß Kreuzkontaminationen mit pathogenen Erregern möglich sind. Die Anzahl der *Enterobacteriaceae* auf der Haut steigt durch den Rupfprozeß. Neben der häufigen Reinigung des Rupfers ist das Auswechseln der Rupfelemente mit Oberflächenbeschädigungen wichtig. Porösitäten und Risse auf der Oberfläche sind makroskopisch häufig schwer erkennbar. Sie behindern eine Reinigung.

9.3.6. Ausschlachten

Nach dem Abtrennen von Kopf und Ständern werden die Schlachtkörper ausgenommen. Heute ist es üblich, das Geflügel in küchenfertigem Zustand, d. h. vollständig ausgenommen, in den Handel zu bringen. Daher werden entfernt: Darm mit Darmfett, Kloake, Liesen, Speiseröhre, Luftröhre, Kropf, Herz, Leber, Milz, Magen einschließlich Drüsenmagen und bei geschlechtsreifen Tieren die Geschlechtsorgane. Herz, Leber ohne Gallenblase sowie geschälter Muskelmagen können gesäubert und hygienisch verpackt in den Schlachtkörper eingelegt werden. Lungenreste und die Niere dürfen im natürlichen Zusammenhang im Tierkörper verbleiben. Unausgenommenes oder lediglich entdärmtes Geflügel wird nur noch in Einzelfällen angeboten. Abgesehen von der erhöhten Verderbnisanfälligkeit ist bei solchen Tieren eine lückenlose Fleischuntersuchung nicht möglich.

Beim Ausschlachten werden folgende Arbeitsgänge ausgeführt:

– Eröffnung der Bauchhöhle
– Umschneiden der Kloake, Vorlagerung der Kloake nach außen
– Erweiterung der Bauchhöhlenöffnung
– Ausnehmen (Herausverlagerung) der Eingeweide (Magen, Darm, Leber, Herz, Milz) im natürlichen Zusammenhang
– gesonderte Gewinnung der Leber nach Abtrennen der Gallenblase, des Herzens und des Muskelmagens.

Die Arbeitsgänge sind durch den Einsatz von Kloakenpistolen, Bauchhöhlenschneidern und Evisceratoren größtenteils automatisierbar.

Bei der hygienischen Überwachung des Ausschlachtens ist möglichen Kontaminationsvorgängen durch austretenden Darminhalt Aufmerksamkeit zu schenken. Besondere Sorgfalt ist darauf zu legen, daß die Därme nicht angeschnitten oder sonstwie verletzt werden. Bei unzureichend genüchterten Tieren kann Darminhalt auch aus der Kloake austreten und zur inneren bzw. äußeren Verschmutzung der Tierkörper beitragen. Auf die laufende Sauberhaltung der Gerätschaften und der Hände des Schlachtpersonals muß großer Wert gelegt werden.

Nach dem Ausnehmen und dem Abschneiden der Hälse werden die Schlachtkörper gründlich geduscht, um Blutreste, ausgetretene Gallenflüssigkeit und Verschmutzungen zu entfernen. Wenn auch durch das Duschen eine weitgehend optisch wahrnehmbare Säuberung erreicht wird, sollte dennoch beachtet werden, daß der Keimgehalt auf der Haut auch bei gründlicher Wäsche nur um eine halbe bis eine Zehnerpotenz reduziert werden kann. Die eßbaren Innereien werden meist über Wassertransportrinnen gesammelt und gleichzeitig gekühlt. Vom Muskelmagen wird nach Öffnen, Entleeren und Reinigen die Hornschicht entfernt.

9.3.7. Kühlen

Nach dem Ausschlachten ist Geflügel zur Verhinderung des mikrobiellen Verderbs und zur Erhaltung der Fleischqualität umgehend zu kühlen. Die Schlachtkörper sind auf 4 °C abzukühlen. Gekühlt in den Verkehr gegebenes Geflügel sollte stets bei einer Temperatur von -2 bis $4\,°C$ gehalten werden.

Die am häufigsten angewendete Kühlmethode war bis vor kurzem das Tauchkühlverfahren im Rotationstauchkühler (Spinchiller). Dabei gelangen die Tiere zunächst in eine mit Leitungswasser gefüllte Wanne, in der sie durch eine Schneckenwelle im Eiswasserbad weiterbewegt werden (Vorkühler). In einer zweiten Wanne erfolgt unter Zusatz von Scherbeneis die Hauptkühlung im Eiswasserbad. Drucklufteinblasung bewirkt eine zusätzliche intensive Bewegung der Tierkörper im Wasserbad. Es wird ein guter Kühleffekt bei hoher Durchsatzleistung erzielt. Dieses Verfahren ist jedoch mit wesentlichen hygienischen Mängeln behaftet. Durch die gemeinsame Kühlung einer hohen Anzahl von Tieren steigt nach kurzer Betriebszeit der Keimgehalt im Wasser auf 10^4 bis 10^5 je ml, so daß Kontaminationen und Kreuzkontaminationen mit pathogenen Erregern in Kauf genommen werden müssen. Das keimhaltige Wasser dringt perkutan und vor allem durch die Schnittlinien am Bauch und Hals bis in das subdermale Muskelgewebe und verbleibt dort zum großen Teil. Sowohl die Bewegung der Schlachtkörper als auch die Bewegung des Kühlwassers erhöhen den Kühleffekt, begünstigen aber auch die Fremdwasseraufnahme (Massiereffekt), die Werte bis zu 15% des Schlachttiergewichts erreichen kann. Ein wirksamer Reinigungseffekt der mikrobiell bereits vor der Tauchkühlung belasteten Tiere ist daher bei dieser Kühlmethode nicht zu erwarten. Ein modifiziertes und aus hygienischer Sicht günstiger einzuschätzendes Verfahren stellt die Spinchillerkühlung nach dem Gegenstromprinzip dar. Hierbei wird das frisch zulaufende Kühlwasser entgegen der Fortbewegungsrichtung der Tierkörper bewegt. Damit gelangen die Tierkörper zum Ende der Kühlung in relativ sauberes Wasser. Versuche, durch keimmindernde Zusätze zum Kühlwasser das Tauchkühlverfahren zu verbessern, führten in den Ländern der EG bisher zu keinem praktisch anwendbaren zugelassenen Verfahren. Die Anwendung der Behandlung des Geflügels mit γ-Strahlen zur Dekontamination im Anschluß an die Kühlung, die besonders gegen *Salmonella*-Keime gerichtet ist, dürfte ein gangbarer Weg sein. Allerdings entstehen dabei zusätzliche Kosten.

Kühlverfahren ohne die bei der Tauchkühlung vorhandenen hygienischen Nachteile sind die

– Sprühkühlung mit Eiswasser
– Kühlung mit Kühlmitteln (flüssiger Stickstoff, flüssiges CO_2)
– Kühlung mit Kaltluft.

Wegen der höheren Kosten haben sich diese Methoden bisher noch nicht allgemein durchgesetzt. Bei der Luftkühlung können Qualitätsmängel durch Austrocknungserscheinungen an der Geflügelhaut auftreten. Bedingt durch den im Verlaufe des Brühens und Rupfens auftretenden weitgehenden Verlust der Epidermis kann es dabei zur Braunverfärbung der Hautoberfläche kommen. Um dem vorzubeugen, sollte bei Luftkühlung mit niedriger Temperatur gebrüht werden. Im kombinierten Luft- und Wasserspray-Kühlsystem tritt dieser Mangel nicht auf. Hierbei werden die angehängten Tierkörper auf ihrem Wege durch den Luftkühltunnel an mehreren Stellen mit Wasser besprüht. Die stark bewegte Kühlluft sorgt für eine umgehende Abtrocknung der befeuchteten Tierkörperoberflächen.

Nach der Kühlung mit Wasseranwendung muß das Geflügel abtropfen, um den Fremdwassergehalt auf höchstens 5% zu senken. Dieser Fremdwassergehalt gilt als technologisch unvermeidbar.

9.3.8. Klassifizierung

Nach der Handelsklassenverordnung (1983) darf Geflügelfleisch nur in eine Handelsklasse eingestuft in den Verkehr gebracht werden. Die Anforderungen der Handelsklassen A, B und C werden in folgenden Merkmalen ausgedrückt:

— Fleischansatz
— Fettansatz
— Reste von Federkielen und Haarfedern
— Vorkommen von Verletzungen, Quetschungen und Verfärbungen
— Vorkommen von Frostbrand.

Aus mikrobiologisch-hygienischer Sicht unterscheidet sich das Geflügelfleisch grundsätzlich vom Fleisch der schlachtbaren Haussäugetiere. Bedingt durch die Schlachttechnologie, enthält sowohl die Haut als auch die Muskulatur geschlachteten Geflügels stets einen beachtlichen Keimgehalt. Er beträgt bei Schlachtbroilern und -hühnern etwa 10^3 bis 10^5 je g Haut bzw. Muskulatur und setzt sich aus einem breiten Keimspektrum zusammen. Als wichtigste Keimgruppen sind zu nennen: *Micrococcaceae*, *Enterobacteriaceae*, *Pseudomonas*- und *Aeromonas*-Arten, Streptokokken, aerobe Sporenbildner und Laktobazillen. Dieser Keimgehalt und die relativ hohe Feuchtigkeit der Geflügelschlachtkörper bedingen die ausgeprägte Verderbnisanfälligkeit des Geflügelfleisches. Der weiteren Bearbeitung, Lagerung und Verarbeitung des Geflügels ist deshalb aus lebensmittelhygienischen Gründen eine besondere Aufmerksamkeit zuzuwenden.

Geflügel wird dem Verbraucher entweder frisch (gekühlt), gefroren (mind. $-12\,°C$) oder tiefgefroren (mind. $-18\,°C$) angeboten.

9.3.9. Bearbeitung

Je nach Verwendungszweck wird Geflügel unterschiedlich bearbeitet. Im allgemeinen handelt es sich dabei um weitgehend koch-, brat- oder grillfertige Angebotsformen. Aus hygienischen Gründen ist es erforderlich, die Bearbeitung der Schlachtkörper unmittelbar nach der Schlachtung durchzuführen. Das Sortiment kann folgende Teilstücke und Innereien umfassen: Hälften, ganze Schenkel (Keulen), Oberschenkel, Unterschenkel, Brust mit oder ohne Knochen, Suppenfleisch (Rücken und Nacken), eßbare Innereien (Herz, Leber, Muskelmagen).

Unter „Dressieren" versteht man beim Schlachtgeflügel eine besondere Herrichtung oder äußere Formgebung. So können z.B. die Flügel auf dem Rücken verschränkt, die Beine parallel zum Körper gelegt oder durch Schnittöffnungen der Bauchwand gesteckt werden. Im wesentlichen dient es einer ansprechenden Präsentation für den Käufer.

9.4. Verpackung, Gefrieren, Lagerung

Zum Schutz vor äußeren Einflüssen während der Lagerung, des Transportes und im Handel werden die Geflügelschlachtkörper sowie die Teilstücke und Innereien verpackt. Als Verpackungsmaterial dienen meist Umhüllungen aus Polymer-Werkstoffen, die durchsichtig und an die Oberflächen des Inhaltes gut anpassungsfähig sind. Der bedruckte Anteil darf höchstens ⅓ der Fläche ausmachen. Vielfach werden Schrumpffolien eingesetzt, die sich nach Evakuierung und festen Verschluß durch Metallchips eng anlegen. Je dichter die Umhüllungen gegenüber einem Gasaustausch (Luft-O_2, Wasserdampf) sind, desto besser ist die Haltbarkeit insbesondere bei längerer Gefrierlagerung. Geflügelschlachtkörper werden in Verbraucherverpackungen einzeln verpackt. Für Großverbraucher können mehrere Tierkörper gemeinsam verpackt sein (in Großbeuteln oder mit Folie ausgelegten Versandverpackungen). Als Versandverpackung kommen stapelfähige Kartonagen mit gelochten Seitenwänden, Kisten oder andere Behältnisse aus Metall oder Plaste in Frage. Sowohl die Einzelverpackungen als auch die Versandbehältnisse sind mit den erforderlichen Angaben zu kennzeichnen, d. h. Angabe der Handelsklasse und des Angebotszustandes. Ein Teil des geschlachteten Geflügels wird im gefrorenen Zustand gelagert, transportiert und dem Verbraucher zum Kauf oder zur Zubereitung in Großküchen angeboten. Mit gefrorenem Geflügel kann die Kühlkette bis zum Verbraucher am besten aufrechterhalten werden. Das Risiko des mikrobiellen Verderbs oder der Anreicherung pathogener Keime ist wesentlich geringer als bei lediglich gekühlter Ware. Der Nachteil für den Konsumenten besteht in der Entstehung keimreichen Tauwassers im Küchenbereich. Rasches Einfrieren hat einen günstigen Einfluß auf die Erhaltung der Qualität des Geflügelfleisches. Bei Gefriergeschwindigkeiten unter 1 cm je Stunde treten beim späteren Auftauen erhöhte Fleischsaftverluste auf. Außerdem können bei zu langsamem Gefrieren Austrocknungsflecke (dunkle Marmorierungen) auf der Geflügelhaut entstehen. Als Gefrierverfahren werden das Gefrieren in bewegter Kaltluft bei Temperaturen von etwa -30 bis $-40\,°C$ und das Gefrieren in Gefrierflüssigkeiten (Sole, die z. B. Salze, Glycerol, Zucker enthalten kann) vorwiegend angewendet. Auch eine Vorfrostung in der Sole mit anschließendem Gefrieren in Kaltluft ist üblich. Da die Tierkörper in die Sole eintauchen, ist die Kontrolle der flüssigkeitsdichten Verpackung hierbei von Bedeutung. Bei Erreichen einer Kerntemperatur von $-12\,°C$ ist das Geflügel als gefroren anzusehen. In den Gefrierlagerräumen soll höchstens eine Temperatur von $-18\,°C$ herrschen. Während des Angebots im Einzelhandel ist eine Lagerungstemperatur von höchstens $-15\,°C$ zulässig, wenn die Lagerungsdauer von 3 Wochen nicht überschritten wird. In Abhängigkeit von der Lagerungstemperatur kommt es nach Ablauf bestimmter Zeiträume zu Qualitätsbeeinträchtigungen. Auch deshalb ist bei der Gefrierlagerung von Geflügel darauf zu achten, möglichst nur Geflügel, das frei von Qualitätsmängeln ist, einzulagern.

Die maximalen Lagerungsfristen beziehen sich auf im Verlauf der Lagerung konstante Bedingungen. Temperatur- und Luftfeuchtigkeitsschwankungen sowie Beschädigungen der Verpackung wirken sich negativ aus.

Bei einer relativen Luftfeuchtigkeit von 85 bis 95% sollte die in Tabelle 9.2. aufgeführte Lagerungsdauer nicht überschritten werden. Die Untersuchung der Lagerfähigkeit des Geflügels soll nicht später als 3 Monate nach Lagerungsbeginn erfolgen. Lag die Temperatur über $-15\,°C$, sollte die Kontrolle bereits nach 2 Monaten durchgeführt werden.

Tabelle 9.2.: Maximale Lagerungsfristen für gefrorenes Schlachtgeflügel

	Lagerungstemperatur (°C)	Lagerungsdauer (Monate)
Broiler	-18	6
	-21	9
	-28	12
Wassergeflügel und Hühner	-18	6
	-21	7
	-28	11
Puten	-18	7
	-21	8
	-28	12

Bei der gemeinsamen Lagerung verschiedener Lebensmittel im gleichen Lagerraum ist zu beachten, daß Geflügel Fremdgerüche relativ leicht annehmen kann.

Aufgetautes oder teilweise aufgetautes Geflügel ist dem sofortigen Verbrauch zuzuführen.

Gekühltes Geflügel kann bei Temperaturen zwischen 0 und 4 °C und einer relativen Luftfeuchtigkeit von 80–85 °C aufbewahrt werden. Zwischen 0 und 1 °C können hygienisch geschlachtete Broiler ohne Qualitätsverluste bis zu 9 Tagen gelagert werden. In Abhängigkeit vom Grad der Keimkontamination (Schlachthygiene) kann die Haltbarkeitsdauer auch davon abweichen. Gekühltes Geflügel bedarf des besonderen hygienischen Umganges im Lebensmittelverkehr.

In Gaststätten, Einrichtungen der Gemeinschaftsverpflegung und im individuellen Haushalt ist Geflügel, das vor der Zubereitung aufgetaut wurde, immer so zu behandeln, daß eine Vermehrung der auch nach der Gefrierlagerung im wesentlichen erhaltenen ausgeprägten Keimflora verhindert wird. Im abtropfenden Auftauwasser können u. a. *Salmonella*-Keime enthalten sein. Es darf deshalb nicht mit anderen Lebensmitteln in Kontakt gebracht werden. Ausreichendes Durchgaren ist zu gewährleisten.

9.5. Grundsätze der Geflügelfleischuntersuchung

Die lebensmittelhygienische Untersuchung des Schlachtgeflügels ist heute in den meisten Ländern mit intensiver Geflügelhaltung vorgeschrieben. Sie dient dem Schutz des Menschen vor gesundheitlichen Gefahren beim Geflügelfleischverzehr. Außerdem nützen Informationen über die Untersuchungsergebnisse dem Geflügelhalter bei der Bewertung des Gesundheitsstatus seines Geflügelbestandes. Die Geflügelfleischuntersuchung gliedert sich in die Schlachttieruntersuchung (Lebenduntersuchung) und in die Untersuchung des geschlachteten Tieres (Fleischuntersuchung).

Die Schlachttieruntersuchung im Geflügelschlachtbetrieb kann nur als Übersichtskontrolle durchgeführt werden. Dabei werden z. B. eingeschätzt: Transportschäden, Besatzdichte im Transportkäfig, Anzahl auf dem Transport verendeter Tiere, Allgemeinzustand nach der Transportbelastung.

Von größerer Bedeutung ist das Ergebnis der Herdenuntersuchung im Herkunftsbestand. Es wird durch den amtlichen Tierarzt in Form einer Gesundheitsbescheinigung vor der Ausstellung erstellt und dem Schlachthoftierarzt mit der Lieferung übergeben. Unter anderem sollten folgende Angaben enthalten sein:

– Aussagen zum Gesundheitsstatus der Herde während der Haltungsperiode und zum Zeitpunkt der Ausstellung
– Angaben über medikamentelle Behandlungen oder Verabreichung anderer Stoffe, die gesundheitlich bedenkliche Rückstände im Tierkörper zur Folge haben können
– Beobachtete Krankheiten und andere Störungen, die für die gesundheitliche Unbedenklichkeit oder die Qualität des Schlachtgeflügels bedeutsam sein können.

Der Fleischuntersuchung ist jedes einzelne Tier zu unterziehen (Abb. 9.2.). Wegen der hohen Anzahl der in der Zeiteinheit geschlachteten Tiere kann nicht jedes Tier durch Tierärzte untersucht werden. Deshalb wird von der Norm abweichendes Geflügel mit Veränderungen während des Schlachtprozesses von Hilfskräften (Geflügelfleischkontrolleuren) aussortiert. Diese eliminierten Tiere werden dann ggf. durch Tierärzte inspiziert und beurteilt. Geeignete Positionen für die Fleischuntersuchung an der Schlachtlinie sind:

– nach dem Entfedern
– nach der Evisezration
– eventuell Endkontrolle.

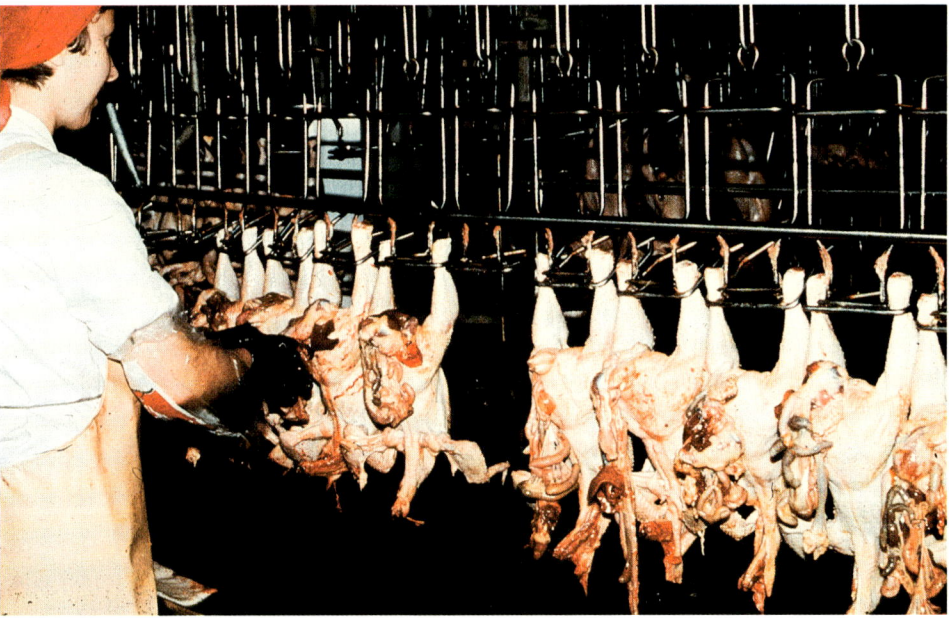

Abb. 9.2. Geflügelfleischuntersuchung am Schlachtband (Foto: M. Motz).

An diesen Stellen ist für eine ausreichende Beleuchtung und Möglichkeiten zur Reinigung und Desinfektion der Hände und Gerätschaften zu sorgen.

Durch die Fleischuntersuchung werden neben Erkrankungen des Geflügels auch mangelhafte Bearbeitungszustände und Schlachtschäden ermittelt.

Für die Beurteilung des untersuchten Geflügels gibt es drei grundsätzliche Möglichkeiten:

– tauglich
– tauglich nach Brauchbarmachung
– untauglich.

Die Untauglichkeit kann sich sowohl auf den gesamten Tierkörper und die Organe beziehen als auch – bei örtlich begrenzten Veränderungen – auf Teile des Tierkörpers oder einzelne Organe.

Stets als untauglich für den menschlichen Verzehr gelten: Blut, Geschlechtsteile einschließlich Eifollikel (außer bei noch nicht geschlechtsreifen Tieren), Federn, Drüsenmagen, Speiseröhre, Kropf und Darm einschließlich Kloake. Einzelheiten der Durchführung der Fleischuntersuchung und der Beurteilung des veränderten Geflügels sind durch Rechtsnormen geregelt. Sie bedürfen einer gesonderten Darstellung.

9.6. Krankheiten des Schlachtgeflügels und ihre Beurteilung

Bei der Darstellung der Krankheiten sowie der qualitätsbeeinflussenden Veränderungen beim geschlachteten Geflügel werden nachfolgend nur einige der wichtigsten aufgeführt. Die Bezeichnung einiger Krankheiten erfolgt nach dem pathologisch-anatomischen Bild, nicht nach der Ätiologie, um eine diagnostische Einordnung für die nachfolgende fleischbeschauliche Beurteilung zu haben. Die Abbildungen sind als diagnostische Hilfe für den Geflügelfleischuntersucher gedacht.

- **Serosen-/Luftsackentzündung**

Definition: Die Serosen-/Luftsackentzündung ist gekennzeichnet durch fibrinöse Entzündungen und Exsudate in und auf den betroffenen Organen.

Ätiologie: *Escherichia coli*, Mykoplasmen, Moraxellen, Pasteurellen.

Vorkommen: Hühnergeflügel, insbesondere Jungmasthühner, Enten, Gänse, Puten.

Pathologisch-anatomische Veränderungen: Beim Jungmastgeflügel dominieren die fibrinösen Beläge in den vorderen Luftsäcken, auf dem Herzbeutel und auf der Serosa der Leber. Alle Veränderungen können sowohl einzeln in den entsprechenden Organen als auch kombiniert vorkommen, je nach Infektionsdruck und Immunitätslage der betroffenen Tiere (Abb. 9.3.). Bei Alttieren sind meist die hinteren Bauchluftsäcke betroffen, die oft umfangreiche, gelbliche, geschichtete Exsudatmassen beinhalten.

Beurteilung: geringgradig fibrinöse Beläge = ganzer Tierkörper tauglich, veränderte Teile untauglich; mittel- bis hochgradige fibrinöse Beläge = ganzer Tierkörper untauglich.

- **Mareksche Krankheit**

Definition: Die Mareksche Krankheit (MK) ist eine durch ein Herpesvirus hervorgerufene Infektionskrankheit des jungen Hühnergeflügels mit vier verschiedenen Erscheinungsformen: der neuralen, okulären, viszeralen und der Hautform. Alle Formen der MK können einzeln oder kombiniert in Erscheinung treten. Für die Geflügelfleischuntersuchung sind die viszerale und die Hautform von praktischer Bedeutung.

Ätiologie: Herpesvirus.

Vorkommen: Hühnergeflügel.

Pathologisch-anatomische Veränderungen: Bei der *viszeralen Form* ist das pathologisch-anatomische Bild durch kleinherdförmig-disseminierte, diffus infiltrierende bis grobknotigderbe, speckige Tumoren geprägt. Am häufigsten sind diese Neoplasien in Leber, Milz, Nieren, Eierstock (Hoden) und Drüsenmagen vorhanden (Abb. 9.4.), in geringerem Maße in Pankreas, Serosen und quergestreifter Muskulatur.

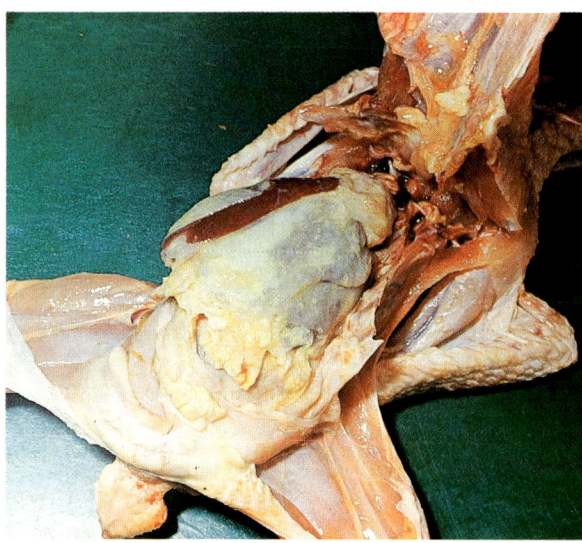

Abb. 9.3. Serosen- und Luftsackentzündung. Fibrinös-käsige Ansammlung in den Luftsäcken, Auflagerung auf dem Herzbeutel und der Leber (Foto: M. Motz).

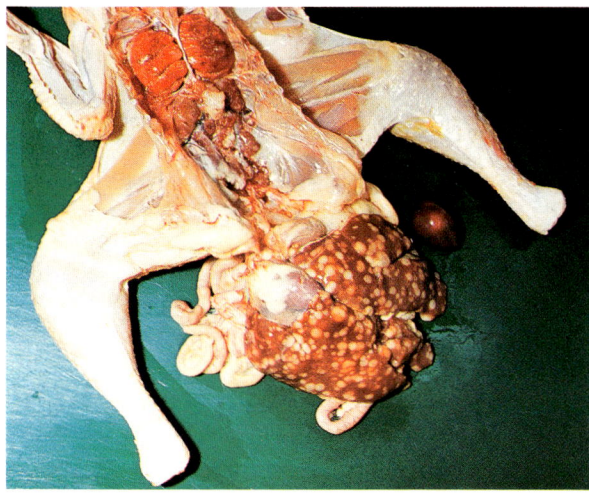

Abb. 9.4. Mareksche Krankheit, viszerale Form. Derb-speckige, grob-knotige Neubildung in Lungen, Eierstock, Leber, Milz und Nieren (Foto: M. Motz).

Die *Hautform* ist durch gering- bis hochgradig entzündliche, knotenförmige Verdickungen der Federfollikel, die im späteren Verlauf zu speckigen tumorösen Platten konfluieren können, geprägt (Abb. 9.5.). Sie stellt das Stadium der Virusausscheidung über die Federfollikel dar. Betroffen sind vor allem Jungmasthühner im Alter von 47 bis 60 Tagen.

Beurteilung: MK viszeral = ganzer Tierkörper untauglich; MK-Hautform = geringgradige Follikelschwellung = ganzer Tierkörper tauglich, mittelgradige Follikelschwellung =

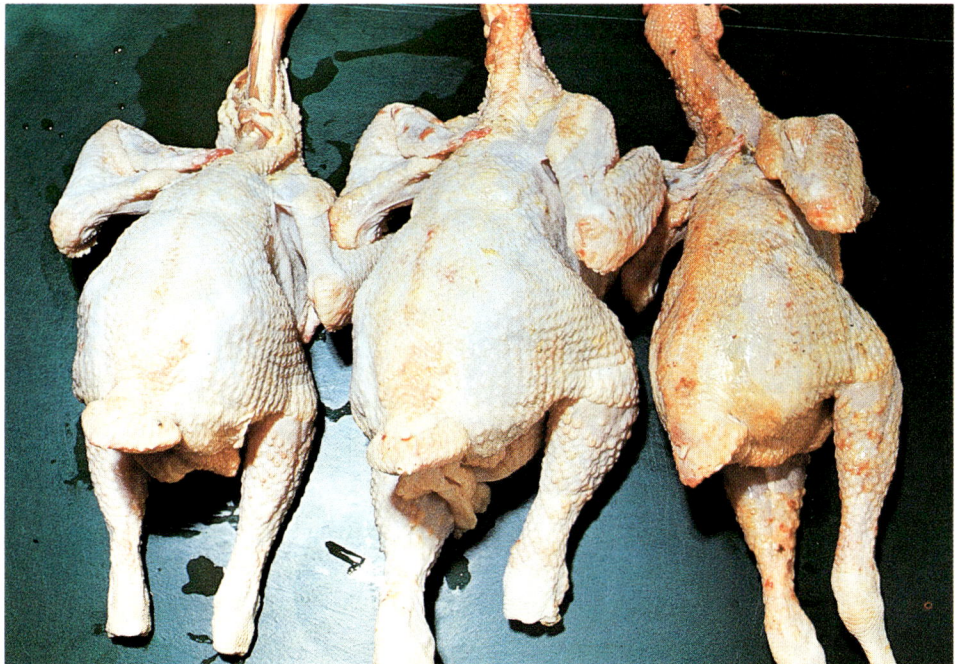

Abb. 9.5. Mareksche Krankheit, Hautform. Gering-, mittel- und hochgradige Federfollikelentzündungen (Foto: M. Motz).

ganzer Tierkörper tauglich, aber als ganze Tierkörper nicht in Handelsklasse A, hochgradige Follikelschwellung = ganzer Tierkörper untauglich.

- **Perosis**

Definition: Die Perosis ist eine der am häufigsten vorkommenden Knochenerkrankungen des jungen Schlachtgeflügels, gekennzeichnet durch ein- oder beidseitiges Auswärtsdrehen der Extremitäten.

Ätiologie: Die Ursachen der Perosis sind komplexer Natur. Ein primärer Faktor stellt das bei Mastrassen gestörte Gleichgewicht zwischen Wachstum und Reifung des Knochengewebes dar. Sekundäre Faktoren bestehen in Stoffwechselstörungen, entweder fütterungsbedingt (Mangel an Mangan, Cholin, Biotin und anderen Wirkstoffen, Überschuß an Calcium oder Phosphor) oder als Folge von Resorptionsstörungen auftretend.

Vorkommen: Jungmastgeflügel, Huhn und Pute.

Pathologisch-anatomische Veränderungen: Bei relativ abgemagertem Tierkörper ist die Beinstellung auffallend. Das distale Tibiaende ist meist lateral abgebogen. Gering- bis hochgradige Veränderungen des Tibiometatarsalgelenks mit und ohne Abgleiten der Beugesehne vom Rollkamm kennzeichnen das pathologisch-anatomische Bild (Abb. 9.6.).

Beurteilung: gering- bis mittelgradige Veränderungen bei gutem Befleischungsgrad des Tierkörpers = veränderte Teile untauglich, übriger Tierkörper tauglich, aber als ganze Tierkörper nicht in Handelsklasse A, hochgradige Veränderungen mit Abmagerung = ganzer Tierkörper untauglich.

- **Rachitis**

Definition: Die Rachitis ist eine generalisierte Knochenerkrankung, die eine verzögerte Ossifikation der Knorpelgrundsubstanz nach sich zieht und sich demzufolge als Knochenweichheit zeigt.

Ätiologie: 90% der Ursachen stellen Mangelzustände von Calcium, Phosphor, Vitamin D_3 und Imbalanzen vor allem im Calcium-Phosphor-Verhältnis dar. Des weiteren führen Malabsorption im Gefolge von Magen-Darm-Erkrankungen (z.B. Kokzidiose), Mykotoxine, rachitogene Futterfaktoren sowie Leber- und Nierenerkrankungen zum Erscheinungsbild der Rachitis.

Vorkommen: Jungmastgeflügel, Huhn, Pute, Ente.

Pathologisch-anatomische Veränderungen: Das zunächst auffälligste Bild bei einem Schlachtposten ist das unterschiedliche Größenwachstum der einzelnen Tiere. Bei den unterentwickelten Tierkörpern lassen sich folgende Merkmale diagnostisch verwenden:

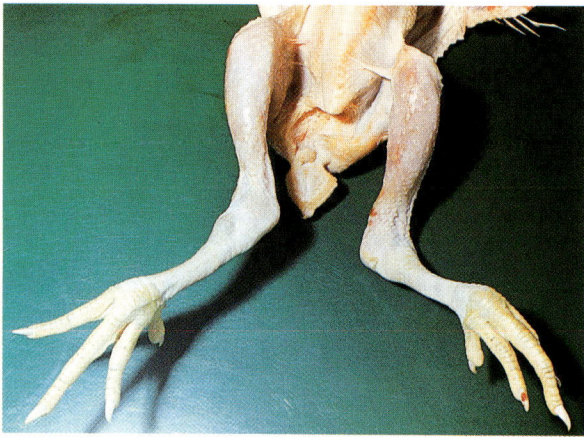

Abb. 9.6. Perosis (Foto: M. Motz).

– Weichheit des Schädelknochens, feststellbar durch Daumendruck auf den Hinterkopf,
– enorme Biegsamkeit des Metatarus bzw. Zerbrechen ohne Knackgeräusche bei der Bruchprobe,
– spatelförmiges Aussehen und starke Verbreiterung des Knorpelwachstumssaumes (Abb. 9.7.), sichtbar nach Anlegen eines Längsschnittes am proximalen Ende der Tibia,
– rosenkranzähnliche Auftreibungen an der Knorpel-Knochen-Grenze der Rippen (Abb. 9.8.).

Es sind nicht immer alle Merkmale an einem Tierkörper vorhanden. Der Grad der Veränderungen kann je nach Krankheitsstadium sehr unterschiedlich sein.

Beurteilung: gering- bis mittelgradige Veränderungen = ganzer Tierkörper tauglich, hochgradige Veränderungen und Unterentwicklung = ganzer Tierkörper untauglich.

- **Dyschondroplasie**

Definition: Die Dyschondroplasie, auch tibiale Dyschondroplasie oder fokale Osteodystrophie genannt, stellt eine Skeletterkrankung mit multilokulären Ossifikationsstörungen des wachsenden Mastgeflügels dar.

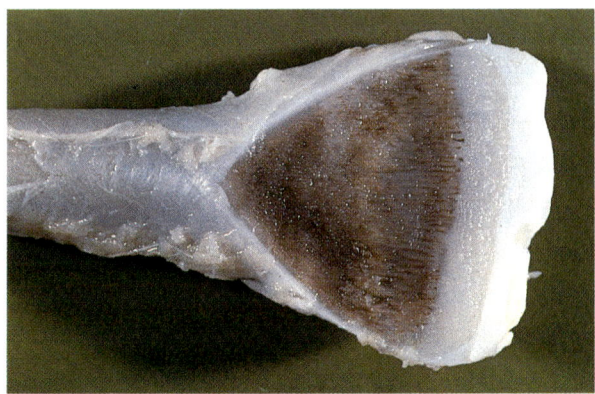

Abb. 9.7. Rachitis. Anschnitt des proximalen Tibiaendes. Spatelförmiges Aussehen, verbreiterter Wachstumsknorpelsaum (Foto: M. Motz).

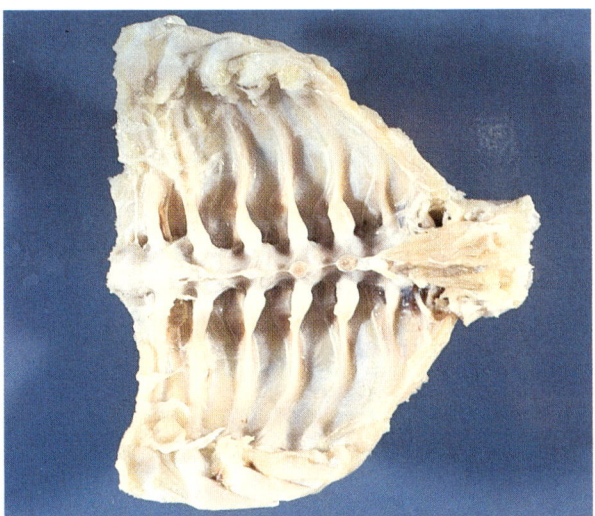

Abb. 9.8. Rachitis. Rosenkranzähnliche Auftreibungen der Rippenköpfchen (Foto: M. Motz).

364 Geflügel- und Geflügelprodukte

Ätiologie: Als Ursache wird eine Entwicklungsstörung des Skeletts, die auf das Mißverhältnis von Massedruck und schnellem Skelettwachstum sowie auf verzögerte Skelettfestigung zurückgeht, angesehen.

Vorkommen: Jungmastgeflügel, Huhn, Pute, Ente.

Pathologisch-anatomische Veränderungen: Bei vorwiegend gutem Ernährungszustand fällt die meist beidseitige Anschwellung der Femorotibialgelenke, mitunter auch der Tibiometatarsalgelenke auf (Abb. 9.9.). Bei einem sagittalen Anschnitt der Innenseite des

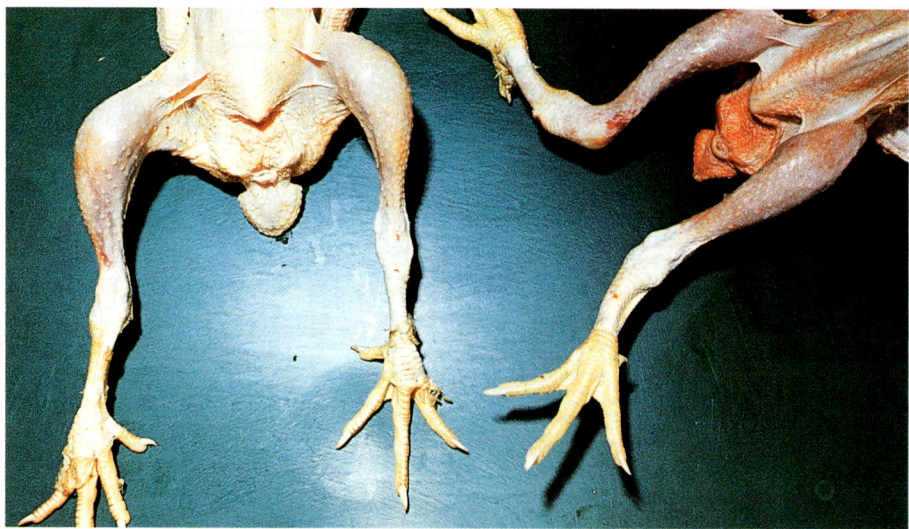

Abb. 9.9. Dyschondroplasie. Aufgetriebene und abgebogene Metatarsen. Rechts: Auftreibung der proximalen Tibiaenden (Foto: M. Motz).

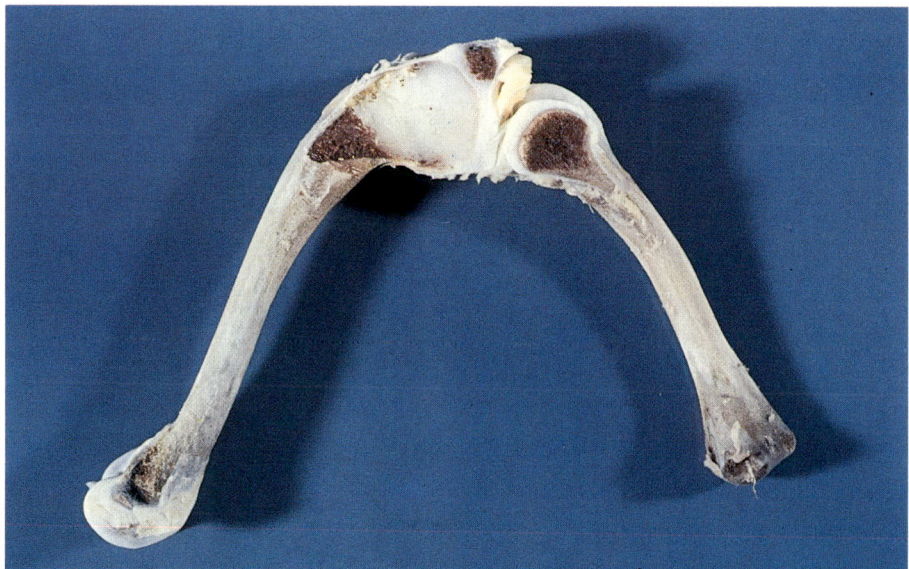

Abb. 9.10. Dyschondroplasie. Proximales Tibiaende im Anschnitt, mit Knorpelplombe (Foto: M. Motz).

Femorotibialgelenks wird eine partielle oder totale Ausfüllung des proximalen Tibiaendes mit weich-elastischen Knorpelmassen (sog. Knorpelplomben) sichtbar (Abb. 9.10.). Die gleichen Veränderungen sind beim Anschnitt der aufgetriebenen proximalen Metatarsusenden zu finden.

Beurteilung: gering- bis mittelgradige Veränderungen = ganzer Tierkörper tauglich, hochgradige Veränderungen = ganzer Tierkörper taulich, aber als ganze Tierkörper nicht in Handelsklasse A.

- **Gelenk-Sehnenscheidenentzündung**

Definition: akute bis chronische Entzündung der Gelenke und Sehnenscheiden, besonders im Bereich des Tibiotarsalgelenks, ein- und beidseitig vorkommend.

Ätiologie: Mykoplasmen, *Escherichia coli*, Streptokokken, Staphylokokken, Reoviren.

Vorkommen: Hühnergeflügel, besonders schwere Mastrassen, Puten, Enten.

Pathologisch-anatomische Veränderungen: Es besteht eine gering- bis hochgradige Verdickung, insbesondere im Bereich des Tibiotarsalgelenkes und proximal davon eine mitunter walzenförmige Umfangsvermehrung infolge der Entzündung der Sehnenscheiden (Abb. 9.11.). Nach Anschneiden der Verdickungen findet man weißgraues, schleimiges Sekret oder fibrinös-flockiges Exsudat. Gleichartige Veränderungen können auch an anderen Gelenken und Sehnenscheiden zu finden sein.

Beurteilung: ganzer Tierkörper untauglich.

- **Osteomyelitis**

Definition: eitrige Knochenmarkentzündung eines Knochenabschnittes durch hämatogene Streuung von Eitererregern und vorhandene Knocheninstabilität.

Ätiologie: *Staphylococcus aureus*.

Vorkommen: Hühnergeflügel, besonders schwere Mastrassen, Enten.

Pathologisch-anatomische Veränderungen: Bei den fast immer abgemagerten Tierkörpern fällt eine meist einseitige Atrophie der gesamten Beinmuskulatur auf. Durch Auskugeln des Femurs aus dem Hüftgelenk und Anschneiden des Femurkopfes werden die nekrotischen Einschmelzungsherde im Knochenmark sichtbar (Abb. 9.12.). Der Femur-

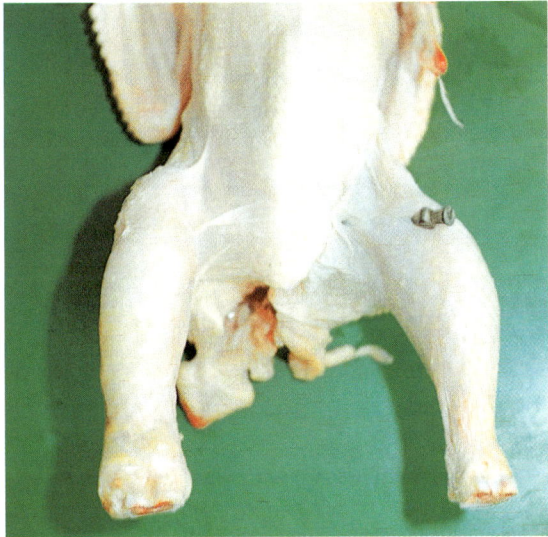

Abb. 9.11. Gelenk-Sehnenscheiden-Entzündung. Auffällige einseitige Umfangsvermehrung des rechten Unterschenkels und Sprunggelenks (Foto: M. Motz).

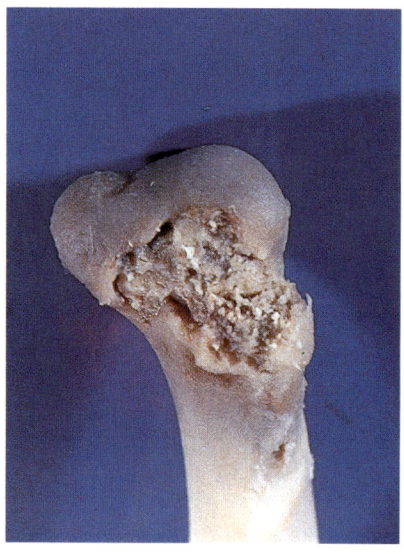

Abb. 9.12. Osteomyelitis. Nekrotischer Einschmelzungsherd im Femurkopf (Foto: M. Motz).

kopf ist zwar die Prädilektionsstelle für die osteomyelitischen Prozesse, jedoch sind mitunter auch in anderen Knochen diese Veränderungen beim Anschneiden zu finden.

Beurteilung: ganzer Tierkörper untauglich.

- **Ödemkrankheit**

Definition: durch toxische Stoffe, insbesondere Begleitstoffe des Futters, hervorgerufene Störung der Kapillarpermeabilität und/oder durch eine Rechtsherzdilatation, in deren Gefolge eine massive Transsudation in die Körperhöhle bzw. ein Aszites entsteht.

Ätiologie: Polychlorierte Phenole (z. B. Pentachlorphenol) und polychlorierte Biphenyle werden als Auslöser der Ödemkrankheit beschrieben. Die Aufnahme der toxischen Substanzen kann z. B. mit Futter, das herbizidbehandelt wurde oder Anstrich- bzw. Imprägnierungsmittel enthält, erfolgen. Auch vorangegangene Mykotoxikosen können in ursächlichem Zusammenhang mit der Erkrankung stehen.

Vorkommen: junges Geflügel, insbesondere Huhn.

Pathologisch-anatomische Veränderungen: Leitsymptome der Erkrankung sind Hydroperikard und Aszites. Man findet eine Rechtsherzdilatation, bis zu 5 ml Transsudat im Herzbeutel und gelblich-gallertiges Transsudat in der Bauchhöhle sowie eine gestaute, meist verkleinerte und verhärtete Leber (Abb. 9.13.). Die Nieren sind geschwollen und aufgehellt. Zu den selteneren Fällen gehört, daß ein ganzer Bestand betroffen ist; meist handelt es sich um Einzeldiagnosen.

Beurteilung: ganzer Tierkörper untauglich.

Differentialdiagnostisch sei auf die Exsudative Diathese hingewiesen, die von der Ursache her ein Vitamin E/Selen-abhängiges Syndrom darstellt und im pathologisch-anatomischen Erscheinungsbild dem der Ödemkrankheit ähnelt, aber zudem noch hochgradige Unterhautödeme erkennen läßt. Die Beurteilung des Tierkörpers erfolgt auch hier als untauglich für den menschlichen Genuß.

- **Tiefe Dermatitis**

Definition: Die „Tiefe Dermatitis" ist ihrem Wesen nach eine fibrinös-eitrige Unterhautphlegmone mit z. T. massiven Fibrinablagerungen und Blutungen auf der Skelettmuskulatur. Sie wird dem Komplex der *E.-coli*-bedingten Erkrankungen zugeordnet.

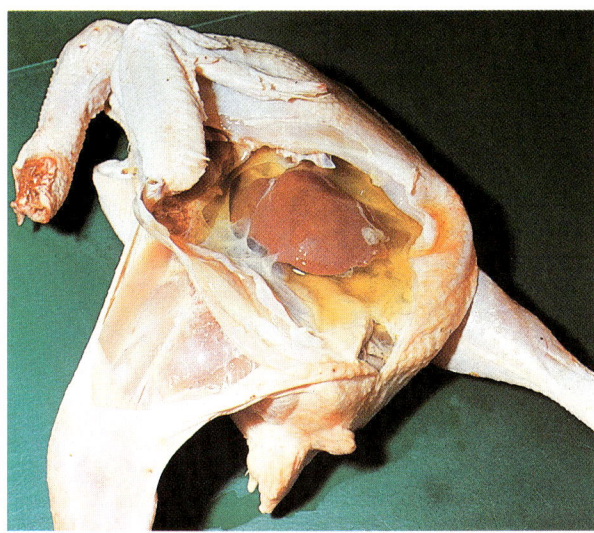

Abb. 9.13. Ödemkrankheit. Aszites und Leberatrophie (Foto: M. Motz).

Ätiologie: *Escherichia coli* und prädisponierende Faktoren.
Vorkommen: vorwiegend Jungmasthühner.
Pathologisch-anatomische Veränderungen: Bei der Adspektion fallen herdförmige bis handtellergroße, diffuse, gelbliche Hautverdickungen an verschiedenen Körperstellen mit bevorzugter Lokalisation am Ober- und Unterschenkel, in der Schenkelfalte und am Unterbauch auf. Die Hautoberfläche erscheint trocken, z. T. leicht krustig, hell honigfarben bis dunkel. Oberflächliche Beläge lassen sich kaum manuell entfernen (Abb. 9.14.). Nach Anschnitt zeigen sich tiefgreifende unterminierende Unterhautentzündungen mit massiven Fibrinablagerungen und Blutungen auf der darunterliegenden Skelettmuskulatur (Abb. 9.15.).
Beurteilung: ganzer Tierkörper untauglich.

- **Schorfigkeit**

Definition: Die Schorfigkeit ist eine meist oberflächliche Hautentzündung vom Charakter eines krustösen Ekzems.
Ätiologie: Eine endgültige Klärung steht noch aus. Als Ursachen werden primäre chronische Stoffwechselstörungen bzw. auch haltungsbedingte Störungen angenommen.
Vorkommen: Jungmasthühner, gelegentlich Althühner.
Pathologisch-anatomische Veränderungen: herdförmig oder großflächig gelblich-braune, landkartenähnlich konfluierende Borken und Schorfe, besonders im Bereich der Oberschenkel, der Hüfte und der Flanke, teilweise auch auf dem Rücken (Abb. 9.16.).
Beurteilung: gering- bis mittelgradige Veränderungen = ganzer Tierkörper tauglich; hochgradige Veränderungen = veränderte Teile untauglich, übriger Tierkörper tauglich.

- **Brustblase**

Definition: Als sogenannte „Brustblase" wird eine konfluierende Umfangsvermehrung der Haut im Bereich des Sternums bezeichnet, die in unterschiedlicher Graduierung als Druckstelle, zystenartige Veränderung oder fibrinös-eitrige Entzündung meist im Alter von 4 bis 6 Wochen in Erscheinung tritt und zu einer erheblichen Beeinträchtigung der Schlachtkörperqualität führen kann.

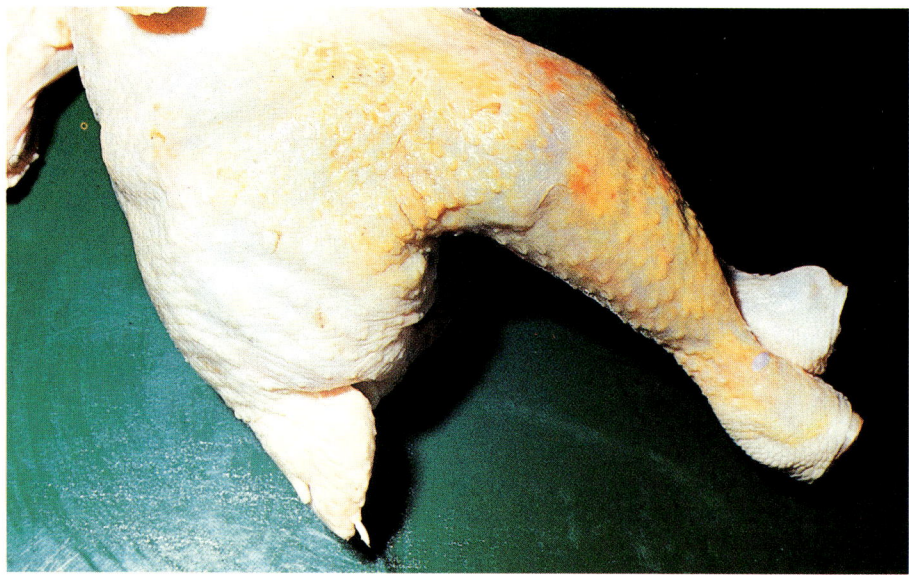

Abb. 9.14. Tiefe Dermatitis. Gelbliche Hautverdickung im Schenkelbereich, bis zur Bauchfalte reichend (Foto: M. Motz).

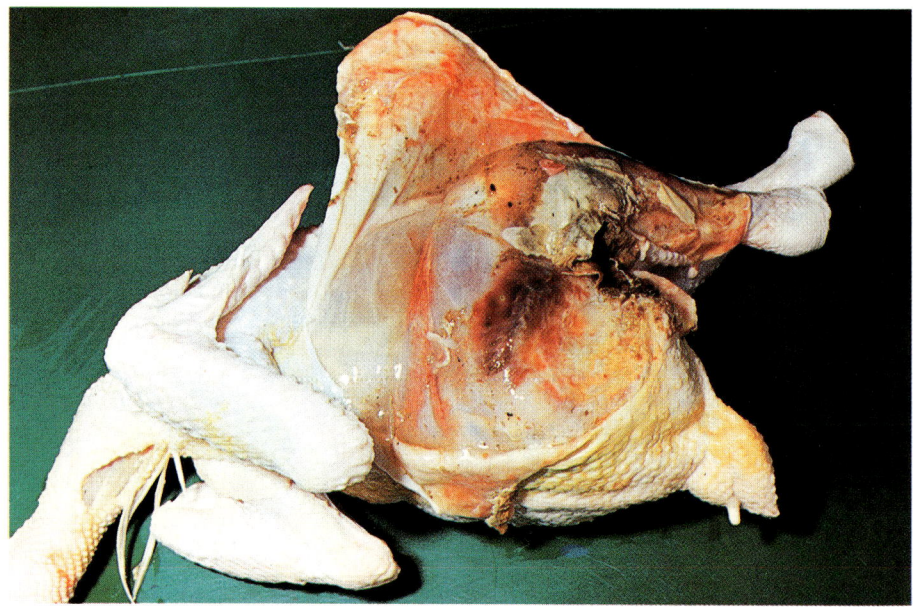

Abb. 9.15. Tiefe Dermatitis. Im Anschnitt Fibrinablagerungen und entzündlich-blutige Veränderungen sichtbar (Foto: M. Motz).

Krankheiten des Schlachtgeflügels ... 369

Vorkommen: Jungmastgeflügel, Huhn, Pute, bei Altgeflügel in Verbindung mit generalisierten Infektionen.

Ätiologie: Primäre Ursache für die Bildung einer Brustblase ist eine mechanisch-traumatische Einwirkung. Durch den Aufliegedruck, insbesondere auf dem Brustbeinkamm, bei geringer Bewegungsmöglichkeit und harter Bodenbeschaffenheit kommt es zur Entzündung der Bursa sternalis. Weitere begünstigende Faktoren können sein: Züchtung, Masse, Alter, Geschlecht, Befiederung und Einstreuverhältnisse. Eine Entzündung der Bursa praesternalis infolge Mykoplasmeninfektionen (*Mycoplasma synoviae* und *M. gallisepticum*) ist zwar ursächlich abzugrenzen, aber am Schlachtkörper nicht differenzierbar.

Pathologisch-anatomische Veränderungen: Gering- bis hochgradige Umfangsvermehrung mit fühlbarem Inhalt im Bereich des Sternums kennzeichnet das äußere Bild (Abb. 9.17. und 9.18.). Beim Anschneiden zeigt sich je nach Ausprägung und Ursache entweder eine bindegewebige Verdickung, eine mit visköser Flüssigkeit gefüllte Zyste oder ein hochgradiger Entzündungsprozeß mit plattenähnlichen Fibrinablagerungen (Abb. 9.19.).

Beurteilung: gering- und mittelgradige Veränderungen = Tierkörper tauglich, veränderte Teile untauglich; hochgradige Veränderungen = ganzer Tierkörper untauglich.

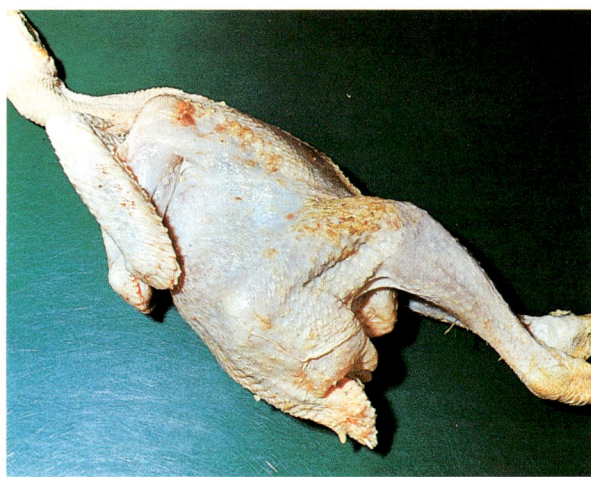

Abb. 9.16. Schorfigkeit. Hochgradige Hautveränderungen im Oberschenkel-Brust-Bereich (Foto: M. Motz).

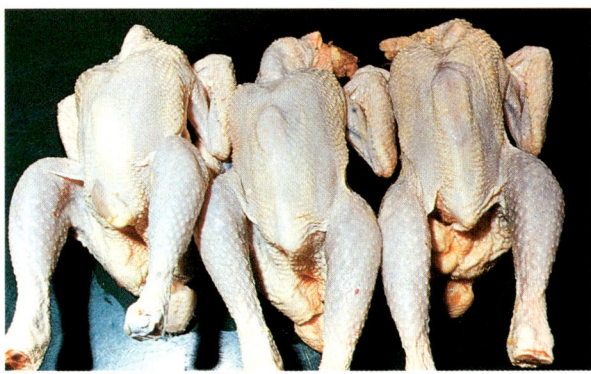

Abb. 9.17. Brustblasen. Von links nach rechts: ohne, gering-, mittelgradige Veränderungen (Foto: M. Motz).

• Verletzungen der Haut

Definition: Mechanisch-traumatisch bedingte, oberflächliche bis tiefgreifende Hautverletzungen verschiedenster Art und Ursache werden unter diesem diagnostischen Begriff zusammengefaßt. Bevorzugte Körperpartien sind die Rücken/Steißgegend sowie die Kloakenumgebung.

Ätiologie und Vorkommen: Die häufigsten Ursachen sind Federfressen und Kannibalismus bei allen Geflügelarten sowie Tretaktverletzungen beim Zuchtgeflügel.

Beim Jungmastgeflügel (Huhn, Pute) werden zu den Verletzungen auch tiefe Risse in der Haut und Muskulatur gerechnet, die sich ein- oder beidseitig des Bürzels über Becken und Sitzbein hinziehen. Die Entstehung dieser Art von Verletzungen ist unklar, haltungs- und fütterungsbedingte Ursachen sind wahrscheinlich (Abb. 9.20.).

Beurteilung: gering- bis mittelgradige Veränderungen = Tierkörper tauglich, veränderte Teile untauglich, hochgradige Veränderungen = ganzer Tierkörper untauglich.

• Karzinomatose

Definition: Die Karzinomatose ist eine disseminiert auftretende Geschwulsterkrankung. Vorzugsweise betroffen sind die serösen Häute und die oberflächlichen Schichten der Organe des Eingeweidebauchfellsackes.

Ätiologie: Die tumorauslösende Ursache ist bisher nicht bekannt. Als prädisponierende Faktoren gelten das Alter (über 65. Lebenswoche) und die Rasse bzw. Zuchtlinie. Die Möglichkeit der Herkunft der Tumoren aus dem Eileiter liegt nahe.

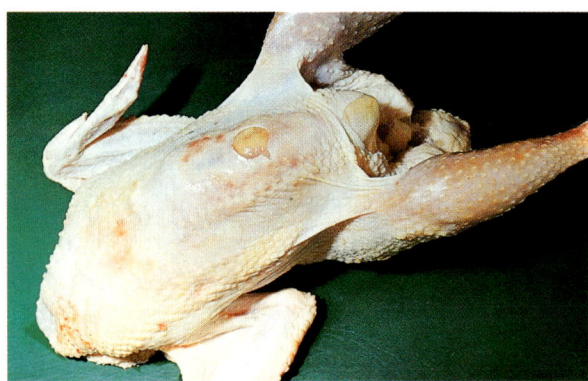

Abb. 9.18. Brustblase. Hochgradige, infizierte Veränderung, von der Brustbeinspitze bis zur Kropfgegend reichend (Foto: M. MOTZ).

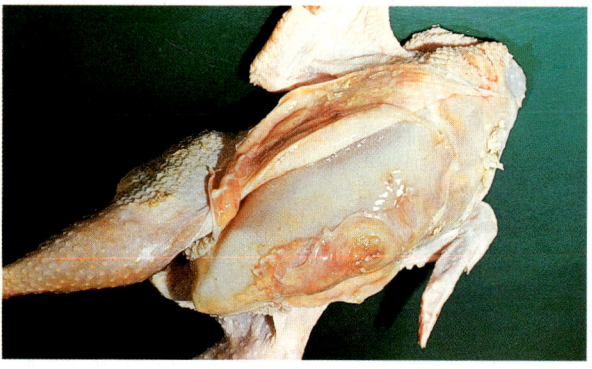

Abb. 9.19. Infizierte Brustblase. Im Anschnitt, bindegewebige Verdikkung und Fibrinablagerungen (Foto: M. MOTZ).

Vorkommen: Huhn der Legerassen, selten beim Mastrassenhuhn.

Pathologisch-anatomische Veränderungen: multiple, weißlich-gelbliche, unebene Neubildungen von derber Konsistenz, die etwa Stecknadelkopf- bis Kirschgröße besitzen, sind im Darmgekröse, in der Serosenwand der Duodenalschleife und des Pankreas, im Mittelteil des Eileiters, im Eierstock, in der Serosa des Muskelmagens und der Milz sowie in ganz seltenen Fällen in Nieren und Leber zu finden. Haben die Neubildungen größeres Ausmaß erreicht, so können sie zu derbhöckrigen Platten konfluieren (Abb. 9.21.).

Beurteilung: ganzer Tierkörper untauglich.

- **Eileiterentzündung**

Definition: Die Eileiterentzündung kann selbständig, aber auch vergesellschaftet mit Eierstock- und/oder Bauchfellentzündung vorkommen („Berufserkrankung" der Legehenne).

Ätiologie: Bakterielle Infektionen, insbesondere durch *Escherichia coli*, in selteneren Fällen auch Virusinfektionen (z.B. Virus der Infektiösen Bronchitis) führen unter multifaktoriellen Bedingungen zur Ausbildung der Krankheitserscheinungen.

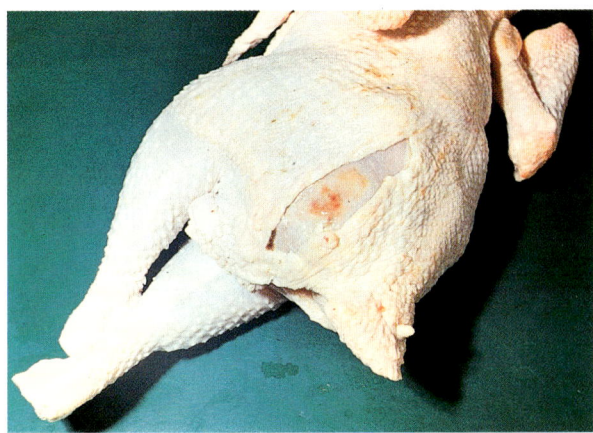

Abb. 9.20. Infizierte Verletzung. Hautriß mit entzündlichen Veränderungen der darunterliegenden Muskulatur (Foto: M. Motz).

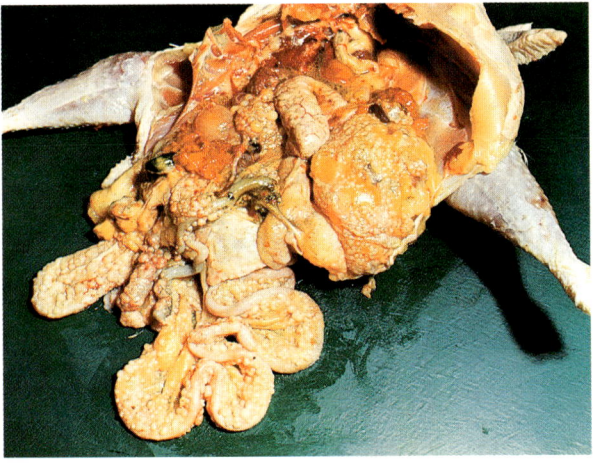

Abb. 9.21. Bauchfellkarzinomatose. Diffuse Durchsetzung des Gekröses, des Eierstocks und des Eileiters mit Karzinomatoseherden (Foto: M. Motz).

Vorkommen: Huhn, gelegentlich auch weibliche Tiere aller übrigen Geflügelarten.
Pathologisch-anatomische Veränderungen: Der Eileiter ist mit gelb-käsigen und weißflockigen Eiweißausschwitzungen oder, bei chronischen Entzündungen, mit faustgroßen, festen, käsigen, oft übelriegenden Massen, zum Teil in geschichteter Form gefüllt (Abb. 9.22.). Verklebungen mit benachbarten Organen und Bauchfellentzündung sind nicht selten (Abb. 9.23.).
Beurteilung: ganzer Tierkörper untauglich.

Bei folgenden Erkrankungen, die hier nicht aufgeführt worden sind, erfolgt die fleischhygienische Beurteilung „ganzer Tierkörper untauglich": Tuberkulose, Salmonellose, Aspergillose, Leukosen (lymphoide Leukose, Myelo- und Erythroleukose, Myelozytomatose), Gasödem, Staphylokokken-Dermatitis, Sarkomatosen, Viszeralgicht, Leberzirrhose, Ulzerative Enteritis, Kropfdilatation, hochgradige zystische Entartung des rechten Eileiters der Legehenne, multiple Serosenzysten, Unterentwicklung, ausgedehnte Beschädigungen und Verletzungen des Tierkörpers, erhebliche Verunreinigungen, mangelhafte Ausblutung, hochgradige Abmagerung ohne nachweisbare Ursache oder infolge krankhafter Ursache wie Kokzidiose, Spulwurmbefall, Nekrotisierende Enteritis, unspezifische Enteritis, Muskelmagenerosionen, Wirbelsäulenverkrümmungen, Osteoporose, solitäre Geschwülste. Weitere Einzelheiten sind den einschlägigen Rechtsnormen zu entnehmen.

9.7. Postmortale Veränderungen

9.7.1. Stickige Reifung

Ursache der stickigen Reifung ist die nicht oder unzureichend erfolgende Kühlung des Geflügels im Anschluß an die Schlachtung. Bei der Massentierschlachtung spielt sie nur während des Auftretens von Produktionsstörungen eine Rolle, wie z. B. bei länger andauernden Stockungen im Schlachtprozeß. Eine unzureichende Ableitung der Körperwärme kann auch durch Übereinanderstapeln schlachtwarmer Schlachtkörper zustande kommen. Je nach Umgebungstemperatur ist mit dem Auftreten der stickigen Reifung nach 1–2 h zu rechnen. Die Gefahr der stickigen Reifung erhöht sich besonders bei Tieren mit massiven Körperpartien (Puten, Gänse) oder bei unausgenommenem Geflügel.

Stickig gereiftes Geflügel besitzt eine grau bis grünlich, matt aussehende, oft schmierige Haut. Die Muskulatur ist ziegel- bzw. kupferrot verfärbt und von relativ weicher Konsistenz. Auffallend ist der widerliche, deutlich saure Geruch. Schwach ausgeprägte Geruchsabweichungen lassen sich mit Hilfe der Kochprobe erkennen.

Der gesamte Schlachttierkörper wird stets als untauglich beurteilt.

9.7.2. Mikrobieller Verderb

Da geschlachtetes Geflügel vor allem durch die Kontaminationsprozesse während der Schlachtung immer Mikroben auf der Haut, in der Körperhöhle und in der Muskulatur enthält, ist es zu den sehr leicht verderblichen Lebensmitteln zu rechnen. Zur Mikroflora gehören stets auch proteolytisch aktive Keime, die sich bei langer Kühllagerung bzw. bei Zimmertemperatur vermehren und Fäulniserscheinungen bewirken. Bei Zimmertemperatur können Fäulnisvorgänge nach 3–4 h bereits zu beobachten sein. Besonders verderbgefährdet ist Geflügel, das nach dem Auftauprozeß nicht umgehend zubereitet oder weiterverarbeitet wird. Auch längere Aufbewahrung nicht durchgegarten Geflügels kann zur Fäulnis

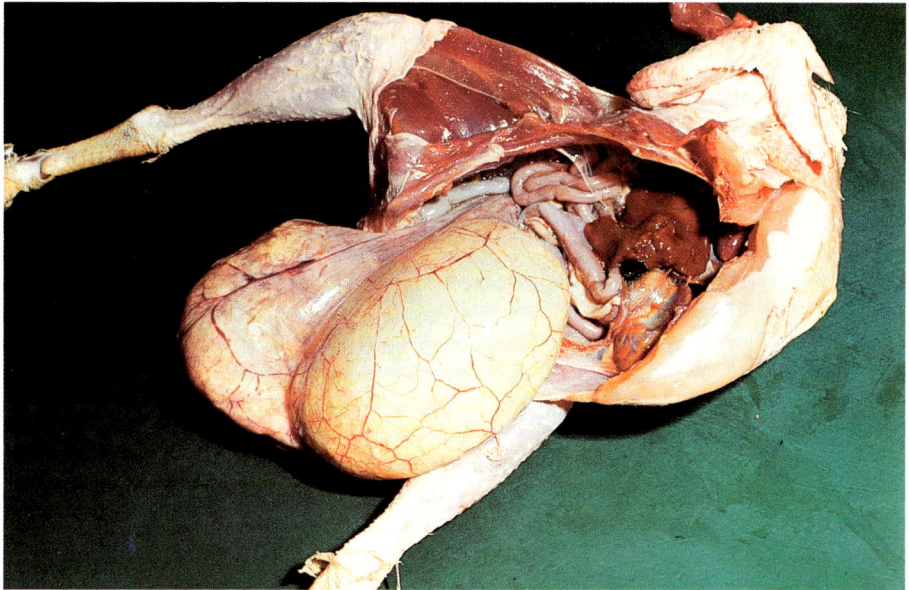

Abb. 9.22. Eileiterentzündung. Enorme Umfangsvermehrung des Eileiters mit fibrin-flockigem bzw. fibrinös-käsig geschichtetem Inhalt (Foto: M. Motz).

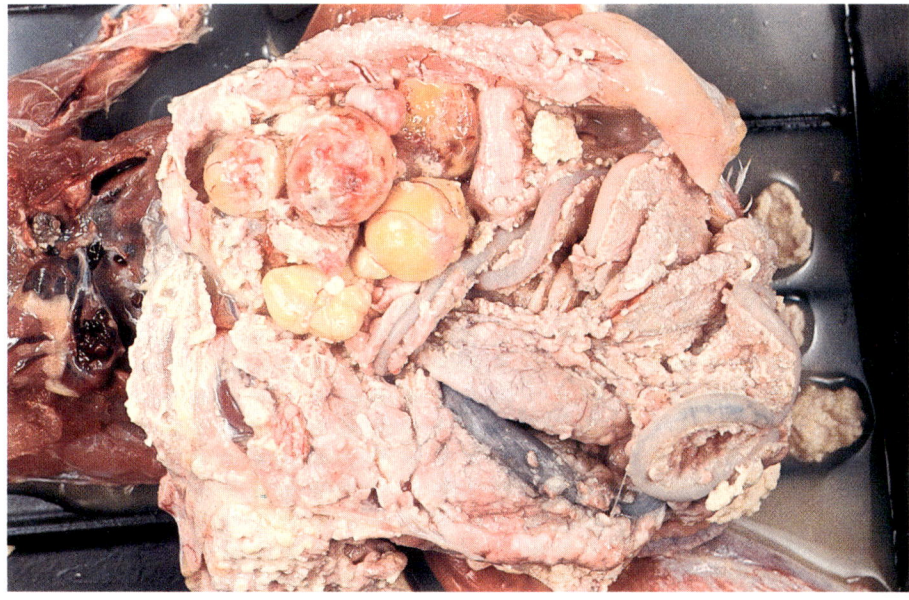

Abb. 9.23. Eierstock-Eileiter-Bauchfell-Entzündung. Fibrinöses Exsudat im gesamten Bauchraum mit Verklebungen (Foto: M. Motz).

führen. Die Zersetzungsprozesse beginnen bevorzugt an feuchten Hautstellen (unter den Flügeln, an den Schenkelinnenflächen). Bei nicht ausgenommenem Geflügel gehen diese Veränderungen auch von der Bauchhöhle aus. Während des zügig ablaufenden Schlachtprozesses spielt die mikrobielle Verderbnis keine Rolle. Klebrigkeit und Schmierigkeit der Oberflächen des Geflügels sind erste Anzeichen der Fäulnis. Ein muffiger Geruch ist feststellbar. Fortschreitende Fäulnis ist durch graugrünliche Verfärbung, Konsistenzveränderungen und deutlichen Fäulnisgeruch charakterisiert. Derart verändertes Geflügel ist genußuntauglich. Auch Geflügel mit beginnenden mikrobiellen Verderbniserscheinungen muß untauglich beurteilt werden, da mit dem Risiko der Anreicherung pathogener Keime, z. B. Salmonellen und *Staphylococcus aureus*, gerechnet werden muß.

9.7.3. Veränderungen durch Gefrierlagerung

Austrocknung und Fettveränderungen sind die wesentlichen begrenzenden Faktoren für die Lagerung von gefrorenem Geflügel. Bei der Austrocknung wird die Geflügelhaut dunkler, lederartig. Besonders an den Schnittflächen und bei Tieren mit geringem Fettanteil (Broiler, Puten) ist eine strohige, trockene Beschaffenheit der Gewebe festzustellen. Besten Schutz gegen Austrocknungserscheinungen bieten die Oberflächenfettschicht sowie eine Verpackung in wasserdampfdichter Folie. Hohe Luftfeuchtigkeit, tiefe Temperaturen und eine mäßige Luftbewegung in den Lagerräumen beugen der Austrocknung vor. Veränderungen bei beginnender, oberflächlicher Austrocknung sind nach dem Auftauen reversibel. Länger andauernde Austrocknung führt zu Masseverlusten und deutlichen Qualitätseinbußen. Das Geflügel muß nach Entfernen der Veränderungen für die Verarbeitung vorgesehen werden. Eine besondere Form der Austrocknung ist der bei Geflügel nicht selten anzutreffende *Gefrierbrand*. Bei niedriger Luftfeuchtigkeit führen Unterschiede im Wasserdampfdruck zwischen Gewebe und der Luft durch Sublimation des Eises zur Austrocknung. Die Haut verfärbt sich grau-gelblich; später entstehen weiße, scharf begrenzte Flecken, deren Größe langsam zunimmt. Die Veränderungen können auch auf die Muskulatur übergreifen, wobei die Faserstruktur weitgehend zerstört wird. Gefrierbrandstellen sind von schwammiger, zäher, trocken-strohiger Konsistenz. Die Veränderungen besitzen nicht die Eigenschaft zur Rehydratation und sind demzufolge irreversibel. Bevorzugt tritt Gefrierbrand dort auf, wo die Verpackungsfolie nicht eng anliegt oder durch spitze Knochenteile hervorgerufene undichte Stellen aufweist. Geflügel mit deutlich sichtbaren Gefrierbrandstellen kann nur durch Verarbeitung zu Produkten verwertet werden.

Zu lange Lagerung bzw. Lagerung bei zu hoher Temperatur können an normal zusammengesetztem Geflügelfett zu Veränderungen führen. Besonders empfindlich sind Fette von Gänsen und Enten, gefolgt vom Fett der Hühner. Fette aus der Leibeshöhle der Hühner sind verderbanfälliger als Fette aus dem Fleisch. Die Veränderungen sind gekennzeichnet durch Geruchs- und Geschmacksabweichungen in Richtung alt, faulig, fischig, ranzig. Fettausschmelz- bzw. Bratproben des Fettes müssen für die Beurteilung herangezogen werden. Starke Geruchs- und Geschmacksabweichungen führen zur Genußuntauglichkeit.

Auf den inneren und äußeren Oberflächen des gefriergelagerten Geflügels kann es zur Schimmelpilzentwicklung kommen, wenn zu hohe Lagerungstemperaturen ($-8\,°C$ und darüber) angewendet werden. Unsaubere Lagerräume oder Verpackungsmittel sind meist die Quelle für die Herkunft der Schimmelpilzsporen. Die Schimmelpilzkolonien werden je nach Schimmelpilzart als schwarze, graue, grüne, braune oder weiße Punkte bzw. Flecke sichtbar („Stockfleckigkeit"). Von den Kolonien ausgehende Myzelien können bis 1 cm tief in das Fleisch eindringen. Treten vereinzelte, wenige „Stockflecken" auf, kann das veränderte Gewebe abgetragen werden. Bei stärkerem Schimmelpilzbefall ist das Geflügel untauglich zu beurteilen.

Gefriergeflügel kann im Verlaufe der Lagerung Fremdgerüche annehmen, wenn es gemeinsam mit Produkten gelagert wird, die aromaintensiv sind (z. B. Citrusfrüchte). Auch ammoniakalischer Geruch aus undichten Kühlschlangen wird vom Geflügel angenommen. In vielen Fällen können Fremdgerüche durch Umlagerung und durch eine sorgfältige Lüftung beseitig werden.

9.7.4. Geruchs- und Geschmacksabweichungen, Farbveränderungen

Neben den durch stickige Reifung, mikrobiellen Verderb und Gefrierlagerung bedingten möglichen Geruchs- und Geschmacksabweichungen kommen weitere Ursachen für derartige Veränderungen in Frage.

Ölig-traniger Geruch und *Geschmack* kann durch übermäßige Verfütterung ölhaltiger Futtermittel (Ölkuchen, Raps, Leinsamen) entstehen. Veränderungen in der Fettsäurezusammensetzung des Geflügelfettes sind im allgemeinen proportional dem Fettsäuremuster des im Futter enthaltenen Fettes. So unterliegt z. B. das Fett von mit Rapsöl gefüttertem Geflügel rascheren Veränderungen als Fett von Tieren, die mit Palmöl gefüttert wurden. Palmöl besitzt einen geringeren Gehalt an Linol- und Linolensäure als Rapsöl.

Besonders gravierende Veränderungen treten auf, wenn im Futtermittel ein hoher Anteil ungesättigter Fettsäuren oder sogar ranziges, verdorbenes Fett enthalten ist. *Fischige* bzw. *fischig-tranige Abweichungen* sind oft auf die Verfütterung von Fischmehlen mit hohem Fischfettgehalt zurückzuführen. Fischiger Geschmack ist bei Geflügelfleisch festzustellen, wenn der Fischölgehalt in der Futterration eine Konzentration von 0,3% überschreitet. Geflügelfett mit relativ hohem Gehalt an freien, ungesättigten und kurzkettigen Fettsäuren zeigt oft durch den Luftsauerstoff bedingte Oxydationserscheinungen. Es neigt zu gelblichbraunen *Verfärbungen*. Farbabweichungen des Geflügelfettes können auch durch Futtermittelzusatzstoffe entstehen. Das Antioxydans Ethoxiquin ruft im gefrorenen Fett eine blaugrüne Farbveränderung hervor.

Mikrobiell verdorbene pflanzliche Futtermittel können eine bittere Geschmackskomponente im Geflügelfleisch bewirken. Weitere Fremdgerüche kommen mitunter durch Aufenthalt der Tiere in Stallungen, die mit frischen, geruchsintensiven Anstrichen versehen wurden (Teer, Lösungsmittel aus Farbanstrichen), zustande.

Tierkörper mit starken Abweichungen in Geruch, Geschmack und Farbe werden untauglich beurteilt.

9.8. Geflügelfleischprodukte

Die Steigerung der Geflügelfleischproduktion und die Möglichkeit, Geflügelfleisch kontinuierlich in gleichbleibender Menge und Qualität zu erzeugen, schufen günstige Voraussetzungen für die Verarbeitung des Geflügelfleisches zu Produkten. Geflügelfleischprodukte gehören in steigendem Maße zu den Lebensmitteln, die dem Bedürfnis der Verbraucher nach abwechslungsreicher, energiearmer und eiweißreicher Ernährung entgegenkommen. Neben den Edelfleischteilen lassen sich auch weniger wertvolle Teile wie Rücken und Flügel oder Fleisch von schwer absetzbaren Legehennen zu hochwertigen und ansprechenden Produkten verarbeiten. Bei der Herstellung von Geflügelfleischprodukten können Schlachtkörper, die infolge Schlachtschäden oder Entfernung veränderter Teile nicht als ganze Tierkörper oder Teilstücke im Handel angeboten werden, verwertet werden. Daneben ist die Verarbeitung ein Weg zur Brauchbarmachung verwendungsbeschränkten Geflügels, das im Rahmen der Fleischuntersuchung als tauglich nach Brauchbarmachung beurteilt werden mußte.

9.8.1. Rohware

Schlachtkörper von Broilern, Hühnern, Gänsen, Puten und Enten sowie Innereien wie Muskelmägen, Herzen und Lebern sind Ausgangsstoffe für die Verarbeitung. Der Zustand der Rohware hat erheblichen Einfluß auf die Qualität der daraus herzustellenden Produkte. Folgende Mängel der Rohware können die Verarbeitungsfähigkeit einschränken: Federreste, Frakturen, Hämatome, Eingeweidereste, z. B. Reste von Kloake oder Darm, Hautveränderungen, Fettveränderungen, Verunreinigungen durch Gallenflüssigkeit, Kropf- oder Mageninhalt, ungeschälte oder unvollständig geschälte Mägen.

Der Umgang mit der Rohware und der gesamte Verarbeitungsprozeß bedürfen bei Geflügelfleisch einer besonders sorgfältigen Beachtung der hygienischen Grundsätze. Daraus resultieren hohe lebensmittelhygienische Anforderungen an die Verarbeitungsbetriebe und deren Kontrolle durch veterinärmedizinische Fachkräfte. Die Hygiene der Schlachtung besitzt große Bedeutung für die Beschaffenheit der Rohware. Bedingt durch die Schlachttechnologie, ist Geflügelfleisch stets mikrobiologisch stark vorbelastet. Unter ungünstigen Zwischenlagerungs- und Auftaubedingungen der Rohware und der Zwischenprodukte kann es deshalb zu rasch einsetzenden Verderbnisprozessen bzw. zur Anreicherung pathogener Erreger kommen. Insbesondere ist die Aufrechterhaltung der Kühlkette bis zur Verarbeitung abzusichern. Die meisten Produkte werden im Verlaufe der Herstellung Erhitzungsprozessen unterzogen. Die Kontrolle der ausreichenden thermischen Behandlung sollte deswegen bei Geflügelfleischprodukten regelmäßig durchgeführt werden.

Bei der Verarbeitung von Geflügelfleisch zu Fleischwaren sind aus technologischer Sicht einige Besonderheiten zu beachten. Unter anderem ist zu berücksichtigen:

- Produkte nur aus Geflügelfleisch können wegen des geringeren intramuskulären Fettanteils relativ trocken sein. Durch die Pökelung wird mitunter nur eine schwach rote Farbgebung erzielt. Bei Keulenfleisch kann eine kräftigere Pökelfarbe als bei Brustfleisch erreicht werden.
- Die Herstellung eines Geflügelbrätes (Farce) und seine Anwendung in Brühwürsten, Pasteten oder Salaten hat den Vorteil einer saftigeren Konsistenz. Dabei bestehen die besten Verarbeitungseigenschaften zu Brät bei Verwendung eines Gemisches aus Brust- und Schenkelfleisch. Schenkelfleisch allein ergibt ein zäh-elastisches Brät, Brustfleisch allein besitzt ein zu geringes Wasserbindungsvermögen.
- Geflügelfleisch verliert rasch nach der Schlachtung die Wasserbindungsfähigkeit, die für die Brühwurstherstellung notwendig ist. Eine anteilige Verarbeitung von Rind- bzw. Schweinefleisch bietet sich an.
- Erhitzte Hühnerhaut besitzt eine geringere Quellfähigkeit als kollagenes Gewebe der Schweinehaut. Ein sehr hoher Anteil von Geflügelhaut verschlechtert somit die Wasserbindungsfähigkeit des Brätes.
- Die Verwendung von Hühnerhaut, die im allgemeinen noch mindestens 25% Fett enthält und der Einsatz von Geflügelfett verstärken in den Produkten deutlich den Geflügelgeschmack. Kommt es zum Fettabsatz des gelblichen Geflügelfettes in den Produkten, könnte dies vom Verbraucher mit Fettveränderungen verwechselt werden. Die Gefahr des unerwünschten Fettabsatzes ist geringer, wenn das Fett als Fett-Milcheiweiß-Emulsion zugesetzt wird.
- Fleisch der Muskelmägen wird nach der Erhitzung sehr fest. Langes Kochen und feine Zerkleinerung können diesem Mangel abhelfen.

Zur Vorbereitung der weiteren Verarbeitung müssen die Geflügelkörper zerlegt werden. Die wertvollen Fleischteile werden entweder im rohen Zustand oder nach Durchgaren von den Knochen getrennt. Der dabei notwendige hohe Handarbeitsaufwand beinhaltet immer auch Kontaminationen bzw. Rekontaminationen. Deshalb sind die gewonnenen Fleischanteile möglichst umgehend der Herstellung von Produkten zuzuführen.

Für viele Geflügelfleischprodukte ist der Einsatz einer feinzerkleinerten Rohmasse aus Geflügelfleisch möglich. Die Erzeugung der Geflügelfleischrohmasse ist mechanisierbar. Ausgangsstoffe sind entweder ganze Schlachtkörper von Hühnern, Broilern oder Puten oder deren Restkörper, die nach Gewinnung der wertvollen Fleischteile anfallen. Sie werden im Fleischwolf auf 5 bis 8 mm Korngröße vorzerkleinert. Das entstehende Fleisch-Knochen-Gemisch wird durch einen Siebzylinder mit 1 mm großen Öffnungen gepreßt. Dadurch werden Knochen, Hautreste und Sehnen von der Fleischmasse abgetrennt. Die blaßgraue bis rötliche Rohmasse ist wegen der feinen Zerkleinerung, des hohen Feuchtigkeitsgehaltes und der starken Keimbelastung sehr verderbnisanfällig. Sie ist als Zwischenprodukt für die Verarbeitung zu betrachten und darf nicht als Lebensmittel an den Verbraucher abgegeben werden.

Gefrorene Rohmasse soll vor der Verarbeitung nicht aufgetaut werden. Fleischerzeugnissen, die im Verlaufe der Herstellung unerhitzt bleiben, darf Geflügelfleischrohmasse nicht zugesetzt werden. Die Rohmasse enthält einen technologisch nicht vermeidbaren Gehalt feiner Knochenteilchen. Er sollte 2,5% nicht übersteigen.

9.8.2. Produkte

Das Sortiment an Geflügelfleischprodukten umfaßt Erzeugnisse, die ausschließlich aus Geflügelfleisch bestehen, und solche, die einen unterschiedlich hohen Anteil an Geflügelfleisch enthalten. Die Technologie der Fertigung von Geflügelfleischprodukten stimmt im wesentlichen mit den Verfahren zur Herstellung herkömmlicher Fleisch- und Wurstwaren überein.

Geflügelfleischprodukte können in folgende Sortimentsgruppen eingeordnet werden:

– Pökelwaren
– Brühwurst
– Kochwurst
– Salate, Aspikwaren, Bratfeinkostwaren, tischfertige Fleisch-Soße-Gerichte
– Vollkonserven
– Trockenprodukte.

Die Herstellung von Pökelwaren wie Gänsespickbrust und Putenbrust, geräuchert, erfolgt durch Trocken- oder Naßpökelung mit anschließender Kalträucherung. Pökelwaren nach Kaßlerart, z. B. Kaßlerbroiler oder Kaßler-Putenkeulen, sind heißgeräuchert. Da die Pökelwaren keiner weiteren thermischen Behandlung unterzogen werden, besitzen sie stets einen Gehalt an vegetativen Mikrobenformen. Insbesondere wegen der Gefahr einer Kontamination mit Salmonellen und *Staphylococcus aureus* sind sowohl die Fertigung als auch die erforderliche Kühllagerung veterinärhygienisch sorgfältig zu überwachen. Besonders die kaltgeräucherten Rohprodukte stellen Risikolebensmittel dar, auf deren Herstellung aus lebensmittelhygienischer Sicht ganz verzichtet werden sollte.

Der Einsatz von Geflügelfleisch zur Herstellung von Rohwürsten ist abzulehnen.

Brühwurstwaren mit nahezu ausschließlichem Gehalt an Brust- und Keulenfleisch sind unter anderem die Produkte Putensaftfleisch, Putensaftschinken und Hühnersaftfleisch zuzuordnen. Wegen des geringen Fett- und hohen Eiweißanteils gehören sie zu den ernährungsphysiologisch besonders wertvollen Erzeugnissen. Weitere Brühwurstsorten wie Geflügel-Mortadella, -Kochsalami, -Bockwurst und -Rostbratwurst enthalten neben Schweinefleisch, Rindfleisch und Speck 25 bis 40% Geflügelfleischrohmasse sowie je nach Sorte Grobbestandteile aus Geflügelfleisch. „Gefüllte Ente" ist eine angebratene oder heißgeräucherte Aufschnittware, bestehend aus einem in eine Entenhülle gefüllten feinen Brät mit Grobbestandteilen aus Keulenfleisch von Geflügel.

Zum Kochwurstsortiment gehören Leber- und Blutwürste mit Geflügelfleischanteilen. Geflügelleberwurst enthält an Geflügelbestandteilen 35 bis 40% Geflügelfleischrohmasse, Geflügelhaut mit anhaftendem Fettgewebe sowie Leber, Fleisch und Fett vom Schwein.

Zur Herstellung von Geflügelblutwürsten, wie z. B. Broilergutsfleischwurst, Geflügelbrätblutwurst und Fleischblutwurst mit Geflügelmagen, werden neben Blut und Teilen vom Schwein Hähnchenfleisch, Geflügelwurstbrät bzw. Geflügelmägen und -herzen als Grobbestandteile verwendet. In mayonnaisehaltigen Salaten mit Geflügelfleischanteil ist entweder gegartes, zerkleinertes Hähnchenfleisch (Geflügelfleischsalat) oder in Streifen geschnittenes Geflügelwurstbrät (Geflügelbrätsalat) enthalten. Sie werden im allgemeinen mild gewürzt, um den Geflügelfleischgeschmack hervortreten zu lassen.

Gegarte Geflügelfleischanteile werden auch zu verschiedenen Aspikwaren und tischfertigen Fleisch-Soße-Gerichten verarbeitet. Die tischfertigen Fleisch-Soße-Gerichte, z. B. Ragout fin oder Frikassee, werden – sofern sie nicht zu Vollkonserven weiterverarbeitet werden – in Einzelhandelspackungen oder Großverbraucherpackungen (Folienbeutel) in gefrorenem Zustand dem Verbraucher angeboten. Insbesondere durch das manuelle Entbeinen der gegarten Geflügelschlachtkörper gelangen mit dem zerkleinerten Geflügelfleisch stets Mikroorganismen in die daraus gefertigten Produkte. Salate sind deshalb bei Kühllagerung nur begrenzt haltbar (etwa 6 Tage). Die Fleisch-Soße-Gerichte sollen nach dem Auftauen umgehend verbraucht werden.

Das Sortiment an Vollkonserven aus Geflügelfleisch umfaßt u. a.:

– Geflügelwurstkonserven, z. B. Feine Geflügelleberwurst, Geflügelleberpastete, Geflügelleberkreme, und
– tischfertige Fleisch-Soße-Gerichte, z. B. Geflügelbraten mit Soße, Frikassee, Geflügelragout, Geflügelfleisch im eigenen Saft, Geflügelklein, Hühnercremesuppe.

Die mikrobiologische Stabilität der Geflügelfleischkonserven entspricht der herkömmlicher Fleischkonserven. Getrocknetes bzw. gefriergetrocknetes Geflügelfleisch dient als Zusatz zu verschiedenen Trockenprodukten wie Suppen, Kraftbrühen oder Gewürzextrakten für Suppen und Soßen. Wegen seines relativ geringen Fettgehaltes ist Geflügelfleisch gut zur Herstellung von Trocken- bzw. Instantprodukten geeignet. Dennoch kann es nach mehrmonatiger Lagerung zum Verderb infolge Ranzigkeit kommen. Eine längere Haltbarkeitsdauer ergibt sich bei Aufbewahrung des getrockneten oder gefriergetrockneten Fleisches im Vakuum oder unter Stickstoffatmosphäre.

9.8.3. Veränderungen

Veränderungen an Geflügelfleischprodukten entsprechen grundsätzlich denen, die auch bei Produkten aus Fleisch der anderen schlachtbaren Haustiere auftreten können. Eine unzureichende Erhitzung bringt bei thermisch bearbeiteten Produkten aus Geflügelfleisch stets eine erhöhte Gefahr der *Salmonella*-Kontamination mit sich. Das gleiche betrifft rohe Pökelwaren bei sehr milder Pökelung und nicht ausreichender Trocknung der Produkte im Herstellungsprozeß. Auch eine zu lange und nicht genügend kühle Lagerung der Produkte, die zwar gegartes, aber rekontaminiertes Geflügelfleisch enthalten, kann zu einem raschen mikrobiellen Verderb führen (z. B. Salate, aufgetaute tischfertige Fleisch-Soße-Gerichte). Mängel, wie zu schwache Pökelfarbe oder zu geringe Bindigkeit, sind häufig durch die besonderen technologischen Eigenschaften des Geflügelfleisches bedingt.

Da Geflügelfett relativ schnell Veränderungen unterworfen ist, können Verderbniserscheinungen des Fettes (Ranzigkeit, Verfärbung) bei Produkten wie Gänsespickbrust oder

Geflügelleberwurst eine Rolle spielen. Federrückstände, Blutungen in der Muskulatur und andere Fehler der Rohware können sich ebenfalls in Qualitätsmängeln am Fertigprodukt ausdrücken.

Ein weiterer Schwerpunkt der lebensmittelhygienischen Überwachung betrifft die Möglichkeit von Täuschungen in bezug auf den wertbestimmenden Geflügelfleischanteil in den Produkten.

Literatur

Beer, J. (1987): Infektionskrankheiten der Haustiere. 3. Aufl. Gustav Fischer Verlag, Jena.
Bergmann, V., und Scheer, Johanna (1973): Zur Problematik der sogenannten Bauchfellkarzinomatose des Huhnes. Mh. Vet.-Med. **28**, 418.
dto. (1976): Beiträge zur Differentialdiagnose der Bewegungsstörungen beim Junghuhn. 3. Mitt.: Dyschondroplasie als Ursache von Schlachtverlusten und Lahmheiten bei Broilern. Mh. Vet.-Med. **31**, 576.
dto. (1977): Beiträge zur Differentialdiagnose der Bewegungsstörungen beim Junghuhn. 5. Mitt.: Erkrankungen des knöchernen Skeletts beim Geflügel. Mh. Vet.-Med. **32**, 141.
dto. (1979): Ökonomisch bedeutungsvolle Verlustursachen bei Schlachtgeflügel. Mh. Vet.-Med. **34**, 543.
Cunningham, F. E. (1982): Microbiological aspects of poultry and poultry products – an update. J. Food Protect. **45**, 1149.
Gratzl, E., und Köhler, H. (1968): Spezielle Pathologie und Therapie der Geflügelkrankheiten. Ferdinand Enke Verlag, Stuttgart.
Grossklaus, D. (1979): Geflügelfleischhygiene. Verlag Paul Parey, Berlin–Hamburg.
Gschwindt, Barbara, und Ehinger, F. (1979): Einfluß von Transport und Wartezeiten vor dem Schlachten auf Fleischqualität und biochemische Merkmale bei Broilern. Arch. Geflügelk. **43**, 78.
Heinz, G. (1985): Entwicklungen und Problemlösungen in der Geflügelschlachtung und -zerlegung. Fleischwirtschaft **65**, 1319.
Kallweit, E., Fries, R., Kielwein, G., und Scholtyssek, S. (1988): Qualität tierischer Nahrungsmittel. Fleisch – Milch – Eier. Verlag Ulmer, Stuttgart.
Lenz, F.-C. (1982): Quantitative und qualitative Untersuchungen zu der die Schlachttechnologie begleitenden Keimflora beim Broiler. Vet.-med. Diss., Hannover.
Prändl, O., Fischer, A., Schmidhofer, T., und Sinell, H.-J. (1988): Fleisch. Technologie und Hygiene der Gewinnung und Verarbeitung. Verlag Ulmer, Stuttgart.
Scheer, Johanna (1986): in: Schlachttier- und Fleischuntersuchung (Hrsg.: J. Seybt). 2. Aufl., Gustav Fischer Verlag, Jena.
Schobries, H.-D. (1986): Geflügelkrankheiten. Ein Ratgeber für Züchter und Halter. VEB Deutscher Landwirtschaftsverlag, Berlin.
Schütt, I. (1982): Auswirkungen einer tierschutzgerechten Elektrobetäubung bei Schlachtgeflügel auf den Ausblutungsgrad und die pH-Wert-Entwicklung der Tierkörper. Vet.-med. Diss., FU Berlin.
Seybt, J. (1986): Schlachttier- und Fleischuntersuchung. 2. Aufl. Gustav Fischer Verlag, Jena.
Valentin, Ariane (1988): Untersuchungen zu Vorkommen und Pathomorphologie von Hauterkrankungen bei Schlachtgeflügel. Vet.-med. Diss., Berlin.
Weise, E., Levetzow, R., Pietzsch, O., Hoppe, P.-P., und Schlägel, E. (1980): Mikrobiologie und Haltbarkeit frischen Geflügelfleisches bei Kühllagerung. Vet.-med. Berichte, Dietrich Reiner Verlag.
Weise, E., Wormuth, H.-J., Schütt-Abraham, I., und Levetzow, R. (1987): Hochvoltbetäubung bei Schlachthähnchen und ihre Auswirkung auf die Fleischqualität. Fleischwirtschaft **67**, 345.
N. N. (1987): Technik für Geflügelfleischbetriebe. Fleischwirtschaft **67**, 1320, 1485.
Verordnung über gesetzliche Handelsklassen für Geflügelfleisch (Geflügelfleisch-Handelsklassen-Verordnung) vom 20. 4. 1983, BGBl. I S. 444.
Verordnung (EWG) Nr. 1906/90 des Rates über bestimmte Vermarktungsnormen für Geflügelfleisch vom 26. 6. 1990. Amtsbl. EG 33, Nr. L 173, S. 1 (1990).
Geflügelfleischhygienegesetz vom 15. 7. 1982, BGBl. I S. 993.
Geflügelfleischuntersuchungs-Verordnung vom 3. 11. 1976, BGBl. I S. 3077.

10. Eier und Eiprodukte

10.1. Allgemeines

Die Bedeutung des Eies resultiert aus seinem hohen ernährungsphysiologischen Wert und der vielfältigen Verwendungsmöglichkeit im Haushalt, in der Lebensmittelindustrie und weiteren Industriezweigen. Eier besitzen gegenüber anderen vom Tier stammenden Lebensmitteln den Vorteil des natürlichen Schutzes durch die Schale und die damit verbundene relativ einfache längere Erhaltungsmöglichkeit als frisches Lebensmittel. Sie werden in zunehmendem Maße von hochleistungsfähigen Legerassen in Beständen mit intensiver Haltung und gesteuerten Umweltbedingungen produziert. Die Eierproduktion ist im Vergleich zur Rindfleisch- oder Schweinefleischerzeugung eine sehr effektive Möglichkeit der Veredlung von Futtermitteln zu tierischem Eiweiß. Mit der Bereitstellung frischer Eier während des gesamten Jahres stieg der Pro-Kopf-Verbrauch an Eiern. Er liegt in Ländern mit hohem Lebensstandard bei etwa 280 Stück. Der Umfang der Eiproduktion ist im Weltmaßstab insgesamt beträchtlich angewachsen. Auf Grund des steigenden Bedarfs der Lebensmittelindustrie ist daneben ein Trend zur Erhöhung der Eiprodukterzeugung zu beobachten.

Das Ei ist wegen seines hohen biologischen Wertes der Inhaltsstoffe ein optimales Nahrungsmittel für den Menschen (Tabelle 10.1.). Fett und Eiweiß sind in ungefähr gleicher Menge enthalten. Die Aminosäurenzusammensetzung des Eiweißes entspricht ebenso wie die Relation zwischen gesättigten und ungesättigten Fettsäuren ideal dem menschlichen Ernährungsbedarf. In dieser Beziehung steht es an der Spitze aller tierischen Produkte. Von Bedeutung ist weiterhin der Gehalt an Mineralstoffen und Spurenelementen – insbesondere an Eisen und Phosphor – sowie der Vitamingehalt. Außer Vitamin C sind alle Vitamine vertreten. Das Ei enthält in Relation zu anderen vom Tier stammenden Lebensmitteln einen hohen Cholesterolgehalt im Dotter. Ob daraus die Forderung nach Einschränkung des Eikonsums abzuleiten ist, um eine Cholesterol-Blutspiegelerhöhung als Risikofaktor bei der Entstehung von Arteriosklerose zu vermeiden, gilt nicht als zweifelsfrei erwiesen. Dagegen bewirkt der hohe Linolsäuregehalt im Ei einen Schutz gegen diese Erkrankung. In der Nährstoffzusammensetzung gibt es deutliche Unterschiede zwischen Eiklar und Eigelb. Eiklar hat einen höheren Wassergehalt sowie einen sehr geringen Fett- und Cholesterolgehalt. Desgleichen existieren Unterschiede im Vitamin- und Mineralstoffgehalt. Zwischen der Dotterfarbe, Geruch und Geschmack und dem Nährwert der Eier besteht keine enge Beziehung. Eiweiß und Fettgehalt lassen sich durch die Fütterung, im Gegensatz zum Vitamin- und Mineralstoffgehalt, kaum beeinflussen. Es gibt geringfügige rassebedingte Unterschiede in der Eiweißzusammensetzung des Eies.

Auch die Eier anderer Geflügelarten besitzen hervorragenden Nähr- und Genußwert. Außer Hühnereiern spielen als Lebensmittel die Eier von Puten, Gänsen, Wachteln sowie gelegentlich Tauben und Perlhühnern eine Rolle. Allerdings sind sie im Vergleich zum Umfang des Hühnereiverzehrs von untergeordneter Bedeutung. Enteneier dürfen in vielen Ländern wegen der Gefahr der *Salmonella*-Übertragung nicht in den Lebensmittelverkehr gelangen.

Tabelle 10.1.: Chemische Zusammensetzung von Hühnereiern (ohne Schale; nach HAENEL, 1979)

Bestandteil	Maß-einheit	gesamtes Ei	Eigelb	Eiklar
Wasser	%	74,0	50,0	87,0
Protein	%	13,0	16,0	11,0
Fett	%	11,0	32,0	0,2
davon gesättigte Fettsäuren	%	4,0	12,0	0,1
mehrfach ungesättigte Fettsäuren	%	2,2	6,4	Spuren
Cholesterol	mg %	500	1600	0
Kohlenhydrate	%	0,7	0,7	0,3
Rohfaser	%	0	0	0
Vitamine				
Retinol (Vitamin A)	mg %	0,22	1,10	Spuren
Retinol (β-Carotin)	mg %	0,075	0,37	0
Thiamin (Vitamin B_1)	mg %	0,10	0,29	0,02
Riboflavin (Vitamin B_2)	mg %	0,31	0,40	0,032
Folsäure	mg %	0,005	0	0
Vitamin B_6	mg %	0,12	0,3	0
Vitamin B_{12}	mg %	0,002	0,002	Spuren
Niacin	mg %	0,08	0,07	0,09
Vitamin C	mg %	0	0	0,3
Vitamin D	mg %	0,005	0,06	0
Vitamin E	mg %	1,0	3	0
Mineralstoffe/Spurenelemente				
Calcium	mg %	56	140	11
Phosphor	mg %	220	590	21
Eisen	mg %	2,1	7,2	0,2
Natrium	mg %	140	51	170
Kalium	mg %	150	140	150
Magnesium	mg %	12	16	12
Mangan	mg %	0,03	0,13	0,04
Kupfer	mg %	0,14	0,35	0,13
Zink	mg %	1,4	3,3	0,01
Iod	mg %	0,01	0,012	0,007
Chlorid	mg %	180	180	0,17

10.2. Aufbau und Zusammensetzung des Eies

Die hauptsächlichen Bestandteile des Eies sind die Schale, das (der) Dotter („Eigelb") und das Eiklar („Weißei"). Ihr Anteil an der Gesamtmasse des Eies ist vor allem von der Geflügelart, aber auch vom Alter der Tiere (Legeperiode) abhängig. Tabelle 10.2. enthält die durchschnittlichen Angaben.

Die **Eischale** setzt sich von außen nach innen aus der Kutikula (Deckschicht, Tegmentum), der Kalkschale sowie der Schalenhaut (Membrana testacea) zusammen, die aus einem inneren und einem äußeren Blatt besteht (Abb. 10.1.). Sie ist bei Hühnereiern 0,2 bis 0,4 mm dick. Bei Werten unter 0,32 mm sind die Eier als dünnschalig anzusehen.

Die wasserabweisende *Kutikula* besteht aus Proteoglycanen. Ihre Dicke beträgt bei Hühnereiern etwa 10 μm. Bei Eiern von Wasservögeln kann sie erheblich dicker sein. Frischgelegte Eier werden von der Kutikula mehr oder weniger gleichmäßig überzogen. Dabei dringt sie auch in die Poren der Kalkschale ein. Damit stellt sie eine Barriere gegenüber dem Eindringen von Mikroorganismen in das Eiinnere dar. Mit zunehmender

Tabelle 10.2.: Anteil der Eibestandteile bei verschiedenen Geflügelarten (nach MEHNER und HARTFIEL, 1983)

	Eimasse g	Anteil an Gesamtmasse (%)		
		Dotter	Eiklar	Schale
Gans	161,0	35,6	51,6	12,8
Pute	85,9	32,9	55,9	11,2
Ente	70,4	35,8	53,9	10,3
Huhn	58,1	31,8	58,1	10,1
Taube	19,4	18,8	70,9	10,3
Japanische Wachtel	10,0	34,7	56,7	8,6

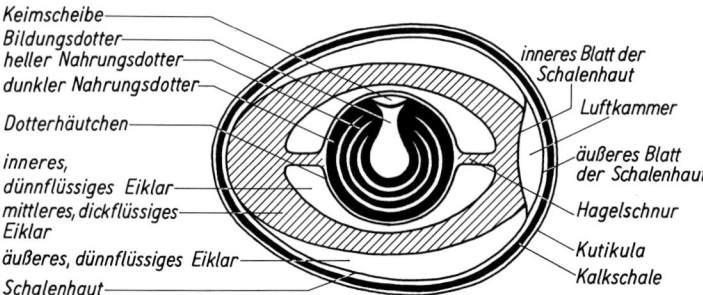

Abb. 10.1. Eiaufbau (schematisch, nach FARCHMIN und SCHEIBNER, 1973).

Lagerdauer (nach 4 bis 5 d) beginnt sie, sich langsam zu zersetzen. Eine mechanische Zerstörung der Kutikula durch trockenes oder feuchtes Reinigen der Eier fördert die mikrobielle Verderbnis.

Die *Kalkschale* der Eier besteht zum größten Teil aus anorganischer Substanz (98%). Davon sind 95 bis 97% Calciumcarbonat, der Rest ist Magnesiumcarbonat und Tricalciumphosphat. Daneben ist eine Vielzahl von Spurenelementen in die Kalkschale eingelagert. Ihre relative Zusammensetzung ist tierartlich verschieden. Zu etwa 2% besteht die Kalkschale aus organischer Substanz. Sie besitzt eine komplizierte kristalline Struktur. Ihre Oberfläche erscheint bei elektronenmikroskopischer Betrachtung unregelmäßig strukturiert und stark zerklüftet. Die kristallinen Formen sind in Oberflächennähe rundlich, radiär gefächert und setzen sich nach innen mit kegelig angeordneten Lamellen sowie in einer spongiösen Lage fort. Die Räume zwischen den Kristallen sind mit dicht gelagerten Membranen angefüllt (organische Matrix). Diese organische Substanz besteht aus Komplexen von Eiweißen und Polysacchariden. In der Kalkschale befinden sich mehrere hundert bis einige tausend Poren. Ihre Anzahl ist am stumpfen Pol des Eies besonders hoch. Die Poren stellen die Öffnungen feiner Kanäle in der Kalkschale dar. Durch sie erfolgt ein Gasaustausch zwischen dem Eiinneren und der Außenwelt. Ihr Durchmesser beträgt zum Eiinneren hin 6 bis 23 µm und zur Schalenoberfläche hin 15 bis 65 µm, d. h., sie erweitern sich nach außen zu trichterartig. Die Kanälchen sind durchschnittlich 0,2 mm lang. Neben der Anzahl unterliegen die Verteilung, Tiefe und Durchmesser der Poren großen Variationen. Durch die Kutikula und in den Kanälen befindliche Proteinfasern sind die Poren am frischgelegten Ei nicht vollkommen durchgängig. Nur etwa 1% der Gesamtanzahl der Poren sollen durchlässig sein. Im Verlaufe der Lagerung öffnen sich dann aber immer mehr Poren. Offene Poren sind groß genug für das Eindringen der meisten Bakterienarten. Im

Vergleich zu den anderen Schalenbestandteilen bietet die Kalkschale die geringste natürliche Schutzbarriere gegenüber der Invasion von Mikroben.

Die *Schalenmembran* besteht aus einem inneren und äußeren Blatt. Beide sind fest miteinander verbunden. Nur am stumpfen Pol des Eies sind sie getrennt, wodurch die Luftkammer zustande kommt. Sie bedecken ansonsten die gesamte innere Oberfläche der Eischale. Das äußere Blatt ist mit ca. 50 bis 60 µm doppelt bis dreifach so dick wie das innere. Es stellt die Trägermembran bei der Kalkeinlagerung während der Eibildung dar und ist deshalb fest mit der inneren Oberfläche der Kalkschale verankert. Die Schalenmembran besteht aus einem dichten, filzartigen Geflecht organischer Fasern. Wenn sie auch im wesentlichen parallel zur Membranoberfläche angeordnet sind, so kreuzen sie sich dennoch in mehreren Ebenen und bilden dabei ein Maschenwerk. Die äußere Schalenmembran ist teilweise stark mit Kalkabscheidungen durchsetzt. Das innere Blatt besitzt eine noch kompaktere Maschendichte. Es gilt als wirksamste Schutzbarriere gegen das Eindringen von Mikroben in das Eiinnere. Die Fasern bestehen überwiegend aus keratinähnlichem Eiweiß, was der Schalenmembran trotz ihrer geringen Dicke eine hohe mechanische Festigkeit und Widerstandsfähigkeit gegenüber enzymatischen Einflüssen verleiht. Elastinartige Eiweißbestandteile bedingen elastische Eigenschaften der Membranen. Zwischen dem Eiklar und dem inneren Blatt der Schalenmembran befindet sich eine lichtmikroskopisch sehr schmale, optisch dichte Zone, die als *Grenzmembran* bezeichnet wird. Das Vorhandensein dieser Grenzmembran soll wesentlichen Anteil an der relativen Undurchlässigkeit der Schalenmembran haben. Sie ist für Eiklarbestandteile nicht durchlässig.

Das **Eiklar** besteht aus 3 Schichten, welche die Dotterkugel umgeben: eine innere, der Dotterkugel anliegende, dünnflüssige Schicht, in der die Dotterkugel frei schwimmt, die sich daran anschließende, über die Hälfte der Eiklarmasse ausmachende zähflüssige Lage sowie die äußere dünnflüssige Lage. Im Eiklar befinden sich die von den Polgegenden des zähen Eiklars zur Dotterkugel ziehenden Hagelschnüre (Chalazen), die eine zentrale Lage der Dotterkugel mit gewährleisten. Das Eiklar weist einen höheren Wassergehalt und ein größeres spezifisches Gewicht als das Dotter auf. Der Trockensubstanzgehalt der verschiedenen Eiklarbestandteile liegt etwa zwischen 11 und 15%. Im zähflüssigen Eiklar ist ein feines, strukturgebendes Mucinnetz (Ovomucin) nachweisbar. Das Eiklar sieht in frischem Zustand schwach gelblich und durchsichtig aus.

Hauptbestandteile des Eiklars sind neben dem Wasser verschiedene Eiweiße, wobei das Ovalbumin den größten Anteil ausmacht. Ein Teil der Eiweiße besitzt eine bemerkenswerte antimikrobielle Wirksamkeit. Dazu gehören:

– Ovotransferrin (Conalbumin) – bindet Eisen, Kupfer und Zink in Chelatform und entzieht damit den Mikroorganismen diese lebensnotwendigen Metallionen
– Ovomucoid – hemmt das proteolytische Enzym Trypsin
– Lysozym – lysiert Gerüstsubstanzen der Bakterienzellwände, die aus Mucopeptiden aufgebaut sind (wirkt dementsprechend besonders gegen grampositive Keime)
– Avidin – bindet Biotin und entzieht es dadurch den Mikroorganismen.

Der alkalische pH-Wert des Eiklars frischer Eier in Höhe von etwa 7,8 bis 8,8 trägt zu den bakteriostatischen Eigenschaften des Eiklars bei. Insgesamt befindet sich unter den Eiweißen ein Anteil von 4 bis 5% an Enzymen, deren Wirksamkeit sich im Verlaufe der Lagerung auch auf die Eiklarbestandteile der Eier richtet.

Die **Dotterkugel** ist von einer 6 bis 11 µm dicken, zarten Membran, die aus 4 Schichten besteht, umgeben. Die Hagelschnüre sind an ihr verankert. Unmittelbar unter der Dottermembran befindet sich die grau-weiße Keimscheibe (Cicatricula, „Hahnentritt", Blastodisk) mit einem Durchmesser von 2 bis 3 mm.

Der Dotter besteht aus dem weißen *Bildungsdotter* (Dotterbett, Latebra), der von der Keimscheibe bis etwa ins Zentrum der Dotterkugel in länglicher, flaschenähnlicher Form reicht; er ist konzentrisch vom gelb-orange aussehenden *Nahrungsdotter* verschiedener Helligkeit umgeben. Der Wassergehalt des Dotters beträgt 48 bis 49%, der Eiweißgehalt 16 bis 17% und der Gehalt an Fetten – vor allem Phospholipiden – 32%. Darüber hinaus enthält der Dotter u. a. Vitamine, Enzyme, Hormone und Farbstoffe. Die gelbe Farbe entsteht in erster Linie durch den Gehalt an Xanthophyllen, vor allem Lutein und Zeaxanthin. Das Cholesterol des Eies ist im Dotter lokalisiert. 100 g Dotter enthalten etwa 1600 mg Cholesterol.

10.3. Eibildung

Nach Reifung der Eizellen im Eierstock, in deren Ergebnis sich die Eizelle vergrößert und es zur Vermehrung des Dotters gekommen ist, reißt der Follikel. Aus lebensmittelhygienischer Sicht ist die Tatsache beachtenswert, daß sich die wesentliche Dottermenge des gelegten Eies etwa 7–10 Tage vor dem Legetag beginnt abzulagern.

Die Dotterbildung endet erst wenige Stunden vor der Ovulation. Für die Beurteilung von Eiern, die von Hühnern gelegt wurden, denen rückstandsbildende Substanzen als Arznei- oder Futtermittel verabreicht wurden, sind diese Zeiträume von Bedeutung. Bei Behandlung von Hühnern mit Arzneimitteln, die im Dotter abgelagert werden, ist also im allgemeinen über einen Zeitraum von mindestens 7 bis 10 Tagen mit rückstandshaltigen Eiern zu rechnen. Geringste Spuren solcher Rückstände sind jedoch über länger Zeiträume zu erwarten; denn es ist davon auszugehen, daß auch in kleinen Follikeln, denen eine längere Reifezeit noch bevorsteht (ca. 60 Tage), Reststoffe gespeichert werden, die möglicherweise nicht vollständig rückresorbiert werden (STANGE, 1977; SIEGMANN und NEUMANN, 1984).

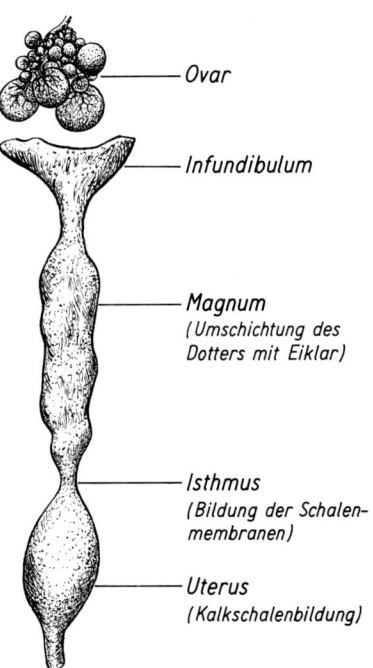

Abb. 10.2. Schema der Eibildung (nach GRZIMEK, 1938).

Die Dotterkugel gelangt nach der Ovulation in den Eileiter (Abb. 10.2.). Im Verlaufe der Eibildung durchwandert sie den Eileitertrichter (Infundibulum), den eiweißbildenden Teil (Magnum), die Eileiterenge (Isthmus), den (Eihälter) Uterus und die Scheide (Vagina). Im Magnum erfolgt innerhalb von 2 bis 3 h die konzentrische Umschichtung des Dotters mit Eiklar. Nach BLOM (1974) erfolgt die Bildung des Eiklars in Mengen als Vorrat, die für jeweils 2 Eier ausreichend sind. Unter Drehungen wandert der umhüllte Dotter weiter distal. Dabei werden die ebenfalls gebildeten Mucinfasern zu dichteren Strukturen, den Chalazen, verbündelt. Im Verlaufe einer weiteren Stunde gelangt das Ei in den Isthmus. Hier wird zunächst die innere Schalenmembran, dann die äußere gebildet. Nachdem die Häute anfangs sehr straff auf dem Eiklar aufgelagert sind, liegen sie am Ausgang des Isthmus sehr locker auf. Im Uterus gelangen durch die Schalenhäute Wasser und Mineralsubstanzen ins Eiinnere, so daß das Ei anschwillt und wieder eine festere Oberfläche erhält. Dann erfolgt die Auflagerung der Substanzen, die für die Kalkschalenbildung notwendig sind. Dieser Prozeß dauert 19 Stunden, so daß für die gesamte Eibildung etwa 25 Stunden benötigt werden (STANGE, 1977). Beim Vorgang des Legens passiert das Ei nicht die Kloake, da sich der Scheidenteil im Moment des Austritts des Eies nach außen weit vorstülpt. Der Einfluß des Abkühlens und des atmosphärischen Druckes nach Abschluß des Legens hat entgegen mitunter vertretenen Ansichten keinen bedeutsamen Einfluß auf die mikrobielle Besiedlung des Eies durch Keime der Schalenoberfläche. Das frisch gelegte Ei ist jedoch insofern gegenüber einer mikrobiellen Besiedlung besonders anfällig, als sich ein großer Teil der Poren erst etwa 30 min nach dem Legen verschließt (SPARKS und BOARD, 1985).

10.4. Qualitätsmerkmale des Eies

Die Qualitätsmerkmale des Eies lassen sich in äußere und innere unterteilen (Tabelle 10.3.). Sie besitzen aus der Sicht des Produzenten, des Konsumenten und des weiterverarbeitenden Gewerbes eine unterschiedliche Wichtung.

Die Merkmale der Eiqualität werden in ihrer Ausprägung durch eine Vielzahl von Faktoren beeinflußt. Solche Faktoren können sein: genetische Herkunft, Fütterung, Hygiene, Bedingungen der Haltung, Gesundheitsstatus, Behandlung der Eier nach dem Legen. Die Qualitätsmerkmale stehen untereinander oftmals in einem engen Zusammenhang. Besonders komplexer Natur ist das für den Verbraucher wichtige Merkmal des Frischegrades. Die durchschnittliche **Eimasse** ist besonders von der Tierart (s. Tabelle 10.2.), aber auch von der Rasse abhängig. Die Heritabilität für die Eimasse des Huhnes beträgt 0,6; die Variation für die Eimasse liegt bei durchschnittlich 6%, d. h., es ist stets damit zu rechnen, daß von den gleichen Tieren große, mittlere und kleine Eier gelegt werden. Am Ende der Legeperiode gelegte Eier sind durchschnittlich um 10 g schwerer als Junghenneneier. Im zweiten Legejahr legen die Hennen um 10 bis 15% schwerere Eier als

Tabelle 10.3.: Qualitätsmerkmale des Eies

äußere Merkmale	innere Merkmale
Masse	lebensmittelhygienische Unbedenklichkeit
Form	Frischegrad
Schalenfarbe	Nährstoffgehalt
Schalenstabilität	Farbe und Konsistenz von Eiklar und Dotter
Sauberkeit	Geruch
	Geschmack
	Verarbeitungseigenschaften

in der ersten Legeperiode. Je früher der Legebeginn, desto kleiner sind die Eier und desto länger dauert es, bis die gewünschte Eiergröße vorliegt. Bei einer Selektion der Hühner auf Eier mit hoher Masse steigert sich die Lebendmasse und senkt sich die Eizahl. Ein weiterer Nachteil sehr großer Eimassen besteht in der erhöhten Belastung der Legeorgane. Nachteilig auf die Eimasse wirken sich Temperaturen über etwa 25 °C aus. Desgleichen kann die Eimasse unterdurchschnittliche Werte bei verschiedenen Erkrankungen sowie Mängeln in der Eiweiß- oder Wasserversorgung annehmen. Mit zunehmender Masse (Größe) der Eier geht der relative Anteil des Dotters zurück und nimmt der Wassergehalt des Eiklars zu, d. h., die Dichte des Eiklars wird geringer.

Die Masse des Eies ist ein entscheidendes Kriterium für die Bezahlung. Die Einteilung nach Gewichtsklassen geht aus Tabelle 10.4. hervor.

Hühnereier mit einer Masse unter 45 g werden als *Kleineier* bezeichnet. Extrem kleine Hühnereier erweisen sich meist als *Spureier*, die kein Dotter enthalten. Sie können durch Reizung des Eileiters, z. B. durch Fremdkörper, entstehen. Als Lebensmittel sind sie nicht geeignet. Besonders große Eier (über 75 g Masse) enthalten nicht selten zwei Dotterkugeln *(Doppeleier)*. Doppeleier entstehen, wenn bei der Ovulation zwei Dotter gleichzeitig in den Eileiter aufgenommen werden. Die Neigung zur Doppeldottrigkeit ist vererbbar. Eier mit drei Dottern sind eine große Seltenheit. Ebenfalls sehr selten können Eier, in deren Inhalt sich ein zweites, völlig intaktes Ei befindet, gefunden werden. Sie entstehen durch Aufwärtsbewegung des Eies auf dem Eihalter und nochmalige Umhüllung mit Eiweiß und Eischale (GRZIMEK, 1938). Meist handelt es sich um Spureier.

Die Eier des Hausgeflügels weisen die typische elliptische **Eiform** auf mit dem spitzen und dem stumpfen Pol, unter dem sich die Luftkammer befindet. Das Merkmal Eiform ist deutlich genetisch bedingt. Abweichungen von der normalen Eiform sind nicht erwünscht, da solche Eier oft eine geringe Befruchtungs- und Schlupfrate aufweisen. Außerdem besitzt die Form des Eies eine besondere Bedeutung für Verpackung und Transport. Sehr lange Eier sind höheren Gefahren durch mechanische Beschädigungen ausgesetzt. Runde und sehr dicke Eier wiederum lassen sich schwer in vorgeformte Verpackungsmittel einsortieren. Zahlenmäßiger Ausdruck der Eiform ist der sog. *Formindex* $= \frac{\text{Breite}}{\text{Länge}} \times 100$. Hühnereier sind durchschnittlich 4,2 cm breit, 5,7 cm lang und besitzen damit einen Formindex von 74. Von der Form stark abweichende, schalendeformierte Eier weisen in der Regel einen normalen Inhalt auf. Sie werden ausgesondert und als aussortierte Eier gehandelt.

Die **Oberfläche der Eischale** ist glatt. Während beim Hühnerei die Poren gut erkennbar sind, können sie beim Entenei auf Grund ihrer Feinheit nur schwer erkannt werden. Enteneier fühlen sich glatt und fettig an. Beim Durchleuchten erscheint die Enteneischale homogener als die Hühnereischale, die von Ei zu Ei stärker variierende Helligkeitsunterschiede besitzt. Letztere beruhen auf einer unterschiedlichen Verteilung von Feuchtigkeit in der Schale. Die starken Variationen in der Helligkeit und Sprenkelung im Durchleuch-

Tabelle 10.4.: Gewichtsklassen für Hühnereier

Gewichtsklasse	Gewicht des einzelnen Eies (g)
1	70 und darüber
2	65 bis unter 70
3	60 bis unter 65
4	55 bis unter 60
5	50 bis unter 55
6	45 bis unter 50
7	unter 45

tungsbild sind beim Hühnerei normal (Abb. 10.3. und 10.4.). Als Qualitätsmängel sind erhebliche zusätzliche Kalkablagerungen auf der Oberfläche der ansonsten normal ausgebildeten Schale einzuschätzen. Sie können punktförmig auftreten oder flächenmäßig stärker ausgebreitet sein.

Die **Eischalenfarbe** ist von der Geflügelart und der Rasse abhängig. In den letzten 5 Stunden des Eiaufenthaltes im Uterus erfolgt die Pigmentablagerung in der Kalkschale. Hühner-, Enten- und Gänseeier sind in der Regel einfarbig. Enten- und Gänseeier sind meist gelblich-weiß, während Hühnereier weiß, gelblich oder unterschiedlich intensiv braun sein können. Enteneischalen können auch schwach grünlich pigmentiert sein. Im allgemeinen lassen sie sich durch die Schalenfarbe jedoch nicht sicher von Hühnereiern unterscheiden. Puteneier haben eine gelb-rötliche Grundfarbe mit dunklen, relativ kleinen Flecken. Wachteleischalen sind gelblich und mit braunen, verschieden großen Flecken versehen.

Einen Zusammenhang zwischen den inneren Qualitätsmerkmalen und der Schalenfarbe gibt es beim Hühnerei nicht. Insofern spielt die Schalenfarbe für die Qualitätsbewertung der Eier keine Rolle. In manchen Gegenden werden braunschalige Eier vom Konsumenten bevorzugt, weil fälschlicherweise diesen Eiern eine kräftigere Dotterfarbe zugeschrieben wird. Braunschalige Eier lassen sich im Rahmen der Qualitätsprüfung schlechter durchleuchten als hellschalige.

Eine ausreichende **Schalenstabilität** (Bruchfestigkeit) der Eier ist sowohl eine wichtige Voraussetzung für die Transport- und Lagerfähigkeit als auch für den Schutz vor Kontaminationen und Verunreinigungen. Feste und fehlerfreie Eischalen zählen deswegen zu den bedeutendsten Qualitätsmerkmalen bei Eiern. Normal ausgebildete Eischalen verleihen dem Ei, insbesondere in der Längsachse, eine erhebliche mechanische Stabilität. Hohe Legeleistung, nicht ausreichende Calciumaufnahme, diskontinuierliche Calciumversor-

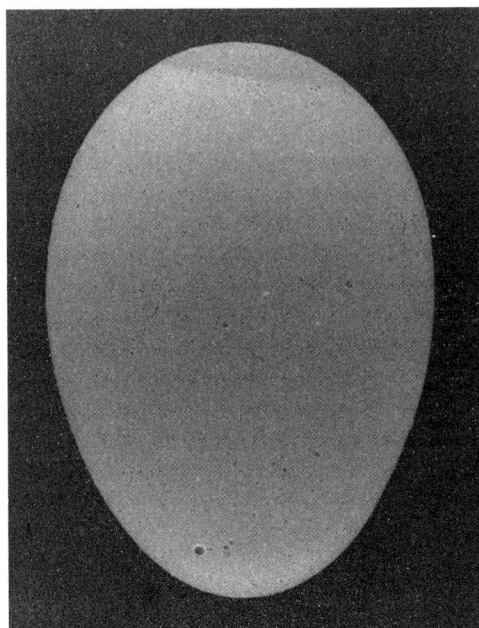

Abb. 10.3. Feinporiges Hühnerei (Durchleuchtungsbild).

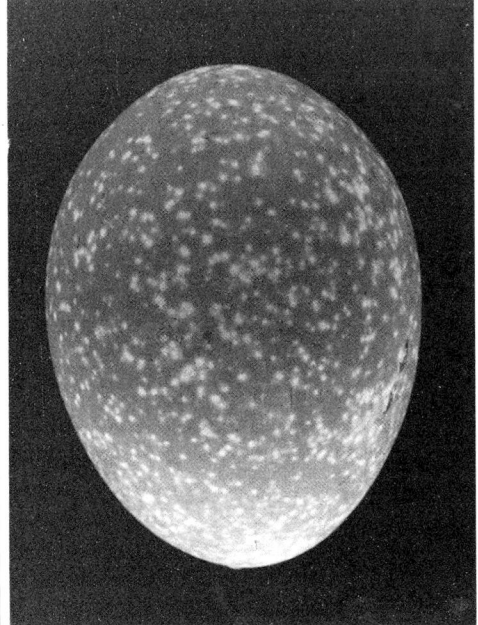

Abb. 10.4. Grobporiges Hühnerei (Durchleuchtungsbild).

gung (z. B. durch Entmischung des Futters), unausgewogenes Calcium-Phosphor-Verhältnis im Futter, zu hohe Außentemperaturen, verschiedene Erkrankungen sind Ursachen für die häufig zu beobachtende Dünnschaligkeit der gelegten Eier. Eine unzureichende Schalendicke ist die Hauptursache für das Entstehen der Schalenbeschädigungen nach dem Legen. Die Ausprägung der Schalendicke ist züchterisch beeinflußbar.

Auch die **Sauberkeit** der Eischale gilt als selbstverständliche Anforderung an die äußere Beschaffenheit der Eier. Starke Verschmutzungen widersprechen nicht nur allgemeinen lebensmittelhygienischen Grundprinzipien, sondern beeinträchtigen die Haltbarkeit und erhöhen das gesundheitliche Risiko für den Verbraucher.

Unter den inneren Qualitätsmerkmalen nimmt der **Frischegrad** der Eier eine zentrale Stellung ein. Frische Hühnereier besitzen einen fast neutralen Geruch und einen typischen Geschmack ohne unangenehme Nebennuancen. Das Eiweiß ist durchsichtig, klar bis schwach gelblich und die mittlere Eiweißschicht zähflüssig. Die Höhe dieser Eiweißschicht – gemessen am aufgeschlagenen Ei, das sich auf ebener Unterlage befindet – kann als Maßstab für die Frische herangezogen werden (Abb. 10.5.). Das Dotter frischer Eier erscheint beim aufgeschlagenen Ei hochgewölbt und besitzt eine straffe Dottermembran. Ein hoher Dotterindex spricht für einen guten Frischezustand

$$(Dotterindex = \frac{Dotterhöhe}{Dotterdurchmesser} \times 100).$$

Beim Durchleuchten ist das Dotter nur schattenhaft, d. h. ohne Strukturen, sichtbar. Es hat eine relativ stabile zentrale Lage. Durch Drehen des Eies wird das Dotter bewegt, es bleibt aber zentral gelegen. Aus der Farbe des Dotters lassen sich keine Rückschlüsse auf den Frischegrad des Eies ziehen. Die Höhe der beim Durchleuchten bestimmbaren Luftkammer liegt bei maximal 6 mm. Da die Luftkammerhöhe als Ausdruck des Wasserverlustes des Eiinhaltes von der Temperatur und Luftfeuchte der Lagerung abhängig ist, korreliert ihre Zunahme nicht immer mit dem Alter des Eies. Wegen des Mangels objektiver Parameter der Einschätzung des Frischegrades ungeöffneter Eier stellt sie dennoch eine wichtige Hilfsuntersuchung dar. Der Frischegrad wird von einer Vielzahl an Faktoren bestimmt (Abb. 10.6.). Er ist in erster Linie vom Eialter abhängig. Ein Ei kann jedoch je nach Lagerungsbedingungen über unterschiedlich lange Zeiträume frisch bleiben. Unter günstigen Bedingungen (s. Kapitel 10.6.) kann die Frische mehrere Wochen weitgehend erhalten bleiben. Alle Bedingungen, die eigenenzymatische Prozesse im Ei beschleunigen und/oder eine mikrobielle Besiedlung des Eiinhaltes begünstigen, kürzen diesen Zeitraum ab. Insofern besteht ein enger Zusammenhang zwischen Intaktheit der Schale, ihrer

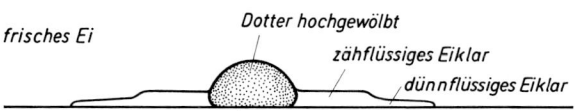

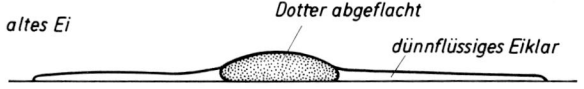

Abb. 10.5. Aufgeschlagenes frisches und altes Ei (schematisch).

Sauberkeit bzw. all den Faktoren, die die Schalenintaktheit und -sauberkeit beeinflussen und der Erhaltung des Frischegrades.

Von den meisten Verbrauchern wird die **Dotterfarbe** als Qualitätskriterium bewertet. Fälschlicherweise wird ein Zusammenhang zwischen kräftiger gelb-oranger Dotterfarbe, Wohlgeschmack und hohem Nährstoff-, insbesondere Vitamingehalt, angenommen. Der Hauptbestandteil der Dotterfarbe wird durch mit dem Futter aufgenommene Xanthophylle gestellt. Nur ein Bruchteil des β-Carotins aus dem Futter wird im Dotter abgelagert. Der überwiegende Teil wird vom Huhn in Vitamin A umgewandelt. Allerdings entstehen dunkle Dotterfarben häufig bei freilaufenden Hühnern mit hoher Grünfutteraufnahme und zugleich sehr heterogener Ernährung, wie sie auf den Bauernhöfen früherer Jahre typisch war. Die heterogene Ernährung (u. a. Insekten, Würmer) führt offensichtlich zu kräftigerem Aroma, so daß ein indirekter Zusammenhang zwischen Dotterfarbe und Geschmack bestehen kann. Züchterisch ist die Dotterfarbe wenig beeinflußbar. Wesentlich stärker wird sie vom natürlichen Farbstoffgehalt des Futters bestimmt. Grasmehl, Mais und Blutmehl führen zu deutlich gefärbtem Dotter. „Dotterbleichend" wirken Reis, Kartoffeln, Mehl sowie eine fettarme Fütterung. Es gibt auch Länder, z. B. Frankreich, in denen eine blasse Dotterfarbe vom Verbraucher bevorzugt wird. Kräftig gefärbte Dotter bewirken bei Back- und Teigwaren eine meist erwünschte deutlichere Gelbfärbung als blasse Dotter.

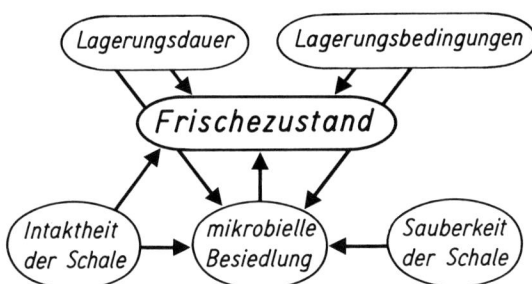

Abb. 10.6. Einflüsse auf den Frischezustand des Eies.

Der **mikrobielle Status** des Eiinhaltes ist als inneres Qualitätsmerkmal von Bedeutung für den Frischegrad und die lebensmittelhygienische Unbedenklichkeit. Er kann nicht losgelöst von der Mikrobenbesiedlung der Eischale betrachtet werden. Frisch gelegte Eier sind im Innern meist keimfrei. Bei günstigen Lagerungsbedingungen kann dieser Zustand vor allem wegen der bakteriostatischen und bakteriziden Eigenschaften des Eiklars und der Barriere-Funktion der Eischale über längere Zeit aufrechterhalten werden. Auf der Eischalenoberfläche befinden sich stets Keime. Diese Keimflora ist durch einen hohen Artenreichtum gekennzeichnet. Außer einem relativ geringen Anteil an Keimen aus dem Legeapparat – vor allem der Vagina – widerspiegelt sie vor allem die Keimflora der Umgebung, in die das Ei nach dem Legen gelangt (Stall, Verpackung). Deswegen können stets *Enterobacteriaceae*, aerobe Sporenbildner, Enterokokken, Mikrokokken, Staphylokokken u. a. nachgewiesen werden. Auch Sporen von Schimmelpilzen gelangen häufig auf das Ei. Selbst sauber erscheinende Eier sind oberflächig häufig stark kontaminiert. Je cm^2 Eischale ermittelten BOARD und Mitarb. (1964) 10^2 bis 10^8 Keime.

Der Eiinhalt kann auf zwei Wegen kontaminiert werden:

- **Primäre Kontamination**

Sie erfolgt vor der Schalenbildung bereits im Ovar oder im Legedarm. Voraussetzung für die Infektion der Follikel im Ovar ist die Infektion des Ovars, was entweder durch

Aufsteigen der Keime aus der Kloake oder hämatogen geschehen kann. Eine transovarielle Übertragung von Mikroorganismen bei Hühnern ist als grundsätzlich möglich anzusehen und für einige Virus- und Bakterienarten, z. B. für die Erreger der Infektiösen Bronchitis, der Aviären Enzephalomyelitis, für Mykoplasmen, *Salmonella pullorum* u. a. auch nachgewiesen worden (MATTHES und HANSCHKE, 1977). Eine ovarielle Infektion muß jedoch nicht zwangsläufig zur Keimbesiedlung der Eier führen. Im Eileiter befindliche Keime werden durch Phagozytose, Eileiterperistaltik und Eiweißbakterizidie häufig rasch abgetötet bzw. entfernt.

Nach MATTHES (1983) ist die Möglichkeit der transovariellen Infektion des Eies von geringer Bedeutung. Diese Auffassung wird neuerdings in Zweifel gezogen, da speziell für *Salmonella enteritidis*, Phagentyp 4, ein solcher Übertragungsweg in das Ei nachgewiesen werden konnte.

- **Sekundäre Kontamination**

Sie beruht auf der Penetration der Keime von der Oberfläche durch die Schale in das Eiinnere und ist der hauptsächliche Kontaminationsweg. Viele verschiedene Erreger einschließlich der Schimmelpilzmyzelien sind in der Lage, die Schale zu durchdringen. Auch das Eindringen lebensmittelhygienisch wichtiger pathogener Bakterien, so z. B. Salmonellen und *Yersinia enterocolitica* (SCHEIBNER, 1986) ist erwiesen. CLARK und BUESCHKENS (1985) gelang es im Experiment, eine Penetration von *Campylobacter jejuni* durch die Eischale nachzuweisen. Die Penetrationsfähigkeit von Mikroben und die Geschwindigkeit des Eindringens in das Ei sind von der Keimart und in hohem Maße von den Bedingungen abhängig.

Penetrationsbegünstigende Faktoren sind:

– hohe relative Luftfeuchtigkeit, feuchte Schalenoberflächen
– hohe Umgebungstemperatur
– Schalendefekte
– lange Lagerungsdauer
– Schalenverschmutzungen
– hohe Keimkonzentration.

Es ist jedoch auch bei Abwesenheit dieser begünstigenden Faktoren grundsätzlich möglich, daß Bakterien in der Lage sind, durch die intakte Schale in das Ei einzudringen.

Bei intakter Ausprägung aller Schalenbestandteile spielt die Schalendicke keine zusätzliche Rolle für die Verhinderung des Eindringens von Mikroben. Am stumpfen Pol des Eies dringen Mikroben am raschesten ein. Wahrscheinlich hängt dies mit der relativ großen Porenanzahl an diesem Schalenteil zusammen. Den größten Widerstand bietet die Eispitze, gefolgt vom Eiäquator. Experimentelle Untersuchungen mit Salmonellen zeigten, daß die Penetrationsdauer nur Stunden, aber auch Monate betragen kann. Auf der Schale befindliche Keime können wochen- und monatelang lebensfähig bleiben.

Die Kontamination des Eiinhaltes durch den Einschlagprozeß dürfte ein weiterer, praktisch sehr bedeutsamer Weg der Keimbesiedlung sein. Selbst bei sorgfältigstem Einschlag von Eiern ist der Kontakt des Inhaltes mit der Schalenoberfläche nicht völlig vermeidbar. Deshalb können die von der Schale getrennten Eiinhalte auch bei optisch sauberen Frischeiern nicht steril sein. Verschmutzte Schalenoberflächen potenzieren diese Gefahr.

Zum Qualitätsmerkmal der lebensmittelhygienischen Unbedenklichkeit gehört neben dem Freisein von pathogenen Erregern auch das Freisein von gesundheitsschädigenden Rückständen (s. Kapitel 2.3.).

Da Eier in verschiedener Weise verarbeitet werden, sind **technologisch wichtige Eigenschaften** des Eiklars und Dotters von Bedeutung als Qualitätsfaktor. Hierbei interessieren die Bindekraft, Backqualität, Schaumentwicklung, Viskosität und Emulgierfähigkeit. Die dünnflüssige Eiklarfraktion bestimmt das Schaumbildungsvermögen, die zähflüssige die Schaumbeständigkeit. Dem hohen Lecithingehalt des Dotters wird die ausgezeichnete Emulgierwirkung des Eies zugesprochen, was u. a. bei der Mayonnaiseherstellung ausgenutzt wird.

Auf den **Nährstoffgehalt** als inneres Qualitätsmerkmal wurde im Kapitel 10.1. eingegangen.

10.5. Veränderungen an Eiern

Abweichungen von der normalen Eibeschaffenheit sind entweder am frisch gelegten Ei bereits vorhanden oder entstehen nach dem Legen. Der Verwendungszweck von Eiern, die von der Norm abweichen, wird durch Art und Ausmaß der Veränderungen bestimmt. Für die Vermarktung vorgesehene Eier müssen den EG-Vermarktungsnormen entsprechen. Die Eier werden folgenden Güteklassen zugeordnet:

Güteklasse A oder „frisch": Schale und Kutikula normal, sauber, unverletzt; Luftkammer unbeweglich, nicht über 6 mm hoch; Eiweiß klar durchsichtig, gallertartig fest, frei von fremden Einlagerungen; Dotter beim Durchleuchten nur schattenhaft sichtbar und beim Drehen des Eies nicht wesentlich von der zentralen Lage abweichend, frei von fremden Ein- und Auflagerungen jeder Art; Keim nicht sichtbar entwickelt; frei von fremdem Geruch.

Güteklasse B oder „Zweite Qualität" oder „haltbar gemacht": Schale normal, unverletzt; Luftkammerhöhe nicht über 9 mm; Eiweiß klar, durchsichtig, frei von fremden Einlagerungen; Dotter beim Durchleuten nur schattenhaft sichtbar, frei von fremden Ein- und Auflagerungen jeder Art; Keim nicht sichtbar entwickelt; frei von fremdem Geruch.

Güteklasse C oder „aussortiert, für die Nahrungsmittelindustrie bestimmt": Eier, die den Anforderungen der Güteklassen A und B nicht entsprechen. Sie dürfen nur an Eiprodukthersteller oder Betriebe der Lebensmittelindustrie abgegeben werden.

10.5.1. Alterung

Die Alterungsprozesse des Eies werden durch Wasserverlust infolge Verdunstung, eigenenzymatische Aktivitäten sowie durch Mikroben verursacht.

Die Wasserverdunstung führt zur Vergrößerung der Luftkammer und zur Verringerung des spezifischen Gewichtes des Eies. Als Folge der Wirkung hydrolytischer Enzyme vor allem im Eiklar nimmt die Konzentration an Spaltprodukten der Eibestandteile zu (Ammoniak, wasserlösliche Phosphate u. a.). Dies trägt zur Entstehung des typischen Altgeschmacks (Kühlhausgeschmack) bei. Die Lipide des Eigelbs sind gegenüber Oxydationsprozessen während der Lagerung relativ stabil. Eine weitere Folge enzymatischer Aktivitäten ist die Änderung morphologischer Strukturen, insbesondere des Mucingerüstes und der Chalazen. Der Strukturverlust der Mucinfasern wird gefördert durch die vorübergehende Entwicklung stark alkalischer pH-Werte im Eiklar. Sie entstehen als Folge des CO_2-Verlustes, der mit steigender Gasdurchlässigkeit der Poren zustande kommt. Dadurch wird die feste Eiweißschicht allmählich verflüssigt. Auch Trübungen können zustande kommen. Durch osmotische Prozesse verringert sich der Turgor des Dotters; die Dottermembran wird schlaff und reißt leicht ein (z. B. beim Aufschlagen des Eies). An gealterten Eiern lassen sich nach Aufschlagen auf eine ebene Fläche die dünn- und zähflüssigen Eiklarbestandteile kaum mehr unterscheiden. Die Dotterkugel ist flach, nicht mehr hochgewölbt (Abb. 10.5.). Eiklarverflüssigung und die Reduzierung der Haltefunktion der Chalazen destabilisieren die Lage des Dotters. Bei Kühlhauseiern ist deshalb beim Drehen im Durchleuchtungsbild ein Verlassen der zentralen Dotterlage zu erkennen. Das Dotter ist deutlicher sichtbar als bei Frischeiern. In überalterten Eiern lagert es sich häufig an die Schalenhaut an und verklebt. An diesen Stellen ist den Mikroben das Eindringen von außen in das Eiinnere erleichtert. Derart überalterte Eier, die zudem eine Luftkammerhöhe über 9 mm aufweisen, können nur noch für die Verarbeitung verwendet werden.

Mit zunehmender Lagerdauer werden ebenfalls als Folge der enzymatischen Wirkungen die antimikrobiellen Eigenschaften des Eiklars abgeschwächt. Es kommt deshalb auch bei günstigen Bedingungen nach längerer Lagerung zur mikrobiellen Besiedlung eines großen Teils der Eier. Unter der Vielfalt der Mikroflora des Eiinhaltes (z. B. *Enterobacteriaceae*, Mikrokokken, Streptokokken, aerobe und auch anaerobe Sporenbildner) dominieren bei Kühllagerung die psychrotrophen gramnegativen Bakterienarten, u. a. *Pseudomonas*-, *Aeromonas*- und *Alcaligenes*-Arten. Die Enzyme dieser Mikroben, vor allem die Proteasen, tragen zum weiteren Abbau der Eiinhaltsstoffe bei und bewirken Geruchs- und Geschmacksveränderungen (Altgeschmack).

Farbstoffbildende Mikroben können das Eiklar mehr oder minder deutlich anfärben. Sehr häufig besitzt das Eiklar langgelagerter Eier eine durch *Pseudomonas fluorescens* bedingte gelblich-grüne Farbe. Schwach ausgeprägte Veränderungen sind bei Kühlhauseiern zu tolerieren. Bei deutlichen mikrobiellen Zersetzungserscheinungen gilt das Ei als verdorben und damit als genußuntauglich.

10.5.2. Schalenmängel

Eine fehlende oder mangelhafte Kalkschalenbildung an der Oberfläche des gesamten Eies führt zur Ausbildung sog. **Fließ-** oder **Windeier** (Abb. 10.7.), die nur für die Verarbeitung zugelassen sind. Eier mit entwickelter, aber **deformierter Kalkschale** (Abb. 10.8.) weisen in der Regel einen normalen Inhalt auf und werden als aussortierte Eier (Klasse C) eingestuft. Die Deformationen können sehr vielfältig ausgeprägt sein: runde, walzenförmige, spitze, abgeplattete, eingeschnürte und andere abnorme Formen sind zu beobachten. Eine gleiche Einstufung erfahren Eier mit welliger bzw. faltiger Schale oder mit ganz unterschiedlichen Kalkauflagerungen. Schalendefekte, die als Bruchei, Knickei und Lichtsprungei bezeichnet werden, gehören neben den Schalenverschmutzungen zu den mit Abstand am häufigsten auftretenden Qualitätsmängeln.

Brucheier (angeschlagene Eier) sind Eier mit verletzter Kalkschale und verletzter Schalenhaut. Es besteht die Möglichkeit des Auslaufens des Inhaltes, der Verschmutzung und der intensiven mikrobiellen Kontamination. Sie können in Packstellen, wo sie anfallen, zu Vollei verarbeitet werden. Aus lebensmittelhygienischer Sicht sollten sie jedoch besser stets als untauglich beurteilt werden.

Knickeier besitzen eine verletzte Kalkschale, jedoch eine intakte Schalenhaut (Abb. 10.9.). Da mit der Schalenhaut eine wichtige Schutzbarriere für den Inhalt erhalten ist, können sie noch als aussortierte Eier in den Lebensmittelverkehr gegeben werden. Eier mit feinen Schalenrissen, die nur beim Durchleuchten erkennbar sind und sich durch Druck auf die Schale erweitern, werden als **Lichtsprungeier** bezeichnet. Ihre Schalenhaut ist unverletzt. Auch sie müssen als C-Eier aussortiert werden (Abb. 10.10.).

Nicht zu beanstanden sind Eier mit **Eihaltersprüngen.** Solche Schalensprünge entstehen innerhalb des Eileiters, wahrscheinlich durch Stöße oder krampfartige Kontraktionen während der Schalenbildung. Sie werden vor dem Legen des Eies wieder verkittet. Meist sind sie auch ohne Durchleuchtung als unregelmäßige streifige oder netzartige Zeichnung

Veränderungen an Eiern 393

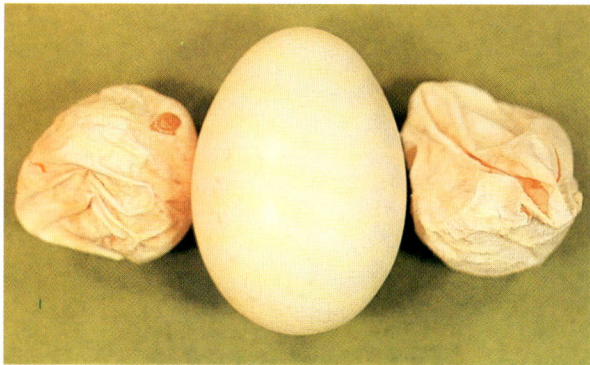

Abb. 10.7. Fließ- oder Windeier im Vergleich zum normalen Ei.

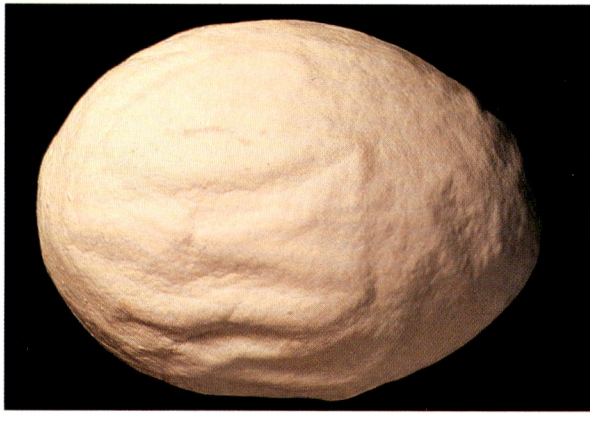

Abb. 10.8. Schalendeformiertes Ei.

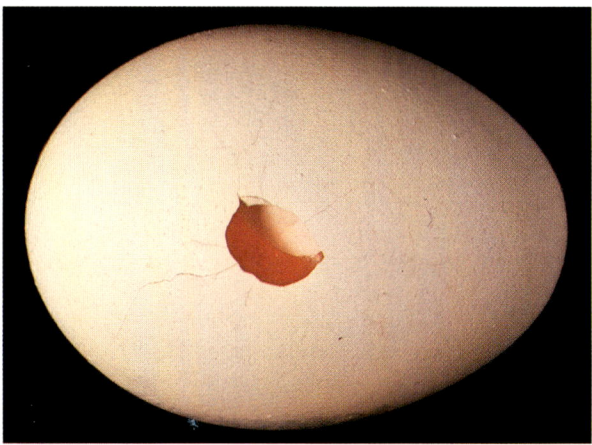

Abb. 10.9. Knickei, typisch für angepickte Eier.

394 Eier und Eierprodukte

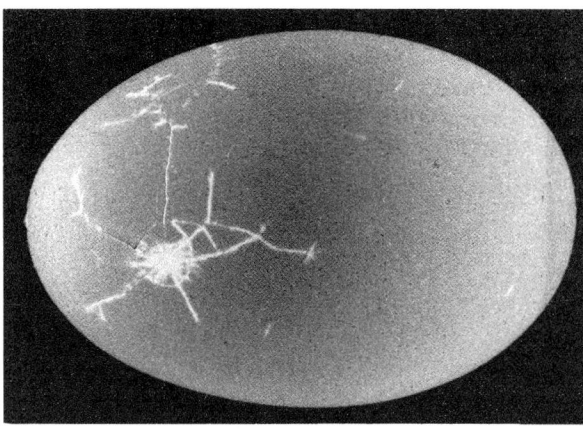

Abb. 10.10. Ei mit Lichtsprung und Eihalterssprüngen (Durchleuchtungsbild).

erkennbar. Im Gegensatz zu Lichtsprüngen erweitern sich diese Sprünge bei Druck auf die Schale nicht.

Prädisponierend für das Entstehen von Schalenschäden sind vielfach Mängel in der Schalenstabilität (Dünnschaligkeit). Bereits der Legevorgang kann bei dünnschaligen Eiern auf festen Unterböden zu Beschädigungen führen. Die meisten Hühner richten sich im Moment des Eiabgangs auf, so daß die Eier auf den Boden aus geringer Höhe fallen und nicht „gelegt" werden. Mechanische Belastungen der Eier im weiteren Prozeß der Eigewinnung, Sammlung, Sortierung, Verpackung und des Transportes können mitunter einen sehr hohen Anteil an Schalenbeschädigungen bedingen. Die Käfighaltung geht gegenüber anderen Haltungsformen mit höheren Belastungen der Schale einher. Mit zunehmender Besatzdichte nehmen die Schalenbeschädigungen zu. Der größte Teil der Schalenschäden entsteht kurz nach dem Legen und Abrollen des Eies im Käfig. Unzureichende Flexibilität der Käfigböden und zu geringe Drahtstärken fördern Schalenbeschädigungen. Beim Absammeln der Eier mit der Hand entstehen oft weitere Schalenschäden. Sie sind desto höher, je seltener abgesammelt wird, da bei seltenem Absammeln meist zu viele Eier gleichzeitig in die Hand genommen werden (Tabelle 10.5.).

Tabelle 10.5.: Prozentualer Anteil von Schalenschäden in Abhängigkeit von der Häufigkeit des Absammelns (SCHULSCHENK, 1981)

Art der Schalenschäden	Häufigkeit des täglichen Absammelns		
	1×	2×	3×
Brucheier	1,3	0,9	0,5
Knickeier	6,6	4,8	3,9
Lichtsprungeier	10,4	6,2	4,2
gesamt	18,3	11,9	8,6

Mechanisierter Eiertransport über Bänder oder Elevatoren sowie mechanisiertes Umsetzen und Sortieren der Eier sind durch entsprechende Polsterung, richtige Größe der Umlenkradien und günstige Abstimmung der Bandgeschwindigkeiten zu optimieren, um die hier entstehenden Belastungen für die Eischale möglichst gering zu halten.

Technologisch bedingte Schalenschäden können an folgenden Orten entstehen:

– Abpacken, Umpacken
– Elevatoren
– Transportbänder
– Quersammelbänder
– innerbetrieblicher Fahrzeugtransport
– Sortierung.

Schließlich können nicht paßgerechte Verpackungsmittel und ein unvorsichtiger Transport das Entstehen der Schalenschäden begünstigen.

Eischalendefekte werden auch durch bestimmte Erkrankungen der Legehennen verursacht.

10.5.3. Verschmutzungen der Schalenoberfläche

Das Ei passiert beim Legevorgang nicht die Kloake, so daß es in sauberem Zustand ins Freie gelangt. Eischalenverschmutzungen entstehen erst nach dem Legen durch verschmutzte Legenester, Käfigböden, Sammelbänder, Transportmittel und andere mit dem Ei in Berührung kommende Ausrüstungen und Gegenstände. Kommt es beim mechanisierten Eitransport zu Schalenbeschädigungen einzelner Eier mit Auslaufen eines Teils des Inhaltes auf Transport- und Sammelbänder, so kann der Anteil der dadurch verschmutzten Eier stark ansteigen. Per Hand abgesammelte Eier sind meist sauberer als die mit Sammelbändern transportierten. Mit Enteritiden einhergehende Erkrankungen der Legehennen führen durch die Käfigverschmutzung zum Ansteigen des Schmutzeieranteils.

Die nachteiligen Folgen des Schmutzes auf den Eischalen sind:

– höherer Keimgehalt auf der Schale
– Schaffung günstiger Penetrationsbedingungen für Mikroben, da Schmutz Feuchtigkeit bindet
– Schutz für das langfristige Überleben von Mikroben
– höhere Verderbnisanfälligkeit
– größere Gefahr des Eindringens pathogener Keime.

Die Verschmutzungen bestehen überwiegend aus Kot, der relativ rasch auf der Schale antrocknet, aus Blut, Eiauslauf sowie Stallstaub. Schmutzige Eier können nicht der Güteklasse A zugeordnet werden. Vereinzelte Schmutzpartikel und schwache Abrollspuren bei Eiern aus Käfighaltung werden jedoch toleriert.

Das Reinigen der Eier durch trockenes Abreiben oder Bürsten bzw. durch Waschen ergibt zwar sauber erscheinende Schalen, ist aber bei Eiern der Klasse A untersagt, weil infolge Schädigung der Kutikula sich die Penetrationsgefahr durch Mikroben in das Ei erhöht. Gereinigte Eier verderben deshalb bei längerer Lagerung sogar eher als Schmutzeier. Die Überwachung des Verbotes der Eierreinigung ist vor allem im Rahmen der Eiersammlung von Kleinerzeugern ein Schwerpunkt der lebensmittelhygienischen Kontrolle des Verkehrs mit Eiern. Da ein Teil dieser Eier oft ohnehin schon einige Tage alt ist, wirkt sich die Eierreinigung dann besonders nachteilig auf die Qualitätserhaltung aus und erhöht die Gefahr der Salmonellenübertragung auf den Verbraucher. Eier, die zur Gewinnung von Eimasse für den Einschlag vorgesehen sind, sollten unmittelbar zuvor gewaschen werden. Nach dem Waschen muß die Oberfläche getrocknet werden, da sonst vermehrt keimreiche Flüssigkeit die Eimasse kontaminieren würde.

10.5.4. Feuchtigkeit auf der Schalenoberfläche

Feuchtigkeit oder Nässe auf den Eischalen fördern die Vermehrung und Penetration der Mikroben und somit die Verderbnisprozesse. Temperaturwechsel während der Lagerung der Eier sind möglichst zu vermeiden, da sich dabei Wasserdampf auf den Schalen als Feuchtigkeitsfilm niederschlägt. Bei der Auslagerung aus Kühlräumen ist dies jedoch kaum zu verhindern. Mit Regenwasser oder Tau benetzte Eier sind als aussortierte Eier zu bewerten.

10.5.5. Dotter- und Eiklarverfärbungen, Dotterflecken

Diese Veränderungen sind meist fütterungsbedingt. Olivgrüne bis bräunliche Flecken oder völlige Verfärbung des Dotters können durch Gossypol, einen Inhaltsstoff von Baumwollsaatmehl, entstehen. Auch bestimmte Fettsäuren, z. B. Sterculasäure oder Taurin, können zu diesen Veränderungen führen. Rosa gefärbtes Eiklar und lachsfarbig bis rot gefärbtes Dotter entstehen mitunter bei Verfütterung von Pflanzen aus der Familie der Malvengewächse (GROSSFELD, 1938).

Als *Graseier* werden Eier mit braun-grünen Dottern und grünlichem Eiklar bezeichnet. Beim Durchleuchten erscheint das Dotter sehr dunkel. Ursache ist eine einseitige Aufnahme z. B. von Kruziferen oder Maikäfern. Die Eier besitzen einen widerlichen, strengen Fremdgeschmack und müssen als untauglich beurteilt werden.

Farbveränderungen einschließlich Dotterentfärbungen können außerdem bei Calciummangel und durch Verabreichung verschiedener Tierarzneimittel (Kokzidiostatika, Anthelminthika) entstehen. Bei starker Calciumunterversorgung gibt es im Dotter rötlich-braune Flecken. Eier mit deutlich verfärbten Eiinhalten sind als untauglich zu beurteilen.

Häufiger als diese Veränderungen ist das Vorkommen von **Blutflecken** (Blutgerinnsel, fälschlicherweise auch als Fleischflecken bezeichnet) zu beobachten. Sie befinden sich im Dotter, seltener im Eiklar. Der Geschmack dieser Eier ist nicht verändert. Bei deutlicher Ausprägung müssen die Eier aussortiert und für den Aufschlag vorgesehen werden. Blutflecken enstehen durch Platzen eines Blutgefäßes am Follikel. Sie markieren sich als scharf konturierte, rote Flecken, die besonders bei älteren Eiern auch hell- bis dunkelbraun aussehen können. Blutfleckeier sind beim Durchleuchten leicht zu übersehen. Die Häufigkeit des Auftretens solcher Eier ist abhängig von der Rasse und von Umweltfaktoren. Im Sommer fallen mehr Blutfleckeier an als in anderen Jahreszeiten. In Bodenhaltung gehaltene Hennen legen häufiger als Hennen in Käfighaltung derartige Eier.

Blutige Eier, auch **Bluteier** genannt, enthalten Blut im Eiklar, das dadurch rosa bis dunkelrot erscheint. Neben gleichmäßig verteiltem Blut kommen Blutgerinnsel vor. Diese Veränderungen entstehen durch Blutungen im Eileiter. Beim Durchleuchten erscheinen Bluteier deutlich und meist gleichmäßig rot. Sie zählen zu den untauglichen Eiern (Abb. 10.11.).

10.5.6. Bebrütete Eier

Bei befruchteten und bebrüteten Eiern kommt es bereits innerhalb weniger Stunden zu einer Vergrößerung der Keimscheibe. Auch eine zu warme Lagerung (im Sommer) kann zur Entstehung der als *Hitzefleck* bezeichneten vergrößerten Keimscheibe führen. Am aufgeschlagenen Ei ist die Keimscheibe deutlich sichtbar, da sie außer der Vergrößerung eine dunkle, bräunliche Zone als Hof besitzt. Bei Durchleuchtung des Eies ist der Hitzefleck erkennbar. Spätestens nach 3 Tagen entsteht ein deutlicher Blutring (Blutgefäßring) um die Keimscheibe; nach 4 bis 5 Tagen werden erste Blutgefäße des sich entwickelnden Keimes im Durchleuchtungsbild sichtbar.

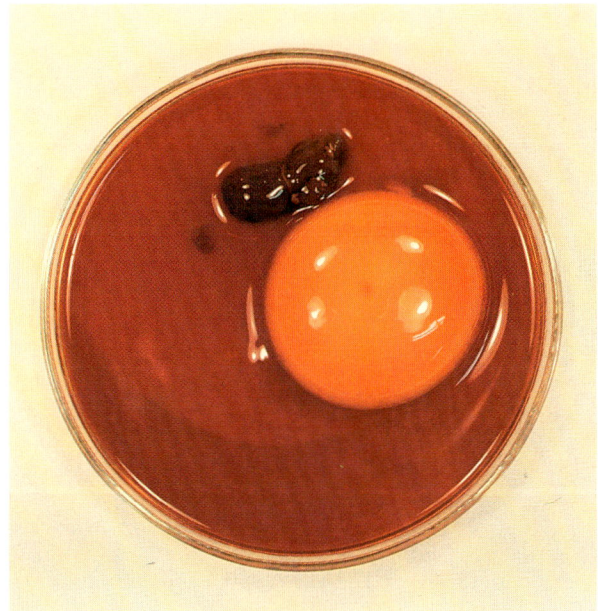
Abb. 10.11. Blutei.

Hitzefleckeier und **Blutringeier** werden als untauglich beurteilt. Embryonenhaltige Eier werden vom Verbraucher als ekelerregend empfunden. Sie gelten als verdorben. Dazu zählen auch die früher als „Trephoneier" gehandelten, neun Tage bebrüteten, befruchteten Eier.

Bebrütete Eier, die nach maximal 6tägiger Bebrütungsdauer als unbefruchtet aussortiert wurden (Schiereier), können noch in verarbeiteter Form als Lebensmittel verwendet werden. Aus lebensmittelhygienischer und speiseästhetischer Sicht sollten sie jedoch generell vom Lebensmittelverkehr ausgeschlossen werden.

10.5.7. Läufer

Läufer bzw. Schwimmer sind Eier, bei denen die Luft nicht in der Luftkammer zwischen den beiden Blättern der Schalenhaut fixiert ist, sondern als Luftblase frei beweglich zwischen Eiklar und innerem Blatt der Schalenhaut „schwimmt". Bei jeder Lageveränderung des Eies orientiert sie sich nach oben. Läufer sind beim Durchleuchten leicht erkennbar. Ihre Entstehung erklärt man sich aus mechanischen Belastungen des Eies, z. B. Stöße beim Transport, in deren Folge das innere Blatt der Schalenhaut reißt. Gefördert wird dieser Prozeß bei der Aufbewahrung der Eier mit dem stumpfen Pol nach unten. Läufer können aber auch unter frisch gelegten Eiern gefunden werden. Sie werden als aussortierte Eier verwertet (Klasse B).

10.5.8. Ungelegte Eier

Während der Schlachtung von Legehennen fallen Eier an, die bereits mit Kalkschale versehen sein können oder nur die Schalenhaut, aber keine Kalkschale besitzen. Die Eier mit Kalkschale entsprechen weitgehend normal gelegten Eiern. Sie sollten aber wie auch kalkschalenlose Eier und Dotterkugeln, die noch nicht zum Ei entwickelt sind, als genußuntauglich beurteilt werden.

10.5.9. Geruchs- und Geschmacksabweichungen

Neben Alterung und mikrobiellem Verderb kommen als Ursachen Fütterungsfehler oder unsachgemäße Lagerung in Frage. Im Vergleich zum Dotter liefert das Eiklar bei unveränderten Eiern den größeren Beitrag zur Aromabildung. Das gilt sowohl für rohe als auch für gekochte Eier.

Sensorisch wahrnehmbare Veränderungen treten jedoch öfter im Dotter als im Eiklar auf, da sie häufig auf Abweichungen im Fettanteil des Eies beruhen. Das Fettsäuremuster im Ei ist durch die Fütterung leicht zu beeinflussen. Ranziges Fett im Fischmehl und andere verdorbene Fette erzeugen einen unangenehm fischigen Eigeschmack. Mit dem Futter aufgenommenes Trimethylamin (TMA) wird oxydiert, wenn es nicht in zu großen Mengen vorliegt bzw. bei einem genetischen Defekt nicht ausreichend TMA-Oxidase gebildet wird. Hoher Rapsmehlanteil im Futter führt zur Einschränkung der Oxydation von TMA. Die Eier schmecken durch den TMA-Gehalt fischig bzw. haben einen Fremdgeschmack nach Erdnuß (PEARSON und Mitarb., 1983).

Altes, dumpfes Getreide, einseitige Verfütterung von Rüben, Zwiebeln oder Schnittlauch bedingen weitere Geschmacksbeeinträchtigungen.

Eier sind sehr empfindlich gegenüber intensiv riechenden Stoffen. Bei unsachgemäßer Lagerung besteht die Gefahr, daß der Geruch von Citrusfrüchten, feuchten, schmutzigen, schimmeligen Pappverpackungen (dumpfiger Geruch), neuen, noch kienig riechenden Holzkisten, Ammoniak aus undichten Kühlaggregaten u. a. m. auf die Eier übergeht. Bei deutlichen Geruchs- und Geschmacksabweichungen müssen die Eier als untauglich beurteilt werden.

10.5.10. Konsistenzveränderungen

Störungen der Eiklarbildung sind die Ursache für das Entstehen sog. **Schichteier.** Als Folge von Eileitererkrankungen wird anstelle des Eiklars fibrinartiges Material schichtweise auf das Dotter aufgelagert. Diese genußuntauglichen Eier können unregelmäßig geformt und überdurchschnittlich groß sein. Eiklar von durchgehend wäßriger Konsistenz bei frischgelegten Eiern ist Ausdruck von Haltungsmängeln bzw. Erkrankungen der Hennen.

Fremdkörper wie z. B. Steinchen, Pflanzenteile, Insekten können ab und an in Eiern gefunden werden. Sie sind zufällig in den Eileiter gelangt und werden bei der Bildung eines normalen Eies mit eingeschlossen oder führen durch Eileiterreizung zur Eiklarabsonderung mit anschließender Schalenbildung und werden als Spureier gelegt.

Konsistenzveränderungen, die durch Alterung und Verderbnis bedingt sind, werden an anderer Stelle behandelt.

10.5.11. Mikrobielle Verderbnis

Vorausetzung für die mikrobielle Verderbnis ist das Eindringen von Mikroben in das Ei. Deshalb begünstigen alle Faktoren, von denen die Mikrobenpenetration gefördert wird, die Entwicklung der Verderbnisprozesse.

Die Form der mikrobiellen Verderbnis und die Geschwindigkeit ihres Eintretens sind von der mehr oder minder zufällig auf die Eischale gelangten Keimmenge und den Keimarten abhängig. Deshalb kommen bei Eiern unter gleichen Lagerungsbedingungen mitunter sehr unterschiedliche Verderbnisformen und Verderbnis zu unterschiedlichen Zeitpunkten vor. Auch bei übermäßig langer Lagerung kommt es bei einem großen Teil der Eier eher zur weitgehenden Austrocknung als zur mikrobiellen Verderbnis. Die von den Mikroben bewirkten Verderbnisprozesse sind vor allem Abbauvorgänge an den Eiweißen, die zur Fäulnis führen. Nicht stets, aber sehr häufig entsteht bei der Eierfäulnis Schwefelwasserstoff. Daneben können die anderen Eiinhaltsstoffe, vor allem die Fette und Kohlenhydrate, von den mikrobiellen Enzymen verändert werden. Die entstehenden Abbauprodukte werden weiter umgesetzt, z. B. durch Oxydation zu Peroxiden, Aldehyden oder Ketonen. Entsprechende, meist deutlich wahrnehmbare geruchliche Veränderungen sind an den Eiern festzustellen, nicht selten bereits am ungeöffneten Ei. Als äußeres Merkmal fauler Eier kann die Schale eine graue bis graubläuliche Tönung besitzen. Die Verderbnisvorgänge gehen mit nicht zu übersehenden Veränderungen am Dotter und Eiklar einher. Sie betreffen Struktur, Konsistenz sowie Farbe. In ihrer Ausprägung sind sie von den jeweils überwiegenden Keimarten und ihrer Fähigkeit zur Enzym- und Pigmentbildung sowie von dem Verderbnisstadium abhängig. Es können Verflüssigungen, Trübungen und Eiweißkoagulationen beobachtet werden. Ohne Schwierigkeit sind die Veränderungen in den meisten Fällen beim Durchleuchten erkennbar. Eine Ausnahme bilden die sog. *Heueier*, die einen intensiven penetranten Geruch besitzen, aber nicht immer beim Durchleuchten als verdorben erkannt werden können. In der Verarbeitung zu Back- oder Teigwaren sind sie besonders gefürchtet, da sie bei versehentlicher Mitverwendung umfangreiche Lebensmittelchargen sensorisch verderben können. Die verschiedenen Formen der mikrobiellen Veränderungen an Eiern haben wegen der sehr unterschiedlichen Erscheinungsbilder zu einer Vielzahl von Begriffen geführt (Tabelle 10.6.). Eine solche Differenzierung der Fäulnisformen besitzt kaum eine praktische Bedeutung, da mikrobiell verdorbene Eier grundsätzlich als genußuntauglich gelten. Wichtig erscheint es aber, die Verderbnis durch Schimmelpilzbefall von bakteriell bedingter Fäulnis abzugrenzen. Die vor allem auf Verpackungsmaterial (Holz, Pappe) immer vorhandenen Schimmelpilzsporen können auf der Schalenoberfläche auch bei Kühllagerung auskeimen. Pilzmyzelien wachsen durch Schalendefekte oder durch die Poren bis unter die Schale und bilden dort sichtbare Kolonien oder sogar Rasen unterschiedlicher Farbe (grau, weiß, grün, schwarz, rötlich, blau). Als Ursache kommt ein breites Spektrum verschiedener Schimmelpilzarten in Frage (*Aspergillus, Penicillium, Mucor*). Um die Kolonien herum koaguliert Eiklar, das beim Öffnen der Eier nicht abfließt. Die Eier riechen muffig und dumpfig nach Schimmel. Häufig wird der Eiinhalt durch zusätzliche bakterielle Besiedlung noch weitgehender verändert. Im Durchleuchtungsbild sind die Pilzkolonien (Pilzflecke) bei diesen Pilzfleckeiern als deutlich kontrastierende, dunkle Flecken erkennbar, die je nach Größe sich über das ganze Ei erstrecken können. Oft finden sie sich in der Gegend der Luftkammer. Wegen ihres ausgeprägten Sauerstoffbedarfs wachsen die Pilze nicht in das Eiklar oder Dotter hinein. Pilzfleckeier sind in jedem Stadium der Ausprägung genußuntauglich.

Wenn bei sehr feuchten Lagerungsbedingungen stark verschmutzte Verpackungsmaterialien (z. B. mit Resten ausgelaufener Eier) eingesetzt werden, kann sich eine Schimmelpilzvermehrung auch auf ganze Stapel gelagerter Eier ausdehnen. Die Eier sind dann einschließlich der Verpackungsmittel auch äußerlich von Schimmelpilzgespinsten umgeben. Hier besteht eine erhöhte Gefahr der Entstehung von Pilzfleckeiern und der sensorischen Beeinträchtigung (dumpfiger Schimmelgeruch) ganzer Partien.

Tabelle 10.6.: Mikrobiell verdorbene Eier

Bezeichnung	Merkmale Durchleuchtung	Inhalt	häufig nachzuweisende Mikroben
Heuei	schwach verändert, verschleiert, grünlich	dünnflüssiges Eiklar, Dotter zuerst unverändert, später gemischt mit Eiklar, heuartiger Geruch	verschiedene psychrotrophe Bakterien, aerobe Sporenbildner
Käseei	Dotter und Eiklar vermengt, verschiedengroße feste Stücke	gelblich-schmierig, unangenehmer käsiger Geruch; keine H_2S-Bildung	*E. coli* und andere gramnegative Bakterien, aerobe Sporenbildner
Rotfaules Ei	deutlich und meist gleichmäßig rot gefärbt; fortgeschritten: dunkle, feste Teile darin sichtbar	Dotter und Eiklar vermischt, zunächst flüssig, später pastös; gelbbraun bis rot, H_2S-Geruch	*Proteus, E. coli, Serratia, Pseudomonas*
Weißfaules Ei	dunkles, bewegliches Dotter; bewegliche, feste Teile im Eiklar	flüssig, weißgraue Trübung und Koagula, Dotter oft unregelmäßig, koaguliert; süßlich-fauliger, auch säuerlicher Geruch	*Pseudomonas* und andere psychrotrophe Bakterien
Grünfaules Ei	grün, grünblau	Eiklar grünlich fluoreszierend, Trübungen, Dotter z.T. koaguliert; fischiger, unangenehmer Geruch	*Pseudomonas fluorescens, Pseudomonas aeruginosa*
Schwarzfaules Ei	völlig oder größtenteils schwarz, Luftkammer sichtbar	Dotter dunkelgrün oder schwarz, wäßriges, weißtrübes Eiklar mit Koagula, starker Fäulnisgeruch	*Proteus* und andere Proteolyten

10.5.12. Kontamination mit pathogenen Erregern

Da als hauptsächliche Kontaminationsquelle des Eiinhaltes die Keime der Schalenoberfläche mit ihrem breiten Keimartenspektrum anzusehen sind, können im Ei grundsätzlich auch verschiedene pathogene Erreger vorkommen. Die größte Bedeutung dürfte dabei den Salmonellen, gefolgt von enterotoxinbildenden Staphylokokken, zukommen. Auch eine Infektion des Menschen mit *Yersinia enterocolitica* und *Campylobacter jejuni* kann über Eier erfolgen. Daneben ist es möglich, daß es über das Ei bzw. über Eiprodukte durch viele der sog. „fakultativ-pathogenen" Keime zu Erkrankungen des Menschen kommt. Infektionsmöglichkeiten des Menschen durch Eigenuß sind auf Abb. 10.12. schematisiert dargestellt.

Für den transovariellen Kontaminationsweg ist die Besiedelung der Ovarien mit Tuberkuloseerregern (Mykobakterien) und *Salmonella (S.) gallinarum* bzw. *S. pullorum* von Bedeutung, sofern die Hühner bei diesen Erkrankungen ihre Legetätigkeit nicht einstellen. Als Auslöser von Erkrankungen des Menschen sind sie von geringer Bedeutung. Die in den letzten Jahren in großer Anzahl festgestellten Erkrankungen des Menschen durch Infektion mit *S. enteritidis* über Eier und Eiprodukte dürften jedoch in vielen Fällen auf den transovariellen Übertragungsweg zurückzuführen sein. Von Eiern ausgehende Salmonellosen des Menschen spielen zunehmend eine epidemiologisch bedeutende Rolle. Bei der weiten Verbreitung der verschiedensten *Salmonella*-Serovare auch in Geflügelbeständen ist mit ihrem Vorkommen in Eiern stets zu rechnen. Weil bei Wassergeflügel besonders ausgeprägtes Vorkommen – vor allem von *S. typhimurium* – beobachtet werden kann, wurde in einer Reihe von Ländern das Inverkehrbringen von Enteneiern zum Zwecke des menschlichen Genusses untersagt. Einer Literaturauswertung von BURKHARDT (1984) ist zu entnehmen, daß Eier aus natürlich mit Salmonellen infizierten und erkrankten Beständen nicht zwangsläufig mit Salmonellen kontaminiert sein müssen. In vielen Untersuchungen konnten weder auf der Schale noch im Innern solcher Eier Salmonellen isoliert werden. Wenn Salmonellen nachgewiesen wurden, fanden sie sich wesentlich häufiger auf der Schale als im Eiinneren (Tabelle 10.7.). Das traf sowohl für normale Handelseier als auch für Eier aus Salmonellose-Beständen zu. In der Summe mehrerer Angaben enthielten Eier aus Salmonellose-Beständen im Innern kaum häufiger die Erreger als Eier gesunder Bestände. Auf der Schale allerdings sind durchschnittlich Salmonellen häufiger bei Eiern aus Salmonellose-Beständen gefunden worden. Das unterstreicht die Notwendigkeit, zur Prophylaxe der Übertragung von Salmonellen auf den Eikonsumenten der Verhinderung von Penetrationsprozessen besondere Aufmerksamkeit zu schenken und beim Öffnen der Eier (Aufschlag) hygienische Bedingungen zu gewährleisten, d. h. den Kontakt von Eiinhalt und Schalenoberfläche so gering wie möglich zu halten.

Über eine Bildung von Bakterientoxinen in Schaleneiern gibt es bislang keine Hinweise bzw. zu wenige experimentelle Untersuchungen. *Staphylococcus-aureus*-Lebensmittelver-

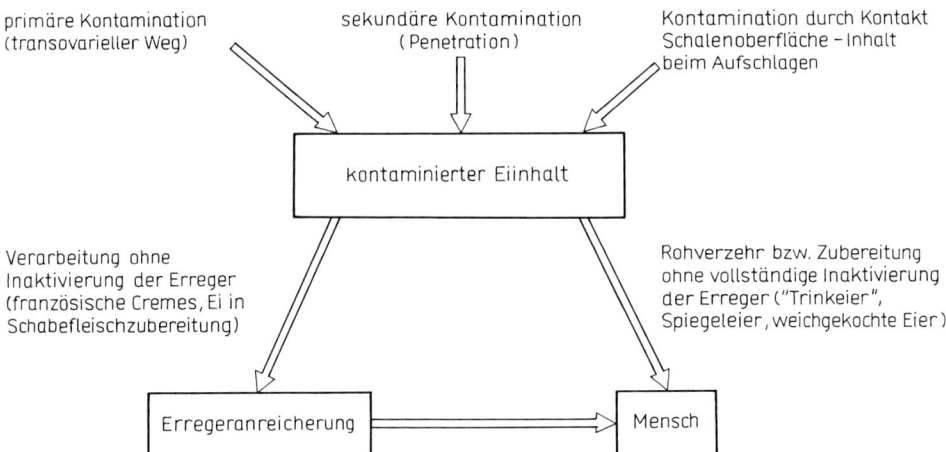

Abb. 10.12. Infektionsmöglichkeiten des Menschen durch Eigenuß.

Tabelle 10.7.: *Salmonella*-Kontaminationsraten der Schale und des Inhaltes von Hühnereiern aus an Salmonellose erkrankten Beständen und aus dem Handel (Literaturzusammenfassung von BURKHARDT, 1984)

	Anzahl untersuchter Eier	*Salmonella*-Funde auf der Schale	im Inhalt
an Salmonellose erkrankter Bestand	5 349	4,19%	0,20%
Handelseier	22 766	0,47%	0,22%

giftungen entstehen im Zusammenhang mit Eiern wohl ausschließlich durch Enterotoxinbildung in Zubereitungen mit oder aus Eiern. Eine denkbare Mykotoxinbildung in Eiern dürfte lebensmittelhygienisch ohne Belang sein, da pilzhaltige Eier sicher erkannt und ausgesondert werden können. Mykotoxine können jedoch über die Aufnahme der Toxine mit dem Futter als Rückstände im Ei vorhanden sein. Diese Zusammenhänge sind z. B. für Aflatoxine und Zearalenon nachgewiesen worden. Eine Aflatoxin-Rückstandsbildung im Ei setzt allerdings sehr hohe Aflatoxinkonzentrationen im Futtermittel voraus. Oft beeinträchtigen Mykotoxine die Legetätigkeit der Hennen.

10.5.13. Täuschung

Die Verabreichung von Substanzen über das Futter, die zu einer Farbveränderung des Dotters führen, müssen als Täuschung gelten, wenn es sich dabei um nicht natürlich im Futter vorkommende Farbstoffe bzw. um nicht als Futtermittelzusatzstoff zugelassene Farbstoffe handelt. Das Vorhandensein solcher Farbstoffe ist als nicht erlaubter Fremdstoffgehalt zu bewerten. Diese Fremdstoffe könnten in Produkte gelangen, zu deren Herstellung Eier verwendet werden. Handelt es sich um kräftige gelb-rote Farben, würde ein höherer, optisch wahrnehmbarer Eigehalt vorgetäuscht werden können, als tatsächlich vorhanden ist.

Eine größere Rolle spielt die Umgehung des Verbots, Enteneier in den Lebensmittelverkehr zu bringen, indem sie als Hühnereier deklariert werden. Form, Größe und Schalenfarbe sind unsichere Unterscheidungsmerkmale zwischen Hühner- und Entenei. Tabelle 10.8. enthält Hinweise für Unterscheidungsmöglichkeiten.

10.5.14. Einfluß von Erkrankungen der Legehennen auf die Eiqualität

Erkrankungen, die durch infektiöse oder nichtinfektiöse Ursachen ausgelöst werden, können vor allem bei Störung des Allgemeinbefindens der Tiere oder bei Beeinträchtigung der Eibildungsorgane negative Auswirkungen auf die Legetätigkeit und/oder die qualitative Beschaffenheit der Eier haben. Akut verlaufende Krankheiten gehen oft mit dem vollständigen oder vorübergehenden Sistieren der Eiproduktion einher. Tabelle 10.9. beinhaltet einige Auswirkungen von Erkrankungen auf die Eibeschaffenheit.

Therapeutische Maßnahmen können Rückstandsbildungen durch Arzneimittelreste im Ei zur Folge haben oder in bestimmten Fällen zu weiteren Qualitätsmängeln am Ei führen. Nach Aureomycingaben an Legehennen wurden z. B. grüngelbe Verfärbungen der Eischale beobachtet.

Tabelle 10.8.: Unterscheidungsmerkmale zwischen Hühner- und Entenei

Merkmal	Hühnerei	Entenei
Schalenoberfläche	grobporig, sich oft stumpf anfühlend	glatt, feinporig, sich fettig anfühlend
Fluoreszenz des gekochten Eies unter filtriertem UV-Licht	Eiweiß gelb	Eiweiß blaulila
Mg-Nachweis in der Schale mit alkalischer Titangelblösung	positiv (rote Färbung)	negativ

Tabelle 10.9.: Einfluß von Erkrankungen der Legehennen auf die Eiqualität

Erkrankung	Mögliche Auswirkungen
Mykotoxikose	Legetätigkeit vermindert, Eigröße reduziert, Dünnschaligkeit
Enteritiden	Schmutzeieranteil erhöht
Lebererkrankungen	Eimasse und Eiklarkonsistenz verringert
Darmparasitosen	Eidotterentfärbung
Infektiöse Bronchitis	Eimasse und Eiklarkonsistenz verringert, Legetätigkeit stark vermindert, Dünnschaligkeit, Schalendeformationen, Schalenfarbe verändert
Newcastle disease	Legetätigkeit vermindert
Infektiöse Laryngotracheitis	Legetätigkeit stark vermindert
Egg-drop-Syndrom	Legetätigkeit vermindert, Kalkablagerungen auf der Schale (rauhe Schale), Dünnschaligkeit bis Kalkschalenlosigkeit, Eiklar dünnflüssig, leicht trüb, Eiklar-pH-Wert 7,2–8,0
Salmonellose	Legetätigkeit vermindert, bei chronischer Eileiterentzündung mißgebildeter Eier
Geflügelcholera (chronische Form)	Legetätigkeit vermindert

10.6. Lagerung, Konservierung, Verpackung

In der Erzeugung von Hühnereiern ist es unumgänglich, die Eier bis zum Verbrauch über mehr oder weniger lange Zeiträume zwischenzulagern oder eine Langlagerung durchzuführen. Eier, die frei von Qualitätsmängeln sind, lassen sich kurzzeitig auch unter ungünstigen Bedingungen lagern. Die erwähnten natürlichen Schutzmechanismen gewährleisten zunächst eine relative Stabilität der Beschaffenheit des frisch gelegten Eies. Dennoch ist auch für kurzfristige Zwischenlagerungen grundsätzlich anzustreben, insbesondere die Einwirkung von Wärme, Nässe, Staub und Schmutz zu minimieren. Wenn es auch nicht sehr rasch zu erkennbaren Einbußen am Frischezustand des Eies kommt, so ist aus lebensmittelhygienischer Sicht stets an die Möglichkeit schnellen Eindringens pathogener Keime zu denken.

Bei Eiern, die von Kleinerzeugern den Eiererfassungsstellen zugeführt werden, ist davon auszugehen, daß sie unterschiedlich lange und oft unter nichtklimatisierten Bedingungen bis zur Ablieferung aufbewahrt wurden. Sie können also nur bedingt als einheitliche Warenposten hinsichtlich ihrer hygienischen Beschaffenheit und der Lagerungsstabilität betrachtet werden. Eine weitere Lagerung bei zu hoher Temperatur in den Erfassungsstellen führt dann meist zu nachweisbaren Qualitätseinbußen.

Bei Großerzeugern (industriemäßige Legehennenhaltung) kann es in den Zeiten des höchsten Eieranfalls (Juni bis August) zu Stockungen in der Abnahme durch Verbraucher kommen. Wenn nicht ausreichend Kühlfläche zur Verfügung steht, müssen die Eier dann mitunter viele Tage in nichtgekühlten Räumen zwischengelagert werden, falls nicht die Möglichkeit zum Eieinschlag (Verarbeitung) besteht.

Prinzipiell gilt es, die frisch gelegten Eier ohne Verzögerung so zügig wie möglich dem Verbraucher zur Verfügung zu stellen. Eine übermäßige Bevorratung im Handel ist zu vermeiden. Aus Gründen der kontinuierlichen Versorgung der Bevölkerung und der Lebensmittelindustrie mit Eiern während des gesamten Jahres und eines nicht konstanten Eieranfalls ist eine Vorratshaltung jedoch erforderlich.

Während ein Teil der Eier in Form von Produkten gelagert werden kann, muß ein erheblicher Anteil als Schaleneier bevorratet werden. Dabei kommt der **Kühllagerung** die größte Bedeutung zu. Eier ohne Qualitätsmängel sind bei einer Temperatur von -1 bis $0\,°C$, einer relativen Luftfeuchtigkeit von 75 bis 85% und täglicher Lufterneuerung im Kühlraum (Luftgeschwindigkeit 0,1 bis 0,5 m/s) 6 Monate lagerfähig.

Für die Einlagerung zum Zwecke der Langlagerung sind nur frische Eier ohne Qualitätsmängel vorzusehen. Um dies abzusichern, sollten 5–10% der einzulagernden Eier durchleuchtet werden. Wenn mehr als 3% Eier mit Mängeln festgestellt werden, ist die gesamte Partie zur Einlagerung ungeeignet. Die Eier müssen in gründlich gereinigte, desinfizierte und mit einem neuen Kalkanstrich versehene Räume eingelagert werden. Fremdgerüche dürfen in den Räumen nicht vorhanden sein. Bei der Einlagerung wird von jeder Partie ein sog. Probestapel vor dem Hauptstapel aufgebaut. Das Herunterkühlen des Raumes soll langsam erfolgen und nimmt 2–4 Wochen in Anspruch.

Abstände vom Boden (20 cm), von den Seitenwänden (30 cm) und zwischen den übereinandergestapelten Kisten (2 cm) sollen die Luftzirkulation gewährleisten. Monatlich empfiehlt sich die Überprüfung der Qualität der Ware, indem aus jedem Probestapel bis zum 4. Lagerungsmonat mindestens 5% der Eier untersucht werden. Im Zeitraum danach sollten monatlich 10% der Eier durchleuchtet werden. Bei einem Lagerungsverlust von über 1,5% ist die Ware umgehend auszulagern. Die Lagerungsbedingungen sind laufend zu kontrollieren. Zur Auslagerung wird das Lagergut bei verstärkter Luftbewegung allmählich erwärmt. Ein Feuchtwerden der Eieroberfläche muß vermieden werden. Sämtliche Eier werden vor der Abgabe an den Handel geleuchtet. Zum Transport sind Thermofahrzeuge oder andere gedeckte Transportmittel, die gut gefedert sind, einzusetzen. Gekühlte Eier gehören in die Güteklasse B.

Auch unter optimalen Lagerungsbedingungen vollziehen sich an lange bevorrateten Eiern *Alterungsprozesse*. Am Ende der Lagerungsfrist sind normalerweise 1 bis 2% der Eier verdorben. Der Geschmack zeigt die für Kühlhauseier typischen Abweichungen. Masseverluste treten auf, der relative Trockenmasseanteil steigt. Nach SCHORMÜLLER (1966) betragen die Masseverluste bei 30tägiger Lagerung bei $-1\,°C$ und 90% relativer Luftfeuchte etwa 0,3%, bei 85% relativer Luftfeuchte etwa 0,6%. Kühlschranktemperatur (5 bis 8 °C) führt bei ca. 60%iger relativer Luftfeuchte nach 34 Tagen zu Masseverlusten von fast 4% (BENTLER, 1977). Zu hohe Luftfeuchte begünstigt das Wachstum von Schimmelpilzen und die Mikrobenpenetration in das Ei. Zu trockene Lagerung bewirkt einen raschen Masseverlust. Bei zu niedriger Lagerungstemperatur gefriert der Eiinhalt. Durch die Volumenzunahme des Wasseranteils im Ei springt dabei meist die Schale. Während das Eiklar nach dem Auftauen solcher „Frosteier" fast unverändert erscheint, ist der Dotter von relativ fester, pastenartiger Konsistenz. Er weist zwar die natürliche runde Form auf, ist aber durch Gelbildung irreversibel verändert, so daß derartige Eier kaum mehr verwertungsfähig sind.

Neben der Kühlung gibt es weitere Verfahren der Konservierung von Schaleneiern zum Zwecke der Langlagerung. Solche Verfahren haben heute weitgehend an Bedeutung verloren bzw. spielen in Ländern warmer Klimazonen eine größere Rolle. Das Prinzip besteht in der Abdichtung der Poren der Kalkschale, so daß sowohl das Eindringen von Mikroben als auch die Feuchtigkeits- und CO_2-Verluste weitgehend verhindert werden.

Die bekanntesten Verfahren sind:

– Ölen von Eiern durch Eintauchen in verschiedene Pflanzenöle, Paraffinöl oder Wachse.
– Einlegen in $Ca(OH)_2$-Lauge (Kalkeier). Auf der Schale entsteht $CaCO_3$, indem Kohlendioxid aus der Luft und aus den Eiern mit $Ca(OH)_2$ reagiert. Dadurch werden die Poren verschlossen. Die Eier können einen laugenartigen Geschmack annehmen.
– Einlegen in Natrium- oder Kaliumsilicat-Lösung (Wasserglaseier). Geschmacksabweichungen können ebenfalls auftreten (laugiger Geschmack).

Vielfältige Versuche, die Langlagerung von Eiern durch Eischalendesinfektion zu verbessern, haben sich in der Praxis nicht durchgesetzt. Gleiches trifft zu auf die Eierlagerung in CO_2-angereicherter Atmosphäre.

Die **Kennzeichnung** der Eier erfolgt auf der Eischale, auf der Kleinverbraucherpackung bzw. bei Großabpackungen, wie Kisten aus Holz oder Pappe, Paletten oder Containern, mittels Banderolen bzw. Etiketten. Die mit roter Farbe vorgenommene Stempelung zur Eierkennzeichnung enthält: Güteklasse (Kreis), Gewichtsklasse, Verpackungsdatum, Firma bzw. Handelsmarke. Auch Hinweise auf die geografische Herkunft der Eier sowie auf die Haltungsform, z. B. „Eier aus Freilandhaltung", „Eier aus Bodenhaltung", können in die Kennzeichnung aufgenommen werden. Für Eier der Güteklasse A ist eine Stempelung nicht vorgeschrieben. In Kleinverpackungen dürfen A-Eier, die eine Luftkammerhöhe unter 4 mm aufweisen, als EXTRA bezeichnet werden.

Verpackungsmittel für Eier müssen den Schutz vor mechanischer Beschädigung gewährleisten und dürfen den hygienischen Zustand und die Lagerfähigkeit nicht beeinträchtigen. Diesen Anforderungen muß die Verpackung sowohl zu Zwecken des Transportes als auch der Lagerung genügen. Im allgemeinen gelangen die Eier bereits im Stall auf Höckereinsätze aus Plaste oder Pappmaché, die sich stapeln lassen. Höckereinsätze sind für unterschiedliche Masseklassen vorgesehen. Sie können entweder in Kisten aus Holz oder aus Pappe transportiert bzw. gelagert werden. Verpackungsmittel, die für die Kühlhauseinlagerung verwendet werden, müssen eine Luftzirkulation gewährleisten. Als nächst größere Verpackungsform kommen Spezialpaletten und Halbboxpaletten in Frage. Im Handel mit Eiern nimmt der lose Verkauf an Bedeutung ab. Kleinverpackungen aus Pappmaché, Schaumpolystyrol oder anderen Materialien, für 4, 6, 10 oder 12 Eier, haben sich hier durchgesetzt. Zur Vermeidung von Schalenschäden müssen auch diese Verpackungsmittel der Eigröße angepaßt sein; sowohl zu kleine als auch zu große Behältnisse verursachen Transportbeschädigungen an den Eiern. Faltkartons werden seltener verwendet, z. B. für die Verpackung von Wachteleiern. Wichtige Anforderungen an die Verpackungsmittel sind Sauberkeit und das Freisein von Fremdgerüchen.

Für eine Zweit- oder Mehrfachbenutzung kommen nur saubere und trockene Verpackungsmittel in Frage. Hygienisch am günstigsten ist für Kleinverpackungen und Eierhöcker eine einmalige Benutzung. Eierhöcker und Kleinverpackungen müssen vor dem Wiedereinsatz desinfiziert werden.

10.7. Zubereitete Eier

Ein hoher Anteil des Gesamteiverbrauchs entfällt auf den Verzehr küchentechnisch zubereiteter Eier im Haushalt oder in der Gemeinschaftsverpflegung. Aus lebensmittelhygienischer Sicht lassen sich diese Zubereitungen wie folgt einteilen:

- roh, z. B. Trinkeier, Eier als Zusatz zu roh genossenem Hackfleisch, zu Speisenzubereitungen für Kleinkinder oder zu nicht zu erhitzende Cremes;
- nicht vollständig erhitzt (vegetative Formen pathogener Bakterien überleben), z. B. weichgekochte Eier, Spiegeleier, Rühreier je nach Kochzeit und Grad der Denaturierung;
- vollständig erhitzt, z. B. hartgekochte Eier, Eier als Zusatz in kochende Brühen, Suppen.

Rohe und nicht ausreichend erhitzte Zubereitungen müssen umgehend verbraucht werden bzw. können nur unter Kühlung kurzzeitig aufbewahrt werden. Sie bergen stets die Gefahr der Anreicherung pathogener Mikroorganismen und der Verderbnis in sich. Eine längere Haltbarkeit besitzen hartgekochte Eier. Mit intakter Schale sind sie bei 5 °C Lagerungstemperatur mehrere Wochen haltbar. Bei Zimmertemperatur kann es jedoch bereits innerhalb einer Woche zu hohen Keimbelastungen kommen ($> 10^6/g$). Für die Gemeinschaftsverpflegung vorgesehene hartgekochte Eier sollten deshalb ungekühlt maximal 24 h bevorratet werden. Die Haltbarkeit gekochter Eier kann durch Einlegen in Kochsalzlösung verlängert werden (Soleier).

An gekochten Eiern zu beobachtende Veränderungen sind überwiegend auf Qualitätsmängel am rohen Ei zurückzuführen. Geruchs- und Geschmacksabweichungen, Farbveränderungen und Alterungsprozesse sind auch nach der Zubereitung im allgemeinen feststellbar.

Zu lange gelagerte gekochte Eier besitzen sehr fest-elastisches Eiklar, trocken-krümeliges Eidotter und unansehnliche blaugrüne Verfärbungen in der Zone zwischen Dotter und Eiklar.

Die mehrwöchige Fermentation von Eiern unter Luftabschluß ist eine traditionelle Zubereitungsform, die vor allem in China Bedeutung besitzt.

10.8. Eiprodukte

Unter Eiprodukten versteht man nach dem Aufschlagen von Hühnereiern gewonnene und gesammelte Eiinhalte. Sie werden in flüssigem, gefrorenem oder getrocknetem Zustand für die Weiterverarbeitung hergestellt. Voraussetzungen für die weltweite Steigerung der Produktion solcher Eiprodukte waren vor allem:

— der steigende Bedarf der Lebensmittelindustrie
— die Erhöhung der Eiproduktion während des gesamten Jahres durch intensive Legehennenhaltung
— die zunehmende Mechanisierung der Eiprodukthestellung.

Aus der Herstellung und Verwendung von Eiprodukten ergeben sich gegenüber dem Einsatz von Schaleneiern folgende Vorteile:

— Abbau von saisonbedingten Produktionsspitzen
— Abdecken von Bedarfsspitzen
— Verwertungsmöglichkeiten für aussortierte Eier
— Einsparung an Transport- und Lagerungskapazität
— relativ lange Aufbewahrungszeiten für gefrorenes bzw. getrocknetes Ei
— Arbeitsersparnis für den Verwender.

Je nachdem, ob Dotter und Eiklar getrennt werden oder nicht, unterscheidet man folgende Eiprodukte: Vollei, flüssig; Vollei, gefroren; Gelbei, flüssig; Gelbei, gefroren; Eiklar, flüssig; Eiklar, gefroren; Volleipulver, Gelbeipulver, Eiklarpulver.

Bei der Verwendung der Eiprodukte in Lebensmitteln und Erzeugnissen der kosmetischen und pharmazeutischen Industrie werden die ernährungsphysiologischen, geschmacksgebenden, farbgebenden und fettemulgierenden Eigenschaften bzw. das Bindungsvermögen der Eier genutzt. Haupteinsatzgebiete in der Lebensmittelproduktion sind Teigwaren, Backwaren, Nährmittel und Süßwaren.

Alle Eiprodukte sind wegen der hohen Konzentration tierischen Eiweißes als hochwertige Lebensmittel zu betrachten, deren Erzeugung und Lagerung besondere Sorgfalt und Hygiene erfordern. Die Prinzipien der Herstellung von Eiprodukten sind der Abb. 10.13. zu entnehmen.

Entscheidend für die mikrobiologische Qualität der Eiprodukte sind die Beschaffenheit

Eierprodukte 407

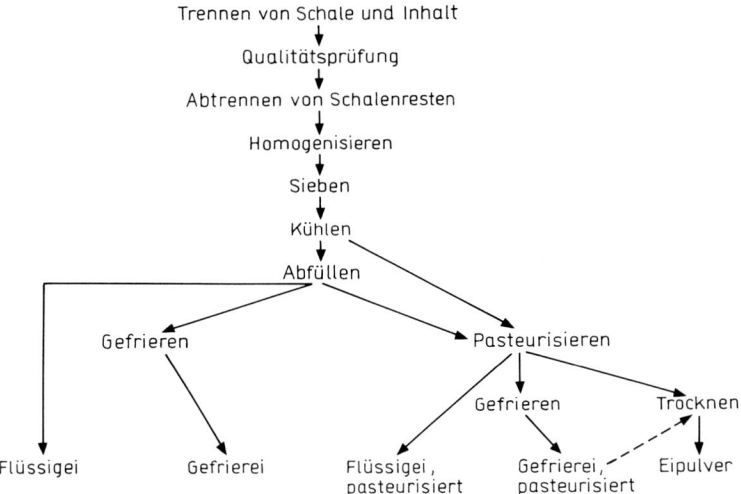

Abb. 10.13. Schema der Herstellung von Eiprodukten.

der Rohware und die Hygiene beim Eieinschlag. Eine gute Qualität der Eiprodukte setzt die Verwendung von Frischeiern voraus. Auch aussortierte Eier, die in den Merkmalen Luftkammerhöhe, Dotter- und Eiklarbeschaffenheit, Geruch und Geschmack den Anforderungen an Frischeiern entsprechen, können verwendet werden (Lichtsprungeier, deformierte Eier, Läufer, Knickeier). Schmutzige Eier müssen vor dem Einschlag naß gereinigt und getrocknet werden. Werden Eier aus der Lagerhaltung zu Eimasse verarbeitet, so wird im allgemeinen die Qualität der Eimasse aus Frischeiern nicht erreicht. Die Qualitätskontrolle der Rohmasse geschieht durch Leuchten der Eier vor dem Einschlag und nachfolgendem Prüfen des Inhaltes. Beim Einschlag sowohl mit der Hand als auch maschinell muß der Kontakt des Inhaltes mit der Schalenoberfläche so gering wie möglich gehalten werden. Verfahren, die auf dem Zerdrücken oder Zentrifugieren der Eier beruhen, entsprechen nicht dieser Forderung. An die Räume und an das Personal sind hohe hygienische Anforderungen zu stellen. Eieinschlagmaschinen müssen regelmäßig gründlich gesäubert und täglich desinfiziert werden. Je geringer die mikrobielle Belastung der Eischale ist, desto weniger Kontaminanten gelangen in die Eimasse. Die Vorbehandlung der Eier in desinfizierenden Lösungen beinhaltet die Gefahr der Geschmacksbeeinträchtigung und der Rückstandsbildung. Sie hat sich in der Praxis nicht durchgesetzt. Eine wirksame Keimzahlreduzierung auf der Schale läßt sich durch Tauchen der Eier für 10 Sekunden in 78–80 °C heißes Wasser erreichen, ohne daß es zu nennenswerten Schalensprüngen kommt.

Unmittelbar nach dem Einschlag ist die Eimasse auf eine Temperatur von höchstens 6 °C zu kühlen. Sie darf bei dieser Temperatur nicht länger als 24 h aufbewahrt werden, dann ist sie zu verarbeiten oder dem Gefrierprozeß zu unterziehen, wobei innerhalb von höchstens 48 h -8 °C erreicht sein sollten.

Den flüssigen Eiprodukten dürfen zur Haltbarmachung die Konservierungsmittel Benzoe- und Sorbinsäure zugesetzt werden.

Eine Pasteurisierung muß wegen der Gefahr der Eiweißkoagulation schonend erfolgen (63–65 °C und 4 min Heißhaltezeit). Sie wird in Plattenerhitzern vorgenommen und dient der Abtötung pathogener Keime sowie der Reduzierung des Gesamtkeimgehaltes. Pasteurisierte Eimasse wird entweder direkt verarbeitet, zur Lagerung eingefroren oder zu Eipulver getrocknet.

Für die Eipulverherstellung darf nur pasteurisierte Eimasse eingesetzt werden. Die Trocknung erfolgt meist in Sprühtürmen. Dabei wird das Flüssigei durch Anwendung heißer Luft (150–170 °C) versprüht. Wegen der sofortigen Abkühlung der Heißluft beim Trockenprozeß kommt es hierbei nicht zu einer wesentlichen Reduzierung des Mikrobengehaltes. Auch beim Verfahren der Trocknung auf heißen Walzen wird in der Eimasse keine keimabtötende Temperatur erreicht. Zur Vermeidung von Reinfektionen sind Abfüllung und Verpackung unter besonders sauberen Bedingungen durchzuführen.

Eiprodukte müssen in wasser- und fettundurchlässigen, geruchs- und geschmacksneutralen Behältnissen lichtgeschützt verpackt werden. Für Flüssigei kommen z. B. beschichtete Pappeimer oder Blechkanister und für Eipulver Polyethylensäcke in Frage. Gefrorene Eimasse ist bei höchstens −18 °C zu lagern. Pasteurisierte, in Blechkanister abgepackte Ware ist bei −18 °C 18 Monate und bei −24 °C 24 Monate lagerfähig.

Gefrierei, zu deren Herstellung langgelagerte Eier verwendet wurden, sollte nur kurzfristig gelagert werden.

Eipulver guter Qualität ist bei 0 bis 2 °C und 65 bis 75% relativer Luftfeuchtigkeit mindestens 6 Monate lagerfähig. Auf die Herstellung von Eipulver aus längere Zeit gelagertem Gefrierei oder aus Gefrierei, das aus Kühlhauseiern gewonnen wurde, ist möglichst zu verzichten, da ein solches Produkt nicht gelagert werden kann, ohne daß es rasch zu qualitativen Einbußen kommt.

- **Anforderungen an die Beschaffenheit der Eiprodukte**

Flüssigei muß gleichmäßig gelb bis orangegelb aussehen, homogen und zähflüssig sein sowie einen arteigenen frischen Geruch aufweisen. Der Trockenmassegehalt beträgt durchschnittlich 24%, der pH-Wert soll nicht unter 7 liegen, die Milchsäure- bzw. Bernsteinsäuregehalte dürfen maximal bei 1000 bzw. 50 mg/kg Trockensubstanz liegen. Wichtiges Qualitätskriterium ist daneben die Belastung mit vermehrungsfähigen oder abgestorbenen Keimen. Pasteurisierte Eiprodukte dürfen max. 10^5 aerob wachsende Keime je g oder ml enthalten.

Volleipulver ist hellgelb bis gelb, Gelbeipulver gelb und Eiklarpulver weiß bis cremefarben. Es soll feinpulverig und ohne Klumpenbildung sein. Der Geruch von Vollei- und Gelbeipulver ist leicht biskuitartig; Eiklarpulver riecht neutral. Werden Salmonellen im Eipulver nachgewiesen, können nach Auflösen des Eipulvers die Pasteurisation und das anschließende Versprühen wiederholt werden. Für die Haltbarkeit des Eipulvers ist die Einhaltung eines Trockenmassegehaltes von 95% von Bedeutung.

- **Pathogene Keime in Eiprodukten**

Unpasteurisierte oder nicht ausreichend pasteurisierte Eiprodukte können mit pathogenen Keimen kontaminiert sein. Sie stammen aus dem Eiinhalt oder von der Schale der Eier. Auch Kontaminationen durch unhygienische Herstellung und Verpackung sind möglich. Infolge der Homogenisierung des Eiinhaltes kommt es zu einer Verdünnung der im Eiklar vorhandenen bakteriostatisch und bakterizid wirkenden Substanzen. Wie experimentelle Untersuchungen mit Shigellen und *Yersinia enterocolitica* zeigten, bleibt der Gehalt an diesen Keimen in frisch hergestellter Volleimasse bei Zimmertemperatur etwa 2 bis 4 h konstant. Dann setzt die Vermehrung ein. Pathogene Keime, z. B. Salmonellen und *Staphylococcus aureus*, bleiben auch bei Langlagerung in gefrorener Eimasse zu einem hohen Prozentsatz vital. Bei Unterbrechung der Kühl- und Gefrierkette bzw. unzureichend raschem Verbrauch aufgetauter Eimasse besteht die Gefahr der Anreicherung pathogener Keime. Das größere Risiko besteht jedoch in der Möglichkeit der Übertragung pathogener Keime mit der Eimasse in andere Produkte, in denen Vermehrungsmöglichkeiten gegeben sind.

Da sich Mikroben auch in langgelagertem Eipulver halten, sind oft Lebensmittelvergiftungen, besonders durch Salmonellen bedingt, von diesem Produkt verursacht worden. Mit

Wasser angerührtes Eipulver oder eipulverhaltige Nährmittel bilden bei mehrstündigem Stehen unter ungekühlten Bedingungen einen idealen Nährboden für die Keimvermehrung.

- **Täuschung**

In der Praxis der Lebensmittelüberwachung ist stets auch an die Möglichkeit der Verfälschung von Eiprodukten zu denken. Als unzulässige Zusätze kommen u. a. in Frage: Wasser, Pflanzenöle, Stärke, Milchpulver, Casein, künstliche Farbstoffe, angebrütete und andere als Rohware nicht geeignete Eier sowie Eier anderer Geflügelarten.

- **Verderbnis**

Als Folge des meist heterogenen und relativ hohen Keimgehaltes kann unpasteurisierte und pasteurisierte Eimasse bei unsachgemäßer Aufbewahrung rasch verderben. Im Ei enthaltene originäre Enzyme tragen ebenfalls zum Abbau der Inhaltsstoffe bei. Je nach Ausprägungsgrad sind feststellbar:

— Farbabweichungen
— Verlust der Homogenität, Verflüssigung
— Bodensatzbildung
— Entstehung von Klümpchen und Flocken
— Geruch und Geschmack erscheinen streng, unrein, säuerlich, muffig, faulig.

Bei den Verderbniserscheinungen an Eipulver stehen Fettveränderungen (Spaltung der Lecithine und Fette, Oxydationsprozesse) im Vordergrund. Auch mikrobiell bedingte Eiweißzersetzung ist möglich, wenn der Wassergehalt im Eipulver durch nicht ausreichende Trocknung oder zu feuchte Lagerung bzw. feuchtigkeitsdurchlässige Verpackung zu hoch liegt. Das Eipulver kann deutliche Farbabweichungen zeigen, die Feinpulverigkeit geht verloren. Ranziger, dumpfiger, muffiger und sogar fauliger Geruch und Geschmack können festzustellen sein. Brandige und bittere Geschmacksabweichungen haben ihre Ursache in Fehlern der Herstellungstechnologie.

10.9. Produkte mit Zusatz von Eiern

Der Eizusatz zu **Teigwaren** dient der Verbesserung der Kocheigenschaften, der Farbe, des Geschmacks und des ernährungsphysiologischen Wertes. Rohstoffe sind Getreidemahlerzeugnisse, Eier, Wasser und Gewürze. Im Herstellungsprozeß ist für die Abtötung pathogener Keime, die über das Ei hineingelangen können, der Trockenprozeß von entscheidender Bedeutung. Die dazu eingesetzten Temperaturen variieren zwischen 50 und 120°C. Werden niedrige Temperaturen verwendet, können z. B. Salmonellen oder Staphylokokken überleben. Durch Reinigungs- und Desinfektionsmaßnahmen muß verhindert werden, daß sich die Keime in Maschinenteilen anreichern und den Teig laufend kontaminieren. Den für Backwaren eingesetzten **Cremes** werden ebenfalls Eier zugesetzt. Gelangen mit den Eiern pathogene Erreger in Cremes, die im Herstellungsprozeß unerhitzt bleiben (französische Cremes), so kann es zu Lebensmittelvergiftungen kommen. In den meisten Fällen ging derartigen Ausbrüchen eine Anreicherungsphase durch zu warme Aufbewahrung der cremehaltigen Backwaren voraus. Für die Herstellung von **Mayonnaise** ist Eigelb ein wesentlicher Bestandteil. Es hat eine stabilisierende Funktion für die Wasser-in-Öl-Emulsion. Der Eigelbgehalt beträgt 7,5% des Fettgehaltes. Da unpasteurisiertes Eigelb eingesetzt wird, können über das Eigelb auch pathogene Keime in die Mayonnaise gelangen. Wegen des niedrigen pH-Wertes ($\leq 4{,}0$) kommt es in Mayonnaise nicht zur

Vermehrung dieser Keime. Salmonellen überleben je nach Keimmenge, Spezies und Temperatur etwa 3 bis 10 Tage in der Mayonnaise. Zu beachten ist jedoch, daß die mikrobiologische Stabilität der Mayonnaise in Zubereitungen (Tunken, Salaten) wegen der pH-Wert-Erhöhung und des Verdünnungseffektes oftmals nicht erhalten bleibt. Deswegen waren mayonnaisehaltige Zubereitungen oft Ausgangspunkt von Lebensmittelvergiftungen.

Ein hoher Eigelbanteil ist in **Eierlikör** enthalten. Er besteht aus 17 bis 20 Vol.-% Alkohol, Zucker und Eigelb. Zur Überlebensrate von Salmonellen im Eierlikör gibt es unterschiedliche experimentelle Ergebnisse (1 bis 28 Tage Überlebensdauer).

Literatur

BENTLER, W. (1977): Erfahrungen bei der tierärztlichen Untersuchung von Frischeiern. Arch. f. Lebensmittelhyg. **28**, 31.

BLOM, L. (1974): Laegemidlers udskillelse i aeg. Medlemsbl. Dan. Dyrlaegeforen **57**, 49.

BOARD, R. G., AYRES, J. C., KRAFT, A. A., and FORSYTHE, R. H. (1964): The microbial contamination of egg shells and egg packing materials. Poultry Sci. **43**, 584.

BURKHARDT, SABINE (1984): Untersuchungen zum Vorkommen von Salmonella- und Yersinia-enterocolitica-Keimen bei Hühnereiern. Vet.-med. Dipl.-Arbeit, Berlin.

CLARK, A. G., and BUESCHKENS, D. (1985): Laboratory infection of chicken eggs with Campylobacter jejuni by using temperature or pressure differentials. Appl. environm. Microbiol. **49**, 1467.

FARCHMIN, G., und SCHEIBNER, G. (1973): Tierärztliche Lebensmittelhygiene. 2. Aufl. Gustav Fischer Verlag, Jena.

GRAU, C. R. (1976): Ring structure of avian egg yolk. Poultry Sci. **55**, 1418.

GROSSFELD, J. (1938): Handbuch der Eierkunde. Springer Verlag, Berlin.

GRZIMEK, B. (1938): Das Eierbuch. Verlag Fritz Pfenningstorff, Berlin.

HAENEL, H. (1979): Energie- und Nährstoffgehalt von Lebensmitteln. VEB Verlag Volk und Gesundheit, Berlin.

MATTHES, S., und HANSCHKE, J. (1977): Experimentelle Untersuchungen zur Übertragung von Bakterien über das Hühnerei, Berl. Münch. Tierärztl. Wschr. **90**, 200.

MATTHES, S. (1983): Durch Krankheiten und mikrobielle Kontamination bedingte Qualitätsminderung bei Hühnereiern. Dt. Geflügelwirtschaft u. Schweineproduktion **35**, 1398.

MEHNER, A., und HARTFIEL, W. (1983): Handbuch der Geflügelphysiologie. Gustav Fischer Verlag, Jena.

PEARSON, A. U., GREENWOOD, N. M., BUTLER, E. J., CURE, C. L., and FENWICK, G. R. (1983): Fish meal and egg taint. J. Sci. Food Agric. **34**, 277.

PIKE, O. A., and PENG, I. C. (1985): Stability of shell egg and liqiud yolk to lipid oxidation. Poultry Sci. **64**, 1470.

SCHEIBNER, G., und FEHLHABER, K. (1977): Untersuchungen über die Inaktivierung von Mikroben auf der Schalenoberfläche aussortierter Hühnereier. Mh. Vet.-Med. **32**, 226.

SCHEIBNER, J. (1986): Modelluntersuchungen zum Penetrationsvermögen von Yersinia enterocolitica durch die Schale von Hühnereiern und zur Dynamik des Keimes im Eiinneren. Vet.-med. Dipl.-Arbeit, Berlin.

SCHOLTYSSEK, S. (1979): Beeinflussung der Qualität von Geflügelprodukten durch Fütterung und Haltung. Mitt. über Tierzucht und Fütterung. 27. Wiener Seminar über Fütterungsfragen, S. 29.

SCHORMÜLLER, J. (1966): Die Erhaltung der Lebensmittel. Ferdinand Enke Verlag, Stuttgart.

SCHULSCHENK, BIRGIT (1981): Analyse der Ursachen für die Entstehung von Eischalenschäden sowie Vorschläge zu deren Abänderung bei der Technologie der Eigewinnung im Produktionsbereich L 2 des Frischeierbetriebes Bestensee. Abschlußarbeit Ing.-Schule für Fleischwirtschaft, Oranienburg.

SIEGMANN, O., und NEUMANN, U. (1984): Risikoabschätzung antimikrobieller Rückstände im Hühnerei, Berl. Münch. Tierärztl. Wschr. **97**, 51.

SPARKS, N. H. C., and BOARD, R. G. (1985): Bacterial penetration of the recently oviposited shell of hens' eggs. Aust. Vet. J. **62**, 169.

STANGE, K.-H. (1977): Untersuchungen zur Frage der Rückverteilung von Sulfamethazin aus den Follikeln legender Hennen – Ein Beitrag zur Rückstandsproblematik im Ei. Vet.-med. Diss., Hannover.

Seminar des Universitätsbundes Hohenheim e.V. im Juni 1986: Eier, Eierprodukte, Teigwaren. Verlag Ulmer, Stuttgart 1987.
Verordnung (EWG) Nr. 1907/90 des Rates vom 26. 6. 1990 über bestimmte Vermarktungsnormen für Eier. Amtsblatt der Europäischen Gemeinschaften Nr. L 173, S. 5 (1990).
Verordnung über gesundheitliche Anforderungen an Eiprodukte und deren Kennzeichnung (Eiprodukte-Verordnung) BGBl. Nr. 21, 26. 2. 1975.

11. Wild

11.1. Allgemeines

Weltweit ist das Interesse an der Jagd verbreitet. Die Jagd leistet einen aktiven Beitrag zum Naturschutz durch die Erhaltung und Hege artenreicher und gesunder Wildbestände. In der Hege des Wildes sind dabei der Schutz und die Pflege der Lebensräume des Wildes sowie der Schutz der Ökosysteme eingebettet. Die Verhütung und Bekämpfung von Krankheiten des Wildes und der selektive Abschuß sichern, daß durch die Jagd das Wild als Bestandteil unserer Umwelt erhalten bleibt. Gleichzeitig werden die Wildbestände so reguliert, daß Wildschäden in Land-, Forst- und Fischereiwirtschaft weitgehend vermieden werden. Wesentlicher Bestandteil der Jagd ist die Nutzung der Wildbestände für die Erzeugung von Wildbret, Bälgen und weiteren Produkten.

11.2. Wildarten

11.2.1. Einteilung der Wildarten

Die Wildarten werden jagdlich unter den verschiedenen Gruppenbezeichnungen zusammengefaßt.
   Von Belang sind die Gruppenbezeichnungen

Schalenwild: für alle Wildarten, die den Klauentieren angehören

Hochwild: früher: gebräuchlicher Sammelbegriff für Elch-, Rot-, Dam-, Schwarz-, Muffel- und Rehwild, Wisent, Rentier, Gamswild, Steinwild, Bär, Luchs, Wolf, Auer- und Trutwild, Trappe, Kranich, Schwan, Adler und Uhu. (Diese Tierarten waren der Jagd durch den Hochadel vorbehalten.) Zuweilen wurde Schwarz- und Rehwild nicht dazugerechnet. Heute: gebräuchlich als Synonym für Schalenwild.

Niederwild:: als Sammelbegriff für Hasen, Wildkaninchen, Wildenten, Wildgänse, Fasanen, Feldhühner, Birk- und Auerwild, Raubwild usw.

Raubwild: als Sammelbegriff für Füchse, Dachse, Marder, Iltisse, Hermeline, Waschbären, Marderhunde und Minke

Haarwild: als Sammelbegriff für jagdbare Säugetiere

Federwild: als Sammelbegriff für alle jagdbaren Vogelarten

Wasserwild: als Sammelbegriff für alle jagdbaren Wasservögel

11.2.2. Wildarten und Jagdzeiten

Die Definition des Begriffes Wild ist international nicht einheitlich und bezieht sich oft auf wildlebende Tiere. Zur Unterscheidung wird dann zusätzlich von jagdbaren wildlebenden Tieren gesprochen.

Die Jagdzeiten werden staatlich festgelegt. In der Tabelle 11.1. sind die z. Z. in der Bundesrepublik Deutschland jagdbaren Tiere und in Tabelle 11.2. ihre Jagdzeiten angegeben.

Tabelle 11.1.: Jagdbare Tiere (Wild)

Tierart	Zoologischer Name	Tierart	Zoologischer Name
Wisente	*Bison bonasus*	Ringeltauben	*Columba palumbus*
Elchwild	*Alces alces*	Türkentauben	*Streptopelia decaocto*
Rotwild	*Cervus elaphus*	Biber	*Castor fiber*
Damwild	*Dama dama*	Steinwild	*Capra ibex*
Rehwild	*Capreolus capreolus*	Sikawild	*Cervus nippon*
Muffelwild	*Ovis ammon musimon*	Graugänse	*Anser anser*
Schwarzwild	*Sus scrofa*	Saatgänse	*Anser fabalis*
Gamswild	*Rupicapra rupicapra*	Kanadagänse	*Branta canadensis*
Hasen	*Lepus europaeus*	Bleßgänse	*Anser albifrons*
Schneehasen	*Lepus timidus*	Waldschnepfen	*Scolopax rusticola*
Wildkaninchen	*Oryctolagus cuniculus*	Graureiher	*Ardea cinerea*
Murmeltiere	*Marmota marmota*	Bleßrallen	*Fulica atra*
Wölfe	*Canis lupus*	Haubentaucher	*Prodiceps cristatus*
Wildkatzen	*Felis silvestris*	Höckerschwäne	*Cygnus olor*
Luchse	*Lynx lynx*	Auerwild	*Tetrao urogallus*
Dachse	*Meles meles*	Birkwild	*Lyrurus tetrix*
Füchse	*Vulpes vulpes*	Steinhühner	*Alectoris graeca*
Baummarder	*Martes martes*	Truthühner	*Meleagris gallopavo*
Steinmarder	*Martes foina*	Haselhühner	*Tetrastes bonasia*
Minke	*Mustela vison*	Trappen	*Otis tarda*
Fischotter	*Lutra lutra*	Wachteln	*Coturnix coturnix*
Iltisse	*Putorius putorius*	Kraniche	*Grus grus*
Hermeline	*Mustela erminea*	Habichte	*Accipiter gentilis*
Mauswiesel	*Mustela nivalis*	Mäusebussarde	*Buteo buteo*
Eichhörnchen	*Sciurus vulgaris*	Kolkraben	*Corvus corax*
Waschbären	*Procyon lotor*	Rabenkrähen	*Corvus corone corone*
Marderhunde	*Nycteriutes procyonoides*	Nebelkrähen	*Corvus corone cornix*
Seehunde	*Phoca vitulina*	Saatkrähen	*Corvus frugilegus*
Fasanen	*Phasianus colchicus*	Elstern	*Pica pica*
Rebhühner	*Perdix perdix*	Eichelhäher	*Garrulus glandarius*
Stockenten	*Anas platyrhynchos*	Silbermöwen	*Larus argentatus*
Tafelenten	*Aythya ferina*	Sturmmöwen	*Larus canus*
Krickenten	*Anas crecca*	Lachmöwen	*Larus ridibundus*
Reiherenten	*Aythya fuligula*	Kormorane	*Phalacrocorax carbo*

Tabelle 11.2.: Jagdzeiten (Bundesrepublik Deutschland)

VO des Bundesministers für Ernährung, Landwirtschaft und Forsten v. 2. April 1977 (BGBl. I S. 531)

§ 1 (1) Die Jagd darf ausgeübt werden auf:

Rotwild
   Kälber   1. 8.–28. 2.
   Schmalspießer   1. 6.–28. 2.

Tabelle 11.2.: Fortsetzung

Schmaltiere	1. 6.–31. 1.
Hirsche und Alttiere	1. 8.–31. 1.
Dam- und Sikawild	
Kälber	1. 9.–28. 2.
Schmalspießer	1. 7.–28. 2.
Schmaltiere	1. 7.–31. 1.
Hirsche und Alttiere	1. 9.–31. 1.
Rehwild	
Kitze	1. 9.–28. 2.
Schmalrehe	16. 5.–31. 1.
Ricken	1. 9.–31. 1.
Böcke	16. 5.–15. 10.
Gamswild	1. 8.–15. 12.
Muffelwild	1. 8.–31. 1.
Schwarzwild	16. 6.–31. 1.
Frischlinge	ganzjährig
Überläufer	ganzjährig
Feldhasen	1. 10.–15. 1.
Stein- und Baummarder	16. 10.–28. 2.
Iltise	1. 8.–28. 2.
Hermeline	1. 8.–28. 2.
Mauswiesel	1. 8.–28. 2.
Dachse	1. 8.–30. 10.
Seehunde	1. 9.–30. 10.
Auer-, Birk- und Rackelhähne	1. 5.–31. 5.
Rebhühner	1. 9.–15. 12.
Fasanen	1. 10.–15. 1.
Wildtruthähne	1. 10.–15. 1. und 15. 3.–15. 5.
Wildtruthennen	1. 10.–15. 1.
Ringel- und Türkentauben	1. 7.–30. 4.
Höckerschwäne	1. 9.–15. 1.
Graugänse	1. 8.–31. 8. und 1. 11.–15. 1.
Bleß-, Saat-, Ringel- und Kanadagänse	1. 11.–15. 1.
Stockenten	1. 9.–15. 1.
alle übrigen Wildenten (außer Brand-, Eider-, Eis-, Kolben-, Löffel-, Moor-, Schell- und Schnatterente)	1. 10.–15. 1.
Waldschnepfen	16. 10.–15. 1.
Bleßhühner	1. 9.–15. 1.
Lachmöwen	16. 7.–30. 4.
Sturm-, Silber-, Mantel-, Heringsmöwen	16. 8.–30. 4.

(2) Vorbehaltlich der Bestimmungen des § 22 Abs. 4 des Bundesjagdgesetzes darf die Jagd das ganze Jahr ausgeübt werden beim Schwarzwild auf Frischlinge und Überläufer, auf Wildkaninchen und Füchse.

Landesrechtliche Abkürzungen oder Aufhebungen der Jagdzeiten einiger Wildarten (vorbehaltlich möglicher Änderungen durch entsprechende Landesverordnungen)

Baden-Württemberg

Rotwild	
Kälber	1. 8.–15. 1.

Tabelle 11.2.: Fortsetzung

Feldhasen	1. 10.–31. 12.
Auer- und Birkwild	ganzjährig geschont
Fasanen	1. 10.–31. 12.
Höckerschwäne	1. 9.–30. 11.
alle Gänse, außer Graugans	ganzjährig geschont

Bayern
Rotwild	
Kälber	1. 8.–15. 1.
Schmalspießer	1. 8.–15. 1.
Schmaltiere	1. 6.–15. 1.
Hirsche I und II a mit Geweihgewicht über 2 kg, in Oberbayern 3,5 kg	1. 8.–15. 11.
alle anderen Rothirsche	1. 8.–15. 1.
Alttiere	1. 8.–15. 1.
Dam- und Sikawild	
Kälber	1. 9.–15. 1.
Schmalspießer	1. 9.–15. 1.
Schmaltiere	1. 9.–15. 1.
Hirsche	1. 9.–15. 1.
Alttiere	1. 9.–15. 1.
Rehwild	
Kitze, im Hochgebirge	1. 6.–31. 12.
sonst	16. 5.–31. 12.
Schmalrehe, im Hochgebirge	1. 6.–15. 10.
sonst	16. 5.–31. 12.
Ricken	1. 9.–31. 12.
Böcke, im Hochgebirge	1. 6.–15. 10.
sonst	16. 5.–15. 10.
Muffelwild	1. 8.–15. 1.
Feldhasen	16. 10.–31. 12.
Rebhühner	1. 9.–31. 10.
Fasanen	16. 10.–31. 12.
Wildkaninchen	1. 3.–15. 6.
ganzjährig, auch in der Setzzeit im Bereich der Landesdeiche	
Graureiher	16. 9.–31. 10.
in einem Umkreis von 200 m um geschlossene Gewässer im Sinn des Artikels 2 Abs. 1 Nr. 1 u. 2 des Fischereigesetzes für Bayern	

Hansestadt Bremen
Rehwild	
Kitze	1. 9.–31. 1.
Schmalrehe	1. 9.–31. 1.
Auer-, Birk- und Rackelhähne	
Birkhähne	ganzjährig geschont
Rebhühner	ganzjährig geschont
Reiherente, Tafelente, Knäckente	ganzjährig geschont

Hessen
Rotwild	
Kälber	1. 8.–31. 1.
Schmalspießer	1. 7.–31. 1.
Schmaltiere	1. 7.–31. 1.
Dam- und Sikawild	
Schmalspießer	1. 8.–31. 1.
Schmaltiere	1. 8.–31. 1.
Rehwild	
Kitze	1. 9.–31. 1.

Tabelle 11.2.: Fortsetzung

Auer-, Birk- und Rackelhähne	ganzjährig geschont
Fasanen	
Fasanenhähne	1. 10.–15. 1.
Wildtruthähne	ganzjährig geschont
Wildtruthennen	ganzjährig geschont
alle Wildgänse	ganzjährig geschont
alle Enten, außer Stockente	ganzjährig geschont
Wildkaninchen	1. 3.–15. 6.
im Bereich der Landesdeiche auch in der Setzzeit	

Niedersachsen

Rotwild	
Kälber	1. 8.–31. 1.
Schmalspießer	1. 6.–31. 1.
Dam- und Sikawild	
Damkälber	1. 9.–31. 1.
Damschmalspießer	1. 7.–31. 7.
Rehwild	
Kitze	1. 9.–31. 1.
Schmalrehe	1. 9.–31. 1.
Rebhühner	1. 9.–30. 11.
Ringel- und Türkentauben	16. 7.–30. 4.
Höckerschwäne	1. 9.–30. 9.
alle Gänse, außer Graugans	ganzjährig geschont
Reiherente, Tafelente, Knäckente	ganzjährig geschont
Stockente in den Landkreisen Leer, Auderich, Wittmund, Friesland, Wesermarsch, Cuxhaven und Stade sowie in den Städten, Emden und Wilhemshaven	16. 8.–15. 1.

Nordrhein-Westfalen

Rotwild	
Schmalspießer	1. 8.–31. 1.
Schmaltiere	1. 8.–31. 1.
Dam- und Sikawild	
Damschmalspießer	1. 9.–31. 1.
Rehwild	
Schmalrehe	1. 9.–31. 1.
Schwarzwild, außer führende Bachen	1. 8.–31. 1.
Überläufer	1. 8.–31. 1.
Feldhasen	16. 10.–15. 1.
Auer-, Birk- und Rackelhähne	ganzjährig geschont
Fasanen	16. 10.–15. 1.
Wildtruthähne	16. 3.–30. 4.
Wildtruthennen	ganzjährig geschont
Höckerschwäne	ganzjährig geschont
alle Wildgänse	ganzjährig geschont
alle Enten, außer Stockente	ganzjährig geschont
Wildkaninchen	1. 3.–15. 6.
im Bereich der Landesdeiche auch in der Setzzeit	

Rheinland-Pfalz

Schwarzwild	
Überläufer	16. 6.–31. 1.
Auer-, Birk- und Rackelhähne	ganzjährig geschont
Rebhühner	1. 9.–31. 10.
Höckerschwäne	ganzjährig geschont
alle Wildgänse	ganzjährig geschont

Tabelle 11.2.: Fortsetzung

Saarland
Schwarzwild, schwache nicht führende Frischlinge und Überläufer	1. 1.–31. 12.
Schwarzwild, außer führende Bachen	1. 7.–31. 1.

Schleswig-Holstein
Rotwild	
Schmalspießer	1. 8.–31. 1.
Schmaltiere	1. 8.–31. 1.
Dam- und Sikawild	
Damschmalspießer	1. 9.–31. 1.
Schmaltiere	1. 8.–31. 1.
Rehwild	
Schmalrehe	1. 9.–31. 1.
Schwarzwild, außer führende Bachen	16. 7.–31. 1.
Feldhasen	16. 10.–15. 1.
Rebhühner	1. 9.–30. 11.
Fasanen	
Fasanenhähne	16. 10.–15. 1.
Höckerschwäne	1. 9.–30. 9.
Wildgänse	
Saatgans	ganzjährig geschont
Wildkaninchen	1. 3.–15. 6.
im Bereich der Landesdeiche auch in der Setzzeit	

Hamburg
Rotwild	
Schmalspießer	1. 8.–31. 1.
Schmaltiere	1. 8.–31. 1.
Dam- und Sikawild	
Schmalspießer	1. 9.–31. 1.
Schmaltiere	1. 9.–31. 1.
Rehwild	
Schmaltiere	16. 10.–15. 1.
Feldhasen	16. 10.–15. 1.
Rebhühner	1. 9.–30. 11.
Fasanenhähne	1. 10.–15. 1.
Höckerschwäne	1. 9.–30. 9.
Stockenten, die Schonzeit kann zur Vermeidung von übermäßigen Wildschäden in den Bezirken Altona, Emsbüttel, Hamburg-Nord, Wandsbeck, Bergedorf und Harburg aufgehoben werden, vom	1. 8.–31. 8.

In den Ländern **Brandenburg, Mecklenburg-Vorpommern, Sachsen, Sachsen-Anhalt** und **Thüringen** gelten folgende Jagdzeiten (1990):

Rotwild	
Kälber	1. 9.–31. 3.
Schmaltiere	1. 6.–31. 1.
Alttiere	1. 9.–31. 1.
Hirsche I und IIb	1. 8.–31. 1.
Hirsche IIc	1. 8.–31. 3.
Damwild	
Kälber	1. 9.–31. 3.
Schmaltiere	1. 6.–31. 1.
Alttiere	1. 9.–31. 1.
Hirsche I und IIb	1. 9.–31. 1.
Hirsche IIc	1. 9.–31. 3.
Muffelwild	
Lämmer	1. 9.–31. 3.

Tabelle 11.2.: Fortsetzung

Schafe	1. 9.–31. 1.
Widder	1. 8.–31. 3.
Rehwild	
Kitze	1. 9.–31. 3.
Schmalrehe	1. 6.–31. 1.
Ricken	1. 9.–31. 1.
Böcke I und IIb	15. 5.–15. 10.
Böcke IIc	1. 5.–15. 10.
Schwarzwild, außer führende Bachen	ganzjährig
führende Bachen	15. 8.–15. 2.
Elchwild	ganzjährig
Hasen in Bewirtschaftungsgebieten	15. 11.–15. 1.
Hasen außerhalb von Bewirtschaftungsgebieten	15. 8.–15. 1.
Wildkaninchen	ganzjährig
Steinmarder	1. 10.–31. 3.
Minke	1. 10.–31. 3.
Hermeline	1. 10.–31. 3.
Iltisse	1. 10.–31. 3.
Eichhörnchen	1. 10.–31. 3.
Dachse	1. 10.–31. 12.
Wölfe	ganzjährig
Füchse	ganzjährig
Luchse	ganzjährig
Marderhunde	ganzjährig
Waschbären	ganzjährig
Fasanenhähne und -hennen	1. 10.–31. 1.
Fasanenhähne bei Ansitz- und Pirschjagden	1. 10.–31. 3.
Rebhühner	1. 9.–30. 11.
Ringel- und Türkentauben	1. 8.–31. 3.
Waldschnepfen	1. 9.–31. 12.
Stock-, Tafel-, Krick- und Reiherenten	15. 8.–31. 1.
Grau-, Saat-, Kanada- und Bleßgänse	15. 7.–31. 1.
Graureiher	1. 7.–31. 1.
Haubentaucher	1. 7.–31. 1.
Bleßrallen	1. 7.–31. 1.
Lach-, Sturm- und Silbermöwen	1. 10.–31. 3.
Kolkraben	1. 8.–31. 1.
Raben- und Nebelkrähen	ganzjährig
Elstern	ganzjährig
Eichelhäher	ganzjährig

Außerhalb der Jagdzeiten ist das Wild nicht zu bejagen. Es ist zu schonen. Jagdbare Tierarten, für die im jeweiligen Land keine Jagdzeiten festgelegt wurden, sind ganzjährig zu schonen. Grundsätzlich dürfen in Setz- und Brutzeiten bis zum Selbständigwerden der Jungtiere die für die Aufzucht notwendigen Elterntiere, auch die von Wild ohne Schonzeit, nicht bejagd werden.

11.2.3. Wild zur Wildbretgewinnung

In der Regel werden zur Wildbretgewinnung genutzt:

- Elch-, Rot-, Dam-, Muffel-, Reh- und Schwarzwild
- Hasen und Wildkaninchen

- Fasanen und Rebhühner
- Wildgänse, Wildenten und Schwäne
- Ringel- und Türkentauben, Bleßrallen, Graureiher, Kormorane sowie Waldschnepfen.

Entsprechend dem Vorkommen gelangen auch Rentiere, Sika-, Stein- und Gamswild sowie Bären und Wisente zur Nutzung (Tabelle 11.3.).

Tabelle 11.3.: Wildstrecken 1988 (beide deutsche Staaten)[1]

Wildart	Stück	davon Bundesgebiet
Rotwild	61 603	33 503
Damwild	32 549	14 549
Sikawild	858	858
Schwarzwild	256 199	106 199
Gamswild	4 518	4 518
Muffelwild	5 916	2 216
Hasen	705 506	691 206
Kaninchen	609 691	601 491
Fasanen	436 973	423 663
Wildenten	654 278[2]	622 878
Wildgänse	10 196	4 996

[1] Wildarten, die der Wildbretgewinnung dienen; erlegt im Bundesgebiet 1. 4. 88–31. 3. 89, im DDR-Gebiet 1. 1. 88–31. 12. 88.
[2] Überwiegend Stockenten.

Jährliches Wildbretaufkommen in beiden deutschen Staaten: ca. 26 000 t, davon 17 700 t im Bundesgebiet.
Jährlicher Wildfleischimport ins Bundesgebiet: 18 600 t.
Gesamtverbrauch: 44 600 t.

Tabelle 11.4.: Weidmännische Bezeichnungen der verschiedenen Altersstufen des Wildes

Wildart	bis 1 Jahr	1 bis 2 Jahre	über 2 Jahre
Elch ♂	Elchhirschkalb	Spießer	Elchhirsch, Elchschaufler
Elch ♀	Elchwildkalb	Schmaltier	Elchtier, Mutterwild
Rotwild ♂	Rothirschkalb	Spießer	Hirsch, Rothirsch, Geweihter
Rotwild ♀	Rotwildkalb	Schmaltier	Tier, Rottier, Alttier
Damwild ♂	Damhirschkalb	Spießer	Damhirsch, Damschaufler
Damwild ♀	Damwildkalb	Schmaltier	Damtier
Gamswild ♂	Kitzbock	Spießbock	Gamsbock
Gamswild ♀	Kitzgeiß	Schmalgeiß	Gamsgeiß, Geiß
Muffelwild ♂	Widderlamm	Muffelwidder	Muffelwidder, Widder
Muffelwild ♀	Schaflamm	Schmalschaf	Muffelschaf, Schaf
Rehwild ♂	Kitzbock	Spießbock	Bock, Rehbock
Rehwild ♀	Rickenkitz	Schmalreh	Ricke
Schwarzwild ♂	Frischling	Überläuferkeiler	Keiler
Schwarzwild ♀	Frischling	Überläuferbache	Bache
Hase ♂	Junghase	Dreiläufer	Rammler
Hase ♀	Junghase	Dreiläufer	Häsin

11.2.4. Altersstufen

Die weidmännischen Bezeichnungen in den verschiedenen Altersstufen unterscheiden sich insbesondere für die Altersgruppen bis 1 Jahr, 1 bis 2 Jahre sowie über 2 Jahre. Sie sind in der Tabelle 11.4. angegeben. Es sind insbesondere für die Altersgruppe über 2 Jahre auch mehrere Bezeichnungen möglich. Weitere weidmännische Bezeichnungen nehmen Bezug auf die Form des Geweihes bzw. Gehörns, wie Sechser, Zwölfer usw. und beziehen sich nicht auf das Alter.

11.2.5. Körperteile

Kopf:	bei Elch-, Rot-, Dam-, Gamswild: Haupt, sonst Kopf
Maul:	bei Schwarzwild Gebrech, sonst Äser
Nase:	bei Schalenwild: Windfang, außer bei Schwarzwild, dort Nase mit Wurf (Rüsselscheibe)
Augen:	Schalenwild: Lichter; Hasen, Wildkaninchen: Seher
Ohren:	Schwarzwild: Teller, Gehöre, sonst bei Schalenwild Lauscher
	Hasen, Wildkaninchen: Löffel
Zunge:	bei Schalenwild, außer Schwarzwild: Lecker, sonst Zunge
Hals:	bei Schalenwild, außer Schwarzwild: Träger
Rücken:	bei Schalenwild, außer Schwarzwild: Ziemer
Beine:	Läufe, bei Vögeln: Ständer
Fell:	Schalenwild, außer Schwarzwild: Decke
	Schwarzwild, Bär, Dachs: Schwarte
	Hase, Wildkaninchen: Balg
Schwanz:	Schalenwild, außer Schwarz- und Rehwild: Wedel
	Schwarzwild: Bürzel
	Rehwild: nicht vorhanden
	Hasen, Wildkaninchen: Blume
	Federwild: Stoß
Geschlechtsteile:	Schalenwild Penis = Brunftrute
	Testes = Brunftkugeln
	Skrotum = Kurzwildbret
	Scheide = Feuchtblatt
Fett:	Schalenwild, außer Schwarzwild:
	Fett in der Bauchhöhle: Talg, auch Unschlitt oder Inselt
	Fett auf Wildbret: Feist
	Schwarzwild: Weiß
	Hase, Wildkaninchen: Fett
Magen:	Schalenwild, außer Schwarzwild: Pansen, Wildsack oder großes Gescheide
	sonst: Magen
Därme:	kleines Gescheide oder Gescheide
Sammelbegriff für Herz, Lunge, Leber, Nieren, Milz: Geräusch	

11.3. Gewinnung von Wildbret

11.3.1. Jagdmethoden

Die Jagd ist die älteste Tätigkeit des Menschen. Die Jagdmethoden haben sich im Laufe der Jahrhunderte verändert und den Gegebenheiten angepaßt.

Die Einzeljagd, bei der der Jäger allein oder mit seinem Hund jagd, wird als Ansitzjagd, als Pirschjagd oder als Jagd mit der Falle betrieben. Bei der Ansitzjagd hält sich der Jäger an einer Stelle auf, von der er das Wild gut beobachten kann und selbst vom Wild nicht gesehen wird (Hochsitz, Hütte, Schirm). Die Pirsch ist die schwierigste und deshalb gern geübte Art, das Wild aufzuspüren, zu beobachten und zu bejagen. Die Gemeinschaftsjagd wird von einer Gruppe von Jägern nach festgelegten Regeln durchgeführt. Dabei wird das Wild durch Jagdhelfer so beunruhigt, daß es aus der Deckung tritt und bejagd werden kann (Treibjagd, Drückjagd, Ansitztreibjagd). Als Jagdmethoden sind das Erlegen des Wildes mit Schußwaffen, das Fangen mit Fallen und das Beizen mit Greifvögeln gebräuchlich. Die Verwendung von Schlingen und Gift sind zur Jagd nicht gestattet. Ebenso ist es verboten, Schalenwild mit Schrot zu bejagen.

11.3.2. Versorgung des erlegten Wildes

Der Jäger hat erheblichen Einfluß auf die Erhaltung der Qualität des Wildbrets. Bereits mit der Beobachtung des Wildes vor dem Erlegen hat er auf eventuelle Krankheitsanzeichen zu achten.

Mit der guten Beherrschung der Jagdwaffe und mit dem Anbringen eines weidgerechten Schusses entscheidet er darüber,

— ob das Wild gering oder stark zerstört wird,
— ob das Wild an Ort und Stelle tödlich zusammenbricht oder weit flüchtet und erst später verendet und
— ob die Versorgung des Wildes kurzfristig oder erst nach einem größeren Zeitraum vorgenommen werden kann.

Es ist deshalb von den Jägern eine gute theoretische und praktische Kenntnis der Jagdmethoden zu verlangen.

Die Versorgung des erlegten Wildes beinhaltet alle Maßnahmen und Handlungen, mit denen das Wild so hergerichtet wird, daß das Wildbret, Herz, Lunge, Leber, Milz und Nieren, die Unterläufe mit den Schalen und die Trophäen erhalten werden und nicht verderben.

Das erlegte Wild ist nach dem Verenden unverzüglich zu versorgen. Das ist bei Einzeljagden immer möglich. Bei Gemeinschaftsjagden kann das erlegte Wild erst in einer Jagdpause versorgt werden. Die Gemeinschaftsjagden sollten deshalb stets so organisiert sein, daß nach jeweils einer Stunde eine Jagdpause zur Versorgung des erlegten Wildes eingelegt wird.

11.3.2.1. Versorgung des Schalenwildes

Zur ordnungsgemäßen Versorgung des Schalenwildes (Abb. 11.1. a–n) gehören folgende Arbeitsgänge:

— Der Hals ist durch einen Längsschnitt von der Kinnspitze bis zum Brusteingang aufzuschneiden, und die Luft- und Speiseröhre sind zu lösen. Die kurz vor dem Tod aufgenommene Nahrung, die sich in der Maulhöhle befindet, ist zu entfernen.

— Die Speiseröhre ist, außer bei Schwarzwild, durch Verknoten oder Verschlaufen zu verschließen. Geschieht das Verschließen nicht, werden zerkaute Nahrungsteile beim Herausziehen aus der Speiseröhre gepreßt und verschmutzen die Brusthöhle.

— Die äußeren Geschlechtsorgane, der Brunftfleck beim Rot- und Damhirsch, Widder und Keiler, und die Milchdrüsen, sofern diese Milch enthalten, sind zu entfernen. Vom

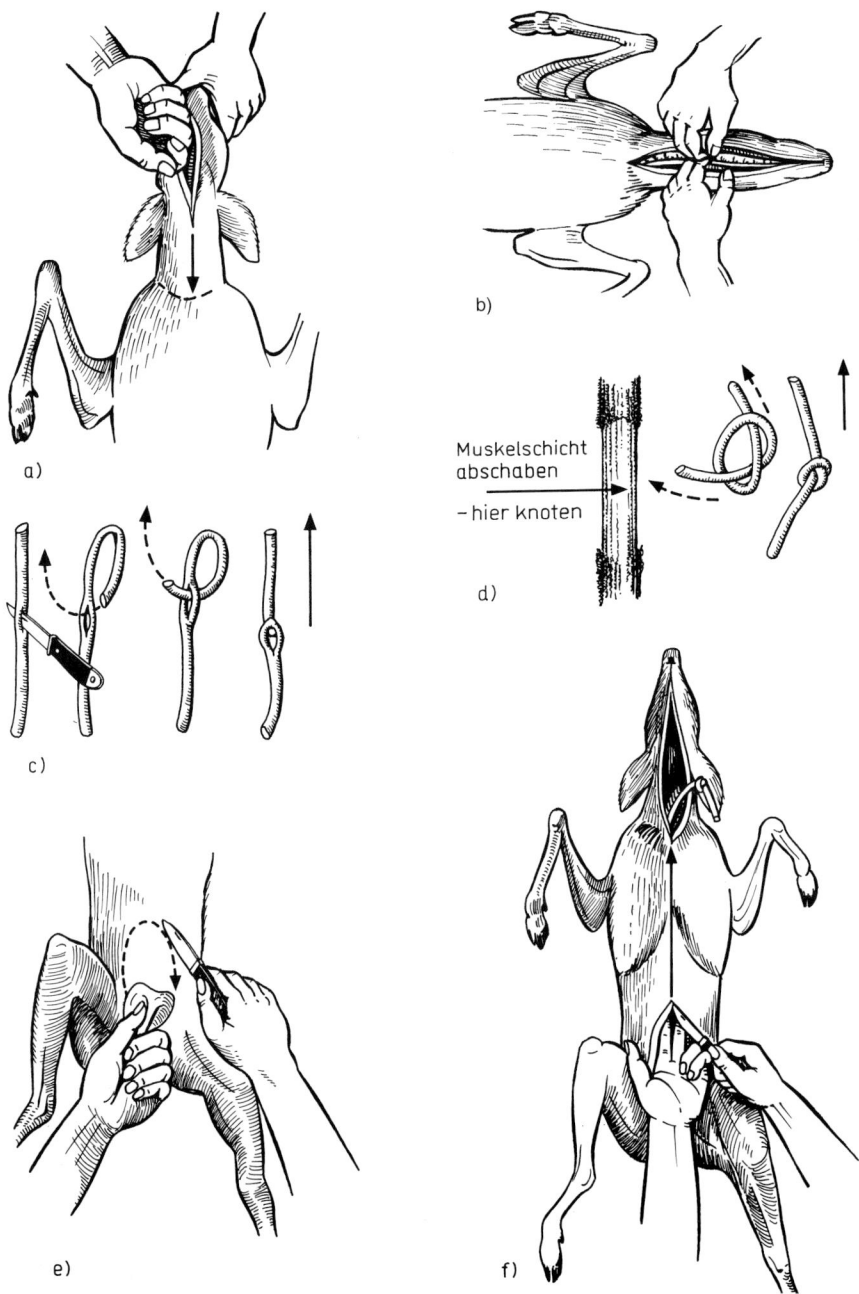

Abb. 11.1 a–n. Aufbrechen von Schalenwild.
a) Aufschneiden des Halses, b) Lösen der Luft- und Speiseröhre, c) Verschlaufen der Speiseröhre, d) Verknoten der Speiseröhre, e) Entfernen des Penis und des Brunftfleckes, f) Öffnen der Bauchhöhle, g) Öffnen des Schlosses, h) Abtrennen des Zwerchfells, i) Herausnahme der Lunge und des Herzens, k) Öffnen der Brandadern, l) Schnittführung zum Lüften der Blätter (α), m) Präparation der Decke oder Schwarte (β) und Schnittführung zwischen Schulterblatt und Brustkorb (γ), n) Abspreizen der Schulterblätter.

Gewinnung von Wildbret 423

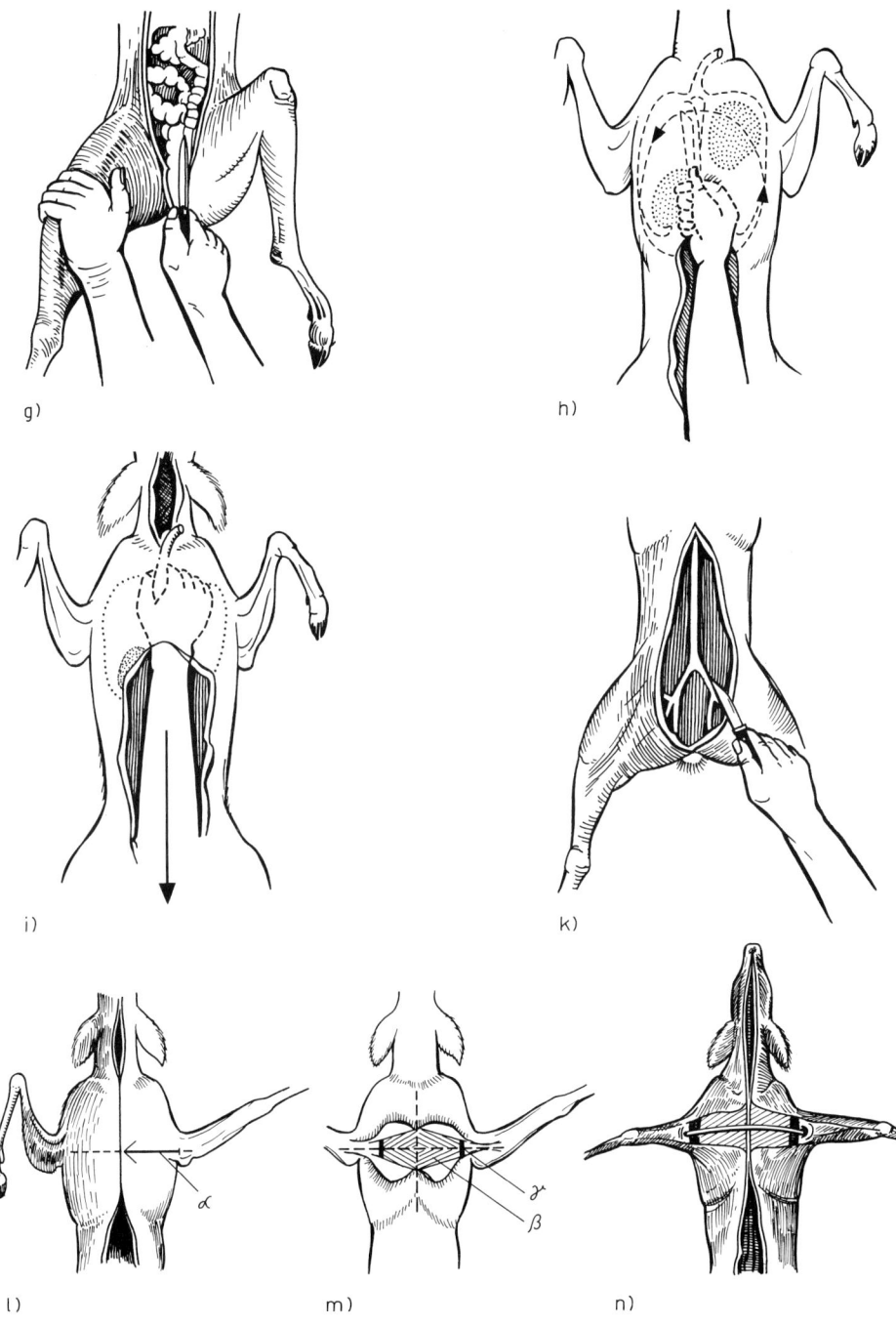

Brunftfleck (handflächengroßer Teil der Decke oder Schwarte um die Präputialöffnung) geht ein intensiver Geschlechtsgeruch aus, der sonst auf das Wildbret übergeht. Milchreste in Gesäugen sind Herde für Gärungs- und Fäulnisvorgänge.

– Die Bauchhöhle ist durch einen in der Bauchmitte geführten Schnitt vom After bis zum Brustbein zu eröffnen. Das Schloß (Symphysis pelvis) ist durch Nutzung einer Messersäge zu öffnen. Beim Auseinanderdrücken des aufgesägten Schlosses ist darauf zu achten, daß das Wildbret nicht vom Beckenknochen abgerissen wird. Der After ist zu umschneiden, die Harnblase ist zu entfernen und der Magen-Darm-Trakt mit Leber, Nieren und Milz aus der Bauchhöhle herauszulegen, nachdem die Speiseröhre am Zwerchfell freipräpariert und herausgezogen war. Danach werden das Zwerchfell am Rippenbogen abgetrennt sowie Lunge und Herz aus der Brusthöhle entnommen.
  Es ist darauf zu achten, daß ein Teil des Zwerchfellpfeilers am Wildbret für die Trichinenuntersuchung verbleibt. Bei leichtem Schalenwild, wie Rehen, Kälbern, Frischlingen und Überläufern, kann die Verfahrensweise auch so gehandhabt werden, daß nach dem Öffnen des Schlosses, Entfernen der Harnblase und Herauslegen des Enddarmes aus der Bauchhöhle die Durchtrennung des Zwerchfells erfolgt, die Lungenwurzel umfaßt wird und gleichzeitig Lunge, Herz, Leber, Milz, Nieren sowie der Magen-Darm-Trakt herausgezogen werden.

– Die Brandadern (Venae iliacae communes) sind durch einen Längsschnitt zu öffnen, Querschnitte sind zu vermeiden, da sie das darunter liegende Wildbret häufig mit zerschneiden.

– Fettauflagerungen in der Bauchhöhle sind zu entfernen, da es beim Einlagern des Wildbrets schnell ranzig wird.

– Die Schulterblätter sollten bei Wild über 25 kg Masse gelöst werden. Dazu ist der Längsschnitt zur Öffnung der Bauchhöhle über das Brustbein hinweg durch die Schwarte oder Decke bis zum Brusteingang zu führen. Dabei ist das Brustbein nicht zu durchtrennen. In der Höhe der Vorderläufe ist von diesem Schnitt ausgehend die Decke oder Schwarte bis zum Karpalgelenk aufzuschneiden und am Brustbein nur soweit vom Brustkorb abzupräparieren, daß ein ca. 8 cm langer Schnitt durch die Mm. pectorales superficiales zwischen Brustkorb und Schulterblatt geführt werden kann. Danach wird stumpf mit der Hand zwischen Brustkorb und Schulterblatt eingegangen, um so einen Kanal für die Auskühlung des Wildbrets zu schaffen. Durch das Auseinanderspreizen mit einem Spannholz, das an den Schnittenden an den Karpalgelenken unter die Decke oder Schwarte geschoben wird, werden diese „Wärmeabzugskanäle" offen gehalten. Das ist deshalb besonders wichtig, da die Faszien im Schulterbereich beim Wild derb sind, den Auskühlungsprozeß behindern und die stickige Reifung in diesem Bereich ohne das Lüften der Schulterblätter oft ihren Anfang nimmt.
  Die vorgegebene Schnittführung ist einzuhalten, um die Decken bzw. Schwarten in ihrem Wert zur Weiterverarbeitung zu erhalten.
  Das Lüften der Blätter kann unterbleiben, wenn das Stück unverzüglich enthäutet und in einen Kühlraum verbracht wird. Bei schwachen oder mittleren Stücken kann auf das Lüften verzichtet werden. Dann ist das Brustbein zu durchtrennen, um so die Brusthöhle gut zugänglich zu machen.

– Verschmutzungen des Wildbrets sind durch Ausschneiden mit dem Jagdmesser zu entfernen. Es ist nicht gestattet, Verschmutzungen mit Laub oder Gras aus dem Wildkörper zu wischen, da damit zusätzlich Keime auf das Wildbret gebracht werden.
  Es ist insbesondere bei Schüssen, die den Magen-Darm-Kanal (Weidwundschüsse)

verletzten, darauf zu achten, daß die Ein- und Ausschüsse auf Magen-Darm-Inhalt kontrolliert werden. Da Wild, das weidwund getroffen, nicht sofort verendet, die Bauchpressen jedoch verstärkt werden, wird der Magen-Darm-Inhalt in den Schußkanal gepreßt und gelangt von ihm aus zwischen die Bauchmuskelschichten bzw. unter die Decke oder Schwarte. Deshalb ist zu fordern, daß bei Weidwundschüssen die Schußkanäle mit umschnitten und alle Verschmutzungen entfernt werden. Das gilt auch für andere Schüsse, sofern Knochen getroffen wurden und/oder Wildbret stark zerstört wurde und Knochensplitter, Laub, Gras oder Erde diese Schußverletzungen verunreinigt haben (Abb. 11.2.).

— Schnittflächen, die durch die Gewinnung von Trophäen entstehen, sind abzudecken. Dazu ist beim Schwarzwild vor dem Abtrennen des Gebrechs die Schwarte vom Ober- und Unterkiefer bis hinter den ersten Molar abzulösen und nach dem Absägen des Gebrechs zwischen 1. und 2. Molar über dem Stumpf mit Bindeschnur zusammenzubinden (Abb. 11.3. a–d).

Beim Rot-, Dam-, Reh-, Muffel- und Elchwild ist der Schnitt durch die Decke vom Hinterhaupt zwischen Lauschern und Trophäen bis zum Kehlkopf zu führen, der Kopf abzutrennen und die Decke mit Lauschern über dem Halsstumpf zu binden (Abb. 11.4. a–e). Diese Abdeckung der Schnittflächen beugt Verschmutzungen vor.

— Bis zum Abtransport ist das erlegte Wild so zu lagern, daß es gut auskühlen kann. Die ausreichende Auskühlung alsbald nach dem Erlegen verhindert besonders den Beginn einer stickigen Reifung.

Deshalb ist leichtes Wild, wie Rehe, Frischlinge, Muffelschafe und Kälber, vorrangig an Bäumen bis zum Abtransport hochzuhängen. Wo das nicht möglich ist, sind auch bei ihnen, wie bei schwerem Wild, armstarke Hölzer quer unter die Keulen und die

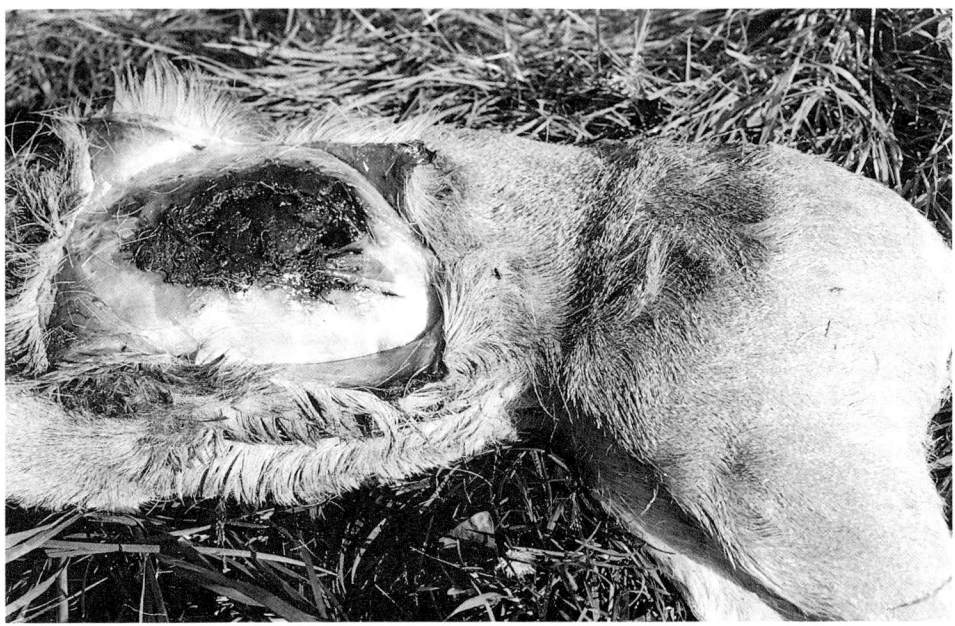

Abb. 11.2. Weidwund erlegtes Rehwild. Magen-Darm-Inhalt zwischen Brustwand und Decke gepreßt (Foto: H.-G. Fink).

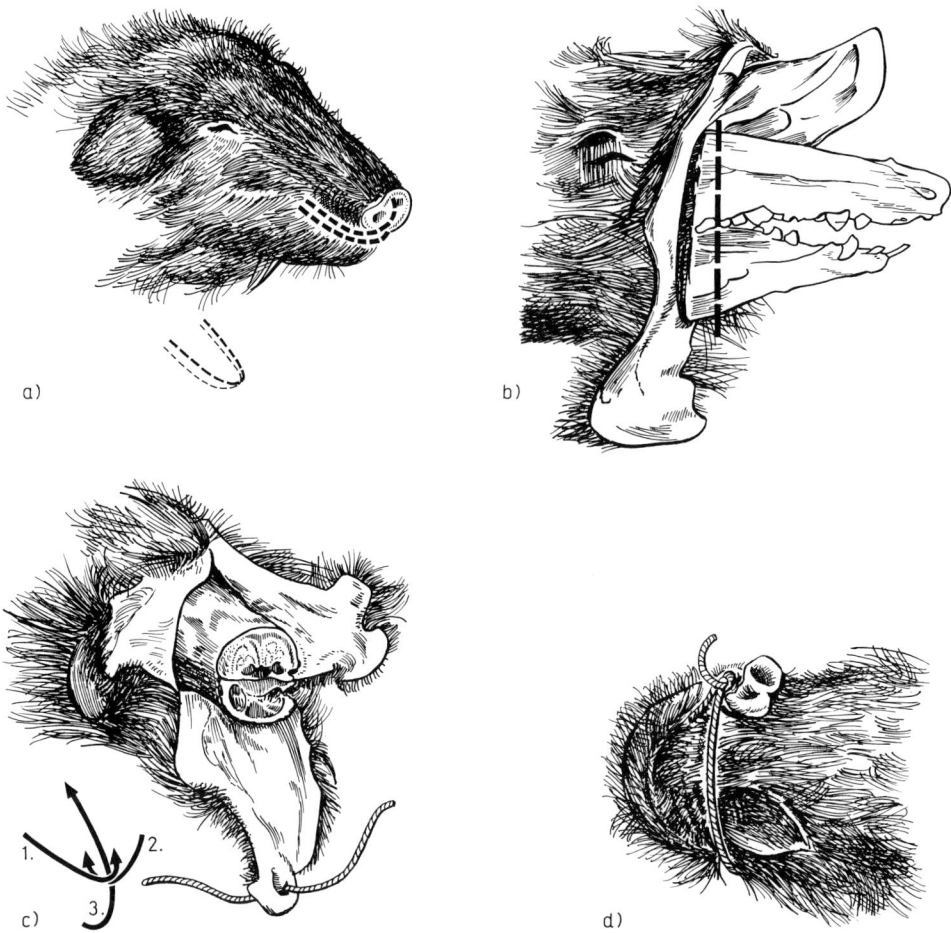

Abb. 11.3a–d. Abdecken der Schnittflächen und Entnahme von Trophäen beim Schwarzwild.
a) Schnittführung zwischen Schwarte und Ober- bzw. Unterkiefer, b) Lösen der Schwarte, c) Umlegen der Schwarte über dem Stumpf, d) Zusammenbinden der Schwarte.

Brustpartie so zu legen, daß die Umlüftung des Wildes möglich ist. Um Raubwild, Krähenvögel, Hunde und Katzen von dem erlegten Wild fernzuhalten, ist das aufgebrochene Wild zu verblenden und zu verwittern. Das Verblenden gegen die Sicht, insbesondere durch Kolkraben, geschieht mittels Auflegen von belaubten oder benadelten Zweigen. Verwittert wird dadurch, daß Gegenstände, wie Patronenhülsen, oder andere Gegenstände, die mit menschlichem Geruch behaftet sind, auf oder neben das erlegte Wild gelegt werden. Dadurch wird Raubwild von Wildbret ferngehalten.

– Der Abtransport des Wildes ist unverzüglich vorzunehmen. Die Fahrzeuge müssen sauber und frei von Fremdgerüchen sein, die das Wildbret beeinträchtigen können. Es ist zu sichern, daß während des Transportes keine Kontamination des Wildbrets mit Staub oder Schmutz erfolgt. Deshalb ist es abzudecken bzw. in geschlossenen Fahrzeugen zu

Gewinnung von Wildbret 427

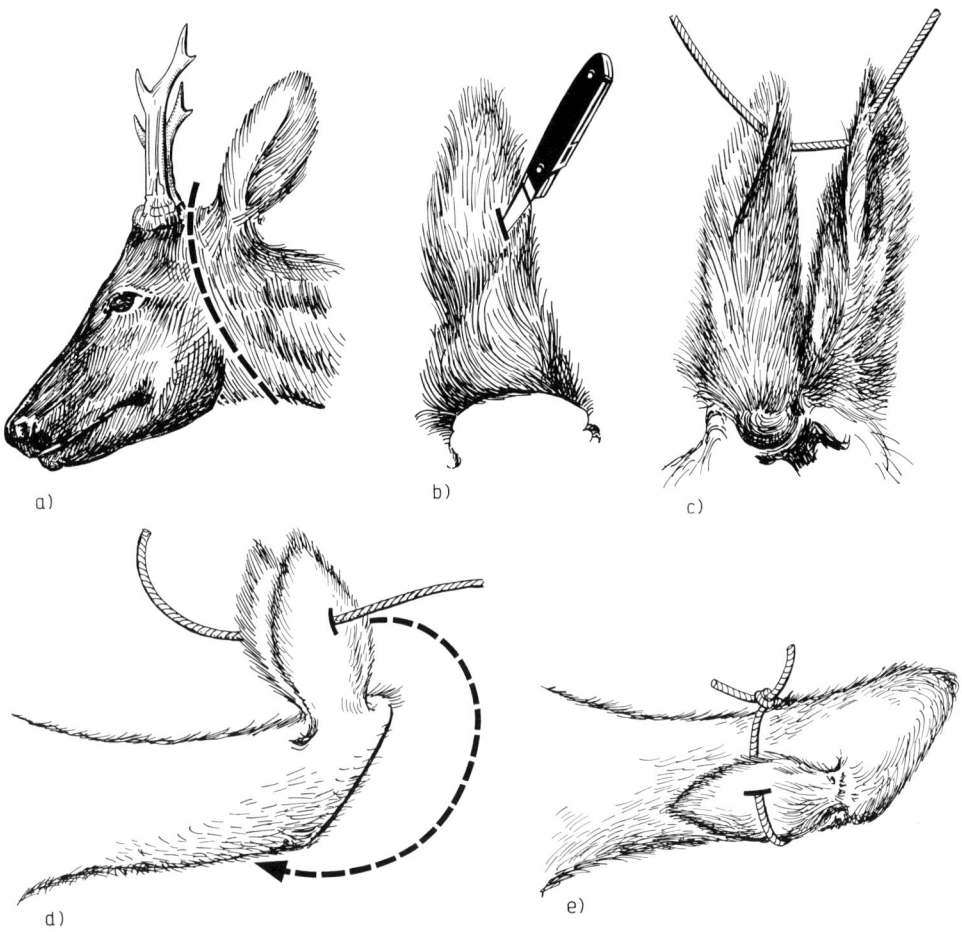

Abb. 11.4a–e. Abdecken des Halsstumpfes nach Entnahme der Trophäe am Beispiel Rehwild.
a) Schnittführung durch die Decke, b) Schnitt in die Lauscher, c) Durchziehen der Bindeschnur,
d) Umbinden, e) Verknoten um den Halsstumpf.

transportieren. Der Transport auf Vorrichtungen („Kellen") an Fahrzeugen, bei denen das Wild frei allem Staub und Straßenschmutz ausgesetzt ist, sollte der Vergangenheit angehören. Solche Vorrichtungen können nur für den Sofortabtransport noch nicht aufgebrochenen Wildes genutzt werden, um es aus unwegsamem Gelände zur schnellen ordnungsgemäßen Versorgung abzutransportieren.

– Sind die Körperhöhlen ohne Anwendung von Wasser nicht zu säubern, können sie mit Wasser, das Trinkwasserqualität besitzt, mit scharfem Strahl gereinigt werden. Derartige Säuberung sollte dann nicht vorgenommen werden, wenn größere Wildbretzerstörungen vorliegen. Keinesfalls ist es gestattet, Körperhöhlen mit Wasser und Lappen auszuwischen.

11.3.2.2. Versorgung des Niederwildes

Zur ordnungsgemäßen Versorgung des Niederwildes gehören folgende Arbeitsgänge:

Hasen und Wildkaninchen ist die Harnblase auszudrücken (Abb. 11.5.). Danach ist die Bauchhöhle durch einen ca. 8 cm langen Schnitt in der Mitte des Bauches zwischen Becken und Brustbein zu öffnen. Der Enddarm ist durch Ausdrücken nach außen zu entleeren. Der Magen-Darm-Trakt ist auszuwerfen. Ebenso sind die Leber, die Milz und das Bauchfett mit den Nieren und die inneren Geschlechtsorgane zu entfernen. Lunge und Herz können in der Brusthöhle verbleiben.

Wildgeflügel ist nicht mehr, wie früher üblich, auszuhäkeln, sondern ebenfalls wie Hasen und Wildkaninchen auszuwerfen. Die dazu erforderliche Öffnung des Abdomens wird durch einen Längsschnitt, der in der Mitte des Bauches, von der Kloake bis zum Brustbein verläuft, geschaffen. Der Kropf ist ebenfalls zu entfernen, nachdem der Hals durch einen Längsschnitt geöffnet wurde.

Die Lagerung des erlegten Niederwildes bis zum Abtransport ist so vorzunehmen, daß eine schnelle Auskühlung des Wildbrets erfolgt. Deshalb sind Hasen und Wildkaninchen „aufzuhessen", d.h. beide Hinterläufe zusammenzubinden und hochzuhängen. Das Aufhessen mit Durchstecken des einen Hinterlaufes hinter die Achillessehne des anderen Laufes sollte aus hygienischen Gründen unterbleiben (Abb. 11.6.).

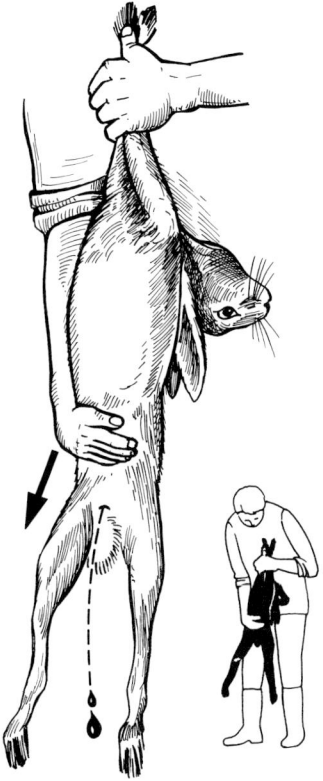

Abb. 11.5. Ausdrücken der Harnblase bei Hasen und Wildkaninchen.

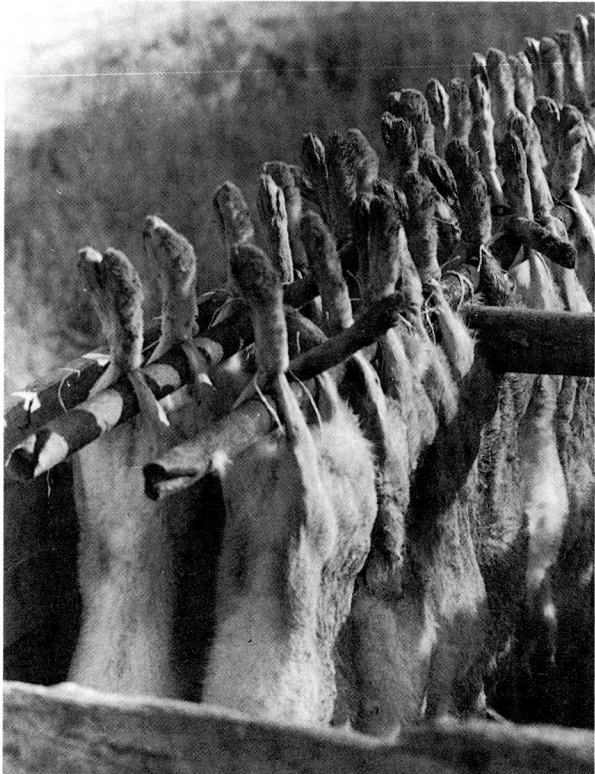

Abb. 11.6. Aufgehesste Hasen (Foto: H. Lange).

Federwild ist am Hals hochzuhängen. Dabei sollten die Bündel von erlegtem Federwild 10 Stück nicht überschreiten, da die Auskühlung der innen hängenden Exemplare sonst nicht gesichert ist. Der Abtransport zur Wildkammer ist vorzugsweise hängend durchzuführen. Bei geringen Stückzahlen ist es zulässig, Niederwild in einer Schicht liegend zu transportieren. Wird der Transport in Behältern vorgenommen, müssen sie luftdurchlässig sein, und der Transport sollte die Zeit von einer Stunde nicht überschreiten.

11.3.3. Aufbewahrung des Wildes

Schalenwild muß nach dem Erlegen alsbald auf eine Innentemperatur von mindestens +7 °C, Hasen und Wildkaninchen auf mindestens +3 °C, abgekühlt sein. Dazu ist das Wild möglichst schnell, insbesondere in der warmen Jahreszeit, in Kühleinrichtungen zu bringen. Wird es zwischenzeitlich im Freien hochgehängt oder auf Rosten bzw. in einer Wanne gelagert, ist es durch Gazesäcke oder -tücher vor Insekten, vornehmlich vor Schmeißfliegen, zu schützen.

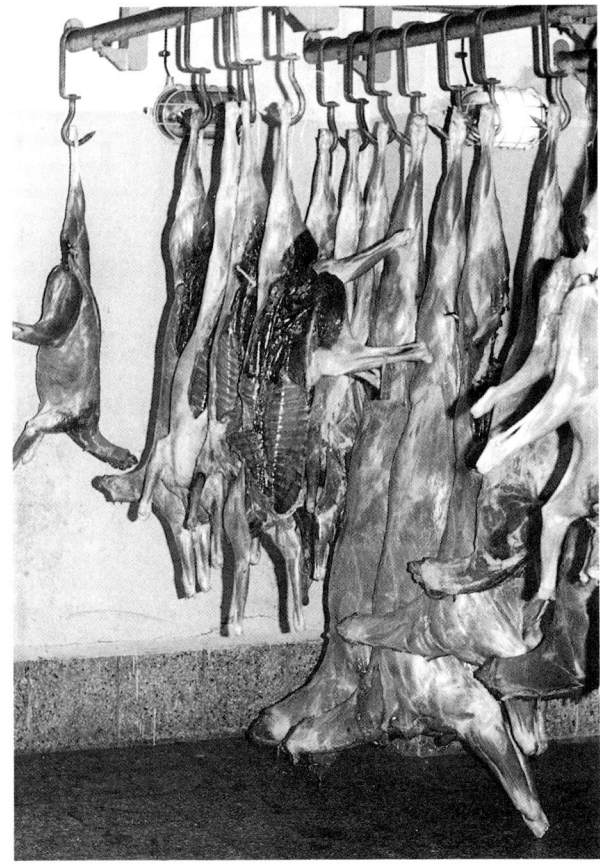

Abb. 11.7. Enthäutetes Schalenwild in der Wildsammelstelle (Foto: H.-D. Horstmann).

11.3.4. Enthäuten des Wildes

Es ist generell die Forderung zu erheben, daß Wildbret wie das Fleisch von Schlachttieren behandelt, gelagert und gehandelt wird. Dem widerspricht die alte traditionsgebundene Auffassung, Wild müsse in Decke oder Schwarte gelagert und sogar (Hasen, Fasanen usw.) im Einzelhandel dem Verbraucher angeboten werden.

Neben dem Vorteil, Wildbret in den Geschäften verzehrsgerecht zu handeln, ergeben sich für die Durchsetzung der Hygiene Vorteile. Die Sicherheit der tierärztlichen Untersuchung kann nur bei enthäutetem Wild mit hoher Aussagekraft gewährleistet werden (Abb. 11.7.). Des weiteren ist mit dem Enthäuten die Möglichkeit gegeben, Wildbret gemeinsam mit anderem Fleisch zu lagern.

11.3.5. Verpackung des Wildbrets

Wild in Decke, Schwarte oder Balg wird unverpackt transportiert und gelagert. Enthäutetes Schalenwild kann in Verpackungsmitteln, die den lebensmittelrechtlichen Bestimmungen entsprechen, verpackt werden. Zur Vermeidung von Austrocknung und bei zerlegtem Wildbret zum Transport über weite Strecken sind Folienverpackungen angezeigt.

11.3.6. Befördern von Wildbret

Wildbret sollte nur bei einer Innentemperatur von höchstens + 7 °C befördert werden. Die Transportbehältnisse müssen so eingerichtet sein, daß die vorgeschriebene Temperatur eingehalten wird. Abweichungen sind zu vertreten, wenn das Wildbret sofort nach dem Transport gekühlt und am gleichen Tag an den Verbraucher abgegeben wird oder wenn das Wildbret vom Aneignungsberechtigten unmittelbar an den Verbraucher abgegeben wird.

Die Anforderungen an die Beförderungsfahrzeuge von Wildbret sind denen für die Beförderung von Fleisch gleichzustellen. Fahrzeuge, die für den Transport lebender Tiere benutzt werden, sind nicht für den Transport von unverpacktem erlegtem Wild geeignet. Das gilt auch für nicht enthäutetes erlegtes Wild.

11.3.7. Lagerung von Wildbret

Frisches Schalenwild mit höchstens + 7 °C Innentemperatur kann hängend oder in einer Schicht auf Rosten liegend, Hasen, Wildkaninchen und Federwild mit einer Innentemperatur von + 3 °C können hängend bis zu 6 Tagen gelagert werden. Gefrorenes Wild kann hängend oder gestapelt bei einer Lagertemperatur von − 18 °C für maximal 8 Monate, Schwarzwild für maximal 6 Monate, gelagert werden. Für die Langzeitlagerung ist nur nicht zerschossenes, sauberes, nicht abgemagertes Wild mit einem Mindestgewicht von 10 kg geeignet. Wild in Decke oder Schwarte darf nicht gefroren werden.

11.4. Einrichtung und Ausrüstung von Wildkammern und Betriebsräumen

Grundsätzlich sind an Räume, in denen Wildbret gewonnen, zubereitet oder behandelt wird, die gleichen Anforderungen zu stellen, wie sie an Räume gestellt werden, in denen Fleisch von Schlachttieren gewonnen, zubereitet oder behandelt wird. Darüber hinaus ist zu beachten, daß Betriebe, die erlegtes Wild be- oder verarbeiten, folgenden Anforderungen gerecht werden: Sie müssen über einen ausreichend großen Raum für die Annahme, die Untersuchung und, soweit erforderlich, auch für das Ausweiden und Enthäuten sowie einen Raum für das Verpacken und den Versand verfügen. (Diese Forderungen sind nicht zu stellen, sofern der Betrieb nur einzelne Tierkörper be- oder verarbeitet, die er an Verbraucher abgibt.)

Außerdem muß ein ausreichend großer Raum für das Zerlegen sowie das Umhüllen, soweit das im Betrieb erfolgt, vorhanden sein. Dieser Raum muß ausreichend zu kühlen und mit einem Temperaturmeßgerät ausgerüstet sein.

Wildkammern, in denen das Wild nach dem Erlegen gesammelt wird, müssen eine geeignete Kühleinrichtung haben, wenn auf andere Weise eine gründliche Auskühlung des erlegten Wildes nicht erreicht werden kann. Wildkammern müssen einen geeigneten Platz für das Enthäuten und Zerlegen enthalten, sofern diese Arbeiten ausgeführt werden. Die Fenster-, Luft- und Entwässerungsöffnungen von Wildkammern sind mit engmaschigem Drahtnetz oder anderen geeigneten Mitteln gegen das Eindringen von Ungeziefer zu sichern. Der Fußboden muß ausreichend Gefälle und eine Abflußöffnung besitzen. Die Abwässer sind in Abwässeranlagen zu führen, die den wasserwirtschaftlichen und hygienischen Anforderungen genügen.

Für die Lagerung von 1 t Schalenwild ist eine Kühlraumfläche von 10 m² bei Rohrbahnausrüstung zu veranschlagen. Bei der Berechnung der Kühlfläche und der Kühlkapazität sind der An- und Auslieferungsrhythmus und die Hauptaufkommenszeiten im Herbst sowie eine Reserve von 5–8% für Störungen im Auslieferungsrhythmus zu berücksichtigen.

Wildkammern dürfen nicht zu anderen Zwecken genutzt werden. Sie dürfen nicht an Stallungen, Dunggruben, Müllabladestellen oder ähnliche Anlagen grenzen, von denen Gerüche, Abwässer, Staub oder andere Verunreinigungen nachteilig auf das Wildbret einwirken können. Dabei ist die Hauptwindrichtung zu beachten. Es ist nicht statthaft, Raubwild, Raubzeug usw., das zur Gewinnung von Bälgen gesammelt wird, in oder an den Wildkammern zu lagern oder zu bearbeiten.

Verdorbenes Wildbret ist sofort zu entfernen. Dazu sind Abfallbehälter so aufzustellen, daß von ihnen keine nachteiligen Auswirkungen auf das Wildbret durch Geruch oder Fliegen ausgehen können. Die zur Behandlung von Wildbret benutzten Gegenstände (Messer, Beile, Sägen, Holzklötze usw.) müssen sauber und frei von Reinigungsmitteln sein. Sie sind rostfrei zu halten und dürfen zu keinen anderen Zwecken Verwendung finden.

Werden Wildkammern mit überdachten Rampen, Rohrbahnen und Rohrbahnwagen ausgerüstet, so ist beim Bau darauf zu achten, daß die Dachkonstruktionen die Funktion der Rohrbahnen zum Be- und Entladen nicht behindern.

11.5. Fleischuntersuchung des Wildes

11.5.1. Allgemeines

Nur in wenigen Ländern Europas sind bisher Gesundheits- und Hygienevorschriften für erlegtes Wild erlassen worden.

Seit 25. Mai 1973 war es in der Deutschen Demokratischen Republik angeordnet, alles erlegte Haar- und Federwild der Fleischuntersuchung zu unterziehen. Dabei gelangten die Tierkörper zur Untersuchung. Die inneren Organe mußten dann mit zur Untersuchung vorgelegt werden, wenn sie krankhafte Veränderungen aufwiesen. Ausgenommen von der Fleischuntersuchung waren nur Hasen, Wildkaninchen und Federwild, sofern sie im eigenen Haushalt des Jägers verbraucht wurden. Diese lebensmittelrechtliche Kontrolle der Gesundheit des erlegten Wildes wurde seit 1987 durch die flächendeckenden serologischen Untersuchungen von Schalenwild und Hasen tangierend begleitet.

In der Bundesrepublik Deutschland unterliegt das für den Genuß durch Menschen bestimmte Haarwild seit dem 1. Januar 1981 der Fleischuntersuchung. Haarwild, das auf andere Weise als durch Erlegen getötet wird, unterliegt vorher der Schlachttieruntersuchung. Damit ist sichergestellt, daß Wild, das unter menschlichem Gewahrsam gezüchtet oder gehalten wird, nicht ohne vorherige Schlachttieruntersuchung zur Tötung gelangt. Federwild ist aus gesundheitlichen Gründen nicht der Fleischuntersuchung unterworfen.

Die praxisnahe Durchführung der Fleischuntersuchung des erlegten Wildes zwingt zu Kompromissen. So sind dem Erleger Aufgaben zu übertragen, die bei Schlachttieren dem Untersucher obliegen, da der Jäger

- das Wild vor dem Erlegen lebend sieht und so Abweichungen vom Normalverhalten feststellen kann,
- den Wildkörper vor dem Aufbrechen und Ausweiden in Augenschein nimmt und
- die Körperhöhlen und die inneren Organe unmittelbar beim Aufbrechen und Ausweiden betrachten und befühlen und so krankhafte Veränderungen feststellen kann.

11.5.2. Schlachttier- und Fleischuntersuchung von Wild in der Bundesrepublik Deutschland

11.5.2.1. Allgemeines

Die hygienische Behandlung, die Schlachttier- und Fleischuntersuchung sowie die Beurteilung von erlegtem Haarwild in freier Wildbahn und in Gehegen sind in die fleischhygienischen Vorschriften für Schlachttiere integriert und weisen Abweichungen für Haarwild im Vergleich zu Schlachttieren aus.

Im **Fleischhygienegesetz** (FLHG), in der seit dem 1. Februar 1987 geltenden Fassung ist festgelegt, daß Haarwild der amtlichen Schlachttier- und Fleischuntersuchung unterliegt, sofern sein Fleisch zum Genuß für Menschen bestimmt ist. Im Sinne des o. g. Gesetzes sind „Haarwild: Säugetiere, die üblicherweise nicht als Haustiere gehalten werden und nicht ständig im Wasser leben". Diese übergreifende Definition hat den Vorteil, daß keine Auflistung der einzelnen Tierarten erfolgen muß, zumal der Import von Wildfleisch durch das Fleischhygienegesetz berührt wird.

Federwild unterliegt in der Bundesrepublik Deutschland weder der Schlachttier- noch Fleischuntersuchung.

Besondere Hygienevorschriften für erlegtes Haarwild sind in der **Fleischhygiene-Verordnung** (FLHV), Anlage 2, Kap. VI angeführt. Danach gilt über die Hygienevorschriften nach Kap. I und II der Anlage 2 hinaus für Fleisch von erlegtem Haarwild folgendes:

1. Beim Gewinnen des Fleisches ist folgendes zu beachten:
1.1. Erlegtes Haarwild ist unverzüglich aufzubrechen und auszuweiden, Hasen und ähnliches Niederwild spätestens bei der Anlieferung in den Betrieben. Das Enthäuten und eine Zerlegung am Erlegungsort sind nur zulässig, wenn der Transport sonst nicht möglich ist.
1.2. Erlegtes Haarwild ist unmittelbar nach dem Aufbrechen und Ausweiden so aufzubewahren, daß es gründlich auskühlen und in den Körperhöhlen abtrocknen kann. Das Haarwild muß alsbald nach dem Erlegen auf eine Innentemperatur von $+7\,°C$ abgekühlt sein, erforderlichenfalls ist es dazu in eine geeignete Kühleinrichtung zu verbringen.
1.3. Beim Erlegen, Aufbrechen, Zerwirken und weiteren Behandeln ist auf Merkmale zu achten, die das Fleisch als gesundheitlich bedenklich erscheinen lassen.

1.4. Organe, die Veränderungen aufweisen, sind so zu kennzeichnen, daß die Zugehörigkeit zu dem betreffenden Tierkörper festgestellt werden kann; sie müssen bis zum Abschluß der amtlichen Untersuchungen beim Tierkörper verbleiben.
2. und 3. Festlegungen für Raumanforderungen an Betriebe, die erlegtes Haarwild be- oder verarbeiten.
4. In den Betriebsräumen und gegebenenfalls in Wildkammern gilt für das Behandeln des erlegten Haarwildes folgendes:
4.1. Untersuchungspflichtiges erlegtes Haarwild ist so rechtzeitig der Untersuchung zuzuführen, daß Veränderungen durch den Untersucher erkannt und beurteilt werden können.
4.2. Erlegtes Haarwild ist auf Ersuchen des Untersuchers zur Untersuchung zu enthäuten; der Brustkorb ist zu öffnen; bei Einhufern ist der Kopf längs zu spalten. Die Wirbelsäule und der Kopf sind längs zu spalten, wenn nach Feststellung des Untersuchers gesundheitliche Gründe dies erforderlich machen. Erlegtes Haarwild in der Decke darf nicht eingefroren werden.
4.3. Haarwild in der Decke und ungerupftes Federwild dürfen enthäutetes oder zerwirktes Fleisch von erlegtem Haarwild nicht berühren.

11.5.2.2. Schlachttieruntersuchung

Der Schlachttieruntersuchung unterliegt das Haarwild, das in Gehegen gehalten und zur Wildfleischgewinnung genutzt wird. Dieses Haarwild in Gehegen ist im Fleischhygienegesetz durch seine Tötungsart definiert. Danach wird es im Gegensatz zu frei lebendem Haarwild, welches „erlegt" wird, „auf andere Weise als durch Erlegen getötet". Eine Anbindung der Definition an die Haltung dieses Wildes käme dem Sinn näher. Deshalb soll im weiteren der Begriff „Haarwild in Gehegen" verwandt werden.

Bei **Haarwild in Gehegen** wird die Schlachttieruntersuchung in Form einer regelmäßigen Gesundheitsüberwachung des Bestandes – also nicht jeden Einzeltieres – durch einen amtlichen Tierarzt vorgenommen. Die Schlachtung darf dann ohne Schlachterlaubnis erfolgen, wenn die Tiere zum Zeitpunkt der Schlachtung keine gesundheitlich bedenklichen Merkmale zeigen und nicht auf Grund amtstierärztlicher Gesundheitsüberwachung generell für einen bestimmten Zeitraum die Schlachterlaubnis versagt wurde. Es ist dem Halter oder Besitzer des im Gehege gehaltenen Haarwildes die Pflicht auferlegt, vor der Schlachtung eines Tieres auf gesundheitlich bedenkliche Merkmale zu achten und, sofern solche festgestellt werden, die Schlachtung (Tötung) zu unterlassen, wenn das Fleisch zum Genuß für Menschen bestimmt ist.

Haarwild, das in der freien Wildbahn erlegt wird, unterliegt nur der Fleischuntersuchung. Die Erleger sind angehalten, vor dem Erlegen auf Abweichungen vom Normalverhalten des Wildes zu achten.

Das Erlegen wird im § 4 Abs. 1 Ziff. 2 FLHG wie folgt definiert: *1. Alternative:* „durch Abschuß nach jagdrechtlichen Vorschriften getötet". Das Wild weist in der Norm Schußverletzungen auf. *2. Alternative:* „durch andere äußere gewaltsame Einwirkung getötet" z. B. auf der Beizjagd mit Greifvögeln erbeutetes, durch Jagdhunde gerissenes, durch Brunftkämpfe geforkeltes oder durch Verkehrsfahrzeuge verunfalltes Wild. Außer dem eventuellen Fangschuß weist solches Wild keine Schußverletzungen auf. Es sind äußere und/oder innere Verletzungen festzustellen, die auf Gewalteinwirkung zurückzuführen sind. *3. Alternative:* „Fallwild", d. h. alles aus sonstiger Ursache verendetes Wild, das in der Regel nach Krankheiten oder Nahrungsmangel und Kälte gestorben ist. Fallwild zeigt weder innerlich noch äußerlich Anzeichen von Gewalteinwirkungen.

11.5.2.3. Fleischuntersuchung des erlegten Haarwildes

Die amtliche Fleischuntersuchung des erlegten Wildes kann unter bestimmten Voraussetzungen unterbleiben.

1. Grundvoraussetzung: Am erlegten Haarwild werden keine Merkmale festgestellt, die das Fleisch als bedenklich zum Genuß für Menschen machen.

Folgende Merkmale, auf die beim Erlegen, Aufbrechen, Zerwirken und weiteren Behandeln zu achten ist, gelten als gesundheitlich bedenklich. Ihr Vorliegen verlangt die amtliche Fleischbeschau.

- „Abnorme Verhaltensweisen und Störungen des Allgemeinbefindens". Das sind z. B. allgemeine Wesensänderungen, so das Eindringen von Wild in Ortschaften, der Verlust der Scheu vor Menschen (Tollwut!), starke Abmagerung, durch breiigen Kot verschmutzte Keulen von Schalenwild usw.
- Fehlen von Anzeichen äußerer Gewalteinwirkung als Todesursache (Fallwild). Da Fallwild stets als genußuntauglich beurteilt wird, ist solches Wild nicht zur amtlichen Fleischuntersuchung, sondern zur veterinärpathologischen Untersuchung zu geben oder schadlos zu beseitigen.
- „Geschwülste oder Abszesse, wenn sie zahlreich und verteilt in den inneren Organen oder in der Muskulatur vorkommen". Wenn auch der Gesetzgeber vor allem an multiple Geschwülste und verbreitete Krankheitsherde gedacht hat, ist das Vorkommen von Abszessen, die durch alte Schüsse bedingt und oft vereitert sind, Grund, das erlegte Stück der amtlichen Fleischuntersuchung zuzuführen.
- „Schwellungen der Gelenke oder Hoden, Hodenvereiterungen, Leber- oder Milzschwellungen, Darm- und Nabelentzündungen" begründen den Verdacht auf eine Infektion.
- „Fremder Inhalt in den Körperhöhlen, insbesondere Magen- und Darminhalt oder Harn, wenn Brust- oder Bauchfell verfärbt sind". Nicht durch einen Weidwundschuß zerstörter Magen-Darm-Kanal allein begründet die Vorlage des Haarwildes zur Fleischuntersuchung. Das Wild muß mit den fremden Inhaltsstoffen in Bauch- und Brusthöhle entweder noch eine gewisse Zeit gelebt haben (lange Nachsuche), oder das Aufbrechen und Ausweiden wurden nach dem Erlegen für einen längeren Zeitraum unterlassen, z. B. Hasen, die unausgeweidet nach Tagen an den Wildhändler gelangen. Das Bauchfell von Hasen und Kaninchen verfärbt sehr schnell. Deshalb sind Hasen und Kaninchen immer umgehend aufzubrechen.
- „Erhebliche Gasbildung im Magen- und Darmkanal mit Verfärbung der inneren Organe". Diese Veränderungen treten bei erlegtem Wild auf, das verspätet, in der Regel über 1½ bis 2 h nach dem Verenden, aufgebrochen wird. Insbesondere Wild, das erst nach langer Nachsuche gefunden wird, weist die Veränderungen auf und ist dann immer der amtlichen Fleischuntersuchung unterworfen.
- „Erhebliche Abweichungen der Muskulatur oder der Organe in Farbe, Konsistenz oder Geruch". Nachsuchenwild und weidwund erlegtes Wild und vor allem verunfalltes Wild weisen oft diese Veränderungen auf.
- „Offene Knochenbrüche, soweit sie nicht unmittelbar mit dem Erlegen in Zusammenhang stehen". Mit dieser Festlegung ist alles Unfallwild, soweit es zur Wildfleischgewinnung genutzt werden soll, der amtlichen Fleischuntersuchung zuzuführen. Daneben können auch nicht verheilte Knochenbrüche, die z. B. durch alte, d. h. vor mehreren Stunden angebrachte Schüsse oder auch durch andere mechanische Einwirkung, z. B. Erntemaschinen, hervorgerufen wurden, Grund für die Fleischuntersuchung werden. Offene Knochenbrüche bedingen in der Regel eine Bakteriämie, die die Haltbarkeit des Wildbrets herabsetzt.
- „Erhebliche Abmagerung oder Schwund einzelner Muskelpartien." Abmagerungen sind beim Schalenwild nicht immer deutlich erkennbar. Sie können vielfältige Ursachen

haben. Die amtliche Fleischuntersuchung ist vorgeschrieben, da einerseits Krankheitsursachen ausgeschlossen werden müssen, andererseits die Abmagerung zur Konsistenzveränderung und damit erheblicher Wertminderung des Wildfleisches führt.
- „Frische Verklebungen oder Verwachsungen von Organen mit Brust- oder Bauchfell" sind Folgen von Infektionen, Parasiten oder lokalen Verletzungen, die in der Regel mit Keimanreicherungen im Wildkörper einhergehen bzw. auf chronische Krankheiten hinweisen.
- „Sonstige sinnfällige Veränderungen, außer Schußverletzungen, wie z. B. stickige Reifung". Mit dieser Formulierung wird noch einmal unterstrichen, daß die Liste der Merkmale immer unvollkommen bleiben muß, da die Bilder der verschiedenen Erkrankungen im einzelnen und in Kombination mit anderen äußerst vielfältig sind. Deshalb sollte erlegtes Wild, bei dem Zweifel über die Verwendbarkeit des Wildfleisches als Nahrungsmittel für Menschen auftreten, der amtlichen Fleischuntersuchung unterworfen werden.

Wenn alle angeführten Merkmale, die das Wildfleisch als gesundheitlich bedenklich erscheinen lassen, nicht vorliegen, dann ist die erste Grundvoraussetzung erfüllt, erlegtes Wild nicht zur amtlichen Fleischuntersuchung anmelden zu müssen. Die genannten Merkmale sind durch denjenigen Jagdausübungsberechtigten festzustellen, der das Wild erlegt und versorgt.

Die **2. Grundvoraussetzung**, die zusätzlich erfüllt sein muß, um auf eine Fleischuntersuchung des erlegten Haarwildes verzichten zu können, ist an die Art der Abgabe und des Verbrauchs des Wildfleisches bzw. erlegten Haarwildes gebunden.

Im § 1, Abs. 1, 3. Satz FLHG wird formuliert:

„Die Schlachttier- und Fleischuntersuchung kann bei Hauskaninchen, die Fleischuntersuchung bei erlegtem Haarwild unterbleiben, wenn keine Merkmale festgestellt werden, die das Fleisch als bedenklich für den Genuß für Menschen erscheinen lassen, und (2. Grundvoraussetzung) das Fleisch zum eigenen Verbrauch verwendet oder unmittelbar an einzelne natürliche Personen zum eigenen Verbrauch abgegeben wird oder das erlegte Haarwild unmittelbar nach dem Erlegen in geringen Mengen an nahegelegene be- oder verarbeitende Betriebe zur Abgabe an Verbraucher, zum Verzehr an Ort und Stelle oder zur Verwendung im eigenen Haushalt geliefert wird.

Diese 2. Grundvoraussetzung eröffnet dem Jagdausübungsberechtigten die Möglichkeit, Wildfleisch, also sowohl Muskelfleisch als auch andere eßbare Teile des erlegten Haarwildes, einschließlich des kleinen Jägerrechts (Zunge, Lunge, Herz, Leber, Milz und Nieren) ohne amtliche Fleischuntersuchung, jedoch vorbehaltlich vorgeschriebener Trichinenuntersuchung

- im eigenen Haushalt zu verbrauchen bzw. es an Bekannte, Verwandte, Nachbarn usw. abzugeben, die das Wildfleisch selbst verbrauchen (privater Bereich), oder
- erlegtes Haarwild an Gaststätten abzugeben, die das Wildfleisch zubereitet ihren Gästen zum Verzehr an Ort und Stelle anbieten, oder
- erlegtes Haarwild an Wildhändler abzugeben, die es zerlegen, portionieren, behandeln usw. und es an denjenigen verkaufen, der es im eigenen Haushalt verbraucht.

11.5.2.4. Anmeldung von erlegtem Haarwild zur Fleischuntersuchung

Der Anmeldung zur Fleischuntersuchung unterliegen zwei Kategorien des erlegten Haarwildes:

- erlegtes Haarwild, das keine Merkmale aufweist, die das Wildfleisch als bedenklich zum Genuß für Menschen erscheinen lassen und an be- oder verarbeitende Betriebe oder

Gewerbetreibende abgegeben wird, die es nicht an den unmittelbaren Verbraucher verkaufen.
– Erlegtes Haarwild, das gesundheitlich bedenkliche Merkmale aufweist.

Zur Anmeldung ist derjenige verpflichtet, der das Wild in Eigenbesitz nimmt. Dies ist der Aneignungsberechtigte im Sinne des Jagdrechtes. Die Anmeldung ist bei der für den Erlegungsort oder für den Wohnsitz des Aneignungsberechtigten zuständigen Behörde (amtlicher Tierarzt, Veterinäramt, Fleischbeschauamt) zur Fleischuntersuchung vor der weiteren Behandlung oder vor der Abgabe anzumelden. Der Aneignungsberechtigte kann diese Pflicht, einschließlich der Pflicht der Anmeldung zur Trichinenuntersuchung auf be- oder verarbeitende Betriebe, z.B. Gaststätte, Wildhandel oder an zur Jagdausübung ermächtigte Personen, also Inhaber von gültigen Jagdscheinen, die Jagdteilnehmer sind, mit der Übergabe des erlegten Haarwildes an diese Betriebe oder Personen übertragen. Die Übertragung der Anmeldepflicht sollte immer schriftlich geschehen und die eventuell bestehenden Merkmale enthalten, die gesundheitlich bedenklich sind.

11.5.2.5. Durchführung der Fleischuntersuchung

Die Untersuchung auf die Genußtauglichkeit des Haarwildes erfolgt nach Maßgabe der Fleischuntersuchung für Schlachttiere (FLHV Anlage 1 Kap. II u. Kap. III). Dabei ist für erlegtes Haarwild folgendes zu berücksichtigen:

– Bei Hauskaninchen und Tierarten vergleichbarer Größe, also Hasen und Wildkaninchen, sind zu besichtigen, zu durchtasten und erforderlichenfalls anzuschneiden: Blut, Kopf, Rachen und Mandeln, Zunge, Maul- und Rachenschleimhaut, Luftröhre, Lunge, Speiseröhre, Lymphknoten an der Lungenwurzel und im Mittelfell, Herzbeutel, Herz, Zwerchfell, Leber, Gallenblase, Magen, Darm, Gekröse und seine Lymphknoten, Milz, Nieren und ihre Lymphknoten, Brust- und Bauchfell, Geschlechtsorgane, Nabelgegend und Gelenke, Muskulatur, Binde- und Fettgewebe sowie Knochen.
– Bei Schalenwild und anderem, nicht in der Größe mit Hauskaninchen vergleichbarem erlegtem Haarwild erfolgt die Fleischuntersuchung durch Besichtigung; innere Organe sowie veränderte Teile sind zu durchtasten und erforderlichenfalls anzuschneiden; nur im Verdachtsfall sowie beim Vorliegen der oben beschriebenen gesundheitlich bedenklichen Merkmale müssen für die Fleischuntersuchung die Zunge, Speiseröhre, Lunge, einschließlich Luftröhre und Kehlkopf, Milz, Herz, Leber, Nieren samt Nierenfett sowie Magen und Darm vorliegen; Köpfe, einschließlich Trophäen, nur bei Tollwutverdacht.
– Bei Schalenwild, das in Gehegen getötet wird, kann auf das Entfernen der Decke verzichtet werden, wenn nach den übrigen Untersuchungsergebnissen dagegen keine gesundheitlichen Bedenken bestehen.

11.5.2.6. Untersuchung von erlegtem Haarwild auf Trichinen

Der Untersuchung auf Trichinen unterliegen nach der Tötung Wildschweine, Bären, Füchse, Sumpfbiber, Dachse und andere fleischfressende Tiere, die Träger von Trichinen sein können, wenn das Fleisch zum Genuß von Menschen verwendet werden soll. Die Trichinenuntersuchung ist neben Hausschweinen auch bei Sumpfbibern nicht erforderlich, wenn das Fleisch einer zugelassenen Kältebehandlung unter Aufsicht der zuständigen Behörde unterzogen worden ist. Die Trichinenuntersuchung darf nur in einem von der zuständigen Behörde zugelassenen Raum unter Anwendung der Verdauungsmethode erfolgen, wobei die Behörde Ausnahmen zulassen kann.

Erst wenn die Trichinenuntersuchung ohne Nachweis von Trichinen abgeschlossen ist, kann das erlegte Haarwild über das Versorgen hinaus behandelt werden. Bis dahin muß das kleine Jägerrecht (Zunge, Lunge, Herz, Leber, Milz und Nieren) zur Verfügung stehen. An dieser Stelle sei angefügt, daß

- es verboten ist, Fleisch von Hunden (Caniden), Katzen, anderen katzenähnlichen Tieren (Feliden), Dachsen und Affen sowie zubereitetes Fleisch von Pferden und anderen Einhufern in den Geltungsbereich des FLHG zu bringen;
- Fleisch von Affen, Hunden und Katzen zum Genuß für Menschen nicht im Geltungsbereich des FLHG gewonnen werden darf.

11.5.2.7. Rückstandsuntersuchungen

Freilebendes Wild ist den Umweltbelastungen ungeschützt ausgesetzt und deshalb geeignet, als Bioindikator zu fungieren. Wird eine Rückstandsuntersuchung auf Grund begründeten Verdachts gemäß FLHV Anlage 1 Kap. III Nr. 2.3. eingeleitet, so kann bei Haarwild aus einem Wildbestand die Rückstandsuntersuchung auf eine ausreichende Zahl repräsentativer Stichproben beschränkt werden. Vorschlag: Als Stichprobengröße sollte ein geringer Prozentsatz der Jahresstrecke einer Wildart im belasteten Gebiet gewählt werden. Geeignet erscheinen 2–3% der Jahresstrecke, mindestens jedoch 5 Tiere pro 100 km^2.

11.5.2.8. Bakteriologische Fleischuntersuchung und sonstige Untersuchungen

Bakteriologische Untersuchungen und sonstige Untersuchungen auf abweichende Fleischreifung, Wäßrigkeit, mangelhafte Ausblutung, Farb-, Geruchs- und Geschmacksabweichungen sind bei erlegtem Haarwild, sofern dies auf Grund sonstiger Feststellungen oder mit Zustimmung des Verfügungsberechtigten nicht als untauglich zu beurteilen ist, insbesondere beim Vorliegen folgender Merkmale durchzuführen:

- akute Entzündungen;
- Leber- und Milzschwellungen;
- offene Knochenbrüche, die nicht mit dem Erlegen im Zusammenhang stehen;
- fremder Inhalt in den Körperhöhlen, wenn Brust- und Bauchfell verfärbt sind;
- erhebliche Abmagerung;
- erhebliche Abweichungen in Farbe, Konsistenz oder Geruch, ausgenommen artspezifischer Geschlechtsgeruch.

11.5.2.9. Probennahme

- Der Verfügungsberechtigte hat die zur Durchführung der amtlichen Untersuchungen erforderlichen Probennahmen zu dulden.
- Bei der amtlichen Probennahme zur Rückstandsuntersuchung sind dem Verfügungsberechtigten auf Verlangen amtlich verschlossene Proben gleicher Art auszuhändigen. Auf der Probe ist das Datum zu vermerken, nach dessen Ablauf der Verschluß der Probe als aufgehoben gilt.
- Nach der Untersuchung sind Probenreste wie untaugliches Fleisch zu behandeln. Eine Entschädigung für Proben wird nicht gewährt.

Für die Gewährung der Proben von erlegtem Haarwild zur Trichinenuntersuchung ist es erforderlich, daß beim Aufbrechen des erlegten Haarwildes, das der Trichinenuntersuchung unterliegt, beide Zwerchfellpfeiler im Tierkörper bleiben.

11.5.2.10. Beurteilung des erlegten Haarwildes

Der Beurteilung jedes erlegten Stück Haarwildes sind die Ergebnisse der Fleischuntersuchung, der bakteriologischen und sonstigen Untersuchungen sowie der Rückstandsuntersuchungen zugrunde zu legen.

Für die Beurteilung gelten die Festlegungen der FLHV Anlage 1 Kap. IV gleichermaßen für Schlachttiere wie für erlegtes Haarwild.

Auf folgendes sei besonders verwiesen:

— Der Beurteilung jedes einzelnen Stück erlegten Haarwildes, bei dem mit bakteriologischen Untersuchungen das Ausscheiden von Salmonellen nachgewiesen worden ist oder das der Ausscheidung verdächtig ist, ist auch gleichermaßen das erlegte Haarwild zu unterwerfen, das derselben Jagdstrecke und derselben Tierart angehört und aus demselben Jagdbezirk stammt. Gleiches gilt für Beurteilungen von Rückständen, die bei erlegtem Haarwild festgestellt wurden.
— Als untauglich sind stets zu beurteilen: Fallwild, im Verenden getötetes Haarwild, tot geborenes und ungeborenes Jungwild bzw. Feten, Mägen und Därme von fleischfressendem Haarwild.
— Als nicht geeignet zum Genuß für Menschen sind zu erklären: nicht gereinigte Schlünde, Mägen, Därme und Harnblasen von erlegtem Haarwild sowie Unterläufe von erlegtem Haarwild, die nicht gereinigt, enthäutet, enthornt oder enthaart (entborstet) sind.
— Als untauglich kann erlegtes Haarwild beurteilt werden, wenn der Aneignungsberechtigte mit der unschädlichen Beseitigung einverstanden ist, wenn die Kosten von weitergehenden Untersuchungen z. B. den Wert des erlegten Haarwildes überschreitet usw.

11.5.2.11. Kennzeichnung

Die Kennzeichnung von erlegtem Wild ist dem der Schlachttiere gleichgestellt. Auf folgendes sei besonders verwiesen:

Die Kennzeichnung des erlegten Haarwildes entsprechend der Beurteilung darf erst angebracht werden, wenn die Ergebnisse aller Untersuchungen, einschließlich der Trichinenuntersuchung vorliegen.

Die Stempelformen für den innerstaatlichen Handelsverkehr gelten entsprechend für die Kennzeichnung von Wildfleisch. Fleisch von Haarwild — ausgenommen von erlegtem europäischem Schalenwild, Hasen und Kaninchen — ist zusätzlich so zu kennzeichnen, daß die Tierart feststellbar ist. Bei Tierkörpern von Hasen und Kaninchen sowie Tierkörpern etwa gleicher Größe genügt ein Stempelaufdruck auf dem Rücken. Bei den genannten Tierkörpern kann der Stempelabdruck „tauglich" ersetzt werden durch eine Plombe, die diesem Abdruck nach Form und Inhalt entspricht.

11.6. Ein- und Ausfuhr von erlegtem Haarwild

Mit der Entwicklung der Europäischen Gemeinschaft ändern sich die Bedingungen für die Ein- und Ausfuhr von Fleisch zwischen den Mitgliedsländern und gegenüber Drittländern, so auch für erlegtes Wild. Derzeitig ist eine Verordnung bzw. Richtlinie (EWG) des Rates über Wild- und Kaninchenfleisch in Vorbereitung, deren Ziel es ist, die Vorschriften für Kaninchen und Wildfleisch im Interesse des reibungslosen Funktionierens des Binnenmarktes zu vereinheitlichen. Diese Harmonisierung ist aus folgenden Gründen erforderlich:

- In der gesamten Gemeinschaft müssen einheitliche Gesundheitsgarantien gegeben sein, um den freien Warenverkehr zu gewährleisten und gleichzeitig ein hohes Maß an Gesundheitsschutz für Tier und Mensch sicherzustellen.
- Die Wettbewerbsverzerrungen zwischen den Erzeugern in verschiedenen Ländern der Gemeinschaft müssen eingeschränkt werden.
- Es müssen die Voraussetzungen gegeben sein, ansteckende Krankheiten zu bekämpfen, die bei Wildtieren auftreten und auf Haustiere übertragen werden können.

Es wurden folgende Maßnahmen vorgeschlagen:

- Überwachung und Begrenzung ansteckender und parasitärer Krankheiten bei Wildtieren und Kaninchen.
- Vorschriften für tierärztliche Untersuchungen von Wild- und Kaninchenfleisch.
- Hygienevorschriften für die Verarbeitung von Wild- und Kaninchenfleisch.
- Vorschriften für die Ausstattung von Betrieben, die Wild- und Kaninchenfleisch erzeugen, um sicherzustellen, daß sämtliche Arbeitsgänge unter hygienisch einwandfreien Bedingungen durchgeführt werden.

Während die Verwaltungsvorschriften allgemein gelten, wird ein Unterschied gemacht – mit spezifischen Vorschriften – zwischen Kaninchenfleisch, dem Fleisch von in Zuchtbetrieben gehaltenen Wildtieren und dem Fleisch von frei lebenden Wildtieren, um den besonderen Gesundheitsproblemen Rechnung zu tragen, die sich auf jede einzelne dieser Tiergruppen beschränken.

11.7. Postmortale Veränderungen

11.7.1. Wildbret

Das Fleisch des Wildes (Wildbret) ist in der Faser feiner als bei Schlachttieren. Es ist von dichtem Gefüge. Aponeurosen umschließen fest die einzelnen Muskeln. Das Bindegewebe zwischen den Fasern ist spärlich ausgebildet. Fett ist äußerst wenig und nur an bestimmten Stellen eingelagert. Der pH-Wert von Wildbret ist stets sauer. Der Geruch ist für die einzelnen Wildarten verschieden und typisch. Die Farbe des Wildbrets ist bei den Wildarten unterschiedlich stark dunkel und kräftiger rot als bei Schlachttieren. Es ist immer zu berücksichtigen, daß Wild nicht geschlachtet, sondern geschossen oder gefangen oder gebeizt wird und die Ausblutung nicht oder nur unvollständig erfolgt. Wildblut, das der Weidmann Schweiß nennt, ist stark fibrinhaltig und bildet auf dem Wildbret eine relativ dichte Schicht, sofern es angetrocknet ist. Diese „Schweißschicht" bietet einen gewissen Schutz vor bakteriellen Einwirkungen. Sie schützt gar nicht vor Schimmelbefall.

11.7.2. Reifung

Die komplizierten Prozesse der Fleischreifung laufen dann in erwünschter Folge ab, wenn die Kerntemperaturen des Wildbrets sobald wie möglich unter 7 °C gesenkt werden. Die Reifung des Wildbrets ist im Vergleich zu Fleisch von Schlachttieren erst später wahrnehmbar. Der Geruch wird angenehm säuerlich-aromatisch, ohne dabei seinen wildarttypischen Charakter zu verlieren. Die Farbe des Wildbrets wird rotbraun bis dunkelrotbraun und bei gleichzeitiger Luftabtrocknung schwärzlich-rotbraun. Die während der Fleischreifung nicht selten auftretende leichte Grünfärbung der Faszien ist nicht zu beanstanden, sofern keine weiteren Gründe vorliegen.

11.7.3. Stickige Reifung

Beim Wild besteht leicht die Gefahr, daß die ordnungsgemäße Reifung des Wildbrets gestört wird. Das ist deshalb so, weil Wild einen lebhaften Stoffwechsel besitzt, der auf Anforderung in kurzer Zeit stark erhöht werden kann, um für einen gewissen Zeitraum sehr viel Energie, z. B. zur Flucht, freizusetzen und weil die gut durchbluteten Muskulaturbündel von Aponeurosen fest umgeben sind, die den Wärmeabfluß nach dem klinischen Tod stark behindern. Außerdem behindert die gut behaarte bzw. befederte äußere Haut ebenfalls die schnelle Auskühlung des Wildkörpers. Kommen dann noch Versorgungsfehler des erlegten Wildes hinzu oder kann das erlegte Wild erst nach längerer Nachsuche gefunden und versorgt werden, wird die Reifung des Wildbrets so stark gestört, daß die stickige Reifung erfolgt. Hohe Tagestemperaturen und Gewitterschwüle fördern diesen Prozeß.

Die enzymatischen Prozesse der Fleischreifung werden durch die höhere Temperatur derart beschleunigt, daß es zu unerwünschten Veränderungen am Wildbret kommt. Das Wildbret nimmt einen süßlich-widerlich-dumpfigen Geruch an; es ist weich und sehr mürbe; der Geschmack ist fade und süßlich-bitter; die Farbe ist kupferbraunrot. Es wird Schwefelwasserstoff abgespalten, jedoch kein Ammoniak. Die Reaktion ist stark sauer.

Äußerlich ist die stickige Reifung bei Wild in Decke, Schwarte oder Balg längst nicht immer an der Möglichkeit des Herausziehens von Haarbüscheln erkennbar, in enthäutetem Zustand jedoch an der Wildbretfärbung und am Geruch. Da die stickige Reifung oft nur in einzelnen, in der Regel kompakten Körperteilen, insbesondere in den Rücken-/Halspartien auftritt und sich oft scharf von nicht befallenem Wildbret abgrenzt, ist es bei der Fleischuntersuchung erforderlich, die Ausdehnung zu prüfen, um nicht genußtaugliches Wildbret als untauglich zu erklären.

Gefördert werden die Entstehung und Ausbreitung der stickigen Reifung im Wildkörper, wenn Wild nach dem Aufbrechen nicht ordnungsgemäß gelüftet, nicht auf Hölzern bis zum Abtransport gelagert und wenn es in unausgekühltem Zustand in Schichten übereinander transportiert wird. Die Kühlung des Wildbrets unter 7 °C kann den Prozeß zwar bremsen, jedoch nicht aufhalten.

11.7.4. Fäulnis

Oberflächenfäulnis ist beim Wildbret durch schmierigen Belag, dumpfigen, oft süßlichen Geruch und grün verfärbtes Bindegewebe gekennzeichnet. Sie geht fließend in die **Tiefenfäulnis** über, die sich mit schmierigen, graubraun gefärbten und übelriechenden Muskulaturverfärbungen zeigt. **Leichenfäulnis** ist durch gleichzeitige Fäulnis in allen Körperteilen charakterisiert. Sie hat ihre Ursache darin, daß das erlegte Wild nicht rechtzeitig aufgebrochen und versorgt wurde. Fäulnis nimmt beim erlegten Wild oft an den verschmutzten Schußkanälen oder an Stellen mit Madenbefall ihren Ausgang. Deshalb ist besonderer Wert darauf zu legen, daß Schußkanäle frei von Schmutz, Magen-Darm-Inhalt und anderen Verunreinigungen sind. Die **Vermadung** wird hauptsächlich durch die Maden der Schmeiß- und Goldfliegen *(Calliphoridae)* und der Grauen Fleischfliege *(Sarcophaga canaria)* hervorgerufen. Sie fressen sich ins Wildbret und tragen Fäulniskeime mit hinein. Sorgfältiges Entfernen der Eiablagen bzw. der Larven mit gleichzeitiger Entfernung der darunter befindlichen oberen Schicht des Wildbrets können Vermadungen verhindern. Fliegenschutz durch Gazebeutel sowie Gazefenster ist in Wildkammern zu fordern und durchzusetzen.

Genußuntauglich ist das gesamte Wildbret beim Vorliegen von Tiefen- und Leichenfäulnis. Wildbret mit Oberflächenfäulnis und Vermadungen ist untauglich zu beurteilen, sofern diese ausgedehnt sind und durch Beschneiden nicht entfernt werden können.

11.8. Krankheiten des Wildes

11.8.1. Infektionsketten

Die Übereinstimmung der Empfänglichkeit von Haustieren und Wild gegenüber infektiösen Agenzien wächst mit der Dichte ihres entwicklungsgeschichtlichen Verwandtschaftsgrades. So erkrankt Schwarzwild an den gleichen Infektionskrankheiten wie Hausschweine, Muffelwild wie Schafe, Wildkaninchen wie Kaninchen, Wisent wie Rinder usw. Deutliche Unterschiede treten jedoch z. B. zwischen Rotwild und Rindern auf, obwohl beide den Ruminantia angehören.

Es ist nicht exakt, von Wildkrankheiten als spezifischen Krankheiten des Wildes zu sprechen und damit alle Krankheiten zu meinen, die beim Wild auftreten können. Anpassungen von Erreger und Tierart führen aber, insbesondere bei den Parasitosen, dazu, daß einige Krankheiten besonders häufig bei bestimmten Tierarten (Tollwut – Fuchs) auftreten.

Die Erkrankungshäufigkeit ist im Wildbestand im Vergleich mit artverwandten Haustieren (z. B. Schwarzwild – Hausschwein) deutlich geringer, da einerseits die Übertragungsmöglichkeit seltener, andererseits die Vitalität des Wildes und damit die Abwehrkraft in der Regel höher sind.

Die nachfolgende kurze Betrachtung einiger Zoonosen und einiger nicht auf den Menschen übertragbarer Krankheiten ist nicht vollständig und soll auch nur die Möglichkeiten aufzeigen, am erlegten Wild Anzeichen für Krankheiten zu erkennen.

11.8.2. Zoonosen

Tollwut kann bei allen Wildarten auftreten. Hauptbeteiligter und Träger der Infektion ist in Mitteleuropa der Fuchs. Vögel erkranken äußerst selten an Tollwut. So wurden z. B. in der Deutschen Demokratischen Republik von 1980 bis 1989 insgesamt 26 810 Tollwutfälle bei Tieren ermittelt, unter denen kein Fall von Tollwut bei Vögeln war, obwohl 541 Vögel auf Tollwut untersucht wurden. Von den Wildarten, die der Wildbretgewinnung dienen, erkrankt das Reh am häufigsten. Jährlich werden im Durchschnitt in Europa 2–3% aller Tollwutfälle beim Reh diagnostiziert. Dagegen erkrankt Schwarzwild selten, obwohl es die Wildkadaver aufnimmt und damit häufig der Infektionsmöglichkeit ausgesetzt ist. Die Möglichkeit der Übertragung der Tollwut des Fuchses auf das Reh ist mit dem Fuchsbiß gegeben. Dagegen bietet die derbe Mundschleimhaut des Schwarzwildes einen guten Schutz gegen das Eindringen von Tollwutviren. Abschürfungen im Kopfbereich, durch Speichel verklebte Haare im Kopfbereich und das dreiste Verhalten von Rehwild vor dem Erlegen sind Hinweise auf Tollwut.

Mykobakteriosen wurden in freilebenden Wildbeständen selten festgestellt. Sie können jedoch bei allen Schalenwildarten, insbesondere bei Schwarzwild, auftreten. Hinweise sind durch Anschwellen der Kopflymphknoten zu erhalten. Mykobakteriosen, z. B. *Mycobacterium bovis* bei Schwarzwild, werden dann häufiger als sonst ermittelt, wenn die Lungen in die Fleischuntersuchung einbezogen werden. Bei Verdachtsfällen ist anzuraten, daß im betreffenden Territorium von allen erlegten Stücken (z. B. Schwarzwild) die Lungen, Herzen, Lebern und Nieren mit den dazugehörigen Lymphknoten zur Fleischuntersuchung vorgelegt werden. Der Befund entspricht den bei Haustieren auftretenden Veränderungen.

Milzbrand kann bei allen Wildarten auftreten, wird jedoch selten festgestellt. Rehwild, Rotwild, aber auch Federwild scheint wenig empfänglich zu sein. Hämorrhagien, blutigsulzige Ergüsse in der Unterhaut können Anzeichen sein. Die inneren Organe weisen die typischen Merkmale auf. Bemerkt der Jäger diese krankhaften Veränderungen, hat er die Versorgung des erlegten Wildes einzustellen und sofort den Amtstierarzt zu informieren.

Wildbret milzbrandkranker Tiere kann für Menschen infektiös sein. Der gesamte Tierkörper ist schadlos zu beseitigen, aber keinesfalls zu vergraben. Instrumente sind sehr gründlich zu reinigen und zu desinfizieren. Andere Tierkörper, die mit dem infizierten Wildbret Berührung hatten, sind wie milzbrandkranke Tiere zu behandeln.

Brucellose des Schwarzwildes und der Hasen wird durch *Brucella suis* Biovar 2 hervorgerufen, der humanpathogen ist. Organveränderungen, wie nekrotisierende, trockenkäsige Hoden- und Nebenhodenentzündungen, Metritiden und Milzvergrößerungen, sind typische Erscheinungen.

Salmonellosen treten bei Wild sehr selten auf. Infektionen durch die Aufnahme von Speiseresten, die als Wildfutter eingesetzt wurden, führen zu lokal begrenzten Geschehen bei Schwarzwild. Die Verfütterung von Speiseresten an Wild ist immer mit der Gefahr der Krankheitsübertragung verbunden.

Tularämie der Wildkaninchen und Hasen kann über Zecken oder andere Ektoparasiten, aerogen oder durch Kontakt zu Infektionen beim Menschen führen. Die Erscheinungen sind als verkäsende Nekrosen in Lunge, Leber, Milz und Lymphknoten denen von Mykobakteriosen ähnlich. Erkrankte Tiere sind zur Sicherung der Diagnose an ein Labor zu übersenden.

Q-Fieber wurde serologisch in der Deutschen Demokratischen Republik im Rahmen landesweiter flächendeckender Wildgesundheitsüberwachung in eng umgrenzten Gebieten bei Reh-, Rot- und Damwild festgestellt. Organveränderungen wurden nicht bemerkt. Der Erreger *Coxiella burnetii* wird vor allem mit Lochialsekret und der Milch ausgeschieden. Die Infektionsverbreitung erfolgt meist mit Zeckenkot aerogen.

Aujeszkysche Krankheit kann bei allen Wildarten, vor allem jedoch beim Schwarzwild auftreten. Sichtbare Veränderungen sind nicht oder selten vorhanden. Kleine nekrotisierende Herde in Leber, Niere, Milz und Lunge sowie Pneumonien und Lungenödeme sind möglich.

Geflügelpest (Newcastle disease) kann bei Fasanen, Rebhühnern, Wildgänsen, Wildenten und Kormoranen sowie bei Tauben und anderen freilebenden Vögeln auftreten. Typisch sind verschieden große Blutpunkte auf den serösen Häuten, am Brustbein und im Drüsenmagen. Im Darm treten Blutungen und kleieartige Beläge auf.

11.8.3. Nicht auf Menschen übertragbare Krankheiten

Maul- und Klauenseuche tritt bei Wild äußerst selten auf. Die Beurteilung erfolgt wie bei Schlachttieren.

Wild- und Rinderseuche. Die durch *Pasteurella multocida* vom Typ B nach CARTER hervorgerufene Krankheit kann bei Rot-, Dam-, Reh- und Schwarzwild vorkommen. Blutiger Nasenausfluß, blutiger Harn, ödematöse Schwellungen der Unterhaut im Bereich des Kopfes, des Halses und in der Scham- und Aftergegend sind Anzeichen der Erkrankung.

Die **Schweinepest** kann bei Schwarzwild, insbesondere in Beständen mit hoher Wilddichte, in langwährenden Seuchenzügen auftreten. Die Veränderungen, die beim erlegten Wild auftreten, sind ebenso wie der gesamte Krankheitsverlauf sehr variabel und befinden sich nicht immer in Übereinstimmung mit der Schwere der Erscheinungen, die vor dem Erlegen zu beobachten waren. Kleine punktförmige Blutungen treten in fast allen Organen, den Häuten sowie im Brustfell, Herzbeutel und Bauchfell, am Kehlkopf, in der Luftröhre, in der Harnblase und in der Innenauskleidung des gesamten Magen-Darm-Kanals auf. In den Nieren sind solche Blutungen meist sehr häufig und deutlich sichtbar. In der Milz treten bis pfenniggroße, schwarzrote Herde auf. Bei jungen Stücken finden sich auch häufig blutige Entzündungsherde im Lungengewebe. Je länger ein Stück erkrankt war, desto deutlicher sind diese Veränderungen sichtbar. Die Krankheitsmerkmale lassen sich in der Regel nicht alle gleichzeitig bei jedem einzelnen erkrankten Stück erkennen. Es können oft nur ein bis zwei der oben genannten krankhaften Veränderungen festgestellt werden.

Rodentiose (Pseudotuberkulose), durch *Yersinia pseudotuberculosis* hervorgerufen, tritt bei Hasen (am häufigsten), Wildkaninchen, Fasanen, Rebhühnern und Wildtauben auf. Zahlreiche hirsekorn- bis hanfkorngroße, grau-gelblichweiße Knötchen in Leber, Milz und Nieren, geschwollene Milz, knotige eiterähnliche Einschmelzungen in den vergrößerten Lymphknoten sind Anzeichen der Krankheit.

Die **Myxomatose** tritt bei Kaninchen auf. Konjunktivitis und Unterhautödeme im Kopfbereich sowie am After sind charakteristisch.

Die **Ornithose**, deren Erreger *Chlamydia psittaci* ist, kann bei Federwild auftreten. Sie kommt jedoch im Vergleich zu Hausgeflügel bedeutend seltener vor. Die Krankheitserscheinungen sind käsig-fibrinöse Entzündungen der serösen Häute des Herzbeutels, der Leberkapsel, der Luftsäcke und der Leibeshöhle. Die Milz ist oft geschwollen.

Vogelpocken treten bei Fasanen, Rebhühnern, Wildtauben, Möwen und anderen freilebenden Vögeln, wie Dohlen, Krähen, usw. auf. Gelbliche, käseartige Beläge in der Schnabelhöhle, im Kehlkopf und in der Luftröhre, Verbiegungen des Schnabels sind charakteristisch.

Aspergillosen, die durch verschiedene *Aspergillus*-Arten hervorgerufen werden, können bei Federwild auftreten, sind jedoch in der freien Natur sehr selten. Die Lungen sind häufig mit stecknadelkopfgroßen, weißgelblichen Knötchen durchsetzt, die auf der Schnittfläche geschichtet erscheinen, aber auch homogen sein können. Leber, Darm und Muskulatur können in den Krankheitsprozeß einbezogen sein.

11.8.4. Parasiten

11.8.4.1. Auf den Menschen übertragbare Parasiten

Cysticercus cellulosae ist die ungeschlechtliche Form von *Taenia solium* und kommt bei Schwarzwild vor. Die Finnen sitzen meist oberflächlich und in großer Zahl insbesondere an Bauchmuskulatur, Herz, Zunge, Zwischenrippenmuskeln, Kau-, Nacken- und Brustbeinmuskulatur sowie an den Einwärtsziehern der Keulen.

Trichinella-spiralis-Befall bei Schwarzwild kann über den Fraß von toten Füchsen auftreten. Alles erlegte Schwarzwild, einschließlich der Frischlinge, ist auf Trichinen zu untersuchen. Ebenso unterliegen Bären, Dachse, Sumpfbiber und andere fleischfressende Tiere obligatorisch der Trichinenschau, wenn sie zum Genuß für Menschen vorgesehen sind.

Der Erreger der **Toxoplasmose**, *Toxoplasma gondii*, ist mit den *Isospora*-Arten der Katze identisch. Die Katze ist Endwirt. Zwischenwirte sind neben dem Menschen auch Wildarten. Beim Federwild sind Erscheinungen selten nachweisbar. Bei Hasen und Wildkaninchen können blutiger Schaum in und an den Nasenöffnungen, vergrößerte Milz und Leber mit oberflächlich sitzenden rötlich-gelblichen Herden feststellbar sein. Die Darmlymphknoten sind geschwollen und mit gelblich-weißen Herden durchsetzt. Die Magen- und Darmschleimhaut kann entzündet sein und Geschwüre aufweisen.

11.8.4.2. Nicht auf Menschen übertragbare Parasiten

Dasselfliegen-Larven von *Hypoderma cervi* beim Rotwild und *H. diana* bei Rehwild verändern die Wildbretteile unter der Decke des Rückens schmutzig-grüngrau, sulzigeitrig.

Rundwürmer *(Onchocerca flexuosa)* können in erbsengroßen Knötchen in der Unterhaut von Rot-, Dam- und Rehwild vorkommen. Die Knötchen sind zu entfernen.

Lungen- und Magen-Darm-**Strongyliden-Befall** bei Wild führt zur Untauglichkeit der veränderten Organe. Nicht selten ist bei massivem Befall der Wildkörper infolge hochgradiger Abgekommenheit und Wäßrigkeit genußuntauglich.

Cysticercus-tenuicollis-Bläschen, die meistens an den serösen Häuten von Leber, Milz, Gekröse, Bauchfell und Netz sowie am Brustfell hängen, sind zu entfernen.

Cysticercus-pisiformis-Finnen, häufig bei Hasen und Wildkaninchen zu finden, liegen oft traubenförmig zusammen an den serösen Häuten und verkäsen oder verkalken nicht selten; sie sind zu entfernen.

Cysticercus-cervi-(caprioli)-Finnen sind langgestreckte, im Verhältnis zum Kopf auffallend kleine, 6–7 mm lange und 3–4 mm breite Parasiten. Sie sind die ungeschlechtliche Form von *Taenia cervi*. Der Skolex trägt 4 ovale Saugnäpfe, einen Stirnzapfen und einen doppelten Kranz von 24 bis 32 Haken. Beim Reh ist er vor allem in der Herzmuskulatur und vereinzelt im Wildbret der Keulen sowie im Zwerchfell und Kehlkopf zu finden.

Leberegelbefall tritt bei Schalenwild meistens in begrenzten Territorien auf.

Kokzidien, die beim Wild vorkommen, sind meistens sehr artspezifische *Eimeria*-Arten, die nicht auf andere Wild- oder Haustiere übergehen. Katarrhalische Entzündungen, punkt- und flächenförmige Blutungen und Verdickungen der Schleimhäute, gelblichweiße, flächige Herde in der Darmwand und dünnflüssiger, zähschleimiger, gelbrötlicher oder blutiger Darminhalt sind Anzeichen der Erkrankung. Auf der Leber sind abszeßähnliche Knoten und Zysten bis Erbsengröße von weißer oder gelblicher Farbe und unregelmäßiger Form zu finden.

Der **Sarkosporidienbefall** des Wildes ist sehr hoch (Schwarzwild und Muffelwild ca. 80%, Rot-und Rehwild darüber und bei letzteren je nach Territorium oft 100%, Hasen ca. 15%). Sichtbare Sarkosporidienzysten und die Stärke des Vorkommens entscheiden über die Beurteilung.

11.9. Rückstandsbelastungen

Wild ist durch seine Lebensweise allen Umwelteinflüssen unterworfen. Quellen der Belastung des Wildes mit Rückständen sind Immissionen, die ihren Ursprung in Emissionen der Industrie und Landwirtschaft sowie der Kraftfahrzeuge haben, sowie Schwermetallverbindungen, die in Pflanzenschutzmitteln in Form organischer Verbindungen vorliegen. Letztere bilden als Beizmittel von Getreide dann eine besondere Gefahr, wenn der Umgang mit gebeiztem Saatgut nicht entsprechend den Vorschriften erfolgt. Das Gedeihen gesunder Wildbestände ist deshalb mit dem Schutz der Umwelt eng verbunden. Wild kann sich als Weiser der Belastung erweisen, indem am Wohlergehen oder am Erkranken von Wild der Zustand der Umweltbelastung deutlich sichtbar wird. Wildbret als Lebensmittel bedarf jedoch einer regelmäßigen Rückstandsüberwachung durch Probenentnahme und Laboranalysen. Die Werte für die Höchstbelastungsmengen bei Wildbret und inneren Organen sind denen von Fleisch und Organen von Schlachttieren gleichgesetzt. Überschreitungen der Höchstmengen machen Wildbret und innere Organe genußuntauglich. Die Beseitigung solcher Wildkörper und Organe kann durch sehr starkes Verschneiden mit unbelasteten Tierkadavern in Tierkörperverwertungsbetrieben oder auf gesonderten Mülldeponien erfolgen.

11.10. Mißbildungen und Geschwülste

Mißbildungen bei Wild liegen zur Fleischuntersuchung selten vor, da Tiere mit schweren Mißbildungen in der Natur meistens nicht lebensfähig sind. Darüber hinaus sind die Jäger angehalten, Fallwild und Wild, das erlegt wurde, weil es krankheitsverdächtig war, dem Amtstierarzt zu melden, der die Einsendung zur Sektion und/oder labordiagnostischen Untersuchung veranlaßt.

Mißbildungen von Gehörnen und Geweihen, deren Träger ohnehin im Selektionsabschuß vorrangig erlegt werden, spielen nur dann für die Fleischuntersuchung eine Rolle, wenn, wie nicht selten beim Muffelwild, die Enden der Schnecken scheuern oder gar einwachsen und Entzündungen bzw. Vereiterungen an diesen Stellen hervorrufen.

Wird Wild mit **Geschwülsten** zur Fleischuntersuchung vorgestellt, ist zu prüfen, ob nach Abtrennung der Geschwulst der Wildkörper dem Lebensmittelverkehr oder mit der Geschwulst zur Untersuchung übergeben wird. Ausmaß, Anzahl und Beschaffenheit der Geschwülste sowie der Zustand des Wildkörpers sind zu berücksichtigen.

11.11. Verwechslung von Wildbret mit dem Fleisch anderer Tiere

Wildbret wird in vielen Ländern zu Preisen gehandelt, die weit über dem Preis für Fleisch von Schlachttieren liegen. Bei unabsichtlichen oder absichtlichen Verwechslungen ist die Feststellung der Wildart notwendig. Die Unterscheidung einiger Wildarten, wie Reh, Muffelwild und Rotwild, am Geruch, Geschmack und Aussehen ist für den geübten Untersucher möglich. Ohne serologische Eiweißbestimmung sind solche Untersuchungsergebnisse in forensischer Hinsicht von eingeschränkter Aussagekraft. Anatomische Unterschiede, wie z. B. Wildkaninchen/Katze am Processus hamatus (Knochenvorsprung an der Spina des Schulterblattes) o. ä., sind bedingt verwendbar, da nach der Zerlegung nicht immer der gesamte Tierkörper vorliegt. Aussehen, Farbe, Fettkonsistenz, anatomische Besonderheiten, anhaftende Haare, Geruch und Geschmack (mit Einsatz der Kochprobe) sowie die Eiweißpräzipitation können gemeinsam die Aussage begründen. Bei gegartem, küchenfertig zubereitetem Fleisch ist die Beurteilung erschwert, aber möglich.

11.12. Farmwild

11.12.1. Allgemeines

Zur Wildbretgewinnung wird die Haltung von Wild, insbesondere von Dam-, aber auch von Rotwild, in einigen Ländern in zunehmendem Maße betrieben. Bei freiem, ausreichend großem Gatter und nicht zu starker Mast behält das Fleisch der Tiere seinen Wildcharakter. Die Entwicklung der Gesundheit der Farmtiere ist unter Kontrolle zu halten, da es nicht ausgeschlossen ist, daß sich Erreger-Wirt-Beziehungen herausbilden, die zu Erkrankungen führen, die vorher bei diesen Wildarten keine oder eine völlig untergeordnete Rolle spielten.

11.12.2. Versorgung von erlegtem Farmwild

Farmwild wird erlegt und mit bzw. ohne Blutentzug versorgt. Es ist zu fordern, daß die Versorgung in Räumen erfolgt, die den lebensmittelhygienischen Anforderungen an Schlachthallen entsprechen. Gleichermaßen sind die Enthäutung, die Lagerung und die Kühlung sowie der Transport des erlegten Farmwildes den hygienischen Anforderungen zu unterwerfen, wie sie für Schlachttiere gelten. Aus Tierschutzgründen ist dem Erlegen im Gatter der Vorzug vor dem Töten in einem Schlachthaus zu geben, da der Fang und Transport der lebenden Tiere bei ihnen zu schweren körperlichen Beeinträchtigungen führen.

11.12.3. Fleischuntersuchung von erlegtem Farmwild

Die Gesundheitskontrolle der Farmtiere ist vor dem Erlegen durch Sichtkontrolle des Bestandes, insbesondere der zu erlegenden Tiere, zu gewährleisten. Stichproben zur serologischen und parasitologischen Untersuchung, die von erlegtem Farmwild zu entnehmen sind, stützen die regelmäßige Gesundheitskontrolle. Die Fleischuntersuchung des Farmwildes bezieht alle inneren Organe und den Tierkörper analog der Untersuchung bei Schlachttieren mit ein.

11.13. Wildverarbeitung

11.13.1. Allgemeines

Die Verarbeitung von Wildbret zu Fleisch- und Wurstwaren mit typischem Wildcharakter hat in den vergangenen Jahren weiter zugenommen. Die Wildprodukte erfreuen sich allgemeiner Beliebtheit beim Verbraucher. Mit der Verarbeitung von Wildbret kann die Wildnote betont bzw. gemildert werden. Wildbret liefert zudem auf Grund seiner leichten Verdaulichkeit einen ausgezeichneten Grundstoff für die Produktion hochwertiger Waren. Die leichte Verdaulichkeit gründet sich auf die Feinfaserigkeit und die eiweißreiche und leimarme Qualität der Stickstoffsubstanzen des Wildbrets (Tabelle 11.5.).

Die ständige Einflußnahme der zuständigen Tierärzte auf die Sicherung der Hygiene, die hygienische Gestaltung des Produktionssortimentes und die Qualifizierung der Mitarbeiter trägt zur Sicherung der Produktion bei. Die Zerlegung von Wildkörpern kann Mängel wie stickige Reifung, Tiefenfäulnis o. ä. freilegen, die eine zusätzliche tierärztliche Fleischuntersuchung und Beurteilung notwendig werden lassen.

Tabelle 11.5.: Chemische Zusammensetzung des Wildbrets (nach Lerche, Rievel und Goerttler, 1957)

Art des Wildbrets	Wasser	Protein	Fett	Mineralien
Reh	75,76	19,77	1,92	1,13
Hirschkeule	73,09	23,65	1,85	1,03
Wildschweinkeule	74,50	21,57	2,36	1,17
Fasan (Brust)	73,47	24,15	0,98	1,16
Hase	74,16	23,54	1,13	1,18

11.13.2. Anforderungen an das Grundmaterial

Wildbret ist enthäutet der Produktion zuzuführen. Das Verhältnis von Wildbretanteil zum Knochenanteil ist zu beachten. Schwaches Wild ist für die Produktion nicht sehr geeignet. Dagegen sind Schußfleisch und Wild mit Geschlechtsgeruch ohne nachteilige Beeinflussung in einigen Produkten einzusetzen. Der Zusatz von Fleisch von Schlachttieren ist vertretbar und sogar in einigen Sortimenten gefragt. Der typische Wildcharakter sollte jedoch dadurch nicht verlorengehen. Besonderes Augenmerk sind solchen Warengruppen wie Rohwurst und Dauerpökelwaren zu widmen, von denen leicht Schäden für die menschliche Gesundheit ausgehen können, wenn Produktionsfehler auftreten oder Wildbret minderer Qualität eingesetzt wird. Für Rohwurst empfiehlt sich die bakteriologische produktionsbegleitende Eigenkontrolle durch den Betrieb. Für eine einwandfreie Produktion ist der Frischegrad des Wildbrets von besonderer Bedeutung. So eignet sich nur blutfrisches oder blutfrisch eingefrostetes Wildbret zur Herstellung von Rohwurst und Dauerpökelwaren. Auf diesen Zusammenhang ist besonders bei Anlieferung von frischem Wildbret in der warmen Jahreszeit zu achten.

11.13.3. Sortiment

Bei der Zielstellung, das Wildbret optimal zu verwerten, ist die Anwendung industriemäßiger Methoden unumgänglich. Daraus und aus der Rohstoffbereitstellung ergeben sich die Möglichkeiten zur Bestimmung des Produktionssortiments. Hauptsächlich werden Kochwurst, Brühwurst, frische Rohwurst, Rohwurst, Halbdauerwaren, Dauerwaren, Kaßlererzeugnisse und Konserven hergestellt. Nachstehend sind einige Wildfleisch- bzw. -wurstprodukte aus dem sehr breit gefächerten Sortiment aufgeführt.

Rohwurst: Wildteewurst fein, Wildknacker, Wildsalami, Wildschinkenwurst, Weidmannsknacker.

Brühwurst: Wildbrühwürstchen, Weidmannswürstchen, Wild-Wiener, Wildbratwurst, Wildschinkenbrühwurst, Wildgekochte, Wildfleischwurst nach Lyoner Art, Wildpoltawaer, Wildbierschinken, Weidmannsbierschinken, Wildlyoner, Wildkrakauer.

Kochwurst: Wildleberwurst grob und fein, Wildrahmleberwurst.

Pasteten: Leber-Wachtel-Wild-Pastete, Wildfleischpastete, Wildschinkenpastete, Wild-Pastete.

Dauerpökelwaren: Wildschweinschinken, Weidmannsschinken, Wildschinken nach Weidmannsart, Gewürz-Lachsschinken vom Hirsch.

Schnellpökelwaren: Kaßler-Wildschweinrücken, Wildschwein-Kaßlerkamm.

Garfleischwaren: Wildbrätel, Wildschweinrolle, Wildschweinkochschinken, Wild-Kernsaftfleisch.

Veränderungen entsprechen im wesentlichen denen der Produkte, die aus Fleisch schlachtbarer Haustiere hergestellt werden.

Literatur

FARCHMIN, G., und SCHEIBNER, G. (1973): Tierärztliche Lebensmittelhygiene. Gustav Fischer Verlag, Jena.

FINK, H.-G., und SCHMIDT, H. (1969): Fragen der Wildüberwachung. Veterinärmed. Information der WGV der DDR, Heft 3, S. 79.

FINK, H.-G. (1983): Versorgen des Schalen- und Niederwildes nach dem Erlegen. Empfehlungen für die Praxis. Landwirtschaftsausstellung der DDR.

FINK, H.-G. (1983): Die ordnungsgemäße Behandlung des erlegten Wildes. Unsere Jagd, **33**, 300.

Fink, H.-G., und Wolf, P. (1984): Wildkrankheiten. Jagdinformation, Institut für Forstwissenschaften, Eberswalde.

Gräfner, G. (1986): Wildkrankheiten. 3. Aufl. Gustav Fischer Verlag, Jena.

Hadlok, R. M., und Bert, F. (1987): Wildbretgewinnung unter Berücksichtigung fleischhygienischer Vorschriften. Deutscher Jagdschutz-Verband e.V.

Janetschke, P. (1985): Die lebensmittelhygienische Überwachung der Verarbeitung von Wildbret unter besonderer Berücksichtigung des Delikatprogramms. III. Wissenschaftliches Kolloquium „Wildbiologie und Wildbewirtschaftung", Karl-Marx-Universität Leipzig und Technische Universität Dresden, Sammelband der Vorträge, S. 152.

Janetschke, P. (1986): Zur Bedeutung und Ergebnisse der Wilduntersuchung im Hinblick auf die Bereitstellung eines qualitativ hochwertigen und gesundheitlich unbedenklichen Lebensmittels. IV. Wissenschaftliches Kolloquium „Wildbiologie und Wildbewirtschaftung", Karl-Marx-Universität Leipzig und Technische Universität Dresden, Sammelband der Beiträge, S. 233.

Kötsche, W., und Gottschalk, C. (1990): Krankheiten der Kaninchen und Hasen. 4. Aufl. Gustav Fischer Verlag, Jena.

Kujawski, Graf O. E. I. (1988): Wildbrethygiene – Fleischuntersuchung. Bayrischer Landwirtschaftsverlag, Verlagsgesellschaft mbH, München.

Lerche, M, Goerttler, V., und Rievel, H. (1957): Lehrbuch der tierärztlichen Lebensmittelüberwachung. Gustav Fischer Verlag, Jena.

Linsert, H., und Klähn, J. (1962): Beitrag zur Epidemiologie des Morbus Bang. Zbl. f. ärztl. Fortbildung **56**, 711, zit. Ldw. Zbl. IV. S. 221 Nr. 1.

Richter, H., und Hörig, H. (1988): Wissenswertes über Naturschutz und Jagd. Recht in unserer Zeit, Nr. 81, Staatsverlag der DDR.

Schwark, H.-J. (1980): Wild und Jagd in einer hochgradig belasteten Umwelt. I. Wiss. Kolloqium „Wildbiologie und Wildbewirtschaftung", Karl-Marx-Universität Leipzig und Technische Universität Dresden, Sammelband der Vorträge, S. 152.

Seybt, J. (1986): Schlachttier- und Fleischuntersuchung. Gustav Fischer Verlag, Jena.

Stubbe, H. (1987): Buch der Hege – Federwild. VEB Deutscher Landwirtschaftsverlag, Berlin.

Stubbe, H. (1989): Buch der Hege – Haarwild. VEB Deutscher Landwirtschaftsverlag, Berlin.

Fleischhygienegesetz (FLHG) der Bundesrepublik Deutschland vom 24. Februar 1987. BGBl. I S. 649.

Verordnung über die hygienischen Anforderungen und amtlichen Untersuchungen beim Verkehr mit Fleisch (Fleischhygiene-Verordnung – FLHV) vom 30. Oktober 1986 (BGBl. I S. 1678) in der Fassung vom 11. März 1988 (BGBl. I S. 303).

Allgemeine Verwaltungsvorschrift über die Durchführung der amtlichen Untersuchungen nach dem Fleischhygienegesetz (VwVFLHG) vom 11. Dezember 1986 (Bundesanzeiger Nr. 238a vom 23. Dezember 1986).

12. Fische, Krebstiere und Muscheln

12.1. Allgemeines

Fische und andere Wassertiere sind als Nahrungsmittel seit Bestehen der Menschheit von Bedeutung. In den einzelnen Staaten ist der Anteil an der Gesamtnahrung entsprechend den territorialen Voraussetzungen zum Fischfang sehr unterschiedlich. Der Anteil des Fisches am Verzehr tierischen Eiweißes beträgt im Durchschnitt 12%, in einigen Insel- und Küstenstaaten jedoch bis 70%.

Zirka 12% des Jahresfischfanges auf der Welt sind Süßwasserfische. Ein nicht unbeträchtlicher Teil der gefangenen Fische und der bei der Be- und Verarbeitung anfallenden Abfälle wird zu Fischmehl verarbeitet (30%).

Wegen ihres Eiweißgehaltes, ihrer günstigen ernährungsphysiologischen Zusammensetzung und ihrer vielfachen Verarbeitungsmöglichkeiten sind Fische wichtige Nahrungsmittel und begehrte Delikatessen.

12.2. Besonderheiten der Anatomie und Physiologie der Fische

Vor der lebensmittelhygienischen Einschätzung ist wegen fischartlicher Unterschiede in der chemischen Zusammensetzung, der Konsistenz, im Aussehen, Geruch und Geschmack sowie wegen unterschiedlicher Preise eine Identifizierung der Fische von großer Bedeutung. Zur Erkennung der verschiedenen Fischarten sind einige Grundkenntnisse über Körperform, Schuppenformen, Flossenaufbau, Maulstellungen und Seitenlinienverlauf und über physiologische und chemische Eigenarten notwendig.

Fische sind *poikilotherme* Wassertiere, deren Lebenszyklus wesentlich von der Temperatur und dem Lebensmedium Wasser bestimmt wird. Die Temperatur beeinflußt die Ernährung und Verdauung und damit die Wachstumsgeschwindigkeit, den Stoffwechsel und damit die Atmung, die Pulsfrequenz, die Bewegungsaktivität sowie die Immunität und Antikörperbildung. Gleichzeitig wirkt die Temperatur im Zusammenhang mit der Lichtintensität auf biologische und chemische Vorgänge im Wasser ein (Pflanzenwachstum, Fäulnis und Mineralisierung der organischen Substanz, Abbau von Wasserschadstoffen, Löslichkeit von Sauerstoff u. a. m.). Wasser ist gleichzeitig Transportmedium für zahlreiche Abprodukte von Mensch, Tier, Industrie und Landwirtschaft.

In Anpassung an die klimatischen Verhältnisse haben Fische in kalten und gemäßigten Zonen einen *Fettzyklus* mit Speicherung der Fette in den nahrungsreichen Perioden in der Muskulatur (Fettfische) oder in der Leber (Magerfische). Gleichzeitig erfolgt die Entwicklung der Fortpflanzungsprodukte, die nicht selten nach langen Wanderungen an für die Fortpflanzung günstigen Plätzen abgesetzt werden. Durch den klimatisch-biologisch bedingten Fettzyklus erklären sich die Schwankungen im Fettgehalt der Muskulatur der Fettfische von 1–40%. Die Speicherung des Fettes im Muskelgewebe ist nicht gleichmäßig. So werden Fettdepots unter der Haut (Hering), unter dem Peritoneum (Lodde), im unteren Teil der Leibeshöhlenwandung (Makrele, Karpfen), im oberflächlichen Seitenmuskel (Seehecht, Seelachs) angelegt. Neben der Magerfischleber dient bei vielen Fischarten das

Eingeweidegekröse als Speicherorgan (Zander, Hecht). Das Fischfett enthält gesättigte und ungesättigte Fettsäuren und ist im allgemeinen flüssig (Fischöl). Es enthält die Vitamine A und D (Lebertran).

Die meisten Fische besitzen Spindelform. In Anpassung an die Lebensweise haben sich entwicklungsgeschichtlich Torpedo-, Tropfen-, Pfeil-, Nadel-, Schlangen-, Blatt-, Kugel- und Kofferformen herausgebildet. Die Körperform wird von den Flossen entscheidend beeinflußt. Die *Flossen* sind an das Wasserleben angepaßte paarige oder unpaarige Extremitäten zur Fortbewegung.

- Paarige Flossen: Hierzu gehören Brust- und Bauchflossen. Die Brustflossen befinden sich hinter der Kiemenöffnung, während die Bauchflossen je nach ihrem Sitz als kehl-, brust- oder bauchständig bezeichnet werden.
- Unpaarige Flossen: Hierzu gehören Rücken-, Fett-, After- und Schwanzflossen und bei Thunartigen zwischen Rücken- bzw. After- und Schwanzflosse vorhandene Flössel. Die Rückenflossen können ein-, zwei- oder dreifach, die Afterflossen ein- oder zweifach vorhanden sein. Die Schwanzflosse besteht aus einem dorsalen und ventralen Teil, die gleich oder unterschiedlich lang, abgerundet oder spitz sind. Die unpaarigen Flossen können voneinander getrennt oder als zusammenhängender Flossensaum vorhanden sein (Aal).

Die Flossen werden durch Knochen- oder Knorpelstrahlen gestützt und sind von der Flossenhaut überzogen. Es wird zwischen Stachel- und Weichflosse unterschieden. Die Fettflosse, das Erkennungszeichen der Lachsartigen, ist eine strahlenlose Flosse. Freistehende Flossenstrahlen sind teilweise als Stacheln bzw. Giftstacheln mit Giftdrüse ausgebildet, wie von Korallenfischen, vom Petermännchen, Rochen u. a. m. bekannt ist. Verursacht werden dadurch schmerzhafte Hautentzündungen mit Allgemeinstörungen. Auch rufen Verletzungen an freistehenden Stacheln der Haie, Barsche und Welse teilweise heftige Entzündungen hervor.

Die *Schuppen* haben ihren Sitz in taschenförmigen Schlitzen der Lederhaut. Sie sind bei den meisten Fischarten dachziegelartig untereinandergeschoben.

Man unterscheidet:
    Zykloidschuppen – kreisförmige Gestalt
    Ganoidschuppen – rechteckige Gestalt
    Ktenoidschuppen – kammartig gezähnter Rand
    Plakoidschuppen – mit Hautzähnchen.

Die Schuppen sind von der Epidermis überzogen. Diese enthält zahlreiche Schleimzellen.

Die *Lederhaut* enthält die Lymph- und Blutgefäße und außerdem Farbzellen, sog. Chromatophoren, die durch Sympathikuswirkung die Färbung und den Farbwechsel der Fische bewirken. Der Silberglanz der Fische wird durch Zellen, die Guanin enthalten, erzeugt.

Bei den *Maulstellungen* unterscheidet man ein
    endständiges Maul: Ober- und Unterkiefer sind gleich lang,
    unterständiges Maul: Oberkiefer ist länger als Unterkiefer,
    oberständiges Maul: Unterkiefer ist länger als Oberkiefer.

Die meisten Fischarten weisen eine mehr oder weniger ausgeprägte *Seitenlinie* auf. Die Seitenlinie stellt ein Kanalsystem dar, das mit Nervenendigungen verbunden ist. Sie dient zur Wahrnehmung von Erschütterungen und Strömungen. Die Seitenlinie ist bei den einzelnen Fischarten charakteristisch geformt. Sie kann gerade oder gebogen verlaufen. Die Farbe ist bei einigen Fischarten dunkel bzw. schwarz, bei den meisten Fischarten ist sie jedoch hell, weiß oder silbrig. Die meisten Fischarten besitzen ein knöchernes, wenige

Arten ein knorpeliges *Skelett*. Das knöcherne Skelett besteht aus den Kopfknochen und Kiemendeckelknochen, daran schließt sich die Wirbelsäule an. Die langen Dornfortsätze werden als Rückengräten, die den Rippen entsprechenden beiden dünnen nach unten verlaufenden Fortsätze als Bauchgräten bezeichnet. Daneben sind Flossenstützgräten oder Flossenträger, die bindegewebig mit der Wirbelsäule verbunden sind, und Fleischgräten (nicht bei allen Gattungen) vorhanden.

Bei der *Muskulatur* unterscheidet man einen dorsalen, ventralen und oberflächlichen Seitenmuskel. Die Muskeln sind durch Bindegewebshäute in Muskelplatten (Myomeren), die oftmals tütenförmig ineinander stecken, getrennt. Die Myomeren bestehen aus kurzen, quergestreiften Muskelfasern. Die Farbe der Muskulatur ist fischartlich verschieden, bedingt durch Fetteinlagerung oder Gehalt an Myoglobin. Fische mit hoher Körpertemperatur (Thune) und mit hoher Bewegungsaktivität sowie tropische Fischarten mit hohem Eiweißgehalt besitzen eine dunkle, braune bis dunkelbraune Muskulatur. Der oberflächliche Seitenmuskel ist bei vielen Fischarten braun gefärbt. Thune besitzen darüber hinaus im dorsalen und ventralen Seitenmuskel einen dunkelbraunen Muskelstrang über die gesamte Körperlänge, der negative Geschmackseigenschaften besitzt. Braunfleischige Fische neigen bei der Alterung infolge ihres hohen Histidingehaltes (bis 1,2%) zur Histaminbildung.

Anhaltswerte über die Zusammensetzung der Muskulatur der Fische enthält Tabelle 12.1.

Das *Atmungsorgan* besteht in der Regel aus 4 Paar Kiemenbögen mit den anhängenden, rot gefärbten Kiemenblättchen. Maulseitig sind die Kiemenbögen mit kleinen Zähnchen versehen, die verhindern sollen, daß Nahrungsteile oder Fremdkörper an die Kiemenblättchen gelangen. Die Zähnchen der benachbarten Kiemenbögen greifen ineinander. Diese Einrichtung wird als Reusenapparat bezeichnet. Der Gasaustausch geschieht mit dem vorbeiströmenden Atemwasser an der Oberfläche der Kiemenblättchen.

Das *Herz* liegt unmittelbar kaudoventral der Kiemen. Es besteht aus einer Herzkammer mit ausmündendem Arteriensinus und einer Vorkammer mit einmündendem Venensinus. Das Blut fließt in einem geschlossenen Gefäßsystem vom Herzen über die Kiemen, wo es mit Sauerstoff angereichert wird, in Kopf und Körper. Von hier aus gelangt es wieder in das Herz zurück.

Die Menge des *Blutes* beträgt $1/30$ des Körpergewichtes. Die Erythrozyten besitzen wie bei Vögeln, Reptilien und Amphibien einen Kern. Die weißen Blutkörperchen sind in Form und Kernaufbau von denen der Warmblütler unterschiedlich. Der rote Blutfarbstoff fehlt bei den antarktischen *Chaenichthyidae* (Eisfischen), die deshalb auch Weißblutfische genannt werden. Als giftig gilt das Blut des Aales und der Muränen sowie der Hautschleim der Neunaugen. Das hitzelabile Gift wird bei 58 °C inaktiviert. Das Gift ist stark schleimhautreizend. Bei parenteraler Verabreichung töten 0,02 g Aalserum je kg Körpergewicht einen Hund in wenigen Minuten.

Verdauungsorgane: Der Sitz der Zähne ist fischartlich sehr verschieden. Bei vielen Arten befinden sich Zähne auf dem Ober- und Unterkieferrand. Sie sind auch auf anderen

Tabelle 12.1.: Zusammensetzung der Fischmuskulatur anhand einiger Beispiele

	Eiweiß %	Fett %	Mineralstoffe %	Wasser %	Eiweißverdaulichkeit %	Iod ppm
Blauer Wittling	14,0	0,5	–	81,6	–	–
Kabeljau	17,0	0,3	1,0	81,8	–	1,03
Thunmakrele	21,5	10,0	1,3	65,0	–	0,53
Salzhering	23,4	17,4	14,7	44,5	97,3	1,64
Sprotten, geräuchert	17,2	19,8	2,6	60,4	96,3	0,35

Maulknochen und auf der Zunge angebracht. Die Weißfischartigen haben breite, stumpfe Zähne auf den Schlundknochen. Die Kiefer sind zahnlos.

Hinter den Schlundknochen schließt sich ein meist kurzer Ösophagus an, der in einen Magensack oder in ein Magenrohr einmündet. Am Ausgang des Magens sitzen bei mehreren Fischarten (Hering, Salmoniden, Gadiden) schlauchartige Anhänge in mehr oder weniger großer Zahl. Diese sog. Pylorusschläuche produzieren in ihren Drüsen Verdauungsenzyme. Ihre Zahl kann zur Identifizierung der Fischarten herangezogen werden.

Der Darmkanal teilt sich in einen Mittel- und Enddarm, die deutlich durch einen Wulst getrennt sind bzw. sich durch ihre Weite unterscheiden. Die Anhangsorgane des Darmes sind oft nicht deutlich voneinander getrennt (Cypriniden). Das Pankreas ist beim Aal, Hecht und anderen kompakt, bei Karpfen, Bleien u. a. mit der Leber verbunden. Die Leber stellt bei vielen Fischen ein kompaktes Organ dar. Es ist stets eine Gallenblase vorhanden. Die Farbe der Leber ist je nach dem Fettgehalt hellbraun bis gelbweißlich. Bei Magerfischen, die das Fett in der Leber speichern, ist die Leber verhältnismäßig groß und hell gefärbt (bis 75% Fettgehalt und bis 6,4% der Fischmasse; Abb. 12.1.).

Die *Nieren* liegen ventral längs der Wirbelsäule als braunrotes, streifenförmiges Organ. Der Kopfteil und der Schwanzteil sind meist verbreitert. Beim Karpfen liegt der Schwanzteil lappenförmig längs der Bauchwand; beim Aal verdickt sich die Niere in einer sackförmigen Ausstülpung der Bauchhöhle hinter dem After. Bei Forellen finden sich weißlich erhabene Herdchen (Stanniussche Körperchen), deren Funktion noch nicht bekannt ist. Die beiden Harnleiter vereinigen sich kurz vor dem Austritt. Es findet sich häufig eine deutlich sichtbare Harnblase. Die Niere scheidet stickstoffhaltige Substanzen aus dem Eiweißstoffwechsel aus. Bei Seefischen erfolgt daneben auch eine Ablagerung im Muskelgewebe als Trimethylaminoxid, das den typischen Seefischgeruch mit verursacht und bei Haien und Rochen auch in Form von Harnstoff, wovon die Muskulatur und das Blut bis 2,5% enthalten können. Der Harnstoffgehalt bedingt den strengen und scharfen Geschmack des Haifleisches und bei der Zersetzung den Ammoniakgeruch. Die Niere enthält neben dem eigentlichen Nierengewebe lymphoide und blutbildende Anteile.

Die *Schwimmblase* ist recht unterschiedlich geformt. Während sie beim Karpfen ein aus 2 Kammern bestehendes Organ darstellt, liegt sie beim Kabeljau längs der Wirbelsäule

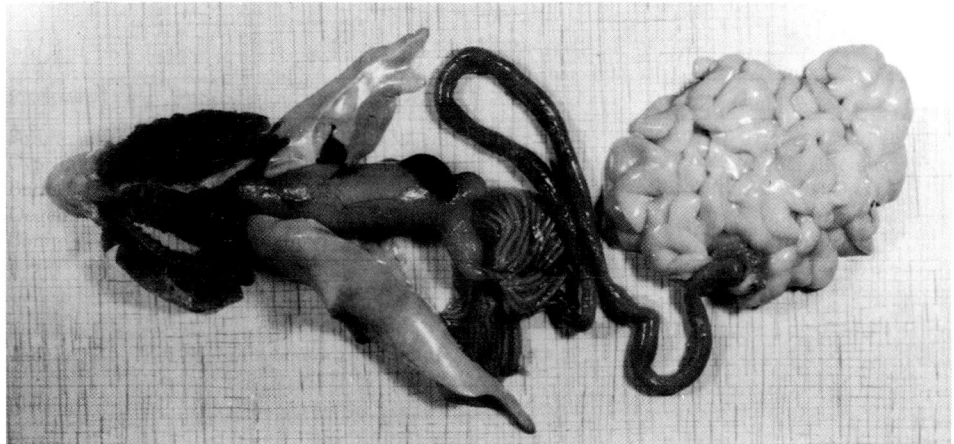

Abb. 12.1. Eingeweide des Kabeljau (Magerfisch). Von links nach rechts: Zunge, Kiemen mit Herz, Ösophagus, Magen mit aufliegender Milz, zweilappige Fettleber mit Galle. Am Magenausgang zahlreiche Pylorusschläuche, Darmkanal, männliche Gonaden.

ventral der Nieren, festhaftend an beiden Seiten. Sie fehlt bei Plattfischen, Neunaugen und Makrelen. Es besteht oft eine feine Verbindung mit dem Vorderdarm. Diese Verbindung kann auch fehlen. Das Gas (O_2, N_2, CO_2) wird dann von den umgebenden Blutgefäßen ausgeschieden.

Die *Geschlechtsorgane* (Gonaden) bestehen aus den beiden Rogen- (♀) oder Milchsäcken (♂), die je nach Reifezustand verschieden groß sein können. Die Geschlechtsöffnungen münden in den gemeinsamen Harnleiter ein. Die Organe sind bei erwachsenen Exemplaren gut sichtbar, so daß männliche und weibliche Tiere gut voneinander unterschieden werden können. Die Befruchtung findet im allgemeinen außerhalb des Körpers statt. Lebende Junge bzw. befruchtete Eier werden nur in Ausnahmefällen abgesetzt (Hai, Rotbarsch, Aalmutter). Die Gonaden sind zu den verzehrbaren Fischteilen zu rechnen. Sie machen in der Laichperiode einen nicht unbeträchtlichen Anteil des Körpergewichtes aus (bis 30%) und enthalten 17–28% Eiweiß und 1–4% Fett. Die Eigröße und Eizahl schwanken bei den verschiedenen Fischarten stark. Sie betragen bei:

Aal 0,12 mm Größe, bis 10 Mill. Stück
Forelle 4,0 mm Größe, bis 2500 Stück
Kabeljau 1,2 mm Größe, bis 9 Mill. Stück
Stör 2,0 mm Größe, bis 6 Mill. Stück
Hering 1,2 mm Größe, bis 30 000 Stück.

Die weiblichen Gonaden verschiedener Fischarten werden im laichreifen Zustand als giftig angesehen, so der Rogen der Halbbarben, der Flußbarben (Barbencholera), der Barrakudas, der Goldmakrele und des afrikanischen Herings. Auch vermag laichreifer Rogen anderer Fische im ungenügend erhitzten Zustand und in größeren Mengen aufgenommen, Erkrankungen auszulösen (schmerzhafte Kontraktionen der glatten Muskulatur), die mit dem Hormon Folliculin in Zusammenhang gebracht werden.

Neben dem Gehalt an Fett und Eiweiß enthält der verzehrbare Anteil des Fischkörpers Mineralstoffe, Vitamine und Spurenelemente. Besonders hervorzuheben ist der hohe Grad der Verdaulichkeit des Eiweißes, der Gehalt an essentiellen Fettsäuren und mehrfach ungesättigten Fettsäuren (Omega-Drei-Fettsäuren), an den Vitaminen A und D und an assimilierbarem Jod, an Phosphor und Lecithin.

Fische vermögen Wasserschadstoffe, Pestizide und Chemikalien und physiologische Produkte, insbesondere über die Nahrungsketten, aufzunehmen und kumulativ zu speichern. Genannt seien hier die lipidlöslichen chlororganischen Stoffe DDT und PCB, das Methylquecksilber und bestimmte Algentoxine. Mit dem Vorhandensein von Algentoxinen wird die zeitweise Giftigkeit von Muskeln und muschelfressenden Fischen erklärt.

12.3. Lebensmittelhygienisch wichtige Fischarten
(Abb. 12.2.–12.9.)

- **Einteilung der Fische**

Die Fische werden nach verschiedenen Gesichtspunkten in Gruppen eingeteilt. Der Handel unterscheidet zunächst nach dem Aufenthaltsort in Süßwasser- und Seefische. Es gibt aber auch Einteilungen nach Skelettaufbau, Schuppenart oder der Flossenstellung.

Die Gruppeneinteilung in Süßwasser- und Seefische bringt für gewisse Fischarten, die sowohl im Süßwasser als auch im Seewasser leben, Schwierigkeiten mit sich. Es sei hier auf die Lebensweise des Aales, Lachses und z. T. auch der Schollen und Flundern hingewiesen. Diese Fische verbringen einen Teil des Lebens im Süßwasser, während sie sich aber auch längere Zeit im Meer aufhalten.

Nach NIKOLSKI (1957) wird folgende Einteilung vorgenommen (wirtschaftlich nicht bedeutsame Gruppen sind weggelassen):

  I. Kieferlose
      Klasse: Rundmäuler
  II. Kiefermäuler
      Klasse: Echte Fische
         Zweig: Knorpelfische (Haie, Rochen)
         Zweig: Knochenfische

Die Knochenfische werden unterteilt in:
    1. Überordnung: Störartige
    2. Überordnung: Echte Knochenfische
      A. Ordnung: Heringsfische
         Unterordnung: Heringsartige
         Unterordnung: Lachsartige
      B. Ordnung: Hechtartige
      C. Ordnung: Karpfenfische (einschließlich Weißfische, Barben)
         Unterordnung: Welsartige
      D. Ordnung: Aalfische
      E. Ordnung: Hornhechtartige
      F. Ordnung: Dorschartige
      G. Ordnung: Langschwänze
      H. Ordnung: Barschfische
         Unterordnung: Barschartige
         Unterordnung: Schleimfischartige
         Unterordnung: Makrelenartige
         Unterordnung: Thunfische
         Unterordnung: Panzerwangen (Rotbarsch, Knurrhahn, Seehase)
      I. Ordnung: Plattfische
         Familie: Butte
         Familie: Schollen
         Familie: Seezungen
      J. Ordnung: Armflosser
         Unterordnung: Seeteufel

● Beschreibung der einzelnen Arten

I. Kieferlose – Klasse: Rundmäuler
Neunaugen (*Petromyzontes*; s. Abb. 12.2.)
    Knorpelig-häutiges Skelett, Wirbelkörper fehlen, ebenso paarige Flossen. Eine oder zwei Rückenflossen sind vorhanden. Auf jeder Seite sind hinter den Augen 7 knopfförmige Kiemenöffnungen vorhanden, kieferloses, trichterförmiges Saugmaul.

1. Flußneunauge *(Lampetra fluviatilis)*: bis 40 cm lang, Rücken dunkelblaugrün, Bauch weiß, 2 Rückenflossen. In der Regel Bewohner der Küstengewässer, geht zum Laichen in die Flüsse.
2. Meerneunauge *(Petromyzon marinus)*: bis 90 cm lang, gelbbraun mit dunklen Flossen, die beiden Rückenflossen weit voneinander getrennt.
3. Bachneunauge *(Lampetra planeri)*: bis 16 cm lang, beide Rückenflossen zusammenstehend.

Wegen der nur vereinzelten Fänge haben Neunaugen wirtschaftlich keine große Bedeutung. Das Fleisch ist jedoch sehr wohlschmeckend; es ist geröstet, gesalzen oder mariniert sehr geschätzt. Der Hautschleim enthält ein hitzelabiles, schleimhautreizendes Gift, das durch Hitzebehandlung, Marinieren, Räuchern und Salzen zerstört wird. Auch durch Abziehen der Haut wird eine Schädigung verhindert.

II. Kiefermäuler – Klasse: Echte Fische – Zweig: Knorpelfische
Unterordnung: Echte Haie *(Selachoidei)*
Charakterisiert in der Regel durch 2 Rückenflossen und 5 Kiemenöffnungen auf jeder Körperseite. Es sind ein knorpeliges Skelett und deutlich ausgebildete Wirbelkörper vorhanden. Unterständiges Maul. Oberer Schwanzflossenlappen ist länger als der untere (heterozerke Schwanzflosse). Rauhe, reibeisenartige Oberfläche durch Zähnchen der Plakoidschuppen. Die meisten Haie sind lebendgebärend. Von den zahlreichen Haiarten werden nur einige wirtschaftlich verwendet. Auch wird teilweise versucht, durch Auswaschen des hohen Harnstoffgehaltes die geschmacklichen Eigenschaften zu verbessern. Bedenklich sind die teilweise hohen Rückstandswerte (Endglieder der Nahrungskette).

Von der Vielzahl der Haiarten seien hier die wirtschaftlich bedeutsamsten beschrieben.

1. Dornhai *(Squalus acanthias*; s. Abb. 12.2.): bis 1 m lang, dunkle, schwärzliche Farbe, weißlicher Bauch. Vor jeder Rückenflosse befindet sich ein Dorn. Wird oft in großen Mengen gefangen, da er den Heringsschwärmen folgt. Bewohnt außer Polarmeeren alle Meere. Das Fleisch ist milchig-weiß, trüb aussehend. Erscheint abgehäutet im Handel als Seeaal (fälschlich als Seestör) oder mariniert (Kochmarinade) oder als Schillerlocken (Bauchlappen).
2. Heringshai *(Lamna nasus*; s. Abb. 12.2.): bis 4 m lang, kurze, gedrungene Form, langer, dünner Schwanzstiel, blauschwarze Farbe, Bauch heller, zweite Rückenflosse sehr klein. Fast in allen Meeren anzutreffen, folgt den Herings- und Makrelenschwärmen. Das Fleisch ist von kalbfleischähnlichem Aussehen, hat eine feste Konsistenz und ist sehr wohlschmeckend. Dunkelrote Muskelstränge längs der Wirbelsäule sind charakteristisch. Im Handel als Kalbfisch und Fischkotelett, fälschlich als Thunfisch oder Seestör.

Unterordnung: Rochen *(Batoidei*; s. Abb. 12.2.)
Körper dorsoventral plattgedrückt, Brustflossen zu sog. Flügeln ausgebildet. 2mal 5 Kiemenöffnungen ventral gelegen. Oberseite bräunlich, fleckig, Unterseite weiß. Männliche Tiere sind an den ventrolateral vom Schwanz gelegenen derben Anhängen erkennbar. Ernährung durch Bodentiere und Fische. Harnstoffgehalt wie bei Haien. In vielen Ländern werden Rochen als Speisefische gehandelt. Verarbeitung zu Räucherfisch und Kochfisch.

1. Nagelrochen *(Raja clavata)*: bis 125 cm lang, Stacheln auf Rücken und Schwanz.
2. Glattrochen *(Raja batis)*: bis 1 m lang, Dornen an Augen und Schwanz, sonst glatt.

Zweig: Knochenfische
Überordnung: Knorpelganoiden *(Chondrostei*; s. Abb. 12.2.)
Länglicher, spindelförmiger Körper. Oberer Schwanzflossenlappen länger als unterer, Körper mit 5 Reihen Knochenplatten bedeckt, Ganoidschuppen nur am Schwanz vorhanden, Skelett zumeist knorpelig. Maul rüsselförmig, unterständig.

Störartige *(Acipenseridae)*: (Hausen bis 5,6 m, Sterlet 0,8 m, Stör bis 3 m) sind hauptsächlich im Kaspischen und Schwarzen Meer, einige Arten auch in Nordamerika beheimatet und steigen zum Laichen in die Flüsse auf. Sie sind die Lieferanten des echten Kaviars. Das Fleisch ist hochgeschätzt, orangebräunlich im Farbton und mit gelbem Fettgewebe durchsetzt. Sogenannte Bester (unfruchtbare Hybriden zwischen Belugahausen und Sterlet) werden industriemäßig in Teichwirtschaften gezüchtet.

Überordnung: Echte Knochenfische *(Teleostei)*
Ordnung: Heringsfische, Unterordnung: Heringsartige *(Clupeoidei*; s. Abb. 12.2.)
Länglicher, seitlich abgeplatteter Körper, Kopf kurz und zugespitzt, Zykloidschuppen, ohne Seitenlinie, Schwimmblase länglich, steht mit Darm in Verbindung. Zahlreiche Pylorusanhänge vorhanden. Fettfische, Fettgehalt bis 36%.

456 Fische, Krebstiere und Muscheln

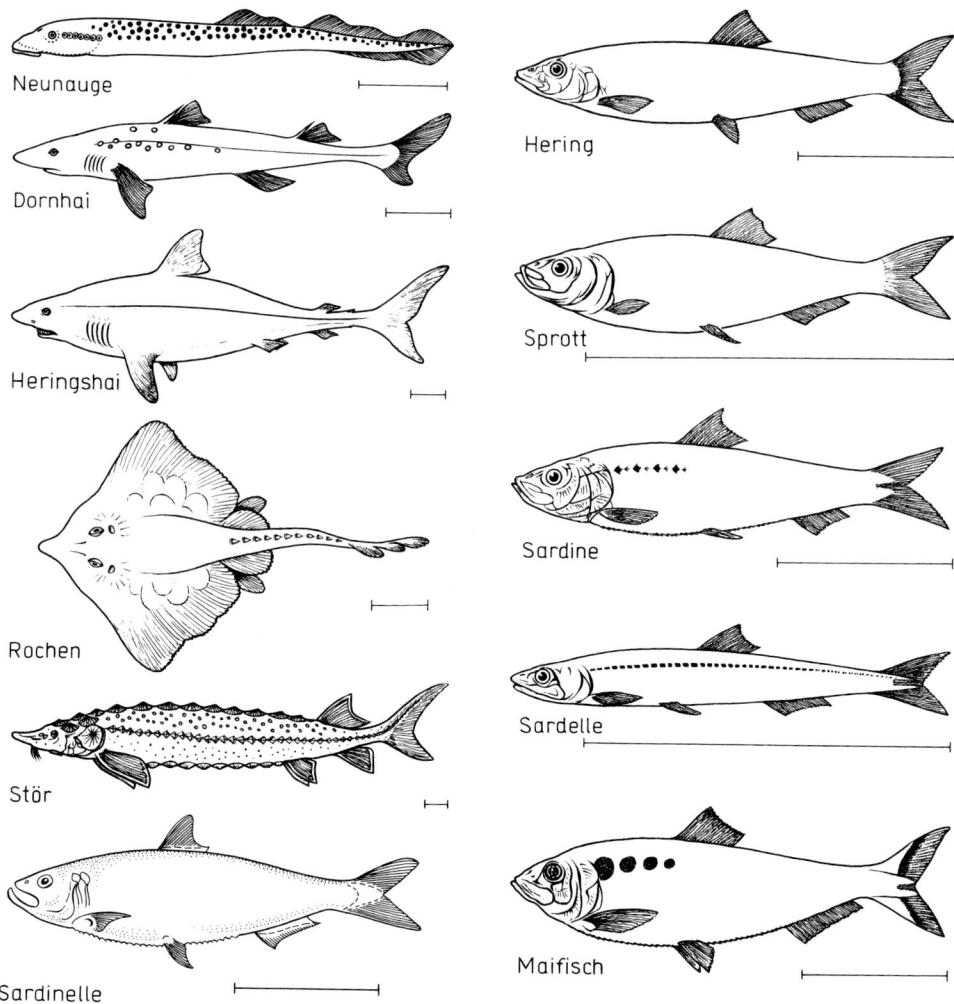

Abb. 12.2. Fische I (der angegebene Größenvergleich entspricht 10 cm der handelsüblichen Länge).

1. Hering *(Clupea harengus)* (Skandinavien: Sild; östliche Ostsee, Kaspisches Meer u. a.: Strömling):

Messerartig gebogene Bauchkante, kurze Rücken- und Afterflosse. Bauchflossen unter der Rückenflosse. Maul endständig, schräg nach oben gerichtet. Schuppen groß, leicht ausfallend. Silbrig glänzende Farbe, Rücken blaugrau, bis 45 cm lang. Heringe bewohnen die Meere der gemäßigten und kalten Zone. Es sind ca. 90 verschiedene Arten bekannt. Die einzelnen Arten unterscheiden sich durch kleine anatomische Besonderheiten. An den verschiedenen Fangplätzen finden sich Heringe bestimmter Arten zur Laichablage bzw. zur Nahrungssuche ein. Hauptfangplätze sind die Nord- und Ostsee, die Gebiete um England, Norwegen und Island sowie die nordamerikanische Küste. Man bezeichnet die Heringe nach dem Fangland als Isländer, Norweger, Holländer oder Schwedenhering. Innerhalb dieser Bezeichnung wird oftmals nach dem Fangplatz oder

der Qualität nochmals unterteilt, wie z. B.: Atlantischer Hering, Ostseehering, Fladengrundhering oder Fetthering, Sloehering und Vaarsild (Frühjahrshering), Sommer- oder Winterhering, Georgesbankhering. Unter diesen Bezeichnungen wird jeweils eine bestimmte Qualität in gewissen Grenzen verstanden.

Der Hering ist wegen seiner mannigfaltigen Verarbeitungsmöglichkeiten neben der Makrele die wichtigste Grundlage für die Fischverarbeitungsindustrie. Zum Verbraucher gelangen Heringe unzubereitet als sog. grüne Heringe, gesalzen und verarbeitet als Konserve, Präserve, Räucherware und Marinade.

2. Sprotte (*Sprattus sprattus*): Körper kürzer als beim Hering, oberständiges Maul. Schuppen groß, leicht ausfallend. Bauchkante scharf mit gezähnten Schuppen (beim Darüberstreichen deutlich fühlbare scharfe Kante). Bis 17 cm lang, Farbe wie Hering.

Lebt in großen Schwärmen in Küstennähe und besonders in der Ostsee. Sprotten erscheinen im Handel geräuchert, mariniert als Ölkonserve oder kräutergesalzen.

3. Sardine (*Sardina pilchardus* – Pilchard, als Jugendform Sardine genannt): heringsartige Körperform, oberständiges Maul, große Augen, große, leicht ausziehbare Schuppen, Bauchflossen hinter Rückenflosse. Grätenreiches, graubräunlich getöntes Fleisch. Länge bis 26 cm. Bevölkert die Meere der subtropischen und gemäßigten Zone. In einigen Mittelmeerländern existiert umfangreiche Ölsardinenindustrie (Konserven). Die Fänge weisen meist starke Unterschiede im Fettgehalt von Fisch zu Fisch auf und gehen infolge ihrer phytoplanktonischen Nahrungsaktivität schnell in Selbstverdauung über (bauchweich). Anlandung erfolgt frisch und gefroren, unbearbeitet.

4. Sardinelle (*Sardinella* spp.): heringsartige Körperform, fleischig, grätenreich, große Schuppen. Fettgewebe und Rückenflosse meist zitronengelb. Fleisch bräunlich mit kräftigen, dunkelbraunen Unterhautmuskeln. Weite Verbreitung im Pelagial tropischer Meere in zahlreichen Unterarten. Gut geeignet für Ölkonserven, weniger für Räucherung und andere Erzeugnisse.

5. Sardelle (*Engraulis* spp.; Anchovis): schlanke Form, stark unterständiges Maul, bis 15 cm, Bauchflossen vor Rückenflosse. Hauptsächlich in den Küstenregionen warmer Meere vorkommend. Hat nur als gesalzene Ware Bedeutung.

6. Maifisch (*Alosa* spp.): heringsartiger Körper, jedoch gedrungener. Gesägte Bauchkante. Bis 75 cm lang. Dunkler Fleck hinter Kiemendeckel. Nahe Verwandte sind Finte und Alse, die z. T. im Süßwasser leben.

Beifang bei Heringsfischerei, Verwendung zur Räucherung und Konservenherstellung.

Unterordnung: Lachsartige (*Salmonoidei*; s. Abb. 12.3.)

Bezeichnend für diese Gruppe ist das Vorhandensein einer Fettflosse. Außerdem sind zahlreiche Pylorusanhänge vorhanden. Die Unterscheidung der einzelnen Arten ist nicht immer leicht. Neben der Größe, den Flossenformen, der Hautzeichnung wird die Bezahnung mit herangezogen.

Die Fische leben entweder im Süßwasser oder im Meerwasser, oder sie sind Wanderfische zwischen beiden. Im Gebiet der nördlichen und südlichen Halbkugel vorkommend. Wichtige Objekte der industriemäßigen Fischproduktion.

1. Lachs (*Salmo salar*): Der atlantische Edellachs wird in kleineren Mengen besonders im Ostseegebiet gefangen und in zunehmendem Maß industriemäßig aufgezogen und gemästet. Der Ketalachs dagegen stellt ein wichtiges Fangobjekt des nordpazifischen Küstengebietes dar. Der Körper ist langgestreckt, der Kopf verhältnismäßig klein und spitz. Das Maul ist stark bezahnt und tief eingeschnitten. Unterkiefer ist beim Männchen mit Haken versehen (Hakenlachs). Festsitzende silbrige Schuppen, Farbe wechselnd, Schwanzflosse eingeschnitten, Lappen gleichlang. Seitenlinie voll entwickelt, Rückenflosse kurz, Magen hat Gestalt einer erweiterten Darmschlinge. Der Lachs erreicht eine

458 Fische, Krebstiere und Muscheln

Länge bis zu 1,5 m und ein Gewicht bis zu 38 kg. Er ist ein Wanderfisch, der die Nahrungsperiode im Meer, die Laichperiode im Süßwasser verbringt. Lachse werden frisch und geräuchert gehandelt. Das Fleisch ist geschätzt wegen seiner zarten, grätenarmen, saftigen Beschaffenheit. Die Farbe ist rosarötlich bis gelbrötlich. Eine Delikatesse bilden die kaltgeräucherten Lachshälften. Der Rogen des Ketalachses findet zur Kaviarherstellung Verwendung. Die Fische selbst werden zu Konserven verarbeitet.

2. Forellen: Es gibt eine Reihe von Forellenarten, die als Feinfische eine große Rolle spielen. Der Flossenaufbau und die Körperform sind ähnlich denen der Lachse.
   – Meerforelle *(Salmo trutta)*: lachsähnliche Form, Schwanzflosse gerade, Schwanzstiel kräftiger als beim Lachs. Lebensgewohnheiten gleichen denen der Lachse. Im jugendlichen Alter von der Bachforelle kaum zu unterscheiden. 50–120 cm lang, wird häufig als Lachs angeboten.
   – Bachforelle *(Salmo trutta fario)*: gedrungene Körperform, kurzer hoher Kopf, Schwanzflosse gerade. Silbriges Aussehen, Rücken dunkler. Rote Punkte, teilweise mit weißem Rand, bis 40 cm lang. Bevölkert Gebirgsgewässer bzw. klare, kühle Gewässer mit hohem Sauerstoffgehalt. Fleisch ist schmackhaft, weißlich oder zartrosa. Die Bachforelle erreicht mit 3 Jahren Portionsgröße.
   – Regenbogenforelle *(Salmo irrideus)*: gedrungene Körperform, schmaler Schwanzansatz, eingeschnittene Schwanzflosse. Auf der Haut zahlreiche dunkle Punkte, die auch auf der Schwanzflosse vorhanden sind. Rötliches, breites Band zu beiden Seiten längs der Seitenlinie; bis 50 cm lang. Lebt im Süßwasser, ist gut in Teichen zu halten und leicht künstlich zu züchten. Fleisch hellgrau bis rötlich, zart.

   Neben dem Karpfen wichtigster Fisch für die industrielle Fischproduktion bei ausschließlich künstlicher Fütterung mit Fisch- und Fleischabfällen und pelletierten Fertigfuttermitteln. Geeignet hierfür sind sauerstoffreiche Gewässer, auch Binnenseen und Küstengewässer. Fische erreichen bei Herbstlaichern (Kamlopsforelle) Portionsgröße in einem Jahr.

3. Saibling *(Salvenius alpinus)*: lebt in kalten, schnellfließenden Bächen der nördlichen Hemisphäre sowie in Alpenseen. In einigen Ländern wird der Bachsaibling künstlich gezüchtet. Länge bis 70 cm, wohlschmeckender Speisefisch.

4. Maränen (fälschlich Äschen, Stinte): gehören zur Gattung der Coregonen, spielen eine Rolle als wohlschmeckende Speisefische, nahe Verwandte sind Renken, Blaufelchen (Bodensee), Schnäpel. Seitlich zusammengedrückter Körper, relativ große Schuppen und kleines Maul. Dunkler Rücken, silberne Seiten und silberner Bauch. Leben als Wanderfische zwischen Meer und Süßwasser oder als reine Süßwasserfische.
   – Große Maräne *(Coregonus laveretus)*: unterständiges Maul, verschiedene Unterarten und Lebensformen (Ostseeschnäpel), bis über 50 cm lang.
   – Kleine Maräne *(Coregonus albula)*: oberständiges Maul, heringsähnlich, künstliche Brut, ausschließliche Planktonnahrung, bis 46 cm, im Mittel bis 20 cm lang, Fleisch schmackhaft, frisch oder geräuchert. Neigt zur Autolyse.

5. Äsche *(Thymallus thymallus)*: kenntlich an der großen Rückenflosse mit mehr als 17 Flossenstrahlen. In steinigen, schnellfließenden Gewässern der Vorgebirge der nördlichen Halbkugel, bis 50 cm lang. Seiten mit scharzen Punkten versehen. Als Fischereiobjekt nur lokale, untergeordnete Bedeutung. Sehr wohlschmeckend.

6. Stint *(Osmerus eperlanus)*: einzige Familie unter den Lachsartigen mit deutlich ausgeprägtem Magensack, schlanke, kleine Fische (bis höchstens 30 cm) der Küsten und küstennahen Gewässer, silbrige bis blaugrünlich glänzende Farbe, Rücken dunkler. Maul groß, stark bezahnt.

   Verwandte Arten (Glasaugen – *Argentina* spp.) leben im Meer und werden als Gefrierfisch angelandet. Fleisch weich mit gurkenartigem Geschmack.

7. Lodde *(Mallotus villosus;* Polarstint, Polarsildling): pelagischer Massenfisch mit zirkumpolarer Verbreitung, bis 20 cm lang. Fang hauptsächlich zur Fischmehlerzeugung, aber

Lebensmittelhygienisch wichtige Fischarten   459

auch für Ernährungszwecke zur Weiterverarbeitung zu Konserven und Räucherfisch. Bis 20% Fettgehalt, hautpsächlich als subperitoneales Fettdepot.

Ordnung: Hechtartige, Familie Hechte *(Esocidae)*
Hauptvertreter ist der „gewöhnliche Hecht", der in Seen und langsam fließenden Gewässern lebt. Bis 1,5 m lang und bis 35 kg schwer. Langgestreckter Körper, stark bezahntes, entenschnabelförmiges, oberständiges Maul. Wechselnde Farben, Rücken dun-

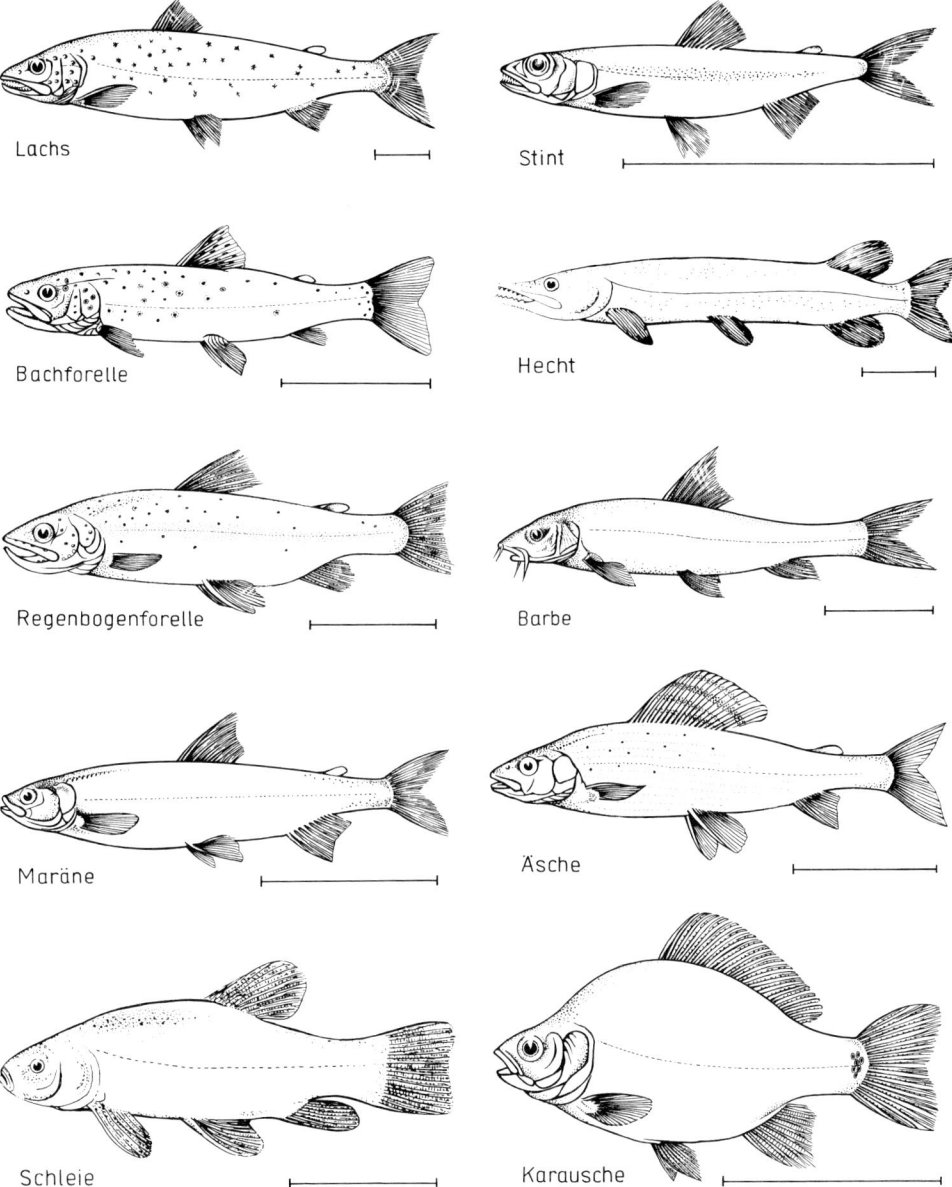

Abb. 12.3. Fische II (der angegebene Größenvergleich entspricht 10 cm der handelsüblichen Länge).

kel, Seiten mit fleckiger Querbindenanordnung. Relativ festsitzende Schuppen. Wirtschaftlich bedeutsame Süßwasserfischart. Fleisch ist geschätzt, fest, weiß. Im Handel meist als Frischfisch oder gefroren.

Ordnung: Karpfenfische, Unterordnung: Karpfenähnliche (*Cyprinoidei*; Abb. 12.4.)

Der Gruppe gehört eine große Anzahl von Fischarten an, die fast ausschließlich Süßwasserfische sind. Die wirtschaftlich wichtigsten Arten gehören zur Familie der Weißfische (*Cyprinidae*). Sie sind charakterisiert durch das Fehlen von Zähnen auf den Kiefern und durch den Besitz von Schlundzähnen und Zykloidschuppen. Sie bewohnen vorwiegend Gewässer der tropischen, subtropischen und gemäßigten Breiten und werden nach dem Norden zu durch die Salmoniden abgelöst. Hauptwirtschaftsfische sind Karpfen, Blei und Plötze sowie die aus Ostasien stammenden Pflanzenfresser (Abb. 12.5.).

1. Plötze *(Rutilus rutilus)*: seitlich zusammengedrückter Körper, mittelgroße Schuppen, nur mittelgradig festsitzend. Silbrig, Rücken dunkler aussehend. Maul endständig. Großes, rotes Auge. Schwanzflosse eingeschnitten. Flossen, außer Schwanzflosse, rötlich gefärbt. Bis 30 cm lang. Fleisch grätenreich, aber guter Geschmack. Fisch ist leicht mit Rotfeder und Verwandten zu verwechseln. Rotfeder hat goldgelbe Farbe sowie rotgefärbte Schwanzflosse. Verkauf als Frischfisch, verarbeitet als Konserve, geräuchert oder nach Fischfarcegewinnung zu bulettenartigen Erzeugnissen.
2. Blei *(Abramis brama;* Brachsen, Brassen): stark hochrückiger, seitlich abgeplatteter Körper, lange Afterflosse, kleiner Kopf. Flossen grau, Schwanzflosse zweilappig, Fleisch geschätzt, jedoch bei Exemplaren unter 1 kg sehr grätig.
    Nahe Verwandte sind Zope und Zobel. Leicht zu verwechseln mit Güster, die nicht so groß wird und noch grätiger ist. Brust und Bauchflossen haben im Gegensatz zum Blei rötlich gefärbten Ansatz. Augen sind verhältnismäßig groß.
3. Schleie *(Tinca tinca)*: Körper mäßig hochrückig, dunkelolivgrüne Farbe. Bauch oft goldgelb. Sehr kleine, fest in der Haut sitzende Schuppen. Haut stark schleimig. Abgerundete Flossen. Schwanzflosse nur andeutungsweise eingeschnitten. 1 Paar kurze Bartfäden. Bauchflossen beim Männchen haben verdickten Strahl. Die Schleie lebt in langsam strömenden oder stehenden Gewässern mit schlammigem Grund. Nur geringe Ansprüche an Sauerstoffgehalt des Gewässers. In Ausnahmefällen bis 60 cm lang und bis 7,5 kg schwer, meist jedoch als Portionsfisch, aus der Nebenfischproduktion der Teichwirtschaften. Geschätzter Fisch in der guten Küche; zartes, wohlschmeckendes Fleisch, jedoch etwas grätig.
4. Barbe *(Barbus barbus)*: walzenförmiger Körper mit großen Schuppen bedeckt, Maul stark unterständig, rüsselförmig ausstülpbar. 4 lange Bartfäden. Seiten metallisch oder gelblich glänzend, Rücken dunkler. Bis 85 cm lang und 4 kg Gewicht. Lebt vereinzelt in fließenden Gewässern. Teilweise größere wirtschaftliche Bedeutung (Aralsee). Nur äußerst selten im Handel, Fleisch gutschmeckend, aber grätig. Rogen ist giftig (Barbencholera).
5. Karpfen *(Cyprinus carpio)*: Körper hochrückig, seitlich zusammengedrückt, 2 Paar Bartfäden, kurze After-, lange Rückenflosse, davon erster Flossenstrahl sägeförmig. Rücken dunkelgrünblau, Bauch weißlich oder gelblich. Lebt in langsam fließenden und stehenden Gewässern der gemäßigten und südlichen Breiten der gesamten Erdkugel, Verbreitung durch künstlichen Besatz aus Südasien. Der Karpfen ist der wichtigste Süßwasserwirtschaftsfisch. Die Gesamtfänge der Welt betragen weit über 200 000 t. Die Hauptmenge der Karpfen wird in Fischbrutanstalten produziert. Die jungen Karpfen werden in ablaßbare oder gut befischbare Gewässer ausgesetzt. Durch jahrelange Auslese wurden verschiedene Wirtschaftsrassen aus dem ursprünglichen Schuppenkarpfen gezüchtet, wie schnellwüchsige, schuppenarme (Spiegelkarpfen) oder schuppenlose (Lederkarpfen) und hochrückige Karpfen. Durch künstliche Zufütterung gelang es, Erträge von bis zu 4 t

Lebensmittelhygienisch wichtige Fischarten 461

Karpfen/ha zu erzielen, im Vergleich zu Wildgewässern, in denen im Durchschnitt nur Erträge von 50 kg Fisch erreicht werden.

Der Karpfen kann bis 1 m lang und 25 kg schwer werden. Im Handel meist dreisömmerig (K 3) bis 1,8 kg. Eine beträchtliche Verkürzung der Aufzucht- und Mastperiode wird in Warmwasseranlagen (Abwärme z. B. von Kraftwerken) erreicht.

Das Fleisch ist fest, grauweißlich bis braun (unter der Haut) gefärbt und sehr fest. Karpfen werden meist lebend oder geschlachtet bzw. als Konserve oder geräuchert gehandelt.

6. Karausche (*Carassius carassius*; Bauernkarpfen, Goldkarausche, Giebel-Silberkarausche): sehr hochrückiger, weit verbreiteter, mittelgroßer Fisch von dunkelgrünbrauner bis goldgrüner Farbe, am Bauch meist weißgelb bis goldgelb. Bartfäden fehlen. Fisch mit sehr geringen Ansprüchen an Sauerstoffgehalt des Gewässers, lebt in kleinsten, schlammigen Tümpeln oft in großer Zahl als Zwergform. Bis 30 cm lang und 0,5 kg schwer. Je weiter nach Osten, desto größer (bis 3 kg schwer und 45 cm lang). Verbreitung in Mittel- und Osteuropa.

Farbvarietäten der Silberkarausche: Goldfische, Schleierschwänze. Kreuzungen mit anderen Fischarten möglich.

Fleisch grätig, wohlschmeckend, oft von süßlichem Geruch. Im Handel seltener, lebend oder als Frischfisch.

7. Pflanzenfresser: eingebürgert in Europa aus Ostasien. Verkauf als Frischfisch, geräuchert sowie als Konserve.
   – Amurkarpfen (*Ctenopharyngodon idella*; Weißer Amur, Graskarpfen; s. Abb. 12.4.): langgestreckter Körper mit großen Schuppen. After- und Rückenflosse mit wenig

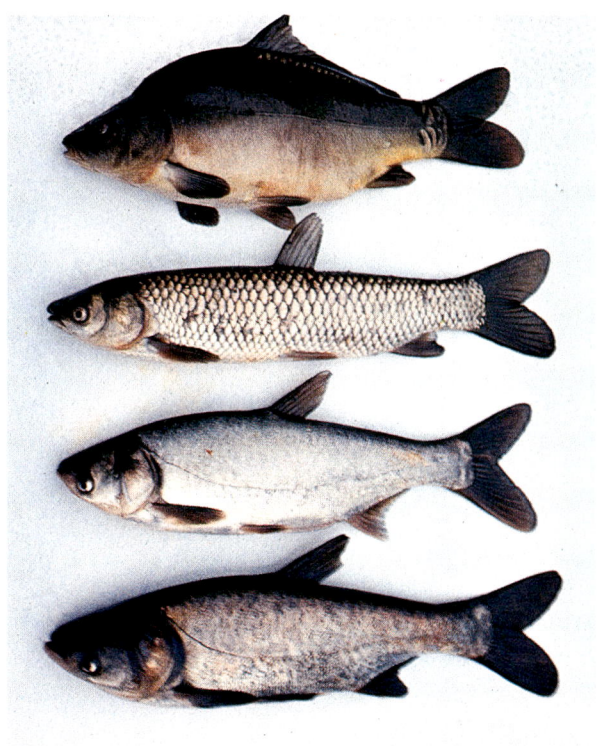

Abb. 12.4. Von oben nach unten: Spiegelkarpfen, Amurkarpfen, Silberkarpfen, Marmorkarpfen.

Flossenstrahlen. Bis 1 m lang und 32 kg Gewicht. Nebenfisch in Karpfenwirtschaften, Seen und Fließgewässern. Nahrung besteht überwiegend aus höheren Pflanzen aller Art, Fleisch wohlschmeckend, fest, grätenarm, von mittlerem Fettgehalt.
- Silberkarpfen (*Hypophthalmichthys molitrix*; s. Abb. 12.4.): karpfenartiger Körper mit relativ großem Kopf, silbrige Hautfärbung, kleine Schuppen. Nahrung besteht aus Wasserpflanzen.
- Marmorkarpfen (*Aristichthys nobilis*; Marmorfisch; s. Abb. 12.4.): Körperform und Schuppen wie Silberkarpfen, graubraune Hautfarbe, Fleisch weich mit kleinen Fleischgräten durchsetzt. Nahrung besteht aus Phytoplankton.

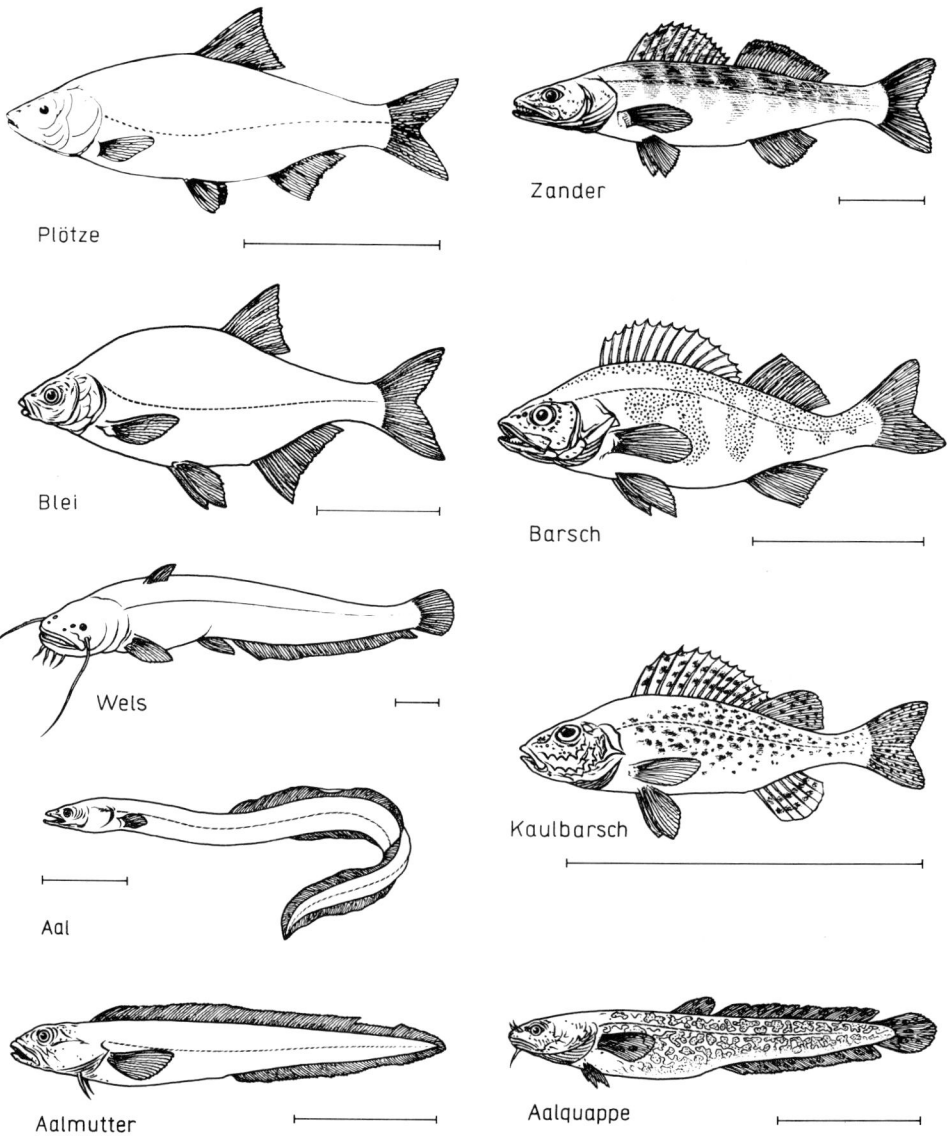

Abb. 12.5. Fische III (der angegebene Größenvergleich entspricht 10 cm der handelsüblichen Länge).

Unterordnung: Welsartige *(Siluroidei)*

1. Wels (*Silurus glanis*; s. Abb. 12.5.): langer Körper, Maul unterständig, nicht vorstülpbar, Kiefer mit Zähnen, mehrere Paare Bartfäden, kleine Rückenflosse, lange Afterflosse. Gewöhnlicher Wels bis 5 m lang. Zwergwels bis 33 cm und 245 g Gewicht. Letzterer mit Fettflosse. Gewöhnlicher Wels kommt in Flüssen und Seen Mittel- und Osteuropas vor. Dunkelgrünbraune, auch marmorierte Farbe. Verbreitung des amerikanischen Zwergwelses durch Aussetzen auch in Mitteleuropa. Letzterer hat geringe wirtschaftliche Bedeutung wegen Kleinheit.

    In der industriemäßigen Fischproduktion werden Kanalwelse (Catfish, Channelfish) in Teichen produziert. Bei geringem Futterverbrauch, geringen Ansprüchen an die Wassergüte und hoher Fischdichte (bis 385 kg/m^3 Wasser) werden gute Erträge erzielt.

    Zahlreiche Welsarten leben im Süßwasser warmer Länder. Welse erscheinen auf dem Markt als Frischfisch, gefroren, auch als Filet und als Konserven.

    Fleisch beim jugendlichen Tier fett und zart, sonst trocken, andere Welsarten auch geflügelfleischartig.

2. Blauwels (*Arius* spp.; Seekatze): welsartige Form, je 2 Bartfäden an Ober- und Unterkiefer, langer, starker Dorn am Beginn der Rückenflosse und an der Brustflosse, Fettflosse. Der Fisch wird bis zu 40 cm lang und ist oben bläulich, unten weiß gefärbt. Fang an tropischen und subtropischen Küsten, teilweise in größeren Mengen.

    Nach Verletzungen wurden Vergiftungserscheinungen beobachtet.

    Fleisch ist weiß bis orangefarben, wohlschmeckend, fettarm. Im Handel als Gefrierfisch und als Filet.

Ordnung: Aalfische, Unterordnung: Aalartige *(Anguilloidei*; s. Abb. 12.5.)

Körper langgestreckt, schlangenförmig. Es fehlen die Bauchflossen. Schuppen sind mikroskopisch klein, Haut stark schleimig, kleine Kiemenspalte. Rücken- und Afterflosse mit heterozerker Schwanzflosse verbunden. Rückenfärbung dunkelgrün bis blauschwarz, Bauch weiß (abwandernder Aal = Blankaal) oder gelb.

Der europäische Flußaal *(Anguilla anguilla)* erreicht bis 1,5 m Länge und bis 6 kg Gewicht. Verbreitungsgebiet sind die Küsten Europas. Die Aale verbringen den größten Teil ihres Lebens im Süßwasser (11–14 Jahre), nur zur Fortpflanzung wandern sie ins Meer.

Die Laichplätze liegen im Westteil des Atlantischen Ozeans unweit der Küste Mittelamerikas. Hier laicht auch eine andere Aalart, der Amerikanische Flußaal. Die Aallarven brauchen für die Wanderung bis zu den europäischen Küsten 3 Jahre und kommen hier als sog. Glasaale an. Die Larve ist zunächst weidenblattförmig und nimmt erst später Aalform an. Im Gebiet der ostasiatischen Küsten mit Laichplätzen im Pazifik lebt eine weitere Art, der Japanische Aal. Der Aal bevölkert Küstengewässer, Flüsse, Seen und Teiche. Die industrielle Mast wird in zunehmendem Maße durchgeführt. Der Aal hat große wirtschaftliche Bedeutung als teurer Feinfisch. Das Fleisch ist fett, zart und von feinem Geschmack. Er wird frisch, geräuchert, gefroren, als Kochfischware und als Konserve angeboten. Wegen der besonderen Lebensweise und des hohen Lebensalters sind Aale bezüglich erhöhter Rückstandswerte besonders gefährdet.

Die sog. Meeraale *(Conger conger)* stellen eine andere Aalfamilie dar. Es handelt sich um Fische, die ausschließlich im Meerwasser leben. Sie erreichen bis 3 m Länge und 65 kg Gewicht. Der Unterschied zum Flußaal besteht darin, daß die Farbe heller ist, die Rückenflosse nahe dem Kopf ansetzt und das Auge sehr groß ist. Das Fleisch ist sehr grätig und geringwertig. Die wirtschaftliche Bedeutung ist gering.

464 Fische, Krebstiere und Muscheln

Ordnung: Hornhechtartige, Familie: Hornhechte *(Belonidae)*
Langgestreckter Körper, Zykloidschuppen von grünlicher Farbe, Seitenlinie tief, in Bauchnähe. Gräten durch Gehalt an Biliverdin hellgrün gefärbt. Schnabelförmiges Maul. Meerfische, die in Küstennähe leben. Silberglänzende Farbe, grünlicher Schimmer, Rücken blaugrün. Bis 1 m lang und 1 kg schwer. Fang oft in größeren Mengen. Fleisch fest, trocken, leicht säuerlich im Geschmack. Im Handel als Frischfisch, mariniert oder geräuchert.

Ordnung: Dorschartige, Familie: Dorsche *(Gadidae)*
Der Gruppe gehören in der Hauptsache Meeresfische an, die durch kehlständige Bauchflossen charakterisiert sind. Der einzige Süßwasservertreter ist die Aalquappe. Es handelt sich hierbei um wirtschaftlich sehr bedeutsame Fischarten. Im Jahre 1962 machten die Fänge der Dorschartigen 12,3% des Gesamtfanges der Welt aus. Die große Leber der Dorschartigen (Magerfische!) wird zur Gewinnung des Medizinallebertrans und zur Konservenherstellung verwendet.

Man unterscheidet bei den Dorschartigen
    6 Vertreter mit dreifacher Rückenflosse,
    3 Vertreter mit zweifacher Rückenflosse,
    1 Vertreter mit einer Rückenflosse.

Vertreter mit dreifacher Rückenflosse (Abb. 12.6.):

1. Kabeljau (*Gadus morrhua*; Dorsch): grünbräunlich gefleckter Körper, weißer Bauch, unterständiges Maul. Bartfaden unter der Spitze des Unterkiefers. Schwanzflosse ohne Lappung. Gebogene, weiße Seitenlinie. Bis 1,50 m lang und 40 kg schwer. Fang in gemäßigten und nördlichen Breiten. Die *Ostseeform* wird als *Dorsch* bezeichnet. Im frischen Zustand ist das Fleisch weiß. Als Frischfisch ausgenommen ohne Kopf oder als gefrorener Fisch bzw. als gefrorenes Filet oder Frischfilet. Konservierung in nördlichen Ländern durch Lufttrocknen (Stockfisch) oder durch Salzen und Trocknen (Klippfisch). Kabeljau naß gesalzen wird als Laberdan bezeichnet. Außerdem werden Kochmarinaden (Fischsülze u. ä.) und Räucherwaren hergestellt.
2. Köhler (*Pollachius virens*; Seelachs, Blauer, Blaufisch): gleichmäßig metallisch bis schwärzlich gefärbter Körper. Bauch heller, leicht oberständiges Maul, nur kleiner Bartfaden, Schwanzflosse eingeschnitten. Gerade weiße Seitenlinie. Schwarz pigmentierte Maulhöhlenschleimhaut. Bis 1,15 m lang und 12 kg schwer. Fang an den Küsten des nördlichen Atlantiks.
   Wichtiger Konsumseefisch von etwas trockener, fester Beschaffenheit. Die Farbe des Fleisches ist graubräunlich bis graurötlich. Im Handel ausgenommen ohne Kopf als Filet oder gefrorene Ware. Verarbeitung nach Salzung zu Lachsersatz (auch Kabeljau, Schellfisch u. a. werden verarbeitet) oder Verkauf als heißgeräucherter Stückenfisch. Ein naher Verwandter des Köhlers ist der Pollack oder helle Seelachs. Er besitzt keinen Bartfaden, Seitenlinie dunkel und gebogen. Bauch silbrig weiß, Rücken metallisch silbern (Bezeichnung als Silberlachs ist irreführend). Verkauf und Verarbeitung wie Köhler.
3. Schellfisch (*Melanogrammus aeglefinus*): silbrige Farbe, Rücken etwas dunkler, unterständiges Maul, 1 Bartfaden. Schwarze Seitenlinie und quadratischer schwarzer Fleck unter der Seitenlinie hinter den Brustflossen. Vorkommen an nördlichen Küsten des Atlantiks. Fleisch ist sehr zart, weich und reinweiß, daher beliebtester Kochfisch der Gadidengruppe. Wegen Weichheit sehr verderbgefährdet. Im Handel: frisch oder gefroren, ausgenommen ohne Kopf, geräuchert oder als Bratfisch.
4. Wittling (*Merlangius merlangus*; Merlan, Weißling): helle Farbe, Bauch weiß, unterständiges Maul ohne Bartfaden, hellbraune, gebogene Seitenlinie und dunkler Fleck auf dem Ansatz der Brustflosse. Bis 50 cm lang. Vorkommen wie Schellfisch. Fleisch weich. Im Handel frisch, als Bratfisch, auch geräuchert.

5. Blauer Wittling – zwei Arten:
   – Blauer Wittling *(Micromesistius poutassou)*: Massenfisch im Nordatlantik bis 28 cm und 300 g. Graue Hautfarbe, helles Fleisch. Im Angebot als gefrorene Doppelfilets mit Haut zur Weiterverarbeitung und Direktverwertung auch ausgenommen ohne Kopf.
   – Südlicher Blauer Wittling *(Micromesistius australis)*: Massenfisch in Nähe der Antarktis (Südamerika, Australien). Bis 60 cm und 1000 g. Im Angebot gefroren als Filet, ausgenommen ohne Kopf.

   Beide Arten sind hoch parasitiert.
6. Mintai *(Theragra chalcogramma; Alaska Pollock)*: bis 60 cm großer Bewohner des nördlichen Teils des Stillen Ozeans.

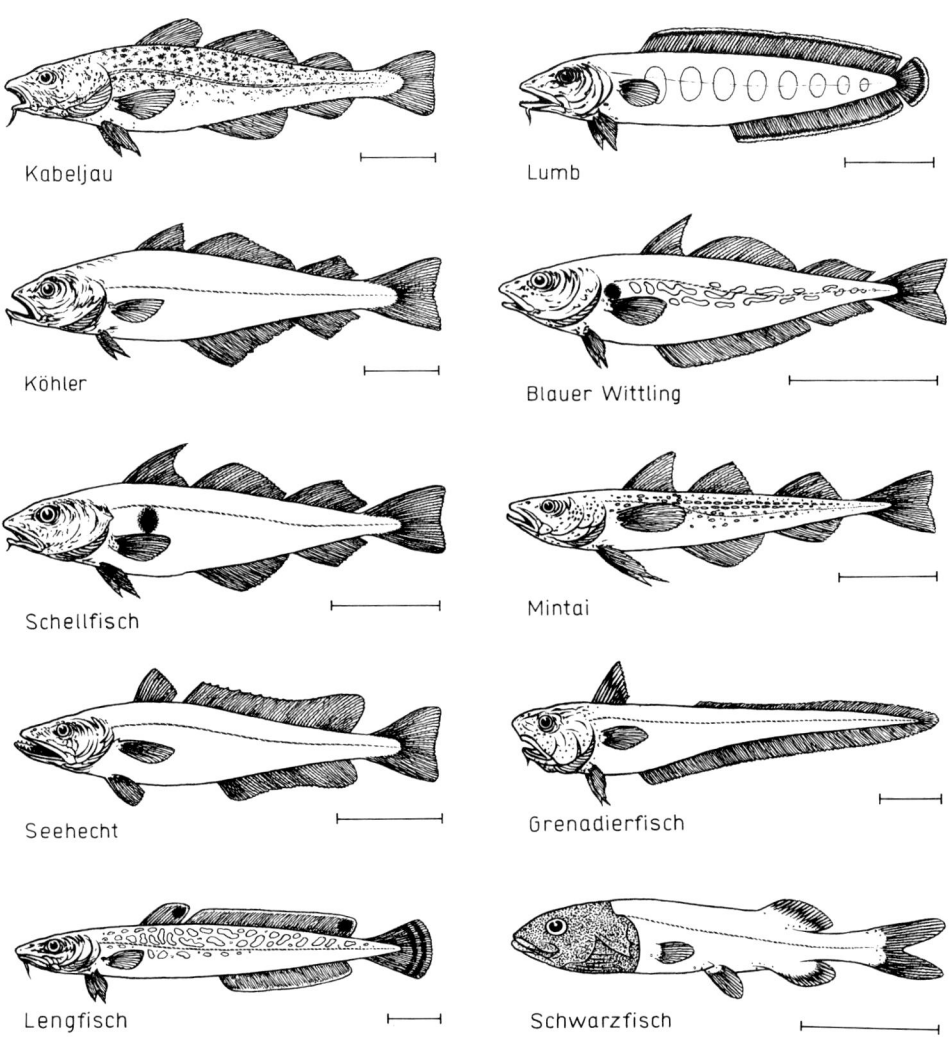

Abb. 12.6. Fische IV (der angegebene Größenvergleich entspricht 10 cm der handelsüblichen Länge).

Vertreter mit zweifacher Rückenflosse (s. Abb. 12.5. und 12.6.):

1. Lengfisch (*Molva molva*; blauer Leng und heller Leng): langgestreckter Körper. 2. Rückenflosse und Afterflosse sehr lang, Unterkiefer mit langem Bartfaden. Schwanzflosse abgerundet, hellgraubräunliche Farbe. Bis 1,75 m lang und 25 kg schwer, Verbreitungsgebiet Nordatlantik. Der blaue Leng ist etwas schlanker als der helle Leng. Die Augen sind größer, kürzerer Bartfaden und stärkere Bezahnung. Hautfarbe stahlgrau.
   Das Fleisch ist fest und weißlich. Im Handel frisch oder gefroren, ausgenommen ohne Kopf, als Filet.
2. Seehecht (*Merluccius* spp.; Kaphecht, Silberhecht): längliche Form, metallische Farbe, Bauch heller, oberständiges Maul, ohne Bartfaden, lange Afterflosse, vordere Rückenflosse kurz, hintere sehr lang. Flossenhaut oft eingerissen, so Vortäuschung mehrerer Rückenflossen, braune Seitenlinie. Bis 1 m lang und 10 kg schwer, meist jedoch kleinmaßig, zeitweise Hauptfangprodukt an den Küsten des mittleren Atlantik und Pazifik. Fleisch weich, wohlschmeckend, leicht graubräunlich. Auf dem Markt hauptsächlich gefroren als Filet und ausgenommen ohne Kopf.
3. Quappe (*Lota lota*; Aalquappe, Aalraupe, Rutte): einziger Gadide, der im Süßwasser lebt, in Flüssen und Bächen der nördlichen Halbkugel. Bis 1 m lang und 32 kg schwer. Gewicht meist jedoch 0,5 kg bis 1 kg. Langgestreckter, aalartiger Körper. Hintere Rückenflosse und Afterflosse langgestreckt. Schwanzflosse abgerundet. Körper fleckig, dunkel grünbraun. Bauch weiß.
   Fleisch weißlich, fest und von angenehmem Geschmack. Die große Leber gilt als Leckerbissen. Wird lebend oder unausgenommen verkauft.

Vertreter mit einer Rückenflosse:

1. Lumb (*Bromse bromse*): gedrungene Körperform, lange Rücken- und Afterflosse mit schwarzem und weißem Saum. Unterkiefer mit langem Bartfaden. Farbe graugrünlich bis gelbbräunlich. Bis 1 m lang, Fleisch fest, weiß, von gutem Geschmack. Im Handel ausgenommen ohne Kopf oder als Filet.

Ordnung: Langschwänze (*Macrurus rupestris*; Grenadierfische):
   Schwanzflosse mit Rücken und Afterflossse verschmolzen. Artenreiche Gruppe von Tiefseefischen bis 1 m lang. Fleisch ist reinweiß, zart und grätenarm. Bearbeitung ausgenommen ohne Kopf, ohne Schwanz oder zu Filet.

Ordnung: Barschfische, Unterordnung: Barschartige *(Percoidei)*
   In der Regel 2 Rückenflossen, 1. Flosse mit Stachelstrahlen. Bauchflossen sind brustständig, Ktenoidschuppen, Meeres- und Süßwasserfische der gemäßigten und tropischen Breiten.
1. Zander (*Lucioperca lucioperca*; s. Abb. 12.5.; Hechtbarsch): langgestreckter Körper mit abgerundetem Rücken, graugrüne bis messinggelbe Farbe. Bis 12 kg schwer und 1,2 m lang. Bewohnt Flüsse, Seen und Küstengewässer. Festes, zartes, weißes Fleisch, sehr geschätzt, im Handel frisch oder gefroren.
2. Flußbarsch (*Perca fluviatilis*; Bars): hochrückiger, seitlich zusammengedrückter Fisch, Rücken dunkelgrünbräunlich, Bauch heller. Dunkel gefärbte Querbinden an Seiten, spitz auslaufender Kiemendeckel, rot gefärbte Flossen. In Ausnahmefällen bis 50 cm, in der Regel 20–30 cm lang. Weit verbreiteter Fisch der Süßgewässer Europas. Festes, schmackhaftes, weißes Fleisch, grätenarm. Im Handel frisch und gefroren, als Filet.
3. Kaulbarsch (*Acerina cernua*): Körper nicht so hochrückig wie beim Flußbarsch. Kopf größer. Rückenflossen zusammenhängend, vordere mit starken Stacheln, große, hochliegende Augen. Gelbgrüne Farbe mit dunkleren kleinen Flecken. Wird 10–25 cm

lang. Bewohnt Flüsse und Seen sowie salzarme Küstengewässer der gemäßigten Zone. Fleisch zart, krebsartig im Geschmack. Im Handel unbearbeitet, frisch und gefroren.

4. Rotbrassen (*Sparidae* spp.): Unter diesem Begriff werden verschiedene afrikanische Meeresfischarten wegen ihrer ähnlichen Beschaffenheit zusammengefaßt, die in der Regel als Filet in den Handel gelangen. Hierzu gehören u. a. Pagrus, Dentex, Pagellus und Höckerbrassen, die schwer voneinander zu unterscheiden sind; Kennzeichen sind die rötlichsilberne Farbe, die seitlich zusammengedrückte, hochrückige Körperform. Die Mehrzahl der Fische besitzt eine Größe zwischen 10 und 30 cm.

   Der Fleischanteil ist gering (20%). Das Fleisch ist trocken, fest, die Verarbeitungsmöglichkeiten sind gering.

5. Blaubrassen (*Sparidae* spp.): Unterscheidung von Rotbrassen nur durch Färbung, die von Blau über Grau bis Silbergrau geht. Größe meist zwischen 30 und 45 cm.

   Fleischbeschaffenheit und Verarbeitungsmöglichkeiten wie Rotbrassen.

6. Schildmakrele (*Trachurus trachurus*; Stachelmakrele, Stöcker): seitlich zusammengedrückter Körper, längs der Seitenlinie hervorstehende Schuppenkante mit Widerhaken. Bei der gewöhnlichen Schildmakrele Schuppenkante über die gesamte Körperlänge bei metallischer Farbe der Haut. Die gestreifte Schildmakrele *(Decapterus rhonchus)* besitzt einen leicht gelben Längsstreifen und gelbe Flossenansätze bei einer Schuppenkante nur am hinteren Fischdrittel. Länge bis 40 cm. Weit verbreiteter Meeresschwarmfisch, zahlreiche Unterarten.

   Fleisch etwas trocken, faserig, jedoch saftig, von graubräunlicher Färbung. Häufig Massenfang; Rohware für Konserven und Räucherung.

7. Petermännchen (*Trachinus draco*): seitlich zusammengedrückter Körper, Schwanzflosse gerade, vordere Rückenflosse mit 6 Stacheln (giftig!), lange After- und Rückenflosse, gelbbraune Streifung der Haut, bis 30 cm lang. Beifang vor allem in tropischen Gewässern, Fleisch wohlschmeckend.

8. Tassergal (*Pomatomus saltatrix; Blaufisch*): spindelförmige Gestalt, bis 90 cm lang, metallisch graue Farbe. Pelagischer Fisch in warmen Meeren, Fleisch fest, fettarm, leicht bräunliche Tönung. Im Handel gefroren, ausgenommen ohne Kopf und als Filet.

9. Lichia (*Lichia vadigo*): seitlich zusammengedrückt, gelbliche Haut- und Flossenfarbe, keine Schuppen, Fleisch bräunlich, fest, trocken. Im Handel gefroren ohne Kopf, ausgenommen.

10. Polarwels (*Notothenia* spp.; Polarfisch): in antarktischen Gewässern in mehreren Arten (Marmor-, Grüner-, Grauer- und Brauner *Notothenia*), die sich qualitativ unterscheiden. So ist der Grüne *Notothenia* klein und von musig-weicher Fleischkonsistenz, läßt sich daher kaum industriell weiterverarbeiten. Fleischfarbe und Fettgehalt schwanken stark. Teilweise ist die Fleischfarbe infolge Krillnahrung orangefarben, teilweise hellgrün. Der Fettgehalt liegt zwischen 0,5 und 23,2%

    Die *Notothenia*-Arten haben einen langgestreckten, spindelförmigen Körper mit langer Rücken- und Afterflosse ohne harte Flossenstrahlen sowie einen großen Kopf und festsitzende Schuppen. Die Muskulatur ist mit Ausnahme des Grünen *Notothenia* grätenarm, fest, plastisch und elastisch, nach dem Garen zart und angenehm im Geschmack.

    Im Angebot gefroren ohne Kopf und Eingeweide und als Filet.

11. Eisfisch (*Chaenichthyidae* spp.): Verwandte der Nototheniiden, jedoch ohne Schuppen. Unterschiedlich in Form, Farbe und Größe. Langsam wachsende Grundfische der antarktischen Randgewässer. *Weißblutfische* ohne roten Blutfarbstoff. Weißes Fleisch, teilweise durch Krillnahrung orangefarben bis grün, von fester und zarter Konsistenz; grätenarm. Fettgehalt bei 1%. Mehrere Arten: Gestreifter-, Bänder- und Schwarzgrauer Eisfisch. Der goldgelbe, großkörnige Rogen wird zur Kaviarerzeugung benutzt. Verwendet werden Eisfische gefroren, ohne Kopf und Eingeweide, sowie als Filet und geräuchert.

12. Degenfisch *(Lepidopus lex)*: silberne, bandartige Fische bis 180 cm lang, ohne Schuppen. Fleisch kurzfaserig bis mehlig, etwas trocken, bräunlich im Farbton. Erwachsene Exemplare sind gewöhnlich hoch parasitiert (Plerozerkoide von Bandwürmern) und weisen knöcherne Mißbildungen an den Flossenstrahlen durch Pilzbefall auf. Degenfische werden gefroren und geräuchert angeboten.
13. Barrakuda *(Sphyraena* spp.): langer, zylindrischer Fisch, bis 2 m lang, meist jedoch nur 40 cm. Gonaden und Leber gelten als giftig. Fleisch etwas trocken, helle Farbe. Im Handel gefroren.

Zahlreiche andere Arten stellen Beifänge bei der Afrikafischerei dar. Genannt seien hier: Meerbarbe, Mittelmeerbarsch, Meeräsche, Butterfisch, Adlerfisch, Goldtaler, Doktorfisch, Zackenbarsch, Caranx, Seriola u. a. m. Die Fische zeichnen sich durch vielfältige Formen und Farben, jedoch stets durch festes, helles bis bräunliches Fleisch mit hohem Eiweißgehalt und geringem Fettgehalt aus. Nach Verletzungen an mehreren Arten können Vergiftungserscheinungen auftreten.

Unterordnung: Schleimfischartige *(Blenniodei;* Abb. 12.7.)
1. Katfisch *(Anarhichadidae;* Seewolf, Steinbeißer, Austernfisch): langgestreckter Körper mit katzenartigem Kopf und Gebiß. Bauchflossen fehlen. Lange After- und Rückenflosse. Mächtige Fangzähne an den Kiefern. Hautfarbe hellgrau mit dunklen Flecken (Gefleckter Katfisch) oder mit dunklen Querbinden (Gestreifter Katfisch). Bis 1,80 m lang. In Meeren nördlicher und gemäßigter Breiten vorkommend. Fleisch fest, wohlschmeckend. Im Handel als Filet sowie gefroren, ausgenommen ohne Kopf. Wichtiger Wirtschaftsfisch.
2. Aalmutter *(Zoacres viviparus;* Aal-, Stein-, Seequappe): langgestreckter Körper. Die lange After- und die Rückenflosse sind mit der Schwanzflosse zu einem ununterbrochenen Band verbunden. Bauchflossen fehlen oder sind verkümmert. Farbe gelbbraun mit Querbinden. Bewohnt Küstengewässer, auch im Süßwasser vorkommend. Bis 30 cm lang. Nur geringe wirtschaftliche Bedeutung. Fleisch wohlschmeckend, auch geräuchert. Nach dem Kochen grüne Gräten!
3. Wolfsfisch *(Lycodes esmarci)*: kaltwasserliebender Grundfisch größerer Wassertiefen. Beifang bei der nordatlantischen Fischerei. Langgedrückter Fisch, bis 90 cm lang, große Brustflossen und rudimentäre Bauchflossen. Im Handel bearbeitet gefroren; geringe wirtschaftliche Bedeutung.

Unterordnung: Makrelenartige *(Scombroidei)*
1. Makrele *(Scomber scombrus)*: spindelförmiger Körper, stark eingeschnittene Schwanzflosse. Zwischen zweiter Rückenflosse sowie After- und Schwanzflosse 5–6 Flössel. Blauschwarz gefärbter Rücken, Bauch hell, Seiten streifig, Länge bis 50 cm. Meeresfisch des nördlichen Atlantiks. Bräunliches, etwas trockenes Fleisch, bei hohem Fettgehalt (bis 40%) auch weiß und zart, häufig Massenfang. Verkauf unbearbeitet, gefroren, geräuchert, mariniert. Neben dem Hering Hauptgrundlage für die Fischkonservenindustrie.
2. Thunmakrele *(Scomber colias; Makrele)*: Form wie Makrele, etwas fleischiger, am Bauch und seitlich fleckige Hautzeichnung. Fleisch etwas trocken, mehlig, von thunähnlichem Geschmack. Bis 50 cm lang. Teilweise Massenfisch in tropischen Fanggebieten. Verkauf unbearbeitet gefroren, ausgenommen ohne Kopf und als Filet, geräuchert und als Konserve.
3. Pelamide *(Sarda sarda)*: Form wie Makrele, bis 75 cm lang, kräftige Diagonalstreifung im Rückenbereich, wertvoller Wirtschaftsfisch. Gut geeignet zu thunähnlichen Konserven. Gefroren und geräuchert im Angebot.
4. Schwertfisch *(Xiphias gladius)*: charakterisiert durch schwertförmigen Fortsatz des Oberkiefers und Körpergröße bis 4 m Länge. Weite Verbreitung in tropischen und subtropi-

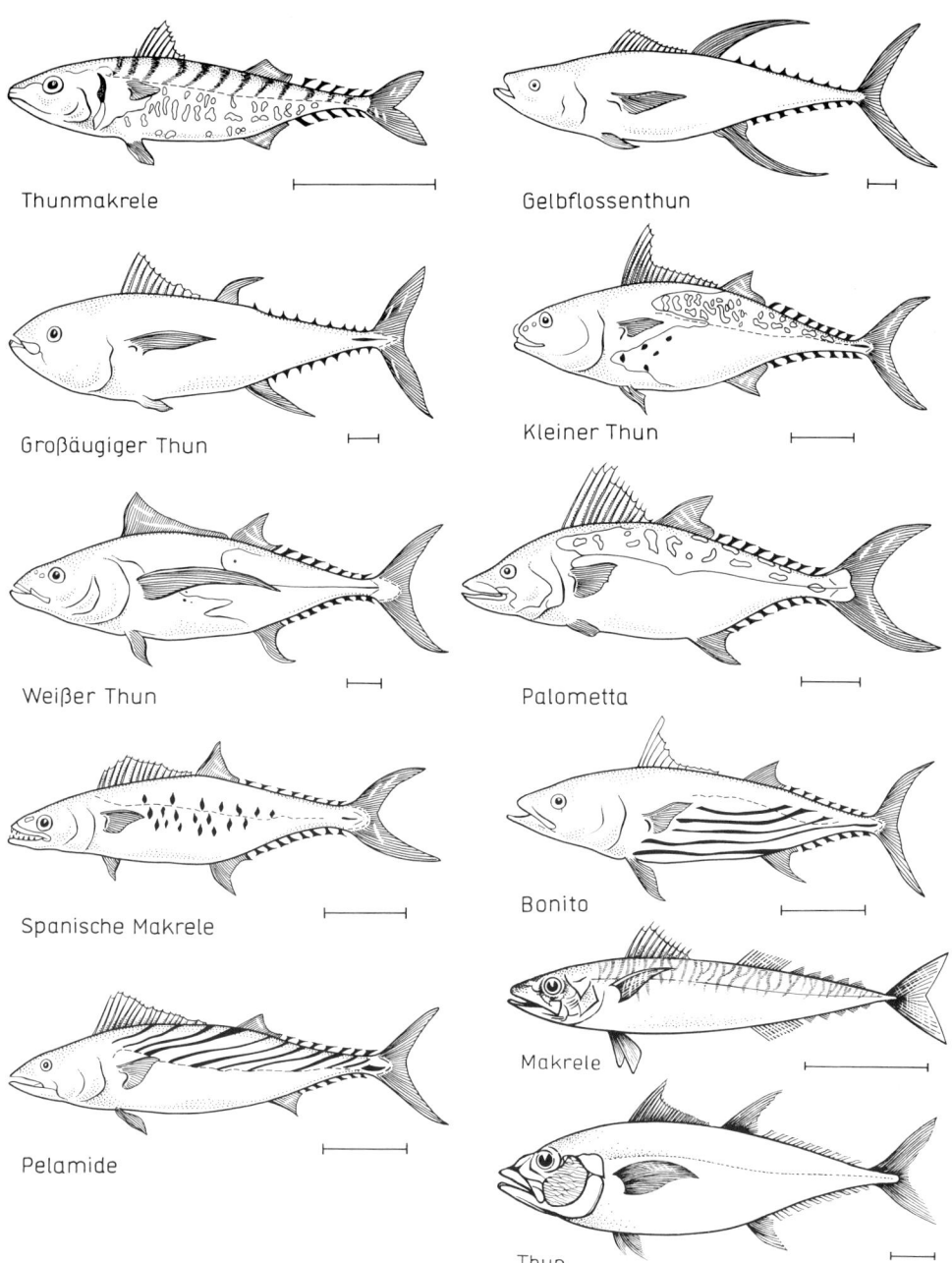

Abb. 12.7a. Fische V.

470 Fische, Krebstiere und Muscheln

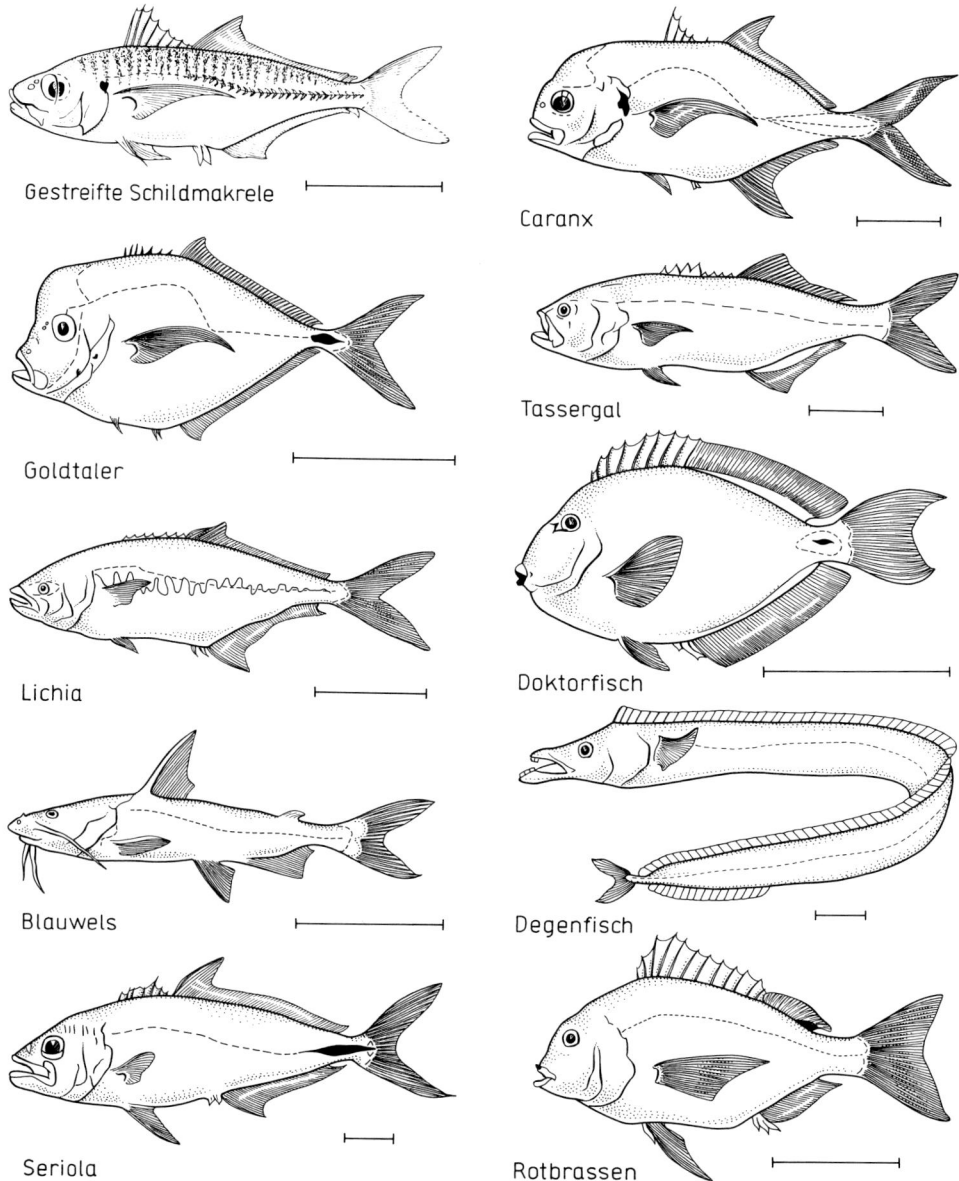

Abb. 12.7b. Fische VI (der angegebene Größenvergleich entspricht 10 cm der handelsüblichen Länge).

Lebensmittelhygienisch wichtige Fischarten 471

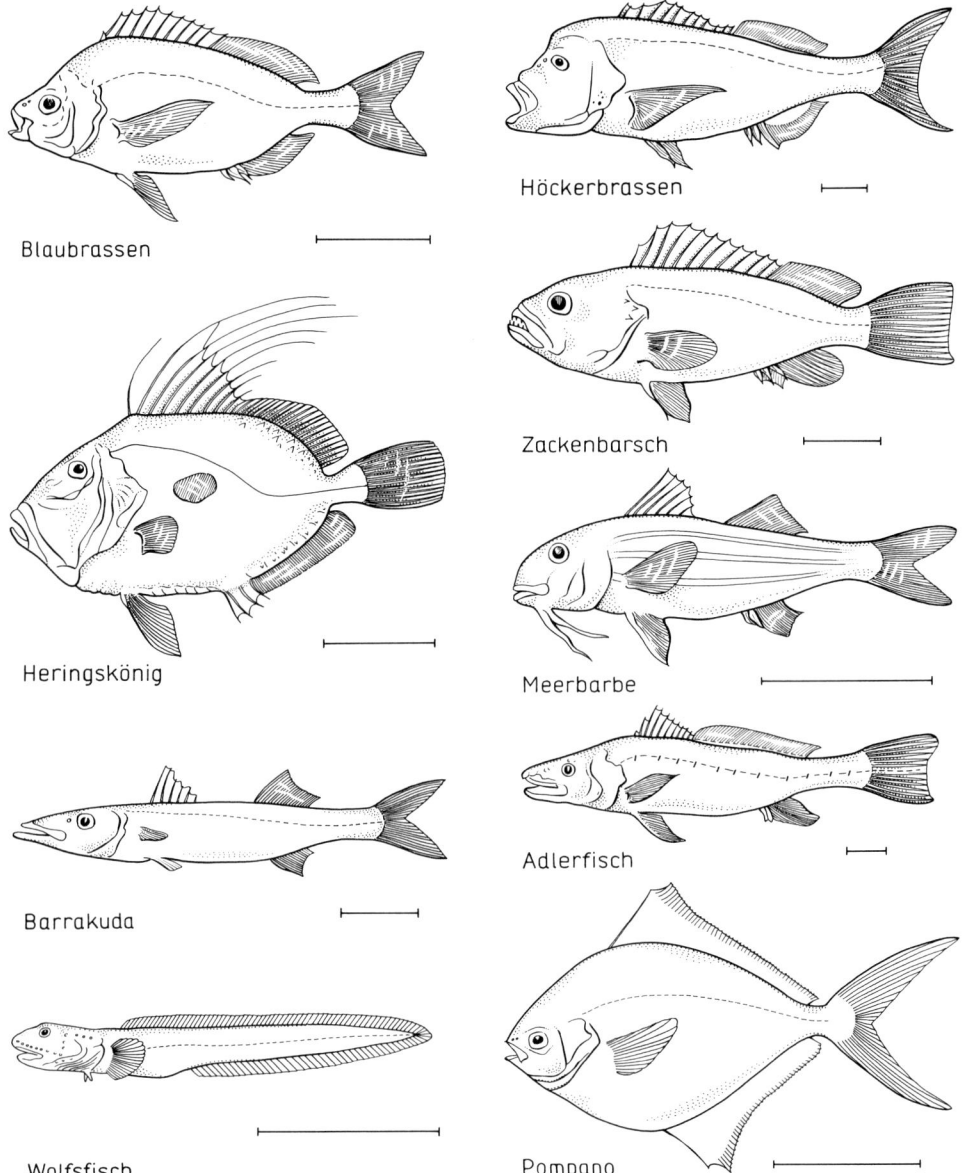

Abb. 12.7c. Fische VII (der angegebene Größenvergleich entspricht 10 cm der handelsüblichen Länge).

schen Meeren. Fleisch bräunlich, fest und zart, hochwertig. Als Endglieder der Nahrungskette teilweise bedenkliche Rückstandswerte.

Unterordnung: Thunfische *(Thunnoidei)*
Spindelform, Kopf relativ groß. Meeresfische der warmen und gemäßigten Zonen mit großer wirtschaftlicher Bedeutung. Körpertemperatur bis 9 °C über der Wassertemperatur. Zwischen zweiter Rückenflosse bzw. Afterflosse und Schwanzflosse 5 bis 9 kleine Flössel. Große Arten teilweise bedenkliche Rückstandswerte.

1. Roter Thun *(Thunnus thynnus)*: bis 3 m lang und 500 kg Gewicht.
2. Weißer Thun *(Thunnus alalunga)*: bis 1 m lang und 25 kg Gewicht.
3. Kleiner Thun *(Euthynnus quadripunctatus)*: 30–40 cm lang und 1–2 kg Gewicht.
4. Gelbflossenthun *(Thunnus albacares)*: 1 m lang und 20 kg Gewicht, sichelförmige, gelbe Flossen.
5. Großäugiger Thun *(Thunnus obesus)*: bis 1,5 m lang und ⌀ 15 kg Gewicht.
6. Bonito *(Katsuwonus pelamis)*: 30–60 cm lang und 2 kg Gewicht, Längsstreifung auch an den Flanken.
7. Palometta *(Orcynopsis unicolor)*: bis 1 m lang und 6 kg Gewicht, stark abgeflachter Körper.
8. Spanische Makrele *(Scomberomorus tritor)*: bis 1 m lang und 5 kg Gewicht, Geschmack entspricht nicht dem Thuncharakter. Langgestreckter Körper.

Die Muskulatur der Thune ist fest und braun in verschiedenen Tönungen. Der Fettgehalt ist gering, teilweise als Depotfett in der Bauchwandung. Die meisten Arten besitzen dunkelbraune Muskelzüge beiderseits der Wirbelsäule, die eine fischig-tranige Geschmacksnote aufweisen und daher bei der Konservenherstellung entfernt werden. Teilweise hoher Histidingehalt!
Die Bonitofänge betragen in manchen Jahren bis 45% der gesamten Weltthunfischfänge.

Unterordnung: Panzerwangen *(Cottoidei*; Abb. 12.8.)
1. Rotbarsch *(Sebastes* spp.): Meeresfisch der nördlichen Halbkugel. Gedrungener, seitlich zusammengedrückter Körper mit großem Kopf. Rötliche Hautfarbe, die schnell abblaßt. Schwanzflosse gerade. Rückenflosse miteinander verbunden, sehr großes Auge. Bei der Art *mentella* befindet sich am Unterkiefer ein Haken. Festsitzende Ktenoidschuppen. Fleisch fest und hell gefärbt, oft leicht rötlich getönt. Fettreich und gut im Geschmack. Im Handel meist als gefrorenes und frisches Filet sowie ausgenommen ohne Kopf, ohne Bauchlappen, frisch und gefroren. Beliebt als Räucherfisch (Goldbarsch).
2. Knurrhahn *(Trigla* spp.): Körper gestreckt, im Querschnitt runder Kopf, schräg abgeplattet. Farbe graufleckig (grauer Knurrhahn) oder rötlich (roter Knurrhahn). Brustflossenstrahlen z. T. fühlerförmig ausgebildet. Meeresfisch, nahe den Küsten lebend. Länge höchstens 45 cm, meist um 20 cm. Festes, weißes, sehr wohlschmeckendes Fleisch. Im Handel selten.
3. Seehase *(Cyclopterus lumpus)*: gedrungene Gestalt, plumper Kopf, Bauchflossen sind zu einer Saugscheibe umgebildet. Haut dick, mit Dornen besetzt. Graubraune bis grüne Farbe. Bauch heller, oft rötlich gefärbt. Erste Rückenflosse verkümmert, grüne Gräten. Lebt in nördlichen Küstengewässern. Kann bis 60 cm lang werden. Verarbeitung zu Räucherfisch. Rogen findet Verwendung zur Herstellung von Kaviar.

Ordnung: Plattfische *(Pleuronectiformes)*
Fische, die den Barschartigen nahestehen, jedoch im erwachsenen Zustand einen asymmetrischen Körperbau aufweisen. Die Augen befinden sich auf der oberen Seite. Die untere Seite ist in der Regel nicht oder nur gering pigmentiert. Meeresfische, die auf dem Grunde leben.

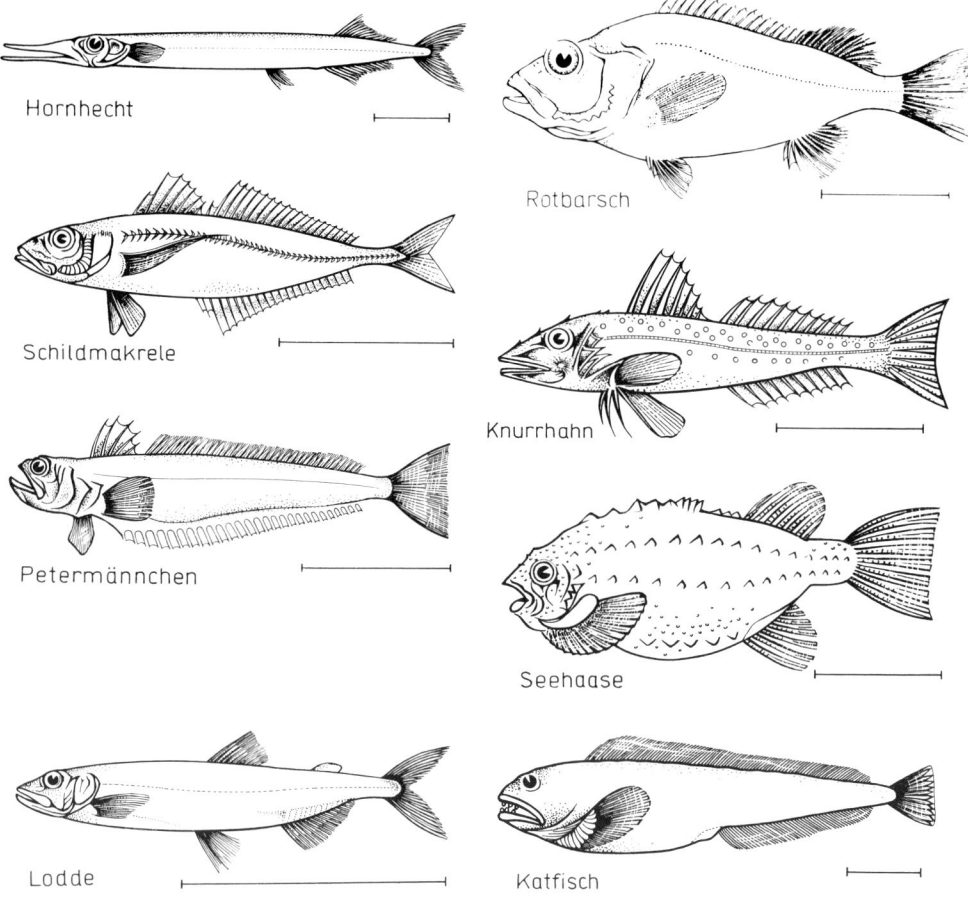

Abb. 12.8. Fische VIII (der angegebene Größenvergleich entspricht 10 cm der handelsüblichen Länge).

Familie: Butte *(Bothidae)*
  Asymmetrische Bauchflossen, Augen meist linksseitig, großes Maul.

1. Steinbutt *(Psetta maxima)*: kurzer, breiter Fisch, Haut mit kleinen Knochen besetzt, stark gebogene Seitenlinie. Hautfarbe graubräunlich, Unterseite weiß. Meeresfisch, an europäischen Küsten lebend. Bis 1 m lang, meist jedoch 40 cm.
   Weißes, festes, wohlschmeckendes Fleisch, daher einer der besten Tafelfische. Im Handel unbearbeitet oder entweidet, frisch und gefroren, auch als Filet.
2. Glattbutt *(Scophthalmus rhombus;* Tarbutt): etwas schlanker als Steinbutt, ohne Hautknochen. Rötlichbraune Farbe, fleckig. Unterseite weiß. Gebogene Seitenlinie. Bis 65 cm lang. Qualität ähnlich dem Steinbutt.
3. Flügelbutt *(Lepidorhombus whiffiagonis;* Scheefsnut, Braunzunge): längliche Körperform, stark gebogene Seitenlinie. Auffallend großes Maul. Blaßbraune Farbe. Fleisch trocken, gering im Wert.

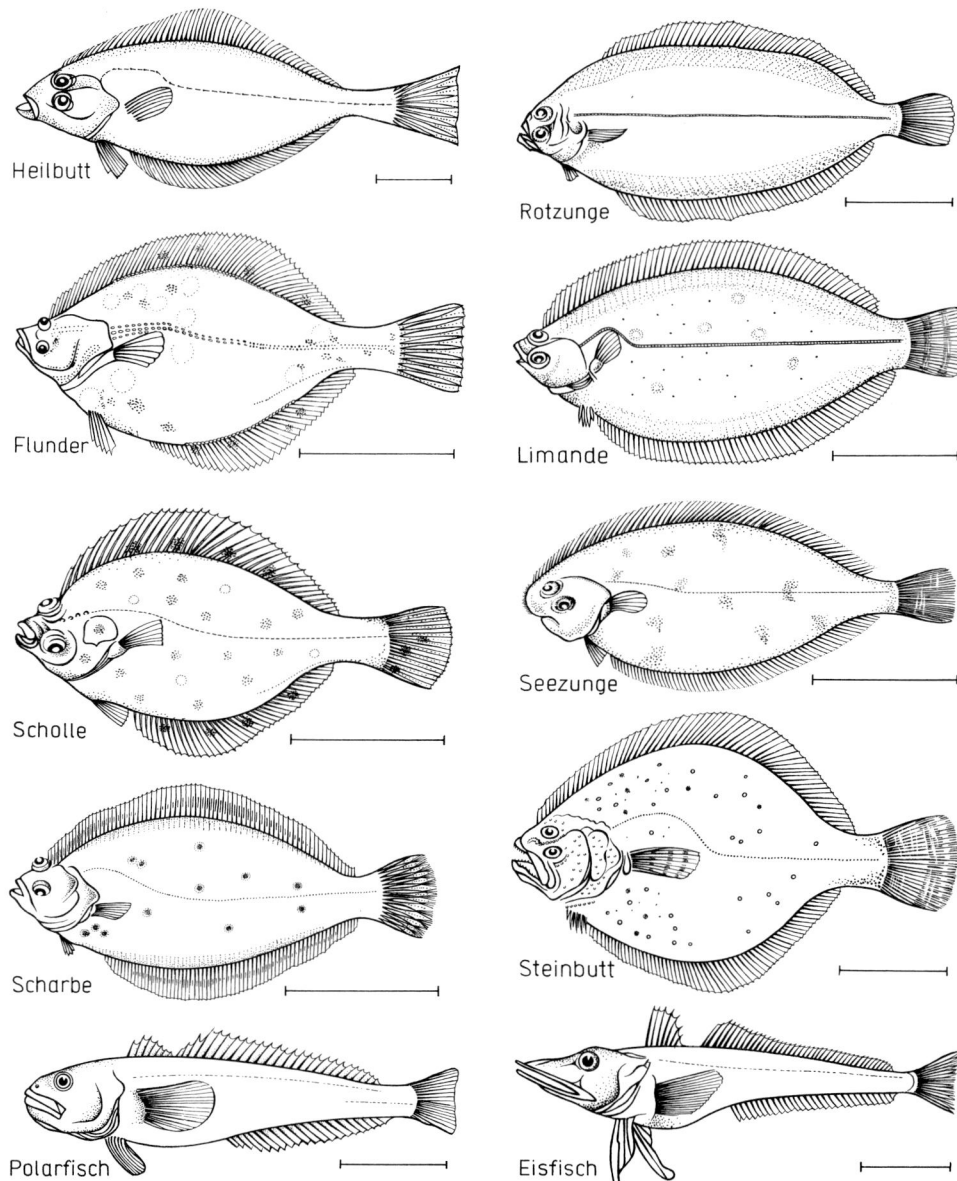

Abb. 12.9. Fische IX (der angegebene Größenvergleich entspricht 10 cm der handelsüblichen Länge).

Familie: Schollen (*Pleuronectoidei*; Abb. 12.9.)
Augen meist auf der rechten Seite. Bauchflossen symmetrisch.

1. Weißer Heilbutt *(Hippoglossus hippoglossus)*: gestreckter, fleischiger Körper, Augen rechts, Seitenlinie gewölbt. Oberfläche bräunlich gefärbt, Unterseite weiß oder leicht graubräunlich pigmentiert. Wird bis 3 m lang und 200 kg schwer. Meeresfisch der nördlichen Meere. Als Beifang im afrikanischen Raum, etwas kleiner, fettärmer und mit trockenem Fleisch. Sonst Fleisch von ausgezeichneter Qualität, weiß, fest, zart und mittelfett.
   Im Handel frisch und gefroren und als Filet.
2. Schwarzer Heilbutt *(Reinhardtius hippoglossoides)*: Unterseite ist dunkelgrau gefärbt. Maul tiefer eingeschnitten und stark bezahnt. Linkes Auge auf der Stirn vor dem Ende der Rückenflosse. Gerade Seitenlinie. Erreicht eine Länge von 1 m. Meist 2–4 kg schwer. Meeresfisch der nördlichen Meere. Oft Massenfänge.
   Fleisch zart, weiß und sehr fett. Verwendung zu Räucher-Stückenfisch. Verkauf aber auch als gefrorenes Filet oder ohne Kopf und Eingeweide.
3. Doggerscharbe *(Hippoglossoides platessoides*; rauhe Scholle): gestreckter Plattfisch mit rauher Oberfläche beim Darüberstreichen von hinten nach vorn. Gerade Seitenlinie, bis 50 cm lang und 1 kg schwer. Meeresfisch der nördlichen Meere.
   Fleisch weiß, mittelfest und gut im Geschmack. Im Handel gefroren und geräuchert.
4. Scholle *(Pleuronectes platessa*; Goldbutt): ovale Gestalt, Haut glatt und von brauner Farbe mit rötlichen Punkten. Zwischen den Augen Knochenleiste. Unterseite weiß. Bis 80 cm lang, meist jedoch 25–30 cm. Bewohnt die nördlichen und gemäßigten Küstenregionen des Atlantischen Ozeans sowie die angrenzenden Meere, auch in Flußmündungen aufsteigend. Die Fische sind sehr widerstandsfähig, daher oft nach Tagen noch Lebenszeichen.
   Festes, wohlschmeckendes Fleisch. Im Handel frisch und gefroren sowie geräuchert.
5. Flunder *(Pleuronectes flesus*; Strohbutt, Rauhbutt, rauhe Scholle): Gestalt und Farbe wie Scholle, jedoch rauhe Oberfläche, besonders im Gebiet der Seitenlinie. Größe bis 48 cm, meist jedoch um 25 cm.
6. Scharbe *(Limanda limanda*; Kliesche): Gestalt wie Scholle, Oberfläche beim Darüberstreichen von hinten nach vorn rauh, gebogene Seitenlinie. Farbe blaßbräunlich, unregelmäßig fleckig. Unterseite weiß. Bis 40 cm groß. Lebensgebiet an nördlichen Meeresküsten. Im Handel als Frisch- oder Räucherfisch. Fleisch zeitweise geringwertig und mager.
7. Limande *(Microstomus kitt)*: länglicher Körper, sehr kleiner, spitzer Kopf, kleines Maul. Verhältnismäßig große Augen, gering gebogene Seitenlinie. Oberfläche schleimig. Farbe gelbrötlich bis gelbbräunlich, marmoriert. Fang in nördlichen und gemäßigten Teilen des Atlantiks und in angrenzenden Meeren. Bis 50 cm lang. Fleisch wohlschmeckend, Verkauf als Frischfisch und geräuchert.
8. Rotzunge *(Glyptocephalus cynoglossus)*: schlanker als Limande, auch nicht so fleischig. Körper durchscheinend, fast gerade Seitenlinie. Graubraune, verwaschene Farbe. Bis 50 cm. Lebensgebiet wie Limande. Wertvoller Speisefisch. Im Angebot gefroren, entweidet ohne Kopf oder als Filet.

Familie: Seezungen *(Soleidae)*
Seezunge *(Solea solea*; Zunge, Echte Zunge): zungenartiger Körper, Augen rechtsseitig. Bewohnt subtropische und gemäßigte Meere. Wird bis 60 cm lang. Oberfläche fühlt sich leicht rauh an. Maul papageienschnabelartig aussehend. Farbe verschieden, meist graubraun.
Teurer Seefisch der feinen Küche. Im Handel frisch und gefroren, entweidet.

Ordnung: Armflosser, Unterordnung: Seeteufel (*Lophioidei*)

Seeteufel (*Lophius* spp.; Angler): Körper zu zwei Dritteln aus Kopf bestehend. Kopf dorsoventral abgeplattet. Maul sehr groß. Auf dem Kopf fühlerartige, lange Strahlen (Angler). Kopf stachelig, Hinterkörper schleimig glatt. Farbe schwarzbraun. Unterseite hellgrau. Lebt in nördlichen Gebieten des Atlantischen Ozeans.

Fleisch ist fest und sehr gut im Geschmack. Im Handel ohne Kopf als Frischfisch oder geräuchert. Sieht etwas unansehnlich aus, weil die Haut sehr locker mit dem Fleisch verbunden ist und sich daher oftmals von der Kopfabtrennungsstelle zurückschiebt.

12.4. Fischfang und Fischproduktion

Die Fischerei wird in drei Zweige unterteilt: Binnenfischerei, Küstenfischerei und Hochseefischerei.

Die **Binnenfischerei** bewirtschaftet die Fließgewässer, die Seen und Teiche sowie die industriemäßigen Rinnen- und Behälteranlagen zur Erbrütung, Aufzucht und Mast sowie die Netzkäfiganlagen. Teilweise wird zur Beschleunigung der Zuwachsleistungen die Abwärme der Industrie verwendet.

Die Fischerei in Wildgewässern wird weitgehend durch Besatz und Abfischmaßnahmen gesteuert, wobei der Schwerpunkt auf die Erzeugung von Edelfischen, wie Karpfen, Forellen, Zander, Hecht und Pflanzenfresser gelegt wird. Fanggeräte sind Zugnetze, Stellnetze, Reusen, Angelleinen und Elektrofischereigeräte. Die Abfischergebnisse sind stark unterschiedlich, sie betragen in Teichanlagen mit künstlicher Fütterung bis 4000 kg/ha, in Wildgewässern um 50 kg/ha. Die Teichwirtschaft und Netzkäfiganlagen produzieren hauptsächlich Karpfen, Regenbogenforellen und einige Nebenfische. Neben der Temperatur und der künstlichen Fütterung sind für das Wachstum der Fische auch der Nährstoffgehalt des Wassers, die Lichtintensität und damit die Produktivität an pflanzlicher und tierischer Nahrung von Bedeutung. Die gefangenen Fische werden lebend oder frisch angelandet, letztere werden bei der Erfassung beeist.

Die **Küstenfischerei** produziert neben Seefischen auch Süßwasserfische, wie die Wanderfische Lachs, Aal und Meerforelle und in Brackwassergebieten auch andere Arten. In Netzkäfiganlagen werden zunehmend Salmoniden (Regenbogenforellen, Lachse) und in andersartigen Anlagen auch Plattfische und andere Seefische sowie Muscheln erzeugt. Die Küstenfischerei wendet zum Fischfang Stellnetze teils als Treibnetze, Reusen, Zugnetze (Waden), Langleinen mittels mehrerer tausend Angelhaken und von Fahrzeugen gezogene Schleppnetze an.

Die Stellnetze werden zum Fang von Heringen, Lachsen und Plattfischen verwendet. Sie können mehrere tausend Meter lang sein. Die Fische fangen sich in den Maschen, indem sie mit dem Kopf durch die Masche hindurchgelangen und an den Kiemen hängenbleiben. Dabei entstehen Beschädigungen, Einschnürungen und Blutergüsse (Fische sind „gemascht"). Die Reusen bestehen aus einem senkrecht zum Ufer an Pfählen befestigten Leitgarn, das oft mehrere hundert Meter lang ist, und aus einer Fangkammer an dessen seeseitigem Ende. Es werden damit hauptsächlich Aale und Heringe gefangen. Die gefangenen Fische werden unbearbeitet angelandet und beeist, oder auf See an Transportschiffe oder Verarbeitungsschiffe mit Gefriereinrichtung übergeben. Nur Gadiden und Plattfische werden entweidet.

Die **Hochseefischerei** benutzt zum Fischfang Schiffe von 100–10 000 t. Die Fangfahrzeuge sind meist Hecktrawler (Trawl = Schleppnetz), die bei größeren Einheiten mit Be- und Verarbeitungseinrichtungen und Gefrierfischanlagen ausgerüstet sind. Daneben gelangen Ringwadenfahrzeuge, Angelfahrzeuge (Thune, Gadiden, Kalmare) und Gefrier-Transportschiffe zum Einsatz.

Grundschleppnetze werden in einer Wassertiefe bis 1000 m an bis 3000 m langen Stahlseilen (Kurrleinen) geschleppt. Sie dienen zum Fang von Kabeljau, Rotbarsch, Heilbutt u. a. Pelagische Schleppnetze werden in verschiedenen Wassertiefen je nach Stand der Fischschwärme benutzt. Ringwaden dienen zur Einkreisung von pelagischen Fischschwärmen mit Hilfe eines Beibootes und werden durch Ziehen der Unterleine verschlossen. Sie dienen zum Fang pelagischer Fische, wie Hering, Makrele und Schildmakrele.

Die Erträge der Hochseefischerei hängen von der vorhandenen Fischdichte ab. Als Fangplätze kommen besonders die Laich- und Weidegebiete in Frage. Bei einem Hol können mehrere Tonnen Fisch gefangen werden. Nach Einführung der ökonomischen Zonen bis 200 Seemeilen dürfen Zonen anderer Staaten nur nach Vergabe einer entsprechenden Quote oder Lizenz bezüglich Fischmenge, Fischart und Größe, Fangmethode, Zahl der Fangfahrzeuge, Fangzeit u. a. m. befischt werden.

Wegen der hohen Kosten für die Quoten und der Erschwernisse werden immer entferntere Fanggebiete und die wenigen freien Zonen aufgesucht. Zur Verbesserung der Ökonomie werden bisher nicht genutzte Fischbestände für die menschliche Ernährung erschlossen (Carangiden, Blauer Wittling, Lodde, Sardinellen, auch Kalmare). Die bislang nicht genutzten Fischbestände mit hohem Lebensalter sind häufig hoch parasitiert (Blauer Wittling, Butterfisch, Degenfisch, Bonito).

Das Aufsuchen weit entfernter Fangplätze ist nur ökonomisch vertretbar, wenn die Schiffe mindestens 100 Tage ohne Landkontakt einsatzfähig sind und mit Fischverarbeitungs-, Gefrier- und Fischmehlanlagen ausgerüstet sind.

Frischfische aus den Fängen der Hochseefischerei können nur von Fangplätzen des Nahbereiches angelandet werden, da die Haltbarkeit im günstigsten Fall (Heilbutt) 17 Tage beträgt. Die wichtigsten und ergiebigsten Fangplätze liegen zu 90% in den ökonomischen Zonen der Staaten. Die Küstenregionen sind wegen der Grundvoraussetzungen für die Bioproduktion im Meerwasser, nämlich
– Nährstoffe (Nitrat, Phosphat)
– Licht (Eindringungsvermögen 40 m)
am produktivsten.
Fangplätze mit guten Erträgen sind:
– flache Meere (Ostsee)
– Küsten mit starken Strömungen (US-Schelf, Norwegen, England, Island, Grönland, afrikanische, südamerikanische und nordpazifische Küsten).

12.5. Grundsätze der Behandlung der gefangenen Fische

Die **Süßwasserfische** werden nach dem Fang nach Fischart und Größe sortiert. Die handelsfähigen Fische werden, soweit sie für den Lebendabsatz geeignet sind, in Fischkästen, Netzgehege, Hälterteiche oder Transportbehälter eingesetzt. Eine schonende Behandlung ist notwendig, Temperaturstürze und plötzliche Veränderung der Wasserverhältnisse führen oftmals zum vorzeitigen Verenden der Tiere. Während der Hälterung und der Transporte muß der Sauerstoffbedarf der Fische (Karpfen mindestens 0,3 mg/l, Forelle mindestens 0,6 mg/l) durch Einleiten von Luft, Sauerstoff oder Frischwasser gewährleistet sein. Todesfälle bei lebenden Speisefischen sind hauptsächlich durch Milieuschäden (O_2-Mangel, Cl-Gehalt im Trinkwasser, Temperaturgefälle, Kot und Schleimabsonderung bei zu geringem Wasseraustausch) sowie durch Milchsäureübersättigung des Fischkörpers infolge passiver Bewegungen bei langen Transporten bedingt. Charakterisiert sind milieubedingte Fischsterben durch plötzliche hohe Verluste (Totalverluste). Nur selten sind infektiöse Fischkrankheiten die Ursache für Fischsterben bei Speisefischen (Einzelverluste). Bei gutem Wasserdurchfluß (5–7‰/min) können bis 300 kg Karpfen/m^3 Wasser

478 Fische, Krebstiere und Muscheln

(Orientierungswert für den Handel: 150 kg/m³) lebend gehalten werden. Außerdem besteht die Möglichkeit, bei kühlen Temperaturen über 0 °C widerstandsfähige Süßwasserfische, wie Aale und Karpfen, über kurze Strecken ohne Wasser zu transportieren.

Süßwasserfische, die nicht lebend zu handeln oder zu transportieren sind, wie Zander, Barsche, bestimmte Weißfischarten, werden unausgenommen in Kisten verpackt oder auch küchenfertig bearbeitet gehandelt. Ein ordnungsgemäßes Töten nach Betäubung mit anschließendem Ausbluten ist in den Verkaufseinrichtungen und Verarbeitungsbetrieben zu fordern. Zur Betäubung dürfen auch zu diesem Zweck entwickelte elektrische Betäubungsgeräte verwendet werden.

Das Schlachten erfolgt durch einen Schlag auf den Kopf und durch Herz- oder Genickstich bzw. durch die Herausnahme der Eingeweide. Bei Aalen und Plattfischen kann die Betäubung entfallen. Bei Massenfängen an Kleinfischen (Plötzen, Sprotten, Hering u. a. m.) ist die Durchführung der Tötung praktisch nicht realisierbar.

Bei nahrungsaktiven Sommerfängen an Süßwasserfischen ist auf eine Entfernung des gefüllten Magen-Darm-Kanals zu orientieren (beschleunigter Verderb, Botulismusgefahr).

Plattfische zeigen oft noch Tage nach dem Einbringen in die Kisten Lebenszeichen. Sie sind daher unmittelbar nach dem Fang zu schlachten.

Die **Seefische** werden unbearbeitet (Hering, Makrele, kleine Plattfische) oder entweidet und geköpft gehandelt. Die Fische sind insbesondere bei der Schleppnetzfischerei durch Ersticken und Druckunterschied bereits verendet (Abb. 12.10.). Das Entweiden wird unter Vermeidung längerer Vorlagerungszeiten durchgeführt. Alle Eingeweide bis auf die Nieren, die Schwimmblase bei Gadiden, werden entfernt. Bei Katfischen, Heilbutten und Haien werden auch die Nieren ausgekratzt. Verwertbare Teile – Lebern und Gonaden – werden bei Bedarf abgetrennt, von Anhängen befreit (Galle) und in Kisten mit Pergament

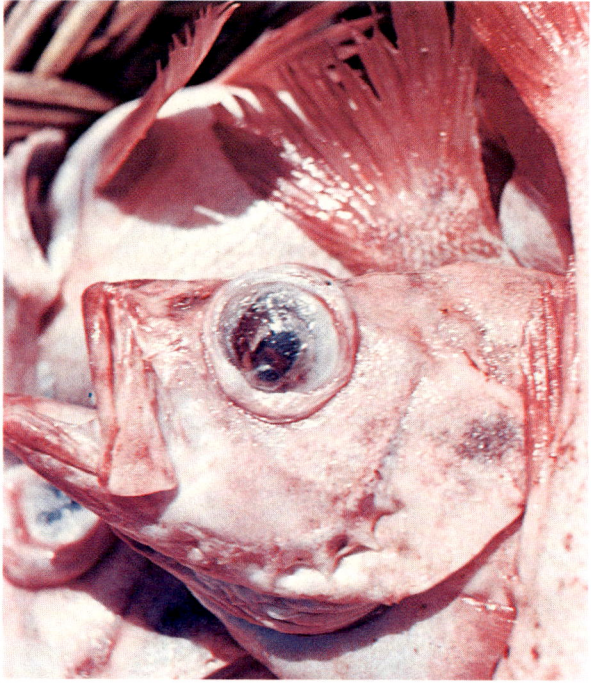

Abb. 12.10. Auge eines frisch gefangenen Rotbarsches. Durch Druckunterschied beim Aufholen des Grundschleppnetzes gasige Auftreibung und Hervortreten des Auges.

indirekt beeist. Die Lebern der Magerfische, der Heilbutte und der Haie werden an Bord zu Tran verkocht. Der Kopf wird durch Glatt-, Keil- oder Rundschnitt entfernt. Die Fische werden danach mit Seewasser abgespült und im Fischraum in Hocken oder in Kisten je 20–40 kg unter Deck – gut beeist – gestaut. Die Fischräume können eine zusätzliche Kühlung besitzen. Teilweise werden die Fische auch in unterkühltem Seewasser im Fischtank oder Bunker vorgelagert.

Seefische überstehen im allgemeinen während ihres Aufenthaltes im Fischraum bis zu 12 Tage ohne wesentliche Wertminderung, und sie können bis zu 20 Tage nach dem Fang noch genießbar sein. Dies hängt von der Fischart und von dem physiologischen Zustand ab.

Der Versand der Frischfische erfolgt in Kühl-LKW oder Kühlwaggons in Plaste- oder Styroporkisten. Die Kisten sind vor der Wiederverwendung entsprechend zu reinigen.

Auf die Fische wird nach dem Abpacken in Kisten zerkleinertes Trinkwassereis gegeben, dessen Anteile in der warmen Jahreszeit 30%, in der kühlen Jahreszeit 20% des Fischgewichtes betragen sollen. Nach dem Transport ist abgeschmolzenes Eis zu erneuern.

Grundsätzlich vom Frischfischfang unterscheiden sich die Technologien auf weit entfernten Fangplätzen. Wegen langer Reisezeiten ist nur eine Gefrierfischproduktion möglich. Fischverarbeitungsschiffe arbeiten entweder autonom als selbstfischende Einheiten oder sie erhalten den Rohfisch von speziellen Fangfahrzeugen. Die Übergabe erfolgt entweder direkt von Schiff zu Schiff oder mittels Wechselsteert, bzw. in besonderen Netzbeuteln. Die Zwischenlagerung auf den Fängern muß zur Erhaltung der Qualität unter kühlen Bedingungen erfolgen. Dies geschieht in kalten Fanggebieten ohne zusätzliche Maßnahmen teils als Deckladung, in wärmeren Zonen in gekühlten Bunkern, in unterkühltem Seewasser oder mit Scherbeneis. Die Übergabe muß je nach Empfindlichkeit der Fischart und der Temperatur entweder sofort nach dem Fang oder spätestens in 48 Stunden erfolgen. Bei längerer Vorlagerung ist mit Qualitätsmängeln (Autolyse, Konsistenzmängel, Grünverfärbung, beginnender Verderb) zu rechnen.

Unter Deck der Verarbeitungsschiffe erfolgt die maschinelle Bearbeitung der im Bunker vorgelagerten Fänge. Makrelen, Heringe und Kleinfische werden unentweidet eingefroren. Die Bearbeitung erfolgt in Form des Köpfens und Entweidens oder des Filetierens bzw. bei Kleinfischen und Filetabschnitten auch als zerkleinertes Fischfleisch (Farsch, Farce, Surimi). Filet ist die Muskulatur einer Körperhälfte des Fisches ohne Haut. Filet mit Haut wird besonders gekennzeichnet, ebenso durch besondere Schnittführung gewonnenes grätenfreies Filet.

Die Filets von Kleinfischen werden in der Regel als Doppelfilets (Lappen, Butterfly) mit Haut und Rückenflossen produziert.

Die Abfälle der Bordbearbeitung und nichtverwertbare Kleinfische werden zu Fischmehl und Fischöl verarbeitet. Lebern von Magerfischen werden zu Lebertran verkocht, und teilweise werden die Lebergewebsreste als sog. Lebergraxe in Platten gefroren zwecks Weiterverarbeitung zu Leberpastekonserven. Das Einfrieren frischer Lebern ist wegen der damit verbundenen Zellschädigung und Öllässigkeit nicht möglich.

Fische und Fischteile werden in Platten im Tunnel- oder Kontaktgefrierverfahren bei Temperaturen bis − 40 °C schockgefroren. Im Regelfalle werden die Platten zur Haltbarkeitsverbesserung mit Trinkwasser glasiert und danach mit Pergament- oder Foliezwischenlagen in Kartons verpackt oder in Folie eingeschweißt. Die Folie hat den Vorteil der weitgehenden Verhinderung des Luftzutritts zur Ware und damit einer längeren Lagerfähigkeit.

Die Lagerung auf Schiffen erfolgt zwischen − 20 und − 30 °C. Die Verweildauer beträgt entsprechend der Reisedauer bis 100 Tage. Da die Lagerkapazität bei günstiger Fangsituation und bei überlangen Reisen mit Besatzungstausch nicht ausreicht, werden Kühl- und Transportschiffe zum Abtransport der Gefrierware und des Fischmehls benutzt.

Nach dem Anlanden der Gefrierfische erfolgt die Einlagerung in Tiefkühlhäuser oder der Bahn- oder LKW-Transport zum Bestimmungsort. Verwendet werden Fahrzeuge mit

Fremdkühlung oder Thermosfahrzeuge mit Trockeneis, die einen Anstieg der Kerntemperatur über − 18 °C verhindern.

Unter besonderen Fangbedingungen werden Fische und Fischteile auf See in Fässern gesalzen und als Salzhering oder Salzrogen gelöscht.

12.6. Lebensmittelhygienisch wichtige Fischkrankheiten

Mit der Zunahme industriemäßiger Produktionsverfahren bei der Aufzucht und Mast von Fischen und mit der Erschließung neuer Fangplätze und Fanggebiete in der Meeresfischerei ist die Bedeutung der lebensmittelhygienischen Einschätzung der Speisefische mit Krankheiten angestiegen.

Fischkrankheiten können bakterielle, parasitäre, mykotische, virale und milieubedingte Ursachen haben. Lebensmittelhygienisch von Bedeutung sind Krankheiten, die

1. auf Menschen übertragbar sind,
2. zu deutlich erkennbaren pathologisch-anatomischen Veränderungen und zur Abmagerung der Fische führen,
3. den Tod der Fische verursachen,
4. im Sinne von Tierseuchen als hochkontagiös anzusehen sind,
5. Therapiemaßnahmen erforderlich machen.

Zu 1. Als auf Menschen übertragbare Fischkrankheiten sind nur wenige Parasitosen bekannt. Das Auftreten von Erkrankungen ist teilweise durch spezielle Verzehrsgewohnheiten und durch die zur Verfügung stehenden Fischarten mit spezifischen Parasiten auf ein bestimmtes Territorium begrenzt (z. B. Baikalsee, Kolumbien, Hawaii).

Durch zunehmenden Tourismus mit Darbietung von Nationalgerichten sollten auch nicht im Territorium verbreitete Parasiten Beachtung finden.

Gesundheitschädliche Fischparasiten verteilen sich auf drei Gruppen:

— **Bandwürmer:** *Diphyllobothrium latum* sowie 6 weitere territoriale Arten.
— **Trematoden:** *Opisthorchis felineus, Clonorchis sinensis, Metagonimus yokogawai, Metorchis albidus, Heterophyes, Melania*-Arten und *Cryptocotyle lingua*.
— **Nematoden:** *Anisakis marina* mit 9 Arten. *Pseudoterranova, Dioctophyme renale, Angiostrongylus cantonensis* und *Capillaria phillipinensis*.

Bei den meisten Methoden der Fischverarbeitung werden invasionstüchtige Vorstadien (Plerozerkoide, Metazerkarien und 3. Larven von Nematoden) abgetötet.

Zur Invasion kommt es nur, wenn Fischfleisch und Innereien unzubereitet, z. B. als Tatar, mild gesalzen, kalt geräuchert oder unsachgemäß mariniert verzehrt werden. Die Abtötung der für den Menschen gefährlichen, bis 30 mm langen Plerozerkoide des Grubenkopfbandwurmes in der Fischmuskulatur erfolgt bei
 − 10 °C in 24 Stunden,
 + 50 °C in 1 Minute.
Metazerkarien werden abgetötet bei
 − 8 °C in 10 Tagen,
 − 20 °C in 1 Tag,
 14% NaCl in 14 Tagen.
Für den Menschen als Fehlwirt gefährlich sind die bis 40 mm langen dritten Larven der Nematodengattung *Anisakis*. Auf der Welt sind tausende von Erkrankungsfällen beschrieben. Die Larven verursachen infolge ihres Einbohrens in die Magen-Darm-Schleimhaut

Entzündungen, Geschwüre und Perforationen mit einer Inkubationszeit von 4–24 Stunden mit Schmerzen, Krämpfen, Erbrechen und Temperaturerhöhung. *Anisakis*-Nematodenlarven sind bei zahlreichen Seefischen in hoher Extensität und Intensität verbreitet. Besonders befallen sind Heringe, Makrelen, Gadiden, aber auch zahlreiche andere Seefischarten und Süßwasserfische aus Küstengebieten. Der Sitz im Fischkörper in meist eingerolltem Zustand ist subserös in der Leibeshöhle und z. T. in der angrenzenden Muskulatur (Abb. 12.11.). Endwirte sind Meeressäuger, wie Delphine und Wale. Die Infektion der als Zwischenwirte fungierenden Fische erfolgt über Euphausiden, die als Nahrung dienen. Die sorgfältige und rechtzeitige Entweidung befallener Fische trägt zur erheblichen Intensitätsherabsetzung bei.

Anisakislarven werden abgetötet bei
 − 20 °C in 24 Stunden
 + 70 °C in 1 Minute,
 12% NaCl in 5 Wochen.

Durch chemische und thermische Reize bei der Fischbe- und verarbeitung können die Larven zu Bohrbewegungen veranlaßt werden, so daß ein Eindringen in die Umgebung des subserösen Sitzes (Gonaden, Muskulatur) möglich ist. Insbesondere wirkt Säure (Essigsäure, Salzsäure) in geringen Konzentrationen, analog der Weckwirkung der Magensäure der Warmblüter-Endwirte, auslösend für intensive, langandauernde Bohrbewegungen. Hierin besteht die Gefahr bei der Herstellung von Kaltmarinaden, wenn die Garbadkonzentration an Essig und Salz zu gering bemessen wurde oder das Fisch-Garbad-Verhältnis nicht eingehalten wurde. Bei der Garbadbehandlung von frischen Heringen ist zur Abtötung der Larven bei einer Konzentration von 7% Essigsäure und 15% Kochsalz und einem Verhältnis Fisch:Garbad von 1,5:1 eine Frist von mindestens 35 Tagen einzuhalten.

Zu 2. Große lebensmittelhygienische Bedeutung haben Fischkrankheiten, deren Veränderungen am und im Fischkörper vom Durchschnittsverbraucher vom Standpunkt der Speiseästhetik als ekelerregend betrachtet werden. Hierzu sind die zahlreichen Geschwürkrankheiten, Beulenkrankheiten, Ekto- und Endoparasiten und auch die Abmagerung infolge einer Krankheit zu rechnen.

Hautkrankheiten können als selbständige Krankheiten auftreten (Furunkulose) oder als Hautgeschwüre Begleiterscheinungen bei zahlreichen Infektionskrankheiten sein (Erythrodermatitis, Rotseuche, Vibriose) oder durch äußere Schädigungen (mechanische, chemische) ausgelöst werden (Abb. 12.12.).

Erkältungen durch schroffen Temperaturwechsel, Anfrieren beim Trockentransport im Winter, Verletzungen und chemische Schädigungen (Tenside) begünstigen die Besiedlung

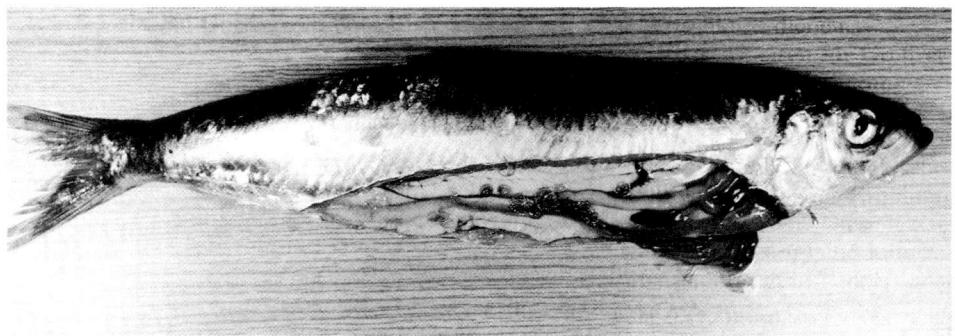

Abb. 12.11. Nematodenlarven (*Anisakis* spec.) an den Eingeweiden eines Herings. Hauptsitz: kaudales Ende des Magenblindsackes. Befallsintensität: 47 Exemplare.

der Haut mit Wasserbakterien, Pilzen und Parasiten. So entstehen flächenhafte Hauttrübungen und Verpilzungen mit Wasserschimmel *(Saprolegnia)* bei geschädigten Hälterfischen, Geschwüre und Nekrosen. Bei Hälteraalen sind ringförmige Nekrosen im Kopf- und Schwanzspitzenbereich durch Entweichungsversuche aus den scharfkantigen Hälterkästenöffnungen bekannt. Bei Karpfen tritt bei Hälterung auf rauhen Grundflächen (Beton) Dekubitus im Bereich des Schultergürtels auf.

Häufig gehen die Haut- und Geschwürkrankheiten mit einer durch Reizung verursachten Erschöpfung der Hautschleimproduktion einher (Sandpapiereffekt). Geschwürerkrankungen als Folge von Infektionen sind meist mit Hautrötungen, Blutungen und inneren pathologisch-anatomischen Veränderungen verbunden. Die sog. Schuppensträube entsteht durch Exsudatstauung in der Haut bei Infektionskrankheiten und bei bakteriellen Hauterkrankungen.

Von diesen sichtbaren Krankheitssymptomen abzutrennen sind fangtechnologisch bedingte mechanische Schäden, wie Blutungen, flächenhafte Haut- und Flossenrötungen, Einschnürungen durch Netzmaschen, physiologische Verfärbungen und Hautveränderungen (farbiges Laichkleid, Laichausschlag, z. B. bei Brachsen) und auch fleckige, gelbgraue Verfärbungen bei Fischen (Schleien) in Kisten infolge des ungleichmäßigen Pigmentverhaltens beim Absterben der Hautzellen.

Viruskrankheiten verursachen knötchen- oder pockenartige Hautwucherungen oder Papillome bei Plattfischen der Ostsee (Lymphocystiskrankheit), bei Karpfen u. a. (Pockenkrankheit) und bei Aalen am Ober- und Unterkiefer (Blumenkohlkrankheit). Die größte Bedeutung bei der speiseästhetischen Einschätzung der See- und Süßwasserfische haben die zahlreichen Ekto- und Endoparasiten.

Protozoen: Protozoenkrankheiten bei Süßwasserfischen sind in erster Linie Jungfischkrankheiten und bei Speisefischen von geringer Bedeutung (Hauttrüber, Grießkörnchenkrankheit). Bei vielen Seefischarten dagegen sind Myxosporidien der Gattung *Kudoa* in der Muskulatur in Form von Zysten weit verbreitet.

Die 0,007 mm großen Myxosporidien werden über den Kot von fischfressenden Tieren freigesetzt und gelangen über Zwischenträger (Kalmare) mit der Nahrung wieder in die Fische. Sie durchwandern die Darmwandung und gelangen über das Blutgefäßsystem in die Muskulatur, wo sie sich vermehren und bis 4 cm große Zysten bilden. Meist sind Größe und Form der weißen bis gelbbräunlichen Zysten hirsekorn- oder gurkenkernähnlich. Beim Seehecht sind die Zysten klein, schlauchförmig und schwarz gefärbt. Sie verursachen bei Massenbefall eine schleimige Verflüssigung der Muskulatur. Betroffen sind Fischarten, wie der Südliche Blaue Wittling, Seehecht, Kaphecht, die Schildmakrele, die Spanische Makrele, der Tassergal, Hering, Menhaden, Thun, Snoek, Brassen, Maifisch, Schleimfi-

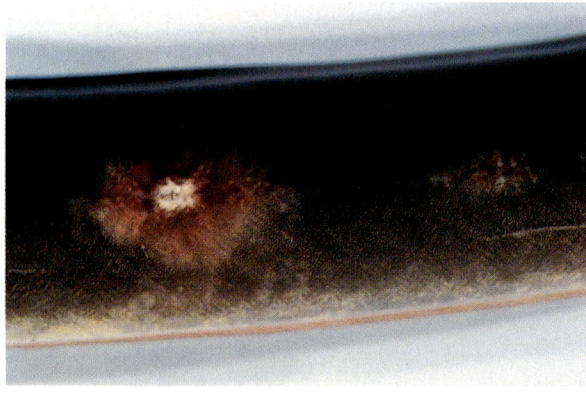

Abb. 12.12. Durch äußere Schädigung verursachte Geschwürbildung beim Aal. (Foto: N. JENSEN).

sche u. a. m. Die einzelnen *Kudoa*-Arten sind wirtsspezifisch. Die Vermehrung der Myxosporidien geht mit einer Nährstoffaufnahme mittels exoenzymatisch verdauten Fischgewebes einher. Nach dem Fang der Fische verläuft die enzymatische Verdauung der Muskulatur ungesteuert weiter, so daß bei längeren Lagerungszeiten vor dem Gefrieren eine schleimige Erweichung der Muskulatur in der Umgebung der Zysten auftreten kann. Die Befallsextensität beträgt beispielsweise beim Südlichen Blauen Wittling bis 100% (Ø 25%) und die Intensität bis 50 Zysten, bei der Schildmakrele bis über 100 Zysten.

Plattwürmer: Fische können Zwischenwirte und Endwirte von Plattwürmern sein. *Trematoden* haben ihren Sitz auf den Kiemen, im Darm und auf der Haut. Wegen ihrer geringen Größe haben sie keine speiseästhetische Bedeutung. Metazerkarienbefall verursacht teilweise Erblindung (Wurmstar) durch *Diplostomum* oder schwarze Pigmentierungen des Hautgewebes, z. B. beim Seelachs durch *Cryptocotyle lingua* oder *Posthodiplostomum* bei Plötzen und Bleien (Abb. 12.13.).

Bandwürmer im Darm von Fischen, wie auch andere darmparasitäre Würmer *(Acanthocephalus)* führen gelegentlich zu Beanstandungen, wenn die Fische lebend oder unentweidet verarbeitet *(Sardinella)* angeboten werden.

Verbreitet sind *Bandwürmer* bei Brachsen und Karpfen (*Khawia sinensis* – 2 cm lang – und *Bothriocephalus govkongensis* – 30 cm lang) und bei Raubfischen (Hechten, Haien, Rochen u. a. m.).

Mehr Bedeutung als die adulten Würmer haben Bandwurmlarven, die Plerozerkoide. Wichtige Beispiele enthält Tabelle 13.2.

Die Befallsintensität ist teilweise sehr hoch und liegt in Einzelfällen (Butterfisch) über 1000/Fisch, so daß das betroffene Gewebe trotz der Kleinheit sichtbar verändert ist.

Rundwürmer: Besonders die Gattungen *Thynascaris*, *Pseudoterranova* und *Anisakis* sind speiseästhetisch wichtig. Die Wurmlarven haben ihren Sitz subserös in der Leibeshöhle und in der benachbarten Muskulatur. Sie sind teilweise bis 10 cm lang und liegen aufgerollt in Nestern (*Anisakis* bis über 100 Stück). Betroffen sind vor allem die Fischarten Hering, Makrele, Rotbarsch, Seelachs, Lumb, Leng, Blauer Wittling, Kabeljau, Seehecht, vereinzelt auch Süßwasserfische aus dem Küstenbereich. Bei Befall der Bauchlappenmus-

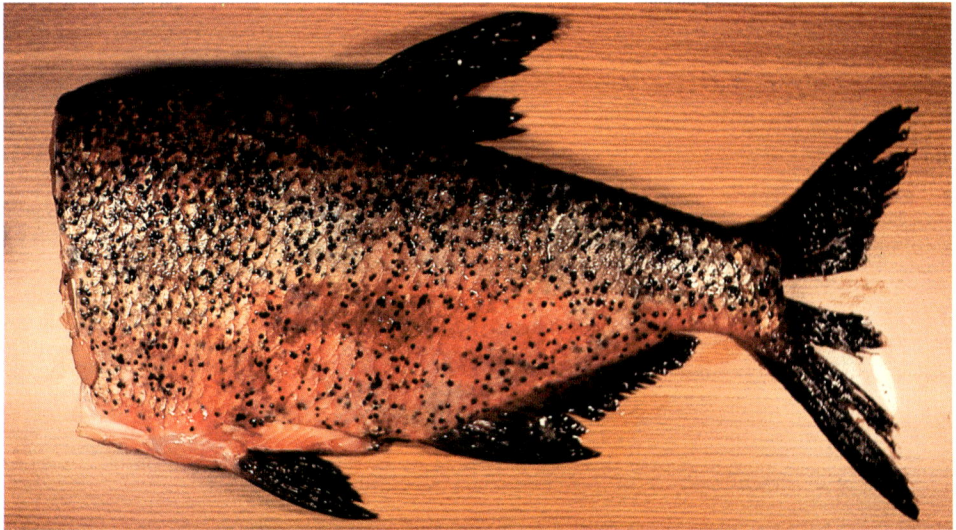

Abb. 12.13. Massiver Befall mit Metazerkarien *(Posthodiplostomum)* bei einem Blei.

kulatur (Seelachs, Blauer Wittling, Mintai u. a.) ist diese bei der Bearbeitung, z. B. bei der Filetherstellung, zu entfernen.

Bei Aalen werden nicht selten in den Schwimmblasen bis 6 cm lange Rundwürmer der Gattung *Anguillicola* in großen Stückzahlen mit Entzündungserscheinungen der Schleimhaut nachgewiesen. Durch Saugen von Blut sind diese Würmer schwarz gefärbt. Durch Entweiden bei der Verarbeitung erfolgt Beseitigung des Mangels.

Auch äußere Verunreinigungen mit Darmwürmern infolge unsachgemäßer Behandlung und unzureichenden Waschvorgangs, z. B. bei Dorschen mit Kratzern der Gattung *Echinorhynchus gadi* wurden festgestellt.

Arthropoden: Speiseästhetische Bedeutung haben die in Tabelle 12.3. aufgeführten Parasiten.

Die Befallsextensität mit Arthropoden liegt in manchen Fischbeständen sehr hoch und beträgt bei *Argulus*- und Copepodenbefall bis 100%. Betroffene Rotbarsche zeigen häufig Veränderungen der Muskulatur und Haut (schwarze Pigmentflecke), Knoten, Einschmelzungen und Blutergüsse in der Muskulatur sowie Reste der bei der Bordbearbeitung abgerissenen Parasiten (Abb. 12.14.–12.16.).

Parasitär leben auch die bis 4 cm langen Fischegel *(Piscicola geometra)*, die zeitweise die Haut der Karpfen, Schleien und Brachsen in hohen Intensitäten (bis 400 Exemplare je Fisch) befallen. Bevorzugter Sitz ist die Kopfregion einschließlich der Maul- und Kiemenhöhle.

Verwechslungen mit Parasiten entstehen nicht selten im Verarbeitungsbetrieb und im Handel. Es werden teilweise Nahrungstiere im Darm von Fischen mit Parasiten verwechselt (Garnelen, Euphausiden, Pfeilwürmer). So wurden bei heißgeräucherten Heringen (Bücklingen) bis 120 Euphausiden mit 40 ml Volumen im Magensack festgestellt.

Bei zerkleinerten Fischen (Farsch, Fischhackmasse) werden von Laien Gefäße, Sehnen und Nerven mit Würmern verwechselt. Auch gaben Pylorusschläuche bei verschiedenen Fischarten und Spermatophoren der Kalmare zu Verwechslungen Anlaß.

Zu 3. Fische, die infolge von Krankheiten verendet sind, werden nicht für die menschliche Ernährung verwendet.

Tabelle 12.2.: Wichtige, bei Speisefischen vorkommende Bandwurmlarven

Fischart	Sitz	Größe	Endwirt	Parasit
Forelle u. a.	Leibeshöhle	1 cm	Hecht	*Trianophorus*
Cypriniden	Leibeshöhle	30 cm	Wasservögel	*Ligula* (Riemenwurm)
Butterfisch	Muskulatur	6 mm	Haie	*Tetrarhynchus*
Degenfisch	Muskulatur	1 m	Haie	*Gymnorhynchus*
Bonito	Muskulatur	1 cm	Haie	*Tetrarhynchus*

Tabelle 12.3.: Bei Speisefischen anzutreffende Arthropoden

Fischart	Sitz	Größe	Parasit
Rotbarsch	Haut/Muskel	bis 15 cm	*Sphyrion lumpi* (Kopffüßer)
Leng u. a.	Muskel	bis 6 cm	*Sarcotaces* (Rankenfüßer)
Karpfen	Haut	bis 1 cm	*Argulus* (Karpfenlaus)
Schildmakrele/Garnele	Kiemen	bis 3 cm	Isopoden (Assel)

Lebensmittelhygienisch wichtige Fischkrankheiten 485

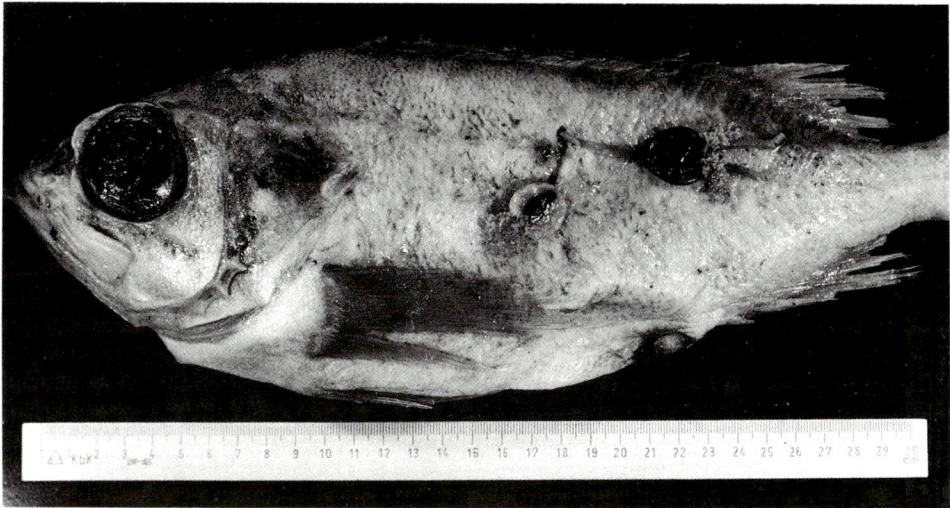

Abb. 12.14. Rotbarsch mit zwei Exemplaren von *Sphyrion lumpi*. (Foto: K. Krause).

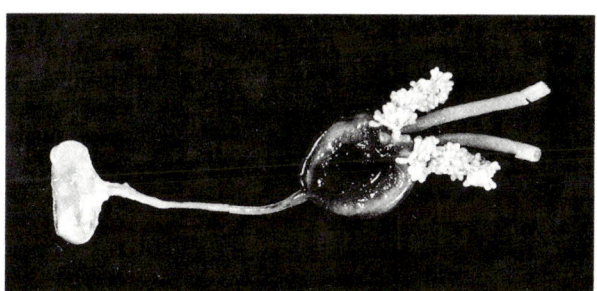

Abb. 12.15. *Sphyrion lumpi* (Foto: K. Krause).

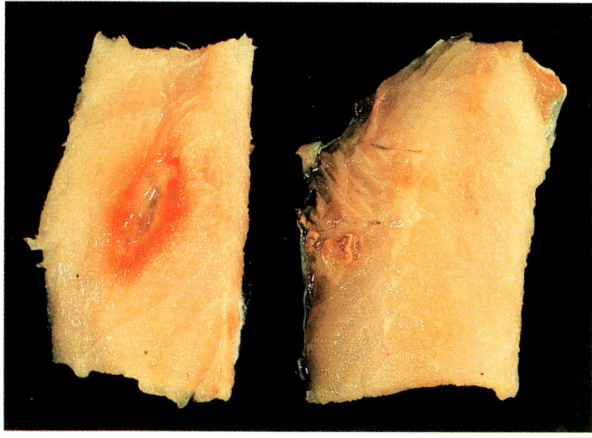

Abb. 12.16. Muskelnekrose, verursacht durch *Sphyrion lumpi* (Foto: K. Krause).

Zu 4. Als hochkontagiöse Fischseuchen gelten die **Virosen**:
- Infektiöse Pankreasnekrose der Forellen (IPN),
- Hämorrhagische Virusseptikämie der Forellen (VHS),
- Frühjahrsvirämie der Karpfen (SVC).

Die Virosen treten als verlustreiche Tierseuchen in den Jungfischbeständen auf. Pathologisch-anatomisch sind sie gekennzeichnet durch Ödeme, Organschwellungen, Blutungen und Nekrosen. Klinisch stehen die Symptome der nervalen Fehlsteuerung im Vordergrund.

Infizierte Bestände werden gemerzt oder im seuchenprophylaktischen Einbahnstraßensystem ausgemästet. Da beim Ausmästen einzelne Fische Virusträger bleiben, ohne pathologisch-anatomisch Veränderungen zu zeigen, sind beim Speisefisch im Handel mit infizierten Beständen tierseuchenprophylaktische Grundsätze einzuhalten, die den ausschließlichen Tothandel, die Attestierung, die Abfallbeseitigung, Desinfektionsmaßnahmen bei Fahrzeugen und Fischkisten und territoriale Einschränkungen des Absatzgebietes betreffen.

Zu 5. Wegen der Häufigkeit infektiöser Fischkrankheiten bei auf engstem Raum industriell produzierten Fischen werden in Einzelfällen prophylaktische und therapeutische Behandlungen bis zur Ablieferung der Speisefische durchgeführt. Im Interesse des Verbrauchers ist eine strenge Kontrolle notwendig.

Eingesetzt werden verschiedene Antibiotika, Sulfonamide, Antiparasitika, Desinfektions- und Bademittel sowie Mittel zur biologischen Steuerung (Algizide, Ichthyozide). Wichtig ist die Einhaltung der vorgeschriebenen Karenzzeiten.

12.7. Fischwaren, deren Veränderungen und Verfahren der Haltbarmachung

12.7.1. Frischfisch

Frischfische sind gekühlte Fische (Süßwasser- und Seefische oder deren Teile) für die menschliche Ernährung, unabhängig vom Frischegrad. Fische mit beginnender Veränderung an entfernbaren Körperteilen (Kopf, Kiemen, Eingeweide) ohne Abweichungen am verzehrbaren Anteil (Muskulatur) sind zur industriellen Weiterverarbeitung geeignet (Abb. 12.17.). Das gilt auch für den Parasitenbefall und für örtliche Krankheitssymptome (Entfernung veränderter Teile).

Frischfische sind in sauberen, hygienisch einwandfreien Kisten oder Spankörben mit Trinkwassereis, welches wie ein Lebensmittel zu behandeln ist, abzupacken. Fischteile, Filet und Innereien sind mittels Pergamentumhüllung indirekt zu beeisen.

Frische Fische haben ein klares, natürliches Aussehen, rote bis braunrote Kiemen, klar voneinander abgesetzte Eingeweide ohne wesentliche Verfärbung und eine arteigene Fleischkonsistenz. Geruch und Geschmack sollen der Art entsprechen, rein und ohne Abweichungen sein.

Physiologische Eigenarten und Unterschiede sind bei der Arteigenheit zu berücksichtigen.

Aussehen: Laichkleid, Laichausschlag, Fleckigkeit durch Pigmentunterschiede, Hautfärbung durch Gewässer und Untergrund, Fleisch- und Fettfärbung durch Nahrung (lachsfarben durch Krebsnahrung, auch künstlich durch Zuführung von Carophyll, zitronengelbe Fettfärbung durch Taraxanthin) und graubraune bis dunkelbraune Fleischfärbung durch die Zusammensetzung (Thun und zahlreiche Tropenfische). Die grünen Gräten der Aalmutter und des Hornhechtes werden durch Einlagerung von Biliverdin verursacht.

Konsistenz: Physiologisch weiche Fische sind Maränen und Coregonen, Seehechte,

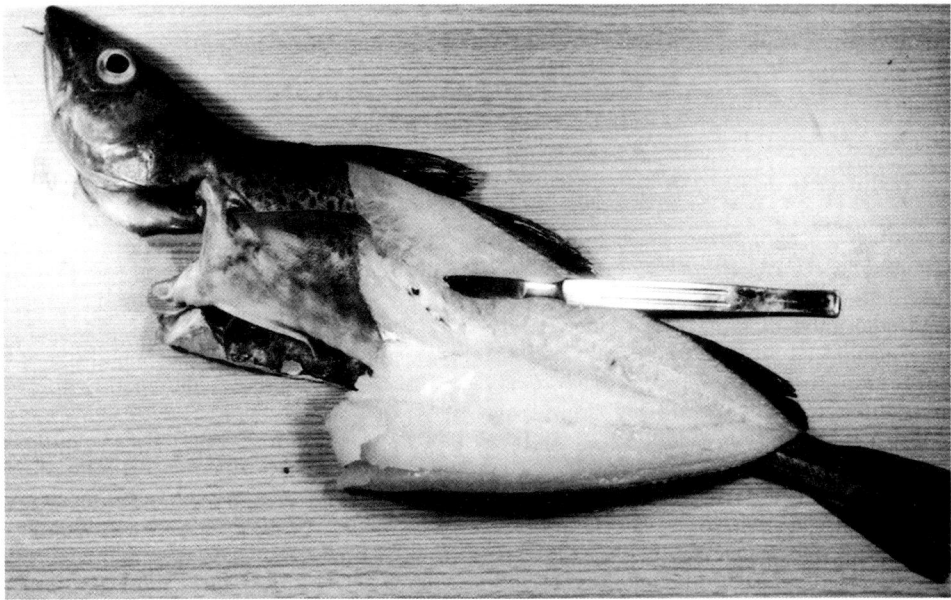

Abb. 12.17. Anlegen eines Filetschnittes zur sensorischen Prüfung der Muskulatur.

Schellfische und viele fettreiche Arten (fette Heringe, Makrelen, Heilbutt). Auch neigen nahrungsaktive Fische in der warmen Jahreszeit zur vorzeitigen autolytischen Erweichung.

Geruch: Manche Fischarten haben typische Eigengerüche, z.B. Hechte eine intensive Note, Haie und Rochen eine strenge Geruchsnote, die bereits bei geringer Alterung oberflächlich in einen Ammoniakgeruch übergeht, Stinte und Glasaugen nach grünen Gurken. Prinzipiell gilt, daß Seefische infolge ihres andersartigen Eiweißstoffwechsels gegenüber Süßwasserfischen einen strengeren bis fischigen Geruch aufweisen.

Geschmack: Jede Fischart hat ihren eigenen Geschmack, der von der chemischen Zusammensetzung, der Art des Gewässers, der Nahrung und anderen Faktoren bestimmt wird.

Entsprechend dem Grade der sensorischen Abweichungen sind Geruchs- und Geschmacksabweichungen nach Schlamm und Moor, Phenol, Öl und Dieselkraftstoff, Teer, Desinfektionsmittel und Benzaldehyd abzulehnen. Durch Hälterung in qualitativ einwandfreiem Wasser kann der Schlamm- und Moorgeschmack, nicht aber der an die Körperfette gebundene Geschmack nach technischen Ölen, Phenolen u.a.m. beseitigt werden.

Frischfische werden bei Temperaturen um den 0-Punkt (-2 bis $+2\,°C$) gelagert und transportiert. Ziel der Beeisung ist eine Naßkühlung der Fische mit Schmelzwassertemperaturen. Die Lagerfähigkeit wird wesentlich von den Fangbedingungen, physiologischen Eigenarten und von der schonenden, schnellen Bearbeitung beeinflußt.

Ebenso wie bei warmblütigen Tieren tritt bei Fischen nach dem Tode eine *Totenstarre* ein. Es gilt auch für Fische, daß sich das Fleisch ausgeruhter Tiere besser hält als das abgehetzter. Eine Verlängerung der Totenstarre wird erreicht durch sofortiges Schlachten nach dem Fang, Begrenzung der Schleppzeiten nicht über 2 Stunden und sofortige Kühlung. Der Eintritt und die Dauer der Totenstarre hängen auch von der Fischart ab. Physiologisch ruhige Fischarten (Plattfische) weisen eine längere Totenstarre auf als bewegungsaktive Arten (Makrelen, Gadiden u.a.). Nach CUTTING (1954) beginnt die

Totenstarre bei 11–16 °C bei den meisten Fischarten nach 1–3 Stunden, bei Plattfischen nach 10 Stunden.

Die Dauer der Starre beläuft sich bei
Schellfisch in Eis auf 39 Stunden,
Kabeljau in Eis auf 40 Stunden,
Hering in Eis auf 40 Stunden,
Plattfisch in Eis auf 40–120 Stunden.

Während der Totenstarre sind die Fische stets frisch und genußfähig. Bei Plattfischen können jedoch bereits Veränderungen an den Kiemen vorhanden sein, wenn sie noch Anzeichen der Starre besitzen. Erst nach der enzymatisch bedingten Auflösung der Starre beginnt die eigentliche Tätigkeit der Bakterien.

Die Tätigkeit der Enzyme wird durch Kälte gehemmt und durch Wärme gefördert. So können Dorsche durch das Fleischenzym Cathepsin innerhalb weniger Stunden nach dem Fang breiig weich werden, wenn sie ungekühlt im Sommer abgestellt werden. Dieselbe Erscheinung wurde auch bei Thunmakrelen nach 6stündiger Lagerung im ungekühlten Fischbunker beobachtet. Andere Enzyme wie das Pepsin, Erepsin und Trypsin wirken am günstigsten bei pH-Werten von 2–3. Sie sind beteiligt bei der Selbstauflösung der Eingeweide und der Leibeshöhlenwandung, die besonders im Sommer bei nahrungsaktiven Heringen beobachtet wird (bauchweich, bauchoffen). Der enzymatische Eiweißabbau geht bis zu den Aminosäuren, die nur durch Bakterien weiter zerlegt werden können. Die Lipasen sind entscheidend bei der Entstehung von Vertranung und Ranzigkeit durch Aufspalten der Fette (Anstieg der Säurezahl) beteiligt.

Bakterien sind immer die Ursache einer echten Zersetzung bei Frischfischen. Die Bakterien kommen in der Umgebung der Fische in großer Anzahl vor. Sie leben im Hautschleim, auf den Kiemen und im Darmkanal. Außerdem gelangt eine Reihe von Bakterien durch Kontamination nach dem Tode auf die Fische. Bei den in der Umgebung der Fische vorhandenen Bakterien handelt es sich in erster Linie um psychrotolerante Bakterien der verschiedensten Arten. Nur in tropischen und küstennahen Gewässern und im Süßwasser kommt eine Anzahl durch Abwässer und Verschmutzung verbreiteter mesophiler Bakterienarten vor.

Die psychrotoleranten Wasserbakterien sind meist gramnegative, bewegliche, aerob wachsende Stäbchen sowie weniger grampositive Kokken und coryneforme Stäbchen. Die wichtigsten Vertreter gehören folgenden Bakteriengattungen an:
– *Pseudomonas*,
– *Moraxella*,
– *Acinetobacter*.

Die anderen auf Fischen vorhandenen Bakterien, wie Flavo-, Brevi-, Luci-, Photo-, Coryne- und Enterobakterien, Vibrionen, Bazillen, Mikrokokken sowie Hefen sind hinsichtlich ihrer proteolytischen Eigenschaften untergeordnet und haben daher für die Eiweißzersetzung kaum eine Bedeutung. Einige Vertreter, wie Flavobakterien, Kokken, Sarcinen, kommen als häufige Farbstoff- und Geruchsbildner durch Verfärbung des Hautschleimes mit Geruchsbildung ebenfalls als Ursache einer Qualitätsminderung bzw. Genußuntauglichkeit mit in Frage.

Die psychrotoleranten Wasserbakterien haben die Eigenschaft, sich noch bei verhältnismäßig tiefen Temperaturen zu vermehren. Ein Wachstum findet bis -7 °C statt. Bei 37 °C ist das Wachstum bereits meist gehemmt oder verzögert. Die Wirkung der bakteriellen Exoenzyme setzt sich auch außerhalb des Wachstumsspektrums der Bakterien fort.

Die Wasserbakterien dringen von der Haut aus über die Schuppentaschen, von den Kiemen über das Blutgefäßsystem und von der Leibeshöhle durch das Peritoneum sowie über die Schlachtwunden in die Muskulatur vor, wobei sie als Wanderwege die intermyomeren Bindegewebszüge, die breite Lymphbahnen besitzen, benutzen. Ein Teil der Bakterien, etwa 30–50%, ist in der Lage, Eiweiß abzubauen und das in der Muskulatur der Seefische vorhandene Trimethylaminoxid zu Trimethylamin, Dimethylamin und Ammoniak zu reduzieren. Die von den Bakterien produzierten Geruchsstoffe sowie die Farbstoffe der Pseudomonaden diffundieren schneller in das Gewebe, als die Bakterien selbst einzudringen vermögen, so daß unter Umständen Geruchsabweichungen bzw. Farbveränderungen im Fleisch vorhanden sind, ohne daß sich Bakterien an der betreffenden Stelle nachweisen lassen.

Hauptquellen sind der Darminhalt, der bei nicht sachgemäßem Schlachten an Bord über die Fische verbreitet wird, sowie das Waschwasser in stark befischten Meeresteilen. Weiterhin gelangen vor allem mesophile Bakterienarten durch die Berührung mit den Decksplanken sowie insbesondere durch Schottenbretter mit schadhaftem Farbanstrich, aber auch durch das zum Kühlen der Fische verwendete Eis auf die Fische. Eine Hauptquelle sind auch ungenügend gereinigte und nicht desinfizierte Holzkisten, Transportbänder, Gefrierschalen und Bearbeitungsmaschinen, durch die hauptsächlich aerobe Sporenbildner, Kokken, Sarcinen, *Proteus*- und coliforme Bakterien übertragen werden.

Eine Bakterienkontamination der Fische ist auf Grund dessen also unvermeidbar. Es gilt jedoch, die Besiedlung durch hygienisch einwandfreie Behandlung der Fische und Bedarfsgegenstände und die Vermehrung der auf den Fischen vorhandenen Bakterien durch Kühlung oder Gefrieren und Verarbeitung einzuschränken.

Die Muskulatur lebender und gesunder Fische ist keimfrei. Das frühzeitige Eindringen von Bakterien in das Muskelgewebe wird begünstigt durch strapazierende Fangmethoden, mechanische Belastungen, lange Vorlagerungszeiten, unzureichende Kühlung, den Schlachtprozeß und maschinelle Bearbeitung. Insbesondere führen die Filetherstellung oder jede Zerkleinerung zur massiven Kontamination mit Keimen.

Die aeroben Keimzahlen liegen in Abhängigkeit vom Erzeugnis bei 10^5/g bis 10^6/g mit Ausnahmen bis 5×10^6/g. Sulfitreduzierende Clostridien werden bis 10^2/g (Ausnahme bis 10^3/g) und Enterobacteriaceen bis 10^4/g (Ausnahme bis 5×10^4/g) toleriert.

Anzeichen von Alterung (Qualitätsminderung) bzw. von **Verderb** sind:

Haut: Trübung des Hautschleimes, Verblassen der Pigmentierung. Bei Heringen starke Rotfärbung der Köpfe, Geruchsabweichungen.

Kiemen: Abblassung, trüber, abwegig riechender Schleim.

Auge: Trübung und Erschlaffung (bei Seefischen nicht immer ausschlaggebend).

Leibeshöhle: Eingeweide bzw. Eingeweidereste mit unscharfen Konturen, verwaschen bräunlich-violett verfärbt. Verflüssigte Nieren. Bauchlappen blauviolett verfärbt. Bei Heringen Bauchlappenmuskulatur verflüssigt. Abwegiger Geruch.

Muskulatur: Nachlassen des glasigen Aussehens – Trübung. Violette Verfärbungen entlang der Mittelgräte, Erweichung, Geruchsbildung.

12.7.2. Gefrierfisch

Gefrierfische sind nach speziellen Schockverfahren eingefrorene Frischfische und deren Teile aus lebendfrischer Ausgangsware ohne Anzeichen von Qualitätsminderung. Das Gefrieren an Bord der Fangschiffe sichert daher die beste Qualität.

Folgende **Eingefrierverfahren** sind bekannt:

- *Soleverfahren:* Die Fische werden dabei in unterkühlte Sole getaucht oder mit Sole berieselt.
- *Kontaktverfahren:* Fische werden zwischen unterkühlten Platten bei einer Temperatur von -30 bis $-40\,°C$ gefroren. Anwendung meist bei Filet und Kleinfischen.
- *Tunnelverfahren:* bei -20 bis $-40\,°C$ in strömender Luft. Geeignet besonders für Großfische und Kistenware.

Beim Gefrieren der Kistenware ist von großer Wichtigkeit, daß das oberflächliche Eis entfernt wird, da es isolierend wirkt (vgl. Eskimohütten). Die Kisten müssen außerdem so gestapelt werden, daß die Kaltluft zwischen den Kisten durchströmen kann, da sonst das Gefrieren im Kern eines Kistenstapels stark verzögert wird.

Zur Verhinderung der Fettoxydation und Austrocknung werden Gefrierfische geschützt durch Eintauchen oder Besprühen der gefrorenen Fische mit Wasser (Wasserglasur) oder durch entsprechende luftundurchlässige Verpackung (Plaste, gewachste Pappe), die dem Gefriergut dicht anliegt. Zusätze zum Glasierwasser, wie Antioxydantien, Alginat verbessern die Lagerungseigenschaften der Gefrierfische. Durch eine einmalige Wasserglasur von 1–2 mm Stärke wird die Lagerungsfähigkeit um einen Monat verlängert.

Die gefrorenen Fische werden bei −18 °C und darunter gelagert. Die Luftbewegung in den Lagerräumen darf nur gering sein; die Luftfeuchtigkeit soll 85% nicht unterschreiten. Die Lagerfristen sind der Tabelle 12.4. zu entnehmen.

Tabelle 12.4.: Lagerfristen für Gefrierfisch (in Monaten)

Temperatur	Fettfische	Magerfische
bei −18° C	3	5
bei −20° C	4	6
bei −25° C	6	8

Der Transport und der Handel mit Gefrierfischen müssen so geschehen, daß die Kerntemperaturen nach Möglichkeit konstant bleiben. Gut geeignet sind Kühlfahrzeuge mit regelbarer Zusatzkühlung. Bei Thermosfahrzeugen, auch mit hohen Trockeneiszugaben, sind geringe Kerntemperaturanstiege unvermeidbar.

Gefrierfische sollen gefroren an den Endverbraucher abgegeben werden. Beim Verkauf von aufgetauten Fischen treten Gewebswasserverluste und Qualitätsminderungen auf. Das abermalige Gefrieren von auf- oder angetauten Gefrierfischen ist wegen der damit verbundenen Konsistenzmängel zu vermeiden. Unter bestimmten technologischen Bedingungen ist in einigen Ländern das zweimalige Gefrieren üblich (nur geeignete Fischarten, schonendes Auftauverfahren, Schockgefrierverfahren). Bei langsamen Gefriergeschwindigkeiten (stilles Gefrieren) und bei Temperaturschwankungen kommt es zur Bildung grober Eiskristalle im Gewebe (wenig Kristallisationspunkte oder Rekristallisation) und damit zur Konsistenzminderung (Strohigkeit).

Das Auftauen von Fischen wird nach bestimmten Verfahren unter Wasser durchgeführt. Das Auftauen an Luft führt zu Qualitätsverlusten (Verfärbungen, Gewichtsverluste, Oxydation der Fette) und ist von der Zeitdauer abzulehnen. Das Auftauwasser muß Trinkwasserqualität haben und soll Temperaturen von 18 °C nicht überschreiten. Beim Sprühnebelauftauverfahren kommen auch höhere Temperaturen zur Anwendung.

Bei üblichen Abpackgrößen liegen die Auftauzeiten in bewegtem Wasser (hydromechanisch oder hydropneumatisch) um zwei bis drei Stunden. Die Auftauzeiten sind bei Verwendung von kaltem Leitungswasser im Sprühverfahren erheblich verlängert. Aufgetaute Fische sind durch Beeinträchtigung der Gewebsstruktur weicher, schlaffer und wasserreicher (nicht resorbiertes Gewebswasser und osmotisch bedingte Wasseraufnahme) als Frischfische.

Während der Gefrierlagerung ruht die Bakterientätigkeit. Durch den Gefrierprozeß tritt eine Senkung des quantitativen Keimgehaltes der Fische um 10–90% infolge mechanischer Zerstörung der Keime auf. Wirksam sind jedoch die gewebseigenen und mikrobiellen Enzyme, deren Aktivität in Abhängigkeit von der Temperatur und vom nicht kristallisierten Restwassergehalt stark eingeschränkt ist.

Qualitätsmängel bei Gefrierfischen werden in erster Linie durch physikalische und chemische Vorgänge verursacht. Nur bei unsachgemäßer Lagerung (über − 7 °C) treten die bakteriellen, enzymatischen und mykologischen Prozesse in den Vordergrund.

Folgende Veränderungen sind bekannt:

Austrocknung (Dehydratation) wird häufig bei unglasierten oder länger gelagerten Fischen beobachtet. Sie entsteht auch bei zu niedriger Luftfeuchtigkeit in den Lagerräumen. Die Erscheinungen sind besonders an den Gefrierplatten bzw. -kanten und an hervorragenden Fischteilen als sog. *Wattigwerden* erkennbar.

Strohigwerden des Fischfleisches entsteht durch unsachgemäßes Einfrieren (Bildung großer Eiskristalle, die nach dem Auftauen nicht resorbiert werden) oder durch größere Temperaturschwankungen während der Lagerung. Auch durch Eiweißdenaturierung während der Lagerung, bei der ein Teil des Eiweißes die Wasserlöslichkeit verliert, entsteht eine feste, strohige Konsistenz.

Vertranung, Gelbverfärbung oder *Süßwerden* entsteht unter Einwirkung des Luftsauerstoffs auf die Fette. Tritt besonders bei Fettfischen, aber auch bei Magerfischen nach sehr langer Lagerung auf. Erkennbar an den Plattenkanten an offenen Fett- oder Fleischpartien ohne Glasurschutz oder bei Hautbeschädigungen. Daher sind Ganzfische nicht so gefährdet wie Fischteile oder Filets. Bei Ganzfischen im Unterhautfettgewebe erkennbar.

Von der Vertranung zu unterscheiden ist die infolge Einlagerung von *Taraxanthin* in die Fette verursachte zitronengelbe Fettfärbung bei zahlreichen Tropenfischen wie Schild- und Thunmakrelen, Lichia und auch zeitweise bei Ostseesprotten, Stören u.a.m. Die Unterscheidung erfolgt visuell an Hand des zitronengelben Farbtones gegenüber dem bräunlichgelben Farbton der Vertranung.

In Zweifelsfällen entscheiden die Kochprobe und die Bestimmung der Säurezahl (Werte bis maximal 6 werden toleriert). Bei der Kochprobe verstärken sich die Verfärbungen durch Fettoxydation in Richtung Braun, während die Nahrungsfettfärbungen unverändert bleiben oder sich abschwächen.

Braunverfärbung entsteht durch Lufteinwirkung auf das Hämoglobin. Besonders sind Blutreste in der Leibeshöhle sowie in der Umgebung der Gefäße betroffen. Braunverfärbungen der Muskulatur entstehen auch beim Auftauen verschiedener tropischer Fische an der Luft. Hierbei handelt es sich um die Maillard-Reaktion, bei der Zucker, Eiweiß und andere Stoffe beteiligt sind.

Grünverfärbung wird verursacht durch chemische Umwandlung schwefelhaltiger Stoffe, die die Fische mit bestimmter Nahrung (Mollusken) aufnehmen. Die Stoffe diffundieren nach dem Tode aus dem Darm in den Fischkörper, daher ist sofortiges Schlachten erforderlich. Besonders bei Fischen beobachtet, die mehr als 10 Stunden vor der Bearbeitung aufbewahrt wurden (Heilbutt, Katfisch, Rotbarsch, Makrele und Kabeljau). Das Vorhandensein der Stoffe ist beim Frischfisch durch Auftreten eines abweichend fauligen, schwefelwasserstoffartigen Geruchs in der Muskulatur erkennbar, wobei die Fische selbst von frischester Beschaffenheit sein können. Erst nach mehrtägiger Gefrierlagerung tritt eine langsame Grünverfärbung des Muskelgewebes auf, bedingt durch Einwirkung von Dimethylsulfid auf Hämoglobin und Entstehung von *Biliverdin*. Die Erscheinung tritt relativ häufig auf, ist jedoch in der Regel nur auf einen geringen Prozentsatz von Fischen beschränkt.

Die *Geruchsabweichung* ist bei befallenen Fischen im gefrorenen Zustand nach Anbohren gut feststellbar.

Weichwerden der Muskulatur, die unter Umständen bis zur Verflüssigung der Bauchdeckenmuskulatur bei nicht entweideten gefrorenen Fischen führen kann, ist durch Enzyme (Verdauungs-, Bakterien- und gewebseigene Enzyme) bedingt, die auch bei tiefen Temperaturen ihre Tätigkeit nicht vollkommen einstellen. Häufig sind eigenartige, muffige, an faulende Pflanzen erinnernde Gerüche vorhanden.

Schimmelpilze auf der Oberfläche von gefrorenen Fischen sind selten und stets auf unsachgemäße Lagerung bei Temperaturen über −7 °C zurückzuführen. Sie treten als Stockflecke oder als grießähnliche, weiße Pünktchen in Erscheinung.

Fäulniserscheinungen oder das Vorhandensein einzelner fauler Fische sind auf Veränderungen vor dem Gefrieren (Einzelfische verändert) oder auf unsachgemäße Lagerung (Plattenoberfläche oder gesamte Platte bzw. Kisteninhalt verändert) zurückzuführen. Die Feststellung erfolgt nach dem Auftauen.

12.7.3. Küchenfertige Gefrierfischerzeugnisse

Hierunter fallen portionierte oder geformte und handelsfertig verpackte Fischerzeugnisse, deren Haltbarkeit durch Gefrieren verlängert ist. Produkte sind: küchenfertig bearbeitete und gesäuberte ganze Süßwasserfische (Forellen) oder in Stücken (Karpfen, Hecht u. a. m.), zu Haushaltspackungen gesägte Filetplatten, auf Einzelhandelsgröße abgepackte Fischfilets, Fischstäbchen, Fischsticks, Fischfiletten und Fischbuletten.

Als Rohstoff werden frische oder gefrorene Süßwasser- und Seefische und zerkleinertes Fischfleisch (Farsch, Farce) neben Zutaten zur Würzung und Salzung, Naßpanade und Trockenpanade, Wasser, Bindemittel, Milchpulver u. a. m. verwendet. Einige Erzeugnisse werden im Ölbad vorgebraten, andere erhalten Beilagen (Tunken, Sättigungskomponenten).

Als Verpackungsmaterial werden Assietten aus Aluminium, Schaumpolystyrol, Polyethylen, verschweißte Folietüten, polyethylenbeschichtetes oder paraffiniertes Papier oder Pappe benutzt. Teilweise erfolgt Vakuumverpackung. Die Haltbarkeitseigenschaften sind rohstoffbedingt stark unterschiedlich. Die Lagerung sollte jedoch nicht über 12 Monate bei Kerntemperaturen bis höchstens −18 °C betragen. Bei kurzfristigem Temperaturanstieg auf höchstens −15 °C verkürzt sich die Lagerfrist auf 2 Monate.

Die Erzeugnisse sind wegen der Kleinheit der Abpackgrößen mit relativ großer Oberfläche gegen Temperaturschwankungen und Luftzutritt äußerst empfindlich.

Bei der Haltbarkeit muß bei einigen Erzeugnissen berücksichtigt werden, daß die gefrorenen Rohfischeinsätze bereits an der Grenze der Lagerfähigkeit waren und ein zwischenzeitliches Auftauen und erneutes Einfrieren technologisch unabdingbar sind (Buletten, Farscherzeugnisse). Verschiedene Erzeugnisse erhalten einen hohen Panadeanteil durch zweimaliges Panieren (bis 35%). Die mikrobiologischen Werte sind abhängig von dem Rohstoffeinsatz, dem Be- und Verarbeitungsverfahren und den Zusätzen. Bei thermisch gegarten Erzeugnissen sind niedrigere Keimgehalte gegenüber Roherzeugnissen zu erwarten.

Angebratene Erzeugnisse sind im Regelfalle nur wenige mm tief thermisch beeinflußt. Das Anbraten wird zur Festigung der Form und zur Verbesserung des Aussehens durchgeführt. Die Keimzusammensetzung ist entsprechend dem Materialeinsatz normalerweise sehr vielseitig:

    Paniermehl = aerobe Sporenbildner, Schimmelpilze
    Naßpanade = Laktobazillen, Hefen, Mikrokokken, vereinzelt *Proteus*
    Rohfisch = *Pseudomonas, Acinetobacter, Moraxella*, Mikrokokken, Enterobacteriaceen.

Dabei ist mit psychrotrophen und mesotrophen Mikroorganismen zu rechnen.

Grenzkeimwerte sind erzeugnisspezifisch unterschiedlich und liegen im allgemeinen für pathogene Mikroorganismen bei
    – Salmonellen – in 25 g nicht nachweisbar,
    – Shigellen – in 25 g nicht nachweisbar,
    – Staphylokokken – in 1 g nicht nachweisbar,
für apathogene Mikroorganismen bei
    – sulfitreduzierenden Clostridien – in 0,1 g nicht nachweisbar,

- Coliformen – höchstens $10^2/g$,
- Enterobakterien – höchstens $10^4/g$,
- Hefen und Schimmelpilzen – höchstens $10^4/g$,
- Gesamtkeimzahl – höchstens $10^6/g$.

Für thermisch nicht gegarte Erzeugnisse, insbesondere Mischprodukte (Farsch) mit diversen Komponenten und Gewürzen, werden auch höhere Werte toleriert.

Beim Verderb bzw. Qualitätsabfall muß berücksichtigt werden, daß die Erzeugnisse nicht durch eine Glasur geschützt sind und die Verpackung nur einen begrenzten Schutz darstellt. Neben der Kristallisation von verdunstetem Wasser an der Innenseite und der Deformation, bedingt durch zwischenzeitlichen Kerntemperaturanstieg und Temperaturschwankungen, sind alle bei Gefrierfischen beschriebenen Veränderungen möglich.

12.7.4. Salzfisch

Die konservierende Wirkung des Salzes auf Fische ist bereits seit dem Altertum bekannt. Das Kochsalz wirkt konservierend durch Wasserentzug, durch Toxizität der Chlorionen, durch Unlöslichkeit von Sauerstoff in starken Salzlösungen und durch Herabsetzung der Enzymwirkungen. Das Salzen ist ein osmotischer Vorgang. Die Feuchtigkeit der Fischoberfläche löst das Salz auf. Diese Lösung tritt in osmotischen Ausgleich mit der Gewebsflüssigkeit. Es kommen mittlere Salzkörnungen in Frage. Zu feines und zu grobes Salz sind ungeeignet.

Zur Salzung werden Fettfische, Magerfische und Fischteile verwendet. Magerfische, insbesondere Gadiden, werden für die Lachsersatzherstellung sowohl als ganze Fische als auch als Filet mit Haut gesalzen. Die Salzung erfolgt entweder trocken im Stapel mit reichlich Salz auf Lattenrosten oder besser naß im Faß oder Bunker mit Lake. Die Konzentration soll stets so gewählt werden, daß Salz im Überschuß ist, wobei der Salzgehalt im Fleisch bei 19% liegt. Der Luftabschluß bei nasser Salzung verhindert Verfärbung, Oxydation und aerobes Bakterienwachstum. Fettfische bilden den Hauptanteil der im Handel befindlichen Salzfische. Neben Salzheringen sind gesalzene Sardinen, Sardellen und Maifische von Bedeutung. Heringe werden unbearbeitet, gekehlt und genobbt gesalzen. Beim Kehlen werden Kiemen, Magensack und Leber, beim Nobben Kopf mit Kiemen, Magensack und Leber entfernt. Bei beiden Methoden bluten die Fische aus und bekommen ein helleres Aussehen im Fleisch. Die Pylorusanhänge, der Darm und die Gonaden verbleiben jedoch im Fisch. Die Pylorusanhänge sind zur Reifung und Geschmacksbildung notwendig. Durch die Bearbeitung gelangt außerdem das Salz schneller in den Fisch, was bei sommerlichen Temperaturen wegen der beschleunigten Wirkung der Enzyme und Bakterien von großer Wichtigkeit ist.

In den meisten Fällen werden die Heringe gleich nach dem Fang an Bord mit Salz vermischt (gemehlt) und in die Fässer geschüttet (Seesalzung). Nur bei Tagesfängen der Küstenfischerei werden die Heringe erst nach der Anlandung gesalzen (Landsalzung). Als Faßmaterial werden neben Holzfässern mit Spundlöchern – zum Nachfüllen von Lake – Plastefässer verwendet. Letztere weisen keine Lakeverluste auf, beinhalten jedoch unter dem Deckel häufig eine Luftkammer, so daß oberflächliche Fische fettoxydative Veränderungen aufweisen. Das liegende Lagern – wie bei Holzfässern – ist bei Plastefässern nicht möglich. Zur Verhinderung der Fettoxydation werden bei Plastefässern vielfach Siebeinsätze zum Herunterdrücken der Fische unter die Oberfläche der Lake verwendet.

Nachdem die Fische in die Fässer eingebracht wurden, tritt durch osmotische Vorgänge Gewebswasser aus dem Fisch heraus, und es bildet sich die sog. Mutterlake, die wegen des Gehaltes an Schleim, Blut und Schuppen oft unansehnlich ist. Die Heringe selbst schrumpfen, so daß nach einigen Tagen die Fässer nur etwa zu drei Viertel gefüllt sind. Die Fässer müssen deshalb nachgepackt werden. Dies geschieht in der Regel an Land, indem die Fässer umgepackt oder nachgepackt werden. Nach dem Zudeckeln sind die Holzfässer auf Dichtigkeit zu überprüfen und mit Salzlake (hergestellt aus Trinkwasser und Kochsalz) oder mit filtrierter Mutterlake zu füllen. Bei der Lagerung sowie nach Transporten müssen die Fässer auf Dichtigkeit überprüft werden. Der sich oberflächlich bildende Tran ist durch Zugabe von Lake (24%) abzuspülen. Undichte Fässer sind sofort nachzuböttchern oder umzupacken. Die Fässer sollen bei Lagerung in Abständen von 10 Tagen überprüft und gleichzeitig bewegt (gerollt) werden. Sie sind bei seitlichen Spundlöchern liegend zu lagern.

Die Heringe werden in den Landbetrieben beim Umpacken oder Nachschütteln auf ihre Qualität überprüft und entsprechend signiert. Bei der **Salzung von Heringen** unterscheidet man drei Methoden:

Milde Salzung (Matjessalzung): auf 6 Fässer Heringe 1 Faß Salz. Salzgehalt in der Muskulatur bis 10%, im Fischgewebewasser 6–15%. Haltbar bei Kühlhaustemperatur bis +2 °C 4 Monate. Transport im Kühlfahrzeug. Bei wärmerer Lagerung tritt schneller Verderb auf. Fische sind von zarter Beschaffenheit und mildem Geschmack. Als Rohfische werden junge, zarte Heringe mit Fettansatz und geringem Gonadenansatz verwendet. Die Lake mit einer Salzkonzentration von 9–11% enthält keine Restsalz-Kristalle. Mildgesalzenes Heringsfilet nach Matjesart wird durch Schnellsalzung mit Enzymzusatz hergestellt und enthält 6–10% Kochsalz. Ein mildes Schnellsalzungsverfahren wird auch zur Vorbehandlung von kaltgeräucherten Lachs- und Lachsforellenscheiben angewendet. Gravadslaks ist ein mildgesalzenes Erzeugnis für den Sofortverzehr aus Lachs, welches unter Zusatz von reichlich Zucker, Gewürzen und Kräutern in der skandinavischen Küche bekannt ist.

Mittlere Salzung (schottische Salzung): auf 4,5 Fässer Heringe 1 Faß Salz. Salzgehalt in der Muskulatur 10–14%, im Fischgewebewasser 15–20%. Haltbar bis +10 °C 4 Monate. Bei warmer Lagerung schneller Verderb. Die Lake mit einer Salzkonzentration von 14–16% enthält keine Restsalz-Kristalle. Herstellung auf See mit Nachrütteln oder Nachpacken.

Harte Salzung: auf 3–4 Fässer Heringe 1 Faß Salz. Salzgehalt in der Muskulatur 14%, im Fischgewebewasser mehr als 20%. Haltbar bis +10 °C (Kellerlagerung) 10 Monate, bis +15 °C 6 Monate. Die Lake mit einer gesättigten Salzkonzentration von mindestens 24% enthält Restsalz-Kristalle.

Die Salzung von Sardellen (Anchovis) und Sardinen nach Sardellenart ist eine überharte Salzung (Fisch-Salz-Verhältnis 2:1) mit Entfernen der sich bildenden Lake durch Anwendung von Druck. Die Erzeugnisse sind bei sachgemäßer Herstellung bis 2 Jahre selbst bei warmen Temperaturen haltbar.

Die Größenangaben und Qualitätsbezeichnungen werden bei Heringen verschlüsselt in Buchstaben angegeben, und es bedeuten z. B.:

G – groß (über 110 g),
M – mittel (über 70 g),
K – klein (über 30 g),
MA – Matjeshering – mild gesalzen, jugendlicher fetter Hering,
V – Vollhering – gefüllt und über 15% Fett,
F – Fetthering – über 15% Fett, ungefüllt,
Y – Ihlenhering – abgelaicht, mager.

Ein weiteres Salzungsverfahren ist die *Kräutersalzung*. Die Erzeugnisse werden **Anchosen** genannt. Anchosen sind durch Salz, Zucker und Gewürze genußfähig gemachte Heringe oder Sprotten. Die Salzungszusätze sind in den einzelnen Ländern unterschiedlich, teilweise unter Zugabe von Enzymen und Salpeter oder Nitritsalz. Der Kochsalzgehalt im Fischfleisch beträgt 8–12%. Als Rohfische kommen hauptsächlich Sprotten und Heringe, aber auch Makrelen, Stachelmakrelen und Sardinen in Frage. Die Fische werden entweder sofort nach dem Fang an Bord oder an Land kräutergesalzen. Als Rohware dürfen nur frische Fische verwendet werden, da ältere Fische wegen ihres Anfangskeimgehaltes schnell in Zersetzung übergehen (Zuckergärung). Gefrorene Fettfische sind ebenfalls ungeeignet. Wegen ihres Salzgehaltes, der dem von mild bis mittel gesalzenen Heringen entspricht, sind Anchosen nur beschränkt haltbar. Sie sind kühl (−8 bis +5 °C) zu lagern. Gekräuterte Faßware ist innerhalb von 6 Monaten, Kleinpackungen sind innerhalb von 2 Monaten zu verbrauchen.

Salzfischwaren aller Art dienen auch zur Herstellung von *Fischpasten*. Die Fische werden dabei unter Zusatz von Bindemitteln, Öl, Salz und Gewürzen zerkleinert und meist in Tuben abgepackt. Die Haltbarkeit beträgt je nach Salzgehalt 14 Tage bis 1 Jahr. Fischpasten mit einem Salzgehalt um 20% (Sardellenpaste) zeigen gute Haltbarkeitseigenschaften.

Das Salzungsverfahren wird zum Konservieren der Fischfänge auch angewendet bei Rohstoffen für die Weiterverarbeitung zu Ölpräserven und Kaviar sowie Filet und Rogen. Je nach Temperaturvoraussetzungen werden milde, mittlere oder harte Salzungsmethoden angewendet.

Bei gesalzenen Fischen gibt es eine Reihe von Veränderungen, deren Ursache in der Herstellung, Lagerung, Fischart, Verpackung und vielen anderen Faktoren zu suchen ist.

Bakterielle Fäulnis wird relativ selten beobachtet. Sie tritt auf bei zu warm aufbewahrten mild und mittel gesalzenen Fischen, bei Kräuterfischwaren sowie bei Fehlern in der Technologie des Einsalzens. Ursachen sind:

— Frischegrad der Rohfische unzureichend
— zu hohe Temperaturen (Verderb geht schneller als Eindringen des Salzes)
— Hautoberfläche angetrocknet (keine Lakebildung)
— undichte Fässer (Lake läuft ab)
— ungleiches Mischen mit Salz (Nesterbildung)
— zu feines Salz (zu schnelles Auflösen und Zusammenkleben der Fische ohne ausreichende Salzkonzentration im Fischgewebe)
— zu fette Fische (langsames Eindringen des Salzes)
— zu große Fische
— Fische mit starker Füllung des Magen-Darm-Traktes (Schnecken, Copepoden)
— Entmischen des Salz-Fisch-Gemisches durch Schiffsrüttelbewegungen und Ablagerung am Boden der Fässer.

Fäulniserscheinungen bei Salzfischen sind gekennzeichnet durch Geruchsabweichungen, rosaviolette Verfärbungen im Inneren der Fische und Erweichung (Abb. 12.18.).

Wenn die Zersetzung in den ersten Stunden nach dem Fang vonstatten ging, so laufen die osmotischen Vorgänge trotzdem weiter, so daß beim Öffnen derartiger Fässer nach einiger Zeit sich die Fische äußerlich kaum von denen einwandfreier Ware unterscheiden. Beim Aufbrechen der einzelnen Fische sind jedoch Verfärbungen und Geruchsabweichungen vorhanden. Bakterien lassen sich zu diesem Zeitpunkt wegen des inzwischen ausgeglichenen Salzgehaltes nicht mehr in größerer Anzahl nachweisen.

Eine andere Form der bakteriellen Zersetzung ist der *Befall mit halophilen Bakterien*. Es handelt sich hierbei um aerobe Bakterien der verschiedensten Gattungen und Formen, die nur bei einem Salzgehalt von über 10% gedeihen. Die Bakterien verursachen oberflächlichschmierige, rötliche oder bräunliche Verfärbungen. Die Fische weisen dabei meist Geruchsabweichungen auf. Betroffen sind in der Regel oberflächlich lagernde Fische. Die Veränderungen treten nur in der warmen Jahreszeit bei zu langer Lagerung auf. Die Erreger sind im Salz und auf den Fischen und Gerätschaften natürlicherweise vorhanden. Eine Bekämpfung durch Desinfektionsmittel, wie es vielfach empfohlen wird, ist unzweckmäßig, da häufig Holzteile kontaminiert sind und die Wirkung der verschiedensten Mittel nicht befriedigend ist. Der höchste Desinfektionseffekt wird durch die Anwendung von Trinkwasser erzielt. Wasser zerstört die halophilen Bakterien durch Eindringen in den

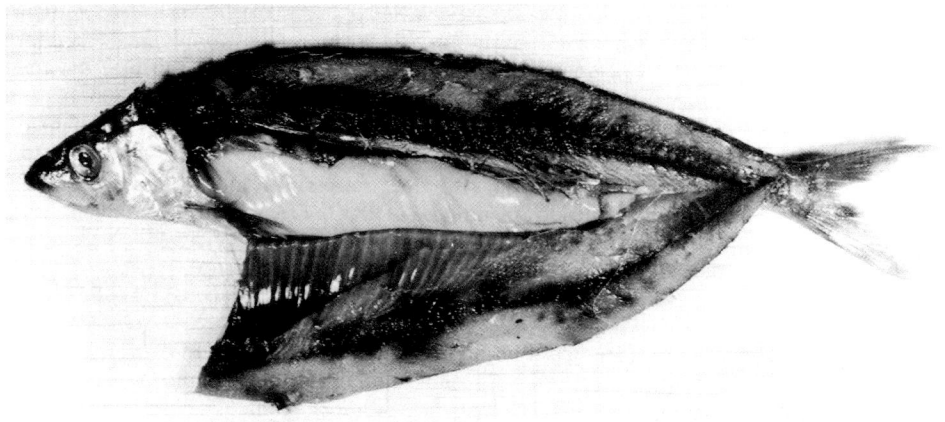

Abb. 12.18. Salzhering mit normaler dunkelbrauner Verfärbung im Muskelgewebe längs der Wirbelsäule (Mittelgräte); keine Zersetzung!

salzhaltigen Bakterienkörper (Osmose). Mehrmaliger Wechsel des Wassers ist vorteilhaft. Wasser von 20 °C tötet alle Bakterien nach 30 Minuten, Wasser von 55 °C nach 12 bis 18 Minuten.

Gesalzene Fische weisen in jedem Fall durch Rohstoffeinsatz, Salz, Geräte, Behältnisse und die Technologie der Herstellung einen relativ hohen *Keimgehalt* auf. Der Keimgehalt verändert sich in Abhängigkeit vom Salzungsverfahren und von der Temperatur. Nach einem Anstieg in der Anfangsphase der Salzung sinken die Keimwerte während der Lagerung bis auf 10% ihres Ausgangswertes. Im Oberflächenbereich an aus der Lake oder dem Salz herausragenden Fischteilen vermag der aerobe Keimgehalt bis zum sichtbaren Koloniewachstum anzusteigen. Halotolerant sind insbesondere Mikrokokken, Sarcinen, Laktobazillen, Bazillen, Hefen und Schimmelpilze. Aber auch psychrophile Frischfischkeime, wie *Pseudomonas*-, *Moraxella*-, *Acinetobacter*-Arten, Coryne- und Flavobakterien, überleben den Salzungsprozeß.

Kräuterfischerzeugnisse machen nach der Herstellung einen erwünschten Reifungsprozeß durch, bei dem zahlreiche Bakterienarten entscheidend beteiligt sind. Insbesondere spielen dabei die Arten *Micrococcus aurantiens* und *Leuconostoc citrovorum* eine Rolle. Während der Reifung wird der pH-Wert durch die Wirkung der Milchsäurebazillen gesenkt. Läuft der Reifeprozeß bei zu warmen Temperaturen ab, so kommt es zum Sauerwerden und zur Gärung.

Häufiger als der bakterielle Verderb tritt bei gesalzenen Fettfischen die chemische *Zersetzung des Fettes* auf. Nicht von Lake bedeckte Fische zeigen nach wenigen Tagen sichtbare Veränderungen. Aus diesem Grunde sind Fettfische stets mit Lake bedeckt zu halten.

Chemisch bedingte Veränderungen sind folgende:

— *Vertranung:* Oberfläche und subkutanes Fettgewebe verfärben sich gelb bis ockergelb. Später tritt auch eine Gelbverfärbung des Fleisches auf. Gleichzeitig treten ein traniger Geruch und Geschmack auf. Ursache ist die Oxydation der (ungesättigten) Fettsäuren des gespaltenen Fischfetts. Die Fettspaltung wird durch Enzyme (Lipase) und Lichteinwirkung verursacht.
— *Ranzigkeit:* Braunverfärbung und ranziger Geruch durch Fettverderb. Wird nur selten bei wenigen Fischarten festgestellt.

- *Süßwerden:* Auftreten nach längerer zu warmer Lagerung. Bedingt durch Glycerolfreisetzung aus dem Fischfett. Meist mit Vertranung einhergehend. Süßliche Geruchs- und Geschmacksabweichungen, kratzender Geschmack.
- *Autolyse:* verursacht durch Eigenenzyme des Fisches, überwiegend aus den Innereien (Pylorusschläuche, Leber, Magen, Darm). Nur bei Fischen, die mit Eingeweiden gesalzen werden. Warme Lagerung beschleunigt den Prozeß. Leibeshöhlenwandung löst sich auf (Bauchweiche, Bauchoffenheit, Wrackhering). Veränderung verläuft ohne Geruchsabweichungen.
- *Schleimigwerden der Lake:* Vor allem bei Kräuterfischwaren durch Polymerisation der Saccharose zu Levan oder Dextran durch an Bakterienzellen gebundene Enzyme.
- *Tyrosinbildung:* Tyrosin wird bei fortgeschrittener Reifung aus dem Eiweiß freigesetzt und bildet weißliche Auflagerungen auf der Haut; keine Beeinträchtigung des Geruchs und Geschmacks.

12.7.5. Räucherfisch

Beim Räuchern von Fischen kommt sowohl eine Heißräucherung als auch eine Kalträucherung in Anwendung. Heißgeräucherte Fische oder Fischteile werden aus Frischfischen oder gefrorenen Fischen bei Räuchertemperaturen von über 60 °C hergestellt. Kaltgeräucherte Fische oder Fischteile werden aus salzgaren Salzfischen bei Räuchertemperaturen bis 30 °C hergestellt.

Die Fische werden vor der Räucherung gereinigt (bei frischen und gefrorenen Fischen in einer Salzlösung kurz vorgepökelt), gespießt, im Luftstrom leicht angetrocknet und geräuchert. Die Räucherung dauert bei **Heißräucherung** bis zu einigen Stunden, bei **Kalträucherung** bis zu einigen Tagen. Kaltgeräucherte Fische müssen schnittfest sein (Lachshering, Lachsschinken), während heißgeräucherte Fische eine weiche Konsistenz besitzen (Bückling, Räucherrotbarsch usw.). Durch die Kalträucherung wird den salzgaren Fischen lediglich Farbe und Geschmack gegeben. Bei der Heißräucherung werden außerdem durch die Hitze eine Pasteurisation und ein Wasserentzug bis 20% erreicht, wodurch die Zersetzung des Fischfleisches um einige Tage verzögert wird.

Räucherfische werden in Holz- oder Plastekisten und in Verbraucherpackungen, teils unter Vakuum, abgepackt. Die Ware soll luftig und trocken aufbewahrt werden (kreuzweise stapeln), da bei Temperaturgefälle oberflächlich eine Wasserkondensation auftritt, die zum beschleunigten Bakterien- und Pilzwachstum führt. Vakuumverpackte Heißräucher- und Kalträucherfische halten sich bei sachgemäßer und kühler Aufbewahrung bis zu mehreren Wochen. Kistenverpackte Kalträucherware ist 7–10 Tage, kistenverpackte Heißräucherware 3–5 Tage handelsfähig. Heißgeräuchert werden unbearbeitete Fische (Bückling, Sprotten, Makrelen) und bearbeitete Fische und Fischteile entweidet mit und ohne Kopf, als Fischstücke und Filet (Heilbutt, Gadiden, Rotbarsch, Süßwasserfische). Dornhaie werden enthäutet und die Rückenteile als Seeaal, die Bauchlappen als „Schillerlocken" gehandelt.

Heringe und andere Fische mit sichtbarem Parasitenbefall in der Leibeshöhle sowie mit Nahrung stark gefüllte Fische sind entweidet zu räuchern.

Bei kaltgeräucherten Fischen werden bei zu langer Aufbewahrung chemische Veränderungen, wie Vertranung und Ranzigkeit, beobachtet. Nicht selten werden Beschlagen der Haut (feuchte Räume mit wenig Luftbewegung) und Verschimmelung festgestellt.

Bei *heißgeräucherten Fischen* unterscheidet man zwei Arten der Zersetzung.

Feuchtfäulnis: Sie ist bedingt durch nicht genügendes Durchräuchern, besonders bei größeren Fischen und Fischteilen, wobei die natürlicherweise in der Muskulatur vorhandenen psychrotrophen Bakterien überleben. Das Fischfleisch bleibt in der Mitte glasig, und es entwickelt sich eine typische Frischfischfäulnis in der Tiefe der Räucherfische. Die Muskulatur wird schmierig-feucht und riecht stechend-fischig-ammoniakalisch. Bei der bakteriologischen Untersuchung werden zahlreiche vorwiegend gramnegative Bakterien gefunden.

Trockenfäulnis: Sie ist bedingt durch lange oder unsachgemäße Lagerung. Die Fische und Fischteile sind genügend durchgeräuchert. Sie werden äußerlich glanzlos und stumpf und sind bei fortgeschrittener Trockenfäulnis oft mit einem aus Hefen, Bakterien und Schimmel bestehenden Rasen überzogen. Die Muskulatur wird bröckelig, stumpf-trocken und bekommt eine gelbbräunliche Farbe. Der Geruch wird muffig und schließlich muffig-faulig. Ursache sind Mikrokokken, die den Räucherprozeß überstehen, und sekundär an die Fische gekommene mesophile Bakterien, wie aerobe Sporenbildner und Hefen, die auf den Packtischen und an den Verpackungsmaterialien angetroffen werden.

Ein häufiger Beanstandungsgrund ist *Schimmelwachstum* auf der Heißräucherware. Schimmelsporen sind in den Verpackungsmaterialien, auf den Packtischen und somit auf den Fischen vorhanden. Sie benötigen zu ihrer Entwicklung besonders Feuchtigkeit, die auf den Fischen dann entsteht, wenn die noch warmen Fische in die Kisten gepackt werden, so daß sich die Luftfeuchtigkeit auf ihnen niederschlägt. Deshalb sind Temperaturschwankungen während der Lagerung und des Transportes von mehr als $\pm 5\,°C$ zu vermeiden.

12.7.6. Marinaden

Marinaden sind Fischerzeugnisse, die aus frischen, gefrorenen oder gesalzenen Fischen und Fischteilen ohne thermische Einwirkung durch Essig-Salz-Behandlung gar gemacht werden und unter Hinzufügung von Aufgüssen, Tunken, Cremes, Remouladen, Mayonnaise oder Öl hergestellt werden.

Als *Feinmarinaden* werden Marinaden bezeichnet, wenn hochwertige Rohstoffe mit besonderen Beigaben versehen sind.

Die Rohfische werden geköpft, vollständig ausgenommen, bei Sprotten auch genobbt, und gewaschen. Zum Erzielen einer hellen Fleischfarbe kann ein sog. Entblutebad kurzzeitig angewendet werden. Die Verwendung von Wasserstoffperoxid als Bleichmittel ist üblich. Danach werden die Fische, meist Heringe, Sprotten oder Makrelen, in das Garbad gegeben, wo sie einige Tage unter täglichem Umrühren bis zum Garsein verbleiben. Die Konzentrationen betragen 5–7% Essig und 6–10% Salz, je nach dem gewählten Fisch-Garbad-Verhältnis.

Zur sicheren Abtötung von vorhandenen *Anisakis*-Nematodenlarven beim Einsatz von Frischfischen ist eine Konzentration von 7% Essig und 15% Kochsalz bei einem Fisch-Garbad-Verhältnis von 1,5:1 über mindestens 35 Tage Einwirkungsdauer erforderlich. Der Garprozeß des Muskelgewebes wird durch die chemische Bindung der Essigsäure an das Fischeiweiß unter Mitwirkung gewebseigener Enzyme und des Salzes bewirkt. Die Garung soll bei Kühlraumtemperaturen in Keramik- oder Plastebehältern ablaufen. Holzbehälter sind aus mikrobiologisch-hygienischen Gründen abzulehnen. Das Garsein ist am getrübten Aussehen der ursprünglich glasigen Muskulatur erkennbar.

Nach dem Entleeren müssen die Fische gut abtropfen. Sie werden danach in Handelsbehältnisse mit Gewürzen und Beigaben gepackt. Die Fische sollen von Aufgüssen u. a. gut bedeckt sein (Gefahr der Antranung). Auch wird zur Verhinderung der Tätigkeit aerober Mikroorganismen und von Vertranung ein Vakuumverpacken durchgeführt. Die Verwendung von Konservierungsmitteln (Benzoesäure, Para-Hydroxybenzoesäureester, Sorbinsäure) ist möglich. Im Fisch des Fertigerzeugnisses soll der Gehalt an Kochsalz zwischen 1 und 3% und an Essigsäure zwischen 0,7 und 2,5% liegen.

Fertigerzeugnisse sind beispielsweise:

Tafelheringe: ausgenommene, geköpfte und entgrätete Heringe.
Delikateßheringe: ausgenommene, geköpfte Heringe.

Kronsardinen/-sild: kleine, ausgenommene, geköpfte Heringe.
Rollmops: gerollte Heringsfilets mit pflanzlicher Einlage, bis 8 cm breit.
Gabelrollmops: gerollte Heringsfilets mit pflanzlicher Einlage, bis 4 cm breit.
Marinierte Sprotten: genobbte Sprotten.

Marinaden sind begrenzt haltbar. Die günstigste Lagertemperatur liegt zwischen 0 und 8 °C. Die Haltbarkeit kann bis zu mehreren Monaten betragen. Die Lagerungsfristen werden jedoch erheblich von der hygienischen Behandlung, vom Frischegrad der Rohstoffe, von der chemischen Zusammensetzung des Garbades und des Aufgusses sowie von Temperatureinflüssen und von der Art der Verpackung beeinträchtigt. Die Garantiefristen für Marinaden in Gewürzaufguß betragen bei Kühllagerung 4 bis 16 Wochen.

Der Keimgehalt der Marinaden besteht aus azidophilen Mikroorganismen, wie Laktobazillen, Hefen und Schimmelpilzen. Psychrotrophe Fischfäulniskeime, Enterobakterien, Mikrokokken sowie Bazillen überleben das Garbad nicht. Mittels nachträglich zugegebener Gewürze und Beigaben kann eine Rekontamination mit azidotoleranten Keimgruppen, wie aeroben Sporenbildnern, Mikrokokken u. a., erfolgen.

Insbesondere beim Einfluß von Wärme und bei niedrigen Essigsäurewerten kommt es zur Vermehrung und biochemischen Aktivitätssteigerung vorhandener Mikroorganismen. Dabei spielen neben Hefen und Schimmelpilzen, die als aerobe Pilze oberflächlich sichtbar werden, hauptsächlich heterofermentative Laktobazillen der Arten *leichmannii*, *buchneri* und *brevis* eine wichtige Rolle. Letzte bilden Milchsäure, Essigsäure, Alkohole, Kohlendioxid u. a. sowie Amine aus freien Aminosäuren durch Decarboxylierung.

Direkte gesundheitliche Schäden durch Mikroorganismen beim Verbraucher sind auf Grund der Erzeugnisspezifik kaum zu erwarten, lediglich indirekte Beeinträchtigung durch Schimmelpilztoxine und Aminbildung sind bei verdorbenen Erzeugnissen nicht auszuschließen. Dagegen sind Erkrankungen durch *Anisakis*-Larven nur durch Rohstoffeinsatz von Gefrierfischen oder durch Anwendung der entsprechenden Garbadtechnologie sicher auszuschließen.

Hauptsächliche Verderbniserscheinungen sind: echte *Fäulnis* mit Schwefelwasserstoffgeruch und blaßrosa Verfärbungen; Weichheit wird verursacht durch Einsatz ungaren Fisches (Garbadfehler!). Schwefelwasserstoffgeruch ohne Veränderungen am Fisch kommt nicht selten bei Verwendung roher Zwiebel vor (Mercaptan).

Gärung tritt bei wärmeren Lagerungstemperaturen schnell auf. Vorhandene Laktobazillen vergären Kohlenhydrate und Aminosäuren unter Bildung von CO_2. Dabei kommt es zur Bombage von fest verschlossenen Packungen. Charakteristisch ist ein stechend saurer Geschmack durch Milchsäurebildung. Gärungen werden aber auch durch Hefen (Geruch!) und durch andere Bakterienarten hervorgerufen.

Der Nachweis der Fäulnis- und Gärungserreger ist durch mikroskopische und kulturelle Untersuchung zu führen. Beginnende Gärung, die meist schwer feststellbar ist, wird durch Gärprobe (Einbringen eines Gärröhrchens in die Aufgußprobe und Warmstellen über 2–4 Stunden) bzw. durch Erhitzungsprobe (Gärprobe erhitzen auf 60 °C und Prüfung des Gases nach Abkühlung mit Barytwasser) nachgewiesen.

Häufige Beanstandungsgründe sind oberflächliches Hefewachstum (Kahmhaut) und Verschimmelung. Die Veränderungen entstehen bei zu warmer oder bei zu langer Lagerung.

Vertranung wird beobachtet bei Einsatz von vertranten Rohstoffen, bei Anwendung von Wasserstoffperoxid und bei zu lange gelagerter Fertigware bei aus dem Aufguß herausragenden Fischteilen.

Von der Verderbnis abzugrenzen sind: Übersäuerung durch zu reichlich Essig, Erweichung durch zu geringe Salzkonzentration im Garbad und braune Fleischverfärbungen bei der Verarbeitung von Salzheringen.

Die Beurteilung von Marinaden mit beginnenden oder fortgeschrittenen Fäulniserscheinungen lautet stets verdorben und genußuntauglich. Marinaden mit durch Laktobazillen verursachter Übersäuerung sowie mit sichtbarem Schimmelpilzbefall sind ebenfalls nicht verkehrsfähig.

12.7.7. Fisch und Fischfeinkost in Aspik (Kochfischwaren)

Fisch und Fischfeinkosterzeugnisse werden aus bearbeiteten, durch Kochen, Garmachen bei mindestens 80 °C, Braten, Heißräuchern oder Marinieren genußfähig gemachten Fischen, Fischteilen oder anderen Meerestierteilen hergestellt; sie sind mit Aspik vollständig umhüllt und begrenzt haltbar. Die Erzeugnisse können mit anderen tierischen Produkten (Ei), Mayonnaise und/oder pflanzlichen Beigaben versehen werden (Fischfeinkost in Aspik).

Aspik ist die erstarrte Mischung von Speisegelatine, Trinkwasser, Essig oder anderen Genußsäuren, Speisesalz und geschmacksgebenden Zutaten und Konservierungsmitteln. Der Fischanteil beträgt je nach Erzeugnis 30 bis 65%, der Anteil pflanzlicher und tierischer Beigaben 10 bis 45%. Der Gehalt an Essigsäure soll im Fisch 0,5 bis 1,5%, im Aspik 1–2,5% betragen. Die Haltbarkeit beträgt 6 Tage bis mehrere Wochen bei Kühllagerung je nach Herstellungstechnologie, chemischer Kennwerte und Verpackung. Herausragen von Fischteilen und Lufteinschlüsse sowie Lagerungstemperaturen unter 0 °C sind zu vermeiden. Deshalb ist folgende Packtechnologie einzuhalten: Anbringen eines Bodengusses, Packen der Fischteile mit Garnierung, Anbringen des Mittelgusses und nach dem Erstarren eines Kopfgusses. Der fest gewordene Aspikaufguß muß mit einem Abdeckblatt versehen werden (Luftabschluß zur Vermeidung von Austrocknung und Schimmelbildung). Die Ware ist vor Frost und Wärme (über 20 °C) zu schützen. Die Aspikmasse soll klar, durchsichtig und schnittfest sein. Erzeugnisse sind Hering, Brathering, Aal, Makrelenfilet in Aspik.

Hauptsächliche Veränderungen sind Schimmelbildung auf der Oberfläche und Koloniebildung in und auf der Aspikmasse (meist Hefen und Kokken), erkennbar als weiße Punkte. Durch Vorhandensein bestimmter Bakterienarten kann Verflüssigung der Aspikmasse auftreten. Überlagerte Kochfischwaren bekommen infolge Wasserverlust Risse in der Aspikmasse. Luftzutritt zu herausragenden Fettfischteilen führt zur Fettoxydation mit Gelbfärbung. Derartig veränderte Kochfischwaren sind als verdorben zu beurteilen.

12.7.8. Bratfischwaren

Bratfischwaren sind bearbeitete frische und gefrorene Fische oder Fischteile, die mit einer Panierung in Fett oder Speiseöl bei 160 bis 180 °C 5 bis 12 Minuten gebraten und mit verzehrbaren oder nicht verzehrbaren Gewürzaufgüssen oder Tunken versehen werden. Die Fische müssen vor dem Packen abgekühlt sein. Der Aufguß muß soviel Essigsäure enthalten, daß im Fisch ein Säuregehalt von 1% erreicht wird, wofür die Einhaltung des Fisch-Aufguß-Verhältnisses mit entscheidend ist. Die Fische müssen vom Aufguß bedeckt sein, da bei herausragenden Teilen schnell Schimmelbefall auftritt. Wegen des Quellens der gebratenen Fische im Aufguß sollen bei Großpackungen Vorrichtungen zur Verhinderung des Herausragens verwendet werden.

Zur Erzielung eines weitestgehenden Abtötungseffektes vorhandener Bakterien ist die Schnittdicke in einer Dimension der Fischstücke auf maximal 4 cm zu begrenzen. Die Schnittdicke ist auch von Bedeutung für die schnelle Durchtränkung mit dem Essigaufguß. Erzeugnisse sind: Brathering, Bratmakrele, Bratrollmops, Fischbuletten und gebratene Süßwasserfische in Gewürzaufguß. Bratfischwaren sind geringfügig keimhaltig und bei Kühllagerung begrenzt haltbar. Bei dicken Fischstücken (Süßwasserfische) besteht die

Gefahr des Überlebens von *Clostridium-botulinum*-Keimen, die bei nachfolgender unsachgemäßer Behandlung oder zu langsamer Durchdringung mit Essigsäure zu Erkrankungen führen können. Eine unsachgemäße Behandlung (warme Aufbewahrung) von Bratfischwaren aus braunfleischigen Fischen (Sardine, Schildmakrele u. a.) kann zur Histaminbildung führen.

Veränderungen sind Fadenziehen mit Trübung und Schleimigwerden des Aufgusses durch aerobe Sporenbildner (Mehlstaubrekontamination im Herstellerbetrieb) oder Gärung durch Laktobazillen oder Hefen oder Schimmelbefall der Oberfläche. Betroffene Posten sind als verdorben einzustufen.

12.7.9. Salzfischwaren in Öl (Ölpräserven)

Salzfischwaren in Öl werden aus salzgaren Fischen nach entsprechender Bearbeitung durch Einlegen in Öl hergestellt. Erzeugnisse sind Lachsersatz (Seelachs, Kabeljau, Blauer Wittling), Kräuterfilets (Hering, Sprott), Kalträuchererzeugnisse (Lachs, Forelle) und im Schnellverfahren enzymgesalzene Herings- und Schildmakrelenfilets (Heringsfilet nach Matjesart) in Öl. Lachsersatz in Scheiben, als Schnitzel oder aus Farsch wird aus salzgaren Magerfischen oder auch Süßwasserfischen (Silberkarpfen) durch künstliche Färbung, Anräucherung und Einlegen in Öl (Rauchöl anstatt Anräucherung) hergestellt. Konservierungsmittel werden verwendet.

Die Haltbarkeit ist begrenzt und wird in erster Linie durch den Salzgehalt von 6–10% im Fischfleisch und durch die Ölabdeckung (Luftabschluß verhindert Fettoxydation und Wachstum aerober Mikroorganismen) erreicht. Sie beträgt bei Kühllagerung je nach Erzeugnis eine Woche bis zu mehreren Monaten.

Salzfischwaren sind in unterschiedlichem Grade keimhaltig. Der Keimgehalt kann z. B. bei trockengesalzener Rohware bis zu mehreren Millionen/g betragen. Er besteht aus verschiedenen halotrophen Mikrokokkenarten, Laktobazillen, Bazillen, Hefen, aber auch aus halophoben Frischfischfäulniserregern, Enterobakterien und coliformen Keimen, welche allerdings bei Salzgehalten über 6% keine Vermehrung zeigen. Auch pathogene Staphylokokken sind in Ölpräserven anzutreffen, jedoch ist die Toxinbildung bei den im Erzeugnis vorhandenen Kochsalzgehalten und bei Kühllagerung stark verzögert, so daß diesbezüglich Lebensmittelvergiftungen bisher keine Bedeutung erlangten.

Beanstandungsgründe sind in der Regel Fäulniserscheinungen, bedingt durch zu warme oder zu lange Lagerung. Sie sind kenntlich an den Geruchsabweichungen sowie den Erweichungserscheinungen und violetten Verfärbungen bei Herings- und Sprottenerzeugnissen und an einer Entfärbung bei Seelachsprodukten. Auch halophile Hefepilze kommen als Verderbnisursache bei Lachsersatz in Betracht. Bei einem Befall zeigt das Erzeugnis Entfärbung und oberflächlich einen grauen Belag. Darüber hinaus werden nicht selten bei Heringserzeugnissen Vertranungserscheinungen mit Gelbfärbung durch Luftzutritt zum Erzeugnis oder durch Einsatz von vertrantem Ausgangsmaterial beobachtet.

12.7.10. Fischkonserven

Fischkonserven sind Erzeugnisse, die in gasdicht verschlossenen Behältnissen einer Hitzebehandlung unterzogen wurden und deren Haltbarkeit zwischen 3 Monaten und 5 Jahren beträgt. Dabei wird unterschieden zwischen **Halbkonserven**, die in der Fischindustrie auch als pasteurisierte *Präserven* oder als Präserven mit verlängerter Haltbarkeit bezeichnet werden, und Konserven **(Vollkonserven)**.

Halbkonserven müssen zur Haltbarmachung mit Salz und/oder Säure behandelt werden, um zusätzliche Hürden gegen überlebende Keime zu schaffen. Je nach Erzeugnis sind Halbkonserven 3 Monate bis 2 Jahre bei Kühllagerung verzehrfähig.

Als Behältnisse für Fischkonserven dienen Weißblech-, Aluminium- und hitzebeständige Plastdosen sowie auch Gläser mit Blechdeckel. Wegen des rationellen Transportes der Leerdosen werden meist konische Dosenkörper verwendet. Die Kennzeichnung erfolgt durch Farbdruck (Lithographie) auf dem Dosenkörper oder Deckel, durch Aufklebeetikett oder durch bedruckte Faltschachteln. Das Datum und die Herstellungscharge werden meist eingestanzt. Je nach gewünschtem Haltbarkeits- und Qualitätseffekt werden Temperaturen von 60 bis 121 °C angewendet.

Die Pasteurisation von Kaviar erfolgt bei 60 bis 70 °C unter Zugabe von ca. 5% Kochsalz, weil bei höheren Temperaturen nachteilige sensorische Veränderungen auftreten (Gerinnung des Eiweißes).

Saure Fischwaren werden bei Temperaturen um 90 °C bei Säurekonzentrationen von mehr als 0,8% Essigsäure im Gesamtdoseninhalt pasteurisiert.

Die Herstellung von Krebskonserven erfolgt bei Temperaturen von 105 °C unter Anwendung schwacher Säuren oder von Konservierungsmitteln.

Fischkonserven werden aus qualitativ hochwertigen, gekühlten oder gefrorenen See- und Süßwasserfischen oder deren Teile hergestellt. Die Fischanteile schwanken dabei von 30 bis 100%. Die meist makrelen- oder heringsartigen Fische werden genoppt, entweidet, als Filet, als Fischstücke, Karbonaden, Pflückfisch, zerkleinert und als Farsch eingesetzt, mit Gewürzen und/oder Gemüse sowie Öl, Tunke, Aufguß oder Aspik versehen. Bekannt sind auch Pasten-, Salat- und Fischsuppenkonzentratkonserven.

Die schonende Sterilisation ist wegen starker Schrumpfung des Rohmaterials, z. B. bei Dorschleber und bei Krebsfleisch, notwendig. Kohlenhydratreiche Tunken (Dickungsmittel, Zucker) neigen bei höheren Sterilisationstemperaturen zur Karamelisierung mit brennigen Geschmacksabweichungen und Braunverfärbung. Deshalb erfolgt die Sterilisation der Tunkenkonserven meist zwischen 110 und 118 °C in Abhängigkeit von Dosengröße und -form und vom Inhalt zwischen 20 und 50 Minuten im Gegendruckverfahren.

Die Herstellungstechnologie ist unterschiedlich. Die Fische werden durch Dämpfen, Räuchern oder Blanchieren vorbehandelt oder auch roh gepackt. Die Dose erhält einen Bodenguß mit Öl oder Tunke, danach erfolgen das Packen des Fisches und das Nachtunken. Bei Salat-, Pasten- und Suppenkonserven ist die Packmethode automatisiert.

Von größter Wichtigkeit ist der hermetisch dichte Verschluß der Dosen, der während des Aufheizens und Abkühlens bei der Sterilisation hohen Belastungen ausgesetzt ist. So kann in der Abkühlphase durch einen Einsaugvorgang die Kontamination mit Keimen des Kühlwassers stattfinden, ohne daß die Ursache zu einem späteren Zeitpunkt nachweisbar ist.

Die Haltbarkeitsgarantie bei Fischkonserven beträgt mindestens 2 Jahre.

Entsprechend den angewendeten Erhitzungsparametern ist der zu erwartende Keimgehalt sehr unterschiedlich. Entscheidend werden Qualität und Quantität des Keimgehaltes von der Herstellungstechnologie und von der mikrobiologischen Beschaffenheit des Ausgangsmaterials beeinflußt. Besondere Beachtung bedürfen Gewürze in kompakter Form (Pfefferkörner, Wacholderbeeren, Chillischoten), aber auch Zutaten wie Gemüse, Rosinen, Tomatenmark. Mikrobiologische Anforderungen an konservierte Produkte enthält Tabelle 12.5.

Tabelle 12.5.: Mikrobiologische Anforderungen an konservierte Fischprodukte (Keime je g)

	aerobe mesophile Keime	sulfitreduzierende Clostridien	Hefen
Kaviar	2×10^5	10^2	10^3
pasteurisierte Präserven	3×10^4	10^2	10^3
Konserven	1×10^2	0	0
Tropenkonserven	0	0	0

Bei pasteurisiertem Kaviar finden sich neben Bazillen Streptokokken, Mikrokokken, Laktobazillen, Hefen und Schimmelpilze. Pasteurisierte Präserven enthalten überwiegend hitzestabile Mikroorganismen, wie Bazillen. Konserven können je nach Herstellungstechnologie thermophile Bazillen und Clostridiensporen, aber auch vereinzelte mesophile Bazillensporen enthalten, die häufig infolge Hitzeschädigung keine Vermehrungstendenz im Konserveninhalt besitzen. Deshalb ist bei Feststellung einzelner Bazillen in Fischkonserven die Vermehrung im Konserveninhalt nach dreitägiger Bebrütung (30 °C) bei Halbkonserven und nach siebentägiger Bebrütung (37 °C) bei Konserven erneut zu prüfen. Tropenfeste Konserven müssen zusätzlich bei 55 °C drei weitere Tage bebrütet werden. Sie müssen absolut keimfrei sein.

Zu Beanstandungen können eine Reihe von Mängeln führen:

1. Chemische, biologische und physikalische Bombagen

Neben den im Kapitel Konserven genannten Zusammenhängen gibt es bei Fischkonserven wegen der Form und des Materials der Dosen und der Beschaffenheit des Füllgutes einige Besonderheiten. So führen Überschreitungen der Gewichtstoleranz zu Deckelvorwölbungen. Auch leichte Gasansammlungen (CO_2) im Kopfraum von Fischkonserven, die mit Gärgemüse- oder Faßtomatenmarkzusätzen hergestellt wurden, sind bei Aludosen möglich (zu geringer Gegendruck). Gärungsbombagen (durch Laktobazillen) sind entweder auf Undichtigkeiten in der Abkühlphase oder auf Untersterilisation zurückzuführen.

2. Einsatz verdorbener Rohware

Der Inhalt solcher Konserven weist sensorische Veränderungen wie Verfärbung, Erweichung, Geruchs- und Geschmacksabweichungen auf, ohne daß sich Bakterien kulturell nachweisen lassen. Charakteristisch sind eine blaßrosa Färbung des Fischfleisches und bei Einsatz von Rohfischen mit Vertranungserscheinungen eine gelbbräunliche Verfärbung fetthaltiger Fischteile. Ähnliche Veränderungen werden auch bei zu langen Standzeiten verschlossener Dosen vor der Sterilisation beobachtet.

12.7.11. Sonstige Erzeugnisse

Hierunter sind Salate, Fischpasten und Kaviar zu nennen.

Salate sind zerkleinerte Fisch- und Gemüseteile, die unter Zugabe von Mayonnaise oder Öl gleichmäßig durchmischt sind. Entsprechend dem Rohstoffeinsatz (Salzfisch, marinierter Fisch, Kochfisch, Räucherfisch, Garnelen) sind die Haltbarkeitseigenschaften und die Mikroflora unterschiedlich. Salate sind stets keimhaltig und nur bei Kühllagerung kurzzeitig haltbar. Der Konservierungseffekt wird durch Essigsäure und Salz in Verbindung mit der Verhinderung des Luftzutritts erzielt. Nicht ohne Risiko sind Mayonnaisesalate mit Koch- und Räucherfisch sowie Garnelen, weil der die Mayonnaise konservierende Essig in das Fischfleisch diffundiert und damit die Hemmwirkung z. B. gegenüber vereinzelt vorhandenen Salmonellen sich verringert. Salate verderben durch Gärung (Laktobazillen), Schimmel und Hefewachstum, aber auch durch Fäulnis.

Fischpasten sind zerkleinerte eßbare Teile verarbeiteter Fische und Fischteile, die mit Bindemitteln (Fett, Öl, Mayonnaise) versehen sind. Der Konservierungseffekt wird in der Regel durch Salz erzielt. Die Abpackung in Tuben verhindert einen Luftzutritt. Konservierungsmittel werden eingesetzt. Die Haltbarkeit ist abhängig vom Salzgehalt und beträgt von wenigen Wochen bis zu einem Jahr bei Kühllagerung. Erzeugnisse sind Anchovispaste, Seelachsbutter, Sardellenpaste, Dorschrogenpaste. Veränderungen sind Fäulnis (anfaule Rohware), Säuerung, Gärung, Schimmelbefall und Ranzigkeit bzw. Vertranung. Der Zerfall von Mayonnaise, Bindemitteln und die Entmischung sind auf physikalische Einflüsse zurückzuführen. Ein bitterer Geschmack tritt bei Überlagerung oder bei Verarbeitung vertranter Fische auf.

Kaviar ist der gesalzene reife Rogen von Süßwasser- und Seefischen, der in Fässern, Gläsern oder Tuben pasteurisiert und unpasteurisiert gehandelt wird.

Als echter Kaviar wird der Rogen verschiedener Störarten bezeichnet, der ungefärbt und mildgesalzen (Malossol) ist. Die einzelnen Sorten unterscheiden sich in Korngrößen, Farbe und Preis. Pasteurisierter Kaviar in Kleinpackungen wird in der Regel bei Temperaturen von 60 bis 70 °C pasteurisiert. Höhere Temperaturen verursachen eine Denaturierung des Eiweißes mit Trübung der Rogenkörner. Der Salzgehalt beträgt bei *Malossolkaviar* 4–7%, bei *Deutschem Kaviar*, der nach Fischart bezeichnet wird, bis 8,5%. Deutscher Kaviar wird darüber hinaus künstlich rot oder schwarz gefärbt. Die Haltbarkeit ist unterschiedlich nach Herstellungsverfahren, Konservierungsmittelanwendung und Verpackung und beträgt 4 Wochen bis zu 2 Jahren. Auch Faßkaviar, unpasteurisiert, in dichten Holzfässern mit Leinenbeutelauslage, z. B. vom Lachs (roter Ketakaviar), ist durchaus bis zu einem Jahr haltbar. Die Lagerungstemperaturen sollen −5 bis +5 °C betragen. Tiefgefriertemperaturen führen zum Platzen der Rogenkörner. Es können jedoch Gefriertemperaturen entsprechend dem Salzgehalt (1% Salz = 1 °C im Minusbereich) angewendet werden, ohne daß eine Zerstörung der Rogenkörner auftritt.

Nach der sowjetischen Gostnorm werden 3 Sorten unterschieden: höchste Sorte, Sorte 1 und Sorte 2. Die Sorte 2 kann unterschiedlich in Aussehen, Farbe und Korngröße sein, der Geruch kann eine leichte Trannote, der Geschmack eine leichte bittere, schlammige oder tranige Note aufweisen.

Rogenkörner bei Lachskaviar können weich, z. T. geplatzt, verklebt und deformiert sein.

Echter Kaviar wird in Gläsern mit farbigen Blechdeckeln gehandelt:

blau: Korngröße 2,5–3 mm, vom Hausen (Beluga, Kaluga)
gelb: Korngröße 1,5–2 mm, vom Stör (Schip)
rot: Korngröße 1,5–2 mm, vom Waxdick (Osetr)
schwarz: Korngröße 1–1,5 mm, vom Sternhausen (Sewruga)

Die unterschiedliche natürliche Farbe des Kaviars von hellgrau bis schwarz wird verschlüsselt gekennzeichnet. Außerdem ist Preßkaviar aus allen Sorten und Lachskaviar aus Ketalachs im Angebot.

Kaviar aus See- und Süßwasserfischen mit der Bezeichnung nach der Fischart wird aus Seehase, Hering, Kabeljau, Heilbutt, Eisfisch, Forelle u. a. hergestellt. Auch künstlicher Kaviar aus anderen tierischen Rohstoffen wurde entwickelt.

Kaviar muß hygienisch einwandfrei und keimarm aus lebendfrischen Tieren gewonnen werden, dennoch sind selbst in pasteurisiertem Kaviar, der mit Konservierungsmitteln versetzt ist, Restkeimgehalte bis 10^4/g vorhanden. Der Keimgehalt bei nicht pasteurisiertem Kaviar ist sehr vielseitig und besteht aus psychrophilen Keimen, Kokken, Bazillen, coliformen Keimen, Hefen und Schimmelpilzen. Die Haltbarkeit wird durch Kochsalz, Luftabschluß, Konservierungsmittel und Pasteurisation bewirkt. Darüber hinaus besitzt Fischrogen antimikrobielle Schutzvorrichtungen, die den Verderb der Rogenkörner nach der Eiablage in der Natur verhindern. Eine Kontamination mit *Clostridium botulinum* bei der Rogengewinnung ist nicht mit Sicherheit auszuschließen, daher kommt der Herstellungstechnologie und den Lagerungstemperaturen eine große Bedeutung zu.

Kaviar wird auch in Form von Rogen- und Kaviarpasten oder -cremes mit Zusatz von Fetten und Ölen in Tuben hergestellt. Hierzu werden vorwiegend feinkörnige, gefärbte, hartgesalzene Rogenarten (Kabeljau, Seelachs, Hering) verwendet. Die Pasten werden mit Geschmackskomponenten versehen und sind infolge des hohen Salzgehaltes in der wäßrigen Phase gut haltbar und mikrobiologisch relativ stabil.

Veränderungen bei Kaviar sind Entfärbung, Fäulnis, Vertranung, Schimmelbefall und Bitterkeit. Ein hoher Anteil geplatzter Rogenkörner spricht für eine Einwirkung von Gefriertemperaturen. Kaviar in Fässern neigt bei Vorhandensein von Lufteinschlüssen in diesen Bereichen zur Vertranung (veränderte Partien entfernen). Eine modrige Geschmacksnote bei Süßwasserfischkaviar wird toleriert. Cremeartige Kaviarerzeugnisse neigen nach nicht ordnungsgemäßer Emulgierung oder nach Frosteinwirkung zur Entmischung und Öllässigkeit.

12.8. Krebstiere, Muscheln und Tintenfische

12.8.1. Krebstiere

Krebstiere sind eine Untergruppe der Arthropoden, die sich durch Einlagerung von Kalksalzen in den Chitinpanzer und durch Kiemenatmung auszeichnen. Die Kiemen befinden sich seitlich unter dem Rückenschild des Cephalothorax. Das Abdomen besitzt 6 Segmente und am Ende eine fünfteilige Schwanzflosse. Die Handelskrebsarten besitzen 5 Paar Beine, wovon das erste Paar bei mehreren Arten zu Scheren umgebildet ist.

Genießbar ist nur die Muskulatur des Abdomens und bei einigen Arten die der Scheren. Die Muskulatur des Abdomens wird vom Enddarm durchzogen, der unterhalb der mittleren Schwanzflosse mündet.

In gewissen Zeitabständen wird der Chitinpanzer gewechselt (Häutung). Frisch gehäutete Krebse werden wegen ihrer weichen Beschaffenheit als „Butterkrebse" bezeichnet.

Es wird zwischen Süßwasser- und Meereskrebsen, bei letzteren zwischen langschwänzigen und kurzschwänzigen Krebsen unterschieden.

1. **Süßwasserkrebse:** Flußkrebs oder Edelkrebs *(Potamobius astacus)*: handelsfähig nur über 8 cm. Dunkelblaue oder dunkelbraun-graue Farbe. Verhältnismäßig große Scheren. 2 Leisten hinter den Augen. Der unbewegliche Finger der Scheren besitzt 2 Höcker, dazwischen bogenförmige Einbuchtung. Nach dem Kochen dunkelrote Farbe (Abb. 12.19.).

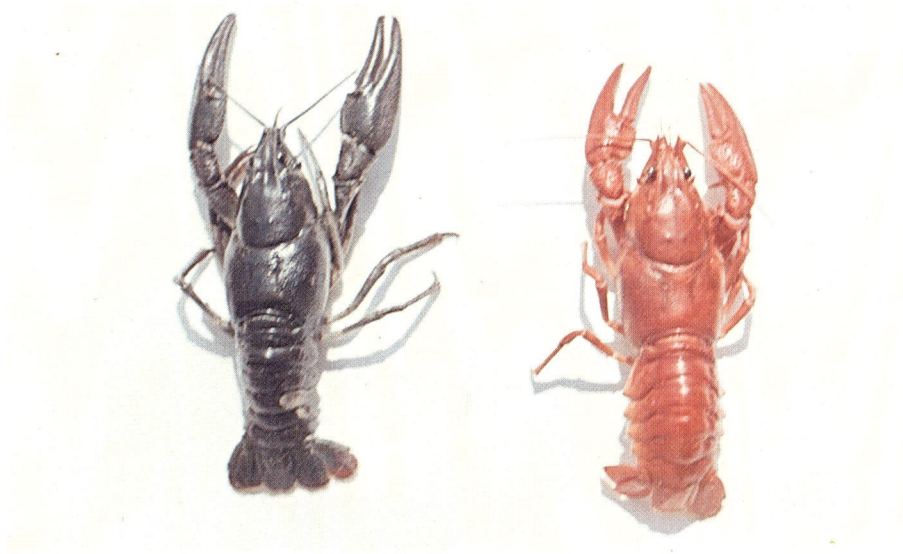

Abb. 12.19. Flußkrebse; rechtes Exemplar gekocht.

506   Fische, Krebstiere und Muscheln

Amerikanischer Flußkrebs *(Cambarus affinis)*: handelsfähig ab 6 cm. Dunkelbraune Farbe. Auf dem Abdomen eine Reihe von Doppelflecken. Oberseite der Scheren ist höckerlos. Nach dem Kochen blaßrote Farbe.

2. **Meereskrebse:** Krabben *(Brachyura, Kurzschwanzkrebse)*: gedrungener Körper, Hinterleib kurz unter Kopfbruststück eingeschlagen. Zahlreiche Arten, z. B. Japanische Krabbe oder Königskrabbe (Crabmeat). Eßbar ist das Muskelfleisch der Scheren und der Beine, aber auch der Inhalt des Panzers. Angebotsformen als Konserve oder gefroren.

Kaisergranat *(Nephrops)*: auch Kaiserkrebs, Runenkrebs oder Zwerghummer, fälschlich Hummer oder Languste genannt. Weitverbreitete Krebsart in verschiedenen Unterarten. Scheren schlank, nicht verzehrbar. Graue oder rötliche Farbe, bis 30 cm lang.

Hummer *(Homarus)*: bis 80 cm lang und 20 kg schwer. Übliche Handelsgröße um 500 g. Panzer mit glatter Oberfläche, Scheren groß, braune bis graubraune Farbe (Abb. 12.20.).

Languste *(Palinurus)*: bis 40 cm lang und 2 kg schwer. Scheren unterentwickelt. Rauhe, stachelige Oberfläche, fleckige Farbzeichnung.

Garnelen *(Crangon, Penaeus, Aristeus, Pandalus* u. a. m.; Handelsname für Nordseegarnele auch Krabbe): wichtigste Handelskrebsart mit großer wirtschaftlicher Bedeutung in zahlreichen Familien, Arten und Unterarten. Weltfang über 3 Mio t/Jahr. Englische Benennung: Shrimp, Prawn. Handelsnamen: pink, red, white, brown, flower, tiger, hump u. a. m. Garnelen werden je nach Art und Fanggebiet bis 6 cm (Ostsee) oder bis 30 cm (tiger) lang. Eßbar ist die Muskulatur des Abdomens, in einigen Ländern werden auch die Innereien des Cephalothorax verzehrt. Angebotsformen gefroren ganz (whole, vmK, head on), als Abdomen (headless) oder als Konserve. Garnelen werden nach Größen sortiert (Abb. 12.21. und 12.22.). Die Muskulatur entspricht in der chemischen Zusammensetzung der des Magerfisches, sie besitzt eine alkalische Reaktion. Der Fang erfolgt mit Schleppnetzen (Auslegertechnologie). Wegen der leichten Verderblichkeit ist die Bearbeitung bis zum Gefrierprozeß schnellstens durchzuführen. Üblich ist die Anwendung von Konservierungsmitteln (SO_2-abspaltende Mittel) oder das sofortige Abkochen an Bord der Fangschiffe. Die Haltbarkeit gefrorener Garnelen beträgt bei $-24\,°C$ 1 Jahr.

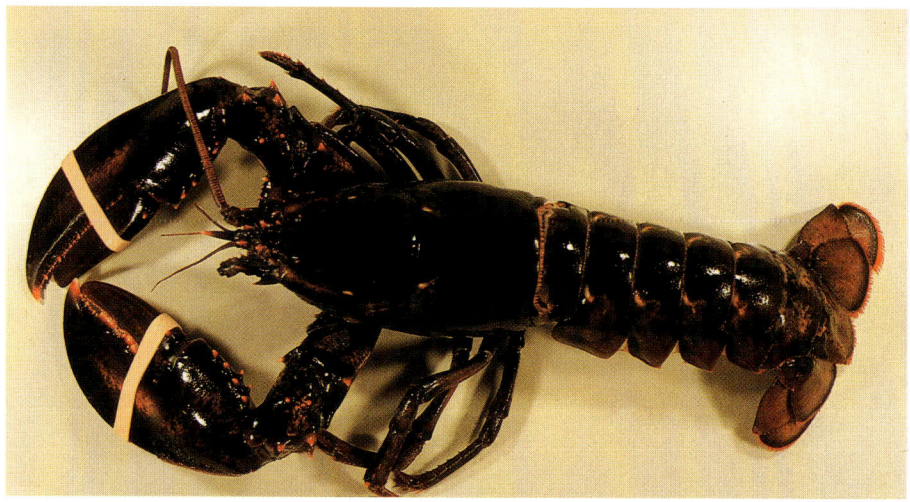

Abb. 12.20. Hummer (Foto: K. Krause).

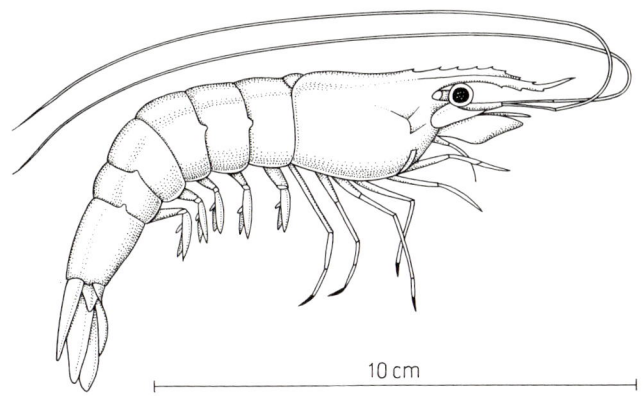

Abb. 12.21. Flachwassergarnele (*Penaeus* spec.).

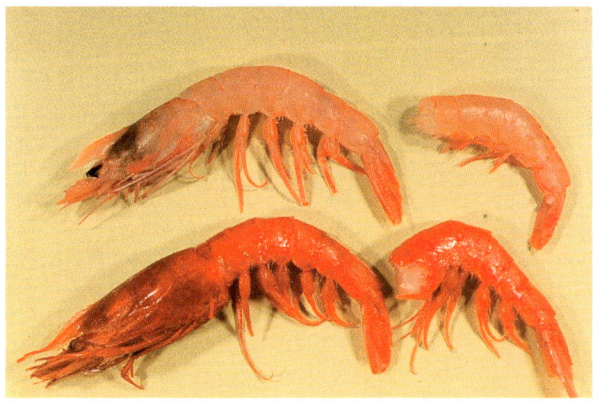

Abb. 12.22. Garnelen; oben: pink, unten: red, rechts: Abdomen (Foto: K. Krause).

Krill *(Euphausidae)*: im Gebiet um die Antarktis vorkommende pelagische Krebsart bis 4 cm groß. Fang und wirtschaftliche Nutzung bisher nur von wenigen Ländern erprobt. Verwendung des Krebseiweißes nach Auspressen der Krebse und thermische oder chemische Ausfällung zu Pasten und salatähnlichen Erzeugnissen.

Die lebensmittelhygienische Beurteilung von Krebsen und Krebserzeugnissen erfordert einige Grundkenntnisse über die Physiologie und Technologie des Fanges, der Be- und Verarbeitung.

Flußkrebse werden in der Regel lebend gehandelt. Ordnungsgemäß in Spankörbe oder Kisten mit feuchtem Moos oder anderen feuchten Stoffen verpackte lebende Krebse vertragen 2 Tage Aufenthalt ohne Wasser. Handelsfähig sind außerdem gekochte Krebse, die lebend zum Kochen gelangen.

Meereskrebse werden lebend (Hummer), gekocht gefroren (Krabbenfleisch) oder gefroren bzw. als Konserven angeboten.

Ordnungsgemäß gewonnene Krebse sind in der Regel keimarm. Entsprechend ihrer Herkunft ist der Keimgehalt jedoch stark unterschiedlich (Flachwasserkrebse aus abwasserhaltigen Küstenbereichen oder Tiefwasserkrebse aus der offenen See). So schwanken die Angaben über den Keimgehalt von 5×10^3 bis 10^7 Keime/g Muskulatur. Auch die Angaben über pathogene Keime sind unterschiedlich. So wurden von GERIGK (1985) bei Garnelen 1,2% der Proben als salmonellenpositiv und 87% der Proben als mit *Staphylococcus aureus* kontaminiert befunden.

Alle in den Fanggewässern vorhandenen Keimarten können auftreten. Neben psychrotrophen und mesotrophen Wasserbakterien wurden Fäkalkeime, Mikrokokken, aerobe Sporenbildner, Hefen, Vibrionen, Yersinien und Clostridien isoliert.

Die Untersuchung von Krebstieren erfolgt sensorisch hinsichtlich Aussehen, Konsistenz, Geruch und Geschmack unter Zuhilfenahme der Kochprobe. In Zweifelsfällen sind mikrobiologische und chemische Prüfungen erforderlich. Die Kochprobe ist mit wenig Kochwasser (Verhältnis 1:1) und kurzer Koch- oder Ziehzeit durchzuführen. Sie beträgt bei Garnelen nicht mehr als 3 Minuten. Das Auftauen von gefrorenen Krebsen hat kurzzeitig in Wasser von Zimmertemperatur zu erfolgen, da unter Lufteinwirkung sehr schnell Veränderungen auftreten.

Bei der Feststellung, ob die Krebse vor dem Kochprozeß noch gelebt haben, ist auf die Beweglichkeit der Schwanzflosse, den Wassergehalt der Muskulatur und die Farbe der Augen zu achten. Gekochte verendete Flußkrebse besitzen eine bewegliche Schwanzflosse, graue Bulbi und einen erhöhten Wassergehalt in der Muskulatur.

Zersetzungserscheinungen bei Krebsen äußern sich im stumpfen äußeren Aussehen, abweichenden, meist ammoniakalischen Geruch der Muskulatur und in Konsistenz- und Farbabweichungen der Muskulatur.

Bei gekochten Kaisergranatschwänzen ist eine beginnende bakterielle Zersetzung am Auftreten eines petroleumartigen Geruchs kenntlich. Das Fleisch frischer Krebse ist glasig, grau-weiß, das Fleisch verdorbener Krebse grünlich, trüb und schmierig.

Die im wesentlichen durch Verdauungsenzyme der Innereien verursachte Autolyse ist durch Erweichung und Verflüssigung der Muskulatur mit bräunlicher Verfärbung in der Umgebung des Darmes und am Abdomenansatz gekennzeichnet. Dabei tritt bei Garnelen eine Zerstörung des Verbindungshäutchens zwischen Cephalothorax und Abdomen auf (Fensterung). Die als Melanosis bezeichnete Schwarzfärbung der Extremitäten und des Chitinpanzers ist durch Lufteinwirkung bei gleichzeitig höheren Temperaturen bedingt.

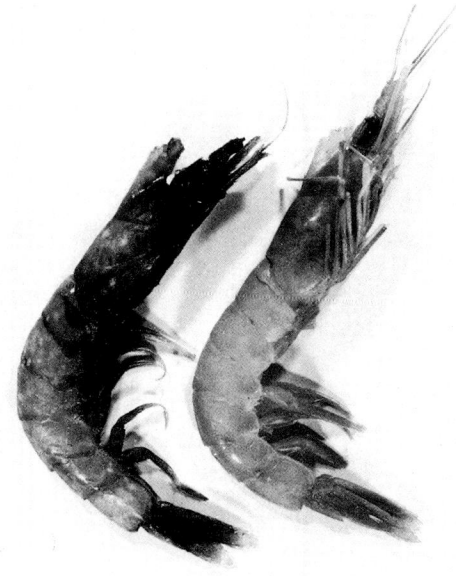

Abb. 12.23. Garnelen; links: Melanosis (Foto: K. KRAUSE).

Sie wird durch Anwendung von Konservierungsmitteln mit pH-Senkung verhindert (Abb. 12.23.).

Vertranung tritt bei länger gelagertem Krebsfleisch (Abdomen) unter Luftzutritt auf und ist gekennzeichnet durch eine Gelbverfärbung. In der Regel sind die Geruchs- und Geschmacksabweichungen wegen des geringen Fettgehaltes von unter 1% nur unbedeutend. Verfärbungen sind häufig physiologisch bedingt (blau: weibliche Gonaden, grün: männliche Gonaden längs des Darmes bei Flachwassergarnelen, roter Darminhalt).

Das zeitweise Auftreten eines Jodoformgeruchs und -geschmacks bei Garnelen ist physiologisch bedingt und wird in geringem Maße toleriert. Krebstiere werden auch von Parasiten befallen. So sind Garnelen häufig Träger von Isopoden (Asseln), die sich während der Häutung unter dem neugebildeten Panzer ansiedeln und eine Vorstülpung verursachen. Befallene Garnelen sollen beim Fang zu Abdomen verarbeitet werden (Abb. 12.24.).

Krebstiere werden zu Konserven (Halbkonserven), Kochmarinaden, Salaten und zu Krebspulver verarbeitet. Im wesentlichen entsprechen die Veränderungen bei Krebserzeugnissen denen der Fischerzeugnisse. Hingewiesen sei jedoch auf die Magnesium-Ammonium-Kristallbildung bei Konserven. Das Vorhandensein einer geringen Menge derartiger Kristalle ist nicht zu beanstanden. Bei der Konservierung können aus Gründen der Qualitätserhaltung (Schrumpfung, Gewichtsverlust, Festigkeit) nur schonende Sterilisationsregimes angewendet werden. Deshalb werden teilweise Konservierungsmittel oder Genußsäuren zusätzlich zur Haltbarkeitsverbesserung eingesetzt.

Die Beurteilung von Krebstieren und Erzeugnissen richtet sich nach dem Grad der Veränderungen. Als verdorben sind verendete, auch lebensschwache (flaue oder welke) Süßwasserkrebse und Krebse, Krebsteile und Erzeugnisse mit erheblichen sensorischen Abweichungen und beginnender oder fortgeschrittener Zersetzung zu beurteilen. Meereskrebse, insbesondere Garnelen, mit geringer Autolyse und Melanosis, mit mäßiger Jodoformnote sowie beschädigte (broken) und weiche infolge Häutung (broken weich) sind genußtauglich und als Lebensmittel verwendbar, jedoch im Wert gemindert.

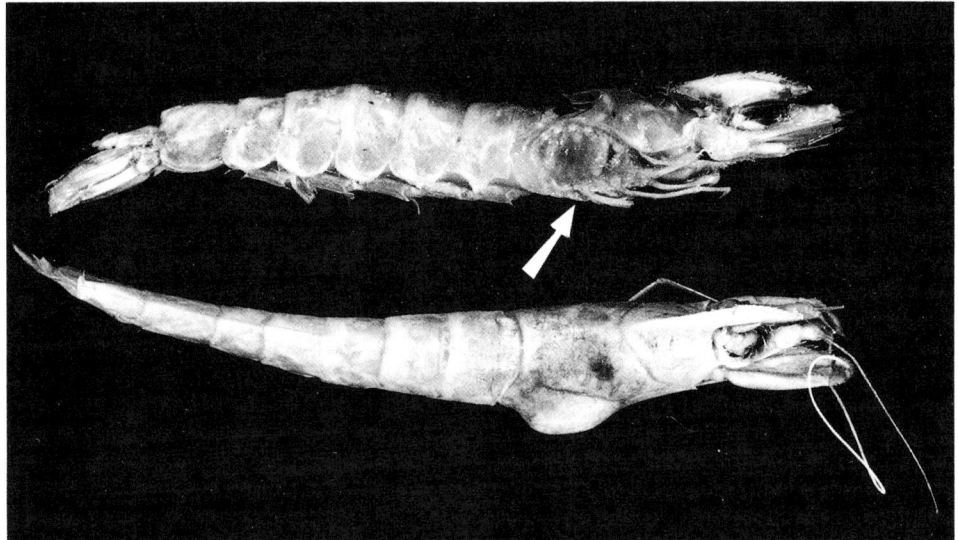

Abb. 12.24. Garnelen mit Isopoden-Befall (Foto: K. KRAUSE).

510 Fische, Krebstiere und Muscheln

12.8.2. Muscheln

Für den Verzehr durch Menschen werden insbesondere Miesmuscheln *(Mytilus edulis)* und Austern *(Ostrea edulis)*, aber auch andere Arten wie Herz-, Sand-, Kamm- und Seemuscheln verwendet. Insbesondere Miesmuscheln werden heute in beachtlichen Mengen in Muschelfarmen (Kulturen) von vielen Ländern produziert. Gehandelt werden Muscheln lebend, gekocht und geschält gefroren, mariniert als Präserve sowie als Konserve. Der Verzehr erfolgt z. T. unzubereitet und lebend (Auster). Verzehrbar ist der gesamte Schaleninhalt, der aus Muskulatur (Schließmuskel), Leber, Nieren, Herz, Verdauungstrakt und Geschlechtsapparat sowie aus Mundlappen, Fuß, Mantel und Kiemen besteht. Beim Tode erschlafft der Schließmuskel, so daß die Schalen sich öffnen (klaffen).

Muscheln sind nur lebend zu verwenden und durch Abkochen zu töten. Die geschälten gekochten Muscheln sind schnellstmöglich durch Gefrieren, Konservieren oder Marinieren zu verarbeiten.

Muscheln sind natürlicherweise infolge ihrer Lebensweise in abwasserhaltigen Küstenregionen stark keimhaltig und gehen nach dem Tode sofort in Zersetzung über. Das Anlegen von Muschelkulturen im Gebiet der Einleitung kommunaler Abwässer ist nicht statthaft. Besonders hohe hygienisch-mikrobiologische Anforderungen sind an Muscheln für den Rohgenuß zu stellen. Diese sind in Reinigungsbassins über 14 Tage in keimarm filtriertem Meerwasser vor der Verwendung als Lebensmittel aufzubewahren.

Der Keimgehalt lebender Muscheln ist sehr vielseitig und besteht aus *Pseudomonas-, Aeromonas-, Moraxella-, Acinetobacter-, Flavobacterium-* und *Cytophaga*-Arten neben Mikrokokken, Bazillen und Enterobakterien. *Coli-, Proteus-* und *Serratia*-Keime werden regelmäßig, Salmonellen, *Vibrio parahaemolyticus, Yersinia enterocolitica* und *Clostridium botulinum* sowie Viren vereinzelt nachgewiesen. Die aeroben Keimzahlen liegen durchschnittlich bei 10^4, in Einzelfällen bis 10^6 Keime/g. Der Gehalt an Fäkalcoli wird unterschiedlich bewertet, die Grenzwerte schwanken in den einzelnen Ländern von 10 je 100 ml über 2 je g bis 5 je g.

Muscheln können Giftstoffe von mit der Nahrung aufgenommenen toxischen Algen (Dinoflagellaten – Peridineen) speichern. Diese Tatsache führte zum Verbot der Verwendung von Muscheln in den Monaten Mai bis Oktober in nordeuropäischen Ländern. Durch weltweiten Handel auch aus Ländern mit gemäßigtem Klima, durch Gefrieren und längere Lagerung und durch Angebote von Konserven und Marinaden ist die Situation unübersichtlich geworden.

Die Toxine (Paralytic Shellfish Poison = PSP, Neurotic Shellfish Poison = NSP, Diarrhoeic Shellfish Poison = DSP) verursachen nach Genuß Erkrankungen und Todesfälle mit den unterschiedlichsten Symptomen nach kurzer Inkubation (früher Mytilismus).

Die Beurteilung der Muscheln erfordert aus den angeführten Gründen einen strengen Maßstab. Muscheln mit Verderbserscheinungen und sensorischen Abweichungen, verendete Muscheln sowie Erzeugnisse mit hoher Keimbelastung sind nicht verkehrsfähig. Eine mikrobiologische Untersuchung ist daher erforderlich.

12.8.3. Tintenfische

Tintenfische *(Cephalopoden)* gehören zu den Weichtieren. Sie besitzen einen spindelförmigen Körper und mit Saugnäpfen besetzte Fangarme. Der Name rührt von der Gewohnheit vieler Arten her, ihren Feinden eine Wolke schwarzbraune Flüssigkeit entgegenzuschleudern.

Folgende Arten haben eine Bedeutung:

1. **Kalmare** *(Dekapoden)*: 8 Fangarme und 2 saugnapfbewehrte Tentakel, pfeilartiger Rückenschulp, ohne Kalkauflagerung, Flossen am Körperende, durchschnittlich 30 cm lang, Einzelexemplare bis 10 kg.

   Wirtschaftliche Bedeutung haben Kurzschwanzkalmare (*Illex* spec.) und Breitschwanzkalmare (*Loligo* spec.) aus dem Südatlantik, die tagsüber mit Schleppnetzen und nachts mit Jigger-Angeln mit Tagesfängen bis 100 t gefangen werden.
2. **Sepien** *(Dekapoden)*: kalkhaltiger Schulp, Flossen als Saum um den Körper, durchschnittlich 40 cm lang.
3. **Kraken** *(Oktopoden)*: kleiner Körper, lange Fangarme, bis 3 m lang.

Tintenfische haben eine stark pigmenthaltige oberflächliche Schleimhaut, die den Farbwechsel der Haut mittels eines hochentwickelten Nervensystems auslöst (Abb. 12.25.). Tintenfische bestehen zu über 60% aus Muskelgewebe. Die Muskulatur hat 71% Eiweiß, 1,1% Fett und 1,6% Asche. Der Anteil an Cholesterol ist nicht unbedeutend. Der Gehalt an Innereien beträgt 25% (Verdauungssack, Zahn, Kiemen, Herz, Mitteldarmdrüse [Leber] und Gonaden). Tintenfische sind zweigeschlechtlich, bei der Befruchtung werden die Spermatophoren im Weibchen implantiert (weiße, wurmähnliche Gebilde mit rüsselförmigem Haftapparat, Verwechslung mit Parasiten, *Acantocephalus*, möglich).

Eßbar ist der gesamte Muskelfleischanteil, also

— die Fangarme einschließlich der Saugnäpfe,
— der Kopf ohne Augen,
— der Mantel, der als Filet bezeichnet wird, einschließlich der Flossen.

Normal ist eine fest-plastische Konsistenz, die Farbe des Fleisches ist elfenbeinfarben bis weiß. Wichtig ist die Entfernung der pigmenthaltigen Häute, da beim Kochprozeß durch Farbaustritt erhebliche bräunlich-violette Verfärbungen der Muskulatur auftreten.

Die Fänge werden bordgefroren, ganz mit Eingeweiden, als Filet, als Mantel oder Tuben, als Tentakel oder als Ringe. Kalmarfleisch naturell wird auch in Konserven abgepackt. Die Weiterverarbeitung erfolgt in Hotelküchen und Haushalten zu schmackhaften Salaten und Mittagsgerichten.

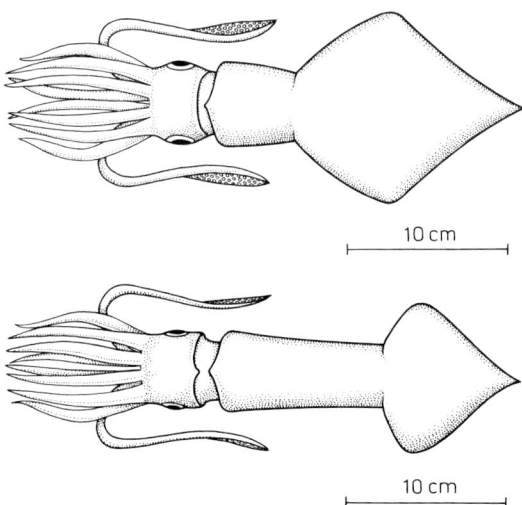

Abb. 12.25. Kalmare (schematische Darstellung). Oben: *Illex* spec., unten: *Loligo* spec..

Der Frischezustand von Tintenfischen kann anhand der Hautfärbung grob bestimmt werden. Fangfrische Tiere sind farbig, je nach Art, braun bis rot. Mit zunehmender Alterung kontrahieren sich die Pigmentzellen, und die Oberfläche wird hell. Bei fortgeschrittenem Verderb werden die Pigmentzellen zerstört, und die Tiere werden verwaschen violettfarben.

Kalmare guter Qualität sind nahezu geruchlos, sie zeigen keinen unangenehmen, fauligen oder strengen Geruch. Berücksichtigt werden muß jedoch, daß bei der Kochprobe ein intensiver, fast penetranter Geruch auftritt, der arteigen ist. Der Geruch stammt von schwefelhaltigen Aminen mit Piperidinkernen. Er kann durch Zusatz von Zwiebel zum Kochwasser unterdrückt werden.

Kalmare aus Schleppnetzfängen können teils erhebliche Beschädigungen durch Kannibalismus aufweisen. Da Kalmare aus Hochseefängen küstenferner Gebiete stammen, ist der Keimgehalt vorrangig psychrotropher Natur. Der Verderb ist durch Autolyse und violette Verfärbungen mit Freisetzung von Schwefelwasserstoff gekennzeichnet.

Literatur

AMLACHER, E. (1991): Taschenbuch der Fischkrankheiten. 6. Aufl. Gustav Fischer Verlag, Jena.
Autorenkollektiv (1984): Aquatic Biotoxins (Marine and Freshwater). Environmental Health Criteria, 37, WHO Genf.
BYKOV, V. P. (1972): Technochimičeskie svoistva okeaničeskich ryb. Moskva.
CUTTING, C. L. (1954): Unmittelbare postmortale Veränderungen bei in Schleppnetzen gefangenen Fischen, Zbl. Bakt. I, Abt. Ref. **152**, 169.
GERIGK, K. (1985): Mikrobiologische Untersuchungen von gekochten, geschälten, tiefgefrorenen Garnelenschwänzen (Shrimps). Arch. Lebensmittelhyg. **36**, 40.
JUNGNITZ, H.-A. (1973): Fische, Krebstiere und Tintenfische. In: Tierärztliche Lebensmittelhygiene (Hrsg.: G. FARCHMIN und G. SCHEIBNER). Gustav Fischer Verlag, Jena.
JUNGNITZ, H.-A. (1989): Möglichkeiten der Gesundheitsgefährdung des Menschen bei Verzehr von Fischen unter besonderer Berücksichtigung der Parasiten. Mh. Vet.-Med. **44**, 50.
KIMATA, M. (1961): The Histamine Problem. In: BORGSTRÖM, G.: Fish as Food. Academic Press, New York.
LÖTSCH, G. (1989): Möglichkeiten der Gesundheitsgefährdung des Menschen durch Schadstoffe in Fischen und Meerestieren. Mh. Vet.-Med. **44**, 59.
NIKOLSKI, G. W. (1974): Spezielle Fischkunde. VEB Deutscher Verlag der Wissenschaften, Berlin.
PIGULEWSKI, S. (1974): Giftige und für den Menschen gefährliche Fische. Ziemsen Verlag, Wittenberg.
SAUPE, C. (1986): Mikrobiologie der Fische, Weich- und Krebstiere. In: Mikrobiologie tierischer Lebensmittel (Autorenkollektiv). VEB Fachbuchverlag, Leipzig.
SAUPE, C. (1989): Mikrobiell bedingte Gefährdung des Menschen durch Fisch und Fischerzeugnisse und Möglichkeiten ihrer Verhinderung. Mh. Vet.-Med. **44**, 54.
WRIED, J. (1976): Bakteriologische Untersuchungen an Miesmuscheln. Dtsch. Fischereiverband, 20.

13. Milch und Milchprodukte

13.1. Allgemeines

Milch stellt das weißlich bis weißlichgelbe oder gelb aussehende Sekret aus der Milchdrüse von Säugetieren dar. Aus chemisch-physikalischer Sicht ist es ein polydisperses System, an dessen Zusammensetzung sich ca. 200 verschiedene Inhaltsstoffe beteiligen. Als Lebensmittel kommt besonders die Milch vom Rind in Frage. Jedoch spielen in den verschiedenen Regionen der Erde auch noch Schaf, Ziege, Büffel, Zebu, Stute, Rentier und Kamel eine Rolle, während Elch, Esel und Jak als Milchlieferanten von untergeordneter Bedeutung sind. In der Welt entfallen etwa 90% der Produktion auf Kuhmilch, 6% auf Büffelmilch, 2% auf Schaf- und Ziegenmilch. Die Milch der verschiedenen Tierarten, die der Mensch für seine Ernährung nutzt, weist eine unterschiedliche Zusammensetzung auf. Demzufolge unterscheiden sich auch einige Eigenschaften. Während die **Kuhmilch** eine weißgelbliche, vollmundig schmeckende Flüssigkeit darstellt, die sich hervorragend zu verschiedenen Milchprodukten mit hohen qualitativen Eigenschaften verarbeiten läßt, ist z. B. die aus **Schafmilch** hergestellte Butter von schmierigweicher Konsistenz und weniger wohlschmeckend. Jedoch ist Schafmilch für die Herstellung von Joghurt und Käse gut geeignet. Dickflüssigkeit, Klebrigkeit und tiefgelbe Farbe zeichnen das Kolostrum aus. Schafmilch rahmt langsamer als Kuhmilch auf.

Im Gegensatz zur Kuhmilch ist **Ziegenmilch** viskoser und hat eine weiße Farbe (Fehlen des Carotins). Auf Grund des strengen Aromas (hoher Anteil kurzkettiger, flüchtiger Fettsäuren) zeichnet sie sich durch unterschiedliche Beliebtheit beim Konsumenten aus. Menschen, die sich einseitig ernähren, können an einer „Ziegenmilchanämie" erkranken. Ziegenmilch labt schneller als Kuhmilch.

Die wäßrig aussehende **Stutenmilch** schmeckt durch den hohen Lactosegehalt süßlich. Sie rahmt kaum auf, da sie wenig Fett enthält. Stutenmilchbutter hat eine sehr weiche Konsistenz. Die Milch wird besonders für die Kumysproduktion verwendet.

Die fettreiche, wohlschmeckende **Büffelmilch**, aus der verschiedene Produkte wie Butter, Joghurt und Käse hergestellt werden können, sieht durch das Fehlen des Carotins weiß aus. Auch Butter hat diese Farbe und wird nicht so schnell ranzig wie das aus Kuhmilch hergestellte Erzeugnis.

Die fett- und eiweißreiche **Zebumilch** läßt sich schlechter als Kuhmilch dicklegen. Ihr wird eine hohe Bakterizidie und diätetische Wirkung zugeschrieben.

Vom **Jak** wird eine goldgelb aussehende Milch mit einem hohen Trockenmassegehalt (17%) gewonnen. Die Milch läßt sich vielseitig verarbeiten und hat vor allem für die Versorgung der im Hochgebirge lebenden Menschen Bedeutung.

Im Vergleich zur Kuhmilch, die 12,7% Trockenmasse, 3,4% Gesamtprotein, 3,7% Fett, 4,7% Lactose und 0,7% Asche enthält, weisen einen
höheren Trockenmassegehalt: Rentier (ca. 33%), Schaf (ca. 19%), Büffel (ca. 17%), Lama (ca. 16%),
niedrigeren Trockenmassegehalt: Stute (ca. 11%),
höheren Gesamtproteingehalt: Rentier (ca. 11%), Lama (ca. 7%),
niedrigeren Gesamtproteingehalt: Zebu (ca. 3%), Stute (2,5%),
höheren Fettgehalt: Rentier (ca. 17%), Büffel (ca. 8%), Schaf (ca. 7%), Zebu (ca. 5%),
niedrigeren Fettgehalt: Lama und Stute mit ca. 2,5% auf.

Lama- und Stutenmilch enthalten ca. 6% und Rentiermilch 3% Lactose. Aschereicher sind Schaf- (1,5%), Büffel- (0,9%) und Ziegenmilch (0,8%), ascheärmer dagegen ist die Stutenmilch (0,5%).

13.2. Nährwert der Milch

In der Ernährung des Menschen haben Milch und Milchprodukte einen hohen Stellenwert. Neben der Verfügbarkeit und der Verdaulichkeit stellen besonders auch essentielle Substanzen in der Milch wertbestimmende Faktoren dar. 1 Liter Trinkvollmilch (2,5% Fett) enthält ca. 32 g Eiweiß, 25 g Fett, 46 g Kohlenhydrate, 1,2 g Calcium, 0,9 g Phosphor, 0,2 mg Vitamin A, 0,4 mg Vitamin B_1, 1,8 mg Vitamin B_2 und 17 mg Vitamin C. Somit kann ein erwachsener Mensch bei leichter Tätigkeit durch die Aufnahme von einem Liter Trinkvollmilch etwa folgende Bedarfsdeckung erreichen: Eiweiß 43%, Fett 30%, Kohlenhydrate 15%, Calcium 120%, Phosphor 70%. Vitamin A 40%, Vitamin B_1 33%, Vitamin B_2 130% und Vitamin C 20%.

Für das Milcheiweiß ist eine hohe biologische Wertigkeit von 92 (Casein 73, Molkenproteine 103) charakteristisch. Es ist im Gegensatz zum Fleischeiweiß purinarm und enthält essentielle Aminosäuren, wobei der erwachsene Mensch durch einen halben Liter Milch mit Ausnahme von Phenylalanin und Methionin seinen Bedarf an Leucin, Isoleucin, Lysin, Threonin, Tryptophan, Valin und Histidin abdecken kann.

Bei der Verdauung von Milcheiweiß, insbesondere von Casein, werden Phosphopeptide und Casomorphine freigesetzt. Während die bioaktiven Peptide die Resorption von Calcium und weiteren Mineralstoffen fördern, deuten bislang gewonnene Erkenntnisse bei den Casomorphinen auf eine stimulierende Funktion bei Insulin und auf die Beeinflussung der Passagerate von Milcheiweiß im Darmkanal hin. Sie wiederum wird durch die verfahrenstechnologisch steuerbare Textur des Milchkoagulums mitbestimmt und hat Bedeutung für den Anteil resorbierter Aminosäuren. Bei zu schneller Passage verringert sich dieser, während eine Verlangsamung ein Völlegefühl im Magen erzeugt. Die Möglichkeiten, je nach Eiweißbedarf (z. B. ältere und jüngere Menschen, Sportler, Streß) oder je nach Milchverzehr eine optimale Eiweißausnutzung zu erreichen, stehen noch am Anfang der Realisierung. Das für die Energieversorgung wichtige Milchfett ist Quelle essentieller Fettsäuren (Arachidon- und Linolsäure) und Träger wichtiger fettlöslicher Vitamine. Die hohe Verdaulichkeit des Milchfettes wird durch kurz- oder mittelkettige Fettsäuren bestimmt, die nicht nur resorbiert, sondern teilweise auch wieder zu Fett verestert werden. Verdaulichkeit und Resorption ändern sich jedoch, wenn das Fettsäuremuster von langkettigen Fettsäuren geprägt wird. Essentielle Fettsäuren stellen Vorstufen der im menschlichen Organismus gebildeten Prostaglandine und Thromboxane dar (Verbesserung der Durchblutung, Verhinderung der Anlagerung der Blutplättchen an die arterielle Gefäßwand). Mit dem Milchfett wird auch Cholesterol aufgenommen. Da 1 l Trinkmilch (2,5% Fett) 0,1 g, 100 g Butter 0,25 g oder 100 ml Rahm 0,7 g Cholesterol enthalten, die tägliche endogene Cholesterolbildung beim Menschen 1 g bis 1,5 g beträgt, leisten ein maßvoller Verzehr, vor allem an Milchfett, und eine allgemein vielseitige Ernährung einen hohen gesundheitsfördernden Beitrag.

Die als Energiequelle dienende Lactose stellt die bedeutsamste Kohlenhydratverbindung in der Milch dar. Nach enzymatischer Spaltung kann das aus Glucose und Galactose bestehende Disaccharid resorbiert werden. Im besonderen Maße fördert Lactose den Aufbau eines sauren Puffersystems im Darmkanal und die Resorption von Mengen- und Spurenelementen wie Calcium, Magnesium, Zink, Blei, Eisen u. a.

Lactose ist Grundlage für die Herstellung fermentierter Erzeugnisse. Durch Verstärkung der Pepsinwirkung im Magen infolge des niedrigen pH-Wertes in diesen Produkten sollte das Angebot für Kleinkinder zurückhaltend sein. Außerdem enthalten fermentierte Produkte neben L(+)- auch D(−)-Milchsäure, die vom menschlichen Organismus nicht abgebaut werden kann (Mangel an D(−)-Lactatdehydrogenase). Aus diesem Grunde gibt die WHO eine Höchstmenge für Kleinkinder von 100 mg/kg Körpergewicht vor.

Die Milch enthält alle lebensnotwendigen Vitamine. Jedoch schwanken die Gehalte, da sie von der Fütterung der Kuh abhängen und durch die Erhitzungsverfahren in der Milchindustrie je nach Temperatur und Einwirkungszeit zu einem bestimmten Prozentsatz zerstört werden. Durch die Erhitzung denaturiert auch Milcheiweiß, das im Gegensatz zum unbehandelten Protein besser verdaulich ist.

Nicht jeder Mensch kann Milch gut verwerten. So können Unverträglichkeitserscheinungen beim Menschen gegenüber Milcheiweiß auftreten. Diese *Milcheiweißintoleranz* betrifft Menschen aller Altersklassen und wird weltweit beobachtet. Als Ergebnis der Auslösung von Immunreaktionen durch das als Antigen wirkende Milcheiweiß werden verschiedenartige Veränderungen wie gastrointestinale und respiratorische Symptome, Hauterkrankungen oder anaphylaktischer Schock festgestellt. Wenn keine Lactose abgebaut werden kann, da das Enzym Beta-Galactosidase fehlt, entsteht eine *Lactoseintoleranz*. Verdauungsstörungen und Durchfall kennzeichnen das klinische Bild. Sie kann in den ersten Lebenswochen eines Neugeborenen sichtbar werden (kongenitale Lactoseintoleranz), im späteren Leben auftreten (primäre Form) oder nach einer Darmerkrankung entstehen (sekundäre Form).

Einen unverzichtbaren Teil der Kinderernährung stellt Frauenmilch dar. Sie enthält kein Beta-Lactoglobulin, weniger Eiweiß, jedoch mehr Lactose als Kuhmilch, besitzt im feiner verteilten Fett mehr fettlösliche Vitamine, ist eisenreicher, weist jedoch einen Mineralstoffgehalt von nur 0,2% auf. Kuh- und Ziegenmilch sind deshalb verdünnt zu verabfolgen. Das in Frauenmilch enthaltene Peptid DSIP (Delta-Sleep-Inducing-Peptid) bewirkt erholsamen Tiefschlaf, aber auch Lebhaftigkeit. So besteht die bislang nicht widerlegte Meinung, daß stillende Mütter ihren Kindern besonders Kraft und Lebensfreude mitgeben.

13.3. Inhaltsstoffe der Kuhmilch

Die originären Bestandteile liegen in unterschiedlichen Anteilen und Verteilungsformen (grobdispers, kolloidal und echt gelöst) in der Milch vor. Hauptinhaltsstoffe sind Wasser, Eiweiß, Fett und Kohlenhydrate. Zu den weiteren natürlichen Bestandteilen der Milch zählen die Mineralstoffe, Vitamine, Enzyme, Hormone und Gase. Ferner enthält Milch somatische (körpereigene) Zellen und Mikroorganismen, die i. d. R. aus der unmittelbaren Umgebung der Kuh in die Milch gelangen.

13.3.1. Milcheiweiß

• **Zusammensetzung** (Abb. 13.1.)

Hauptfraktionen des Milcheiweißes stellen das im Euter synthetisierte Casein in einer Konzentration von 2,8 mg/100 ml Milch und die sowohl im Euter gebildeten als auch aus dem Blut stammenden Serumproteine (0,6 mg/100 ml Milch) dar. Beide Fraktionen und die Minorproteine werden als *Reinprotein* bezeichnet, während das Reinprotein zusammen mit den NPN-Verbindungen (Non-Protein-Nitrogen) das mit dem Kjeldahl-Verfahren erfaßbare *Rohprotein* ergeben.

Die einzelnen Fraktionen unterscheiden sich in folgenden wesentlichen Merkmalen:

Casein: Flockung bei pH 4,6, phosphorreich, fällbar durch Säure und Lab, guter Gelbildner, hitzestabil (schwach ausgebildete Alpha-Helixkonfiguration), saure Reaktion

(Glutamin- und Asparaginsäure), schwach ausgebildete Hydrathülle (steht zwischen hydrophilen und hydrophoben Kolloiden), die Kappa-Fraktion ist calciumunempfindlich (Schutzkolloid) und enthält noch Kohlenhydrate.

Molkenproteine: nach Caseinabtrennung im Serum zurückbleibende Stoffe, reich an Schwefel und essentiellen Aminosäuren, nicht fällbar durch Lab, starke Hydrathülle (hydrophile Kolloide), hitzeempfindlich, in halbgesättigter Ammoniumsulfatlösung ist Lactalbumin löslich, Lactoglobulin unlöslich.

Minorproteine: Vorkommen in geringer Konzentration, Lactoferrin hemmt Bakterien durch Eisenbindung (Bakterizidie der Milch).

• **Aufbau**

Es handelt sich um 5–800 nm große Sphäroproteine, die mit Wasser eine kolloidale Lösung bilden und sich durch die elektrisch geladene Oberfläche (dissoziierte Carboxylgruppen,

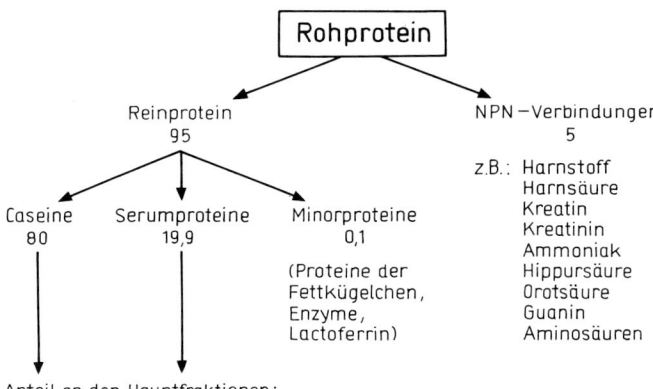

Abb. 13.1. Übersicht über die Milcheiweißfraktionen (Zahlenangaben in %).

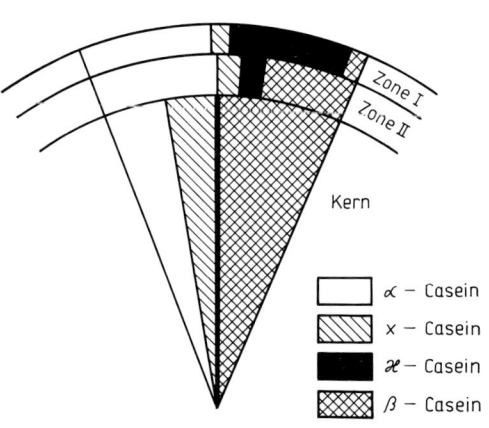

Abb. 13.2. Segment aus einer Caseinmizelle (aus TÖPEL, 1981).

protonisierte Aminogruppen) sowie durch eine Hydrathülle normalerweise im Solzustand befinden. Casein besitzt eine mizelläre Struktur mit charakteristischer Anordnung der Fraktionen (Abb. 13.2.). Die globulären Mizellen bestehen aus Submizellen, die netzartig durch Calciumphosphatbrücken verbunden werden (Abb. 13.3.).

- **Eigenschaften**

Proteine sind in allen Milchprodukten enthalten. In Käse, Quark, Milchpulver stellen sie den Hauptanteil der Trockenmasse dar. Bestimmte Eigenschaften der Proteine haben Bedeutung für die Verarbeitung und Produktqualität, wobei folgendes wesentlich ist:

Gelbildung: charakteristische Eigenschaft des Caseins. Sie wird im Falle der Labgelbildung (Bruch, Gallerte, Käsestoff) durch das am Kappa-Casein angreifende Labenzym, das dieses in hydrophobes Kappa-Paracaseinat und hydrophiles Glucomakropeptid (kohlenhydratreicher Rest) spaltet, gebildet (Abb. 13.4.).

Der in der Ruhe entstehende Bruch mit bienenwabenartiger Struktur enthält Hydratwasser, das z.B. im Verlauf der Käseherstellung spontan abgegeben wird (Labmolke). Der Vorgang wird als Synärese bezeichnet. Labmolke enthält ca. 1% Protein, 5% Lactose und 0,6% Mineralstoffe. Säuregele entstehen durch Fällung des Caseins z.B. durch Milchsäure infolge Anlagerung von H^+- und Abspaltung von Ca^{++}-Ionen und Erreichen des isoelektrischen Punktes bei pH 4,6. Der verbleibende Rückstand ist Sauermolke.

Bedeutung: Herstellung von Sauermilchkäse und Quark.

Hitzeeinwirkung: Beginn der Denaturierung beim Beta-Lactoglobulin bei 65 °C, beim Casein etwa 160 °C. Frische Milch gerinnt bei 130 °C erst nach etwa 20 min. Je nach Dauer und Grad der Wärmeeinwirkung können entstehen: eine Komplexbildung zwischen Casein

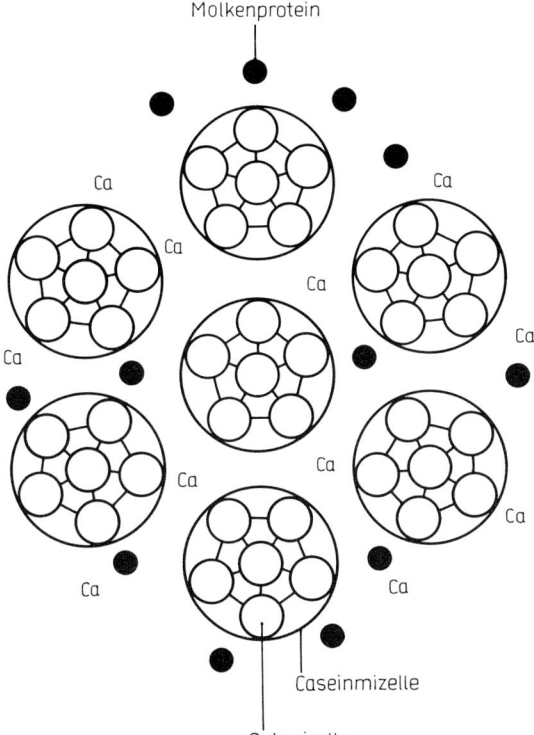

Abb. 13.3. Struktur des kolloidal gelösten Eiweißes in der Milch.

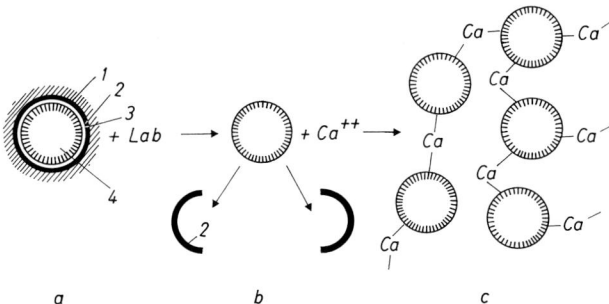

Abb. 13.4. Schematische Darstellung der Caseingerinnung nach der Schutzkolloidtheorie nach PAYENS (aus SPREER, 1988).
a intakte Caseinmizelle, b Caseinteilchen ohne Schutzkolloidwirkung, c Labgel-Calciumparacaseinat. 1 Hydrathülle, 2 Glukomakropeptid (hydrophiler Teil des ϰ-Caseins), 3 Ca-empfindlicher Teil des ϰ-Caseins, 4 andere Ca-empfindliche Eiweißfraktionen, besonders α_s-Casein.

und Molkenprotein, Bildung eines Calciumphosphatniederschlages auf der Caseinoberfläche (Zementationseffekt), Freisetzung von SH-Gruppen, die antioxydativ wirken.

Bedeutung: schlechtere Verarbeitungsfähigkeit infolge Labträgheit, höhere Ausbeute durch Komplexbildung, höhere Verdaulichkeit durch die Denaturierung, Verhinderung der Ranzigkeit z. B. bei Milchpulver, Milchsteinbildung im Erhitzer und Kochgeschmack.

Eiweißabbau: Hydrolyse der Proteine durch Säure oder Enzyme (Proteolyse), Bildung von Peptonen, Polypeptiden, Aminosäuren bis hin zum Harnstoff, zu Aminen, NH_3, H_2S, CO_2.

Bedeutung: Bildung geschmacklich wahrnehmbarer Substanzen, z. B. Threonin, Methionin, Phenylalanin süßlich-bitter, Tryptophan, Arginin, Histidin, Valin bitter, Asparagin- und Glutaminsäure sauer. Bei der Käseherstellung ist der Prozeß bis zu einem gewissen Grad erwünscht.

Fällbarkeit durch Salze: Salting-out-Effekt durch Flockung.

Bedeutung: Enteiweißen von Milch und Molke (Carrezlösung), Nachweis von Ziegenmilch in Kuhmilch (Ammoniumsulfatlösung), Ermittlung des Erhitzungsgrades im Milchpulver (gesättigte Kochsalzlösung).

- **Beeinflussung des Eiweißgehaltes**

Der Eiweißgehalt in der Milch hängt im wesentlichen von der Fütterung ab. Entscheidend dabei ist der Energiegehalt der Ration, da die wichtigste Quelle für den Aminosäurepool des Milcheiweißes das von der Pansenflora synthetisierte Protein darstellt. Zu diesem Zweck erfolgt ein Abbau des Futterproteins durch die Mikroorganismen des Pansens zu Ammoniak, aus dem wieder Bakterieneiweiß synthetisiert wird. Im Gegensatz zu einer gesteigerten Energiezufuhr über Futterfett und Rohfaser lassen sich bessere Ergebnisse für einen höheren Eiweißgehalt durch Futtermittel mit hohem Durchflußprotein bzw. durch qualitativ hochwertige Grobfuttermittel wie Hackfrüchte erreichen. Eine Überhöhung des Futtereiweißangebotes steigert den Gesamteiweißgehalt über NPN-Verbindungen, nicht jedoch den Caseinanteil (Abfall des Caseins um 0,1% verringert die Käseausbeute um 2%). Weitere Einflußfaktoren sind Rasse, Eutergesundheit, Laktationsstadium und Alter der Tiere.

- **Enzyme**

Die Milch enthält originäre und mikrobielle **Enzyme.** Bisher sind 60 originäre Enzyme als Milchinhaltsstoffe bekannt, und zwar: Oxidoreduktasen 14, Hydrolasen 33, Transferasen 10, Lyasen 2, Isomerase 1. Es handelt sich um Minorproteine, die entweder in gelöster Form vorliegen oder an andere Milchbestandteile wie Fett und Eiweiß gebunden sind.

Bedeutungsvoll aus lebensmittelhygienischer Sicht sind Enzyme aus der Gruppe der Oxidoreduktasen und Hydrolasen. Sie beteiligen sich insbesondere am Zustandekommen geruchlicher und geschmacklicher Veränderungen in Milch und Milchprodukten. Bedeutung haben sie auch für die Bakterizidie der Milch sowie als Indikator im Nachweisverfahren der Kurzzeit- und Hocherhitzung von Rohmilch.

Oxidoreduktasen katalysieren die biologische Oxydation. Wichtige Enzyme dieser Gruppe sind Xanthinoxidase, Katalase, Lactoperoxidase, Lactatdehydrogenase, Superoxiddismutase und Coenuloplasmin. Xanthinoxidase ist für den Fettabbau und damit für Geschmacksabweichungen in der Milch mit verantwortlich. Die Wasserstoffperoxid spaltende Katalase stellt ein Kriterium käsereitauglicher Milch dar, da sie einen stark erhöhten Gehalt bei Mastitiden aufweist. Pasteurisation macht das Enzym unwirksam. Lactoperoxidase wird bei 85 °C in 15 s inaktiviert. Sie kann somit als Indikator für eine ordnungsgemäße Hocherhitzung der Milch dienen. Dieses Enzym bildet mit Thiocyanat und Wasserstoffperoxid den antimikrobiellen Faktor Hypothiocyanat, der die Vermehrung von Pseudomonaden, Staphylokokken, Salmonellen, Colikeimen und Streptokokken hemmt.

Zu den **Hydrolasen** zählen bedeutsame Enzyme des Kohlenhydrat-, Fett- und Eiweißstoffwechsels, z. B. die Membran- und Plasmalipase, die alkalische und saure Phosphatase, Aminopeptidasen, die Proteasen Plasmin und Thrombin, ferner Serinproteasen, Glucose-6-phosphatase, Glucosidase, Galactosidase (Lactase), Amylase, Lysozym (Muramidase) und Acetyl-D-Glucosamidase. Lipasen hydrolysieren Milchfett und bilden geschmacksintensive freie Fettsäuren. Die originären Lipasen wirken, obwohl ihr optimaler Temperaturbereich bei 37 °C liegt, noch bei 0 °C. Der optimale pH-Wert-Bereich beträgt 8,5–9,1. Inaktiviert werden diese Enzyme bei 60 °C. Für den Kurzzeiterhitzungsnachweis spielt die alkalische Phosphatase eine wichtige Rolle, da sie innerhalb von 15 s bei 72 °C inaktiviert wird. Das wichtigste Enzym für die Proteolyse des Caseins ist das Plasmin. Proteasen sind in reifer Milch aktiver als im Kolostrum. Generell wird die Wirksamkeit der originären Proteasen durch den in der Milch vorhandenen Trypsin-Inhibitor begrenzt. Für geruchlich und geschmacklich wahrnehmbare Veränderungen in Milchprodukten haben die mikrobiellen Lipasen und Proteinasen im Gegensatz zu den originären Enzymen eine größere Bedeutung. Sie können noch in ultrahocherhitzten Erzeugnissen teilweise aktiv sein.

- **Beeinflussung des Enzymgehaltes**

Verschiedene chemisch-physikalische und infektiöse Einflüsse wirken sich auf den Enzymgehalt und auf dessen Aktivität aus. Insbesondere handelt es sich um Erkrankungen der Milchdrüse (Zunahme von Katalase, Lactatdehydrogenase, Aminopeptidase, N-Acetyl-D-Glucosamidase) oder um Fragen der Fütterung (Peroxidase bei Mais, alkalische Phosphatase bei qualitativ minderwertiger Silage erhöht). Auch physiologische Ursachen wie Kolostrum (Zunahme bei Katalase, Lactoperoxidase, alkalischer Phosphatase; Lactatdehydrogenase, Trypsin-Inhibitor) oder die Laktationsdauer (Zunahme von Xanthinoxydase, Abnahme an alkalischer Phosphatase) sind von Bedeutung. Auch zwischen den Rassen gibt es Unterschiede.

13.3.2. Milchfett

- **Zusammensetzung**

Milchfett stellt einen heterogen zusammengesetzten und kompliziert aufgebauten Lipidkomplex dar. Er besteht hauptsächlich aus Fettsäuren, die mit Glycerol vollständig verestert sind und die Triglyceride bilden.

Milchfett enthält folgende Komponenten:

- einfache Lipide: Mono-, Di- und Triglyceride (98–99%),
- zusammengesetzte Lipide: Phospholipide (0,2–1%) wie Lecithin, Kephalin, Sphingomyelin,
- Lipidderivate: freie Fettsäuren, die nur in Spuren vorkommen,
- Fettbegleitstoffe: Cholesterol (0,2–0,4%), Vitamin A, Carotin, Vitamin E, Vitamin D und Vitamin K.

An der Fettzusammensetzung beteiligen sich mehr als 140 verschiedene, gesättigte und ungesättigte Fettsäuren. Tragende Komponenten, von denen die Eigenschaften des Fettes im wesentlichen bestimmt werden, sind 14 sog. Majorfettsäuren. Es handelt sich dabei um Hauptfettsäuren mit einer geraden Anzahl von Kohlenstoffatomen bis zu 20 C.

Zu den mit dem Trivialnamen bezeichneten gesättigten Majorfettsäuren zählen: Buttersäure (2,5–5%), Capronsäure (2,5–3,5%), Caprylsäure (1–3%), Caprinsäure (1,6–3,6%), Laurinsäure (2,3–7%), Myristinsäure (5–30%), Palmitinsäure (13–52%), Stearinsäure (2–15%) und Arachinsäure (0,4–1,2%). Einfach ungesättigte Majorfettsäuren sind die Ölsäure (25–45%), Myristoleinsäure (0,9–1,6%) und Palmitoleinsäure (2,8–4%). Als mehrfach ungesättigte und gleichzeitig essentielle Fettsäuren befinden sich die Linolsäure (2–6%) und die Arachidonsäure (0,3–1,7%) im Milchfett.

- **Aufbau**

Das Milchfett bestimmt wesentliche Eigenschaften und Merkmale der Milch wie Farbe, Geschmack, Undurchsichtigkeit, Viskosität und Aufrahmvermögen. Die 0,1–22 µm großen Tröpfchen sind im Milchplasma emulgiert. Eine elektrisch geladene Hüllenoberfläche gewährleistet die Stabilität der Emulsion. Die Milchfettstruktur ist im Detail noch nicht vollständig aufgeklärt. Es gibt verschiedene Strukturmodelle, von denen das von KING entworfene Modell noch heute weitgehend akzeptiert wird und davon ausgeht, daß die Hülle aus drei Schichten, einer Phospholipidschicht, einer Protein- und einer Hydratwasserschicht, besteht (Abb. 13.5.).

- **Eigenschaften des Milchfettes**

Sie werden bestimmt durch die Eigenschaften der Fettsäuren. So sind z. B. gesättigte Fettsäuren verantwortlich für das Schmelzverhalten und die Konsistenz von Milchfett. Aus diesem Grunde gibt es keinen scharfen Schmelzpunkt. Er beträgt bei Butter 28 °C–38 °C, der Erstarrungspunkt liegt bei 15 °C–25 °C. Im Gegensatz zu ungesättigten bewirken viele gesättigte Fettsäuren eine harte Konsistenz der Butter. Triglyceride mit Ölsäure sind bei Zimmertemperatur flüssig und bilden Butteröl (wasserfreies flüssiges Fett). Ungesättigte Fettsäuren neigen zur Autoxydation. Buttersäure, Capron-, Caprin- und Caprylsäure riechen ranzig und sind schon in Spuren wahrnehmbar. Für die Qualität von Milch und Milchprodukten sind weitere Faktoren von Bedeutung:

Destabilisierung von Milchfett: Zerstörung der Emulsion, auch Bildung von freiem Fett (hüllenlos) durch starke mechanische Beanspruchung (Pumpen, Milchfluß in Steigleitungen, zu hohe Strömungsgeschwindigkeit, zu lange Fließwege, Lufteinschlagen, Schaumbildung und damit Änderung der Grenzflächenspannung), schneller Temperaturwechsel wie starkes Herunterkühlen oder Gefrieren.

Auswirkungen sind Fettaugen-, Rahmkragen- oder Rahmpfropfenbildung, verstärktes Haften des Fettes an Behälterwandungen (Fettverlust). Unerwünscht sind diese Erscheinungen in flüssigen Produkten wie Trinkmilch, Kaffeesahne, Kondensmilch.

Aufrahmen: normale Erscheinung bei Milch, die nach etwa einer Stunde zu beobachten ist. Es handelt sich um keine Deemulgierung, sondern infolge der geringen Dichte von Fett (0,930–0,933 g cm^{-3}) gegenüber Wasser um eine Veränderung des Verteilungsgleichge-

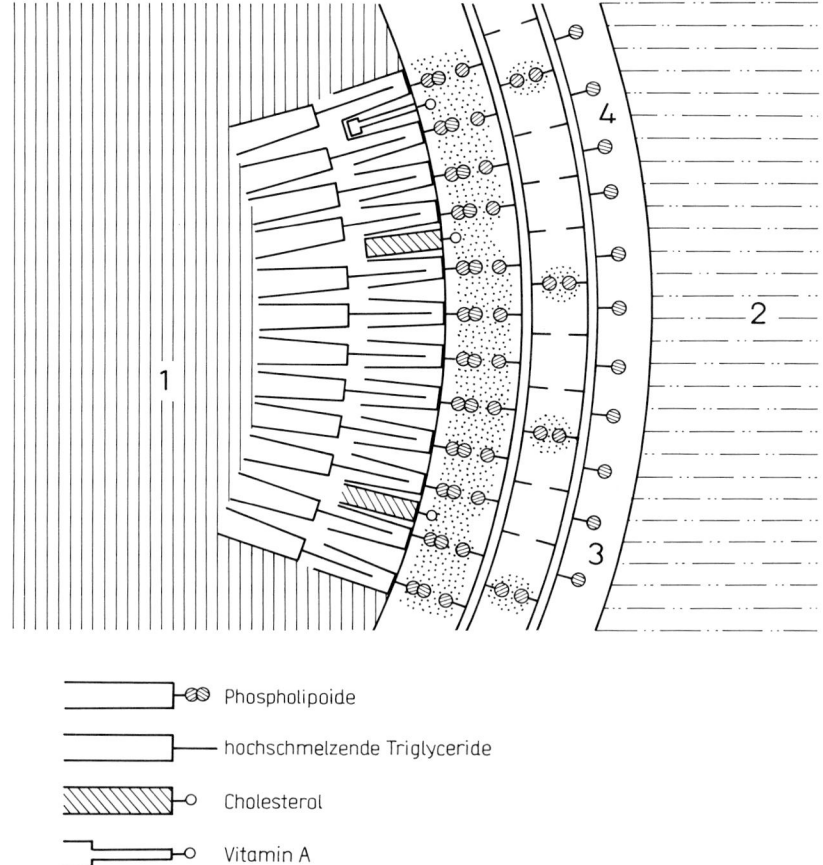

Abb. 13.5. Aufbau eines Fettkügelchens nach King (aus Spreer, 1988). 1 = Fett, 2 = Plasma, 3 = Proteine, 4 = Zone gebundenen Wassers.

wichtes. Von Bedeutung ist diese Eigenschaft von Milchfett in flüssigen Produkten, insbesondere in Kondensmilch. Homogenisieren verhindert das Aufrahmen.

Agglomeration: Hauptvorgang bei der Butterkornbildung (Abb. 13.6.). Durch mechanische Zerstörung des Fettes und Einschlagen von Luft als Hilfsphase wird eine Phasenumkehr erreicht (Fett-in-Wasser-Emulsion verwandelt sich in eine Wasser-in-Fett-Emulsion). Unerwünscht ist das Anbuttern z. B. beim Milchtransport ungenügend gefüllter Tanks.

Lipolyse: Milchfettabbau durch hydrolytische Spaltung der Triglyceride und Bildung freier Fettsäuren mit dem Ergebnis des ranzigen oder seifigen Geschmacks und Oxydation mit der Entstehung des Oxydationsgeschmacks. Induziert wird die Fetthydrolyse durch Aktivierung der originären und mikrobiellen Lipasen. Die mechanische Beanspruchung der Milch spielt dabei eine große Rolle. Die spontane Ranzigkeit ist bei Kühen mit hormonalen Störungen zu beobachten. Ranzigkeit kann auch bei Milch von Altmelkern festgestellt werden. Bedeutung hat die Fetthydrolyse bei Butter und Milchpulver. In Käse ist sie teilweise erwünscht. Zum Oxydationsgeschmack (Sammelbegriff für ölig, fischig, talgig, schmirgelig, metallisch, je nach Spaltprodukt) neigt Milch der Winterfütterung und allgemein Vitamin-E- und -C-arme Milch. Als Katalysatoren wirken kurzwelliges Licht und Metalle.

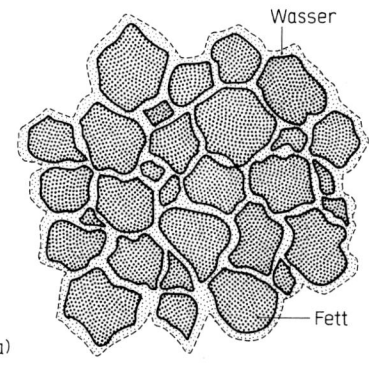
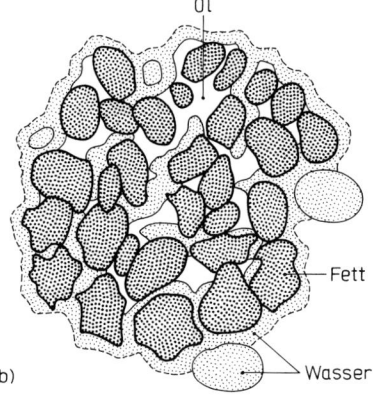
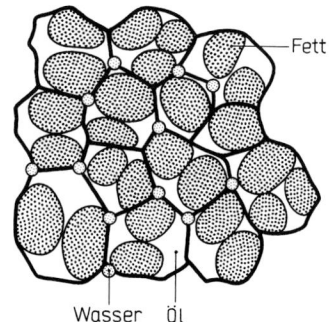

Abb. 13.6. Umwandlung von Rahm in Butter durch Phasenumkehr (nach SPREER, 1988).
a Rahm, b während der Butterbildung, c Butter.

- **Beeinflussung des Milchfettgehaltes**

- Neben der Rasse und der genetischen Variationsbreite innerhalb der Rasse (Schwarzbunte erreichen einen mittleren Fettgehalt von ca. 4,1%, 25% der Tiere im Laktationsmittel jedoch weniger als 3,8%, 14% mehr als 4,6%, bei Anglern erreichen 70% mehr als 4,6%),
- dem Laktationsstadium (anfangs Anstieg, dann Abfall und im letzten Drittel wieder Anstieg),

- der Melktechnik (ungenügendes Ausmelken, mangelhaftes Vakuum, häufiger Melkerwechsel),
- hat die Fütterung den größten Einfluß nicht nur auf den Gesamtfettgehalt, sondern auch auf das Fettsäuremuster (mehr ungesättigte Fettsäuren durch Ölkuchen, Mais, Sojabohnen, Schlempe. Leinsamen, junges Grünfutter, Silage, mehr gesättigte Fettsäuren durch rohfaserreiches Grobfutter, Futterrüben, überständiges Gras, Erbsen, Bohnen, Wicken, Roggen- und Weizenschrot). Wichtig sind qualitativ hochwertige Rauhfutterrationen (50% der Ration, davon 12% strukturierte Rohfaser) und keine zu hohen, am besten über mehrere Mahlzeiten verteilte Kraftfuttergaben (die Kuh muß lange Freßzeiten haben, viel Speichel sezernieren, optimaler pH-Wert für die Synthese und ein Essigsäure: Propionsäure-Verhältnis von 3:1 müssen sich einstellen).

13.3.3. Kohlenhydrate

Die Milch enthält hauptsächlich Lactose, daneben aber auch noch andere Kohlenhydrate wie Mono- und Oligosaccharide, Phosphatester, Aminozucker und Citronensäure. Lactose ist auch in Milchprodukten mit unterschiedlichen Gehalten vertreten, da dieser vom Herstellungsverfahren beeinflußt wird. Während der Wert in Trinkmilch etwa dem der Rohmilch entspricht, enthalten besonders Kondensmilch etwa 10% und Milchpulver je nach Sorte >30–55% Lactose. Die in der Milch echt gelöste Lactose ist für den osmotischen Druck verantwortlich und hält die Milch isotonisch. Rohlactose wird aus Molke gewonnen.

- **Aufbau**

Das aus Glucose und Galactose bestehende Disaccharid besitzt eine kristalline Struktur, liegt in zwei isomeren Formen, und zwar Alpha- und Beta-Lactose, vor (je nach Stellung der OH-Gruppe am C-Atom 1). Beide Formen haben unterschiedliche physikalische Eigenschaften, die z.B. bei Löslichkeit von Lactose eine Rolle spielen (Beta-Lactose ist besser löslich).

- **Eigenschaften**

Lactose löst sich in Wasser, kristallisiert in übersättigten Lösungen aus, besitzt eine geringere Süßkraft als andere Zucker und dreht die Ebene linear polarisierten Lichtes, da sie eine optisch aktive Substanz darstellt. Letzteres hat Bedeutung für den Lactosenachweis.

Lactose wird nach Spaltung in ihre Komponenten enzymatisch abgebaut. Die auch als **Gärung** bezeichneten Prozesse führen zur Bildung verschiedener Spaltprodukte, die u. a. auch als Aromastoffe im Käse und in fermentierten Erzeugnissen Bedeutung haben. Insbesondere handelt es sich um Milchsäure, Butter-, Propion- und Essigsäure sowie Alkohol. Die Milchsäuregärung ist die Grundlage für die Herstellung von Sauermilchprodukten.

Bei der Be- und Verarbeitung von Milch bewirken die Kristallumwandlungen und chemischen Reaktionen mit anderen Inhaltsstoffen auch eine Veränderung der Eigenschaften von Lactose, die sich nicht immer vorteilhaft auf die Produktqualität auswirken muß. Insbesondere sind hier anzuführen:

die **Karamelisation**: Spaltung bei hohen Temperaturen (130–150 °C). Es entstehen dehydrierte Zucker (Glucosane) und andere polymere Verbindungen, die braun aussehen. Ferner kommt es infolge Lactokaramelbildung zu Geruchs- und Geschmacksveränderungen. Bedeutung kann dies im Walzenmilchpulver erlangen.

Maillard-Reaktion: Reaktion der Lactose insbesondere mit Lysin zu einer Aminozuckerverbindung, die dazu führt, daß das Lysin ernährungsphysiologisch unbedeutend wird, weil es nicht mehr zur Verfügung steht. Die Reaktion läuft besonders schnell bei Temperaturen um 100 °C ab, ist aber auch bei niedrigeren Temperaturen möglich. Mit der Maillard-Reaktion kann außerdem eine durch Melanoidine hervorgerufene Braunfärbung verbunden sein. Bedeutung haben die Veränderungen in Kondensmilch, Milchpulver und Rohlactose.

Sandigkeit: In Kondensmilch kann je nach Konzentrierung ein Sättigungsgrad bei Lactose erreicht werden. Bei schneller Abkühlung (z. B. auf 10 °C) bilden sich Kristalle, die geschmacklich wahrnehmbar sind. Der Fehler „sandig" kann sich auch erst später herausbilden, und zwar bei längerer Lagerung und niedrigen Temperaturen durch Wachstum der Kristalle. Besonders betroffen ist gezuckerte Kondensmilch, weil hier die allgemein geringere Löslichkeit der Lactose gegenüber Saccharose durch diese weiter herabgesetzt wird.

Klumpenbildung: Bei der Sprühtrocknung von Milch kann Lactose durch den plötzlichen Wasserentzug nicht mehr kristallisieren. Es entsteht amorphe (griech. ohne Gestalt) Lactose. Sie ist sehr hygroskopisch und bewirkt mangelhafte Löslichkeit sowie eine Verklumpung, wenn Sprühmilchpulver in feuchten Räumen gelagert wird.

- **Beeinflussung des Lactosegehaltes**

Im Gegensatz zu anderen Inhaltsstoffen ist der Lactosegehalt kaum Schwankungen unterworfen. Einen Einfluß übt die Eutergesundheit aus. Bei Sekretionsstörungen sinkt die Lactose unter den Wert von 4,6% ab. Eine Abhängigkeit von der Fütterung ist nur bei extremen Situationen zu erwarten. Bei eingeschränkter Synthese reduziert sich die Wasseraufnahme und damit auch die Milchbildung.

13.3.4. Mineralstoffe

Entsprechend der Konzentration der Mineralstoffe werden Mengen- und Spurenelemente unterschieden. Die Mineralstoffe beeinflussen ebenso wie Lactose den osmotischen Druck, die elektrische Leitfähigkeit (Nutzung für die Mastitisdiagnostik) und den Gefrierpunkt der Milch. Als Bestandteil des Puffersystems in der Milch haben sie die Aufgabe, den pH-Wert konstant zu halten. Sie stabilisieren den Zustand der Proteine. Insbesondere nimmt hier *Calcium*, das in der Milch echt gelöst und kolloidal gebunden ist, eine zentrale Stellung ein. Bei der Labgerinnung begünstigt ein hoher Anteil echt gelösten Calciums diesen Prozeß, während verstärkt kolloidal gebundenes Calcium ihn verzögert, aber die Hitzestabilität der Milch erhöht. Vom Calciumgehalt hängt ferner die Größe der Caseinmizellen (Abb. 13.7.) und von diesen die milchige Farbe ab. Die in der Milch vorkommenden Mineralstoffe und ihr durchschnittlicher Gehalt sind aus Tabelle 13.1. ersichtlich.

Der Gehalt an *Mengenelementen* wird im wesentlichen von genetisch bedingten Faktoren der Rasse und des Individuums, vom Laktationsstadium und von Eutererkrankungen

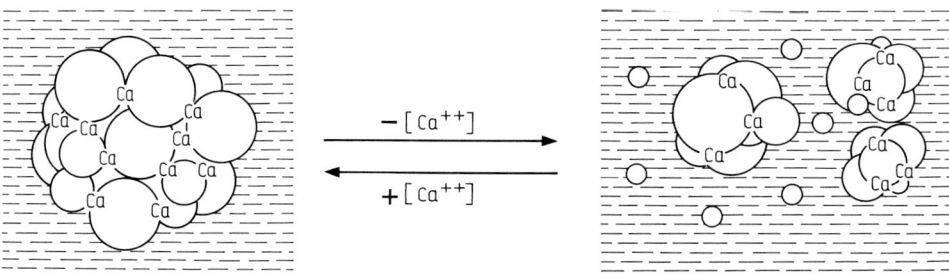

Abb. 13.7. Caseinmizellen im Gleichgewicht mit Caseinsubmizellen (nach TÖPEL, 1981).

Tabelle 13.1.: Durchschnittlicher Gehalt ausgewählter Mineralstoffe in Kuhmilch, in mg/kg (nach KIELWEIN, 1985)

Mineralstoffe	
Natrium	500
Kalium	1 440
Calcium	1 180
Magnesium	130
Phosphor	930
Chlorid	1 100
Sulfat	333
Zink	4,5
Brom	4,0
Aluminium	3,5
Silicium	0,82
Bor	0,6
Eisen	0,57
Iod	0,35
Kupfer	0,32

beeinflußt. So enthalten Jersey-Rinder mehr Calcium und Phosphor in der Milch als Holstein-Friesian. Kolostrum weist generell mehr Calcium, Phosphor, Magnesium, Chlorid und Natrium als die Milch der vollen Laktation auf. Bei Eutererkrankungen steigt der Gehalt an Chlorid und Natrium an, und der Wert für Kalium verringert sich.

Spurenelemente sind Bestandteil von Enzymen (Fe bei Katalase und Peroxidase, Mo bei Xanthinoxidase). Sie treten als Aktivator oder Inhibitor von Enzymen in Funktion (Mg aktiviert Phosphatase, Cu inhibiert Lipase), katalysieren chemische Umsetzungen (Cu fördert die Oxydation von Milchfett) und sind Bestandteil von Vitaminen (Co bei Vitamin B_{12}). Der Spurenelementgehalt schwankt stark. Bei den meisten besteht ein enger Zusammenhang zum Futter. Auch das Laktationsstadium spielt eine Rolle. So enthält Kolostrum mehr Fe, Cn, Co, Zn und I als reife Milch.

13.3.5. Vitamine

Die in der Milch vorhandenen fett- und wasserlöslichen Vitamine, deren durchschnittlicher Gehalt aus Tabelle 13.2. ersichtlich ist, haben außer ihrer ernährungsphysiologischen Bedeutung auch einen Einfluß auf

— die Farbe der Milch (Vitamin A, Carotin, bläuliches Aussehen von Molke durch Vitamin B_2),
— die Oxydation als Antioxydans (Vitamin E, Vitamin C) und
— den Geschmack (Vitamin C, Ausprägung des Lichtgeschmacks durch das als Photosensibilisator wirkende Vitamin B_2).

Beeinflußt wird der Vitamingehalt von

— den Futterinhaltsstoffen (mehr fettlösliche Vitamine bei Grünfutter und Silage),
— der Tätigkeit der Pansen- und Darmflora (Vitamin B_{12} und Vitamin K),
— der Haltung (erhöhter Vitamin-D-Gehalt bei Sonneneinstrahlung),

- dem Laktationsstadium (mehr Vitamin A und Carotin im Kolostrum),
- der Tierart (Fehlen von Carotin in der Büffel- und Ziegenmilch).

Ungünstig auf die Vitamine in der Milch wirken sich aus

- die Erhitzung (Vitamin B_1 und C, letzteres ist Indikator für die Prüfung der Lichtschutzwirkung von Verpackungen),
- Sauerstoff (in Verbindung mit hohen Temperaturen, Zerstörung von Vitaminen A, E und C),
- Schwermetalle (Vitamin C),
- UV-Strahlen (Vitamin A, B-Vitamine, Vitamine C, E und K),
- Oxydation während der Lagerung (Vitamin A, E, C und B_1).

13.3.6. Weitere Inhaltsstoffe

Regelmäßige Rohmilchbestandteile sind Mikroben, somatische Zellen, Gase und Hormone. Die mikrobielle Kontamination der Milch beginnt i.d.R. mit der Passage des Strichkanals. Dabei können einige 100 bis 1000 Keime/ml in die Milch gelangen. Kontaminationsquellen stellen insbesondere Euterhaut, Haarkleid der Tiere, Melkgerät, Einstreu und Hände der Melker dar. Im Gegensatz zum Vorherrschen glykolytisch aktiver Keime beim Handmelken (Mikrokokken, Laktobazillen, Corynebakterien, coliforme Keime) kann in Milch, die mit der Melkmaschine gewonnen und anschließend gekühlt wurde, Überwiegen einer psychrotrophen Flora festgestellt werden, von denen sich viele Arten durch eine lipolytische und proteolytische Aktivität auszeichnen. Häufig vorkommende psychrotrophe Lipolyten sind Pseudomonaden *(P. fluorescens, P. putrefaciens, P. fragi)*. Zu finden sind auch mesophile Lipolyten: z. B. *Bacillus cereus, Corynebacterium bovis, Enterobacter aerogenes*. Zu den psychrotrophen Proteolyten gehören z. B. Pseudomonaden und Flavobakterien. Mesophil sind u. a. *Alcaligenes faecalis, Bacillus cereus, Brevibacterium linens, Micrococcus caseolyticus, Streptococcus liquefaciens, Clostridium bifermentans, C. histolyticum*. Milch enthält auch je nach Melkhygiene Hefen und Schimmelpilze. Nachgewiesen wurden vorwiegend *Sphaeropsidales, Mucor, Fusarium, Geotrichum, Penicillium*. Zu beachten ist, daß über die Milch grundsätzlich auch pathogene Keime ausgeschieden werden können. Meist liegt in diesen Fällen eine Mastitis oder Allgemeinerkrankung der Kuh vor (s. Kap. 13.5.).

In Milch vorhandene Zellen stammen aus dem Eutergewebe und aus dem Blut. Das *Zellbild* kann deshalb von den verschiedensten Zellen charakterisiert werden, wobei die neutrophilen Granulozyten (polymorphkernige Leukozyten), Makrophagen (mononukleäre Zellen mit Phagozytose) und Lymphozyten neben Epithelzellen vorherrschen.

Tabelle 13.2.: Durchschnittlicher Gehalt der Kuhmilch an Vitaminen (nach KIELWEIN, 1985)

A	0,25–0,34 mg/l
Carotin	0,15–0,21 mg/l
D	1,4 µg/l
E	0,9 mg/l Äquiv./l
K	1,70 mg/l
B_1 (Thiamin)	0,37 mg/l
B_2 (Riboflavin, Lactoflavin)	1,8 mg/l
Nicotinsäure	0,9 mg/l
B_6 (Pyridoxin)	0,46 mg/l
Pantothensäure	3,0 mg/l
B_{12}	4,2 µg/l
C	17 mg/l

Seltener sind eosinophile und basophile Granulozyten, Riesenzellen, Monozyten, Erythrozyten, Plasmazellen u. a. festzustellen. Ein Zellgehalt > 500 000/ml deutet auf Störungen der Eutergesundheit hin.

Der Anteil an *Gasen* hängt insbesondere von der Lagerdauer ab. Einige Stunden nach dem Melken können in Milch ca. 6 Vol.-% CO_2, 1 Vol.-% Stickstoff und 0,1 Vol.-% Sauerstoff nachgewiesen werden.

Der Gehalt an *Hormonen* (Androgene, Gestagene, Östrogene) schwankt in Abhängigkeit vom Sexualzyklus, von der Trächtigkeit und der Geburt. Die Hormonaufnahme mit der Milch dürfte für den Menschen ohne Belang sein.

13.4. Einflüsse auf Milchmenge und Milchinhaltsstoffe

Milchmenge und Milchinhaltsstoffe werden von verschiedenen Faktoren beeinflußt. Neben den individuellen Differenzen bestehen deutliche Unterschiede zwischen den Rassen.

Hinsichtlich der Mengenleistung und des Gehaltes, besonders an Fett und Eiweiß, sind die reinen Milchrassen (Holstein-Friesian, Jersey, Nordamerikanisches Braunvieh, Ayrshire, Guernsey) den Zweinutzungsrassen (Schwarzbuntes und Rotbuntes Rind, Höhenfleckvieh, Dairy Shorthorn) überlegen.

Rasse	Fett (%)	Eiweiß (%)
Holstein-Friesian	3,7	3,3
Jersey	5,5	4,0
Braunvieh	3,9	3,4
Fleckvieh	3,9	3,4
Rotbunt	3,8	3,4
Schwarzbunt	4,0	3,3

Trächtigkeit, Laktationsperiode und Nutzungsdauer beeinflussen nicht nur die Milchmenge, sondern auch sensorisch erfaßbare Eigenschaften. So weist die Milch von Kühen in der Brunst Labträgheit und am Ende der Laktationsperiode (bei einer wirtschaftlichen Kuh 305 Tage), einen leicht salzigen Geschmack auf. Während der Kolostralmilchperiode wird eine gelb aussehende, viskose, leicht salzige und durch Erhitzen gerinnende Milch ermolken. Kolostralmilch weist einen durchschnittlichen Trockenmassegehalt von 25,3%, einen Caseinanteil von 4%, 13,6% Serumproteine, 3,6% Fett, 2,7% Lactose und 1,6% Asche auf (KIRCHGESSNER, 1982). Die Milchdrüse zeigt im Verlauf der Laktation keine gleichbleibende Leistungsfähigkeit. Dem Anstieg der Milchsekretion nach dem Abkalben folgt mit Beginn des 3. Monats ein Abfall, der sich bei hochleistungsfähigen Kühen und gleichbleibenden günstigen Umweltbedingungen allmählich vollzieht und von einem Ansteigen der fettfreien Trockenmasse und des Fettgehaltes begleitet ist.

Mit zunehmendem Alter der Kuh erhöht sich die Milchmengenleistung, wobei unter entsprechenden Haltungsbedingungen die Höchstleistung zwischen der 4. und 6. Laktation bei europäischen Rassen erreicht wird. Gleichzeitig verringert sich der Gehalt an Casein und Lactose (pro Jahr um ca. 0,1%). Die Ausschöpfung des genetischen Potentials bei den verschiedenen Rassen erfordert eine optimale Umweltgestaltung. Aus diesem Grunde sind bei der Haltung der Kühe die durch das Körpermaß und die Bewegungsabläufe erforderlichen Platzansprüche zu berücksichtigen. Nähere Angaben sind der Spezialliteratur zu entnehmen.

Weitere wichtige Gesichtspunkte sind die ungehinderte Wasser- und Futteraufnahme.

Die stabile Gesundheit der Milchkuh und somit auch die Rohmilchqualität werden maßgeblich von der Fütterung mitbestimmt. Ursachen von Ernährungsschäden und Stoffwechselstörungen sind oft darauf zurückzuführen, daß der Nährstoffbedarf der Ration nicht dem leistungsabhängigen Bedarf entspricht, ein ungünstiges Verhältnis zwischen den Inhaltsstoffen des Futters besteht, diese zu wenig strukturwirksam oder im Nährwert herabgesetzt sind.

Zu beachten ist, daß der Bereich der geringsten thermischen Belastung der Kuh zwischen 5 °C und 20 °C liegt. In dieser Temperaturspanne erfolgt auch die beste Futterverwertung. Eine hohe Milchleistung kann nur erwartet werden, wenn auch für das Wohlbefinden des Tieres, z. B. durch sachkundige Klauenbehandlung und Fellpflege, Sorge getragen wird. Große Aufmerksamkeit ist der fehlerfreien Melkarbeit zu widmen, weil dadurch dem Entstehen einer Mastitis und ihren Folgen für die Milchqualität vorgebeugt wird (Abb. 13.8.).

Alle fieberhaften Allgemeinerkrankungen sind mit einem Rückgang der Milchmenge und der im Euter synthetisierten Milchinhaltsstoffe, vor allem Casein, Fett und Lactose, verbunden.

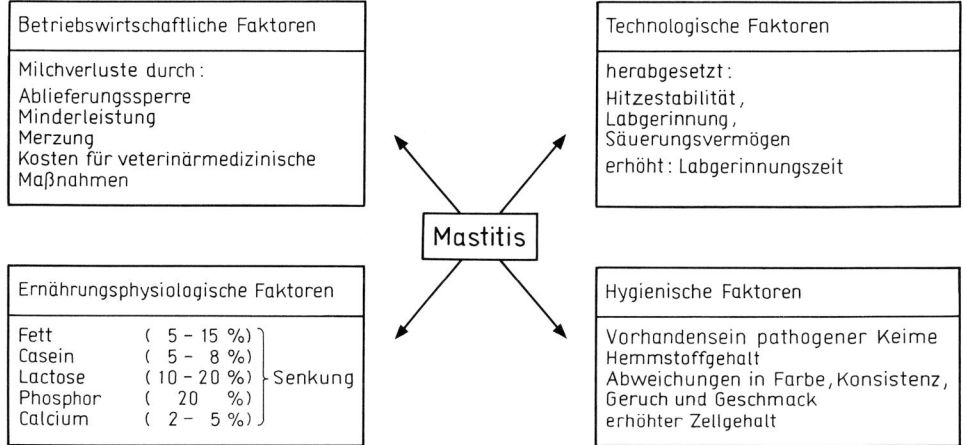

Abb. 13.8. Auswirkungen von Mastitiden auf die Milchqualität.

13.5. Qualitätsanforderungen an Rohmilch

Rohmilch ist die nicht über die Gewinnungstemperatur hinausgehende Milch mit natürlichen Inhaltsstoffen, aus ein oder mehreren Gemelken, von einer oder mehreren Kühen.

Vorzugsmilch ist eine von gesunden Kühen hygienisch einwandfrei gewonnene Rohmilch. Sie muß bestimmte Anforderungen an die Qualität erfüllen und insbesondere keim- und zellarm sein.

Konsummilch ist eine für den Verbraucher bestimmte rohe oder wärmebehandelte Milch.

An eine qualitativ hochwertige Rohmilch sind folgende Anforderungen zu stellen (Abb. 13.9.):

– normale biochemische Zusammensetzung,
– einwandfreie sensorische Beschaffenheit,

- niedriger Gesamtkeimgehalt,
- keine pathogenen Erreger,
- niedriger Gehalt an Keimen, die die Weiterverarbeitung stören (coliforme Keime, Pseudomonaden, Sporenbildner),
- niedriger Zellgehalt,
- keine Hemmstoffe.

In vielen Ländern sind diese Parameter Grundlage für die Einstufung der Milch in Qualitätsklassen.

In Deutschland kann die Milch in 5 Klassen (nach der Milchgüte-Verordnung vom 21. 7. 1988, BGBl. I, S. 1083 u. 1590, in Kl. 1 bis 4 und besonders hochwertige Milch in Kl. S) eingestuft werden.

Die Grenzwerte für die Gesamtkeimzahl je ml betragen für die Kl. 1 300000, bzw. ab 1. 1. 1993 100000 und für die Kl. 4 3 Millionen bzw. 800000.

Der Zellgehalt je ml darf 500000, bzw. ab 1. 1. 1993 400000 bei allen Klassen nicht überschreiten.

Der Gefrierpunkt ist mit $-0{,}515\,°C$ festgelegt.

Hemmstoffe dürfen mit dem vorgeschriebenen Verfahren (Agar-Blättchentest) nicht nachweisbar sein.

Von Bedeutung ist, daß für die Überwachung schnell und einfach durchzuführende Methoden zur Verfügung stehen. Rückschlüsse auf eine normale Zusammensetzung der Milch können die Bestimmung des Gefrierpunktes und der *Soxhlet-Henkel-Zahl (SHZ)* geben. Der Säuregrad nach SOXHLET-HENKEL entspricht der Summe aller in der Milch vorhandenen, als Säure wirkenden und mit Natronlauge zu erfassenden Substanzen (Milchsäure, saure Alkaliphosphate, Kohlensäure, Aminosäuren, saure Aminogruppen des Caseins). Der Normalbereich für die SHZ beträgt $6{,}4-6{,}8 \pm 0{,}2-0{,}3$. Während besonders erhöhte Werte bei hohem Keimgehalt und azidotischer Stoffwechsellage beobachtet werden, weisen erniedrigte Werte auf eine subklinische Mastitis, alkalotische Stoffwechselsituation und auf Verwässerung der Milch hin. Da aber auch der Eiweißgehalt die SHZ beeinflußt, kann z. B. eine erhöhte SHZ durch viele frischmelkende Kühe in einer Herde zu falschen Schlußfolgerungen führen. Auch sind rassenbedingte Unterschiede zu beachten. Bei Milch mit SHZ-Veränderungen sind die Möglichkeiten für die Verarbeitung eingeschränkt.

Der Gefrierpunkt hängt im wesentlichen vom Lactose- und Mineralstoffgehalt ab. Da diese für das Bestehen des physiologischen Gleichgewichts zwischen Blut und Milch verantwortlich sind, handelt es sich beim gesunden Tier um einen nahezu konstanten Wert.

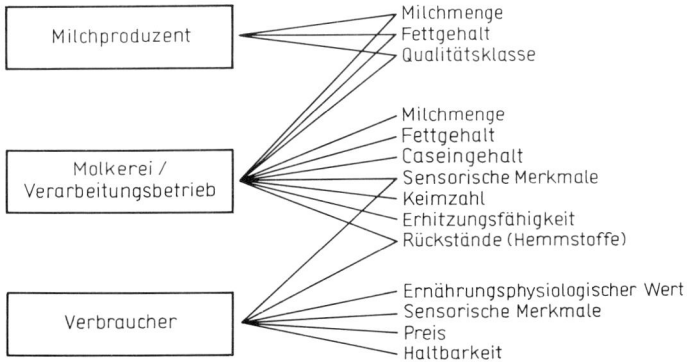

Abb. 13.9. Interesse der Marktpartner an der Rohmilchqualität.

Veränderungen des Gefrierpunktes treten dann auf, wenn Fütterungsfehler (allgemeine Unterversorgung, Mangel oder falsche Relationen einzelner Komponenten) vorliegen, Allgemeinerkrankung bzw. Mastitis vorherrschen. Da aber auch Wasserzusatz den Gefrierpunkt im Sinne einer Erhöhung (Wert verschiebt sich zu 0 °C hin) verändert, dient seine Bestimmung in der Praxis der Feststellung einer Täuschung. Ein Wert von z. B. $-0{,}510\,°C$ bedeutet einen Wasserzusatz von 1% und von $-0{,}506\,°C$ von 2%. Alkalische und saure Reinigungsmittel von 5% z. B. verschieben ihn auf $-0{,}488\,°C$ bzw. $-0{,}490\,°C$.

Milch ist ein ideales Medium für die Weiterverbreitung und Vermehrung von Mikroorganismen. Dabei kann die Milch primär kontaminiert sein, oder sie besitzt eine Vektorfunktion. Die Mikroben sind sowohl als Zoonoseerreger (Tuberkulose, Brucellose, Listeriose, Leptospirose, Q-Fieber, Maul- und Klauenseuche), Tierseuchenerreger (Tuberkulose, Brucellose, Leukose, Maul- und Klauenseuche) als auch als Mastitiserreger *(Escherichia coli, Streptococcus agalactiae, Streptococcus dysgalactiae, Streptococcus uberis, Staphylococcus aureus, Corynebacterium pyogenes, Mycobacterium bovis, Nocardia asteroides)* von Bedeutung.

Des weiteren kommen eine Reihe weiterer Mikroorganismen und Viren in Betracht, die unter bestimmten Bedingungen beim Menschen eine Infektions- und Intoxikationskrankheit auslösen können. Zu den mit Milch weiterverbreiteten humanpathogenen Viren zählen z. B. Poliomyelitisvirus, Enteroviren, Hepatitisviren und Rotaviren. Bedeutsame weitere pathogene Erreger sind z. B. Shigellen, Salmonellen, *Campylobacter jejuni, Coxiella burnetii* (Infektion mit angetrockneter Milch), *Yersinia enterocolitica* (vermehrt sich in gekühlter Milch).

Milch darf nicht in den Verkehr gelangen, wenn die für Pflanzenschutzmittel festgelegten Höchstmengen an Rückständen überschritten werden, die Milch nicht zugelassene Mittel oder solche Substanzen enthält, für die keine Höchstmengen festgelegt sind. Bei Stoffen mit pharmakologischer Wirkung wie Arzneimittel und Futterzusatzstoffe sind die entsprechenden Wartezeiten einzuhalten. Höchstmengen für Polychlorierte Biphenyle und Radionuclide dürfen nicht überschritten werden. Zu beachten ist das Anwendungsverbot bestimmter Arzneimittel (z. B. Chloramphenicol, Lindanpräparate als Ektoparasitikum, chlorkohlenstoffhaltige Mittel am Euter, Hormonpräparate, die keine Fertigarznei sind).

An Milchkühe darf kein aflatoxinhaltiges Futter verabreicht werden. Für weitere Futterbestandteile sind Grenzwerte zu beachten (Arsen, Blei, Blausäure, Cadmium, Nitrit, chlororganische Verbindungen, Quecksilber, Senföle, Unkräuter, die Alkaloide und Glykoside enthalten). Verkehrsfähige Milch muß grundsätzlich von gesunden Kühen stammen, unter hygienischen Bedingungen gewonnen und gekühlt werden (6–8 °C), wenn keine Ablieferung innerhalb von 2 Stunden erfolgt. Ihr darf nichts entzogen (Fett) oder hinzugefügt (Wasser, Neutralisationsmittel, Magermilch) werden. Sie muß hemmstofffrei und sollte nicht älter als 54 Stunden sein.

Verkehrsverbot besteht für Kolostrum in den ersten 5 Tagen und für die ersten Milchstrahlen aus den Zitzen.

13.6. Hygiene der Rohmilchgewinnung und -behandlung

Die Milchhygiene verfolgt das Ziel, eine qualitativ hochwertige Rohmilch zu gewinnen (s. Kapitel 13.5.). Bei der Be- und Verarbeitung geht es darum, den Konsumenten ein Produkt mit hohem Nährwert, guter Haltbarkeit und frei von gesundheitsschädigenden Substanzen anzubieten. Dazu sind bestimmte Voraussetzungen notwendig, die eingehalten werden müssen. Der tierärztliche Sachverständige hat sie zu kontrollieren. Darüber hinaus ist er auch Ratgeber für den Produzenten und für den Verbraucher (Tabellen 13.3.–13.5.).

Reinigung und Desinfektion stellen eine wesentliche Voraussetzung für eine hygienische

Tabelle 13.3.: Anforderungen an eine hygienische Rohmilchgewinnung und -behandlung

Transportbehälter	Fahrzeuge
– Material glatt und korrosionsbeständig, – leicht zu reinigen und zu desinfizieren, – Spülen mit Trinkwasser und Trocknen, – Gewährleistung des restlosen Auslaufens der Milch, – dichter Verschluß	– kein Transport anderer Erzeugnisse oder Gegenstände, die Milch nachteilig beeinflussen können, – kein Tiertransport, – hygienisch einwandfreier Laderaum, – Schutz der Milch vor Witterungseinflüssen und Verschmutzung

Tabelle 13.4.: Anforderungen an eine hygienische Rohmilchgewinnung und -behandlung

Tierbestand	Räume
– amtlich anerkannt tuberkulose- und brucellosefrei, – keine Anzeichen von auf den Menschen übertragbaren Krankheiten, – keine Störungen des allgemeinen Gesundheitszustandes, – keine Erkrankung der Genitalorgane mit Ausfluß, – keine Magen-Darm-Erkrankung mit Fieber und Durchfall, – keine erkennbare Mastitis, – keine Erkrankung der Euterhaut, – keine Wunden am Euter	– hell, ausreichend be- und entlüftet, – Fußboden und Einrichtungsgegenstände leicht zu reinigen und zu desinfizieren, – Versorgung mit Wasser von Trinkwasserqualität, – ausreichende Abtrennung der Räume von Dungplatz und Toiletten, – genügender Schutz gegen Ungeziefer, – Fernhalten von Hunden und Katzen im Lagerraum, – Kühlmöglichkeit von Milch, die länger als 2 h lagert, – Einsatz von Geräten mit glatter, korrosionsbeständiger Oberfläche und von denen keine Stoffe in die Milch übergehen, die diese nachteilig beeinflussen

Milchgewinnung dar. Von den in der Milchwirtschaft eingesetzten Reinigungs- und Desinfektionsmitteln werden eine hohe mikrobiologische Wirksamkeit, geringe Korrosivität, Neutralität bezüglich Geruch und Geschmack sowie toxikologische Unbedenklichkeit gefordert. Wie auch in anderen Bereichen der Lebensmittelproduktion und Tierhaltung sind die Wechselwirkung chemisch-physikalischer Faktoren, Art, Konzentration des Mittels, Vorreinigungseffekt, die Wasserqualität, Werkstoffart, -form und -zustand für den zu erzielenden Effekt ausschlaggebend und deshalb zu berücksichtigen.

Das Zusammenwirken der verschiedenen Faktoren und der wirksamen chemischen Substanzen milchwirtschaftlich zugelassener Reinigungs- und Desinfektionsmittel sind in Abb. 13.10. dargestellt.

13.7. Rohmilchveränderungen

Veränderungen im Geruch und Geschmack können sich schnell entwickeln (bei Verfütterung von Zwiebeln schon nach ca. 30 min) und stellen einen wichtigen Parameter für die Qualitätseinstufung der Milch dar. Die zahlreichen in Frage kommenden Ursachen wirken oft im Komplex. Für die präsekretorische Herausbildung von Milchfehlern spielt die

Tabelle 13.5.: Anforderungen an eine hygienische Rohmilchgewinnung und -behandlung

Personen
– keine Erkrankungen, die auf Menschen weiterverbreitet werden können, – Tragen sauberer Arbeitsschutzbekleidung, – saubere Hände und Oberarme, – Standplatzsäuberung vor dem Melken, – falls Euterwäsche erforderlich ist, Euter danach abtrocknen, – Eutertücher in Desinfektionslösung legen, – Abmelken der ersten drei Strahle in Vormelkbecher mit schwarzer Prüfplatte, – Kühe mit verändertem Sekret gesondert melken, – auf luftziehende oder abgefallene Zitzenbecher achten, – Vermeiden von Blindmelken, Beachten der Pulsfrequenz und Vakuumschwankungen beim maschinellen Melken – keine Verwendung rissiger, aufgerauhter Zitzengummis, – zur Euternachbehandlung entsprechende Mittel für die Tauchdesinfektion der Zitzen oder Pflegemittel verwenden, – nach dem Melken Milch sofort aus dem Stall befördern und kühlen (bei täglicher Abgabe auf 8° C, sonst auf 6° C), – Wasser mit Trinkwasserqualität zum Säubern verwenden, – Stallarbeiten dürfen Milch durch Gerüche, Staub und Schmutz nicht nachteilig beeinflussen, – keine Verfütterung stark riechender Stoffe während des Melkens, – keine verschmutzten, verdorbenen, gefrorenen, verschimmelten Futterstoffe verabfolgen, – Sauberhalten der Futterlagerflächen und keine Futterlagerung im Stall, – regelmäßige Fell- und Klauenpflege, – Beachten der Vorschriften für die Reinigung und Desinfektion, – Beachten der Sperrfristen für Medikamente.

Absorption geschmacksintensiver Substanzen durch die Kuh eine Rolle, die über die Atemluft oder über den Verdauungstrakt via Blut erfolgen kann. Auch Erkrankungen des Tieres wie Ketose oder Mastitiden haben Bedeutung. Postsekretorische Ursachen sind der chemische Abbau der Inhaltsstoffe durch Oxydation, Hydrolyse, Temperatur und Sonneneinstrahlung sowie der Übergang geruchsintensiver Stoffe in die Milch durch unmittelbaren Kontakt. Auch die Belastung durch Lipolyten und Proteolyten sowie die starke Vermehrung glykolytisch aktiver Keime lösen eine Vielfalt biochemischer Reaktionen aus, die sich auf die sensorischen Eigenschaften der Rohmilch negativ auswirken (malzig, hefig, sauer). Zu beachten ist, daß warme Milch schneller als das kühle Produkt Geruchsstoffe aufnimmt. Bei Kühen, die wenig, aber fettreiche Milch geben, werden Milchfehler häufiger beobachtet. Milch von Kühen mit hoher Milchleistung (40 Liter/Tag) schmeckt oft bitter. Leicht salzig ist die Milch von Altmelkern und von frisch abgekalbten Kühen.

Verschiedene Futtermittel und zahlreiche Kräuter enthalten geruchs- und geschmacksintensive Substanzen. Aus diesem Grunde spielt nicht nur die Art des Futtermittels eine Rolle, sondern auch die Menge und der Zeitpunkt der Aufnahme. Insbesondere kommen folgende Substanzen in Frage:
Aceton: Markstammkohl, Sumpfdotterblume;
Acetessigsäure: Minze, schimmliges Heu;
Allylsenföl: Wermut, gefrorener Kohl;
Beta-Hydroxybuttersäure: Grünmais, Schlempe, Wegwarte;
Buttersäure: fehlgegorene Silage, Lauch- und Zwiebelarten;
Betaine: Grünhafer, Luzerne, Wicken, Lupinen, Kamille;
Hexylamin: Lupinen, Wolfsmilch;
Hexenal: Ampfer und Ackersenf;

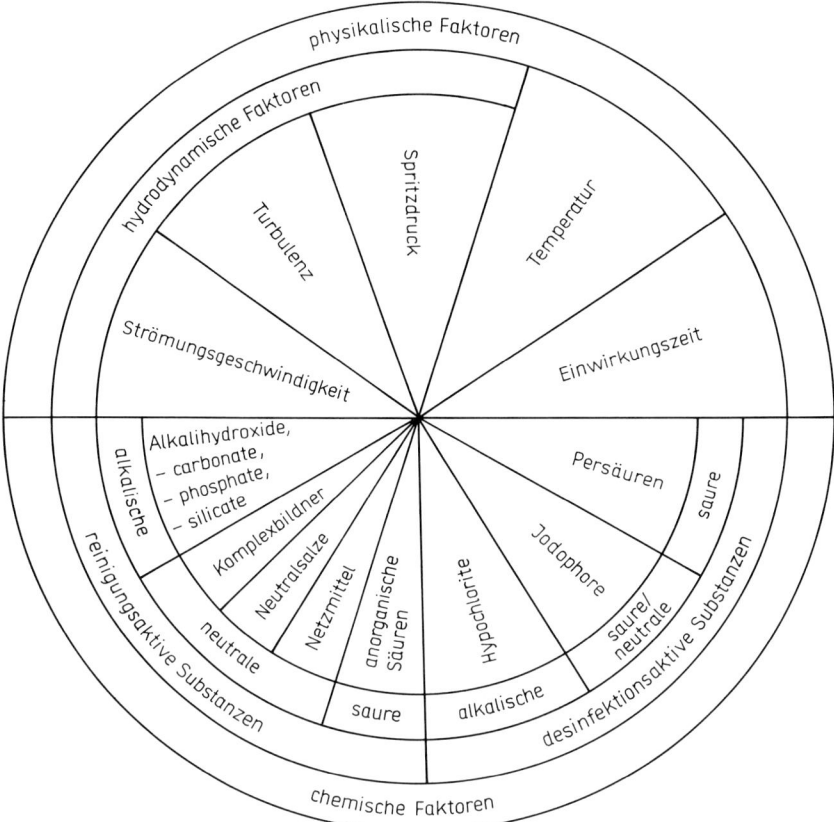

Abb. 13.10. Wirkfaktoren der Reinigung und Desinfektion (nach CERSOVSKY u. Mitarb., 1976).

Hexenol: gefrorener Kohl, Hahnenfußgewächse;
Isobutyraldehyd: Raps und Schachtelhalm;
Methylbutylketon: Kohlrüben und Hirtentäschel;
Methylmercaptan und Methylsulfid: Margariten;
Propylamin: Kresse und Wicken;
Trimethylamin: Schafgarbe, Pferdebohnen, Zuckerrüben, Rübenblatt.

Milchfehler, die in der Praxis eine Rolle spielen, sind die Geruchs- und Geschmacksabweichungen:

– futtrig: Hexenal, Hexenol, Isobutyraldehyd, Methylbutylketon, Propylamin;
– ranzig/schweißig: Butter-, Propion-, Capryl-, Capron-, Caprinsäure;
– fischig bzw. Rübengeschmack: Trimethylamin;
– bitter: Betain, verschiedene Aminosäuren (s. Kapitel 13.3.1.);
– Kuhgeschmack: Aceton, Acetessigsäure, Beta-Hydroxybuttersäure;
– stechend/rettichartig: Allylsenföle;
– fruchtig/malzig: Aldehyde, Ketone (neben Estern und Alkoholen sind sie auch für den einwandfreien Geschmack der Silage verantwortlich);
– Kohlgeschmack: Methylmercaptane, Methylsulfid.

Veränderungen der Konsistenz und der Farbe werden besonders bei Erkrankungen festgestellt. Die Abweichungen sind vor allem bei Mastitiden vielfältig. Sie können sich in einer gelben, schmutzig-gelben, bräunlichen und rötlichbraunen Farbe oder einer flockig-eitrigen, schleimigen, breiigen bzw. wäßrigen, serumartigen Konsistenz zeigen.

Milchfehlern kann vorgebeugt werden durch:

- Beachten der Mengenbegrenzung bei bestimmten Futterstoffen (z. B. Zuckerrübenblatt max. 4,5 kg, frische Zuckerrüben max. 2,5 kg, Kohlrüben, rohe Kartoffeln, Markstammkohl und Schlempe max. 1,5 kg Trockensubstanz/Tier und Tag),
- Unkrautbesatz von nicht mehr als 10% auf Weiden,
- keine Lagerung von geruchsintensiven Stoffen im Stall,
- keine Verfütterung geruchsintensiver Futtermittel unmittelbar vor dem Melken,
- Vermeidung der mechanischen Beanspruchung von Milch,
- gute Belüftung der Ställe und des Milchlagerraumes,
- keine Aufbewahrung der Milch in muffigen Behältern,
- keine Verwendung phenol- oder kresolhaltiger Desinfektionsmittel.

Literatur

Autorenkollektiv (1980): Produktion von Milcherzeugnissen. VEB Fachbuchverlag, Leipzig.
Autorenkollektiv (1983): Wirtschaftliche Milchviehhaltung und Rindermast. 2. Aufl. DLG-Verlag, Frankfurt (Main).
BARTMANN, R., und RIPCKE, D. (1986): Mechanisierte Milchgewinnung. 7. Aufl. VEB Deutscher Landwirtschaftsverlag, Berlin.
CERSOVSKY, H., NEUBERT, S., und SCHMIDT, K.-D. (1976): Grundzüge. Verfahren und technologisch-technische Lösungen der Reinigung und Desinfektion in der Milcherzeugung. Arbeiten des Institutes für Milchforschung der DDR. Oranienburg, Nr. 47.
CERSOVSKY, H., NEUBERT, S., SCHMIDT, K.-D., und TRACHE, H. (1983): Grundzüge, Verfahren und technologisch-technische Lösungen der Reinigung und Desinfektion in der Milcherzeugung. Arbeiten des Institutes für Milchwirtschaft Oranienburg, Nr. 47 (überarbeitete, 2. Aufl.).
CLASSEN, H.-G., ELIAS, P. S., und HAMMES, W. P. (1987): Toxikologisch-hygienische Beurteilung von Lebensmittelinhalts- und -zusatzstoffen sowie bedenklicher Verunreinigungen. Paul Parey, Berlin, Hamburg.
GRAVERT, H. O. (1983): Die Milch: Erzeugung, Gewinnung, Qualität. Verlag Eugen Ulmer, Stuttgart.
GRÜN, E. (1984): Die Bedeutung des Laktoperoxidase-Thiozyanat-Peroxid-Systems für die Bakterizidie der Kuhmilch. Mh. Vet.-Med. **39**, 693.
GRÜN, E. (1985): Physiologische und diagnostische Bedeutung von Enzymen in der Kuhmilch. Fortschrittsberichte für die Land- und Nahrungsgüterwirtschaft, ILID, AdL der DDR, Bd. **23**, H. 7.
HEESCHEN, W., und BLÜTHGEN, A. (1985): Polychlorierte Biphenyle (PCB) in der Nahrungskette. Welt der Milch **39**, 809.
HEESCHEN, W. (1979): Hygiene und Qualität der Rohmilch – Grundlage für die Herstellung von Qualitätsprodukten. Welt der Milch **33**, 927.
HOFFMANN, M. (1983): Tierfütterung. VEB Deutscher Landwirtschaftsverlag, Berlin.
JACOBI, U., ROSSOW, N., und BORETIUS, B. (1983): Fütterungsbedingte Mängel der Rohmilchqualität. Tierzucht **37**, 210.
JEROCH, H. (1986): Vademekum der Fütterung. 2. Aufl. Gustav Fischer Verlag, Jena.
KÄSTLI, P. (1974): Milchkunde. II. Teil. Milchfehler. 2. Aufl. Buchverlag Verbandsdruckerei AG, Bern.
KIELWEIN, G. (1985): Leitfaden der Milchkunde und Milchhygiene. 2. Aufl. Paul Parey, Berlin, Hamburg.
KIRCHGESSNER, M. (1982): Tierernährung. 5. Aufl., DLG-Verlag, Frankfurt (Main).
KIRST, E. (1980): Lipolytische Vorgänge in Milch und Milchprodukten. Lebensmittelindustrie **27**, 27.
KIRST, E. (1980): Zur Lipolyse der Milch unter technologischen Beeinflussungen. 1. Mitt. Stand der Kenntnisse und Untersuchungen zur Beeinflussung von Milch und Rahm durch Pumpen. Nahrung **24**, 569.

Kolb, E. (1989): Lehrbuch der Physiologie der Haustiere. 5. Aufl. Gustav Fischer Verlag, Jena.
Kühnert, M. (1978): Die Bedeutung des Einsatzes von Pestiziden in der Landwirtschaft. Mh. Vet.-Med. **33**, 465.
Lutz, H. (1972): Die Geruchsaffinität der Milch, nachgewiesen am Modell eines fettlöslichen, radioaktiv markierten Geruchsstoffes. Vet.-med. Diss., Zürich.
Mehlhorn, G. (1979): Lehrbuch der Tierhygiene. Gustav Fischer Verlag, Jena.
Mielke, H., und Koblenz, Christa (1979): Zur Einteilung und Differenzierung der Milchzellen eutergesunder und euterkranker Kühe. Mh. Vet.-Med. **35**, 367.
Neumann, H.-J. (1986): Untersuchungen zur milchhygienischen Bedeutung von Campylobacter jejuni. Vet.-med. Diss., Hannover.
Prost, E.-K. (1986): Kriterien für den Begriff „Lebensmittelqualität". Fleischwirtschaft **66**, 1114.
Renner, E. (1982): Milch und Milchprodukte in der Ernährung des Menschen. 4. Aufl. Verlag Th. Mann, Gelsenkirchen–Buer.
Schwark, H.-J. (1972): Internationales Handbuch der Tierproduktion – Rinder. VEB Deutscher Landwirtschaftsverlag, Berlin.
Schwark, H.-J. (1985): Rinderzucht. 2. Aufl. VEB Deutscher Landwirtschaftsverlag, Berlin.
Sienkiewicz, T., und Riedel, C.-L. (1986): Molke und Molkeverwertung. VEB Fachbuchverlag Leipzig.
Spreer, E. (1988): Technologie der Milchverarbeitung, 6. Aufl. VEB Fachbuchverlag, Leipzig.
Thieme, D., und Haasmann, S. (1978): Der Zellgehalt der Milch als Kriterium bei der Eutergesundheitsüberwachung. Mh. Vet.-Med. **33**, 226.
Thieme, D., Dettmer, Romana, und Schmeichel, A. (1983): Zur physiologischen Säurezahl-Norm für Herdenmischmilch. Mh. Vet.-Med. **38**, 13.
Thieme, D., Grundwald, A., Sander, W., und Schmeichel, A. (1983): Normabweichungen der Säurezahl von Herdenmischmilch und deren Ursachen. Mh. Vet.-Med. **38**, 16.
Tolle, A. (1984): Rohmilch – gesundheitliche Risiken des Verzehrs. Welt der Milch **38**, 961.
Töpel, A. (1981): Chemie und Physik der Milch. 2. Aufl. VEB Fachbuchverlag, Leipzig.
Wegner, K. (1984): Möglichkeiten zur besseren Nutzung von Milcherzeugnissen und -bestandteilen für die Ernährung des Menschen. Informationen für die Milchwirtschaft der DDR, Reihe B, Nr. 20.
Wendt, K., Mielke, H., und Fuchs, H.-W. (1986): Euterkrankheiten. Gustav Fischer Verlag, Jena.

13.8. Be- und Verarbeitung von Rohmilch

Rohmilch ist ein schnell verderbbares Produkt, deshalb ist eine zügige Verarbeitung notwendig. Durch Wärmebehandlung und Einstellen eines bestimmten Fettgehaltes werden z. B. Trinkvollmilch oder teilentrahmte Milch hergestellt. Aber auch die Erzeugung einer breiten Palette von Milchprodukten ist möglich, die es jedem Menschen gestattet, Milch in irgendeiner Form aufzunehmen.

Milchprodukte werden unterteilt in:

– fermentierte Produkte oder Sauermilchprodukte,
– Sahneerzeugnisse, z. B. Kaffeesahne (10% Fett), Schlagsahne (30% Fett),
– Kondensmilcherzeugnisse,
– Trockenmilcherzeugnisse,
– Molkenerzeugnisse, z. B. Rohcasein, Kopräzipitate (gemeinsam gefälltes Casein und Molkenprotein),
– sonstige Milcherzeugnisse, z. B. Milchzucker, Sauermilchquark, Milchmischprodukte (enthalten z. B. Obst und andere Zusätze), Milchhalbfetterzeugnisse (streichfähige Produkte aus Sahne, Butter, Magermilch, Gelatine u. a.),
– Butter,
– Käse.

Milcherzeugnisse müssen, bevor sie in den Handel gelangen, bestimmte lebensmittelhygienisch bedeutsame Anforderungen erfüllen. Diese betreffen insbesondere die Gesamtkeimzahl und den Colikeimgehalt als Maßstab für eine saubere Verarbeitung. Milcherzeugnisse dürfen keine Lebensmittelvergifter und chemischen Substanzen enthalten, die die menschliche Gesundheit schädigen können. Sie müssen ferner produktspezifisch festgelegte chemisch-physikalische Parameter erfüllen. Milch und Milchprodukte müssen staubfrei, vor Witterungseinflüssen geschützt und so lagern, daß sie im Geruch und Geschmack nicht beeinträchtigt werden können. Mit Ausnahme der Dauermilcherzeugnisse sind die Produkte kühl zu lagern (8–10 °C). Es gilt das auf der Verpackung kenntlich gemachte Mindesthaltbarkeitsdatum zu beachten. Es ist unterschiedlich und erstreckt sich von wenigen Tagen (z. B. Trinkmilch, Buttermilch) bis zu mehreren Wochen (bestimmte Joghurtsorten) und bis zu einem halben Jahr (Milchpulver).

13.8.1. Wärmebehandelte Milch

Wärmebehandelte Milch (Trinkmilch, Konsummilch) wird aus Rohmilch durch Reinigung, Erhitzen nach einem zugelassenen Erhitzungsverfahren, Einstellen auf einen bestimmten Fettgehalt. Homogenisieren, um das Aufrahmen zu verhindern, und Kühlung hergestellt. Je nach Art der Wärmebehandlung werden gekochte, pasteurisierte, ultrahocherhitzte und sterilisierte Milch unterschieden. Vollmilchsorten enthalten bis zu 3,5% Fett, teilentrahmte Milch 1,5–1,8% Fett und entrahmte Sorten maximal 0,3% Fett (Magermilch). Im Gegensatz zu sterilisierter und ultrahocherhitzter Milch muß pasteurisierte Milch nicht unbedingt homogenisiert werden.

Im Gegensatz zu pasteurisierter Milch weisen sterilisierte und ultrahocherhitzte Sorten einen leichten Kochgeschmack auf. Sie sind mehrere Monate haltbar und werden deshalb auch den Dauermilcherzeugnissen zugeordnet. Kühllagerung ist nicht erforderlich, jedoch sollten 20 °C nicht überschritten werden.

Pasteurisierte Milch: Die Verwertung von Rohmilch zur pasteurisierten Vollmilch dürfte, gemessen am Pro-Kopf-Verbrauch, zumindest in den europäischen Ländern die größte Rolle gegenüber anderen Verarbeitungsformen von Milch spielen. Aus diesem Grunde soll auf ihre Herstellung etwas näher eingegangen werden.

Rohmilch für die Herstellung wärmebehandelter Konsummilch muß die Bedingungen der Klasse 1 erfüllen. Sie wird in bestimmten Abständen auf den Gehalt von Eiweiß, Fett, Zellen sowie Gesamtkeime, den Gefrierpunkt und Vorhandensein antibiotisch wirksamer Substanzen untersucht.

Bei der in Kannen, gesattelten Tanks, mit Tankfahrzeugen oder über Pipeline zur Molkerei transportierten Rohmilch erfolgen entweder über Wägung oder mittels Meßuhr zunächst die Masseermittlung und Vorstapelung in Tanks. Es werden die Temperatur gemessen, Aussehen und Geruch geprüft, der Fettgehalt und die SHZ bestimmt. Anschließend wird die Rohmilch in den Plattenwärmeübertrager geleitet. Der Plattenapparat ist nach dem Baukastenprinzip aufgebaut. Die Überwachung seiner Funktionstüchtigkeit gehört zum tierärztlichen Aufgabengebiet. Er besteht aus den Abteilungen Wärmeaustauscher I und II zum stufenweisen Erwärmen bzw. Abkühlen der Milch, dem Erhitzer, Heißhalter und Kühler. Der Temperaturaustausch zwischen Milch und Energieträger erfolgt indirekt über Chromnickelstahlplatten. Nach dem Durchströmen des Wärmeaustauschers I (Erwärmen auf ca. 45 °C) fließt sie weiter in den Separator. Hier wird die Milch gereinigt und entrahmt.

Nachdem die Milch jetzt zum weiteren Erwärmen (ca. 60 °C) den Wärmeaustauscher II passiert hat, erfolgt die Pasteurisation in der Erhitzerabteilung. Pasteurisierte Konsummilch wird kurzzeiterhitzt (weitere Erhitzungsverfahren s. Tabelle 13.6.).

Die ordnungsgemäße Pasteurisierung ist der entscheidende Prozeß bei der Absicherung der Hygiene. Nach dem stufenweisen Herunterkühlen über die Wärmeaustauscher II und I läuft die Milch in den Kühler (6 °C Endtemperatur).

Tabelle 13.6.: Anerkannte Erhitzungsverfahren in der Milchwirtschaft

Art	Temperatur	effektive Heißhaltezeit	Anwendung
Dauererhitzung	62–65 °C	mind. 30 Minuten max. 32 Minuten	Konsummilch (Trinkmilch)
Kurzzeiterhitzung	72–75 °C	mind. 15 Sekunden max. 30 Sekunden	Konsummilch
Hocherhitzung	mind. 85 °C	mind. 4 Sekunden	Butterungsrahm
Ultrahocherhitzung (Ultrahochtemperaturerhitzung, Ultrapasteurisation)	135–150 °C	1 Sekunde	Konsummilch Kondensmilch Kaffeesahne
Sterilisierung		bei Lagerung von 15 Tagen im ungeöffneten Behältnis bei 30 °C darf keine nachteilige Veränderung entstehen	Sterilmilch
Kochen		Erhitzen bis zum widerholten Aufkochen	Konsummilch Abgabe „ab Hof"

Die Einstellung des Fettgehaltes wird im Stapeltank oder über die Dosiereinrichtung am Separator vorgenommen. Anschließend wird die Milch tiefgekühlt und in Mehrwegverpackungen (Flaschen aus Glas) oder Einwegverpackungen (mit Alufolie oder wachsbeschichtete Papiere sowie Schlauchbeutel) abgepackt.

Die Ausgangskontrolle erstreckt sich auf die Ermittlung der aeroben Gesamtkeimzahl, den Nachweis von Colikeimen durch Bestimmung des Colititers, die Überprüfung des Fettgehaltes, die Sensorik, den Erhitzungsnachweis und die ordnungsgemäße Kennzeichnung. In Abb. 13.11. ist die Verarbeitung der Rohmilch zu Trinkvollmilch vereinfacht dargestellt.

Ein Sicherheitsmechanismus über das Umschaltventil verhindert, daß ungenügend erhitzte Milch die Molkerei verlassen kann.

Bei pasteurisierter Milch sind bestimmte Grenzwerte bei Gesamtkeimen und Colikeimen einzuhalten (nach Milchverordnung v. 23. 6. 1989, BGBl. I, S. 1140 bei 30 °C und 72 Stunden Bebrütung maximal 50000 bzw. ab 1. 1. 93 30000, bei 6 °C und 5 Tage Bebrütung 250000, bzw. 100000 pro cm^3, Colikeime 5 bzw. 1 pro cm^3).

Unabhängig vom Verfahren dürfen in wärmebehandelter Milch keine Antibiotika nachweisbar sein.

Der Lipopolysaccharidgehalt (LPS) von maximal 1200 Endotoxineinheiten/cm^3 (UE) muß eingehalten werden (wird ab 1. 1. 93 auf 400 UE pro cm^3 reduziert). Der Lipopolysaccharidgehalt läßt Rückschlüsse auf lipolytische und proteolytische Aktivitäten gramnegativer Keime zu. Da es sich um hitzestabile Endotoxine handelt, kann aus den Ergebnissen beim Endprodukt auch ein Bezug zur Ausgangsqualität des Rohstoffes hergestellt werden.

Veränderungen: Voraussetzung für eine qualitativ hochwertige Trinkmilch ist eine einwandfreie Rohmilch. Alle Geruchs- und Geschmacksfehler wirken sich auch nachteilig in Konsummilch aus. Neben den sensorischen Eigenschaften sind der hygienische Zustand und die Hitzestabilität der Rohmilch von Bedeutung. Trinkmilch enthält immer einen bestimmten Restkeimgehalt. Er hängt vom Effekt der Wärmebehandlung ab, der wiederum mit der mikrobiologischen Ausgangsbelastung der Rohmilch konform geht. Auch müssen die im produktionstechnischen Ablauf bestehenden Hygienerisiken stets beachtet werden. Sie sind zu beherrschen durch ein wirksames Reinigungs- und Desinfektionsregime, einwandfreien Zustand der Innenausrüstung, durch Funktionstüchtigkeit des Erhit-

538 Milch und Milchprodukte

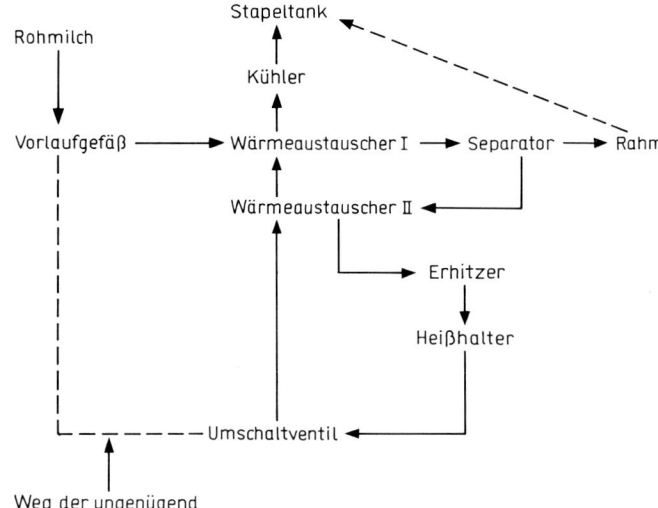

Abb. 13.11. Herstellung von pasteurisierter Konsummilch.

zers (nicht zugefahren, keine Plattenrisse, keine Impulsbelastung, nicht überspannen), ständige Kontrolle von Temperaturregler, -schreiber und Umschaltventil.

Im Handel ist Konsummilch unbedingt kühl (10 °C) zu lagern.

Pasteurisierte Milch ohne Mängel zeigt folgende Eigenschaften: weiß bis leichtgelblich, bei fettreicher Milch leicht aufgerahmt, Geruch und Geschmack rein, vollmundig.

Neben Farbabweichungen gibt es Fehler in der Konsistenz, wie abgesetzt, ausgeölt, fadenziehend, flockig, sämig, Rahmpfropfen, Rahmkragenbildung sowie Fehler im Geruch und Geschmack – alt, bitter, dumpf, muffig, brandig, futtrig, hefig, ölig, salzig, karamelartig, laugig, fischig, nach Verpackungsmitteln (Fremdgeschmack), sauer.

13.8.2. Sauermilcherzeugnisse

Sauermilch oder fermentierte Produkte zeichnen sich durch eine im Vordergrund stehende Milchsäurefermentation aus, die zu einer typischen Textur und einem hauptsächlich aus Diacetyl und Acetaldehyd bestehenden Aroma führt. Die Milchsäurefermentation erfolgt mit Hilfe spezieller Mikroorganismen, wie *Lactobacillus bulgaricus*, *Streptococcus lactis*, *Streptococcus cremoris*, *Bifidusbakterien* (Bioghurt), *Lactobacillus acidophilus* (Azidophilusmilch, Reformjoghurt) oder Kefirknöllchen (Gemisch von Bakterien und Hefen). Die Palette der Produkte ist außerordentlich breit. Ausgangsmaterial sind pasteurisierte, fetteingestellte Milch, teilentrahmte oder Magermilch, Sahne, Süßrahmbuttermilch und neben Kuhmilch auch Stuten-, Schaf- und Ziegenmilch. Die Produkte können stichfest sein, d. h. mit dem Löffel gegessen, oder auch getrunken werden. Typische Vertreter sind folgende Erzeugnisse:

Sauermilch: auch als Trinksauermilch oder geschlagene Buttermilch bezeichnet, wird mit Buttereikulturen hergestellt, nach der Säuerung geschlagen, gerührt und homogenisiert, kann auch durch Wasserentzug oder Milchpulverzusatz eingedickt werden (Dickmilch).

Buttermilch: fällt entweder bei der Verbutterung von Sauerrahmbutter an oder wird durch Säuern von Milch mit Buttereikultur hergestellt, kann noch mit Milcheiweiß angereichert werden oder auch Zusatz von Zucker, Sirup und Aromen enthalten (Buttermilchzubereitung).

Kefir: wird als fester, Trink- oder aromatisierter Kefir angeboten; neben Kuhkommen noch Schaf- und Ziegenmilch in Frage.

Kumys: zeigt neben der Milchsäurefermentation noch alkoholische Gärung, Verarbeitung von Stutenmilch.

Joghurt: wird unterteilt nach dem Fettgehalt in Vollfett-, Halbfett- und Magerjoghurt, nach der Trockensubstanz in Trink-, Rühr- und stichfesten Joghurt. Stichfester Joghurt wird in der Verpackung bebrütet, Rührjoghurt wird wie Trinkjoghurt in Tanks bebrütet, danach vorsichtig gerührt und abgepackt. Die Konsistenz ist ähnlich der von stichfestem Joghurt.

Nach den Zusätzen werden unterschieden: Naturjoghurt (enthält nur Stabilisatoren als Zusatz), Früchtejoghurt, aromatisierter Joghurt, als Zusätze kommen Obstsaft, Aromen, Früchte, Gelee, Konfitüre, Marmelade, Fruchtmark in Frage. Milchprodukte mit anderen Lebensmittelzusätzen sind „Zubereitungen" oder Milchmischerzeugnisse.

Nach Art der Behandlung unterscheidet man Normaljoghurt oder wärmebehandelten (thermisiert, ultrahocherhitzt) Joghurt. Allen Joghurtarten ist zu Beginn ihrer Herstellung gemeinsam, daß eine Trockensubstanzanreicherung entweder durch Wasserentzug oder durch Milchpulverzusatz erfolgt. Damit die Molkenproteine denaturieren und eine Molkenabgabe vermieden wird, findet nochmals eine Erhitzung (90 °C) statt. Danach wird die Milch zum Zwecke der Beimpfung mit Starterkulturen heruntergekühlt. Die vielfältigen Möglichkeiten der weiteren Verarbeitung zeigt Abb. 13.12.

Weitere fermentierte Erzeugnisse sind saure Sahne (10% Fett) und analoge Produkte wie Schmand (20% Fett) oder „Crème fraîche" (40% Fett).

Veränderungen: Sie beruhen im wesentlichen auf solchen Fehlern in der Rohmilch wie Geruchs- und Geschmacksabweichungen, verminderter Säuerungsaktivität (labträge Milch), zu hoher mikrobieller Belastung und Hemmstoffen. In der Verarbeitung spielen die Qualität der Kulturen und der Zusätze sowie die Kontamination mit Fremdkeimen eine besondere Rolle. Im Handel ist auf die Einhaltung der Lagerungstemperaturen zu achten.

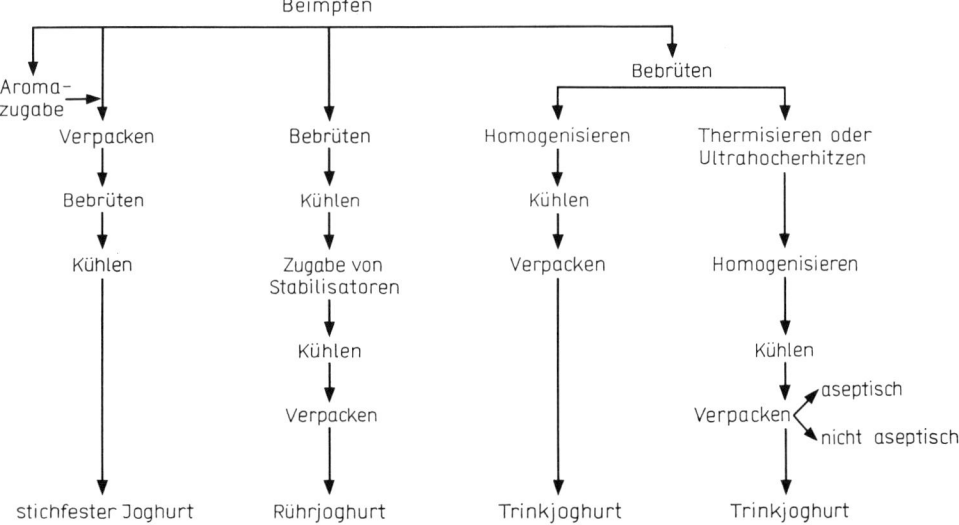

Abb. 13.12. Herstellung von Sauermilchprodukten.

Fehlerfreie Sauermilchprodukte schmecken und riechen rein, säuerlich, aromatisch, prickelnd (Buttermilch, Kumys), leicht hefig, leicht alkoholisch (Kumys). Die Zusätze sind angenehm wahrnehmbar. Die Konsistenz der Produkte ist sämig, leicht sämig bzw. stichfest.

Wichtige Veränderungen in der Textur sind die Molkenlässigkeit, Klumpenbildung, Grießigkeit, Schleimigkeit, Wäßrigkeit, Bildung von Gärblasen; Fehler im Geruch und Geschmack sind z. B. fremdsauer, bitter, muffig, käsig, gärig, hefig, malzig, fruchtig.

13.8.3. Dauermilcherzeugnisse

Dauermilcherzeugnisse werden aus Vollmilch, Magermilch, Buttermilch und Molke durch Hitzebehandlung und Wasserentzug hergestellt. Dabei ist eine teilweise Flüssigkeitsreduzierung (Konzentration, Eindicken, Eindampfen) oder eine Trocknung möglich. Zu den bedeutsamsten Dauermilchprodukten gehören die Kondensmilch und das Milchpulver.

Kondensmilcherzeugnisse werden als gezuckerte (40% Saccharose) und ungezuckerte Produkte sowie mit verschiedenen Fettgehalten (z. B. 1%, 4%, 7,5%, 10%, 15%) angeboten. So gibt es Kondensmagermilch, -vollmilch, teilentrahmte Kondensmilch und kondensierte Kaffeesahne. Die Erzeugnisse werden in Dosen, Flaschen oder Tuben abgepackt.

Bei der **Trockenmilch** unterscheidet man durch Kontakttrocknung (Walzenpulver) oder durch Zerstäubungstrocknung (Sprühmilchpulver) gewonnenes Pulver. Dabei kommen Temperaturen zwischen 150–180 °C zur Anwendung. Neben Voll- und Magermilch oder teilentrahmter Milch können auch Buttermilch und Sahne getrocknet werden. Standardsorten sind Vollmilch-, Magermilch-, Buttermilch- und Sahnepulver. Im Vollmilchpulver beträgt der Trockenmassegehalt mindestens 86% und der Fettgehalt 25%. Abpackungsmaterial für Milchpulver sind Dosen oder Karton.

Herstellung (Abb. 13.13.): Ein Hauptschritt in der Herstellung von Dauermilcherzeugnissen ist die Konzentratgewinnung. Dabei wird bei Kondensmilch der Wassergehalt durch Eindampfen um etwa 70% und bei Milchpulver bis nahe an die Fließgrenze auf 40–50% gesenkt. Das Konzentrat wird entweder sterilisiert (sterilisierte Kaffeesahne), ultrahocherhitzt oder getrocknet. Bei der Kondensmilchherstellung wird die Milch vorsterilisiert. Stabilisierungssalze, die in Form von Phosphat und Citrat zugegeben werden, sollen das Nachdicken durch Gelbildung des Caseins im Fertigprodukt verhindern.

Veränderungen: Rohmilch für die Dauermilchproduktion darf nicht älter als 48 h sein. Sie sollte einen geringen Gehalt an Sporenbildnern und eine SHZ von < 7,4 aufweisen. Im technologischen Ablauf ist die Temperaturführung während des Konzentrierens und des Pulverisierens wichtig für die sensorischen Eigenschaften. Ein besonderes hygienisches Risiko ist die Reinfektion im Konzentratlager, in der Sieb- und Abfüllanlage (Kontakt mit Kaltluft durch die pneumatische Beschickung) und durch das Verpackungsmaterial.

Qualitativ hochwertige Kondensmilcherzeugnisse sehen weiß bis gelblich oder gelblich aus, sind gut sämig, haben einen reinen vollmundigen, sahnigen (bei höherem Fettgehalt), leicht herben (Magermilcherzeugnisse) Geruch und Geschmack. Ein leichter Kochgeruch und -geschmack sind erlaubt. Milchpulver hat eine weiße bis weißlichgelbe Farbe und einen reinen, aber leichten Kochgeruch und -geschmack. Schmutzteile dürfen nicht vorhanden sein.

Wichtige Fehler im Aussehen und in der Konsistenz bei Dauermilcherzeugnissen sind Braunfärbung, Sedimentbildung, Nachdicken, Aufrahmen, Gasbildung, Süßgerinnung (Sporenbildner) und schlechte Löslichkeit. Die Produkte können bitter, sauer, käsig, faulig, brenzlig, karamelartig schmecken und ranzige Geruchs- und Geschmacksabweichungen zeigen.

Be- und Verarbeitung von Rohmilch   541

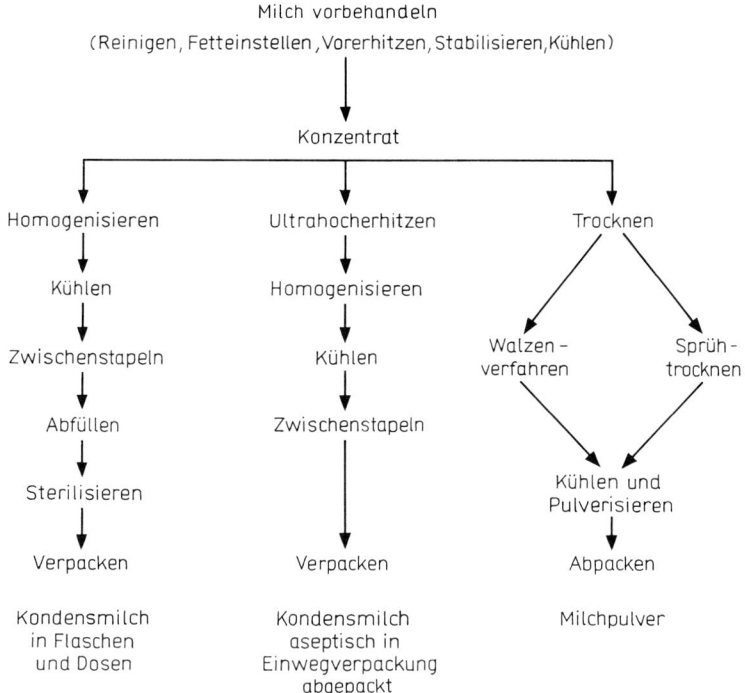

Abb. 13.13. Herstellung von Dauermilchprodukten.

13.8.4. Butter

Butter ist ein Produkt aus reinem Milchfett, das durch eine Phasenumkehr von einer Fett-in-Wasser- in eine Wasser-in-Fett-Emulsion gewonnen wird. Zugesetzt werden gegebenenfalls Trinkwasser und Speisesalz. Butter kann durch verschiedene Verfahren hergestellt werden:

— *Fettkügelchen-Agglomerationsverfahren* oder *Schaumbutterungsverfahren*, wobei hier die diskontinuierliche Butterherstellung im Edelstahlbutterfertiger als sog. *Chargenverfahren* von dem *kontinuierlichen Verfahren* in der Butterungsmaschine zu unterscheiden ist. Bei dem Chargenverfahren wird eine bestimmte Menge Rahm solange geschlagen, bis Butter entsteht. Beim kontinuierlichen Verfahren erfolgen ein ununterbrochener Zufluß des gereiften Rahmes und eine Butterkornbildung durch rotierende Schläger, die eine Flüssigkeitswirbelung in Gang setzen. Das von Fritz erfundene Verfahren für Süßrahmbutter wurde später für Sauerrahmbutter von Eisenreich modifiziert. Das Agglomerationsverfahren ist das üblichste Butterungsverfahren in Deutschland (Abb. 13.14.).

— *Fettkonzentrat-Kühlverfahren (Separierverfahren)*: Der Rahm wird auf den gewünschten Fettgehalt der Butter separiert. Die Butterbildung erfolgt im wesentlichen durch Temperatursturz, indem durch Kristallisation Butteröl aus den zerstörten Fettkügelchen heraustritt und die deformierten Tröpfchen zusammenfließen. Die wäßrige Phase wird mit eingeschlossen, so daß sich keine Buttermilch bildet.

Ein bekanntes Separierverfahren stellt das *Alfa-Verfahren* dar.

— *Butteröl-Emulgier-Verfahren:* Durch Anwendung von Temperaturen, die über dem Erstarrungsbereich des Fettes liegen, erfolgt die Butterölbildung. Anschließend wird auf

542 Milch und Milchprodukte

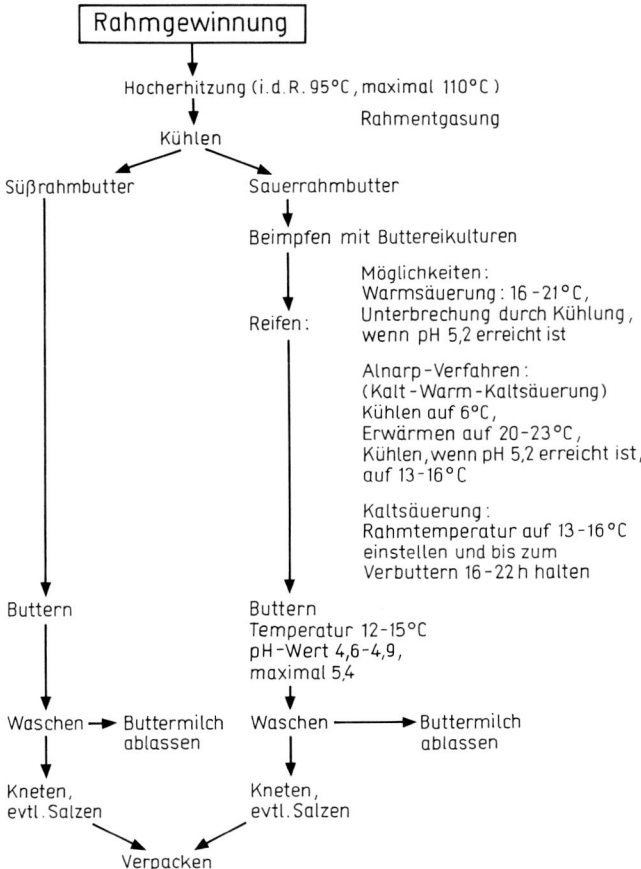

Abb. 13.14. Herstellung von Butter im Agglomerationsverfahren.

den gewünschten Fettgehalt separiert und tiefgekühlt. Dieses Butterungsverfahren ist im nordamerikanischen Raum üblich.

Sauerrahmbutter wird aus Rahm hergestellt, dem Starterkulturen (*Streptococcus cremoris, S. lactis, S. diacetylactis, Leuconostoc*) zugesetzt werden. Sie bilden Säure und das Butteraroma Diacetyl.

In den Niederlanden wurde das *Nizo-Verfahren* entwickelt. Es wird ebenfalls eine gesäuerte Butter produziert, wobei jedoch die Zugabe der Starterkulturen erst nach dem Butterungsprozeß vorgenommen wird.

Die ohne Starterkulturen hergestellte Butter bezeichnet man als Süßrahmbutter.

Je nach Fettgehalt gibt es unterschiedliche Buttersorten (z. B. Markenbutter, Tafelbutter, Landbutter, Molkereibutter). Markenbutter hat einen Fettgehalt von mindestens 82%. Deutsche Landbutter darf auch aus unerhitztem Rahm hergestellt werden. Die Kochbutterherstellung erfolgt aus wärmebehandeltem Rahm unter Zusatz von Molkenrahm. Beim Butterschmalz handelt es sich, analog zum Ausbraten des Schweinefettes zu Schmalz, um Butterfett, das im Siede- oder Schmelzverfahren ausgelassen wird.

Veränderungen: Für die Herstellung einer fehlerfreien Butter dürfen in der Rohmilch keine lipolytischen Prozesse zu verzeichnen sein und auch keine, durch andere Ursachen hervorgerufenen sensorischen Mängel vorliegen. Wichtig für die Butterkonsistenz ist das Fettsäuremuster. Die Milch darf keine Hemmstoffe enthalten.

Weitere Ursachen für Qualitätsabweichungen können sein: keine Rahmentgasung (bei Wintermilch oft zweckmäßig), ungenügende Rahmreifung, Anwendung eines ungünstigen Rahmreifungsverfahrens (z. B. bei hartem Fett empfiehlt sich das Alnarp-Verfahren), Fremdkeimkontamination, zuviel Wasser und ungenügende Wasserfeinverteilung, Mängel bei den Starterkulturen.

Fehlerfreie Butter hat ein mattglänzendes Aussehen, eine gelbliche bis gelbe Farbe, ist geschmeidig, streichfähig, schmeckt rein, aromatisch, leicht säuerlich, leicht sahnig (je nach Fettgehalt) leicht salzig (bei gesalzenen Sorten).

Veränderungen im Aussehen: marmoriert, Stockflecken, verunreinigt;
Veränderungen in der Textur: bröckelig-kurz, schichtig, porig, schmierig-salbig;
Veränderungen im Geruch: alt, brandig, dumpf, futtrig, gärig, hefig, käsig, malzig, metallisch, muffig, fischig, ranzig, talgig, seifig, Fremdgeruch;
Veränderungen im Geschmack: alt, bitter, brandig, dumpf, fremdsauer, futtrig, gärig, käsig, malzig, metallisch, muffig, ölig, schmirgelig, talgig, seifig, fischig, ranzig, Fremdgeschmack.

13.8.5. Käse

Käse ist ein Milchprodukt, bei dem das Ausgangsmaterial mit Hilfe bestimmter Verfahren unter Zugabe von Hilfs- und Zusatzstoffen veredelt wird und das Milcheiweiß den Hauptbestandteil darstellt.

Die zahlreichen Käsesorten können allgemein untergliedert werden nach:

- der Herstellungsweise (Lab-, Sauermilch-, Schmelzkäse, Quark),
- dem Reifegrad (Frisch-, Labkäse),
- dem Fettgehalt in der Trockenmasse (Doppelrahm- [85%], Rahm- [50%], Fett- [40%] und Magerkäse [10%]),
- dem Trockenmassegehalt (Hart-, Schnitt- und Weichkäse),
- der Art des Ausgangsstoffes (Molken-, Schafs- und Ziegenkäse),
- der Art der Caseinfällung (Lab- und Sauermilchkäse).

Frischkäseprodukte sind Erzeugnisse, die nicht reifen. Zu dem Sortiment gehören u. a. Speisequark, Schichtkäse, Frischkäse, Speisequarkzubereitung, Buttermilchquark. Die „Zubereitungen" enthalten noch aromatisierende Komponenten. Frischkäse werden z. B. als Vollrahm-, Rahm-, Vollfett-, Fett-, Dreiviertelfett-, Halbfett-, Viertelfett- und Magerkäse hergestellt.

Grundlage des Sauermilchkäses sind entrahmte Milch und daraus mit Hilfe von Starterkulturen hergestellter Quark. Die Käsesorten, deren Oberfläche mit Gelbschmiere oder Edelschimmel bedeckt sein kann, gelangen nach einer bestimmten Reifungszeit in den Handel. Bekannte Sorten sind Harzer, Olmützer Quargeln, Gelbkäse, Edelschimmelkäse.

Bei Labkäse erfolgt die Caseinfällung enzymatisch. Meist werden Starterkulturen zugesetzt. Die zu verarbeitende Milch kann ohne Erhitzung verwendet, aber auch pasteurisiert oder thermisiert werden. Ein besonders hoher Grad der Keimarmut läßt sich mittels einer Baktofuge (spezielle Zentrifuge) erreichen. Labkäse reifen entweder in der Folie oder machen eine Naturreifung durch. Die Oberfläche der Käsesorten kann geschmiert oder mit Edelschimmel bedeckt sein. Die Käse haben eine Rinde oder sind rindenlos. Die Reifungszeit beträgt 2 Wochen (Camembert) oder mehrere Monate (Hartkäse). Je nach Trockenmassegehalt werden Hart-, Schnitt- oder Weichkäse unterschieden. Die Fettstufen, d. h. Fett in der Trockenmasse, variieren zwischen 10% und 70%. Bei den in der Labkäseproduktion verwendeten Starterkulturen handelt es sich um Stämme der Gattungen *Lactobacillus* und *Streptococcus*. Ferner kommen *Brevibacterium linens*, verschiedene Propionsäurebakterien, Bifidobakterien und *Penicillium*-Arten wie *P. camemberti*, *P. roqueforti* und *P. candidum* in Frage.

Hartkäsesorten sind: Emmentaler, Tiefländer, Parmesan, Cheddar. Schnittkäsesorten: Gouda, Edamer, Tilsiter, Tollenser, Steinbuscher, Butterkäse; Weichkäsesorten sind: Limburger, Romadur, Camembert, Brie, Altenburger Ziegenkäse. Als grünen Käse bezeichnet man Hart- und Schnittkäse mit beginnender Reifung.

Schmelzkäse sind Erzeugnisse, die mindestens 20% Fett in der Trockenmasse enthalten. Sie werden aus Labkäse mit Hilfe eines bei 85°C–95°C durchgeführten Schmelzprozesses unter Zusatz von Schmelzsalzen, Gewürzen, speziellen Zusätzen wie Schinken, Wurst, Milchpulver und pflanzlichen Produkten hergestellt. Schmelzkäse werden als schnittfeste und streichfähige Ware angeboten.

Die Herstellung eines schnittfesten Labkäses zeigt Abb. 13.15.

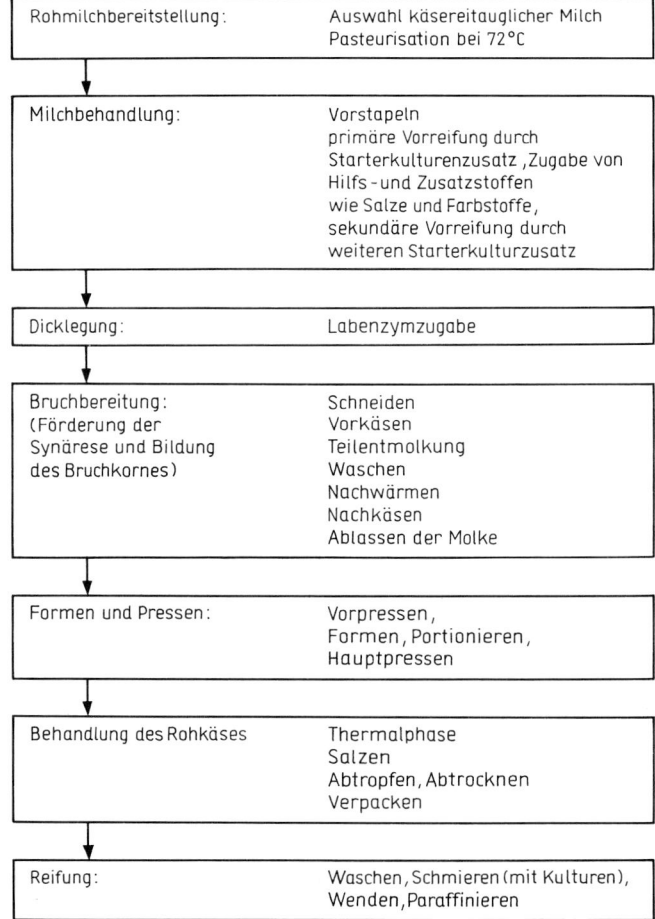

Abb. 13.15. Herstellung von Labkäse (Schnittkäse).

Be- und Verarbeitung von Rohmilch 545

• **Veränderungen**

Für die Herstellung einwandfreier Erzeugnisse muß die Milch käsereitauglich sein. Das bedeutet insbesondere niedrige Zell- und Keimzahlen, normale sensorische Beschaffenheit, keine Labträgheit, keine Hemmstoffe, keinen Eiweißgehalt unter 3,2%. Als Ursachen von Produktfehlern können in Frage kommen: schematische Labenzymzugabe (Nichtbeachten der vorherigen Säurewirkung), Nichtbeachten der pH-Wert-Kennlinie (typisch für die verschiedenen Käsesorten), qualitativ ungünstiges Lab (Kälberlab besser als Schweinelab), Einsatz verpilzter Gewürze, zu kurze Bruchbearbeitung, Nichtbeachten der Salzbadparameter und der Salzungszeit, Reifungsräume zu kalt, zu feucht, Fremdkeim- und Fremdschimmelkontamination (insbesondere *Mucor*) durch Fehlen der Trennung z. B. von Schöpf- und Abpackraum sowie durch allgemein ungünstige räumliche Anordnung, Fehlen einer wirksamen Reinigung und Desinfektion.

Typische Eigenschaften einiger Käsesorten

Hartkäse (Emmentaler): trockene, bräunliche Rinde, mattgelbe Farbe, gleichmäßige Löcher bis Walnußgröße, fester, geschmeidiger Teig, nußkernartiger, leicht süßlicher Geschmack.

Schnittkäse (Gouda): trockene, glatte Oberfläche, natur- oder foliengereift, gelblich, unregelmäßige bis haselnußgroße Lochung, Teig geschmeidig, fettig, Geschmack leicht säuerlich, leicht salzig.

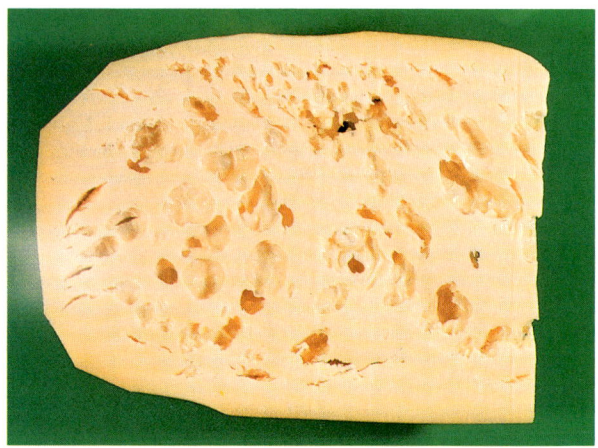

Abb. 13.16. Edamer mit Nußschalenlochung.

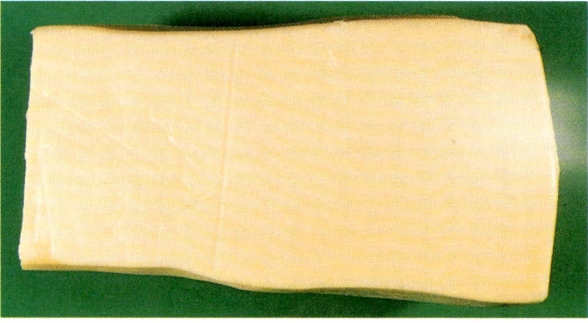

Abb. 13.17. Edamer ohne Lochbildung, sog. blinder Käse.

Weichkäse (Limburger): gleichmäßige Form, fest, rotbraune, klebrige Schmiere, hellgelb, mattglänzend, wenige runde Bruchlöcher, elastisch-weicher Teig, Geschmack säuerlich, würzig, leicht ammoniakalisch, leicht salzig.

Sauermilchkäse: Oberfläche glatt, matt, speckig glänzend, gleichmäßige Schmiere, hellgelb, glasig in der gereiften Zone, Kern weiß bis gelblich, nicht bröcklig, mindestens ¼ durchgereift, geschmacksbestimmende Zusätze sichtbar, Geschmack kräftig, pikant, leicht ammoniakalisch.

Bedeutsame *Veränderungen der äußeren Beschaffenheit* sind: Rillen- und Rißbildung der Rinde, Tuchfalten, Verfärbung, Verschmutzung, Streifigkeit, Salzsteinbildung (Hartkäse), Weißschmierigkeit, Fremdschimmel, Schorfbildung, Befall mit Parasiten, Verhefung (Weichkäse), ungleichmäßige Form (Sauermilchkäse), schwache Rotschmierebildung.

Bedeutsame *Veränderungen der inneren Beschaffenheit* stellen dar: Verfärbung, Dunkelschnittigkeit, randhohl, Faulstellen (Stinker), zäh, ledrig, Früh- und Vielsetzer (zu viele und zu kleine Löcher), ungleichmäßige Lochung, Blählochung (schwammig), Spaltenbildung (Gläser), bröcklig, fest, kreidig (Bocker), Gipser (nichtgereifter Sauermilchkäse), Molkennester, trocken, Nißler (zu starke Lochung), nußschalige Lochung (Abb. 13.16.), blinder Käse (Abb. 13.17.), bei Schmelzkäse klebrig, fadenziehend, gummiartig, grießig, bei Speisequark krümelig, körnig, molkenlässig.

Geruchs- und Geschmacksveränderungen: bitter, sauer/säuerlich, fade, wenig aromatisch, leer, ranzig, salzscharf, faulig, trocken, muffig, dumpf, hefig, gärig, alt, brandig, stark nach NH_3 (Weichkäse/Sauermilchkäse), essigsauer, fruchtig.

13.8.6. Mikroflora in Milchprodukten

Milcherzeugnisse weisen eine vielfältig zusammengesetzte, produktspezifische Mikroflora auf (Tabelle 13.7.). Daneben können auch Fremdkeime festgestellt werden. Meistens handelt es sich um eine Rekontaminationsflora, die nach der Rohmilchpasteurisation in das Produkt gelangt (Tabelle 13.8.).

Durch Milchprodukte können Lebensmittelvergiftungen beim Menschen verursacht werden. Sie sind in den Ländern, in denen die Erhitzung der Rohmilch vorgeschrieben ist und die Betriebe der Milchbe- und -verarbeitung durch entsprechende Fachkräfte kontinuierlich überwacht werden, im Vergleich zu Erkrankungen durch Fleischprodukte weniger häufig.

In den Milchprodukten können pathogene Keime längere Zeit überleben, z. B. Salmonellen und Shigellen im Labkäse mehrere Monate oder Salmonellen in der Butter mehr als 50 Tage. Selbst in sauren Produkten sind sie noch nach 2-3 Tagen nachweisbar, z. B. Shigellen in Buttermilch nach 3 Tagen. Bekannt geworden sind Erkrankungen des Menschen in verschiedenen Ländern durch pasteurisierte Milch und heißabgefüllte Schlagsahne *(Bacillus cereus)*, Butter (Shigellen), aus Rohmilch hergestellten Frischkäse (Salmonellen), Schokoladenmilch (Yersinien), ultrahocherhitzte Milch und Sahne (Staphylokokken) sowie Weichkäse (Listerien). Besonders bei mangelhafter Hygiene können Magen-Darm-Erkrankungen durch *E. coli, Proteus* und Aeromonaden bedeutungsvoll sein. Keine große Rolle spielen Erkrankungen durch *Clostridium perfringens*, obwohl Sporen häufig in Rohmilch festzustellen sind. Äußerst selten ist der Botulismus. Dem Vorkommen pathogener Listerien-Arten wird seit einigen Jahren verstärkte Beachtung geschenkt.

Tabelle 13.7.: Wichtige produktspezifische Keime in Milcherzeugnissen

Mikroorganismen	Produkt
Streptokokken, Mikrokokken, Corynebakterien, Sporen von Sporenbildnern, *Microbacterium lacticum*	Trinkmilch
Streptokokken, (*S. lactis, S. cremoris, S. diacetylactis, S. thermophilus*), Laktobazillen, (*L. bulgaricus, L. lactis, L. helveticus*), Leuconostoc	Joghurt, Sauermilch, Buttermilch
Kefirkörner: Laktobazillen, Kokken, *Candida, Saccharomyces, Kluyveromyces*	Kefir
Streptokokken (*S. cremoris, S. thermophilus, S. lactis*), Laktobazillen (*L. casei*), Enterokokken (*S. faecalis, S. faecium, S. durans*), Propionsäurebakterien, Brevibacterium linens (Rotschmierekultur), Mikrokokken, koliforme Keime, Hefen (*Pichia, Hansenula, Candidum*), Edelschimmel (*Penicillium candidum, P. camemberti, P. roqueforti, Geotrichum*)	Labkäse
Laktobazillen, Edelschimmel, Hefen (*Torulopsis, Candida, Oospora, Geotrichum*)	Sauermilchkäse
Sporenbildner, Entero- und Mikrokokken	Speisequark
Milch- und Propionsäurebakterien, Mikrokokken und Sporenbildner	Schmelzkäse
Streptokokken (*S. cremoris, S. diacetylactis*), Leuconostoc	Butter
Sporen von Sporenbildnern, *Microbacterium lacticum, S. thermophilus*	Milchpulver, Kondensmilch

Tabelle 13.8.: Bedeutsame Fremdkeime in Milchprodukten

Mikroorganismen	Produkt
Pseudomonas (*P. fluorescens, P. fragi, P. putrefaciens, P. aeruginosa*), Enterokokken, *Enterobacter*, Bazillen (*B. licheniformis, B. stearothermophilus, B. coagulans, B. subtilis, B. cereus*), Flavobakterien, *Alcaligenes*	Trinkmilch
Clostridien (Erreger der Spätblähung), *C. butyricum, C. tyrobutyricum, C. sporogenes, C. sordellii, C. pumilis, C. bifermentans, C. histolyticum*), koliforme Keime (Erreger der Frühblähung, *Escherichia, Enterobacter, Klebsiella*), Enterokokken, Bazillen, Hefen (*Oidium, Mycoderma*), Fremdschimmel (*Mucor, Aspergillus, Rhizopus, Geotrichum*)	Labkäse, Sauermilchkäse, Quark, Schmelzkäse
Fremdschimmel, Hefen (*Candida, Rhodotorula*), Bazillen, Enterokokken, *Pseudomonas, Enterobacter, Serratia*	Butter
Sporen von Sporenbildnern, *Candida, Mucor*	Kondensmilch, Milchpulver

Literatur

Autorenkollektiv (1986): Mikrobiologie tierischer Lebensmittel. 2. Aufl. VEB Fachbuchverlag, Leipzig.

BOCHTLER, K. (1985): Die Qualität von Weich- und Schnittkäse und deren Beeinflussung durch die Technologie. Welt der Milch **39**, 1047.

BRUNCKE, R. (1971): Qualitätsbewertung von Milch und Milcherzeugnissen. 2. Aufl. VEB Fachbuchverlag, Leipzig.

KLUPSCH, H.-J. (1984): Saure Milcherzeugnisse. Milchmischgetränke und Desserts. Verlag Th. Mann, Gelsenkirchen–Buer.

PRELLER, K. (1986): Verfahren der Milchverarbeitung: Die Herstellung von Labkäse, Lehrheft Hochschulstudium: Lebensmitteltechnologie, Karl-Marx-Universität Leipzig.

RENNER, E. (1984): Konsummilch. Verlag Th. Mann, Gelsenkirchen–Buer.

SCHEIBNER, G. (1976): Lebensmittelhygienische Produktionskontrolle. Gustav Fischer Verlag, Jena.

SPREER, E. (1988): Technologie der Milchverarbeitung. 6. Aufl. VEB Fachbuchverlag, Leipzig.

WINTER, J. (1980): Verfahren der milchverarbeitenden Fettindustrie, Technologie der Dauermilchindustrie, Lehrheft 1–3. Hochschulstudium: Lebensmitteltechnologie, Karl Marx-Universität Leipzig.

14. Konserven

14.1. Allgemeines

Konserven sind in luftdicht verschlossenen Behältnissen durch Anwendung von Hitze haltbar gemachte Dauerwaren von Fleisch, Milch, Geflügel, Wildbret, Fleischwaren, Fertiggerichten und anderen Lebensmitteln tierischer Herkunft.

Das Haltbarmachen durch Wärmebehandlung ist ein weit verbreitetes Verfahren und hat besondere Vorteile. Konserven brauchen wenig Lagerraum. Sie erleiden bei der vorschriftsmäßigen Lagerung keinerlei Masse- und unbedeutende Nährstoffverluste und erweitern das Sortiment der Fleisch- und Fischerzeugnisse wesentlich. Da Konserven in verschiedenen Größen hergestellt werden können, kommen sie dem Wunsch des Verbrauchers nach portionsmäßig verpackten Fleisch- und Wurstwaren sowie Fischprodukten weitgehend entgegen. Die Verwendung von Konserven, besonders von tischfertigen Gerichten (z. B. Erbsen mit Rauchfleisch, Gulasch mit Makkaroni) im Haushalt, bedeutet eine Arbeitserleichterung. Für Wochenendreisen und Camping sind Konserven besonders günstig, da sie eine wertvolle Bereicherung des Proviantes bedeuten und im allgemeinen leicht und hygienisch einwandfrei zu transportieren sind. Konserven sind verhältnismäßig lange haltbar und bilden so einen wesentlichen Teil der langfristigen Lagerbestände. Bei einem Überangebot von Fleisch ist die Möglichkeit gegeben, durch die Herstellung von Konserven Vorräte für die Volkswirtschaft zu schaffen.

Die Anfänge der Herstellung von Konserven in luftdicht verschlossenen Behältnissen unter Einwirkung von Wärme gehen auf den Franzosen APPERT zurück, der seine Untersuchungsergebnisse 1809 veröffentlichte. Weitere Fortschritte brachte dann die Einführung der Weißblechdose im Jahre 1810 durch die Engländer DURAND und HEINE. 1920 entstanden dann die ersten Konservenbetriebe, in denen zunächst Obst und Gemüse, später aber auch Milch und Fleisch verarbeitet wurden. Die Konservierung erfolgte zunächst im Wasserbad. Die Einführung des Autoklaven fällt erst in das Jahr 1874. Damit war es möglich geworden, Temperaturen über 100 °C anzuwenden und ein weitaus länger haltbares Konservengut herzustellen.

In den letzten 30 Jahren konnten durch verbesserte maschinentechnische Ausrüstungen, durch Anwendung neuer Verfahren der Hitzesterilisation und auch durch Entwicklung besserer Technologien bei der Vorbereitung der Füllgüter die Voraussetzungen für wesentlich bessere Qualität bei vielen Fleischkonservenarten geschaffen werden. Seither ist der Verbrauch an Fleisch- und Wurstkonserven, einschließlich Geflügel- und Wildfleisch- sowie Fischkonserven, trotz des konkurrierenden vielseitigen Angebotes an hervorragenden Frisch- und Tiefgefrierwaren, beachtlich gestiegen.

Aufgrund der angewandten Hitzebehandlung und der daraus resultierenden Lagerfähigkeit wurde eine Einteilung in Halbkonserven, Dreiviertelkonserven, Vollkonserven und Tropenkonserven vorgenommen (Tabelle 14.1.).

In diesem Zusammenhang können weiterhin die **SSP** (Shelf Stable Products) genannt werden (LEISTNER, 1979). Bei den SSP handelt es sich um Fleischerzeugnisse, die in mikrobendichten Behältnissen (Dosen, Gläser, Folien, Därmen u. a.) bei Temperaturen unter 100 °C ausreichend zur Inaktivierung der vegetativen Mikroorganismen erhitzt worden sind. Der a_w-Wert derartiger Produkte wird entweder durch die Rezeptur (z. B. bei Leberwurst) oder durch Abtrocknung (z. B. bei Speckwurst) unter 0,95 eingestellt. Diese Produkte enthalten noch lebensfähige Sporen von *Bacillaceae*, die jedoch aufgrund eines

Tabelle 14.1.: Mikrobiologische Einteilung von Fleischkonserven (nach LEISTNER, WIRTH und TAKÁCS, 1970)

Bezeichnung	Hitzebehandlung	durch diese Erhitzung werden ausgeschaltet	Lagerfähigkeit
Halbkonserve	Kerntemperatur von +65 °C bis +75 °C	vegetative Mikroorganismen	6 Monate bei +5 °C
Dreiviertelkonserve	F_C-Wert = 0,6 bis 0,8 (108 °C bis 112 °C)	vegetative Mikroorganismen und Sporen mesophiler Keimarten der Gattung *Bacillus*	12 Monate bei +10 °C
Vollkonserve	F_C-Wert = 4,0 bis 5,5 (117 °C bis 130 °C)	vegetative Mikroorganismen und Sporen mesophiler Keimarten der Gattungen *Bacillus* und *Clostridium*	4 Jahre bei +25 °C
Tropenkonserve	F_C-Wert = 12,0 bis 15,0 (etwa 121 °C)	vegetative Mikroorganismen und Sporen der mesophilen und thermophilen Keimarten der Gattungen *Bacillus* und *Clostridium*	1 Jahr bei +40 °C

a_w-Wertes unter 0,95 das Heranwachsen einer Kultur nicht mehr verursachen können, im Gegenteil, im Verlauf der Lagerung dieser Produkte kommt es zu einer Abnahme der überlebenden Sporen. Die SSP-Fleischerzeugnisse mit einem a_w-Wert unter 0,95 können ohne Kühlung gelagert werden, z. B. 12 Monate bei 20 °C, und ihre Lagerfähigkeit wird nur durch den abiotischen Verderb begrenzt.

Neuerdings gibt es auch Fleischkonserven für Kosmonauten, die einen hohen Genuß- und Nährwert haben müssen (SZENES, 1981). Zur Erfüllung dieser Bedingungen werden vornehmlich Gänseleber, Hühnerkeule, Pökelzunge, Schinken, Schweinefleisch und Wiener Würstchen mit besonderer Sorgfalt ausgewählt. Sie müssen den außergewöhnlichen mikrobiologischen Anforderungen gerecht werden, die für die unter autonomen Bedingungen zu verzehrenden Lebensmittel entwickelt wurden. Die Restmikroflora der hitzebehandelten Konserven mit einem höheren pH-Wert als 4,4 darf nicht mehr als 10 aerobe Mikroorganismen je g enthalten. Anaerobe Bakterien dürfen nicht vorhanden sein.

14.2. Konservenbehältnisse

Für die Konservenherstellung finden Weißblechdosen, Aluminiumdosen und Gläser verschiedener Größen und Formen Verwendung. Auch Kunststoff, Kunststoff mit Aluminium und Alu-Tuben werden in der Konservenfabrikation in zunehmendem Maße eingesetzt.

Das meist verwendete Konservenbehältnis ist die **Weißblechdose**. Weißblech ist Stahlblech, dem durch Verzinnen eine oxydationsfeste Oberfläche verliehen wurde. Weißblechdosen sind deshalb besonders beständig. Bei elektrolytverzinntem Weißblech sollte die Zinnauflage mindestens 16,8 gm^{-2} betragen. Bei lackiertem Weißblech ist die Zinnschicht zusätzlich mit einer Lackschicht überzogen (verniert) worden, um die Widerstandsfähigkeit gegen korrosive Veränderungen des Dosenmaterials zu erhöhen. Für Fleischkonservendosen wird ein besonders eiweißbeständiger, aluminiumpigmentierter Lack verwendet. Aus Weißblech hergestellte Dosen dürfen nur eine sehr geringe Porosität und Sprödigkeit aufweisen, um eine Korrosion unmöglich zu machen. Sie müssen gegenüber mechanischen

Einflüssen die notwendige Elastizität haben. Für die Herstellung von Dosen aus Weißblech werden für den Mantel 0,28 mm und für Boden und Deckel 0,30 mm dickes Material verwendet. Während der Dosenkörper (Mantel) an seiner Längsnaht fast immer überlappt- oder gefalzt-gelötet ist – geschweißte Dosen sind selten –, wird beim Boden- und Deckelverschluß die Dichtigkeit durch das Falzen (Bördeln) erreicht. Die eigentliche Abdichtung übernimmt dabei die Spritzgummierung des Bodens und Deckels. Boden und Deckel müssen den während der Sterilisation durch Ausdehnung des Füllgutes und der Luft entstehenden Druck abfangen. Neben der größeren Dicke von Boden und Deckel wird dies durch kreisförmige, kreisringförmige oder auch ellipsenförmige Vertiefungen erreicht, die in Boden und Deckel eingepreßt werden. Diese Vertiefungen, sie werden Sicken genannt, gewährleisten die notwendige Elastizität der Dosen.

Die **Aluminiumdosen** werden im allgemeinen gezogen, d. h., Rumpf und Boden bestehen aus einem Stück. Sie werden wie Weißblechdosen nur einmal benutzt. Die zum Tiefziehen der Dosen verwendeten Aluminiumbleche werden vorher lackiert. Die Deckel und teilweise auch der Dosenrumpf werden lithographiert (Metalldruck). Dadurch entfällt das aufwendige Etikettieren, und eine exakte Kennzeichnung der Dose wird gewährleistet.

Fabrikneue Dosen sind so zu verpacken, zu transportieren, zu lagern und weiterzubehandeln, daß Oberflächenschäden der Lackierung und Verbeulung des Materials verhindert werden. Die Dosen werden vor dem Füllen einer sorgfältigen Reinigung unterzogen.

Es gibt verschiedenste Dosengrößen und Dosensorten, die meist standardisiert sind. Neben den bekannten Runddosen in Zylinderform findet man Vierkantdosen, spitz- und langovale, birnenförmige, konische und andere Dosen.

Die verkaufsfördernde Eigenschaft der Durchsichtigkeit und sein neutrales Verhalten gegenüber dem Füllgut sind die Vorzüge der vermehrt verwendeten **Gläser**. Fabrikneue Gläser werden vor dem Gebrauch nur in klarem, warmem und danach in kaltem Wasser gespült. Rücklaufgläser sind mit alkalischen Reinigungsmitteln vorzureinigen, anschließend zu bürsten und zu spülen. Angeschlagene oder beschädigte Gläser müssen aussortiert werden, da die Dichtigkeit nicht mehr gewährleistet ist und somit Luft und Keime in die Konservengläser eindringen können. Außerdem kann beim Verschließen der Gläser Bruch entstehen, so daß auch der Inhalt unbrauchbar wird. Zur Konservenherstellung werden Gläser in verschiedenen Größen verwendet.

Die modernsten Aluminiumverpackungsmittel, die auch in der Konservenherstellung eingesetzt werden, sind **Aluminiumfolien** mit hitzebeständigen und verschweißfähigen Plastfolien. Dabei hat sich besonders ein Verbund aus Aluminiumfolie und Polypropylen bewährt. Die Verbundfolien werden vor dem Füllen tiefgezogen, anschließend gefüllt, verschweißt und sterilisiert. Mit dieser Folie ist sowohl ein effektiver Rohstoffeinsatz bei Aluminium als auch ein hoher Mechanisierungsgrad beim Verpacken gewährleistet. Auch **Aluminium-Tuben** können mit gutem Erfolg als sterilisierfähiges Konservenmaterial verwendet werden. Es ist jedoch eine spezielle Ausführung notwendig, die an der Tubenverschraubung eine absolut dichte Membrane aufweisen muß. Diese wird zum Verbrauch mit dem in der Verschlußkappe befindlichen Dorn geöffnet.

14.3. Herstellung von Konserven

Die Qualität des Fertigproduktes ist von der richtigen Auswahl und der einwandfreien Weiterbehandlung des Füllgutes abhängig. Deshalb müssen sowohl an das Füllmaterial als auch an die bei der Konservenherstellung beschäftigten Personen sowie an die Maschinen und Geräte besonders hohe Anforderungen gestellt werden. In allen Stadien des Produktionsprozesses ist eine Keimanreicherung im Material zu verhindern oder weitgehend einzuschränken.

Vorbehandlung des Füllmaterials. Bei der Herstellung von Fleischkonserven ist die Materialauswahl so durchzuführen, daß die vorgesehenen chemisch-analytischen und sensorischen Parameter eingehalten werden. Die Zusammensetzung des Einsatzmaterials ist auf der Grundlage der vorliegenden Rezepturen vorzunehmen. Je nach der Eigenart der herzustellenden Konserve wird das Füllmaterial unterschiedlich bearbeitet. So wird beispielsweise Fleisch im eigenen Saft lediglich vorgeschnitten und gewürzt. Bei Wurstkonserven erfolgt die Herstellung der Füllmasse bis zu dem Stadium, das vor dem Abfüllen der Wurstmasse in Wursthüllen erreicht wird. Fische werden im allgemeinen blanchiert, bei Mischkonserven ist häufig eine unterschiedliche Vorbehandlung der einzelnen Füllgüter erforderlich.

Die unterschiedlichsten Zutaten sind vor der Zugabe sorgfältig auf ihre hygienische Beschaffenheit zu untersuchen. Alle Bemühungen um eine einwandfreie Konserve werden oft durch stark keimhaltige Gewürze zunichte gemacht. Deshalb sollen zur Herstellung von Konserven nur einwandfrei verpackte und sorgfältig gelagerte Gewürze verwendet werden.

Stückware, z. B. Bockwürste und Wiener Würstchen oder Würstchen im Schäldarm, wird vor dem Einlegen in die Dosen noch einmal auf sichtbare Mängel überprüft. Sie darf keine Darmrisse und Sattelstellen aufweisen und muß intensiv geräuchert sein.

Füllen. Grundsätzlich sind Konservenbehältnisse vor dem Füllen vorschriftsmäßig zu reinigen. Das Füllen kann von Hand oder maschinell, halb- oder vollautomatisch erfolgen. Die Methode wird von der Art des Füllgutes bestimmt. So werden z. B. Bockwürste, Wiener Würstchen oder Dosenschinken mit der Hand in die entsprechenden Behältnisse gebracht. Dieser Vorgang ist insbesondere bei Schäldarmwürstchen wegen ihrer einheitlichen Form und Masse automatisierbar. Bei den anderen Füllgütern kommen Füllmaschinen zur Anwendung.

Beim Füllen ist die Bemessung des Kopfraumes von Bedeutung. Unter Kopfraum versteht man den Behältnisteil, der von Füllgut freigehalten wird. Ein zu ausgedehnter Kopfraum enthält zuviel Luftsauerstoff, der oxydative Veränderungen am Füllgut (Bräunung, Vergrünung, Fettveränderungen) und auch Korrosionserscheinungen am Dosenmaterial bewirken kann. Ist der Kopfraum zu gering gehalten, können quellende Füllgüter durch die damit verbundene Volumenzunahme die Deckel und Böden der Konservendose bemerkbar auswölben und so physikalische Bombagen bewirken. Durch Vakuumverschließeinrichtungen kann jedoch die Luft aus dem Kopfraum weitgehend entzogen werden.

Verschließen. Nach dem Füllen werden die Konservenbehältnisse verschlossen. Dieses erfolgt durch Verschlußmaschinen. Vor dem Verschließen sind die Ränder der Gläser und Metalldosen auf Sauberkeit zu prüfen. Blechdosen mit verbogenem Rand bzw. Gläser mit verzogener oder beschädigter Öffnung schließen nicht dicht und sind deshalb auszusortieren.

Zum Verschließen der Gläser verwendet man Inkodeckel aus Weißblech oder Aluminiumdeckel als Universalverschluß, in die Gummiringe mit der Hand eingelegt werden müssen oder in die Dichtungsmasse einzuspritzen ist. Für Metalldosen kommen Deckel mit ringförmig aufgespritzter Gummidichtungsmasse zum Einsatz.

Das Verschließen ist in folgende Arbeitsgänge unterteilt: Auflegen der Deckel, Einsetzen in die Verschlußmaschine, Andrücken des Gefäßes an den Verschließmechanismus und Verschließen. Man unterscheidet hierbei zwischen dem Blechdosen-Falzverschluß und dem Inkodeckelverschluß. Bei beiden Verschlußarten unterteilt sich das eigentliche Verschließen wiederum in zwei Arbeitsgänge. Beim Falzverschluß wird eine doppelte Verschlußnaht gebildet. Der Deckel wird hier beim ersten Arbeitsgang unter den Flansch des Dosenrumpfes gebogen. Der zweite Arbeitsgang preßt die Blechschichten und die dichtenden Einlagen fest zusammen. Beim Inkodeckelverschluß wird der Deckelrand beim ersten Arbeitsgang an das Gefäß gepreßt und beim zweiten Arbeitsgang gebördelt, d. h. unter den Rand der Glasmündung gedrückt. Weiterhin findet der Universalverschluß bei Gläsern verstärkt Anwendung. Durch eine mechanische Verformung des eingerollten Deckelrandes in eine rillenförmige Vertiefung an der Glasmündung wird der Deckel festgehalten.

Erhitzung. Die verschlossenen Konserven werden in Behälter gepackt und nach Möglichkeit unverzüglich erhitzt. Als Vorrichtungen zum Pasteurisieren (Halbkonserven) bzw. Sterilisieren (Vollkonserven) dienen Garkessel und Autoklaven. Wärmeübertragungsmittel können Wasser, Wasserdampf oder Wasserdampf und Luft sein.

Da die anzuwendenden Erhitzungsverfahren bei der Herstellung von Konserven nicht nur die erwünschte Haltbarkeit zu gewährleisten haben, d. h. die im Füllgut vorhandenen Mikroorganismen und Enzyme zu inaktivieren, sondern auch den Nähr- und Genußwert des jeweiligen Produktes berücksichtigen müssen, ist der Erhitzungsprozeß je nach Konservenart entsprechend zu gestalten. Dabei ist auch zu berücksichtigen, daß fette Füllgüter (z. B. Schmalzfleisch) höhere Erhitzungszeiten als magere Produkte (z. B. Rindfleisch im eigenen Saft) benötigen. Durch praktische Erfahrungen und theoretische Berechnungen wurden für jede Konservenart optimale Sterilisationsbedingungen ermittelt. Fleisch und Wurstkonserven werden meist bei etwa 117 °C bis 121 °C autoklaviert, während man die empfindlicheren Fischkonserven bei Temperaturen von etwa 108 °C bis 118 °C sterilisiert.

Als Maßstab zur Bewertung des Sterilisationseffektes dient der *F-Wert*.

Für den F-Wert gilt folgende Begriffsbestimmung: Der F-Wert entspricht der Abtötung einer Keimart mit einer bestimmten Hitzewiderstandsfähigkeit nach der Einwirkung des gesamten letalen Hitzeeffektes des angewandten Verfahrens und wird ausgedrückt mit der Anzahl der Minuten, die bei 121,1 °C (250 ° Fahrenheit) denselben letalen Effekt herbeiführen würden.

Der F-Wert ist bei den einzelnen Mikrobenarten verschieden, weil die Hitzestabilität der Mikroorganismen unterschiedlich ist.

In den Füllgütern, wie Fleisch- und Fischprodukten, Fertiggerichten und Milcherzeugnissen usw., können neben vegetativen Keimen auch sporenbildende mesophile und thermophile anaerobe und aerobe Mikroorganismen auftreten. Da es einen großen Aufwand erfordern würde, die Keimarten und Keimzahlen einer solchen Mischflora jeweils zu bestimmen, bedient man sich bestimmter repräsentativer *Testkeime*, die sichere Aussagen über das Ausschalten von apathogenen und pathogenen Mikroorganismen ermöglichen. Als Testkeime werden im allgemeinen *Clostridium botulinum* (Lebensmittelvergifter) und *Clostridium sporogenes* (Lebensmittelverderber) mit relativ hoher Hitzeresistenz verwendet. Um den Erfordernissen bei der Herstellung von Tropenkonserven gerecht zu werden, wird *Bacillus stearothermophilus*, der am hitzeresistentesten ist, bei Berechnungen im Zusammenhang mit dem F-Wert zugrunde gelegt.

Das Ziel der Haltbarmachung der Konserven besteht in der Abtötung bzw. Hemmung der im Füllgut vorhandenen Mikroorganismen. Der Abtötungseffekt ist abhängig von der Höhe der Temperatur und von der Zeit der Temperatureinwirkung sowie von der Höhe des Anfangskeimgehaltes. Die Sterilisierung wird, wie erwähnt, auf die resistentesten Keimarten ausgerichtet.

Die Dauer der Hitzebehandlung setzt sich zusammen aus der Zeit, die zum Durchwärmen des gesamten Produkts erforderlich ist (Steigzeit oder Steigen), der Zeit, die nach dem Erreichen der Autoklaventemperatur zur Einwirkung auf die Mikroorganismen gebraucht wird (Haltezeit oder Halten), und der Zeit, die zum Senken von Druck und Temperatur erforderlich ist (Fallzeit oder Fallen bzw. Kühlzeit). Dieses Prinzip ist in Abb. 14.1. dargestellt.

Nach der Arbeitsweise der **Autoklaven** wird nach diskontinuierlich und kontinuierlich arbeitenden Vorrichtungen unterschieden. Zu den diskontinuierlich arbeitenden Apparaten gehören die Normal-, Druckkühl- und Überdruckautoklaven, während der Rotationsautoklav, Transportautoklav und Turmautoklav kontinuierlich arbeitende Anlagen darstellen.

Beim **Normalautoklaven** handelt es sich um einen stehenden Autoklaven in Zylinderbauweise (Abb. 14.2.). Der Druckkessel ist für etwa 0,25 MPa Überdruck ausgelegt. Das Aufheizen des Wassers erfolgt mit Dampf, der innerhalb des Apparates am Boden durch

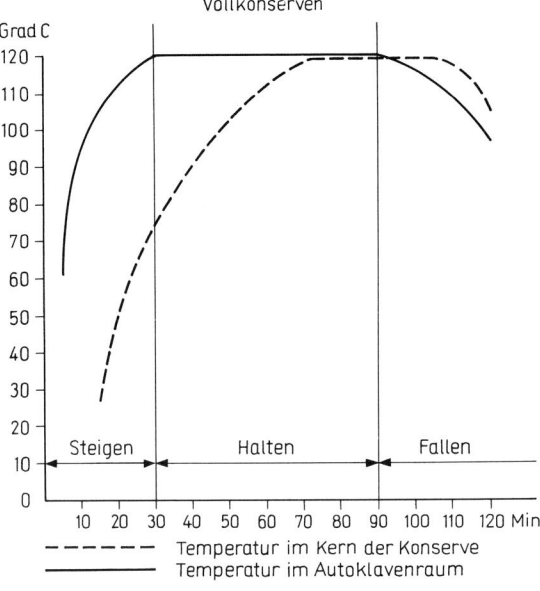

Abb. 14.1. Temperaturbewegung im Autoklavenraum und im Kern des Füllgutes (SCHEIBNER, 1973).

------- Temperatur im Kern der Konserve
——— Temperatur im Autoklavenraum

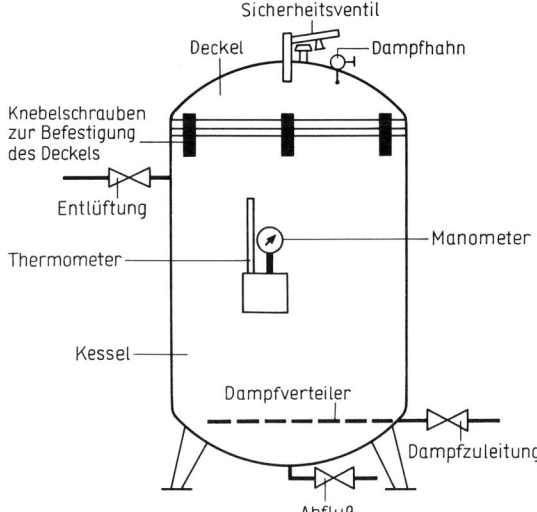

Abb. 14.2. Darstellung eines Normalautoklaven (SIELAFF und Mitarb. 1982).

eine Rohrschlange eingeleitet wird. Etwas unterhalb des Deckels befindet sich seitlich eine Entlüftungsleitung zur Entfernung der beim Chargenwechsel im Autoklaven verbleibenden Luft. Nach der Beschickung des Autoklaven werden der Kessel verschlossen und Dampf in die Leitung eingelassen. Im Autoklaven beginnt die Steigzeit. Sie ist beendet, wenn Druck und Temperatur die vorgesehenen Werte erreicht haben. Hier schließt sich die Haltezeit an. Während dieser Zeit wird die Dampfzuleitung so gedrosselt, daß die Temperatur über eine bestimmte Zeit konstant gehalten wird. Nach Ablauf der vorgesehenen Zeit werden die Dampfzufuhr unterbrochen und die Entlüftungsleitung wieder geöffnet, wodurch der Dampf entweicht und damit Druck und Temperatur im Autoklaven sinken. Da die Temperatur in den Dosen langsamer fällt als im Autoklaven, bleibt ein relativ hoher Doseninnendruck erhalten. Entspricht der Autoklavendruck dem Atmosphärendruck, ist die Fallzeit beendet, und der Autoklav kann geöffnet werden. Die Konserven werden in einem gesonderten Kühlbassin bis auf 35 °C oder 40 °C abgekühlt. Es ist auch möglich, die Kühlung der Dosen und Gläser auf die genannte Temperatur im Autoklaven selbst vorzunehmen.

Der **Druckkühlautoklav** ist dadurch gekennzeichnet, daß während der Kühlzeit unter Druck Wasser in den Apparat eingeleitet wird. Steig- und Haltezeit entsprechen dem Normalautoklaven. Sind die Konserven unter Druck genügend abgekühlt, wird die Kühlung drucklos fortgesetzt. Diese Verfahrensweise wirkt sich vorteilhaft auf die Qualität der Produkte aus.

Der **Überdruckautoklav** zeichnet sich dadurch aus, daß während aller Phasen des Sterilisationsprozesses ein zusätzlicher Gegendruck im Autoklaven erzeugt wird. Druck und Temperatur im Apparat stehen bereits von Beginn der Steigzeit an bis Ende der Kühlzeit nicht mehr in direkter Beziehung.

Mit Hilfe des **Rotationsautoklaven** können die Konserven während der Sterilisation bewegt werden. Auf diese Art und Weise erfolgen ein Durchmischen des Konserveninhaltes und eine relativ günstige Wärmeübertragung im Füllgut. Der Rotationsautoklav stellt eine Weiterentwicklung des Überdruckautoklaven dar. Durch seinen Einsatz kann bei geeigneten Füllgütern eine erhebliche Verkürzung des Sterilisationsprozesses erreicht werden. Die Füllgüter unterliegen einer schonenderen Hitzebehandlung und einer gleichmäßigeren Verteilung der einzelnen Bestandteile. Der Rotationsautoklav ist ein Überdruckautoklav mit liegend angeordneten Kesseln.

Der **Turmautoklav** besteht aus drei (oder vier bis sechs) vertikalen Türmen. Bei Anlagen mit drei Türmen dient der erste der Vorerwärmung, der zweite der Hitzebehandlung und der dritte der Abkühlung. Die Anlage ist mit einer unendlichen Transportkette ausgestattet. Druckunterschiede, die in den einzelnen Türmen auftreten, werden mittels mechanischer Schleusen gehalten. Die Turmautoklaven sind sowohl für die Pasteurisation (Halbkonserven) als auch für die Sterilisation (Vollkonserven) geeignet. Es können Metalldosen oder Gläser verwendet werden. Die zur Hitzebehandlung kommenden Konserven gelangen automatisch in spezielle Dosenträger, die zu Trommeln zusammengefügt sind. Die Trommeln sind in der unendlichen Transportkette befestigt und werden nacheinander durch die Türme transportiert. Es wird mit Wasser oder zum Teil auch mit einem Dampf-Luft-Gemisch pasteurisiert bzw. sterilisiert.

Während des Transportes der Konserven durch die Anlage erfolgt eine Rotation. Der Ausstoß der hitzebehandelten Konserven erfolgt ebenfalls automatisch.

Bei der **Hochtemperatur-Kurzzeit-Erhitzung** wird das Füllgut einer Temperatur von 125 °C bis (etwa) 165 °C für die Dauer von einigen Sekunden bis zu etwa 5 min ausgesetzt. Als Wärmeübertragungsmittel wird Dampf unter Druck verwendet. Für dieses Verfahren sind praktisch nur pumpfähige Produkte geeignet. Bei festen oder hochviskösen Gütern ist in dem genannten Temperaturbereich die Gefahr der Hitzeschädigung der Lebensmittel relativ groß.

Für die Hochtemperatur-Kurzzeit-Erhitzung kommen folgende Möglichkeiten in Betracht:

– Das Lebensmittel wird vor dem Einfüllen in die Behältnisse erhitzt, jedoch nicht vollständig sterilisiert.
– Das Lebensmittel wird vor dem Einfüllen vollständig sterilisiert und in sterile Dosen abgefüllt (aseptische Düsenabfüllung).
– Das Füllgut wird in der Dose vor dem Verschließen erhitzt; die endgültige Sterilisierung erfolgt nach dem Verschließen.

– Das Lebensmittel wird in der Dose erhitzt und anschließend vor dem Verschließen sterilisiert.
– Das Lebensmittel wird in der verschlossenen Dose erwärmt und sterilisiert.

Die Hochtemperatur-Kurzzeit-Erhitzung wird unter anderem für die Konservierung von Kondensmilch, Milchgetränken und Suppen angewandt.
Reinigen von Blechdosen und Gläsern. Nach der Hitzebehandlung im Autoklaven werden die Gläser und Blechdosen, nachdem sie genügend abgekühlt sind, gereinigt. Das ist erforderlich, weil im Autoklaven während des thermischen Behandlungsprozesses oft einige Gläser platzen oder Blechdosen, die nicht einwandfrei verschlossen waren, auskochen. Das Reinigen wird von Dosenwasch- und Dosenputzmaschinen durchgeführt. Die Leistungsgröße dieser Maschinen liegt zwischen 3500 bis 6500 Dosen bzw. Gläsern je Stunde. Unsaubere Dosenoberflächen sind stark korrosionsgefährdet. Eine fortschreitende Korrosion kann eine Undichtigkeit der Dosen zur Folge haben, was zum Verderb des Füllgutes führt.
Etikettieren. Blechdosen und Gläser sind Fertigpackungen im Sinne der *Kennzeichnungsverordnung*. Zur Kennzeichnung können die verschiedensten Etikettformen verwendet werden. Man unterscheidet z. B. Deckeletikett, Teiletikett, Volletikett und Umbänder. Zum Etikettieren stehen verschiedene Maschinen zur Verfügung.
Stabilitätsprüfung. Die Konserven werden auf mikrobiologische Stabilität überprüft. Dadurch wird kontrolliert, ob die Erhitzung bzw. die Sterilisation exakt nach den Vorschriften erfolgt und einwandfrei ist. Jeder Charge ist deshalb eine Reihe von Mustern zu entnehmen und im Brutschrank nach einer vorgegebenen Temperatur und Zeit zu bebrüten. Zeigen die Konserven nach der Stabilitätsprüfung keine Veränderungen, so können die Produkte als mikrobiologisch einwandfrei angesehen, verkauft oder gelagert werden. Die gewissenhafte Durchführung der Stabilitätsprüfung im Anschluß an den Erhitzungsprozeß garantiert weitgehend die Auslieferung einer Konserve von hoher Qualität und schließt Schädigungen der Gesundheit des Verbrauchers aus.

14.4. Halbkonserven

14.4.1. Lagerung

Zu den Halbkonserven gehören Dosenschinken (z. B. Saftschinken, Kaßlerkamm), Brühwursterzeugnisse (z. B. Bockwurst, Brühpolnische, Wiener Würstchen) und weiterhin Fertiggerichte. Die Herstellung dieser Produkte erfolgt zunächst grundsätzlich nach der üblichen Technologie. Saftschinken wird vor dem Füllen einer Schnellpökelung unterzogen.
Durch die vorgeschriebene Hitzebehandlung wird im allgemeinen nur eine Inaktivierung der vegetativen Mikroorganismen erreicht. Die Sporen der Gattungen *Bacillus* und *Clostridium* werden dadurch nicht abgetötet. Bei hohem Anfangskeimgehalt können in Dosenschinken auch hitzeresistente Bakterien überleben, die keine Sporen bilden. Es handelt sich dabei vor allem um Enterokokken bzw. Streptokokken.
Aufgrund des Vorhandenseins dieser Mikroorganismen sind die Halbkonserven zur Verhinderung des Verderbs und der Gefährdung des Verbrauchers unter 10 °C, möglichst unter 5 °C zu lagern (maximal 3 Monate bei 10 °C oder maximal 6 Monate bei 5 °C). Bei Einhaltung dieser Temperatur beträgt die Lagerzeit für Dosenschinken 6 Monate und für Brühwursterzeugnisse 4 Wochen. Die Lagerung der Fertiggerichte erfolgt bei -2 °C bis 2 °C bis 14 Tage.

14.4.2. Veränderungen

Die Veränderungen an den Behältnissen entsprechen denen bei Vollkonserven. Im Kapitel 14.6.2. sind sie ausführlich dargestellt.

Eine fehlerhafte Lagerung, d. h. Überschreiten der vorgeschriebenen niedrigen Temperatur, begünstigt das Wachstum der im Doseninhalt vorhandenen Bazillen, Clostridien, Enterokokken und Streptokokken, die dann die Zersetzung des **Dosenschinkens** bewirken können. Infolge von Gasbildung kann es auch zur Druckerhöhung in der Dose kommen, wodurch sich Deckel und Boden vorwölben, sich eine *Bombage* bildet. Während der Verderb des Dosenschinkens, durch Streptokokken hervorgerufen, mehr von süßlichsauren und der durch Bazillen herbeigeführte mehr von säuerlich-fauligen Veränderungen gekennzeichnet ist, verursachen Clostridien oder Clostridien plus Bazillen ausgeprägte Fäulniserscheinungen.

Beurteilung: Dosenschinken mit mikrobiell bedingten Zersetzungserscheinungen sind als genußuntauglich zu beurteilen.

Ein hoher Anfangskeimgehalt und höhere Aufbewahrungstemperaturen sind ausschlaggebend für das Auftreten von Zersetzungserscheinungen bei **Brühwurst-Halbkonserven**. Das ist vor allem in der warmen Jahreszeit der Fall. Die starke Bakterienvermehrung und der durch bakterielle Proteasen bedingte Eiweißabbau des Füllgutes führen zu mehr oder weniger ausgeprägter Trübung der Lake und zu einem krümeligen Bodensatz. Die Ausbildung einer Bombage ist seltener zu beobachten, häufig nur dann, wenn außer Bazillen auch anaerobe Sporenbildner vorliegen. In diesem Fall sind auch ausgeprägte Geruchsabweichungen vorhanden. Die Würste bzw. Würstchen sind entweder vollständig, häufiger jedoch nur an den oberen Enden, die sich im Kopfraum befinden, mehr oder weniger stark erweicht und breiig. Der hier vorhandene Restsauerstoff begünstigt die Vermehrung der aeroben Sporenbildner. Stark abweichende Geruchsveränderungen fehlen dann gewöhnlich.

Beurteilung: Brühwurst-Halbkonserven mit mikrobiell bedingten Veränderungen sind als genußuntauglich zu beurteilen. Das Vorhandensein verschiedener vegetativer Mikroorganismen in den Halbkonserven und durch diese verursachte Verderbniserscheinungen weisen darauf hin, daß Erhitzungsfehler oder Undichtigkeiten mit erfolgter Rekontamination der Halbkonserven vorliegen.

Durch Fehler im technologischen Prozeß bei der Herstellung des Brühwurstbrätes kann es bei der Fertigung der Halbkonserven zum Eiweißaustritt in die Lake kommen, das bei der sich anschließenden Erhitzung koaguliert und zur Trübung der Lake bzw. zur Bodensatzbildung führt. Die Würste sind sensorisch unverändert. Der Keimgehalt der Lake und des Wurstgutes gleicht dem von einwandfreien Halbkonserven. Solche Halbkonserven sind als tauglich zu beurteilen, sie sind aber wegen dieses Fehlers nicht verkehrsfähig.

14.5. Dreiviertelkonserve

Die Dreiviertelkonserven werden im Hinblick auf die sensorische Qualität (Aussehen, Konsistenz und Geschmack) höher als Halbkonserven, aber geringer als Vollkonserven erhitzt. Diese Produkte, es handelt sich dabei vor allem um eingedoste Brüh- (auch Würstchen und Bockwürste), Leber-, Blut- und Sülzwurst, dürfen nur noch Sporen der mesophilen Clostridien sowie hitzeresistente Sporen der Thermophilen enthalten. Neben allen vegetativen Formen von Mikroorganismen müssen dagegen die für die Verderbnis von Fleischkonserven oft verantwortlichen Sporen der mesophilen Keimarten der Gattung *Bacillus* ausgeschaltet sein. Dafür sind Hitzebehandlungen mit F-Werten (F_c-Wert, d. h. auf die Kerntemperatur bezogen) von 0,6 bis 0,8 notwendig, die durch eine Erhitzung bei etwa 108 °C bis 112 °C in ökonomisch vertretbaren und gleichzeitig qualitätschonenden Zeiten zu erreichen sind.

Die Hemmung der Auskeimung überlebender Clostridien-Sporen (z. B. *Clostridium botulinum* Typ A und B) verlangt eine Lagerung der Dreiviertelkonserve bei Temperaturen bis höchstens 10 °C (kurzfristig bis 15 °C); die Lagerzeit sollte 12 Monate nicht überschreiten.

Zur Stabilität von Dreiviertelkonserven tragen der Nitritzusatz (Brüh- und Blutwurst), der a_w-Wert (Leberwurst) und der pH-Wert (Sülzwurst), im Sinne des Hürdenkonzeptes, wesentlich bei.

Mögliche Veränderungen der Konservenbehältnisse und des Füllgutes entsprechen mehr oder weniger denen bei Vollkonserven, die in den Kapiteln 14.6.2. und 14.6.3. ausführlich dargestellt sind.

14.6. Vollkonserven

14.6.1. Lagerung

Das Ziel bei der Konserven-Herstellung ist und bleibt die Vollkonserve, die problemlos, d. h. ohne besondere Temperaturbedingungen, längere Zeit lagerfähig ist. Halb- und Dreiviertelkonserven stellen Kompromisse dar, weil unser gegenwärtiger Kenntnisstand und die gegenwärtigen Technologien noch nicht ausreichen, bei bestimmten Füllgütern die Sicherheit und Stabilität einer Vollkonserve bei gleichzeitig hohem Genußwert zu erzielen.

Die Vollkonserve soll in gemäßigten Klimazonen auch ohne Kühlung gesundheitssicher und lagerstabil sein. Voraussetzung dafür ist die Ausschaltung von *Clostridium botulinum* und *Clostridium sporogenes*. Das wird erreicht durch eine Erhitzung mit F-Werten von 4,0 bis 5,5, wobei im allgemeinen Autoklaventemperaturen zwischen 117 °C und 130 °C Anwendung finden. Die Begrenzung der Lagerfähigkeit ist daher in der Regel nicht bakteriell, sondern durch abiotischen Abbau gegeben.

Die bei Vollkonserven angewandte Erhitzung schaltet aber nicht die oft extrem hitzewiderstandsfähigen thermophilen Sporenbildner aus. Daher ist eine Lagerung bei Temperaturen über etwa 40 °C nicht möglich. Auch ohne Kühlung muß die Vollkonserve jedoch langfristig lagerfähig sein, bei 25 °C bis zu 4 Jahren. Wird das Redoxpotential in den Füllgütern stabilisiert, z. B. durch Verarbeitung von Nitritpökelsalz an Stelle von Kochsalz, dann läßt sich der abiotische Verderb verzögern und damit die Lagerfähigkeit der Produkte um Jahre verlängern. Die Aufbewahrung der Konserven soll in trockenen, frostfreien und luftigen Räumen erfolgen.

14.6.2. Veränderungen der Behältnisse

14.6.2.1. Marmorierung

Die Veränderungen von Konserven können entweder die Konservenbehältnisse oder den Konserveninhalt, nicht selten auch beides betreffen.

Die Marmorierung ist eine relativ häufige Veränderung, die als herdförmige, flammen- oder strahlenartige, manchmal auch als flächenhafte, bräunliche bis schwärzliche Verfärbung der Doseninnenwandungen in Erscheinung tritt. Die Oberfläche der verfärbten Stellen ist glatt und glänzend, nicht stumpf oder gar rauh wie bei Korrosionserscheinungen. Die Marmorierung von Weißblechkonservendosen geht auf die Bildung von Zinnsulfid zurück. Sie tritt vor allem bei nichtlackierten Weißblechdosen auf, aber auch bei lackierten Weißblechdosen ist sie vorhanden.

Während der Hitzebehandlung von Fleisch tritt eine Aufspaltung des Eiweißes ein. Hierbei werden auch Schwefelverbindungen frei, die bei lackierten Dosen den Lacküberzug zu durchdringen vermögen und mit dem Zinnbelag des Weißbleches die aus Zinnsulfid bestehenden Marmorierungen bilden. Die Marmorierungen können deshalb bei Konserven bereits kurz nach der Herstellung vorhanden sein.

Die unterschiedliche Intensität der Marmorierung kann verschiedene Gründe haben. Sie kann einmal auf den unterschiedlichen Gehalt des Füllgutes an organisch gebundenem Schwefel zurückzuführen sein, sie kann aber auch mit der Durchlässigkeit des jeweils vorhandenen Dosenlackes, mit dem pH-Wert des Füllgutes oder der oberflächlichen Beschaffenheit des verwendeten Weißbleches zusammenhängen. Bekanntlich fördert der Zusatz von Polyphosphaten zu Fleischerzeugnissen in Dosen in erheblichem Maße die Marmorierung der Doseninnenwandungen. Schweinefleischkonserven neigen eher zu einer Marmorierung als solche, die aus Rindfleisch bestehen. Auch bei Blutwurstkonserven finden sich häufig ausgedehnte Marmorierungen. Ihre Entstehung kann auch durch Gewürze, z. B. Knoblauch, Zwiebel oder Senfkörner, gefördert werden. Wesentlich für die lebensmittelrechtliche Beurteilung der Marmorierung ist die Tatsache, daß die Verfärbungen der Doseninnenwand nicht auf den Doseninhalt übergehen, wie das bei der Bildung von Eisensulfid der Fall ist. Marmorierungen sind als Schönheitsfehler zu bewerten und geben keinen Anlaß zu einer Beanstandung des Doseninhaltes.

14.6.2.2. Lackveränderungen

Bei den zum Vernieren der Weißblechdosen verwendeten Lacken handelt es sich gewöhnlich um Alkydharz- oder Polyamidphenolharz-Lacke. Trotz der geforderten guten Haftfähigkeit, Sterilisationsfestigkeit und Elastizität kann es unter bestimmten Bedingungen zu Lackablösungen kommen. Dies beginnt zunächst mit Blasenbildung und Rissigwerden. Abgelöste, ins Füllgut gelangte Lackteilchen können zu Geschmacksabweichungen und infolgedessen zur Wertminderung der Konserven führen.

14.6.2.3. Korrosion

Bei den als Dosenmaterial zur Anwendung kommenden oberflächenveredelten Blechen sollte grundsätzlich ein aufgebrachter Lacküberzug das Metall voll abdecken und somit jeden Korrosionsvorgang unterbinden. Diese Idealvoraussetzungen sind praktisch nicht oder nur zum Teil realisierbar. Es ist nicht möglich, das Grundmetall elektrolyt- und verarbeitungsbeständig absolut störungs- und porenfrei abzudecken. Resultierend aus der unvollkommenen Lackabdeckung im Bereich primärer Poren (mikroskopische Poren, Strukturporosität) und zusätzlicher sekundärer Poren (nachträgliche mechanische Verletzungen), der Inhomogenität der Metallschicht einschließlich Stellen aufgehobener Passivität (z. B. durch Halogenid-Ionen gegenüber Aluminium), treten lokale Potentialunterschiede auf, die zur engbegrenzten Elementbildung und letztlich zur Auflösung der so entstandenen anodischen Gebiete führen.

In Fleisch- und Wurstkonserven sind Inhaltsstoffe enthalten, die einerseits als Inhibitoren korrosionsverzögernde Wirkungen ausüben, andererseits stellen sie aber auch Stimulanzien mit allgemeinen oder speziellen korrosionsbeschleunigenden Wirkungen dar. Als Vertreter der erstgenannten Gruppe gelten besonders grobmolekulare Verbindungen (z. B. Kohlenhydrate, Neutralfette). Als stark korrosionsfördernd wirken Sauerstoff, Säuren und Salze (u. a. auch freie Fettsäuren). Weitere Kriterien sind der pH-Wert und das elektrische Leitvermögen der Produkte. Nach diesen Merkmalen können kompakte Fleisch- und Wurstkonserven ohne wäßrige Phase bei nahezu neutraler Reaktion, jedoch relativ hohem Schwefel- und Salzgehalt als schwach- bis mittelgradig aggressiv eingestuft werden. Nachteilig korrosionsbeeinflussend wirken sich hier aber die hohen Erhitzungstemperaturen und die Lagerung bei höheren Temperaturen und hoher Luftfeuchtigkeit aus.

Unter Korrosion versteht man eine durch chemische und elektrochemische Reaktionen verursachte fortschreitende Veränderung bzw. Zerstörung des Behältermaterials unter Bildung von Oxiden oder Hydroxiden. Die Korrosion kann an der Außen- oder Innenseite der Blechdosen bzw. Glasdeckel in Erscheinung treten, punktförmig begrenzt oder auch flächenförmig sein. Sie ist durch Farbabweichungen, durch eine rauhe Beschaffenheit der Oberfläche und durch feinkörnige Ablösung von Metallteilchen gekennzeichnet. Die auffälligste Art der Korrosion ist die *Rostbildung*. Starke Korrosionen können zur Lochbildung und zur Undichtigkeit von Konserven führen.

Durch die korrosiven Prozesse kommt es in der Regel, vor allem, wenn sie an der Doseninnenwand vorhanden sind, zu sensorischen Veränderungen des Füllgutes. Der Geschmack ist bitter-adstringierend bzw. metallisch, insbesondere durch Eisen- und Zinnverbindungen bedingt. Höhere Mengen an Aluminiumsalzen im Füllgut führen zu einem laugigen, schwach metallischen Geschmack. Gelöste Eisensalze können gelegentlich auch eine oberflächliche Schwärzung des Doseninhaltes bewirken. Eisenionen begünstigen als Katalysatoren auch die Fettverderbnis in Konserven.

Bei Korrosionserscheinungen an den Metalldosen bzw. an den Metalldeckeln der Gläser kommt es zur Anreicherung von Metallen im Doseninhalt. Neben Eisen können Zinn und Aluminium, bei gelöteten Dosen auch Blei nachgewiesen werden.

Beurteilung: Für die Beurteilung von korrodierten Konserven sind Ort und Umfang der Korrosionserscheinungen und der Zustand des Füllgutes entscheidend. Sind nur Korrosionen an den Dosenaußenflächen vorhanden, können die Konserven bei wenigen kleinen bzw. punktförmigen Korrosionsstellen unter trocknen und kühlen Lagerbedingungen noch mehrere Wochen bis Monate gelagert werden. Bei umfangreicher und tiefgreifender Außenkorrosion sind die Konserven jedoch unverzüglich – eventuell auch unter Wertminderung – in den Verkehr zu geben. Die Konserven mit Innenkorrosion ohne Füllgutveränderungen sind nicht länger zu lagern und ebenfalls sofort zu verbrauchen. Bei Veränderungen des Doseninhaltes werden die Konserven je nach Art und Grad der Abweichung bzw. nach der Menge der angereicherten Metalle als minderwertig oder untauglich beurteilt.

Die Verhinderung des Vorhandenseins von Lufteinschlüssen durch gute Füllung der Dosen oder durch Evakuieren sowie die kühle und trockene Lagerung von Konserven sind beachtliche Maßnahmen zur Korrosionsverhütung.

14.6.3. Veränderungen des Füllgutes

14.6.3.1. Bombagen

Durch unsachgemäße Materialauswahl, ungenügende Sorgfalt bei der Zusammenstellung des Materials, mangelhaftes Verschließen der Metalldosen oder der Gläser, unkorrekte Einhaltung der Prozeßparameter während der Hitzebehandlung, durch Beschädigung der Konservenbehältnisse sowie durch Nichteinhaltung hygienischer Vorschriften können Fehler bzw. Veränderungen bei Konserven auftreten. Die unterschiedlichsten Ursachen können zur Erhöhung des Druckes in den Konservendosen führen, so daß Deckel und Böden bei den Blechdosen sowie Deckel der Gläser vorgewölbt werden. Diese Erscheinungsformen werden **Bombagen** genannt.

Nach der Ursache unterscheidet man:
– biologische Bombagen,
– chemische Bombagen,
– physikalische Bombagen.

Bei diesen Bombagenarten sind Deckel und Böden nicht eindrückbar.

Anders verhält es sich bei den **Scheinbombagen**, bei denen sich Deckel und Böden leicht eindrücken lassen, bei Aufhebung des Druckes aber gewöhnlich wieder in die ursprüngliche Lage zurückgehen, d. h., Deckel und Boden flattern und federn. Solche Bombagen bezeichnet man auch als **Flatter-** oder **Federbombagen**. Als Ursache kommt nicht wie bei den biologischen, chemischen und physikalischen Bombagen eine Druckerhöhung in den Konserven in Frage, sondern es handelt sich um zu schwache Deckelbleche, um verschiedene Ausmaße der Deckel und Dosenrümpfe oder um ungenügende Sickenprägung.

Beurteilung: Beim Fehlen sonstiger Veränderungen sind Konserven mit Scheinbombagen als tauglich zu beurteilen. Eine weitere Lagerung ist jedoch nicht zu empfehlen. Konserven mit Flatterbombagen sind zur alsbaldigen Verwendung an Großverbraucher abzugeben.

Die **biologische Bombage**, auch bakterielle Bombage genannt, entsteht in der Regel nach ungenügender Hitzebehandlung oder durch nachträgliche Rekontamination bereits sterilisierter Konserven nach entstandener Undichtigkeit, wodurch nicht nur Clostridien (*C. botulinum, C. sporogenes, C. bifermentans, C. perfringens* u. a.) und Bazillen (*B. cereus, B. subtilis, B. pumilus, B. licheniformis* u. a.), sondern auch nichtsporenbildende Bakterienarten (z. B. *Proteus, Escherichia, Pseudomonas*, Streptokokken, Laktobazillen) im Füllgut vorhanden sind und dieses zersetzen. Die dadurch entstehenden Gase, wie Schwefelwasserstoff, Ammoniak und Kohlendioxid, treiben die Dosen auf und können sie sogar zum Platzen bringen. Es ist aber auch zu berücksichtigen, daß sich bestimmte Mikroorganismen (z. B. *Clostridium botulinum*) im Doseninhalt anreichern und/oder Toxine bilden und dadurch eine ernste Gefahr für die Gesundheit des Menschen darstellen können.

Die aeroben Sporenbildner produzieren gewöhnlich nur wenig Gas. Die Bombageerscheinungen sind daher geringer. Das Füllgut hat eine weich-krümelige Konsistenz und einen modrig-muffigen Geruch. Die Clostridien und die nichtsporenbildenden Bakterienarten verursachen hingegen eine starke Bombagebildung und eine weitgehende Zersetzung des Füllgutes. Es ist weich oder verflüssigt, mit Gasblasen durchsetzt, verfärbt und riecht faulig-stechend.

Beurteilung: Jede Konserve, die pathogene Mikroorganismen enthält oder bakteriell bedingte Zersetzung bzw. Bombage zeigt, ist verdorben und als genußuntauglich zu beurteilen.

Die **chemische Bombage** ist ebenfalls auf die Bildung von Gasen in den Dosen zurückzuführen. Infolge der Wirkung organischer Säuren und ihrer Salze auf Eisen entstehen an den beschädigten Lackierungsflächen der Dosen Wasserstoff und Eisenoxid. Im Gegensatz zur biologischen Bombage ist der Doseninhalt in der Regel steril, jedoch im Aussehen, Geruch und Geschmack verändert.

Beurteilung: Die Konserven mit einer chemischen Bombage sind verdorben und als genußuntauglich zu beurteilen.

Die **physikalische Bombage** wird wie die chemische Bombage nicht mikrobiell, sondern durch andere Ursachen bedingt. Davon ausgehend werden folgende Arten unterschieden:

– *Zellularbombage*. Diese Bombage entsteht durch Quellung des Füllgutes. Sie ist besonders bei Brühwurstkonserven oder bei Konserven, die Hülsenfrüchte oder Reis enthalten, anzutreffen. Der Dosenraum ist vollständig ausgefüllt.
– *Stauchungsbombage*. Sie bildet sich durch seitliches Eindrücken stark gefüllter Dosen.
– *Frostbombage*. Sie tritt auf, wenn Gefriertemperaturen auf stark mit flüssigkeitsreichen Füllgütern versehene Konserven einwirken. Durch die verursachte Schädigung der Zellstruktur erhält der Doseninhalt eine saftarme und strohige Beschaffenheit und einen faden Geschmack.

– *Lufteinschlußbombage.* Bei der Hitzebehandlung von stark lufthaltigen Füllgütern (z. B. feinzerkleinertes, nicht evakuiertes Wurstbrät) dehnt sich die Luft aus und wird zum großen Teil aus dem Füllgut ausgetrieben. Nach dem Erkalten ist wegen der erfolgten Eiweißkoagulation die Luftaufnahme durch das nunmehr poröse Füllgut nicht mehr möglich.

Beurteilung: Beim Vorliegen einer physikalischen Bombage ist der Konserveninhalt gewöhnlich unverändert und kann als genußtauglich beurteilt werden. Konserven mit derartigen Bombagen sind für eine Lagerung nicht geeignet, weil die Erhöhung des Doseninnendruckes eine Undichtigkeit und dadurch eine Rekontamination und mikrobielle Verderbnis zur Folge haben kann.

14.6.3.2. Flat-sour-Verderb

Der Flat-sour-Verderb von Konserven wird durch nichtgasbildende Mikroorganismen hervorgerufen. Hierzu gehören die Sporenbildner der Gattung *Bacillus*, die sowohl bei Sauerstoffanwesenheit als auch bei Sauerstoffmangel vermehrungsfähig sind. Charakteristisch ist ihre Fähigkeit, Kohlenhydrate zu verstoffwechseln und zu Säuren abzubauen, ohne gleichzeitig Gas zu bilden. Da jedoch die von ihnen gebildeten Säuren ihre Lebensfunktion hemmen, kommen die Stoffwechselvorgänge langsam zum Stillstand. Daraus resultiert auch die Tatsache, daß in flat-sour-verdorbenen Konserven selten pH-Werte < 4,7–5,0 gefunden werden. Einige der Flat-sour-Bakterien sind thermophil (z. B. *Bacillus stearothermophilus*). Sie können unter tropischen Klimabedingungen die Ursache für das Verderben von Konserven sein oder auch durch ungenügende Kühlung nach der Sterilisation auskeimen. Dies unterstreicht die Forderung nach schneller Abkühlung des Füllgutes unter 40 °C. Zum Verderben durch Flat-sour-Bakterien neigen vor allem Mischkonserven, gelegentlich auch Leberwurstkonserven, d. h. also vorwiegend kohlenhydrathaltige Füllgüter.

Beurteilung: Konserven, bei denen Flat-sour-Verderb festgestellt wird, sind verdorben und als genußuntauglich zu beurteilen.

14.6.3.3. Lagerungsveränderungen

Es ist von „historischen Konserven" berichtet worden, die trotz extrem langer Lagerung noch genußtauglich waren. Insbesondere Konserven von früheren Polexpeditionen, die jahrzehntelang bei sehr niedrigen Temperaturen lagerten, zeigten noch eine überraschend gute Qualität. Keine Konserve ist jedoch vollkommen stabil. Die mögliche Lagerzeit einer Konserve richtet sich vor allem nach der Art des Produktes. Fleischkonserven sind im allgemeinen stabiler als Gemüse- oder Obstkonserven, eingedostes Rindfleisch ist länger lagerfähig als Schweinefleisch. Jedoch auch in Fleischkonserven, selbst wenn sich darin keine lebensfähigen Mikroorganismen oder Sporen nachweisen lassen, kommt es im Verlauf der Lagerung zu einem Qualitätsabfall, der im allgemeinen nach 2 bis 6 Jahren Lagerzeit in Erscheinung tritt. Dieser Qualitätsabfall kann sich bei weiterer Lagerung so sehr verstärken, daß die Konserven als genußuntauglich beurteilt werden müssen. Dabei handelt es sich um den **abiotischen Verderb**.

An Lagerungsveränderungen werden bei Konserven Veränderungen von Geruch und Geschmack, Konsistenz und Saftigkeit, Farbe und Aussehen sowie des Nährwertes und Vitamingehaltes beobachtet. Sie zeigen sich vor allem und zuerst am Eiweiß, weniger am Fett.

Am **Fleischeiweiß** ist auffallend, daß **Geruch** und **Geschmack** bei allen Lagertemperaturen und besonders bei den höheren abflachen, d. h., das typische, frische Aroma geht verloren. Dies kann bei Zimmertemperatur nach einem Jahr und bei Gefriertemperaturen erst nach 5 Jahren der Fall sein. Auch die Würzung der gelagerten Fleischkonserven flacht ab und wird einseitig, d. h., das Fleisch schmeckt fade oder zu salzig oder scharf. Außerdem findet sich auch ein ausgesprochener Altgeruch und Altgeschmack; das Produkt erscheint schal, leimig, beißig, dumpfig-faulig oder säuerlich, häufig auch bitter.

Diese Alterungsveränderungen können nach 1 bis 2 Jahren bei 37 °C oder nach 2 bis 6 Jahren bei Zimmertemperatur beobachtet werden. Bei Mischgerichten kommt es zu einer Angleichung der Geschmacksunterschiede im Verlauf der Lagerung. Beispielsweise verlieren Würstchen in Linsen völlig ihren Eigengeschmack.

Im Hinblick auf die **Konsistenz** und **Saftigkeit** ist festzustellen, daß viele Fleischprodukte während der Lagerung trocken, strohig, zäh, faserig oder krümelig werden. Diese Lagerungsveränderungen können nach 1 bis 2 Jahren bei 37 °C, nach 3 bis 4 Jahren bei 21 °C und nach 6 bis 7 Jahren bei 0 °C in Erscheinung treten.

Bei **Farbe** und **Aussehen** ist auffallend, daß viele Fleischkonserven nach längerer Lagerung auf dem frischen Anschnitt eine kräftig rosarote Farbe zeigen, die jedoch bei Luftzutritt sehr schnell abblaßt. Nach dem Abblassen des Anschnittes erscheint das Fleisch dann dunkler als zur Zeit des Eindosens. Auch die Gallerte, z. B. bei Rindfleisch im eigenen Saft, kann im Verlauf der Lagerung eine dunklere Farbe annehmen. Neben diesen Farbveränderungen zeigen die Fleischprodukte nach längerer Lagerung ein stumpfes Aussehen.

Am **Fett** der Fleischkonserven ist die auffälligste Lagerungsveränderung die Ranzigkeit, die jedoch vorwiegend bei hohen Lagertemperaturen beobachtet wird, und zwar bei 37 °C etwa nach 1 bis 2 Jahren oder bei 21 °C nach 6 Jahren. Eine Ranzigkeit des Fettes von Fleischkonserven wird vor allem dann beobachtet, wenn unsachgemäß gelagertes oder überlagertes Gefrierfleisch eingedost wurde, das bereits vorher leicht anranzig war. Einhergehend mit einem ranzigen Geruch und Geschmack findet man beim Fett dann meist eine gelbliche oder auch graue Farbe und eine weiche Konsistenz. Andererseits kann bei Schweinefleischkonserven das Fett im Verlauf der Lagerung zunehmend talgig und stearinartig werden.

Eine unzweckmäßige Verpackung kann die Lagerfähigkeit von Fleischkonserven beeinträchtigen. Bei unlackierten Dosen treten verstärkt Marmorierungen und Korrosionen sowie oft ein metallischer Geschmack des Füllgutes auf, während andererseits bei bestimmten Dosenlackierungen der Doseninhalt, vor allem in den Randpartien, einen Lackgeschmack annehmen kann. Bei Korrosionen ist mitunter auch eine Schwarzfärbung des Füllgutes vorhanden.

Die Ursache der Lagerungsveränderungen und des abiotischen Verderbs der Konserven ist wahrscheinlich ein nichtenzymatischer Prozeß, der möglicherweise mit der Abnahme des Redoxpotentials während der Lagerung zusammenhängt.

14.7. Tropenkonserven

Die meisten Füllgüter, die zu Vollkonserven erhitzt werden können, lassen sich bei relativ geringer zusätzlicher Hitzeeinwirkung, ohne beträchtliche Qualitätseinbuße, auch zu Tropenkonserven erhitzen. Bei Anwendung entsprechender Technologien (Vortrocknung, Hochsalzung) können sogar Dosenwürstchen zu Tropenkonserven erhitzt werden.

Die Tropenkonserven werden auf einen F-Wert (F_c-Wert) von 12,0 bis 15,0 erhitzt. Dadurch werden sämtliche Mikroorganismen, einschließlich der Sporen thermophiler Keimarten der Gattungen *Bacillus* und *Clostridium*, inaktiviert. Ein mikrobieller Verderb derartiger Konserven ist daher selbst bei Lagertemperaturen über 40 °C, wenn keine Dosenundichtigkeit vorliegt, nicht möglich. Allerdings kommt es bei so hohen Lagertemperaturen relativ schnell zum abiotischen Verderb. Daher kann man bei Tropenkonserven nur mit einer relativ kurzen Lagerzeit rechnen, z. B. bei 40 °C mit einem Jahr, wenn keine erheblichen Qualitätseinbußen hingenommen werden sollen.

Mögliche Veränderungen der Konservenbehältnisse und des Doseninhaltes entsprechen mehr oder weniger denen bei Vollkonserven, die in den Kapiteln 14.6.2. und 14.6.3. ausführlich geschildert wurden.

Literatur

Autorenkollektiv (1988): Fleischverarbeitung. VEB Fachbuchverlag, Leipzig.
Baltes, W. (1976): Veränderungen von Lebensmitteln tierischer und pflanzlicher Herkunft in der Konservenherstellung. Fleischwirtschaft **56**, 298.
Farchmin, G., und Scheibner, G. (1973): Tierärztliche Lebensmittelhygiene. Gustav Fischer Verlag, Jena.
Heiss, R., und Eichner, K. (1984): Haltbarmachen von Lebensmitteln. Chemische, physikalische und mikrobiologische Grundlagen der Verfahren. Springer-Verlag, Berlin, Heidelberg, New York, Tokyo.
Kelch, F. (1960): Marmorierung bei Weißblechdosen. Fleischwirtschaft **12**, 400.
Leistner, L. (1979): Mikrobiologische Einteilung von Fleischkonserven. Fleischwirtschaft **59**, 1452.
Leistner, L., und Wirth, F. (1963): Probleme der Langlagerung von Fleischkonserven. Fleischwirtschaft **15**, 274.
Leistner, L., Wirth, F., und Takács, J. (1970): Einteilung der Fleischkonserven nach der Hitzebehandlung. Fleischwirtschaft **50**, 216.
Lienhop, E. (1974): Handbuch der Fleischwarenherstellung. Verlag Günter Hempel, Braunschweig.
Nietsch, G., Maurer, A., und Takács, J. (1974): Fleisch- und Wurstkonserven. Richard Pflaum Verlag KG, München.
Peters, H. (1984): Beitrag zur Verbesserung der Qualität und Haltbarkeit von Konserven. Diss., Berlin.
Severus, H. (1987): Die Entwicklungstendenzen der letzten Jahre auf dem Gebiet flexibler und halbstarrer Verpackungen unter Verwendung von Aluminium. Verpackungsrundschau **38**, 37.
Sielaff, H., Andrae, W., und Oelker, P. (1982): Herstellung von Fleischkonserven und industrielle Speisenproduktion. VEB Fachbuchverlag, Leipzig.
Sielaff, H., Peters, H., und Thiemig, F. (1985): Herstellung von Bockwurstkonserven in Gläsern. Fleisch **39**, 214.
Stiebing, A. (1989): Vorverpackung und Konservenherstellung von Kochwurst und Kochpökelwaren. Fleischwirtschaft **69**, 8.
Szenes, M. (1981): Ungarische Fleischkonserven für Kosmonauten. Fleisch **35**, 226.
Tomkin, R. B., Christiansen, L. N., and Shaparis, A. B. (1978): Causes of variation in botulinal inhibition in perishable canned cured meat. Appl. Environ. Microbiol. **35**, 886.
Tscheuschner, H.-D. (1986): Lebensmitteltechnik. VEB Fachbuchverlag, Leipzig.
Wirth, F. (1979): Entwicklungsstand bei der Herstellung von Fleischkonserven. Fleischwirtschaft **59**, 475.
Wirth, F., Takács, J., und Leistner, L. (1971): Hitzebehandlung und F-Werte für langfristig lagerfähige Fleischkonserven (Vollkonserven). Fleischwirtschaft **51**, 923.

Historisches

Die sich zunächst empirisch vollziehende Entwicklung einer Lebensmittelhygiene verlief über mehrere Stufen, die territorial und zeitlich versetzt zu sehen sind.

Verzehrsgewohnheiten alter Kulturvölker bedingten die Entwicklung der Schlachttier- und Fleischbeschau (später Schlachttier- und Fleischuntersuchung genannt), eines Stützpfeilers der heutigen Lebensmittelhygiene. Die Wissensvermittlung verschiedener Grundlagenfächer, beginnend in den Tierarzneischulen, weitergeführt und vertieft an den Tierärztlichen Hochschulen, führten zur Einbettung der ehemaligen „Beschau" in den Gesamtkomplex der tierärztlichen Lebensmittelhygiene. Diese ursprünglich mit dem Opferkult einhergehende Beschau der Tiere, die der Gottheit und dann vor allem den Opferpriestern bzw. Palastärzten, die auch ihren Anteil verzehren durften, „wohlgefällig" sein mußte, kann als *Stufe I* der Herausbildung der Lebensmittelhygiene angesehen werden. Je nach Ergebnis der Beschau wurden bestimmte Opfertiere mit einem Siegel aus Tonerde auf den Hörnern gekennzeichnet – die erste Stempelung in der Fleischbeschau.

Der Dämonenglaube der alten Germanen, die Furcht vor Bösen, führte ebenfalls zur Prüfung des Fleisches vor dem Verzehr. In Deutschland war es Bonifatius (um 672–754 n. Chr.), der die erste fleischhygienische Verordnung erließ. Der Genuß von Speck und Schweinefleisch durfte nur im gekochten oder geräucherten Zustand erfolgen. Es erhebt sich die Frage, welcher empirische Hintergrund zu dieser Feststellung führte. Denkbar wären Trichinen, die aber vermutlich erst zu Beginn des 19. Jh. mit chinesischen Zuchtschweinen bzw. trichinösem Speck aus Amerika nach Europa eingeschleppt wurden (BARTELS, 1968), oder Schweinefinnen. Bonifatius verbot den Verzehr von Pferdefleisch, um die weitere Opferung des dem Wotan (Odin) heiligen Pferdes zu unterbinden. Auch herrschte damals die Meinung vor, daß Pferdefleisch das Blut verunreinige und den Aussatz erzeuge. Die Angst vor Aussatz war so groß, daß das Verbot des Genusses von Pferdefleisch gewissenhaft befolgt wurde (v. OSTERTAG, 1922). Noch heute bestehen territoriale Vorurteile gegenüber dem Pferdefleisch.

Während der weiteren historischen Entwicklung verzichtete die Kirche auf das blutige Opfer und zelebrierte das unblutige Meßopfer. Damit entfiel die Beschau des Fleisches, sie wurde profaniert. Die Städtebildung und die Entwicklung des Handwerks hatten die weltliche Ausübung der Fleischbeschau durch Zunftvertreter zur Folge. Die *Stufe II* des Entwicklungsweges der Lebensmittelhygiene wurde erreicht.

Die Fleischbeschau war während des Mittelalters und des Blühens der Zünfte eine rein wirtschaftliche Maßnahme des ehrbaren „stehenden Gewerbes" (HENSCHEL, 1913), das eine Grundforderung darin sah, die Käufer vor Übervorteilung zu schützen.

Die Tiere wurden bereits im lebenden oder toten Zustand beschaut, und das reiche Fleischerhandwerk sah seine wichtigste Aufgabe darin, die Käufer nur mit einwandfreier Ware zu bedienen. Heute noch übliche Beurteilungsgrundsätze wie z. B. „minder-*wertig*", nehmen hier ihren Ausgang und beinhalteten einzuleitende wirtschaftliche Maßnahmen. Eben durch diese strenge Prüfung auf Wert und Güte erfolgte gleichzeitig ein für die damalige Zeit umfangreicher Schutz des Menschen vor dem Verzehr von schädlichem und „ungesundem" Fleisch oder von unhygienischen Fleischprodukten. Neben der amtlichen Fleischbeschau (unter Anwesenheit von Ratsmitgliedern) waren auch die Zunftmeister zur gegenseitigen Überwachung ihrer Schlachttiere und Produkte verpflichtet. Sogar eine Kontrolle der Gesellen gegenüber ihren Meistern war behördlich organisiert. Außerdem hatte das Publikum jeden Verstoß gegen die Vorschriften anzuzeigen. Wer als erster die Gesetzesverstöße der Behörde meldete, dem stand ein Teil der Buße zu (FROEHNER, 1927).

Vor und während des Dreißigjährigen Krieges kam es besonders auch bei der Landbevölkerung Deutschlands zur Verarmung und Demoralisierung. Als Folge verloren die Zünfte ihre ehrbare Bedeutung. SCHMOLLER (1871) bezeichnete die damalige Situation als „einen vergeblichen Kampf gegen Stumpfsinn und Apathie, kleinen Spießbürgergeist und Intoleranz". In diesen wirtschaftlichen Zustand war die Fleischbeschau eingebettet. Gesetzliche Bestimmungen wurden nicht mehr eingehalten, und bei Seuchenausbrüchen stand die Fleischbeschau unzweckmäßigerweise im Dienst der Seuchenpolizei. Neben Bierbrauern, Zinngießern und Schlossern bewarben sich u. a. auch Weber um einen Nebenverdienst bzw. um eine zusätzliche Nahrungsquelle als Fleischbeschauer.

Von ROSINUS LENTILIUS erfahren wir in seinen Miscellanea medicopractica aus dem Jahre 1698 einen menschlichen Sündenfall in der Fleischbeschau „... sieh sie dir an, die die Fleischuntersuchung auszuführen haben, Schreiber, Kramer, Weber usw., Leute, die zur Fleischuntersuchung passen, wie der Esel zur Musik. Du siehst da, daß nicht selten ein Amt einem Manne, statt ein Mann einem Amte verpflichtet ist; das Aemtle ist dem Schlämple zu lieb da". LENTILIUS fordert, die Beschau klugen Männern zu übertragen und nicht Leuten, die „für eine Hammelkeule blind und taub werden" (FROEHNER, 1936).

Die geschilderten „Sachverständigenurteile" gereichten der damaligen Zeit sicherlich nicht zum Nutzen. Eine Modernisierung und damit ein Anheben der Fleischbeschau auf eine höhere Stufe wurde erforderlich. Erst mit der Französischen Revolution 1789 und während der Phase der Spätaufklärung kam es im deutschen Handwerk zu einer Neubelebung.

Gar nicht in der romantischen Idylle eines ADRIAN LUDWIG RICHTERS schildert der Klassiker J. W. v. GOETHE den Verkauf tauglichen Fleisches in einer mittelalterlichen Stadt:

Ich suchte mir so eine Hauptstadt aus,
Im Kerne Bürger-Nahrungs-Graus,
Krummenge Gäßchen, spitze Giebeln,
Beschränkten Markt, Kohl, Rüben, Zwiebeln;
Fleischbänke, wo die Schmeißen hausen,
Die fetten Braten anzuschmausen,
Da findest Du zu jeder Zeit
Gewiß Gestank und Tätigkeit.

(Faust, 2. Teil, 4. Akt, Mephistopheles)

Obwohl im Mittelalter die Beschau aus wirtschaftlichen Erwägungen durchgeführt wurde und in den Händen der Zunft lag (Stufe II), lassen sich bereits zaghafte Anfänge einer weiteren Entwicklungsstufe der Fleischbeschau und damit indirekt der Lebensmittelhygiene, tendierend in Richtung Medizin, erkennen. Ähnlich wie bei den von den Ärzten angeordneten Maßnahmen bei Pestzügen wurden auch verendete Tiere bei Seuchenausbrüchen außerhalb der Stadt vergraben, nachdem sie vorher mit Kalk bedeckt wurden; Palisadenumzäunungen hielten Mensch und Tier fern.

In der *Renovatio Edicti* (1721), unterzeichnet von König Friedrich Wilhelm von Preußen, heißt es: „... An denen Orthen hingegen, wo ein offenbahres Vieh=Sterben ist, müßen die Abdeckere bey Verlust ihrer Meistereyen, oder nach Befinden Exemplarischer Leibes=wohl auch bey Straffe des Stranges ... das Fett aus dem an solcher ansteckenden Seuche gestorbenen Vieh nicht aushauen, sondern solches unabgedecket und mit der Haut in drey, vier biß fünff Ellen tiefe Gruben ... eingraben, vorher auch, wo möglich, mit ungelöschtem Kalck genugsahm bestreuen ... Er muß aber bey Vermeidung empfindlicher Leibes=Strafe keine Hunde so wenig an die reine als inficirte Orthe mit sich nehmen ..."

Bereits der päpstliche Leibarzt LANCISI verhängte bei einem Rinderpestgeschehen, das 1713/14 in der römischen Campagna wütete, wie heute noch entsprechend gesetzlich verankert, Schlachtverbot. Aus einem Würzburger Oberratsprotokoll vom 25. 11. 1796 geht hervor, daß während des Rinderpestgeschehens im Jahre 1796 Professor HALBERSTÄDTER von der Medizinischen Fakultät der Universität jedes Rind im Schlachthaus untersuchte (FROEHNER, 1927). In Sankt Gallen untersuchte der „Arzt oder Wundarzt, wer gerade an der Reihe war", das Fleisch.

Nach einem preußischen Patent und einer preußischen Instruktion zur Abwendung der Viehseuchen vom 2. 4. 1803 mußten bei Rinderpest die Schlachttiere durch den Gemeindevorstand und den Hirten besichtigt werden. Fleischer und Viehhändler hatten vor dem Physicus ein Examen abzulegen (FROEHNER, 1936). Dieser Einfluß der Humanmedizin, herausgewachsen aus der fleischbeschaulichen Praxis der Zünfte, besteht bis heute in enger Wechselwirkung mit der veterinärmedizinischen Lebensmittelhygiene fort und soll als *Stufe III* bezeichnet werden.

Daneben ist auch der Polizei im 18./19. Jh. eine verstärkte Aktivität bei der Kontrolle von Schlachtung und Beschau zuzuerkennen. So heißt es in einer Generalverordnung von 1812, daß die Polizei ein vorzügliches Augenmerk darauf zu richten habe, daß Tiere, besonders kranke, nicht heimlich geschlachtet werden (SCHELS, 1928). Um die empirischen Erkenntnisse, u. a. von solchen Berufsgruppen wie Schäfern, Schmieden, Stallmeistern und Hirten, die primär die Tierheilkunde ausübten, auf eine wissenschaftliche Stufe heben zu können, war die Zeit reif für die Gründung von Tierarzneischulen, den späteren Tierärztlichen Hochschulen.

Richtungweisend für die Gründung der Tierarzneischulen in Deutschland, als Basis für die Legitimierung des selbständigen Berufes eines Tierarztes, war der Fakt, daß der französische König Ludwig XV. 1762 50000 Livres für die Errichtung und den Unterhalt der ersten Tierärzteschule der Welt bewilligte und daß die ersten 38 Schüler „hier die Regeln der Kunst, Tiere zu heilen, abschrieben." Diese Schule von Lyon als die Wiege des tierärztlichen Unterrichts und des theoretischen Kampfplatzes gegen Geißeln der Tierzucht brachte bedeutende Gelehrte auf dem Gebiet des Veterinärwesens hervor. Als Begründer der École Nationale Vétérinaire de Lyon gilt der Hufschmied und Hippologe CLAUDE BOURGELAT (Anonym, 1962). Der Leipziger Arzt und Physiologe Dr. ERNST PLATNER (1744–1818) erarbeitete einen Plan für die Errichtung einer Tierarzneischule in Sachsen.

Die Herausbildung der Tierarzneischulen sowie die aus der Praxis gewonnenen Erkenntnisse, vor allem auf dem Gebiet der Anatomie, Physiologie, Pathologie und später der Mikrobiologie und Biochemie, waren wichtige Voraussetzungen zunächst für die Entwicklung der Fleischhygiene und für den späteren Aufbau einer komplexen Lebensmittelhygiene. Diese scheinbar passive Phase (z. B. wird das Lehrfach Fleischbeschau an der damaligen Tierarzneischule Dresden erstmals 1886 erwähnt) wird auf Grund ihrer Basisfunktion für die weitere Entwicklung als *Stufe IV* bezeichnet.

Die *Stufe V*, unsere heutige Lebensmittelhygiene, wäre generell ohne die theoretische Wissensvermittlung (mit praktischen Kursen) praktischer Erkenntnisse an den Tierarzneischulen undenkbar gewesen; auch hierbei darf der kontinuierliche und noch heute bestehende Einfluß der Humanmedizin nicht vergessen werden. Eine von RÖDER (1974) durchgeführte Repräsentativumfrage zeigte allerdings, daß nur 30% unserer Bevölkerung wissen, daß die gesamte Überwachung der Lebensmittel tierischer Herkunft, d. h. der Hauptnahrungsmittel der Bevölkerung, zu den Aufgabenbereichen von Tierärzten gehört.

Die neugegründeten Tierarzneischulen durchlebten eine wechselvolle Geschichte; manche stagnierten in ihrem anfangs handwerklichen Stadium, andere wurden Teil der heutigen Universitäten. Neben der 1762 in Lyon gegründeten Tierarzneischule entstand 1766 die zweite École vétérinaire in Alfort bei Paris. Beide Schulen können als Vorbilder und teils Studienobjekte für zahlreiche in den Folgejahren geschaffene tierärztliche Lehranstalten in Mitteleuropa angesehen werden (Wien, 1766/67 [Scotti], 1777 [Wolstein]; Turin, 1769; Kopenhagen 1773; Dresden 1774 [als private Einrichtung]; Hannover 1778; München und Berlin 1790, London 1791). Die 1771 in Göttingen gegründete Tierarzneischule wurde bereits 1777 wieder geschlossen; die 1777 entstandene Gießener Einrichtung existierte zunächst nur 52 Jahre, und auch die in den Folgejahren in Freiburg, Karlsruhe, Marburg, Würzburg, Schwerin, Jena und Stuttgart eröffneten Schulen schlossen über kurz oder lang ihre Pforten.

Häufig ist der Durchbruch von der Tierheilkunde zur Tiermedizin den Humanmedizinern zu verdanken, wie z. B. dem preußischen Arzt CHRISTIAN ANDREAS COTHENIUS, der ein zukunftsträchtiges Konzept für die Gründung einer Königlichen Tierarzneischule in Berlin erarbeitete. Den Auftrag dafür erteilte Friedrich II. von Preußen. Dieses wohldurchdachte Projekt scheiterte zunächst jedoch an den nötigen Finanzen.

An der Friedrich-Wilhelms-Universität gab es am Institut für Nahrungsmittelhygiene einen entsprechenden Lehrstuhl. Dieses Institut bestand seit dem Jahr 1912 innerhalb der Tierärztlichen Hochschule und war somit das erste Institut dieser Art in Deutschland. Auf diesen Lehrstuhl wurde Dr. GOTTFRIED BONGERT als ordentlicher Professor berufen. Nach dem 1. Weltkrieg zog BONGERT in das alte Anatomiegebäude, die sog. „Zootomie", der Tierärztlichen Hochschule ein. BONGERTS Schwerpunktaufgaben richteten sich neben der Überwachung und Kontrolle von Fleisch und Milch besonders auf Fisch, Geflügel und Wild. Seine Erfahrungen hielt er im Lehrbuch „Veterinärmedizinische Lebensmittelüberwachung" fest (LERCHE, 1960).

Bedeutende Entdeckungen führten zur Weiterentwicklung der Untersuchung vom Tier stammender Lebensmittel als einem gesonderten Fachgebiet der Veterinärmedizin. 1848 gelang dem Dresdner Medizinalrat FRIEDRICH KÜCHENMEISTER der Nachweis des Zyklus der *Taenia solium*, und der Zoologieprofessor RUDOLF LEUCKART aus Leipzig erkannte 1861 den Kreislauf der *Taenia saginata*. Bevor ZENKER (1860) als Ursache gefährlicher Massenerkrankungen die Trichine beschrieb, führten die zunächst unbekannten Rundwürmer bei der Bevölkerung zu Epidemien mit häufig tödlichem Verlauf. Dem Arzt, Politiker und Historiker RUDOLF VIRCHOW (1821–1902), Professor für Pathologie an der Berliner Charité, kommen u. a. auch bedeutende Verdienste bei der Aufklärung der Trichinenproblematik zu. VIRCHOW forderte die Errichtung von Schlachthöfen und eine amtliche Trichinenschau.

Häufige Todesfälle durch Trichinellose waren auch in der Provinz Sachsen zu beklagen, „wo die barbarische Sitte des rohen Hackfleischessens besteht" (RIECK und RIECK, 1927). Jedoch nicht nur beim Verzehr rohen Hackfleisches pflegen die Sachsen eine „barbarische Sitte", sondern auch das Schabefleisch erfreut sich seit Jahrhunderten großer Beliebtheit. Eine Bevölkerungsumfrage zeigte jüngst, daß in der Gegend um Leipzig die meisten Schabefleischesser trotz Aufklärung über den Übertragungsweg vor dem Risiko dieser Verzehrsform nicht zurückschrecken (SEIFERT und LUDEWIG, 1987).

Bereits im 17. Jh. wurde zwischen Finnen und Tuberkulose (Tbk) unterschieden. Allerdings wurde die Tbk als „Franzosenkrankheit" bezeichnet und als Syphilis angesehen. Wahrscheinlich war es JOHANN BAPTIST VAN HELMONT (1577–1644), der die Lues als „Gottesstrafe für Sodomie" deutete. Nachdem bekannt wurde, daß es sich bei der Tbk und Syphilis um verschiedene Krankheiten handelt, nahm man an, daß die Tbk der Schlachttiere nicht auf den Menschen übertragbar sei. Erst ROBERT KOCH schuf (1843–1910) 1882 mit seiner Beschreibung des Tuberkelbazillus die Basis für unsere heutigen Beurteilungsgrundsätze bei der Tbk (LOCHMANN, 1969; HOFSCHULTE, 1983).

Der preußische Veterinärrat Dr. ADOLF SCHMIDT-MÜLHEIM (1851–1890) wird als Pionier der modernen tierärztlichen Lebensmittelhygiene bezeichnet. Er erbrachte bedeutende Forschungsleistungen. 1875 gab er sein Werk „Die Fleischkost des Menschen" als erste Anleitung für die Untersuchung von Fleisch, Wild und Fischen heraus. Im Jahre 1884 erschien das „Handbuch der Fleischkunde". Weit vorausschauend, forderte der Tierarzt die Errichtung von Lehrstühlen für Lebensmittelkunde an den tierärztlichen Ausbildungsstätten und empfahl die Errichtung von Instituten an einigen großen Schlachthöfen. Hier sollte eine wissenschaftliche Weiterbildung von Tierärzten auf dem Gebiet der Lebensmittel- und Fleischhygiene ermöglicht werden (WENS, 1966).

Auf den wohlfundierten Erkenntnissen von Schmidt-Mülheim konnte der 1892 als Professor an die Tierärztliche Hochschule nach Berlin berufene Robert von Ostertag (1864–1940) aufbauen. V. Ostertag hob die Fleischbeschaulehre auf eine wissenschaftliche Basis und erklärte die Fleischbeschau sowie die sanitätspolizeiliche Milchkunde zu Pflichtvorlesungen; großen Wert legte er dabei auf praktische Kurse. Das Resultat unermüdlichen, hochproduktiven Schaffens des Lehrers und Forschers spiegelte sich in zahlreichen grundlegenden Lehr- und Handbüchern zu Fragen der Veterinärmedizin – speziell der Lebensmittelhygiene – sowie in der Herausgabe von Fachzeitschriften und einer immensen Anzahl von Publikationen wider. Auf Grund seiner Erfahrungen auf dem Gebiet der Schlachttier- und Fleischuntersuchung ermunterte v. Ostertag die Schlachthoftierärzte, ihre Untersuchungsergebnisse als „Früchte steten Fleißes" wissenschaftlich auszuwerten und den Fachkreisen zugängig zu machen. Die öffentlichen Schlachthöfe seien bei tierärztlicher Leitung nicht nur wirtschaftliche, sondern auch wissenschaftliche Einrichtungen – „Tempel der Naturwissenschaften" (v. Ostertag, 1922). Bevor die Fleischbeschau ein eigenes Fachgebiet der tierärztlichen Wissenschaft wurde, lag die Fleischkontrolle als ein Teil der Hygiene in den Händen der Humanmedizin. V. Ostertag sah die Überwachung des Verkehrs mit Fleisch als eine rein tierärztliche Aufgabe an, die von den Fachkräften des Veterinärwesens zu lösen ist. Mit seinem „Handbuch der Fleischbeschau" (1. Aufl. 1892), ging Robert von Ostertag als allgemein anerkannter Schöpfer der wissenschaftlichen Fleischbeschau in die Geschichte der Veterinärmedizin ein.

Den Rahmen aller in der Veterinärmedizin und damit auch in der tierärztlichen Lebensmittelhygiene ablaufenden Prozesse bilden entsprechende *gesetzliche Grundlagen*, deren Wurzeln sich teilweise bis in die alttestamentliche Zeit zurückverfolgen lassen. Besonders auf dem Gebiet der Fleischbeschau erließen die Priester bei den Chaldäern und Ägyptern zahlreiche nützliche Vorschriften. Wandbilder der Mastabas geben Auskunft über die Schlachtung, Zerlegung und Beschau der Rinder vor und nach der Opferschlachtung im Alten Ägypten. Bei diesen Anfängen der Schlachttieruntersuchung wurden u. a. Farbe und Reinlichkeit des Haarkleides beurteilt. Für die „Fleischuntersuchung" war ein Mann bestimmt, der häufig Priester, Arzt und Tierarzt in einer Person gewesen sein dürfte. Dieser untersuchte mit Auge und Nase die Organe, das Fleisch und das Blut.

Das Fleisch von Hunden durfte in Ägypten, Palästina und Carthago nicht verzehrt werden – eine Mißachtung dieses Verbotes wurde streng bestraft.

Im 1. Buche Mose 9,4 heißt es: „Allein esset das Fleisch nicht, das noch lebt in seinem Blut." Mithin war der Verzehr von frischem, ungekochtem oder nicht gebratenem Fleisch untersagt. In der mosaischen Gesetzgebung war der Verzehr von Schweinefleisch verboten. Im Jahre 622 gründete Mohammed nach seiner Flucht aus Mekka in Medina die islamische Religion. Im Koran erließ er ähnliche Hygienevorschriften wie Moses in der Bibel. Neben einem generellen Verzehrsverbot von einzelnen Tierarten durften bestimmte Fische, solange sie frisch waren, gegessen werden (Nusshag, 1957).

Durch die jüdisch-rituelle Gesetzgebung, die das Schächten vorschrieb, sollte eine möglichst vollständige Ausblutung des Schlachttieres erreicht werden. Mit speziellen Kenntnissen versehene Kultbeamte töteten die Tiere, einschließlich Geflügel, ohne vorherige Betäubung. Dem Kultbeamten oblag gleichzeitig die Beschau der Tiere, insbesondere der Brustorgane. Von seinem Ausspruch hing es ab, ob das Fleisch des getöteten Tieres gegessen werden durfte. Im Alten Rom erfolgte die Besichtigung der Nahrungsmittel auf Plätzen und in Garküchen sowie die Überwachung von Schlacht- und Viehmärkten durch die Aedilen. Zur Beseitigung genußuntauglicher Produkte zitiert von den Driesch (1989) eine Stelle der Komödie Rubens, wo es heißt: „Neptun ist es so gewöhnt: wenn der Aedil Ekel empfindet, wenn diese Waren schlecht sind, wirft er sie alle weg", in diesem Falle in den Tiber. Im klassischen Griechenland gehörte es zu den Aufgaben der Marktpolizei (agoranomoi), tierische Produkte auf Qualität zu kontrollieren.

Im alten Germanien war die Fleischhygiene religiös-kultisch motiviert. Im christlichen

Mittelalter, etwa in der Mitte des 8. Jh., bei Einführung der Sittengerichte, wurde das Fleisch kranker und gefallener Tiere als Nahrungsmittel verboten. Die Finnigkeit des Schweinefleisches spielte damals bereits in Deutschland mit hoher Wahrscheinlichkeit eine große Rolle. Mehrere Fälle wurden überliefert, wo die wegen Ausstechen von Finnen oder anderer an Tieren vorgenommenen Manipulationen in Gefängnissen Inhaftierten Urfehde (eidliche Zusage, auf Rache zu verzichten) schworen.

Die von der sächsischen Kurfürsten-Witwe Sophie für die Stadt Waldheim in Sachsen am 16. September 1608 erlassenen „Innungs-Artickell" verboten u. a. Färben von Hammelfleisch (wahrscheinlich mit Blut) und verlangten für das Feilhalten finnigen Fleisches als Kennzeichnung ein aufgestecktes Messer sowie die Identität von Schätzungs- und Verkaufstag. Während des mittelalterlichen Lehensstaates trugen die Gesetze rein lokalen Charakter. Mit der Herausbildung einer selbständigen absoluten Staatsform kam es zum Erlaß von Verordnungen durch Zentralbehörden (v. OSTERTAG, 1922).

Im Jahre 1868 trat das *Preußische Schlachthofgesetz* in Kraft, weiterhin 1880 das *Reichsviehseuchengesetz* und 1900 unter maßgeblicher Mitwirkung v. OSTERTAGS das *Reichsfleischbeschaugesetz* mit den darauf basierenden Bekanntmachungen über zulässige Zusätze und Behandlungsverfahren (SCHORMÜLLER, 1965). Mit dem preußischen Gesetz, betreffend die Errichtung öffentlicher, ausschließlich zu benutzender Schlachthäuser, wurde die Basis für die Ausübung einer sachgemäßen Fleischkontrolle geschaffen.

In Leipzig wurde die Fleischbeschau noch im Jahr 1874 von den Fleischobermeistern und den Schlachthofmeistern (Abteilungsinhabern) durchgeführt (L. St. A. Cap. 11/112, Vol. I9). In einem Schreiben an den Rat der Stadt Leipzig aus dem Jahr 1874 wird gefordert, daß die Fleischbeschau Tierärzten zu übertragen sei, weil diese die „geeignetsten Persönlichkeiten" zur Untersuchung der Tiere vor und nach dem Schlachten seien. Die Tierärzte sollten finanziell so gestellt werden, daß diese Stellung ihre Ernährung sichere.

Wie kaum auf einem anderen veterinärmedizinischen Fachgebiet wurde der Gesetzgebung in der Lebensmittelhygiene von seiten des Staates die nötige Aufmerksamkeit geschenkt, ging es doch um den Schutz der Gesundheit des Menschen. Die bereits zu Beginn dieses Jahrhunderts in entsprechenden Vorschriften fixierten lebensmittelhygienischen Grundsätze bilden noch heute die Basis für die auf dem Gebiet der Lebensmittelhygiene gültigen Rechtsnormen.

Literatur

Anonym: Bicentenaire de l'Ecole Nationale Vétérinaire de Lyon 1762–1962. Lyon, Mai 1962.
BARTELS, H.: Die Untersuchung der Schlachttiere und des Fleisches. Paul Parey, Berlin und Hamburg 1968.
DRIESCH, ANGELA VON DEN: Geschichte der Tiermedizin. 5000 Jahre Tierheilkunde. Georg D. W. Callwey, München 1989.
FROEHNER, R.: Abhhandlungen aus der Geschichte der Veterinärmedizin. Fleischbeschaugeschichtliche Vorarbeiten, Heft 13. Walter Richter, Leipzig 1927.
FROEHNER, R.: Abhandlungen aus der Geschichte der Veterinärmedizin. Fleischbeschaugeschichtliche Vorarbeiten, Heft 27. Walter Richter, Leipzig 1936.
HENSCHEL: Rechtsprechung – was ist „stehendes Gewerbe" …? Zeitschr. f. Fleisch- u. Milchhygiene **24** (1913), S. 15–19.
HOFSCHULTE, B.: Die Geschichte des Schlacht- und Viehhofes der Stadt Karlsruhe bis zum Jahre 1927. Diss., Hannover 1983.
LERCHE, M.: Sonderdruck aus: Studium Berolinense. Gedenkschrift der westdeutschen Rektorenkonferenz und der Freien Universität Berlin zur 150. Wiederkehr des Gründungsjahres der Friedrich-Wilhelms-Universität zu Berlin. Walter de Gruyter u. Co., Berlin 1960.
LOCHMANN, E.-H.: Folgenschwere Irrtümer bei der Beurteilung tuberkulöser Schlachtrinder. Arch. f. Lebensmittelhyg. **20** (1969), S. 155–158.
NUSSHAG, W.: Hygiene der Haustiere. 2. Aufl. S. Hirzel, Leipzig 1957.

OSTERTAG, R. VON: Handbuch der Fleischbeschau für Tierärzte, Ärzte und Richter. 7. u. 8. Aufl. Bd. 1. Enke, Stuttgart 1922.
Renovatio Edicti wegen Ansagung des Sterbe-Viehes. Sub. Dato Berlin, den 30. Junii 1721 unterzeichnet von Friedrich Wilhelm, König von Preußen.
RIECK, M. und RIECK, W.: Abhandlungen aus der Geschichte der Veterinärmedizin. Die Hygiene in den Deutschen Schlachthöfen und ihre Entwicklung seit 1860, Heft 22. Walter Richter, Leipzig 1927.
RÖDER, K. H.: Opferpriester, Kurschmied, Tierarzt. Tierärztliche Umschau 7 (1974), S. 397.
SCHELS, H.: Die Fleischbeschau als wirtschaftliche Einrichtung im Zeitalter der Zunft. – Brücke-Verlag Kurt Schmersow, Kirchhain, N.-L. 1928.
SCHMALTZ, R.: Berliner Tierärztliche Wochenschrift 1890, S. 248.
SCHMOLLER, G.: Die historische Entwicklung des Fleischconsums, sowie der Vieh- und Fleischpreise in Deutschland. In: Zeitschrift f. die ges. Staatswissenschaft, Bd. 27 Tübingen (1871), S. 285–367.
SCHORMÜLLER, J.: Handbuch der Lebensmittelchemie. Springer, Berlin, Heidelberg, New York 1965.
SEIFERT, ANITA, und LUDEWIG, MARTINA: Untersuchungen über den Verzehr von Schabefleisch in einem Stadt- und Landkreis der DDR. Mh.-Vet.-Med. **43** (1988), S. 507–508.
WENS, H.-P.: Schmidt-Mühlheim – Pionier der modernen tierärztlichen Lebensmittelhygiene. Arch. Lebensmittelhyg. **17** (1966), S. 193–195.

Sachregister

Aal, Geschwürbildung 482
Aalfische 454, 463
Abfälle, hygienisch bedenkliche 178
Abkühlen 146
Absterbephase 42
Abwasser 178
Abwasserdesinfektion 184
Acceptable Daily Intake (ADI) 88
Adenosintriphosphat, Struktur, Auf- und Abbau 213
Aderspritzung 160
Aderspritzverfahren 282
Adhärenzeigenschaften 47
Aeromonas hydrophila 74
Aflatoxine 79, 122
Akkumulation, Organochlorverbindungen, Nahrungskette 98
Akzelerationsphase 42
Altlaken, Verwendung 281
Amine, biogene 72
Anabolika 96
Anaerobier, obligate 40
Analgetika 97
Anchosen 494
Anisakis 480
Anpassungsphase, Einflußfaktoren der Lebensmittel 43
Antibiotika 96
Antibiotika, Einsatzgebiete 102
Antibiotika, maximal zulässige Mengen 105
Antioxydantien 103
Antiparasitika 97
Antiphlogistika 97
Arbeitskräfte, hygienisches Verhalten 176
Armflosser 454, 476
Aromaverlust 145
Arzneimittel 87
Arzneimittelwirkungen, unerwünschte 99
Aspergillosen 443
Aspergillus flavus 80
Aspik 500
Aspikwaren 339
Aspikwaren, bakteriologische Beschaffenheit 340
Aspikwaren, Verderbniserscheinungen 340
Aufrahmen 520
Auftauen 153

Auftauprozesse 238
Aujeszkysche Krankheit 442
Ausblutung, mangelhafte 220
Ausgangskeimzahl 42
Autoklaven 553
a_w-Wert 36, 39
a_w-Wert/NaCl-Konzentration, Beziehung 39

Bacillus cereus 64
Bacillus cereus, Enterotoxin 65
Bacillus cereus, Inkubationszeit 65
Bacillus cereus, Pathogenese 64
Bacillus cereus, Symptome 65
Bacillus cereus, Vergiftungen, Diarrhoetyp 65
Bacillus cereus, Vergiftungen, Erbrechentyp 64
Bakteriämie 29
Bakterien, Reaktivierung 35
Bakterien, vegetative Formen 35
Bakterientoxine 48
Barschfische 454, 466
BEFFE 312, 313, 329
Benzo(a)pyren 123, 165
Bereifen 222
Bestrahlung 156
Bestrahlung, zugelassene Lebensmittel 157
Betäubung 201
Bildung toxischer Produkte aus Lebensmitteln 47
Binnenfischerei 476
Biphenyle, polychlorierte (PCB) 96, 108
Blei 112
Blut, Aufbereitungsarten 268
Blut, Zusammensetzung 198
Bluteier 396, 397
Blutringeier 397
Blutwürste 319
Bombage 557, 560
Bombage, biologische 561
Bombage, chemische 561
Bombage, physikalische 561
Bratfeinkost 345
Bratfischwaren 500
Brucellose 442
Brucheier 392
Brüherzeugnisse 276
Brühprozeß 202
Brühwurst 302, 323

Brühwurst, Beurteilungsmerkmale 329
Brühwurst, Herstellungsverfahren 324
Brühwurst, weiße Ware 328
Brühwurst-Halbkonserven 557
Brühwurstarten 328
Brühwurstfehler 328
Brühwurstfehler, Aussehen 328
Brühwurstfehler, Geruch und Geschmack 332
Brühwurstfehler, Schnittbild und Gefüge 330
Brühwurstherstellung 323
Brühwurstherstellung, Brühen 327
Brühwurstsortiment 328
Brustblase 367, 369, 370
Butter 541
Butter, Herstellung 542
Butter, Veränderungen 542
Buttermilch 538

Cadmium 112
Campylobacter coli 65
Campylobacter jejuni 65
Campylobacter, Inkubationszeit 66
Campylobacter, Pathogenese 66
Campylobacter, Symptome 66
Campylobacter-Enteritis 66
Carry over 77, 90
Carry-over-Wege, toxische Schwermetalle 111
Casein 515
Caseingerinnung 518
Caseinmicellen und -submicellen 516, 524
Chemotherapeutika 96, 104
Ciguatera-Vergiftung 86
Clostridium bifermentans 75
Clostridium botulinum 62
Clostridium botulinum, Inkubationszeit 63
Clostridium botulinum, Pathogenese 63
Clostridium botulinum, Symptome 64
Clostridium botulinum, Toxine A–G 62, 63
Clostridium difficile 75
Clostridium perfringens 60
Clostridium perfringens, Ektotoxine 60
Clostridium perfringens, Enterotoxin 60
Clostridium perfringens, Inkubationszeit 62
Clostridium perfringens, Pathogenese 61
Clostridium perfringens, Symptome 62
Cold shortening 220
Cremes 409
Cryptosporidiose 228
Cysticercus cellulosae 443
Cysticercus-cervi-(caprioli)-Finnen 444
Cysticercus-pisiformis-Finnen 444
Cysticercus-tenuicollis-Bläschen 444
^{137}Cäsium-Gehalt, Mensch 114

Darmschranke 29
Dasselfliegen-Larven 443
Dauererhitzung 155
Dauermilcherzeugnisse, Herstellung 540, 541

Dauermilcherzeugnisse, Veränderungen 540
Dauerwaren 292, 294
Dekontamination 30, 119
Dekontamination, Eier 121
Dekontamination, Fleisch, Fisch, Wildbret 121
Dekontamination, Milch 119
Dekorporation 119
Depotfette 243
Dermatitis, tiefe 366, 368
Desinfektion 183
Diätbrühwurst 333
Diätfleischwaren 333
Diätkochwurst 333
Diätrohwurst 333
Diarrhetic Shellfish Poisoning (DSP) 85, 510
DLG-Schnittführung 208
Dorschartige 454, 464
Dosenschinken 557
Dosis-Wirkungs-Beziehung 118
Dotterfarbe 389
Dotterflecken 396
Dotterindex 388
Dotterkugel 383
Dotterverfärbungen 396
Dreiviertelkonserve 549, 550, 557
Dressieren 356
Dripverlust 239
Druckkühlautoklav 555
DSP (Diarrhetic Shellfish Poisoning) 85, 510
Dyschondroplasie 363, 364

Edamer 545
Ei, Aufbau 381
Ei, aufgeschlagen, frisch und alt 388
Ei, Frischegrad 388
Ei, Qualitätsmerkmale 385
Ei, Zusammensetzung 381
Eiaufbau 382
Eibestandteile, Anteil 382
Eibildung, 384
Eier und Eiprodukte 380
Eier, Alterung 391
Eier, bebrütete 396
Eier, Blutflecken 396
Eier, blutige 396
Eier, Geruchs- und Geschmacksabweichungen 398
Eier, Güteklassen 391
Eier, Kennzeichnung 405
Eier, Konservierung 403
Eier, Konsistenzveränderungen 398
Eier, Kontamination mit pathogenen Erregern 400
Eier, Läufer 397
Eier, Lagerung 403
Eier, mikrobielle Verderbnis 398
Eier, Schalenmängel 392

Eier, Täuschung 402
Eier, ungelegte 397
Eier, Verpackung 403
Eier, Veränderungen 391
Eier, zubereitete 405
Eierstock-Eileiter-Bauchfell-Entzündung 373
Eigenuß, Infektionsmöglichkeiten 401
Eihaltersprünge 392, 394
Eiinhalt, mikrobieller Status 389
Eiinhalt, primäre Kontamination 390
Eiinhalt, sekundäre Kontamination 390
Eiinhalt, technologisch wichtige Eigenschaften 391
Eiklar 383
Eiklarverfärbungen 396
Eileiterentzündung 371, 373
Eimasse 385
Einfrieren 151
Einfrieren, schlachtwarmes 237
Eiprodukte 406
Eiprodukte, Anforderungen an die Beschaffenheit 408
Eiprodukte, Herstellung 407
Eiprodukte, pathogene Keime 408
Eiprodukte, Täuschung 409
Eiprodukte, Verderbnis 409
Eiqualität, Erkrankungen oder Legehennen 402, 403
Eischale 381
Eischale, Sauberkeit 388
Eischalenfarbe 387
Eiweißabbauwege, mikrobielle 128
Eiweißsynthese, Mensch 195
Emulgatoren 265
Entbeinung, maschinelle 211
Enten 348
Entenei 402
Enteritiden 53
Enterobacteriaceae 74
Enterokokken 75
Enterotoxine 48
Ergotropika 87, 101
Erhitzen 154
Erhitzungsverfahren 154
Ernährung, Risiko 101
Erreger-Wirt-Gleichgewicht 29
Escherichia coli 67
Escherichia coli, enterohämorrhagische (EHEC) 68
Escherichia coli, enteroinvasive (EIEC) 68
Escherichia coli, enteropathogene (EPEC) 67
Escherichia coli, enterotoxigene (ETEC) 68
Escherichia coli, hitzelabiles Enterotoxin (LT) 68
Escherichia coli, hitzestabiles Enterotoxin (ST) 68
Escherichia coli, Infektionsdosis 68
Escherichia coli, Inkubationszeit 68

Escherichia coli, Pathogenese 67
Escherichia coli, Symptome 68
Explosivepidemie 52
Expositionshäufigkeit 95

F-Wert 553, 557
Fallout-Radionuklide 116
Farmwild 445
Farmwild, erlegtes, Fleischuntersuchung 446
Farmwild, erlegtes, Versorgung 446
Federwild 412
Fehlernährung 23
Fehlreifung 217
Feinmarinaden 498
Feinzerlegung 208
Fett, Farbabweichungen 257
Fett, Geruchs- und Geschmacksabweichungen 257
Fett, Konsistenzabweichungen 257
Fett, Täuschung 259
Fettbeschaffenheit, tierartliche Unterschiede 243
Fette, Gewinnung und Verarbeitung 250
Fette, Kennzahlen und Triglyceridfraktionen 249
Fette, Lagerung und Haltbarkeit 255
Fette, tierische 242
Fettgehalt, Tierarten 247
Fettgewebe, Rind und Schaf 252
Fettgewebe, Schwein 251
Fettinhaltsstoffe, Eigenschaften und Zusammensetzung 244
Fettkennzahlen 248
Fettkügelchen, Aufbau 521
Fettsäureester, chemische Reaktionsmöglichkeiten 245
Fettsäureester, Hydrierung 248
Fettsäureester, Hydrolyse 248
Fettsäureester, Oxydation 245
Fettsäureester, Polymerisation 248
Fettsäureester, Umesterung 248
Fettsäuremuster 247
Fettsäuren, gesättigte 246
Fettsäuren, ungesättigte 246
Fettschmelzanlage, industrielle 254
Fettveränderungen 239, 256
Fettveränderungen prämortaler Genese 257, 258
Fettveränderungen, lagerungsbedingte 258, 259
Fettveränderungen, technologisch bedingte 258
Fettverarbeitung, Rohstoffe und Erzeugnisse 242
Fisch, Abkühlen 148
Fisch, Anzeichen von Alterung und Verderb 489
Fisch, Eingefrierverfahren 489

Sachregister

Fisch, Heißräucherung 497
Fisch, Heißräucherware, Schimmelwachstum 498
Fisch, in Aspik 500
Fisch, Kalträucherung 497
Fisch, Totenstarre 487
Fische 449
Fische, Abbildungen 456, 459, 461, 462, 465, 469, 470, 471, 473, 474
Fische, Anatomie und Physiologie 449
Fische, Beschreibung der Arten 454
Fische, Einteilung
Fische, gefangene, Behandlung 477
Fische, Muskulatur 451
Fische, Parasiten, Verwechslungen 484
Fische, Skelett 451
Fische, Virosen 486
Fischfang 476
Fischfeinkost in Aspik 500
Fischkonserven 501
Fischkrankheiten 480
Fischkrankheiten, auf Mensch übertragbare 480
Fischkrankheiten, ekelerregende 481
Fischmuskulatur, Zusammensetzung 451
Fischölgewinnung, industrielle Anlage 255
Fischparasiten, gesundheitsschädliche 480
Fischpasten 503
Fischprodukte, konservierte, mikrobiologische Anforderungen 502
Fischproduktion 476
Fischsalate 503
Fischseuchen 486
Fischvergiftung 72
Fischwaren, Haltbarmachung 486
Fischwaren, Veränderungen 486
Flachwassergarnele 507
Flat-sour-Verderb 562
Fleisch 191
Fleisch, chemische Zusammensetzung 196
Fleisch, ernährungsphysiologische Bedeutung 194
Fleisch, Fäulnis 222
Fleisch, Farbabweichungen 221
Fleisch, Geruchsabweichungen 221
Fleisch, Geschmacksabweichungen 221
Fleisch, Gesundheitsschädigungen, Ursachen 223
Fleisch, Haltbarmachung, spezielle Verfahren 232
Fleisch, hygienische Gewinnung 200
Fleisch, Kühlen 233
Fleisch, Mikrobenflora 216
Fleisch, Mineralstoffgehalt 196
Fleisch, Nährstoffzusammensetzung, Tierarten 197
Fleisch, Oberflächenbehandlung 232
Fleisch, postmortale Prozesse 212

Fleisch, Pro-Kopf-Verbrauch 194
Fleisch, Qualitätsfaktoren 192
Fleisch, Qualitätsveränderungen 220
Fleisch, Schlachttierarten, Beschaffenheit 204
Fleisch, spezielle Verpackung 230
Fleisch, Veränderungen 217
Fleisch, Veränderungen durch Kühlen und Gefrieren 238
Fleisch, Veränderungen durch Mikroben 222
Fleisch, Wundinfektionen 224
Fleisch-Soße-Speisen 334, 336, 337
Fleischextrakt 276
Fleischfeinkostwaren 338
Fleischfeinkostwaren, Herstellungsfehler 343
Fleischfeinkostwaren, Verderbniserscheinungen 343
Fleischhygienegesetz 432
Fleischhygieneverordnung 432
Fleischigkeit, Schlachtkörper 206
Fleischkonserven, mikrobiologische Einteilung 550
Fleischqualität 192
Fleischreifung 214
Fleischsalate 343
Fleischsalate, Einteilung 344
Fleischsalate, Gesundheitsschädigungen 345
Fleischsalate, irreführende Bezeichnungen 345
Fleischsalate, Täuschung 345
Fleischsalate, Verderbnis 345
Fleischteile, wertvolle 191
Fleischuntersuchung, Grundsätze 202
Fleischveränderungen, oberflächliche 222
Fleischwaren 261
Fleischwaren, allgemeine Zusammensetzung 262
Fleischwaren, Zusatzstoffe 261
Fleischwert, Feststellung am Schlachtkörper 205
Fliegen 133
Fließeier 392, 393
Flüssigrauch 163, 164
Flußaal 463
Flußkrebse 505
Forellen 458
Formschinken 288
Fremdeiweiße, Aufbereitungsarten 267
Fremdkörper 23
Fremdstoffe 262
Frischfisch 486
Frischfisch, Aussehen
Frischfisch, Geruch 487
Frischfisch, Geschmack 487
Frischfisch, Konsistenz 486
Frischfisch, physiologische Eigenarten 486
Frischkäseprodukte 543
Fütterungsantibiotika 102

Gänsefleisch 348
Galantinen 341, 343
Garen, thermisches 154
garfertig 334
Garnelen 507
Garungsarten 335
Geflügel 347
Geflügel, Abkühlen 148
Geflügel, Anlieferung der Schlachttiere 350
Geflügel, Ausschlachten 354
Geflügel, Bearbeitung 356
Geflügel, Betäubung 351
Geflügel, Brühen 352
Geflügel, Entblutung 352
Geflügel, Farbveränderungen 375
Geflügel, Fleischuntersuchung 358
Geflügel, Gefrieren 356
Geflügel, Geruchs- und Geschmacksabweichungen 375
Geflügel, Klassifizierung 356
Geflügel, Kühlen 355
Geflügel, Lagerung 356
Geflügel, Lebenduntersuchung 358
Geflügel, mikrobieller Verderb 372
Geflügel, postmortale Veränderungen 372
Geflügel, Rupfen 353
Geflügel, Schlachttieruntersuchung 358
Geflügel, Schlachtung 350
Geflügel, stickige Reifung 372
Geflügel, Veränderungen durch Gefrierlagerung 374
Geflügel, Verletzungen der Haut 370
Geflügel, Verpackung 356
Geflügelarten 347
Geflügelfleischprodukte 347, 375, 377
Geflügelfleischprodukte, Veränderungen 378
Geflügelfleischuntersuchung, Grundsätze 358
Geflügelpest 442
Geflügelschlachtung 350
Gefrierbrand 132, 154, 239, 374
Gefrieren 138, 151, 237
Gefrieren, kalter Luftstrom 151, 237
Gefriererzeugnisse, Veränderungen 153
Gefrierfisch 489
Gefrierfisch, Lagerfristen 490
Gefrierfisch, Qualitätsmängel 491
Gefrierfischerzeugnisse, küchenfertige 492
Gefriergeschwindigkeit, Einfluß auf Eiskristalle 152
Gefrierlagerfähigkeit, Lebensmittel 153
Gefrierlagerung 152, 238
Gefrierlagerung, Fleisch, Substanzverluste 239
Gefrierlösungen 152
Gefriertrocknung 144
Gefrierverfahren, Gefriergeschwindigkeit 237
Generationszeiten, *E. coli, Pseudomonas* 32
Genußsäuren 265

Gericht 334
Gesamtkeimzahl 45
Gesamtkeimzahl, Normalwerte 46
Gesamtkeimzahl, Richtwerte 46
Geschnetzeltes 299
Gesundheit, akute Gefährdung 93
Gesundheit, chronische Gefährdung 93
Gesundheitskontrolle, Beschäftigte 175
Gesundheitsschädigung 31
Gewerbeüblichkeit 21
Gewürze 273
Gewürze, antioxydative Wirkung 277
Gewürze, Entkeimen 278
Gewürze, Fleischverarbeitung 274
Gewürze, Keimgehalt 278
Gewürze, Lagerung 278
Gewürze, synthetische 276
Gewürze, Thermostabilität 278
Gewürze, Verderbniserscheinungen 279
Gewürze, Wirkung 277
Gewürzextrakte 276
Gewürzzubereitungen 276
Gifte, physiologische 83
Gläser 551
Glykolyse, postmortale, Schema 213
Glykolyseverlauf, Schwein, Transportbelastung 219
Graseier 396
Grobzerlegung 207

Haarwild 412
Haarwild in Gehegen 433
Haarwild, bakteriologische Fleischuntersuchung 437
Haarwild, erlegtes, Beurteilung 438
Haarwild, erlegtes, Fleischuntersuchung 434, 435, 436
Haarwild, erlegtes, Trichinenuntersuchung 436
HACCP-Konzept 45
Hackfleisch 297, 299
Hackfleisch, Grundsätze 298
Hackfleisch, Irreführung 302
Hackfleisch, Täuschung 301
Hackfleisch, tiefgefrorene Erzeugnisse 300
Hackfleisch, Verderbserscheinungen 300
Hackfleisch, Verfälschung 301
Hackfleisch, zubereitetes 299
Hackfleischerzeugnisse 299
Halbdauerwaren 292, 293
Halbdauerwaren, Schnellreifeverfahren 293
Halbdauerwaren, Starterkultureinsatz 294
Halbkonserven 501, 549, 550, 556
Halbkonserven, Lagerung 556
Halbkonserven, Veränderungen 557
Halophile 36
Haltbarmachung 138
Haltbarmachung, a_w-Werterniedrigung 141

Haltbarmachung, chemische Verfahren 159
Haltbarmachung, Einfluß der Temperatur 140
Haltbarmachung, mikrobenhemmende Stoffe 140
Haltbarmachung, pH-Werterniedrigung 141
Haltbarmachung, physikalische Verfahren 142
Haltbarmachung, Senkung des Sauerstoffgehaltes 141
Hartkäse 545
Hartkäsesorten 544
Hasen 423, 428
Haustauben 349
Haustiere, schlachtbare 193
Hazard Analysis and Critical Control Points 45
Hecht 458
Hechtartige 454, 459
Hefeextrakt 276
Heilbutt 475
Heiß- und Kalträucherwaren, Kennwerte 286
Heißräucherung 164
Heißräucherwaren 286
Heißräucherwaren, Beschaffenheit 288
Heißräucherwaren, Fehler 289
Heißräucherwaren, Herstellungsverfahren 288
Heißräucherwaren, Rohstoffauswahl 288
Hepatitis infectiosa 82
Hering 456
Heringsfische 454, 455
Heuei 399, 400
Hilfsstoffe 262
Histamin 72
Histaminbildung 72
Histaminvergiftung 72
Historisches 565
Hitzefleck 396
Hitzefleckeier 397
Hitzesterilisierung 138
Hocherhitzung 155
Hochseefischerei 476
Hochtemperatur-Kurzzeit-Erhitzung 555
Hochwild 412
Hornhechtartige 454, 464
Hühner 348
Hühnerei, Unterscheidung Entenei 402
Hühnereier, chemische Zusammensetzung 381
Hühnereier, Gewichtsklassen 386
Hühnereier, *Salmonella*-Infektionsraten 401
Hürdenkonzept 44
Hummer 506
Hygienekleidung 175
Hygienekontrolle 174
Hygieneregime, Lebensmittelverkehr 173

Ichthyohämotoxismus 85
Ichthyoototoxismus 85
Immunsuppression 98
Inaktivierung 41
Index-Keime 47
Indikatorkeime 44, 46
Infektionsabwehr, Abwehrmechanismen 51
Insektizide 96
Intensiv-Schnellstkühlung 148, 235
Invasionsvermögen 47
Iodzahl (IZ) 249
Isolierschlachtbetrieb 201

Jagdmethoden 420
Jagdzeiten 413
Joghurt 539

Kabeljau 464
Käfer 135
Kälteverkürzung 220
Käse 543
Käse, Veränderungen 545
Käseei 400
Kalbfleisch 209
Kalkschale 382
Kalmare 511
Kaltlagerung 138
Kalträucherung 163
Kalträucherwaren 290
Kalträucherwaren, Fehler 295
Kalträucherwaren, Gesundheitsschädigungen 297
Kalträucherwaren, Täuschung 295
Kanzerogenität 98
Karenzzeit 88
Karpfen 460
Karpfenfische 454, 460
Kaviar 503, 504
Kaßler 288
Kefir 539
Keime, fakultativ-anaerobe 40
Keime, fakultativ-pathogene 25, 44
Keime, Gesamtzahl 44
Keime, mechanisches Haften 41
Keime, mikroaerophile 41
Keime, pathogene 25, 44
Keime, verderbnisverursachende 44
Keimflora, Dynamik 42
Keimflora, erwünschte 25
Keimflora, unerwünschte 25
Keimgattung und Wachstumsphase 43
Kennzeichnungsverordnung 556
Kerntemperatur 233
Knickeier 392, 393
Knochenfische 454, 455
Knorpelfische 454, 455
Kochfischwaren 500
Kochschinken 288

Kochwurst 302, 317
Kochwurstarten 319
Kochwurstfehler 320
Kochwurstherstellung 317
Kochwurstherstellung, Brühen 318
Kochwurstherstellung, Garen 318
Kochwurstherstellung, Kochen 318
Kochwurstsortiment 320
Kohlenwasserstoffe, chlorierte 96
Kokzidien 444
Kokzidiostatika 97
Kondensmilcherzeugnisse 540
Konkurrenzflora, Unterdrückung 38
Konserven 549
Konserven, Erhitzung 553
Konserven, Etikettieren 556
Konserven, Füllen 552
Konserven, Füllmaterial, Vorbehandlung 552
Konserven, Herstellung 551
Konserven, Stabilitätsprüfung 556
Konserven, Verschließen 552
Konservenbehältnisse 550
Konservierung, chemische 138
Konservierungsstoffe 166, 167
Konsummilch 528
Kontaktgefrierverfahren 152
Kontakttrocknung 143
Kontamination 41
Kontamination, Erdboden 26
Kontamination, Luft 27
Kontamination, Mensch 28
Kontamination, mikrobielle 26
Kontamination, Pflanzen 27
Kontamination, primäre 29
Kontamination, radioaktive, Quellen 113
Kontamination, Schlachttiere, Belastungen 29
Kontamination, sekundäre 30
Kontamination, Tiere 27
Kontamination, Wasser 26
Kontaminationsdosis 42, 43
Kontrollpunkte, kritische 45
Kräuterfischerzeugnisse 496
Kräutersalzung 494
Krankschlachtung 201
Krebstiere 505
Kreuzkontamination 30
Küchenkräuter 273
Kühlen 146
Kühlkette 235
Kühlkost 337
Kühllagerung 150, 236
Kühlung, Arten 236
Küstenfischerei 476
Kugelfischvergiftung 83
Kuhmilch 513
Kuhmilch, Inhaltsstoffe 515
Kuhmilch, Mineralstoffgehalt 525
Kuhmilch, Vitamingehalt 526

Kumulationstendenz, tierischer Organismus 95
Kumys 539
Kurzzeiterhitzung 155
Kurzzeiträuchern 164
Kutikula 381, 395
Kutter 308
Kuttern 324

Labkäse 543
Lachs 457
Lactose 523, 524
Lactosegehalt, Beeinflussung 524
Lactoseintoleranz 515
lag-Phase 42
Lagerfristen, Lebensmittel, Temperatur 150
Lagerräume 185
Lagerzeiten, gefrorene Schlachtkörper 238
Lake 159
Lakepökelung 280
Langschwänze 454, 466
Langzeiträuchern 164
Latenzphase 42
Lebensmittel 19
Lebensmittel, allgemeine Verkehrsauffassung 20
Lebensmittel, Anforderungen 19
Lebensmittel, a_w-Werte 37
Lebensmittel, Behandeln 19
Lebensmittel, bestrahlte 158
Lebensmittel, ekelerregende 20
Lebensmittel, Gefrierlagerfähigkeit 153
Lebensmittel, gesundheitliche Unbedenklichkeit 19
Lebensmittel, Gesundheitsschädigungen, Ursachen 23
Lebensmittel, gültige Rechtsnormen 20
Lebensmittel, Haltbarmachung, Verfahren 138
Lebensmittel, Handel, hygienische Probleme 184
Lebensmittel, Herstellen 19
Lebensmittel, Inverkehrbringen 19
Lebensmittel, irreführende Bezeichnung 20
Lebensmittel, Keimflora 43
Lebensmittel, Kennzeichnen 21
Lebensmittel, Kontamination 26
Lebensmittel, kritische 118
Lebensmittel, Mikroflora, Bestandteile 25
Lebensmittel, nichtzugelassene Zusatzstoffe 20
Lebensmittel, Qualität 21
Lebensmittel, radioaktive, Dekontamination 119
Lebensmittel, Täuschungen 20
Lebensmittel, verdorbene 20
Lebensmittel, verfälschte 20
Lebensmittel, Verzehren 19

Lebensmittel, verzehrungsgeeignete 20
Lebensmittelallergien 23
Lebensmittelbehältnisse, Hygiene 180
Lebensmittelfarbstoffe 272
Lebensmittelhaltbarmachung, Optimierung 139
Lebensmittelinfektionen 50
Lebensmittelinfektionen, virusbedingte 82
Lebensmittelintoxikationen 50
Lebensmittelkonservierung, Geschichte 139
Lebensmittelmikrobiologie 24, 25
Lebensmitteltoxiinfektionen 50
Lebensmitteluntersuchung, mikrobiologische, Bedeutung 44
Lebensmittelunverträglichkeiten 24
Lebensmittelverderb 126
Lebensmittelvergifter 223
Lebensmittelvergiftungen, Aufklärungsrate 53
Lebensmittelvergiftungen, bakterielle 53
Lebensmittelvergiftungen, klassische 53
Lebensmittelvergiftungen, sonstige Erreger 74
Lebensmittelvergiftungen, spezifische 50
Lebensmittelvergiftungen, unspezifische 50
Lebensmittelverkehr, Hygieneregime 173
Leberegelbefall 444
Leberwürste 319
Leistungsförderer 96
Leistungsförderer, antibiotische 101
Leistungsförderer, nichtantibiotische 103
Leitsätze des Deutschen Lebensmittelbuches 209
Lichtsprungeier 392, 394
Lipasen 129
Lipasen, exogene 54
Lufteinschlußbombage 562
Lumineszenz 222

Mäuse 137
Maillard-Reaktion 145, 523
Makrele 468
Makrelenartige 454, 468
Makrolid-Antibiotika 102
Mareksche Krankheit 360, 361
Marinaden 498, 499
Maul- und Klauenseuche 442
Mayonnaise 344, 409
Meereskrebse 506
mesophil 33, 141
Met-Myoglobin 131
Metazerkarien, massiver Befall 483
Mikroben, Penetrieren 41
Mikroben, Vermehrung, Temperaturspektra 33
Mikroorganismen 24
Mikroorganismen, Einflußfaktoren der Lebensmittel 31
Mikroorganismen, Einflußfaktoren, Kochsalz 39

Mikroorganismen, Einflußfaktoren, pH-Wert 37
Mikroorganismen, Einflußfaktoren, Sauerstoff 40
Mikroorganismen, Einflußfaktoren, Temperatur 32
Mikroorganismen, Einflußfaktoren, Wasser 36
Mikroorganismen, Gesundheitsschädigungen 23
Mikroorganismen, maximal tolerierte Kochsalzgehalte 39
Mikroorganismen, proteolytische, lipolytische 128
Mikroorganismen, Verhalten in Lebensmitteln 41
Mikroorganismen, Verhalten, Einflußfaktoren 31
Mikroorganismen, Vermehrung, minimale a_w-Werte 37
Mikroorganismen, Vermehrung, pH-Wert-Spektra 38
Milben 136
Milch und Milchprodukte 513
Milch, Abkühlen 148
Milch, anerkannte Erhitzungsverfahren 537
Milch, Eiweiß, Struktur 517
Milch, Eiweißgehalt, Beeinflussung 518
Milch, Enzyme 518
Milch, Hydrolasen 519
Milch, Kohlenhydrate 523
Milch, Mineralstoffe 524
Milch, Nährwert 514
Milch, Oxydoreduktasen 519
Milch, pasteurisierte 536
Milch, Vitamine 525
Milch, wärmebehandelte 536
Milcheiweiß 515
Milcheiweiß, Einsatzmöglichkeiten 269
Milcheiweißfraktionen 516
Milcheiweißintoleranz 515
Milcherzeugnisse, Fremdkeime 547
Milcherzeugnisse, produktionsspezifische Keime 547
Milchfehler 533
Milchfett 519
Milchfett, Aufbau 520
Milchfett, Eigenschaften 520
Milchfett, Lipolyse 521
Milchfett, Zusammensetzung 519
Milchfettgehalt, Beeinflussung 522
Milchinhaltsstoffe, Einflüsse auf 527
Milchmenge, Einflüsse auf 527
Milchprodukte 535
Milchprodukte, Mikroflora 546
Milchqualität, Auswirkung von Mastitiden 528
Milzbrand 441

Mischgewürze 276
Molkenproteine 516
Muscheln 505, 510
Muschelvergiftungen 85
Muskeleiweiß, Zusammensetzung 197
Muskelkontraktion 214
Muskelspritzung 160
Muskeltrichine, Quetschpräparat 225
Mutagenität 95
Mykobakteriosen 441
Mykotoxikosen 77
Mykotoxin-Vergiftungen, Aflatoxine 80
Mykotoxinbildung 80
Mykotoxine 48, 77, 121
Mykotoxine, Mykotoxinbildner, toxische Wirkungen 79
Mykotoxine, Thermostabilität 78
Myofibrille, Aufbau 199
Myoglobin 131, 161
Myxomatose 443

N-Nitrosamine 162
Nachtrocknen 163
Nahrungskette, Mensch, ^{90}Sr, ^{137}Cs 117
Nahrungsketten 90, 115
Naßpökelung 160, 280
Naßsalzung 159
Naturgewürze 276
Nesterbildung 41
Neurotic Shellfish Poisoning (NSP) 85, 86, 510
Niederwild 412
Niederwild, Versorgung 428
Nitrit 123
Nitritpökelsalz 160, 161
Nitritvergiftung 161, 285
Nitrosamide 123
Nitrosamine 123
Nitroso-Myoglobin 161
No effect level 88
Normalautoklaven 553, 554
Normalkeimflora 30
Norwalk-Virus 82
Notschlachtung 201
NSP (Neurotic Shellfish Poisoning) 85, 86, 510
Nulltoleranzen 88

Oberflächendekontamination 119
Ochratoxin 79, 122
Ödemkrankheit 366, 367
Ölpräserven 501
Organe, innere, Zusammensetzung 198
Ornithose 443
Ortsüblichkeit 21
Osmophile 36
Osteomyelitis 365, 366

Oxydoreduktasen 130
Oxy-Myoglobin 131

Paralytic Shellfish Poisoning (PSP) 85, 510
Parasiten 83, 133, 224
Parasiten, Gesundheitsschädigungen 23
Parasiteninfektionen 83, 84
Pasteten 341, 342
Permissible level 88
Perosis 362
Peroxidzahl (POZ) 249
Personenverkehr 173
Pestizide 87, 107
Pflanzenschutzmittel-Höchstmengenverordnung 109
Phagozytose-Schutzmechanismen 47
Phase, exponentielle 42
Phase, logarithmische 42
Phosphate 264
Phytonzide 277
Pilzfleckeier 399
Plasmide 48
Plattfische 454, 472
Plesiomonas shigelloides 75
Pökelaroma 161
Pökelfarbstoff 161
Pökelfleisch, Gesundheitsschädigungen 285
Pökelhilfsstoffe 282
Pökeln 160
Pökelverfahren 160, 280, 282
Pökelwaren 279
Pökelwaren, Fehler 284
Poliomyelitis 82
Polyetherantibiotika 102
Präserven, pasteurisierte 501
Problemlebensmittel 118
Produktionsanlagen 177
Produktionsmittel 175
Produktionsprozeß, Grundsätze der Gestaltung 173
Produktionsräume 177
Proteasen 127
Proteasen, exogene 54
Proteine, biologische Wertigkeit 195
Prozeßkontrolle 45
PSE-Fleisch 217, 218
Pseudomonas aeruginosa 74
PSP (Paralytic Shellfish Poisoning) 85, 510
psychrophil 32, 141
psychrotroph 32, 141
Pufferfischvergiftung 83
Pufferkapazität 38
Puten 349

Q-Fieber 442
Qualität, Bestimmung 21
Qualität, Hygiene, Einheit 21

Qualitätsfaktoren, ernährungsphysiologisch-hygienische 21
Qualitätsfaktoren, ernährungsphysiologische 192
Qualitätsfaktoren, hygienische 192
Qualitätsfaktoren, psychologische 192
Qualitätsfaktoren, technologisch wichtige 192
Qualitätsfaktoren, technologische 21
Qualitätsparameter, Frischfleisch, Schwein 219
Quecksilber 112

Rachitis 362, 363
Radioaktivität, künstliche 114
Radionuklide 113, 117
Radionuklide, Verbleib, Vollmilch 120
Radiotoxine 158
Räucherfisch 497
Räuchern 162, 163
Räucherrauch 163
Räucherrauch, Risiken 165
Räucherverfahren 163
Räucherwaren 286
Ragout fin 346
Rahm, Umwandlung zu Butter 522
Randschichtdekontamination 119
Ratten 137
Raubwild 412
Rauch, Erzeugung und Wirkungen 162
Redoxpotential 40
Rehwild, Abdecken 427
Rehwild, weidwund erlegtes 425
Reifung, stickige 219
Reinigung 181
Rekontamination 30
Resistenzinduktion 98
Resorption, intestinale 90
Resorption, pulmonale 90
Restrisiko 20
Revitalisierung 42
Rigor mortis 212, 214
Rind, Einteilung der Schlachtviehkategorien 203
Rinderfinne 226
Rindertalg, sensorische Qualitätsanforderungen 254
Rindfleisch 209
Risikoanalyse 45
Risikolebensmittel 31, 52
Rodentiose 443
Rohfett 244
Rohmilch 528
Rohmilch, Be- und Verarbeitung 535
Rohmilchbehandlung, Hygiene 530
Rohmilchgewinnung, Anforderungen 531, 532
Rohmilchgewinnung, Hygiene 530

Rohmilchqualität, Interessen der Marktpartner 529
Rohmilchveränderungen 531
Rohwürste, Beurteilungsmerkmale 313
Rohwurst 302, 308
Rohwurst, Reifungsvorgänge 310
Rohwurstarten 311
Rohwurstfehler 314
Rohwurstherstellung 308
Rohwurstsortiment 312
Rotationsautoklaven 555
Rouladen 341
Rückstände pharmakologisch wirksamer Stoffe 104
Rückstände toxischer Schwermetalle 111
Rückstände, chemische 86
Rückstände, Futtermittelzusatzstoffe 101
Rückstände, gesundheitliche Gefährdung 94
Rückstände, gesundheitliche Schäden 93
Rückstände, Gesundheitsschädigungen 23
Rückstände, hormonal wirksame Stoffe 106
Rückstände, Lebensmittel, Bewertungsschema 96
Rückstände, Lebensmittel, Kontaminationswege 90
Rückstände, Lebensmittel, Quellen 87
Rückstände, Mykotoxine 121
Rückstände, Nitrit, Nitrosamin, Benzo(a)pyren 123
Rückstände, Pestizide 107
Rückstände, polychlorierte Biphenyle 107
Rückstände, Radionuklide 113
Rückstände, technologische Hilfsstoffe/Prozeßtechnik 97
Rückstände, Wege der Bildung 89
Rückstände, Übergangsvorgänge 92
Rückstandsmenge, maximal zulässige (MZR) 109
Rückstellprobe 187
Rundwürmer 443

Säurezahl (SZ) 249
Salmonella 53
Salmonella, Dauerausscheider 54
Salmonella, Infektionsdosis 55
Salmonella, Inkubationszeit 55
Salmonella, Mortalitätsrate 56
Salmonella, Pathogenese 55
Salmonella, Symptome 55
Salmonella, symptomlose Ausscheider 54
Salmonella-Risiko 54
Salmonella-Serovare, Inaktivierungsbedingungen 35
Salmonella-Spezies, tieradaptierte 54
Salmonellen, Kontaminationsmöglichkeiten 53
Salmonellen, Überlebensfähigkeit 55
Salmonellosen 442

Salzen 159
Salzfisch 493
Salzfisch, Autolyse 497
Salzfisch, bakterielle Fäulnis 495
Salzfisch, Vertranung 496
Salzfischwaren in Öl 501
Salzhering, normale Verfärbung 496
Salzung, Heringe 494
Salzung, trockene 159
Sarkosporidienbefall 444
Sarkosporidiose 227
Sauermilch 538
Sauermilcherzeugnisse 538
Sauermilchkäse 543, 546
Sauermilchprodukte, Herstellung 539
Sauerstoffpartialdruck 40
Schabefleisch 299
Schaben 136
Schadstoff-Höchstmengen-Verordnung 110
Schadwirkungen, rückstandsbedingte 93
Schädigung, subletale 34
Schädlinge, 133, 134, 135
Schaf, Einteilung der Schlachtviehkategorien 205
Schafmilch 513
Schalenmembran 383
Schalenstabilität 388
Schalenwild 412
Schalenwild, Aufbrechen 422
Schalenwild, enthäutet 429
Schalenwild, Versorgung 421
Schallpökelverfahren 283
Scheinbombagen 561
Schichteier 398
Schildmakrele 466
Schimmelbildung 222
Schinken, geschlossene 290
Schinkenspeck 291
Schlachtfette, Gewinnung und Verarbeitung 250
Schlachtgeflügel, Krankheiten, Beurteilung 359
Schlachtgeflügel, Lagerungsfristen 357
Schlachtgeflügelsorten, Handelsklassenverordnung 349
Schlachthygiene, Grundsätze 201
Schlachttierarten, Bezeichnung 204
Schlachttiere, Anforderungen 200
Schlachttiere, Belastung 217
Schlachttieruntersuchung 201
Schlachtung 200
Schmalz, Herstellung 253
Schmelzkäse 544
Schmutzbestandteile 132
Schnellabkühlung 234
Schnellkühlung 146, 235
Schnellpökelverfahren 281
Schnittkäse 545

Schock-Schnellstkühlung 235
Schockkühlung 148
Schollen 475
Schorfigkeit 367, 369
Schwarz-Weiß-Prinzip 174
Schwarzwild, Abdecken 426
Schwein, Einteilung der Schlachtviehkategorien 204
Schweinefinne 226
Schweinefleisch 211
Schweinepest 442
Schweineschmalz, sensorische Qualitätsanforderungen 254
Schwermetalle 96
Schwitzrauchverfahren 164
Scombrotoxismus 72
Sedativa 97
Seefische, Behandlung 478
Seetieröle, Gewinnung 253
Sekundärkontamination 91
Sensibilisierung 98
Separatorenfleisch 211
Shigella 56
Shigella, Infektionsdosis 57
Shigella, Inkubationszeit 37
Shigella, Pathogenese 57
Shigella, Reaktivierung nach Hitzebehandlung 35
Shigella, Symptome 58
Shigellen, Überlebensfähigkeit 57
Shigellosen, Infektionswege 56
Silberfischchen 136
Skelettmuskel, Aufbau 200
Soxhlet-Henkel-Zahl (SHZ) 529
Speck 292, 295
Speckwaren, Herstellung 250
Speckwaren, Veränderungen 258
Speise 334
Speisefische, Arthropoden 484
Speisefische, Bandwurmlarven 484
Speisenwirtschaft, hygienische Probleme 186
Speisewürzen 276
Sphyrion lumpi 485
Spinchiller 202
Sporenbildner, aerobe 75
Spritzpökelung 160
Sprühtrocknung 143
SSP (Shelf Stable Products) 549
Stabilisatoren 262
Stabilisatoren, Wirkungsweise 264
Stärkederivate 272
Staphylococcus aureus 58
Staphylococcus aureus, Enterotoxine 59
Staphylococcus aureus, Inkubationszeit 60
Staphylococcus aureus, Pathogenese 60
Staphylococcus aureus, Symptome 60
Staphylococcus aureus, Toxine A, B, C_1, C_2, D, E, F 58

Starterkulturen 25, 269
Starterkulturen, Bakterien- u. Pilzarten 270
Starterkulturen, Herstellung u. Konfektionierung 270
Stauchungsbombage 561
Sterilisierung 154, 155
Stichprobenumfang 45
Stichprobenuntersuchung 45
Stockfleckigkeit 374
Störartige 454, 472
Strahlen, Anwendung, Wirkung 156
Strahlung, ionisierende 138
Strongyliden-Befall 444
Stutenmilch 513
Sülzen 339
Sülzwürste 319
Süßwasserfische, Behandlung 477
Süßwasserkrebse 505

Täuschung 228
Talg, Herstellung 253
Tardivepidemie 52
Taurigor 220
Teigwaren 409
Teilstückschinken 290, 291
Tenderizer 266
Tetracycline 102
Textrodotoxin 83
Textildärme 307
Textur 145
Thermoresistenz 34
Thermisierung 155
thermophil 33, 141
Thunfische 472
Thyreostatika 107
Tierartdifferenzierung 229, 230
Tiere, jagdbare 413
Tintenfische 505, 510
tischfertig 336
Toleranzwert 88
Tollwut 441
Totaldekontamination 119
Totenstarre 212
Toxinbildung 47
Toxine, mikrobielle 48
Toxizität, akute 95
Toxoplasmose 228, 443
Tranquilizer 105, 106
Transportmittel, hygienische Anforderungen 179
Trichine, adulte 225
Trichinella-spiralis-Befall 443
Trichinen, Abtötung, Kältebehandlung 226
Trichinose 224
Triglyceride 244, 245
Trockenmilch 540
Trockenpökelung 160, 280
Trockenrand 145

Trocknen 142
Trocknung 138
Trocknung in Klimakammern 145
Trocknungsprodukte, Veränderungen 145
Trocknungsverfahren 142
Tropenkonserven 549, 550, 563
Tryptamin 72
Tryptaminvergiftung 73
Tularämie 442
Tumbelverfahren 283
Tyramin 72
Tyraminvergiftung 73

Überdruckautoklav 555
Überleben (Persistieren) 41
Ultraschallpökelung 160
Ultrahocherhitzung 155
Umweltkontaminanten 87

Vakuumkutter 324
Vakuumpökelung 160
Vakuumpökelverfahren 283
Verbraucher, Schutz der Gesundheit 20
Verbrauchsfristen 185
Verbundfolien 169
Verderb 126
Verderb durch originäre Enzyme 130
Verderb, chemisch-physikalische Einflüsse 132
Verderb, mikrobieller 126, 151
Verderb, Parasiten, Schädlinge 133
Verderb, physiologische Ursachen 131
Verderbnis 31
Verderbnisflora 127
Vermehrung (Anreicherung) 41
Vermehrungstemperatur, optimale 32
Vermehrungstemperaturen, Mikroorganismen, Richtwerte 34
Verpackung(s), -stoffe, -mittel 167
Verpackungsmittel, hygienische Anforderungen 170
Verpackungsstoffe 168
Verseifungszahl (VZ) 249
Verzögerungsphase 42
Vibrio 70
Vibrio cholerae 71
Vibrio cholerae, Inkubationszeit 72
Vibrio cholerae, Pathogenese 71
Vibrio cholerae, Symptome 72
Vibrio parahaemolyticus 71
Vibrio parahaemolyticus, Inkubationszeit 71
Vibrio parahaemolyticus, Pathogenese 71
Vibrio parahaemolyticus, Symptome 71
Vibrio vulnificus 75
Viren 82
Virulenzeigenschaften 47
Vitaminverluste 145
Vogelpocken 443

Vollkonserven 501, 549, 550, 558
Vollkonserven, abiotischer Verderb 562
Vollkonserven, Fett, Lagerungsveränderungen 563
Vollkonserven, Fleischeiweiß, Veränderungen 562
Vollkonserven, Lagerung 558
Vollkonserven, Lagerungsveränderungen 562
Vollkonserven, Veränderungen des Füllgutes 560
Vorkonditionierung 163
Vorprozeßverderbnis 332
Vorzugsmilch 528

Wäßrigkeit 220
Warmräucherung 164
Warzenente 348
Wasser, Hilfsstoff 178
Wasseraktivität 36
Wassersorptionsisothermen 36
Wasserwild 412
Weichkäse 546
Weißblechdose 550
Wels 463
Wertigkeit, biologische 195
Wild 412
Wild, Altersstufen 420
Wild, Altersstufen, weidmännische Bezeichnungen 419
Wild, Aufbewahrung 429
Wild, Enthäuten 430
Wild, erlegtes, Versorgung 421
Wild, Fleischuntersuchung 431
Wild, Infektionsketten 441
Wild, Kennzeichnung 438
Wild, Körperteile 420
Wild, Krankheiten 441
Wild, Mißbildungen 445
Wild, nicht auf Mensch übertragbare Krankheiten 442
Wild, Parasiten 443
Wild, Probennahme 437
Wild, Rückstandsbelastungen 444
Wild, Rückstandsuntersuchungen 437
Wild, Schlachttier- und Fleischuntersuchung 432
Wild, Schlachttieruntersuchung 433
Wild, Zoonosen 441
Wild- und Rinderseuche 442
Wildarten 412
Wildarten, Jagdzeiten 413
Wildbret, Befördern 430
Wildbret, chemische Zusammensetzung 198, 446
Wildbret, Fäulnis 440
Wildbret, Gewinnung 418, 420
Wildbret, Lagerung 430
Wildbret, postmortale Veränderungen 439
Wildbret, Reifung 439
Wildbret, stickige Reifung 440
Wildbret, Vermadung 440
Wildbret, Verpackung 430
Wildbret, Verwechslung 445
Wildkammern 430, 431
Wildkaninchen 428
Wildverarbeitung 446
Windeier 392, 393
Wirkfaktoren Reinigung und Desinfektion 533
Würzmittel, Einteilung 276
Wundinfektionen 223

Xerophile 36

Yersinia enterocolitica 69
Yersinia enterocolitica, Pathogenese 69
Yersinia enterocolitica, Symptome 70
Yersinia enterocolitica, Überlebensfähigkeit 70
Yersinia enterocolitica, Vermehrungshemmung 44

Zander 466
Zellularbombage 561
Zerlegung 206
Zerlegung, gewerbliche 207
Zerlegung, Schlachtkörper Kalb 210
Zerlegung, Schlachtkörper Rind 209
Zerlegung, Schlachtkörper Schaf 209
Zerlegung, Schlachtkörper Schwein 208
Zerlegungsprozesse, Schlachtung und Fleischuntersuchung 207
Zerstäubungstrocknungsanlage, Fließbild 143
Ziegenmilch 513
Zoonosen 24, 53, 223
Zusätze 262
Zusätze bei Fleisch- und Wurstwaren 263
Zusatzstoffe 262
Zusatzstoffe, Blut 267
Zusatzstoffe, Enzyme 266
Zusatzstoffe, Fischeiweiß 268
Zusatzstoffe, Fremdeiweiß 266
Zusatzstoffe, geschmacksbeeinflussende 271
Zusatzstoffe, Hühnerei 268
Zusatzstoffe, Mikroorganismen 269
Zusatzstoffe, Milcheiweiß 268
Zusatzstoffe, Sojabohne 269
Zusatzstoffe, technologisch wirkende 262
Zutaten 262
Zweiwalzentrockner 144